国家科学技术学术著作出版基金资助出版

中华产科超声学

主　编　任芸芸

副主编　栗河舟　罗　红

人民卫生出版社
·北 京·

图书在版编目（CIP）数据

中华产科超声学 / 任芸芸主编. —北京：人民卫生出版社，2024.3

ISBN 978-7-117-35321-2

Ⅰ. ①中… Ⅱ. ①任… Ⅲ. ①妇产科病－超声波诊断 Ⅳ. ①R710.4

中国国家版本馆 CIP 数据核字（2023）第 187286 号

| 人卫智网 | www.ipmph.com | 医学教育、学术、考试、健康，购书智慧智能综合服务平台 |
| 人卫官网 | www.pmph.com | 人卫官方资讯发布平台 |

中华产科超声学

Zhonghua Chanke Chaoshengxue

主 编：	任芸芸
出版发行：	人民卫生出版社（中继线 010-59780011）
地 址：	北京市朝阳区潘家园南里 19 号
邮 编：	100021
E - mail：	pmph @ pmph.com
购书热线：	010-59787592 010-59787584 010-65264830
印 刷：	人卫印务（北京）有限公司
经 销：	新华书店
开 本：	889×1194 1/16 印张：35
字 数：	1084 千字
版 次：	2024 年 3 月第 1 版
印 次：	2024 年 3 月第 1 次印刷
标准书号：	ISBN 978-7-117-35321-2
定 价：	299.00 元

打击盗版举报电话：**010-59787491** E-mail：**WQ @ pmph.com**
质量问题联系电话：**010-59787234** E-mail：**zhiliang @ pmph.com**
数字融合服务电话：**4001118166** E-mail：**zengzhi @ pmph.com**

王旭东　哈尔滨医科大学附属第二医院

王军梅　浙江大学医学院附属妇产科医院

王睿丽　河南省人民医院

任芸芸　复旦大学附属妇产科医院

刘　俊　无锡市妇幼保健院

刘　琳　河南省人民医院

杨　芳　南方医科大学南方医院

宋义龄　吉林大学白求恩第一医院

张超学　安徽医科大学第一附属医院

张　颖　中国医科大学附属盛京医院

尚　宁　广东省妇幼保健院

罗　红　四川大学华西第二医院

赵　胜　湖北省妇幼保健院

姜　凡　安徽医科大学第二附属医院

骆迎春　湖南省妇幼保健院

袁红霞　长沙市妇幼保健院

袁丽君　空军军医大学唐都医院

栗河舟　郑州大学第三附属医院

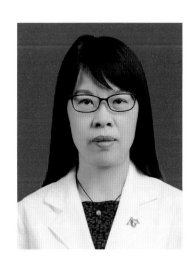

任芸芸

　　医学博士，主任医师，博士研究生导师。现任复旦大学附属妇产科医院超声科主任，中国医师协会超声医师分会第四届委员会委员及第二届妇产超声专业委员会副主任委员，中国研究型医院学会首届超声医学专业委员会副主任委员，中国医疗保健国际交流促进会超声医学分会第二届委员会副主任委员、围产学部部长，海峡两岸医药卫生交流协会第二届超声医学专家委员会妇产超声专科委员会副主任委员，中国医学影像技术研究会超声分会第六届委员会委员，中国医学影像技术研究会超声分会第三届妇产科专业委员会常务委员，中国医药教育协会超声医学专业委员会常务委员，上海医学会超声医学专科分会第十届委员会委员及围产学组组长等，同时担任《肿瘤影像学》杂志第四届编委会编委、《中华临床医师》杂志编委、《中华医学超声杂志（电子版）》通讯编委、《中国临床医学影像杂志》第五届编委会编委。

　　主编国家卫生健康委员会"十三五"规划教材、专科医师核心能力提升导引丛书《妇产科超声诊断学》（2019 年，人民卫生出版社），《中国产科超声检查指南》（2019 年，人民卫生出版社）；副主编《医学超声影像学学习指导与习题集》（2018 年，人民卫生出版社），《胎儿及新生儿心脏病学》（2014 年，北京科学技术出版社）。参加编写《中国妇科超声检查指南》（2017 年，人民卫生出版社），《实用妇产科学》（第 4 版）等。以第一作者及通信作者身份发表 SCI 论文及权威核心论文 30 余篇，承担多项省部级课题。获得中国医师协会超声医师分会 2019 年"中国杰出超声医师"称号。

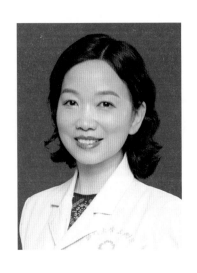

栗河舟

主任医师/教授，硕士研究生导师。现任郑州大学第三附属医院医学影像部主任。任中国医师协会超声医师分会委员及妇产超声专业委员会副主任委员、中国医学影像技术研究会超声分会委员及妇产科专业委员会副主任委员、中国超声医学工程学会妇产科超声专业委员会副主任委员、中国医疗保健国际交流促进会超声医学分会常委及围产学部副主任委员、海峡两岸医药卫生交流协会超声医学分会常委、中国医药教育协会超声医学专业委员会产前超声学组常委、国际妇产超声学会（ISUOG）中国分会专家委员会委员、河南省医学会超声医学专科分会副主任委员、河南省医师协会超声医师分会副会长及基层医师工作委员会主任委员、河南省超声医学质量控制中心专家委员会副主任委员等。同时担任《中国临床医学影像杂志》第七届编委会常务编委。

主译第6版《Callen妇产科超声学》（2019年，人民卫生出版社）；参译第2版《胎儿治疗学》（2022年，人民卫生出版社）；参编国家卫生健康委员会"十三五"规划教材、专科医师核心能力提升导引丛书《妇产科超声诊断学》（2019年，人民卫生出版社），《中国产科超声检查指南》（2019年，人民卫生出版社），《中国妇科超声检查指南》（2017年，人民卫生出版社），《医学超声影像学学习指导与习题集》（2018年，人民卫生出版社），《产前诊断与胎儿畸形超声图解》（2020年，化学工业出版社）等。以第一作者及通信作者发表SCI论文及权威核心期刊论文100余篇，并负责多项省市级课题。先后获得河南省科学技术进步奖三等奖、河南省医学科学技术进步奖一等奖、河南省教育厅科技成果奖一等奖。被评为"郑州市医德标兵"及"郑州市优秀教师"。

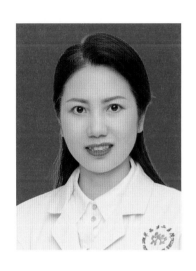

罗 红

医学博士，主任医师／教授，博士研究生导师。现任四川大学华西第二医院超声科主任，四川省产前诊断中心副主任。任国家卫生健康委员会能力建设和继续教育超声医学专委会生殖医学组副组长，中国医师协会超声医师分会常委及妇产超声专业委员会副主任委员，中华医学会超声医学分会妇产超声学组副组长，中国医药教育协会超声医学专业委员会常委及产前超声学组主任委员，中国超声医学工程学会生殖健康与优生优育超声专业委员会副主任委员、分子影像专业委员会常务委员、妇产科超声专业委员会常务委员、儿科超声专业委员会常务委员，四川省医学会超声专委会副主任委员，四川省医师协会超声医师分会候任会长，四川省妇幼保健协会超声医学分会主任委员、成都医学会超声专委会主委等职。同时担任《中国超声医学杂志》第十四届编委会委员、《中国临床医学影像杂志》第七届编委、《中国医学影像技术》第十一届编委会编委。

主编《妇产经静脉超声造影图解》（2023年，人民卫生出版社），*Practical Ultrasonography in Obstetrics and Gynecology*（2022年，Springer），《新编妇产科超声疑难病例解析》（2020年，科学技术文献出版社），《产前诊断与胎儿畸形超声图解》（2020年，化学工业出版社），《实用妇产超声诊断图解（第2版）》（2017年，化学工业出版社）；主译《超声诊断学：妇科及产科》（2018年，人民卫生出版社）；副主编国家卫生健康委员会"十三五"规划教材、专科医师核心能力提升导引丛书《妇产科超声诊断学》（2019年，人民卫生出版社），《妇产超声造影图鉴》（2022年，人民卫生出版社），《出生缺陷的产前诊断与围生期处理》（2015年，四川大学出版社）；参编《中国产科超声检查指南》（2019年，人民卫生出版社），《中国胎儿心脏超声检查指南》（2018年，人民卫生出版社），《医学超声影像学学习指导与习题集》（2018年，人民卫生出版社），《中国妇科超声检查指南》（2017年，人民卫生出版社），超声医学专科能力建设专用教材《妇产和计划生育分册》（2016年，人民卫生出版社），"十二五"国家重点图书《中华临床医学影像学：泌尿生殖分册》（2016年，北京大学医学出版社）等；参译《妇产科超声图谱》（2015年，天津出版传媒集团／天津科技翻译出版有限公司）。以第一作者及通信作者发表SCI论文及权威核心期刊论文100余篇，负责国家及省部级课题10余项。获得四川省科学技术进步奖三等奖2项、成都市科学技术进步奖二等奖1项。获"四川省卫生健康领军人才""四川省学术技术带头人""四川省临床技能名师"等称号。

出版说明

"中华超声医学丛书暨中华临床超声病例库"是在凝聚国内优势医疗资源的前提下,通过系统梳理超声医学学科发展脉络、总结学科发展成果和经验教训而编撰出版的超声医学大型系列丛书。

"中华超声医学丛书暨中华临床超声病例库"内容覆盖了心脏超声、肌骨超声、浅表器官超声、产科超声等超声医学的主要学科领域。纸质书与网络平台数据库互相结合、相辅相成。纸质书内容涵盖该领域超声检查技术、正常声像图、解剖基础及切面,以及大型三甲医院超声科所能见到的相关领域所有常见病、多发病以及罕见病的超声检查要点、诊断标准及鉴别诊断等理论知识,并配以典型图片。中华临床超声病例库吸纳了纸质书所包含疾病的具体病例,每个病例的内容包括超声影像(检查图片和动态图)、临床相关信息,以及专家的权威解读。系统、真实呈现了大型三甲医院权威超声专家的临床诊疗经验。

"中华超声医学丛书暨中华临床超声病例库"以"传统纸质出版+互联网"为指引,以扩容优质医疗资源服务进而落实医改精神为目标。充分利用互联网的载体优势和我国丰富的病例资源优势,努力突出了如下特色:

1. **权威性** 作者队伍由中国医学科学院、北京大学、复旦大学等著名医学院校所属大型三甲医院的权威专家组成,内容具有很强的权威性保障。

2. **科学性** 充分借鉴国内外疾病诊疗的最新指南,全面吸纳相应学科领域的最新进展,最大限度地体现内容的科学性。

3. **系统性** 整套书详细介绍各系统的临床实践和最新研究成果,在学科体系上做到了纵向贯通、横向交叉。

4. **全面性** 充分发挥我国患者基数大、临床可见病种多的优势,全面覆盖与超声影像相关的病种,突出其超声医学"大百科全书"的特色。

5. **创新性** 在常规纸质图书图文结合的基础上,本次编写将不宜放入纸质图书的图片、视频等素材通过二维码关联的形式呈现,实现创新融合的出版形式。同时,为了充分发挥网络平台的载体作用,在出版纸数融合图书的基础上,同步构建中华临床超声病例库。

6. **实用性** 相对于国外的大型丛书,该套丛书的内容以国内的临床资料为主,跟踪国际上本专业的新发展,突出中国专家的临床思路和丰富经验,关注专科医师和住院医师培养的核心需求,具有更强的临床实用性。

前　言

出生缺陷是指胚胎或胎儿发育过程中发生的结构或功能的异常，是围生儿、婴幼儿发病及死亡的主要原因之一，目前产前超声仍是检出出生缺陷的最重要手段。

《中华产科超声学》作为"中华超声医学"大型系列丛书的一部分，由医学院校附属三级甲等医院的妇产科专家团队共同合作完成，这些活跃在临床一线的编者们长期从事临床与科研相结合的工作，具备一流的超声诊断教学能力、丰富的临床实践经验和缜密的科研思路。

本书编者充分利用我国丰富的病例资源优势，结合国际新研究、新发现，力求详尽阐述胎儿常见的结构畸形、胎儿附属物常见疾病及罕见病例的超声诊断。本书图文并茂，不同于往常，不仅涵盖静态图，更可以利用二维码扫描方式展示大量动态图。理论与实践相结合，内容既有概念的描述、声像图特征的归纳、诊断及鉴别诊断的思路指引，又结合国际进展探讨了未来发展方向，与时俱进，吐故纳新。

本书另一亮点是依托于"互联网+"指引，充分发挥创新融合的出版优势，构建中华临床产科超声病例库这一网络平台，充分利用互联网的载体优势，最大限度地展现超声医学"靠图说话"的特点，最大程度地满足超声科医师产前超声诊断水平提升的需求。本书不止局限于超声诊断，更由编者根据具体病例及国内外临床新进展提出针对性建议，更好地服务于临床，降低胎儿畸形的产前漏诊率及误诊率，对于提高优生优育、减少出生缺陷发生率有重要意义。

衷心感谢参加编写的各位专家、教授，他们对本书倾注了大量心血。在书稿编纂过程中，编者团队阅读了大量文献，追踪了最新进展，力求让知识点与国际接轨，让读者学习到最新内容。但医学发展日新月异，书中难免存在一些问题及不同观点，希望读者给予批评指正。

任芸芸

2023 年 9 月

目　录

第一章　早孕期筛查

第一节　正常早孕期筛查

【概述】

过去，早孕期超声检查的主要目的是确认妊娠、孕囊位置、胚胎数目、胚胎是否存活及估测孕期。随着产前超声设备的性能改进和探头分辨率的提高，早孕期超声涉及颅脑、颜面、心脏、腹腔、肢体等胎儿主要结构的观察。在早孕期，通过结合颈项透明层（nuchal translucency，NT）、鼻骨、心率、三尖瓣及静脉导管血流等指标，实现早期诊断严重胎儿结构畸形和评估染色体异常。

目前国内对早孕期筛查标准，广泛采用《早孕期胎儿超声指南》，本指南于 2013 年由国际妇产科超声学会（International Society of Ultrasound in Obstetrics and Gynecology，ISUOG）发布，它详细介绍了早孕期超声检查的目的、生物学测量、仪器设备调节、颈项透明层测量及风险评估、胎儿解剖结构的评估等。早孕期超声检查方法包括经腹部超声和经阴道超声，多数患者采用经腹部超声可以完成早孕期胎儿结构筛查，如患者腹壁厚影响观察时可以尝试经阴道超声；常用切面有正中矢状面、横断面和冠状面；观察部位包括胎儿头、颈、面、脊柱、胸腔、心脏、腹部、腹壁、肢体、脐带及胎盘。其中早孕期颈项透明层的观察将在本章第三节详细介绍。由于早孕期是胎儿器官发育的关键时期，超声检查的安全性应引起足够的重视，检查过程中应尽量减少检查时间、调整超声的输出功率，以及遵循可合理达到的最低量原则（as low as reasonably achievable principle，ALARA 原则）。

【超声表现】

1. 胎儿颅脑　重点观察正常解剖结构是否存在，如胎头、颅骨高回声环、脑中线、双侧脉络丛、丘脑、颅后窝、第四脑室即颅内透明层（intracranial translucency，IT）、第四脑室脉络丛等。常用切面为横断面和正中矢状面。

孕 12 周以后颅骨形成，横断面呈强回声、椭圆形环，颅骨环完整、无连续性中断；脑中线可显示；脑实质菲薄，双侧脉络丛对称且占据大部分侧脑室和颅内区域，呈"蝴蝶"征；丘脑可显示，第三脑室无扩张；小脑尚未发育完成，可见第四脑室和其内的脉络丛（图 1-1-1）。正中矢状面由前向后可依次观察到丘脑、脑干、第四脑室、脉络丛和颅后窝。

2. 胎儿颜面　正中矢状面显示正常胎儿面部轮廓从上至下依次为额骨、鼻（鼻骨）、上唇、下唇、下颌。面部轮廓异常是诊断胎儿畸形或染色体异常的重要线索，如前额扁平或过凸、鼻骨不显示、上颌连续性中断、下颌短小内收等。横断面可显示左右对称的眼眶及双耳。冠状面显示重要的骨性结构——鼻后三角，该三角顶点为双侧鼻骨，左右侧边为上颌前部，底边为原发腭及牙槽，底边下方双侧下颌体之间为下颌沟（图 1-1-2）。鼻后三角异常提示可能存在严重的腭裂。

3. 胎儿胸腔及心脏　四腔心切面显示左、右肺回声均匀，大小正常，矢状面及冠状面显示膈肌完整且凸面向上，胸腔未见肿块，无胸腔积液。

心尖朝左，心胸面积比值约为 1/3。四腔心切面显示左、右心基本对称，心脏十字交叉结构正常；三血管切面显示肺动脉与主动脉呈 V 形"汇合"到降主动脉，二者位于气管左侧（图 1-1-3）；早孕期胎儿左心室流出道及右心室流出道切面显示较困难。可通过彩色多普勒超声显示二、三尖瓣血流及主动脉 / 肺动脉血流，从而突显心腔或大动脉的轮廓，腹部超声显示不满意时可以尝试经阴道超声。

胎儿颈项透明层增厚（大于 2.5mm）时，应加测三尖瓣血流和静脉导管血流，如合并有三尖瓣反流或静脉导管 a 波反向，提示胎儿染色体异常的风险增加。

4. 胎儿腹腔及腹壁　横断面显示胃泡位于左

侧腹,肝脏位于右侧腹。彩色多普勒显示腹内段脐静脉远端通过静脉导管与下腔静脉相连。双肾可显示,由于早孕期肾脏回声与肠管回声接近,有时不容易区分,冠状面扫查优于横断面,也可以通过彩色多普勒辅助识别双肾动脉,另外肾盂分离时双肾容易识别。膀胱可显示,膀胱两侧均可见脐动脉,如果仅有一侧考虑单脐动脉。膀胱最大径超过7mm 时诊断为巨膀胱。腹壁完整,脐带胎儿插入处无肿块膨出,无腹腔积液。双侧大腿之间、会阴部显示胎儿外生殖器(图1-1-4)。早孕期通过矢状面生殖结节的朝向可以早期识别性别,朝向头侧为男性,朝向尾侧或呈水平为女性。

5. 胎儿脊柱及肢体 常用切面为矢状面及横断面,显示脊柱排列整齐、背部皮肤完整,脊髓圆锥显示较困难。注意排除脊柱侧凸和开放性脊柱裂。顺序追踪依次显示双上肢的上臂、前臂和手(包括

肱骨、尺骨、桡骨、手掌),双下肢的大腿、小腿及足(包括股骨、胫骨、腓骨及足),有时可清晰显示手指及脚趾甚至指/趾节。双上肢及双下肢姿势正常,排除马蹄内翻足及双手姿势异常(图1-1-5)。

6. 胎儿附属物 胎盘大小回声正常,早孕期胎盘可覆盖宫颈内口。一般随孕周增加胎盘下缘逐渐上升,这种现象称为"胎盘迁徙"。追踪脐带胎盘附着处,如位于胎盘边缘称为球拍状胎盘,如位于胎盘之外胎膜处称为帆状胎盘。彩色多普勒显示脐带内三个血管,两根脐动脉和一根脐静脉(图1-1-6)。孕12 周以前羊膜和绒毛膜尚未完全愈合,可显示羊膜、胚外体腔和卵黄囊。

7. 胎儿彩色多普勒 静脉导管是胎儿期重要的解剖结构,连接腹内段脐静脉与下腔静脉,具有括约肌的功能,将来自胎盘含氧量高的血输送到左心供应主动脉弓的三大分支。正中矢状面或胃泡水

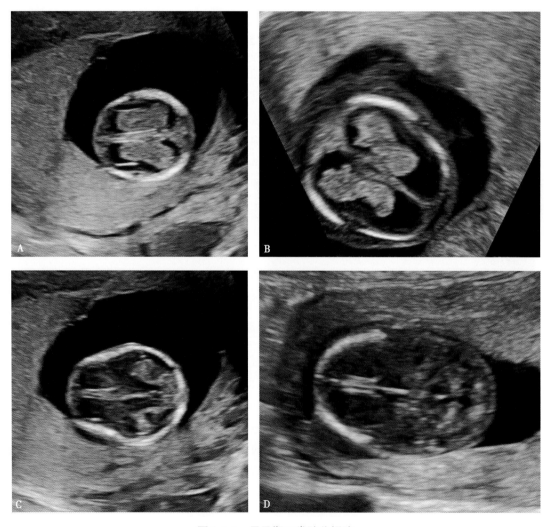

图 1-1-1 早孕期正常胎儿颅脑

A. 经腹部超声横断面显示孕12 周胎儿颅骨环、脑中线和呈"蝴蝶"征脉络丛;B. 经阴道超声横断面显示孕13 周胎儿颅骨环、脑中线和呈"蝴蝶"征脉络丛;C. 经腹部超声横断面显示孕12 周胎儿颅骨环、脑中线和丘脑;D. 经腹部超声横断面显示孕13 周胎儿第四脑室及其内的脉络丛。

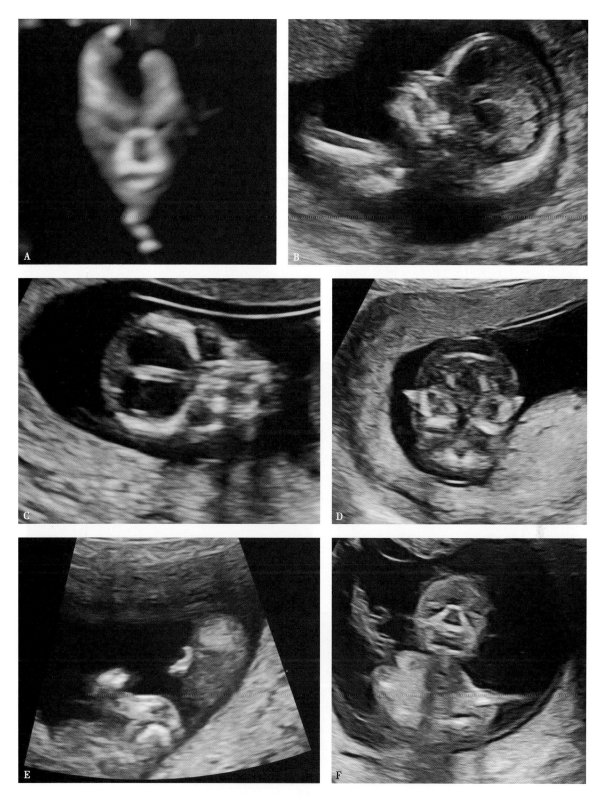

图 1-1-2　孕 12 周正常胎儿颜面

A. 正中矢状面显示额骨、鼻骨、上唇、下唇、下颌；B. 冠状面显示双侧眼眶；C. 横断面显示双耳；D. 斜冠状面显示一侧耳；E. 冠状面显示鼻后三角；F. 面部冠状面三维重建显示鼻后三角。

平横切面彩色多普勒显示腹内段脐静脉远端与下腔静脉之间的静脉导管，流速明显高于脐静脉，频谱多普勒可见S波、D波和a波（心房收缩波）均位于基线同侧。四腔心彩色多普勒显示二、三尖瓣口均呈层流，无明显反流（图1-1-7）。如颈项透明层增厚合并静脉导管a波反向及三尖瓣反流，则胎儿患染色体异常的风险增加。

8. 孕妇子宫动脉　孕妇宫颈正中矢状面平行向左或向右，于宫颈内口水平，通过彩色多普勒显示子宫动脉，获取频谱（图1-1-8）。子宫动脉多普勒是评价早孕期风险值的重要指标，子宫动脉频谱异常与妊娠期高血压、子痫前期等异常有关。

9. 双胎绒毛膜性的判断　自然受孕状态下，约2/3为双卵双胎，1/3为单卵双胎。双卵双胎一定发育为双绒毛膜双羊膜囊双胎（简称双绒双羊双胎）；单卵双胎根据细胞分裂时间不同，可发育为双绒双羊、单绒双羊、单绒单羊或连体双胎。

双绒双胎之间没有胎盘血管吻合，双胎相对独立。单绒双胎之间存在胎盘血管吻合，双胎息息相关，如果其中一胎宫内死亡，就会危及另一个存活胎儿。因此，产前确定双胎绒毛膜性至关重要。

早孕期可通过孕囊数目判断绒毛膜性，一个孕囊提示单绒，两个孕囊提示双绒。孕11~14周，最准确的方法是通过双胎之间隔膜插入胎盘处的特征来确定，如果该处较厚称为双胎峰（或λ峰），是双绒双胎的典型特征；如果该处纤细则称为T峰，是单绒双胎的典型特征。孕14周以后，判断绒毛膜性较困难，参考指标包括胎盘数目、双胎之间隔膜厚度及层数、胎儿性别等。

10. 胎儿生物学测量　顶臀长是孕11~13^{+6}周最常用和最准确的测量指标，需要注意的是测量时避免胎儿过伸或过屈。孕12周以后测量双顶径、头围、腹围等评估孕周更准确，测量规范与中孕期一致。

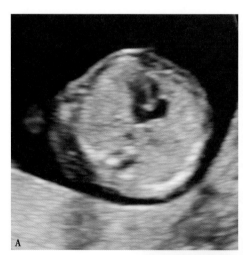
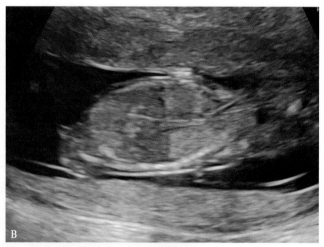
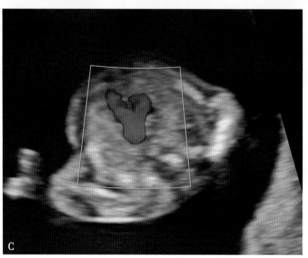

图1-1-3　早孕期正常胎儿胸腔及心脏

A. 四腔心切面显示左、右肺回声均匀，心脏十字交叉结构正常，左、右心比例正常；B. 胎儿冠状面显示双侧膈肌，凸面向上；C. 胎儿三血管切面，显示肺动脉与主动脉形成V形结构，位于气管左侧。

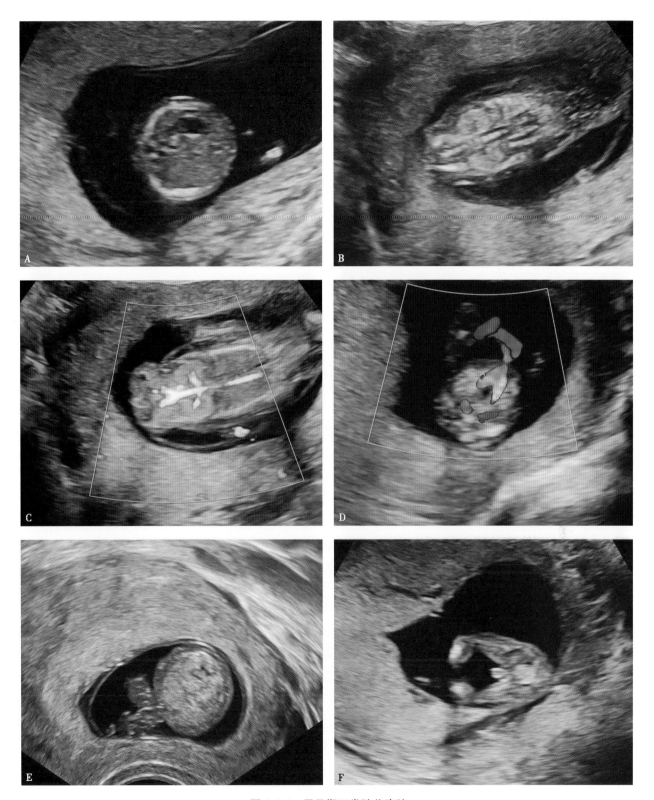

图 1-1-4 早孕期正常胎儿腹腔

A. 胃泡位于左侧腹；B. 冠状面显示双肾；C. 冠状面显示双肾动脉；D. 盆腔横断面显示膀胱及其两侧的脐动脉；E. 经阴道超声显示脐带胎儿插入处无肿块；F. 双侧大腿之间显示胎儿外生殖器。

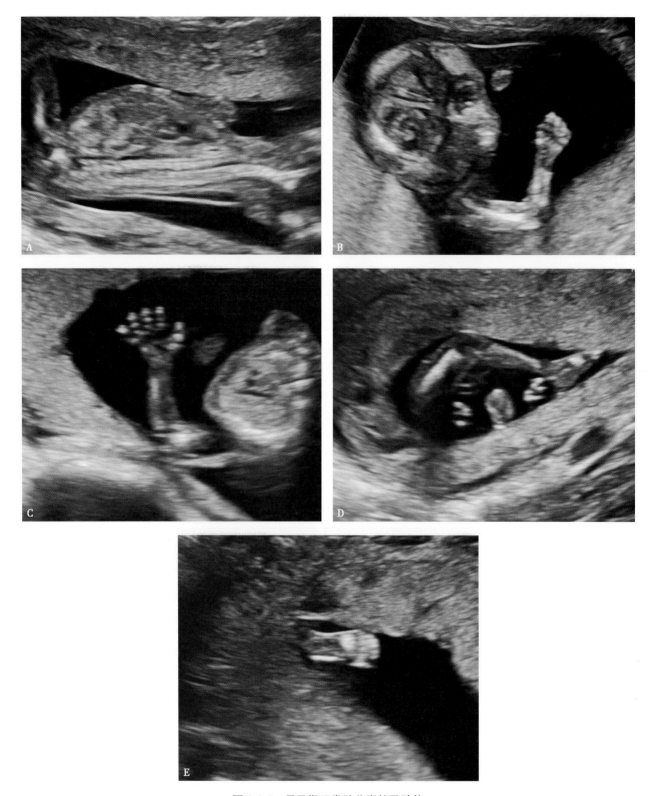

图 1-1-5 早孕期正常胎儿脊柱及肢体

A. 胎儿矢状面显示脊柱；B. 胎儿上肢显示上臂、前臂和手；C. 胎儿手掌,清晰显示五指及指节；D. 胎儿下肢显示大腿、小腿和足；E. 胎儿足及脚趾。

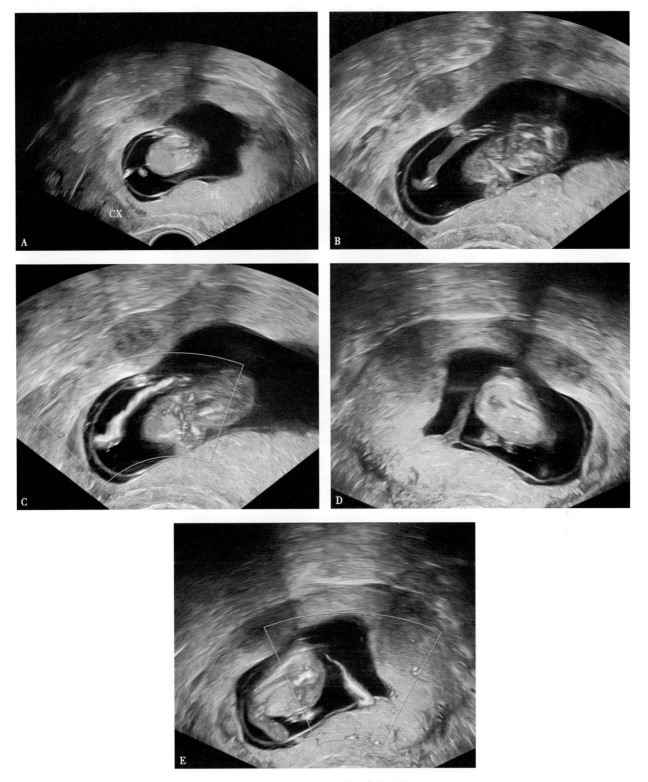

图 1-1-6 早孕期正常胎盘及脐带

A. 孕 12 周经阴道超声显示胎盘（PL）、宫颈（CX）、羊膜囊和胎儿；B. 二维超声显示脐带；C. 彩色多普勒超声显示脐带内的脐动脉、脐静脉；D. 二维超声显示脐带胎盘插入部位；E. 彩色多普勒超声显示脐带胎盘插入部位。

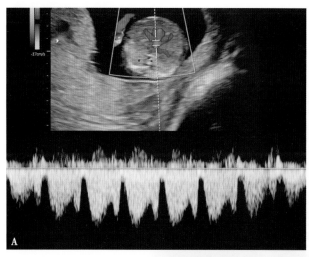
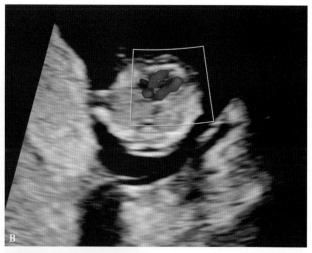
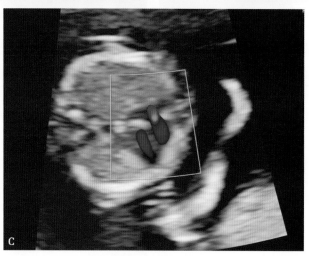

图 1-1-7　早孕期正常胎儿静脉导管及三尖瓣血流

A. 胎儿静脉导管血流频谱，S 波、D 波和 a 波均位于基线下方；B. 彩色多普勒显示胎儿二、三尖瓣血流，使心腔显示更为清晰；C. 彩色多普勒超声显示胎儿三尖瓣少量反流。

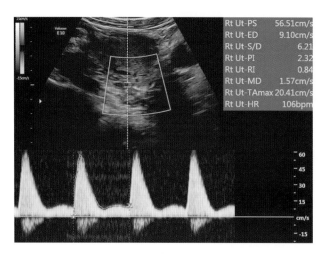

图 1-1-8　早孕期正常孕妇子宫动脉频谱

搏动指数（pulsatile index，PI）、阻力指数（resistance index，RI）可查阅相应孕周的正常值。

第二节　早孕期胎儿结构畸形的筛查

随着早孕期胎儿结构筛查开展增多和对早孕期胎儿畸形认识逐渐深入，越来越多的严重胎儿结构畸形已能在早孕期被准确诊断，使产前咨询和临床处理得以提前到早孕期。一部分严重的神经系统畸形（如露脑畸形、全前脑）、心脏畸形（如单心室）、腹壁缺损（如脐膨出、腹裂、体蒂异常）、泌尿系统畸形（如巨膀胱）、肢体畸形、双胎异常（如双胎反向动脉灌注序列征、连体双胎）等特征明显，早孕期诊断相对较容易，而到中晚孕期时，由于羊水量少、胎儿位置固定、声窗受限等因素的影响，反而难以准确识别和诊断。

脑积水、膈疝、消化道畸形、单纯主动脉瓣狭窄／肺动脉瓣狭窄等呈进展性的胎儿畸形，需要至中孕期甚至晚孕期才能诊断。胼胝体、小脑蚓部等结构发育完成的时间相对较晚，早孕期很难准确诊断这些部位的发育异常。

早孕期可以准确诊断的胎儿畸形介绍如下：

一、胎儿颅脑及脊柱畸形

（一）露脑-无脑畸形

【病理与临床】

露脑-无脑畸形（exencephaly-anencephaly）是由覆盖大脑的间质（后期胚胎发育过程中发育成颅骨）发育不良引起的神经系统畸形。公认病理机制是按照无颅畸形-露脑畸形-无脑畸形顺序发生的，颅骨不完整导致未受保护的脑组织随后受到渐进性的机械和化学损伤，最终导致大脑半球缺失。露脑畸形指颅骨高回声环缺失，脑组织从颅底向外直接暴露于羊水中，形态不规则。无脑儿指颅骨高回声环缺失，脑组织完全缺失。虽然颅骨高回声环缺失，但是露脑畸形和无脑儿的眼眶及眼眶以下水平面部结构如眼眶、鼻、唇发育正常。通常认为无脑儿是露脑畸形发生、发展的终末阶段，属于致死性畸形。

【超声表现】

露脑畸形见颅骨高回声环不完整，可见不规则形的脑组织漂浮于羊水中，如左右侧大脑均显示则形成"米老鼠"征，偶可见软脑膜包裹脑组织。眼眶及眼眶以下面部结构如眼眶、鼻、嘴唇基本正常，双眼突出呈"青蛙眼"征。有时可见胎儿肢体触碰破坏脑组织，因此羊水成分复杂、变浑浊。经阴道超声显示优于经腹部超声，三维及四维超声显示更加直观（图1-2-1）。如未见明显脑组织，则诊断无脑儿。

需要注意的是，胎儿颅骨高回声环的形成时间约在孕12周，小于孕12周的胎儿颅骨高回声环可不完整，因此小于孕12周时，诊断露脑-无脑畸形必须谨慎。

【相关异常】

可合并脊柱裂、心脏畸形、肾脏畸形及消化系统畸形。如合并脊柱裂则染色体异常风险增高。

【鉴别诊断】

1. 小于孕12周的胎儿，颅骨高回声环尚未显示，但是大脑形态规则、左右对称，正常脑中线和双侧脉络丛可以显示，不要误诊为露脑-无脑畸形。如果不能确定，需孕12周以后复查以确诊。

2. 脑膜/脑膨出的特点是颅骨高回声环仅部分缺失，常见部位为枕部，脑膜或脑组织由缺损处向外膨出，与露脑-无脑畸形容易鉴别。

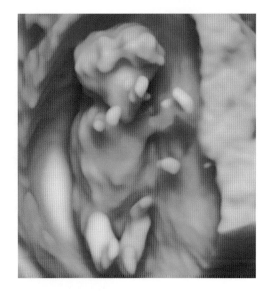

图1-2-1 早孕期露脑畸形

三维超声表面模式显示无正常颅骨高回声环，双侧大脑半球外露，形态不规则，呈"米老鼠"征。

3. 羊膜带综合征可造成胎儿颅脑及面部的缺失，与露脑-无脑畸形相似。但是羊膜带综合征多为不规则形缺失，早孕期有时可见羊膜与脑组织相连，部分病例早期可呈特征性的"土耳其包头巾"样改变，可以鉴别。

【预后评估】

预后差，患儿出生后不能存活。无脑儿属于国家卫生健康委员会要求孕期产前诊断必须检出的六大类严重畸形之一。

（二）脑膜膨出/脑膜脑膨出

脑膜膨出（meningocele）/脑膜脑膨出（encephalocele）是指颅内结构通过颅骨缺损处膨出颅外，是较少见的开放性神经管缺陷。

【病理与临床】

根据膨出物不同分为：①脑膜膨出：仅有脑膜从颅骨缺损处膨出；②脑膜脑膨出：脑膜和脑组织均从缺损处膨出。从额部至枕部、沿颅中线均可发生，以枕部膨出最常见，鼻部脑膜脑膨出亦有报道。羊膜带综合征合并的脑膨出可以发生在偏中线的其他部位。

【超声表现】

颅骨高回声环部分缺损，常见于枕部，可见肿块由缺损部位向外膨出，如膨出物为无回声且颅内结构正常称为脑膜膨出；如膨出物为混合性回声包含部分脑组织，则称为脑膜脑膨出（图1-2-2）。

常用颅脑横断面或矢状面显示颅骨缺损部位，经阴道超声显示优于经腹部超声，早孕期三维及四维超声显示更加直观。

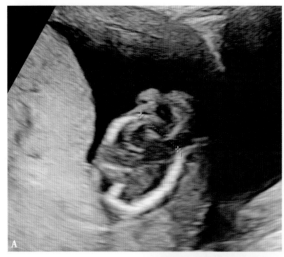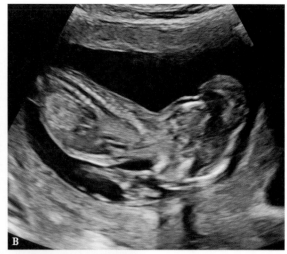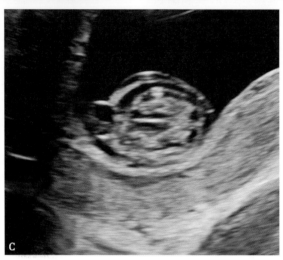

图 1-2-2　早孕期脑膜膨出 / 脑膜脑膨出

A. 胎头横断面显示枕部颅骨高回声环缺损,可见无回声区向外膨出,枕部脑膜膨出;B. 胎儿矢状面显示后枕部无回声区及脑组织向外膨出,枕部脑膜脑膨出;C. 胎头横断面显示枕部颅骨高回声环缺损,可见无回声区和脑组织向外膨出,枕部脑膜脑膨出。

【相关异常】

1. 脑膜膨出 / 脑膜脑膨出常合并其他神经系统畸形如胼胝体缺失、脑室扩张、脊柱裂等,合并染色体异常(如 13- 三体综合征、18- 三体综合征)的风险也较高。

2. 脑膜膨出 / 脑膜脑膨出合并多指 / 趾、双侧多囊肾,则要考虑一种常染色体隐性遗传病——梅克尔 - 格鲁贝尔(Meckel-Gruber)综合征,早孕期可以准确诊断。Walker-Warburg 综合征和朱伯特(Joubert)综合征相关异常也可合并枕部脑膨出。

【鉴别诊断】

1. **露脑 - 无脑畸形**　颅骨高回声环完全缺失,不规则形脑组织漂浮于羊水中或无正常脑组织,可以与脑膜膨出 / 脑膜脑膨出相鉴别。

2. **颈部水囊瘤**　虽然也位于后颈部,但是不出现颅骨高回声环缺损、脑膜脑组织膨出的征象。

【预后评估】

预后取决于膨出部位、膨出物的大小、是否合并脑积水和其他畸形。

(三)全前脑

【病理与临床】

全前脑(holoprosencephaly,HPE)是以前脑分裂异常为特征,双侧大脑半球不同程度融合且中线面部畸形的严重颅脑发育异常。根据融合情况分为 4 种类型:①无叶全前脑,指大脑半球间裂隙、大脑镰、胼胝体完全缺失,单一脑室,丘脑融合;②半叶全前脑,指双侧大脑半球在后方分离,只有一个脑室;③叶状全前脑,指大脑半球间裂隙在前、后方均正常,但是侧脑室有不同程度的融合;④中间变异型全前脑,指侧脑室体部融合,但是前角和后角发育正常。无叶、半叶全前脑常合并颜面部中线结构的异常，包括正中唇腭裂、独眼或眼距小、喙鼻等，形成特殊面容，二者预后很差。

【超声表现】

早孕期无叶全前脑的超声表现为横断面无正常脑中线，无双侧脉络丛构成的"蝴蝶"征，丘脑融合，冠状面显示单一脑室，面部畸形（独眼、喙鼻等），常合并其他系统畸形和染色体异常（图1-2-3），经阴道超声显示优于经腹部超声。半叶、叶状全前脑在早孕期诊断困难。

【相关异常】

约 2/3 全前脑合并 13- 三体综合征，也可合并 18- 三体综合征、三倍体等。全前脑合并胎儿综合征的风险也很高。

【鉴别诊断】

早孕期无叶全前脑的颅内和面部异常特征明显，容易诊断。叶状全前脑早孕期很难诊断，有报道彩色多普勒有特征性征象：大脑前动脉分支在颅骨下方呈蛇形走行。

【预后评估】

全前脑常伴随严重的神经系统及内分泌系统异常，还可合并染色体异常及胎儿综合征，预后很差。

（四）开放性脊柱裂

【病理与临床】

脊柱裂指远端神经管闭合障碍引起的脊柱骨性结构（椎板和棘突）闭合不全，分为开放性和闭合性两种类型。

开放性脊柱裂（open spina bifida，DSB）皮肤缺损，好发于腰骶椎，根据脊髓是否膨出又分为脊膜膨出和脊髓脊膜膨出，因脑脊液渗出导致羊水及孕妇血清甲胎蛋白（alpha fetoprotein，AFP）浓度增高。闭合性脊柱裂皮肤完整，皮下可见脊膜膨出或脂肪瘤，病变部位常出现色素沉着和多毛现象，羊水及孕妇血清 AFP 浓度正常。闭合性脊柱裂在早孕期几乎不能诊断，在中孕期和晚孕期也很难准确诊断，确诊依赖胎儿磁共振成像。患儿出生后症状取决于病变部位及范围，常出现下肢运动障碍和大小便失禁，闭合性脊柱裂症状相对较轻。

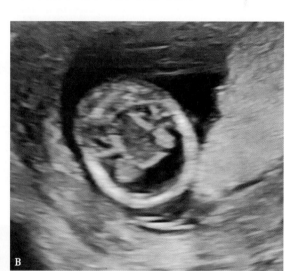

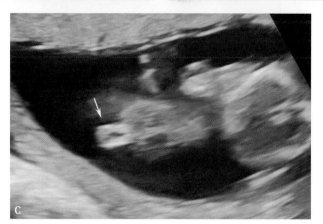

图 1-2-3 早孕期全前脑

A. 胎儿颅脑横断面未见正常脑中线，未见双侧脉络丛构成的"蝴蝶"征；B. 横断面未见脑中线，丘脑融合；C. 箭头所示为胎儿面部喙鼻畸形。

【超声表现】

较大的开放性脊柱裂可直接诊断，但是多数开放性脊柱裂在早孕期很难被观察到。中孕期开放性脊柱裂的典型间接征象如"柠檬头"、小脑"香蕉"征、小脑延髓池消失等，具有较高的诊断价值，但是这些间接征象在早孕期并不明显。因此，早孕期诊断开放性脊柱裂困难较大。

近年来，颅内透明层（intracranial translucency，IT）在早孕期诊断开放性脊柱裂中的价值逐渐受到重视。胎头正中矢状面蝶骨和枕骨之间，由前向后可以依次观察到脑干、第四脑室（即颅内透明层）、第四脑室脉络丛和颅后窝。开放性脊柱裂造成的Arnold-Chiari Ⅱ畸形表现为脑干向下移位，压迫第四脑室，导致颅内透明层消失，脑干增大。

此外，其他一些间接征象如双顶径小于相应临床孕周正常值、脉络丛占比增加（干脑征）、脑干（brain stem，BS）厚度与其到枕骨（occipital bone，OB）的距离之比即脑干/脑干-枕骨间距（BS/BSOB）比值增大、大脑脚及中脑导水管向后移位等也开始被应用于早孕期诊断开放性脊柱裂，这些征象通常需要经阴道超声才能被发现。一旦发现这些间接征象，应高度怀疑开放性脊柱裂，一定要仔细观察胎儿脊柱，尽量找到椎体异常和皮肤的缺损（图1-2-4）。

【相关异常】

脊柱裂有时合并脑积水、马蹄内翻足、膀胱扩张等，但是这些异常较晚出现。开放性脊柱裂合并染色体异常或胎儿综合征的风险相对较低。

【鉴别诊断】

骶尾部畸胎瘤或淋巴水囊瘤与骶尾部脊柱裂均表现为多囊样结构，但是前两者都不具备典型开放性脊柱裂的直接征象（脊柱横断面呈倒八字形开放，脊髓脊膜膨出）和颅内改变的间接征象（颅内透明

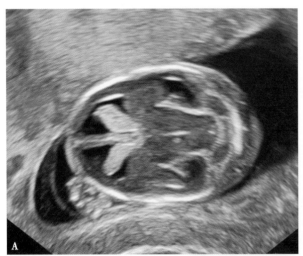
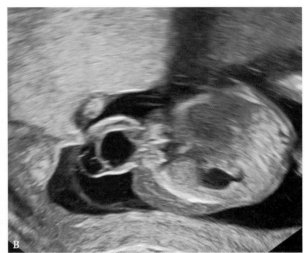
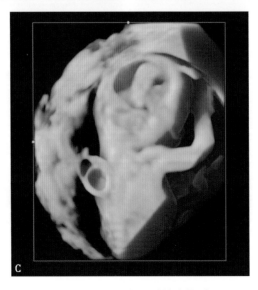

图 1-2-4　早孕期开放性脊柱裂

A. 横断面显示颅后窝结构异常，类似小脑"香蕉"征，未见正常第四脑室、第四脑室脉络丛及小脑延髓池；B. 脊柱横断面显示椎弓呈"倒八字"形向后开放，可见无回声区向外膨出；C. 三维表面模式显示颈胸段脊柱开放性脊柱裂伴脊膜膨出。

层消失、干脑征、BS/BSOB 比值增大等）。

【预后评估】

开放性脊柱裂的预后取决于病变涉及的范围和是否合并 Arnold-Chiari Ⅱ畸形。目前美国和欧洲已有宫内开放性手术或胎儿镜手术治疗胎儿开放性脊柱裂的报道。

（五）半侧巨脑畸形

【病理与临床】

半侧巨脑畸形（hemimegalencephaly）是一种较少见的神经系统畸形，在癫痫患儿中发生率为（1～3）/1 000。这种错构性大脑发育异常的典型特征是一侧大脑半球全部或部分过度发育并显著增大，细胞的生长和分化紊乱表现为无脑回、巨脑回、多脑回及多微小脑回，发生在孕 3～4 周。完全性半侧巨脑畸形指同侧大脑半球、脑干和小脑增大。大多数患儿表现为发育迟缓、精神运动障碍、进行性偏瘫和顽固性癫痫。

【超声表现】

早孕期胎头增大，双侧大脑半球不对称，中线移位，患侧侧脑室扩大（图 1-2-5）。

【相关异常】

半侧巨脑畸形属神经皮肤综合征，最常见的合并异常是表皮痣综合征，包括患侧线状痣、皮脂腺痣、面部脂肪瘤和面部肥大。

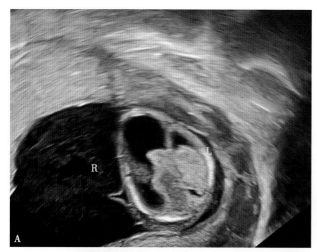
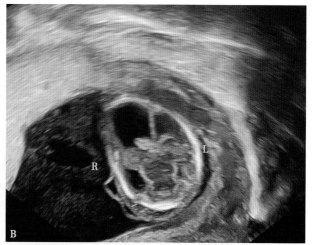
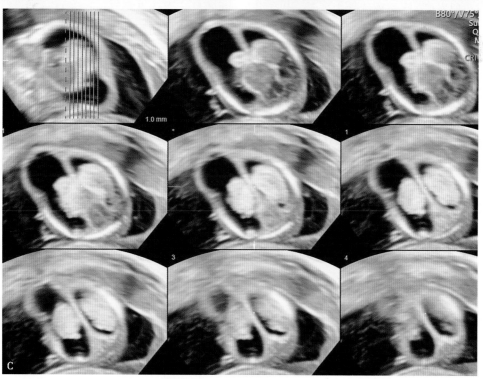

图 1-2-5　早孕期半侧巨脑畸形

A. 孕 12 周胎头横断面侧脑室水平显示双侧侧脑室不对称，右侧侧脑室较左侧显著扩大；B. 孕 12 周胎头横断面丘脑水平显示右侧大脑较左侧显著增大；C. 三维超声多层面模式显示右侧大脑较左侧显著增大。R：右；L：左。

【鉴别诊断】

鉴别诊断包括颅内出血和肿瘤，其中颅内出血好发于生发基质层，随时间变化回声也发生变化；颅内肿瘤常可见明显的瘤体并且血流较丰富。

【预后评估】

轻症可采用药物或手术治疗，严重者常常在出生后一年以内死亡。

二、胎儿颜面部畸形

（一）唇腭裂

【病理与临床】

唇腭裂（cleft lip and palate）是较常见的先天性颜面部畸形，分为单侧、双侧和中央型。约50%为唇裂合并腭裂，20%为单纯唇裂，30%为单纯腭裂，男性多发。一般认为，唇裂的发生是由中鼻突下端与上颌突未能融合造成的，而腭裂是由双侧腭突未能与鼻中隔融合所致的。唇裂可引起面部美观的问题，腭裂则影响吞咽及发音，出生后需要手术治疗。

【超声表现】

由于面部软组织较少，早孕期观察胎儿鼻唇很困难，单纯唇裂很难诊断。近年来文献报道早孕期诊断腭裂的方法包括胎儿面部正中矢状面发现上颌骨强回声连续性中断、斜冠状面显示鼻后三角的底边（即牙槽和原发腭）回声连续性中断等，也有报道应用三维超声观察早孕期胎儿硬腭的发育状况。Sepulveda等报道应用鼻后三角异常诊断原发性腭裂的检出率高达100%。

【相关异常】

唇腭裂合并染色体异常的风险高于单纯唇裂，中央唇腭裂和双侧唇腭裂合并染色体异常的风险高于单侧唇腭裂。中央唇腭裂常合并全前脑。唇腭裂也可合并多种基因综合征，部分病例有家族史。

【预后评估】

早孕期怀疑唇腭裂最好至孕20周复查以确诊。腭裂可能影响吞咽和发音，单纯唇腭裂可以考虑出生后手术治疗。

（二）小颌畸形

【病理与临床】

小颌畸形（micrognathia）指下颌体积小，正中矢状面上较上颌向后回缩。致病因素包括基因及染色体异常、胎儿综合征及环境因素。

【超声表现】

胎儿面部正中矢状面显示下颌短小内收，部分病例早孕期特征不明显。此外，正常鼻后三角切面可同时显示下颌中部回声连续性中断，称为下颌沟，属于正常表现。如果下颌沟不显示则提示小颌畸形。

【相关异常】

小颌畸形常合并巨舌、腭裂、骨骼系统发育异常、胎儿肢体挛缩等，也常常合并染色体异常（如18-三体综合征、13-三体综合征）和多种胎儿综合征（如Pierre Robin综合征、Treacher Collins综合征等）。

【预后评估】

小颌畸形常常合并多种畸形，预后较差。

三、胎儿心脏畸形

早孕期诊断胎儿先天性心脏病始于20世纪90年代初期，当时采用经阴道超声，后来逐渐开始采用经腹部超声。20世纪90年代中期，颈项透明层增厚与不合并染色体异常的先天性心脏病的关系得到证实，使早孕期胎儿超声心动图逐渐开展起来。除颈项透明层增厚外，其他早孕期胎儿先天性心脏病的高危因素包括先天性心脏病家族史、母体疾病如糖尿病、接受辅助生殖技术妊娠、接触致畸物、单绒毛膜囊双胎及心外结构畸形。早孕期胎儿心脏检查只针对高危患儿，检查过程遵循ALARA原则。

孕8～13周期间，随孕周增加，胎儿四腔心切面的显示率逐渐提高，至孕11～12周，几乎所有胎儿的四腔心切面都可以显示，但是胎儿肺静脉在早孕期很难显示。孕8～14周，胎儿心脏及大血管的血流频谱发生以下转变：房室瓣舒张期血流由单峰变为双峰，下腔静脉心房收缩期反向波逐渐降低，大动脉舒张晚期心房相前向波逐渐降低，脐动脉舒张期由血流缺失到出现正向血流。

由于早孕期胎儿左心室流出道切面、右心室流出道切面、肺静脉等很难显示，目前多主张结合四腔心切面和三血管切面排除严重的心脏畸形，应用经阴道超声和彩色多普勒有助于清晰显示胎儿心腔和大血管的轮廓。早孕期先天性心脏病的检出率为43%，应用彩色多普勒观察四腔心的灵敏度为46%，观察三血管-气管切面的灵敏度为71%。早孕期很难诊断小的室间隔缺损、圆锥动脉干异常（法洛四联症、大动脉转位、右心室双出口等）、单纯肺动脉瓣狭窄/主动脉瓣狭窄、主动脉缩窄、主动脉弓离断等心脏畸形，如有怀疑最好至孕18～20周复查以确诊。早孕期较容易诊断的心脏畸形有四腔心异常（完全性心内膜垫缺损、左心发育不良综合征、三尖瓣反流等）、心尖朝向及心脏位置异常（右位心、体外心等）、血管环（迷走右锁骨下动脉、右主动脉弓等），分述如下：

（一）完全型房室隔缺损

【病理与临床】

完全型房室隔缺损，也称为完全性心内膜垫缺损，指原发隔缺损合并流入道室间隔缺损、共同房室瓣连接，是房室隔缺损（atrioventricular septal defect，AVSD）的一种。常合并共同房室瓣反流，如左、右心室基本对称，称为均衡型；如左心室或右心室发育不良，称为非均衡型。完全型房室隔缺损常合并 21-三体综合征。出生后，如左、右心血液混合好且无明显流出道梗阻，则临床症状轻微。

【超声表现】

胎儿心脏四腔心切面由房间隔、室间隔、二尖瓣、三尖瓣构成的十字交叉结构消失，左、右房室瓣位于同一水平（图 1-2-6），严重时呈单心房单心室。早孕期彩色多普勒超声有助于勾勒出心房、心室轮廓及左、右房室瓣血流，并识别共同房室瓣反流。经腹部超声显示困难时，可以尝试经阴道超声。如果不能确定，应在孕 14～16 周复查以确诊。

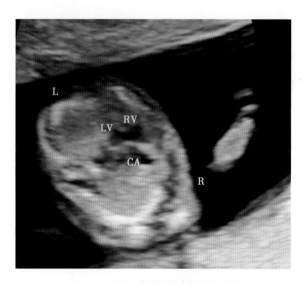

图 1-2-6 早孕期完全型房室隔缺损
胎儿四腔心切面未见正常十字交叉结构，房间隔下部和室间隔上部可见回声连续性中断，仅见一组房室瓣。LV：左心室；RV：右心室；CA：共同心房；R：右；L：左。

【相关异常】

完全型房室隔缺损常合并法洛四联症、右心室双出口等圆锥动脉干异常，以及肺静脉异位引流等多种心脏畸形。严重的完全型房室隔缺损（即单心房单心室）早孕期可以准确诊断，但是部分型和过渡型房室隔缺损早孕期常难以明确诊断。完全型

房室隔缺损常提示染色体异常，如 21-三体综合征、18-三体综合征。

【鉴别诊断】

1. 永存左位上腔静脉伴冠状静脉窦扩大，切面于冠状静脉窦长轴时可出现心脏十字交叉结构消失的伪像，但是调整声束角度可以显示正常四腔心、心脏十字交叉结构和位于左侧房室沟处扩大的冠状静脉窦短轴环状无回声。

2. 受早孕期图像分辨率的影响，大的室间隔缺损、部分型房室隔缺损和完全型房室隔缺损在早孕期很难鉴别。

3. 共同房室瓣反流与生理性三尖瓣反流有时很难鉴别，需要注意识别四腔心十字交叉结构特别是房间隔原发隔是否存在，必要时应结合经阴道超声仔细观察。

【预后评估】

预后取决于是否合并染色体异常。共同房室瓣反流常常造成心力衰竭，预后差。非均衡型完全型房室隔缺损出生后需要单心室修补治疗。

（二）三尖瓣发育不良

【病理与临床】

三尖瓣发育不良（tricuspid valve dysplasia）的病理特点为三尖瓣瓣叶结节样增厚、边缘卷曲，但是隔叶并未从房室交界处下移到心尖部。严重时三个瓣发育不良、互相粘连，造成三尖瓣无正常功能。由于三尖瓣发育不良，中、重度三尖瓣反流很常见，导致右心及左心容量负荷增加、心脏扩大，后期可引起心功能不全。有时由于三尖瓣大量反流，使从右心室到达肺动脉的正向血流减少，压力低于降主动脉引起动脉导管血流反向（左向右分流），称为功能性肺动脉闭锁，不同于解剖性肺动脉闭锁，二者需鉴别。晚期心功能不全可引起胎儿水肿甚至宫内死亡。

【超声表现】

胎儿四腔心切面显示心脏扩大，右心房尤为显著，十字交叉结构存在，三尖瓣隔叶附着点与二尖瓣隔叶附着点间距正常，未见三尖瓣隔叶下移到心尖部。彩色多普勒显示三尖瓣大量反流，反流束达右心房顶部，反流面积超过右心房面积的 1/4。肺动脉及其左右分支明显变窄，动脉导管可见反向血流信号。经阴道超声显示优于经腹部超声（图 1-2-7）。

【相关异常】

三尖瓣发育不良最常见的合并心内畸形为卵圆孔未闭或房间隔缺损，产前超声诊断困难。其他合

并畸形还有室间隔缺损、主动脉缩窄、主动脉二叶瓣畸形、左心室心肌致密化不全等。

【鉴别诊断】

1. 三尖瓣发育不良与三尖瓣下移畸形在血流动力学方面很相似，唯一的区别是隔叶附着点位置

正常，未下移到心尖部。

2. 生理性三尖瓣反流的反流束未达右心房顶部，反流面积较小，反流最高速度低于80cm/s，持续时间很短。

3. 完全性心内膜垫缺损合并共同房室瓣反流

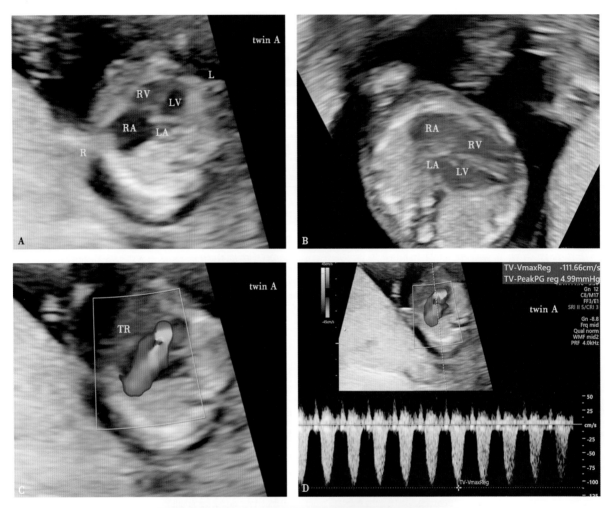

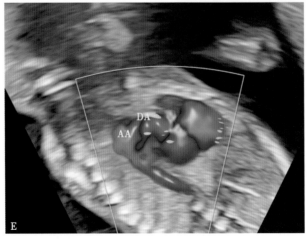

图 1-2-7 早孕期三尖瓣发育不良

A. 经腹部超声显示双胎之一心脏扩大，右心房尤甚；B. 经阴道超声显示心脏扩大，右心房尤甚；C. 彩色多普勒显示三尖瓣重度反流；D. 三尖瓣收缩期反流速度达111cm/s；E. 彩色多普勒显示动脉导管血流反向。LA：左心房；LV：左心室；RA：右心房；RV：右心室；TR：三尖瓣反流；AA：主动脉弓；DA：动脉导管；R：右；L：左。

与三尖瓣发育不良伴三尖瓣反流很相似，鉴别要点是四腔心是否存在，心脏十字交叉结构特别是原发隔、二尖瓣、三尖瓣是否正常。

【预后评估】

由于三尖瓣发育不良合并三尖瓣反流在中晚孕期发展迅速，容易引起心功能不全甚至胎儿宫内死亡，产前应密切监测。有报道用右心房面积占其他三个心腔面积和的比值来评估预后，比值越高预后越差。此外，预后还取决于是否合并染色体异常和心外畸形。

（三）左心发育不良综合征

左心发育不良综合征（hypoplastic left heart syndrome，HLHS）的特征为左心室狭小及左心结构太小，不足以支持正常体循环功能。

【病理与临床】

左心发育不良综合征有两种类型：①二尖瓣及主动脉瓣均闭锁，左心室缺如；②二尖瓣发育不良，主动脉重度狭窄或主动脉闭锁，左心室存在但是很小未能到达心尖部。有研究认为严重的主动脉瓣狭窄可逐渐发展成为左心发育不良综合征，因此建议早期开展针对性的胎儿主动脉瓣介入扩张治疗。

典型的左心发育不良综合征具备以下特征：左心小、二尖瓣闭锁或二尖瓣口仅见少许血流信号、卵圆孔可见左向右分流、肺静脉反流、左心室流出道显示不清或升主动脉纤细、主动脉弓纤细并可见反向血流信号。

出生后，由于主动脉血供来自动脉导管，因此必须保证动脉导管的开放。患儿需要接受复杂的肺动脉下心室旷置术（Fontan 手术），长期预后还有待评价。此外，左心发育不良综合征常常导致胎儿大脑发育滞后及颅内血流动力学的改变。

【超声表现】

左心发育不良综合征的特征非常明显，是少数几种在早孕期就能准确诊断的先天性心脏病之一。中孕期诊断左心发育不良综合征的标准包括：左心小、二尖瓣闭锁或二尖瓣口仅见少许血流信号、卵圆孔左向右分流、肺静脉反流、升主动脉纤细、主动脉弓纤细并可见反向血流信号。

与中孕期不同，早孕期显示肺静脉及卵圆孔左向右分流困难。此时的诊断依据为：四腔心切面显示左心室明显缩小或不显示，心尖由右心室构成，彩色多普勒仅见三尖瓣口和右心室血流信号，二尖瓣口和左心室未见血流信号或仅见少许血流信号，左心室流出道及升主动脉显示困难，三血管切面或

主动脉弓切面显示主动脉弓明显变窄、走行僵硬、血流反向（图 1-2-8）。

【相关异常】

左心发育不良综合征常导致胎儿大脑发育滞后，如双顶径、头围小于相应孕周正常值，大脑沟回发育迟于相应孕周。另外左心发育不良综合征常合并胎儿颈部水囊瘤、特纳（Turner）综合征（45，XO）。

【鉴别诊断】

左心发育不良综合征需要与其他原因引起的左心室发育不良相鉴别。

1. 主动脉瓣狭窄可见主动脉瓣回声增粗增强、狭窄后扩张、主动脉瓣口五彩镶嵌的血流信号、主动脉瓣口血液流速增高等征象，这些征象在早孕期表现不明显，中孕期甚至晚孕期才能明确诊断。

2. 主动脉缩窄表现为左心室偏小、卵圆孔右向左分流、主动脉弓明显变窄，但是主动脉瓣口及主动脉弓呈正向血流。

3. 主动脉弓离断不能显示正常的主动脉弓。

4. 非均衡型完全性心内膜垫缺损也可引起左心室发育不良，但是四腔心不能显示正常的心脏十字交叉结构，难以分辨二尖瓣和三尖瓣，房间隔下部、室间隔上部可见回声连续性中断，左心室流出道没有梗阻，主动脉弓呈正向血流。

【预后评估】

左心发育不良综合征合并染色体异常，预后很差。如不合并染色体异常或胎儿综合征，患儿出生后需要接受复杂的多期单心室修补手术，长期预后还有待观察。

（四）法洛四联症

法洛四联症（tetralogy of Fallot，ToF）最早于 1888 年由 Fallot 报道，是最常见的青紫型先天性心脏病，发生率约为 0.34/1 000。

【病理与临床】

主要病理改变为室间隔缺损，圆锥间隔向左前上方移位，使得右心室流出道发生梗阻，从而造成室间隔缺损、主动脉骑跨、肺动脉狭窄、右心室肥厚四大特征。如果肺动脉严重狭窄、动脉导管血流反向，出生后需要紧急治疗以保持动脉导管开放。胎儿期右心室肥厚并不明显，诊断肺动脉狭窄的主要依据是肺动脉内径较主动脉窄，肺动脉瓣口五彩镶嵌血流的征象并不一定出现。

【超声表现】

多数胎儿内脏位置正常、心尖朝左，四腔心基本正常或可见室间隔上部缺损。左心室流出道切面

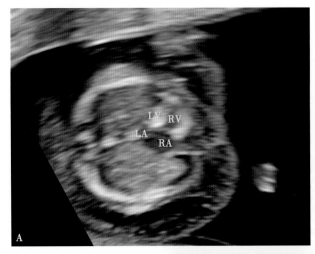
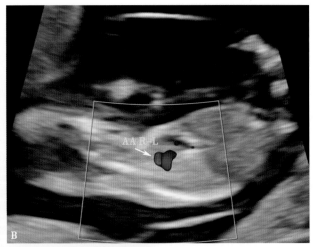
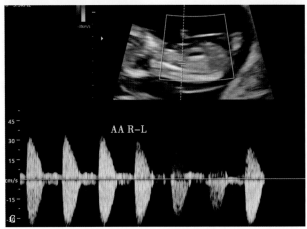

图 1-2-8　早孕期左心发育不良综合征

A. 胎儿四腔心切面左心室显示不清，未见正常二尖瓣启闭运动，左心室壁回声增强；B. 胎儿矢状面显示主动脉弓血流反向，其下方的动脉导管为正向血流（箭头）；C. 频谱多普勒显示主动脉弓血流反向。LA：左心房；RA：右心房；LV：左心室；RV：右心室；AA R-L：主动脉弓血流反向。

显示室间隔缺损、主动脉骑跨，彩色多普勒显示血流由右心室经室间隔缺损到达主动脉；右心室流出道切面显示肺动脉及其左、右分支明显变窄，动脉导管变窄或显示不清；三血管切面显示主动脉、肺动脉不成比例，肺动脉明显变窄（图 1-2-9）。部分胎儿主动脉弓位于气管右侧，呈镜像右主动脉弓；胸腺发育不良或胸腺缺如。

【相关异常】

法洛四联症容易合并染色体异常和心外畸形，其中法洛四联症合并右主动脉弓、胸腺发育不良时常合并迪格奥尔格（DiGeorge）综合征（22 号染色体微缺失）。

【鉴别诊断】

法洛四联症需要与其他圆锥动脉干异常（右心室双出口、大动脉转位、永存动脉干）鉴别，其中大动脉与心室的连接关系、主动脉与肺动脉的位置关系、肺动脉的血供来源是主要依据。室间隔缺损、

主动脉骑跨、动脉导管血流反向时应诊断室间隔缺损合并肺动脉闭锁。

【预后评估】

法洛四联症的预后取决于是否合并染色体异常和其他心外畸形。手术效果取决于肺动脉发育情况，如肺动脉及左右肺动脉发育较好，预后很好。

（五）肺动脉瓣缺如综合征

肺动脉瓣缺如综合征（absent pulmonary valve syndrome，APVS）指法洛四联症合并肺动脉瓣缺如，是一种较少见的先天性心脏病，在法洛四联症患者中发生率为 3%～6%。

【病理与临床】

其中室间隔缺损、主动脉骑跨与法洛四联症一致，但是肺动脉及左、右肺动脉呈瘤样扩张，肺动脉瓣没有正常功能，肺动脉主干内可见往返的五彩镶嵌的血流信号。该心脏畸形常伴动脉导管缺如。扩张的肺动脉可压迫气管、食管，引起羊水过多和胎

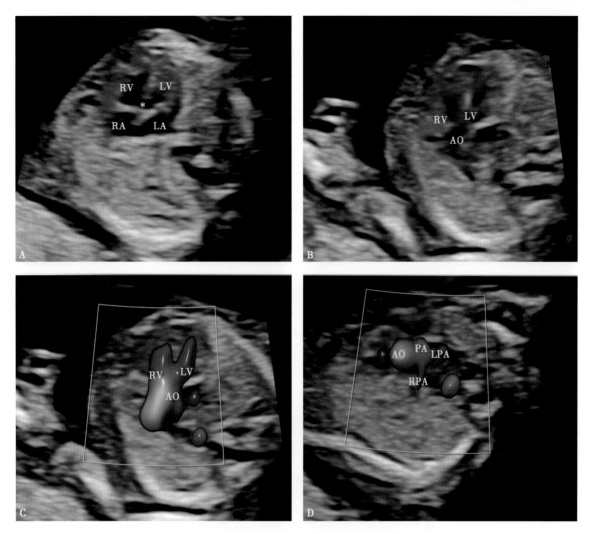

图 1-2-9　早孕期胎儿法洛四联症

A. 胎儿四腔心显示室间隔上部缺损（星号）；B. 左心室流出道切面显示室间隔缺损，主动脉骑跨；C. 彩色多普勒显示血流自右心室经室间隔缺损到达主动脉；D. 三血管切面彩色多普勒显示肺动脉及左、右分支较主动脉明显变窄。
LA：左心房；RA：右心房；LV：左心室；RV：右心室；AO：主动脉；PA：肺动脉；LPA：左肺动脉；RPA：右肺动脉。

儿水肿。肺动脉狭窄伴关闭不全导致右心负荷增加，后期可发生心功能不全甚至胎儿宫内死亡。患儿出生后气道受压明显，需要紧急处理。

【超声表现】

胎儿四腔心基本正常或可见室间隔上部缺损，左心室流出道切面可见室间隔缺损和主动脉骑跨，右心室流出道切面显示肺动脉干及左、右肺动脉显著扩张。早孕期肺动脉扩张不一定明显，特征性的表现是肺动脉主干内可见五彩镶嵌的往返的血流信号，测得收缩期正向、舒张期反向的双期双向频谱（图 1-2-10）。脐动脉舒张期血流反向也被认为是其特征性表现。

【相关异常】

肺动脉扩张可压迫气管和食管，造成羊水过多，出生后常伴随气管和食管受压症状。如合并右主动

脉弓，患儿罹患 DiGeorge 综合征的风险增加。

【预后评估】

预后差。胎儿期的主要风险是羊水过多和心功能不全。出生后的手术治疗方式也存在争议，部分患儿手术后仍需面对长期的呼吸道症状。

（六）迷走右锁骨下动脉

【病理与临床】

正常主动脉弓位于气管左侧，依次发出头臂干、左颈总动脉、左锁骨下动脉三个头颈部分支。迷走右锁骨下动脉（aberrant right subclavian artery，ARSA）指由于主动脉弓畸形或变异，发出四个头颈部分支，依次为右颈总动脉、左颈总动脉、左锁骨下动脉和迷走右锁骨下动脉，其中迷走右锁骨下动脉位于气管后方，形成不完全性血管环。出生后，多数患儿无气道压迫症状，常被认为是一种正常变异。

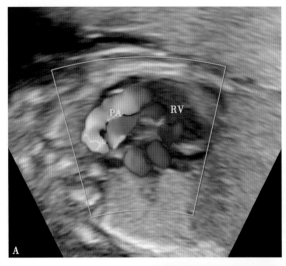

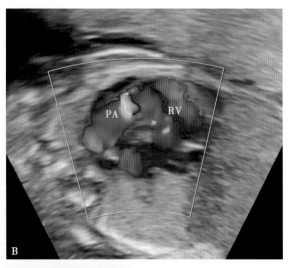

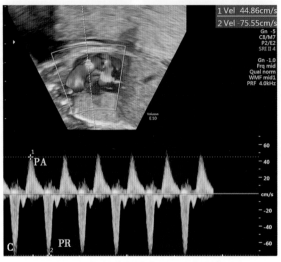

图 1-2-10　早孕期胎儿肺动脉瓣缺如综合征

A. 经阴道超声显示收缩期肺动脉正向血流；B. 经阴道超声显示舒张期肺动脉反向血流；C. 频谱多普勒显示肺动脉双期双向频谱。RV：右心室；PA：肺动脉；PR：肺动脉反流。

【超声表现】

正常胎儿三血管-气管切面显示主动脉和肺动脉形成"V"形结构汇入降主动脉，位于气管左侧，彩色多普勒有助于显示。如有迷走右锁骨下动脉，则可见自降主动脉发出迷走右锁骨下动脉，走行于气管后方，延伸至胎儿腋下区域（图 1-2-11）。中孕期胎儿系统筛查包括四腔心切面、左心室流出道切面、右心室流出道切面、三血管-气管切面，迷走右锁骨下动脉已逐渐纳入筛查范畴。早孕期胎儿心脏筛查切面包括四腔心切面和三血管-气管切面，有可能发现位于气管后方的迷走右锁骨下动脉，经阴道超声显示优于经腹部超声，采用能量多普勒有助于显示。

【相关异常】

21-三体综合征中有 14%～30% 合并迷走右锁骨下动脉，正常胎儿中迷走右锁骨下动脉的发生率

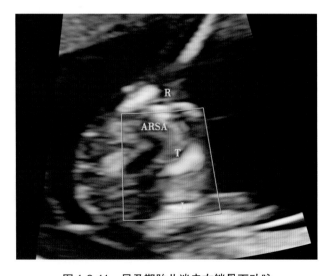

图 1-2-11　早孕期胎儿迷走右锁骨下动脉

彩色多普勒超声显示主动脉弓位于气管（T）左侧，迷走右锁骨下动脉（ARSA）由降主动脉发出，位于气管后方。R：右；L：左。

约 5%。因此，一旦检出迷走右锁骨下动脉，应遗传咨询排除染色体异常。

【预后评估】

迷走右锁骨下动脉如不合并其他结构畸形和染色体异常，通常无明显气管受压症状，无须手术治疗，预后好。

（七）右位心

【病理与临床】

正常胎儿心脏约 2/3 位于左侧胸腔，心尖朝左。右位心（dextrocardia）指心脏大部分位于右侧胸腔，心尖朝右。先天性心脏病如镜像右位心、心房异构等可以引起右位心，左侧胸腔肿块（肺囊腺瘤或隔离肺）、胸腔积液、膈疝等也可以推挤心脏向右侧移位，原发性右肺发育不良是引起右位心的较罕见原因。

【超声表现】

胎儿四腔心切面显示心脏大部分位于右侧胸腔，心尖朝右，合并或不合并心内结构异常。需要注意同时观察胎儿胸腔结构及腹部内脏结构是否正常，如胃泡是否位于左侧、肝脏是否位于右侧、腹内段脐静脉 C 形结构是否朝向右侧（图 1-2-12）。如同时合并腹部内脏位置异常，应注意排除镜像右位心或心房异构，其中心房异构常合并复杂的心内畸形。经阴道超声显示胎儿心脏结构优于经腹部超声，应用彩色多普勒可帮助勾勒出心腔的轮廓。如果心内结构和大血管显示不满意，应在孕 16～18 周复查。

【鉴别诊断】

1. **镜像右位心** 心房、心室与正常情形呈镜像反位，腹部内脏位置与正常情形呈镜像位（肝脏及下腔静脉位于左侧、胃泡及降主动脉位于右侧），较少合并心内畸形。

2. **心房异构** 腹部内脏位置异常，同时合并复杂心内畸形（完全性心内膜垫缺损、圆锥动脉干异常、肺动脉闭锁等）。

3. **其他** 肺囊腺瘤／隔离肺表现为胸腔高回声

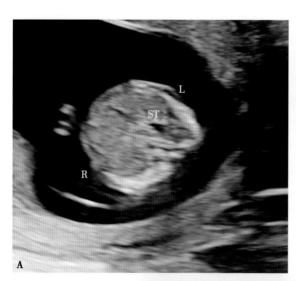

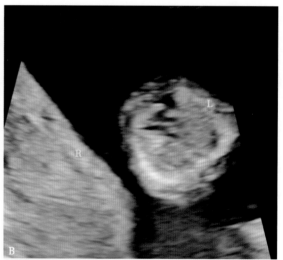

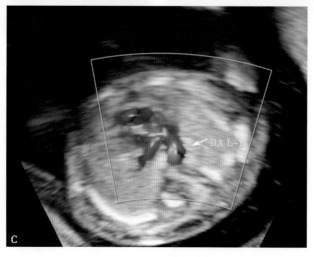

图 1-2-12 早孕期右位心

A. 胎儿腹部横断面显示胃泡（ST）位于左侧；B. 胎儿四腔心切面显示心尖朝右；C. 经阴道超声显示胎儿动脉导管（DA）血流反向（箭头）。超声诊断：右位心，室间隔缺损，肺动脉闭锁。R：右侧；L：左侧。

肿块，胸腔积液表现为肺组织周边的无回声区，左侧膈疝表现为左侧膈肌回声连续性中断、胃泡疝入左侧胸腔，均有各自的病理特征。

【预后评估】

右位心的预后取决于是否合并先天性心脏病和其他心外畸形。镜像右位心预后较好。

（八）体外心

【病理与临床】

体外心（ectopiacordis）指心脏部分或全部位于胸腔以外，分为四型：颈部型、胸部型、胸腹部型和腹部型。发生率为（0.7～0.8）/100 000。胚胎发育早期羊膜破裂可能是引起体外心的主要原因。体外心常合并严重心脏畸形（房间隔缺损、左心室憩室、法洛四联症、右心室双出口等）、心外结构畸形（膈疝、脐膨出等）和染色体异常。Cantrell 五联征是与体外心相关的胎儿综合征，其他畸形包括胸骨裂、胸骨下段缺损、膈肌前部半月形缺损、心包壁层缺如与腹腔交通或脐上腹壁缺损。

【超声表现】

早孕期显示体外心较中孕期更容易，彩色多普勒有助于识别胸腔外心脏的血流信号，经阴道超声优于经腹部超声（图 1-2-13）。但是早孕期诊断合并的先天性心脏病很困难。

【相关异常】

体外心常合并 Cantrell 五联征、脐膨出、体蒂异常、膈疝等心外畸形，也可合并多种心内畸形。

【预后评估】

预后取决于心脏的位置、心脏膨出的范围、合并的先天性心脏病类型、心外畸形及染色体检查结果，多数预后差。

四、胎儿腹壁缺损

（一）脐膨出

【病理与临床】

脐膨出（omphalocele）是由原发性侧褶融合失败造成的，前腹壁中线缺损最常见，腹部内容物疝出且有包膜，包膜由胎儿壁腹膜、羊膜组成。小的脐膨出仅包含肠管，大的脐膨出包含肝脏、胃泡及肠管。脐膨出与生理性脐疝有类似之处，但是后者在孕 6 周以后疝出，孕 12 周回纳入腹腔。

【超声表现】

横断面或矢状面显示胎儿脐部腹壁缺损，可见腹内脏器向外膨出，膨出物形态规则、有包膜。膨出物为肝脏或肠管，脐血管从该肿块顶部或两侧发出，早孕期三维超声表面模式有助于清晰显示脐膨出的部位、大小、形态和解剖特点（图 1-2-14）。

【相关异常】

小的脐膨出，如膨出结构只含有小肠时，胎儿非整倍体患病率较高，60% 以上的小的脐膨出与胎儿非整倍体有关，尤其是 18- 三体综合征或 13- 三体综合征。

【鉴别诊断】

1. 脐疝是孕 7～11 周中肠形成 U 形肠袢通过脐孔向外疝出的生理性过程，膨出物较少，孕 12 周以前回纳入腹腔，因此疝出物体积大小和孕周是鉴别脐疝和脐膨出的要点。

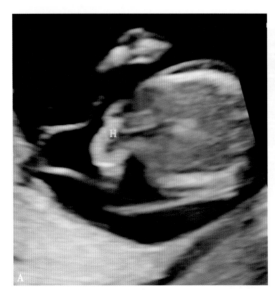
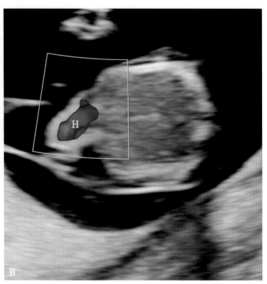

图 1-2-13　早孕期胎儿体外心

A. 二维超声显示心脏（H）位于胸腔外；B. 彩色多普勒显示心脏位于胸腔以外。

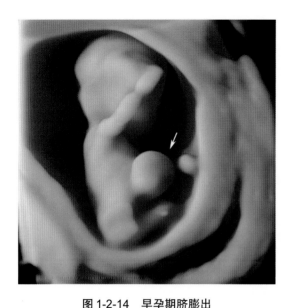

图 1-2-14　早孕期脐膨出

三维超声表面模式成像显示脐膨出，箭头所示为胎儿脐部膨出的肿块，形态规则，有包膜。

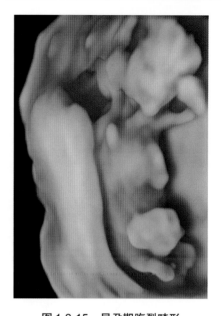

图 1-2-15　早孕期腹裂畸形

三维超声表面模式显示腹壁缺损、肠管膨出，形态不规则。

2．腹裂常位于脐部一侧，没有包膜，肠管疝出为主，膨出物形态不规则，脐带胎儿插入处正常。

3．体蒂异常为大的腹壁缺损，膨出物包含肝脏、肠管甚至心脏，膨出物达胚外体腔，常伴随脊柱侧凸、下肢异常和短脐带等多种畸形。

【预后评估】

预后取决于是否合并染色体异常和其他结构畸形。如果不合并染色体异常，脐膨出可出生后手术治疗，预后好。

（二）腹裂畸形

【病理与临床】

腹裂畸形（gastroschisis）是一种脐旁的全层腹壁缺损，多位于右侧，膨出物多为肠管，由于没有包膜，所以形态不规则，可见肠管形态及肠蠕动。出生后可见肠管疝出，肠系膜游离，肠管充血、水肿、增厚，肠管粘连，随患儿腹压增高，肠管疝出逐渐增多。如合并肠管嵌顿、肠系膜扭转，则肠管可发生坏死。脐带位于腹壁缺损的一侧，与缺损间有正常皮肤相隔。由于内脏外露、体液丢失，患儿有不同程度的低体温和脱水。

【超声表现】

胎儿腹壁缺损，多位于右侧，可见肠管疝出到羊膜腔内漂浮于羊水中，可见肠蠕动，由于无包膜，所以形态不规则，脐带胎儿插入处正常（图 1-2-15）。

【相关异常】

腹裂畸形合并其他结构畸形和染色体异常的风险明显低于脐膨出。文献报道由于肠管暴露于羊水中，并受腹壁压迫，可造成缺血性肠坏死。

【鉴别诊断】

腹裂畸形通常位于脐部右侧，膨出物主要为肠管，没有包膜，可见不规则形的肠管和肠蠕动，脐带胎儿插入部位正常，可以与脐膨出鉴别。

【预后评估】

出生后可将膨出物还纳入腹腔，然后分层缝合关腹，手术效果好。

（三）体蒂异常

【病理与临床】

体蒂异常（body stalk anomaly，BSA）又称肢体-体壁综合征（limb-body wall complex），发生率为1/31 000～1/14 000，是由体蒂形成失败所致的严重胎儿畸形。有研究认为该异常是在胚外体腔消失前发生羊膜破裂，胚胎从破口进入胚外体腔并被固定，导致运动受限、脐带极短、腹壁缺损和脊柱畸形。主要特征是巨大的前腹壁缺损、腹部内容物疝入胚外体腔、脐带发育不良，同时合并骨骼、肢体、颅脑及面部畸形。

【超声表现】

巨大的胎儿胸腹壁缺损，腹腔和胸腔脏器（肝脏、胃泡、肠管甚至心脏）膨出并进入胚外体腔，表面被羊膜和胎盘组织覆盖。胎儿姿势固定，脊柱侧凸，脐带很短或缺如，可合并严重的泌尿系统、下肢及外生殖器异常（图 1-2-16）。早孕期是准确诊断体蒂异常的重要时期，此时羊水主要由羊膜分泌，所以羊水量适中，容易观察胎儿头颅、脊柱、躯干和肢

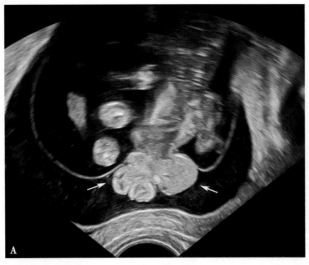
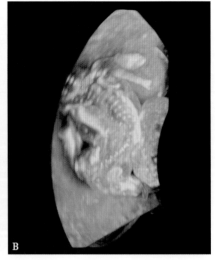

图 1-2-16 早孕期体蒂异常

A. 经阴道超声显示胎儿巨大的腹壁缺损,肝脏及肠管疝出到胚外体腔(箭头);B. 三维超声骨骼模式显示胎儿脊柱侧凸。

体,同时羊膜和绒毛膜尚未完全愈合,能观察到腹腔脏器疝入胚外体腔的情况,经阴道超声显示这些异常较经腹部超声更清晰。至中孕期,体蒂异常常合并羊水过少,因此很难观察到腹壁缺损与胚外体腔的关系,也很难显示胎儿肢体和内脏,使诊断非常困难。

【相关异常】

体蒂异常常合并多系统畸形,包括神经系统畸形、面部畸形、骨骼系统畸形等,但是很少合并染色体异常。

【鉴别诊断】

1. 脐膨出位于前腹壁正中,膨出物为肝脏和肠管,表面有胎儿腹膜和羊膜覆盖,形态规则,脐带长度正常,不伴脊柱侧凸。

2. 腹裂多位于脐右侧,膨出物为肠管,表面没有包膜,形态不规则,肠管漂浮于羊水中,脐带长度正常。

3. 羊膜带综合征该综合征所致腹壁缺损可位于任何位置,有时可见羊膜带和缠绕形成的缩窄环。

4. Cantrell 五联征包括胸骨缺损、心包缺损、膈肌缺损、体外心和脐膨出,膨出物不会进入胚外体腔,不伴脐带短和脊柱侧凸。

5. OEIS 综合征及泄殖腔外翻主要特点是胎儿腹腔不显示膀胱及外生殖器异常,不伴胎儿姿势固定、脊柱侧凸、脐带短等体蒂异常的典型特征。

【预后评估】

体蒂异常属致死性畸形,预后差。

五、胎儿巨膀胱

【病理与临床】

早孕期胎儿膀胱最大径超过 7mm 称为巨膀胱,常见原因包括后尿道瓣膜和尿道闭锁。肾脏可发生梗阻性发育不良,回声增强,还可能由于尿液外渗形成肾周尿性囊肿。巨大膀胱可压迫腹腔和胸腔脏器,甚至造成胎儿水肿及宫内死亡。

【超声表现】

胎儿膀胱显著增大,最大径超过 7mm,占据盆腹腔大部分区域。注意可通过彩色多普勒显示两侧的脐动脉,以区分膀胱和腹腔囊性肿块。男胎中该病多由后尿道瓣膜造成,可见膀胱和扩张的后尿道呈"钥匙孔"征(图 1-2-17);女胎中该病多由尿道闭锁造成。早孕期羊水主要由羊膜分泌而来,羊水量正常,因此这些泌尿系结构和外生殖器较容易显示;中孕期羊水主要由胎儿泌尿系统产生,由于胎儿泌尿道梗阻造成羊水过少或无羊水,胎儿结构显示困难,很难准确诊断。

【相关异常】

巨膀胱常合并胎儿染色体异常如 13- 三体综合征、18- 三体综合征。如染色体正常,后期部分病例泌尿系梗阻可自行缓解。

【预后评估】

需结合双肾积水、输尿管扩张状况及是否合并染色体异常综合评价。国外报道宫内介入置管将膀胱尿液引流至羊膜腔,从而保护胎儿肾功能不会进一步受损,待出生后再手术治疗。

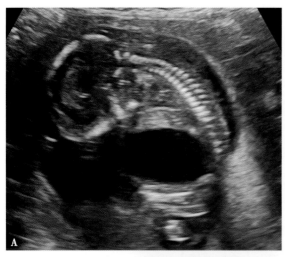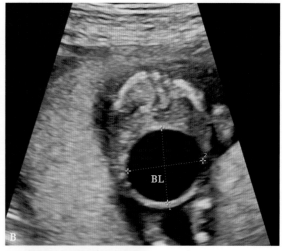

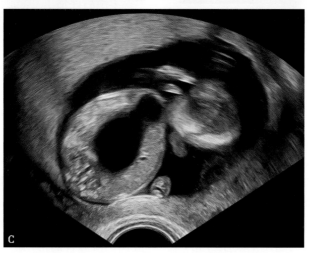

图 1-2-17　早孕期后尿道瓣膜所致巨膀胱

A. 矢状面显示胎儿膀胱显著扩大，占据盆腹腔大部分；B. 横切面显示胎儿膀胱（BL）显著扩大；C. 盆腔横切面
显示胎儿扩大的膀胱和扩张的后尿道呈"钥匙孔"征。

六、胎儿肢体异常

早孕期羊水量适中，胎儿肢体活动范围较大，手指伸开的机会较多，因此较容易观察并发现肢体和手指/脚趾的异常。至中晚孕期，受羊水量、胎儿位置、肢体活动受限等因素的影响，较难发现肢体异常。早孕期可以诊断的肢体异常，分述如下。

（一）桡骨发育不良

【病理与临床】

桡骨发育不良表现为胎儿前臂短小弯曲，桡骨短小或缺失，手掌姿势异常呈"垂腕"样，常合并桡侧掌骨异常、拇指缺失或发育不良，可单侧或双侧发生。桡骨发育不良常合并染色体异常，如血小板减少无桡骨综合征（TAR 综合征）表现为双侧桡骨缺失伴血小板减少，为常染色体隐性遗传病。遗传性心血管上肢畸形综合征（Holt-Oram 综合征）表现为先天性心脏病（室间隔缺损、继发孔型房间隔缺

损等）和上肢畸形（桡骨发育不良、额外腕骨等），为常染色体显性遗传病。

【超声表现】

单侧手或双侧手姿势异常，偏斜内收呈"垂腕"状，顺序追踪发现前臂明显缩短弯曲，桡骨短小或桡骨缺失（图 1-2-18）。

【相关异常】

桡骨发育不良常合并染色体异常（如 18- 三体综合征）或作为胎儿综合征（如 Holt-Oram 综合征）的表现之一。

【鉴别诊断】

桡骨发育不良应与单纯手姿势异常相鉴别，后者前臂及桡骨发育正常。

【预后评估】

桡骨发育不良如合并染色体异常或胎儿综合征，预后很差。

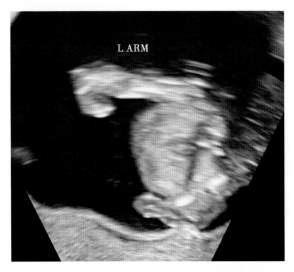

图 1-2-18 早孕期左侧桡骨发育不良
胎儿左前臂（L ARM）明显缩短，仅见一根长骨，手呈"垂腕"状。

（二）肢体姿势异常

【病理与临床】

神经、肌肉或骨骼发育异常造成的肢体姿势异常，关节挛缩，姿势固定，不随时间变化而改变。其中胎儿运动不能畸形序列征（fetal akinesia deformation sequence, FADS）是一系列异常导致的骨骼运动减少，从大脑皮质、脊柱连接、脊髓前角细胞、周围神经、神经肌肉连接到肌肉的通路上发生异常，表现为肘部固定呈屈曲位，不能运动，足姿势异常。

马蹄内翻足是踝和足部骨骼的先天性畸形，表现为足前段内收、足跟内翻和踝跖屈。距-跟-舟关节半脱位，足背内旋。特征性的表现是距趾骨与胫腓骨在同一平面内显示。

【超声表现】

双手姿势固定，呈"垂腕"状，不随时间变化而改变，前臂及尺桡骨发育正常。双足或一侧足呈马蹄内翻样，即足底、足趾与胫腓骨在同一切面显示，不随时间变化或胎儿体位变化而改变（图 1-2-19）。经阴道超声显示优于经腹部超声，三维超声表面模式或骨骼模式显示更加清晰。

【鉴别诊断】

注意动态观察，确定是持续性姿势异常，并排除桡骨缺失等其他病变。严重羊水过少时，胎儿活动受限也可导致马蹄内翻足。

【预后评估】

胎儿姿势异常的预后取决于是否合并染色体异常、胎儿综合征。单纯马蹄内翻足可出生后治疗，石膏固定或手术治疗。如合并染色体异常或神经肌肉异常，则预后较差。

（三）多指/趾及并指/趾

【病理与临床】

多指/趾是指手指或脚趾数目的增多，既可表现为小的、额外的软组织结构（不含骨性结构），也可以表现为完整的手指或脚趾并可以屈曲和伸展。多指/趾可分为轴前型和轴后型，其中轴前型指桡侧或胫侧出现额外的指/趾，轴后型指尺侧或腓侧出现额外的指/趾。多指/趾多为常染色体显性遗传病，也可合并多种胎儿综合征（如短肋多指综合征等）。

并指/趾是指手指或脚趾不能分开，类似鸭蹼。并指/趾多为常染色体显性遗传病，也可合并多种胎儿综合征。

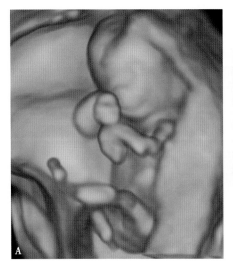 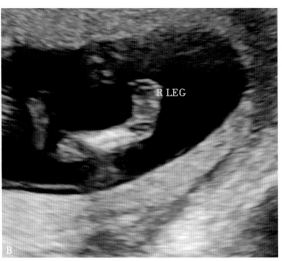

图 1-2-19 早孕期肢体姿势异常
A. 三维超声表面模式显示胎儿双手姿势异常，上臂和前臂未见明显异常；B. 胎儿马蹄内翻足，足底与胫腓骨在同一切面显示；R LEG：右下肢。

【超声表现】

早孕期正常胎儿手指常呈五指张开状态，有时甚至能清晰显示指节回声，较中孕期更容易观察，因此有可能发现多指/趾畸形（图1-2-20）。经阴道超声观察手指和脚趾优于经腹部超声。但是并指/趾诊断较困难。

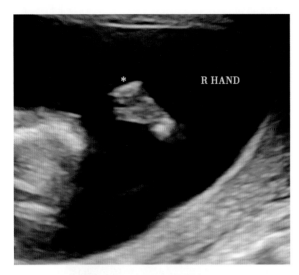

图1-2-20 早孕期胎儿并指
胎儿右手（R HAND）手指不能分开（星号），诊断并指畸形。

【预后评估】

单纯多指/趾、并指/趾，如不合并染色体异常或胎儿综合征，可出生后手术治疗，预后较好。

（四）肢体缺失

【病理与临床】

由先天性发育异常（血管损伤或致畸因素）或羊膜带综合征等原因造成肢体近端或远端缺失，如上肢缺失、下肢缺失、手/指缺失或足/趾缺失，发生率约为1/20 000。裂手裂足畸形（龙虾爪）是较为罕见的缺指/趾畸形，表现为手的桡侧和尺侧/足的胫侧和腓侧分离形成中心性"V"形缺陷，属于常染色体显性遗传病。

【超声表现】

早孕期显示胎儿手指/脚趾优于中晚孕期，经阴道超声较经腹部超声可获得更高的分辨率。病变表现为肢体近端或远端、指/趾缺失。羊膜带综合征造成的肢体缺失常呈不规则形，有时可见羊膜带与肢体末端相连。裂手裂足畸形呈典型的"龙虾爪"样。

七、双胎异常

早孕期确定绒毛膜性十分重要，如其中一胎完全正常而另一胎发生异常需要减胎治疗时，单绒双胎和双绒双胎采取完全不同的策略。单绒双胎必须

在超声引导下射频减胎，保证不影响另一个正常胎儿；双绒双胎则采取常规减胎即可。

由于在共用胎盘的表面或深部存在双胎之间的血管吻合，单绒双胎有一些特有的类型如双胎输血综合征、单绒单羊双胎、双胎反向动脉灌注序列征、连体双胎等。其中，双胎反向动脉灌注序列征（双胎之一无头无心畸形）和连体双胎在早孕期就可以准确诊断，有利于在早孕期进行临床咨询和治疗；但是双胎输血综合征、双胎之一胎儿生长受限等异常需要到中孕期才能确诊。单绒单羊双胎容易发生双胎脐带缠绕，严重时可造成胎儿宫内死亡，早期发现和定期监测至关重要。由于双胎之间的隔膜很薄，早孕期有可能将单绒双羊双胎误诊为单绒单羊双胎，必要时可以采用经阴道超声观察或3~4周后复查。此外，妊娠合并葡萄胎在早孕期也可以准确诊断。这些早孕期双胎异常分述如下。

（一）双胎反向动脉灌注序列征

【病理与临床】

双胎反向动脉灌注（twin reversed arterial perfusion，TRAP）序列征是一种较少见的单卵双胎畸形，发生率约为1/35 000。其中一胎正常，另一胎为无心畸胎，双胎在胎盘水平存在血管吻合，正常胎儿为自身和无心畸胎提供血液循环。该异常病因不明，目前被广泛接受的是"血管反向灌注假说"。在胚胎发育早期，胎盘上的粗大血管吻合导致两个胎儿血液循环的相互竞争。当一个胎儿动脉压超过另一个胎儿时，低压胎儿形成反向血液循环，即脐动脉血流朝向胎儿，脐静脉血流背离胎儿。低压胎儿身体下部通过髂内动脉接受含氧量高的静脉血，而身体上部发生严重畸形，成为无心畸胎。无心畸胎可分为四种类型：无头无心型（最常见）、部分头无心型、无定形无心型、无心无躯干型。

无心畸胎呈不规则形混合性回声团块，无胎头，无心管搏动，躯干下半部和下肢存在但是难以区分，常伴全身皮肤水肿或淋巴水囊瘤。无心畸胎脐动脉血流朝向胎儿，脐静脉血流背离胎儿，与正常胎儿相反；正常胎儿为无心畸胎供血称为"泵血儿"。随孕周增大，无心畸胎体积逐渐增大，泵血儿心脏容量负荷逐渐增大，可发生心力衰竭甚至宫内死亡。胎儿发生心力衰竭的征象包括心脏扩大、胸腔积液、腹水、心包积液、肝大、羊水多、静脉导管a波反向、脐静脉搏动征等。

【超声表现】

早孕期容易将无心畸胎误认为是死胎或血凝

块。无心畸胎的特点是不定形混合性回声团块，无胎头，无胎心搏动，但是仔细观察可见脊柱和下肢骨骼结构，以及部分内脏如胃泡、肠管、双肾等，常合并全身皮肤水肿或颈部水囊瘤。彩色多普勒的应用具有重要诊断价值，可见降主动脉和下半部躯干血流信号，特征性表现是脐部可见脐动脉血流朝向胎体，脐静脉血流背离胎体。双胎脐带可融合为一根。经阴道超声显示无心畸胎的病理特点优于经腹部超声（图1-2-21）。

【相关异常】

双胎反向动脉灌注序列征呈散发性，泵血儿较少合并胎儿结构畸形。

【鉴别诊断】

彩色多普勒显示无心畸胎的脐动脉、脐静脉血流方向可以和其他异常相鉴别。死胎可见胎儿结构及骨骼回声，没有任何血流信号；血凝块形态不规则，回声随时间变化发生变化，没有胎儿结构和骨骼回声，没有血流信号；寄生胎常与正常胎儿相连，甚至可能位于正常胎儿腹膜后类似肿块回声，随孕周增加体积增大，内可见胎儿样结构和骨骼特别是长骨回声，可见血流信号，无脐动脉、脐静脉血流方向相反的表现。

【预后评估】

由于泵血儿心脏负荷逐渐增加，容易发生心力

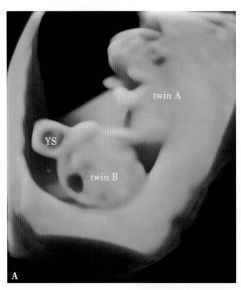
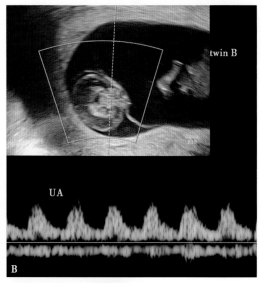
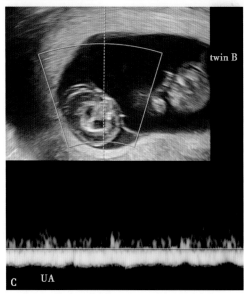

图1-2-21 早孕期双胎反向动脉灌注序列征

A. 三维超声表面模式显示正常胎儿（twin A）、不规则形的无头无心畸胎（twin B）及卵黄囊；B. 经阴道超声显示脐动脉血流信号朝向胎儿（twin B）；C. 经阴道超声显示脐静脉血流信号背离胎儿（twin B）。YS：卵黄囊；UA：脐动脉。

衰竭,需要对孕妇定期超声检查。双胎体重比值(无心畸胎/泵血儿)是最重要的影响预后的指标,比值大于70%的泵血儿容易发生充血性心力衰竭和早产,应随访观察,及时采取措施。目前超声引导下射频减胎治疗取得较大进展,且已开始在很多中心使用。

(二)连体双胎

【病理与临床】

单绒单羊双胎在受精13天胚盘形成之后发生分裂造成连体双胎。根据双胎连接部位不同分为多种类型,如头连体、胸腹连体、脐连体、后背连体、坐骨连体等,其中胸腹连体双胎最常见。

【超声表现】

早孕期显示单绒单羊双胎,两个胎儿相连,不能分开,皮肤连续(图1-2-22)。如心脏连体,还会伴发不同程度的先天性心脏病。早孕期羊水量适中,能清晰显示双胎连体状况,明显优于中孕期和晚孕期;同时,早孕期确诊连体双胎有利于尽早终止妊娠,避免后期可能发生的分娩困难。

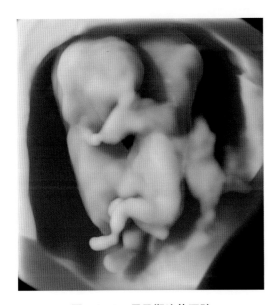

图1-2-22　早孕期连体双胎
三维超声表面模式显示双胎腹部连体。

【相关异常】

连体双胎常伴发神经系统畸形、膈疝、肛门闭锁等。

【鉴别诊断】

对于连体双胎,需要注意与正常单绒双羊双胎和单绒单羊双胎鉴别。早孕期双胎之间隔膜很薄显示不清,可以尝试经阴道超声以确定。动态观察有助于发现双胎是否紧密相连、不能分开。

【预后评估】

连体双胎预后取决于双胎融合程度,如无重要器官共用,可以考虑出生后手术分离。心脏连体双胎预后差。连体双胎的产后管理需要多学科团队合作处理。

(三)妊娠合并葡萄胎

【病理与临床】

葡萄胎是最常见的滋养细胞疾病,可分为完全性和部分性葡萄胎,在流产病例中发生率约为1/40。葡萄胎的主要病理特点是妊娠后胎盘绒毛滋养细胞增生、间质水肿、形成大小不一的水泡,水泡相连成串,类似葡萄。

完全性葡萄胎指胎盘绒毛全部受累,弥漫性滋养细胞增生,宫腔充满水泡,不含胚胎或胎儿结构。通常认为,完全性葡萄胎是由二倍体精子与卵母细胞结合而成的,母体染色体失活或缺失,仅存在于线粒体内。

部分性葡萄胎指部分胎盘绒毛肿胀,局部滋养细胞增生,胚胎和胎儿组织可见,但是常伴胎儿生长受限和严重的结构畸形,胎儿多宫内死亡。目前认为部分性葡萄胎多为三倍体,有来自父亲和母亲的染色体,基因型为69,XXX或69,XXY,来源于单倍体卵子与已复制的精子结合。

葡萄胎的主要症状是停经2~4个月后阴道不规则出血,腹痛,子宫异常增大且变软,妊娠呕吐,卵巢黄素囊肿等。治疗方法包括清宫术及预防性化疗。

【超声表现】

完全性葡萄胎表现为宫腔内范围较大的多囊样结构,囊肿大小不一且互不相通,呈"落雪"征。葡萄胎与胎儿共存时在早孕期容易发现(图1-2-23)。

【相关异常】

由于增生的滋养细胞产生大量人绒毛膜促性腺激素(human chorionic gonadotropin, hCG),导致患者双侧卵巢增大呈多囊样改变,称为黄素囊肿,有时可发生急性扭转引起急腹症。葡萄胎清除后黄素囊肿可逐渐消退。

【鉴别诊断】

通过超声图像,葡萄胎与流产、双胎妊娠容易鉴别。

【预后评估】

葡萄胎清空后,血hCG逐渐下降,约9周下降至正常水平,最长不超过14周。葡萄胎清空后hCG持续异常需要考虑妊娠滋养细胞肿瘤如侵蚀性葡萄胎、绒癌等。

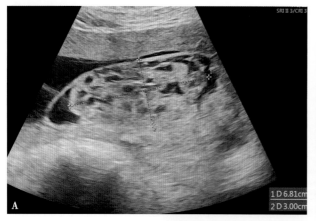
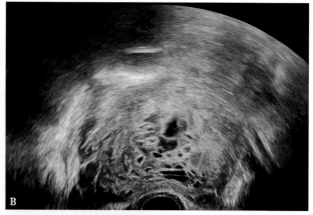
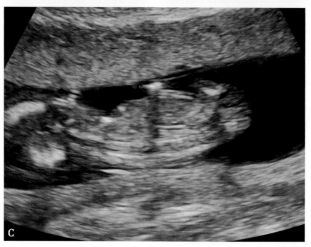

图 1-2-23　早孕期妊娠合并葡萄胎

A. 孕 12 周经腹部超声显示宫腔内多囊样结构；B. 经阴道超声显示宫腔内多囊样结构；C. 经腹部超声显示宫腔内发育正常胎儿。

第三节　早孕期颈项透明层的测量

【概述】

1987 年 Benacerraf 等首次报道了孕 16～18 周胎儿颈项皱褶增厚与染色体异常的关系。随后 Nicolaides 等于 1991 年报道了孕 11～13^{+6} 周胎儿颈项透明层（nuchal translucency，NT）增厚与染色体异常的关系，从而使早孕期胎儿染色体异常的筛查得到迅猛的发展。迄今为止，NT 是早孕期筛查 21- 三体综合征效能最强的超声指标。

【病理与临床】

NT 指的是早孕期胎儿后颈部皮下的液体集聚。NT 增厚的病理及病理生理学机制尚未完全阐明，目前认为其与细胞外基质异常、心血管系统异常、淋巴系统发育异常等多种因素有关。

在 NT 显著增厚且内部可见纤维带分隔时称为颈部水囊瘤（nuchal cystic hygroma，NCH 或 cervical cystic hygroma，CCH）（也称颈部淋巴水囊瘤）。实际上，颈部水囊瘤和单纯 NT 增厚的病理机制、预后及临床处理方式基本一致，因此临床上不需要严格区分这两种病名。

【超声表现】

1. NT 的规范测量

（1）测量 NT 的时间应严格控制在孕 11～13^{+6} 周，胎儿顶臀长 45～84mm。

（2）经腹部或经阴道超声，取胎儿正中矢状切面，放大图像显示胎儿头部、上胸部，使胎儿体积占屏幕 2/3 左右。

（3）面部朝上，脊柱位于图像下方，呈自然姿势，避免头颈部过伸或过屈。

（4）清晰显示胎儿面部轮廓和颅内结构包括鼻骨、上唇、舌、下唇、下颌、间脑、NT、上颌前部分等。

（5）注意区分胎儿皮肤和羊膜，识别胎儿后颈部和皮肤之间的皮下无回声区，测量键放置在透明层双侧强回声线的内侧边缘上，与胎儿纵轴垂直测量 NT 最大值。

（6）多次测量，取最大值。

（7）该切面同时也是测量鼻骨和颅内透明层的标准切面。注意胎儿鼻水平有三条强回声线，其中鼻前皮肤和鼻骨构成平行的两条线，远端鼻尖为第三条线。在该正中矢状面颅内由前向后可依次观察到脑干、第四脑室、颅后窝及颈项透明层等结构（图1-3-1），其中第四脑室即颅内透明层，颅后窝即小脑延髓池。

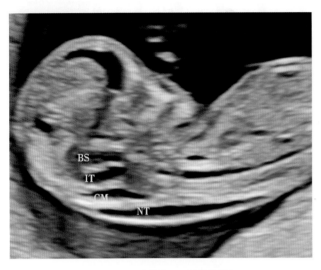

图1-3-1 测量NT标准切面

孕13周，胎头正中矢状面，由前向后依次显示脑干（BS）、第四脑室即颅内透明层（IT）、小脑延髓池（CM）、颈项透明层（NT）。

2. NT增厚的判断 正常孕10～14周，NT随孕周增加而逐渐增加。因此，用单一数值判断NT是否增厚是不合适的。目前多主张采用下面两种办法之一：①超过该超声孕周对应正常值两个标准差或第95百分位数；②超过该超声孕周对应正常值中位数的若干倍（按照所在中心的标准）（图1-3-2）。联合NT、β-hCG、PAPP-A（妊娠相关血浆蛋白A）等血清学指标可进一步提高早孕期检出染色体异常的准确性。

3. NT增厚/颈部水囊瘤 胎儿后颈部和侧颈部皮下出现囊性结构称为颈部水囊瘤，该征象可在矢状面或横切面观察到，囊性结构内常可见纤维带分隔。目前的观点认为NT增厚与颈部水囊瘤是同一种病变。有时颈部水囊瘤合并胎儿水肿（全身皮下组织水肿、胸腔积液、腹腔积液或心包积液）。由于NT增厚合并三尖瓣反流、静脉导管a波反向时，罹患染色体异常的风险明显增高，所以发现NT增厚时，应常规观察胎儿三尖瓣和静脉导管血流（图1-3-3）。

【相关异常】

NT增厚/颈部水囊瘤常合并染色体异常如21-三体综合征、Turner综合征（45,XO）。约60%的NT增厚/颈部水囊瘤合并其他部位胎儿畸形，包括心脏畸形、中枢神经系统畸形、泌尿生殖系统畸形等。即使不合并染色体异常，NT增厚者合并先天性心脏病的风险仍高于NT正常的胎儿。

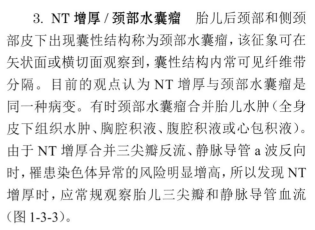

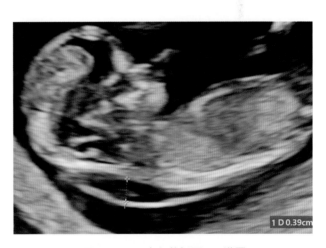

图1-3-2 正中矢状切面NT增厚

胎儿NT增厚，NT值为3.9mm。

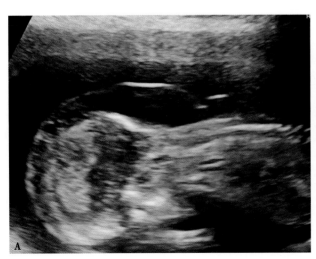

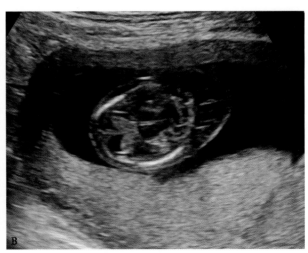

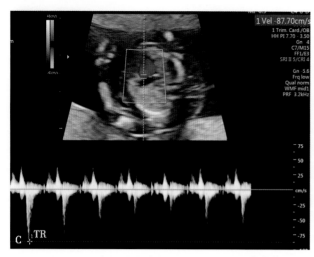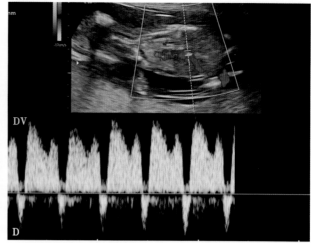

图 1-3-3 胎儿颈部水囊瘤

A. 矢状面显示胎儿颈部水囊瘤；B. 同一胎儿横切面显示颈部水囊瘤，内可见纤维带分隔；C. 同一胎儿频谱多普勒显示三尖瓣反流（TR）；D. 同一胎儿频谱多普勒显示静脉导管（DV）a 波反向。

【预后评估】

NT 增厚 / 颈部水囊瘤如合并染色体异常，预后很差；如果不合并染色体异常，水肿常可逐渐消失，预后取决于合并的其他部位畸形。

（赵　胜）

参 考 文 献

1. CHAOUI R, BENOIT B, MITKOWSKA-WOZNIAK H, et al. Assessment of intracranial translucency (IT) in the detection of spina bifida at the 11-13-week scan [J]. Ultrasound Obstet Gynecol, 2009, 34 (3): 249-252.

2. VARMA S K, WAALWYK K, MENAHEM S, et al. First-trimester diagnosis of conjoined twins aided by spatiotemporal image correlation [J]. J Clin Ultrasound, 2011, 39 (9): 527-529.

3. MURPHY A, PLATT L D. First-trimester diagnosis of body stalk anomaly using 2- and 3-dimensional sonography [J]. J Ultrasound Med, 2011, 30 (12): 1739-1743.

4. SALOMON L J, ALFIREVIC Z, BILARDO C M, et al. ISUOG practice guidelines: performance of first-trimester fetal ultrasound scan [J]. Ultrasound Obstet Gynecol, 2013, 41 (1): 102-113.

5. SEPULVEDA W, WONG A E. First trimester screening for holoprosencephaly with choroid plexus morphology ('butterfly' sign) and biparietal diameter [J]. Prenat Diagn, 2013, 33 (13): 1233-1237.

6. SEPULVEDA W, WONG A E, SIMONETTI L, et al. Ectopia cordis in a first-trimester sonographic screening program for aneuploidy [J]. J Ultrasound Med, 2013, 32 (5): 865-871.

7. TASSIN M, BENACHI A. Diagnosis of abdominal wall defects in the first trimester [J]. Curr Opin Obstet Gynecol, 2014, 26 (2): 104-109.

8. SEPULVEDA W, WONG A E, ANDREEVA E, et al. Sonographic spectrum of first-trimester fetal cephalocele: review of 35 cases [J]. Ultrasound Obstet Gynecol, 2015, 46 (1): 29-33.

9. ARAUJO JUNIOR E, ROLO L C, TONNI G, et al. Assessment of fetal malformations in the first trimester of pregnancy by three-dimensional ultrasonography in the rendering mode. Pictorial essay [J]. Med Ultrason, 2015, 17 (1): 109-114.

10. CHAOUI R, OROSZ G, HELING K S, et al. Maxillary gap at 11-13 weeks' gestation: marker of cleft lip and palate [J]. Ultrasound Obstet Gynecol, 2015, 46 (6): 665-669.

11. GOTTSCHALK I, JEHLE C, HERBERG U, et al. Prenatal diagnosis of absent pulmonary valve syndrome from first trimester onwards: novel insights into pathophysiology, associated conditions and outcome [J]. Ultrasound Obstet Gynecol, 2017, 49 (5): 637-642.

12. ROETHLISBERGER M, STRIZEK B, GOTTSCHALK I, et al. First-trimester intervention in twin reversed arterial perfusion sequence: does size matter? [J]. Ultrasound Obstet Gynecol, 2017, 50 (1): 40-44.

13. FONTANELLA F, DUIN L, ADAMA VAN SCHELTEMA P N, et al. Fetal megacystis: prediction of spontaneous resolution and outcome [J]. Ultrasound Obstet Gynecol, 2017,

50（4）：458-463.

14. MCBRIEN A，HORNBERGER L K. Early fetal echocardiography [J]. Birth Defects Res，2019，111（8）：370-379.

15. CHAOUI R，BENOIT B，ENTEZAMI M，et al. Ratio of fetal choroid plexus to head size: simple sonographic marker of open spina bifida at 11-13 weeks' gestation [J].

Ultrasound Obstet Gynecol，2020，55（1）：81-86.

16. SEPULVEDA W，DE LA MAZA F，MEAGHER S. An unusual first-trimester ultrasound presentation of the acrania-anencephaly sequence: the "turkish turban" sign [J]. J Ultrasound Med，2020，39（4）：829-832.

第二章　胎儿中枢神经系统异常

第一节　正常声像图

一、中枢神经系统发育

中枢神经系统（central nervous system，CNS）包括大脑和脊髓，主要起源于外胚层的神经板。在整个孕期，大脑和脊髓的形态不断变化。为了避免漏诊、误诊，熟悉不同时期大脑和脊髓的发育及正常声像图表现是非常重要的。

（一）神经管的形成

脊索诱导其上方的外胚层分化为神经外胚层并形成神经板，神经板中央沿长轴下陷形成神经沟，沟的两侧边缘隆起形成神经褶，两侧神经褶融合形成神经管。神经褶从神经板的中部开始融合，并向头、尾两侧的方向进行，神经管的头侧开口端称为前神经孔，而尾侧开口端称为后神经孔。前神经孔在第 26 天或之前关闭，后神经孔则延迟 2 天后关闭。神经管的管壁增厚形成脑和脊髓，神经管腔则转化为脑室系统和脊髓的中央管。

（二）大脑的发育

胚胎第 4 周末，神经管头端形成三个膨大，由前向后分别为前脑泡、中脑泡和后脑泡（即菱脑泡），1 周后前脑泡头端向两侧膨大，形成左、右两个端脑，以后演变为两侧大脑半球。前脑泡的尾侧则形成间脑，前脑泡的腔形成左、右两个侧脑室和间脑中的第三脑室。中脑泡变化不大，发育为未来的中脑，中脑泡的腔很小，形成狭窄的中脑水管。后脑泡形成头侧的后脑和尾侧的末脑，后脑继续发育成脑桥、左右小脑半球及小脑蚓部，而末脑演变为延髓，后脑泡的腔形成第四脑室。第 8 周末开始，大脑各结构的原基已经形成，随着妊娠的进展，各原基继续生长、发育、移行等，完成脑部的复杂发育过程。早孕后期，胎儿神经系统大体结构已形成。

（三）大脑皮质的形成

从受精龄第 2 个月开始一直延续到成年期，有以下三个阶段：神经元细胞增殖、神经元细胞移行、皮质组织形成。所有的神经元和神经胶质都源于脑室表面干细胞。增殖发生在妊娠的第 2～4 个月，此时以神经元细胞增殖和放射性神经胶质细胞产生为主，神经元的迁移发生有不同的时段并持续数周，大部分神经元的迁移发生在 8～16 周，一直延续到孕 25 周。一旦神经元细胞迁移到它们在大脑表层的目的地就进入成熟和分化的过程，长出轴突和树突，并与其他神经元形成突触，形成有序的六层结构的大脑皮质。皮质发育和神经元迁移在大体解剖上表现为脑沟回的形成，Toi 等人的一项研究报道了超声检查发现特定脑沟在胎儿中出现的最早时间和所有胎儿中都出现的时间。早在孕 18^{+5} 周就可以通过经腹部超声检查观察到脑沟。大脑纵裂和脑岛出现的时间较早且更容易识别。脑沟发育过程的超声图像具有一定的规律性：脑沟最早是以小点状或压迹样出现在其相应位置，随后形成一个"V"形，之后继续加深在脑实质表面呈切口样改变，回声线深达脑实质而呈"Y"形，脑沟的深度随孕周的增加而增加。超声图像上可显示脑沟的时间落后于组织学上脑沟出现时间。主要脑沟回在解剖、超声和磁共振检查时可以显示的孕周见表 2-1-1。

（四）脊柱脊髓的形成

脊髓由神经管尾侧部分发育而来。神经管管腔演化为脊髓中央管，套层分化为脊髓的灰质，边缘层分化为白质。神经管的后神经孔如果闭合失败，则可出现脊柱裂畸形，神经管尾侧闭合失败越早，脊柱裂发生的部位越高也越严重，预后也越差。第 3 个月之前脊髓与脊柱等长，其下端可达脊柱的尾骨，3 个月后由于脊柱增长比脊髓快，脊柱逐渐超越脊髓向尾端延伸，脊髓的位置相对上移。出生前脊髓下端与第 3 腰椎平齐，仅以终丝（为拉长成线状的

表 2-1-1　主要脑沟回在解剖、超声和磁共振检查时可以显示的孕周

可显示的结构	解剖检查可见孕周	超声检查		磁共振检查可见孕周	
		最早可见孕周	总是可见孕周	最早可见孕周	总是可见孕周
顶枕沟	16	18.5	>20.5	18～19	22～23
距状沟	16	18.5	>21.9	18～19	22～23
扣带沟	18	23.2	>24.3	24～25	28～29
中央沟	20			26～27	26～27
大脑外侧面脑沟	20～25	23.2	>27.9	26～27	28～29

软脊膜)与尾骨相连。由于节段分布的脊神经均在胚胎早期形成,并从相应节段的椎间孔穿出,故当脊髓位置相对上移后,脊髓颈段以下的脊神经根便越来越斜向尾侧,至腰、骶和尾段的脊神经根则在椎管内垂直下行,与终丝共同组成马尾。

脊柱起源于间叶细胞的生骨节,这些生骨节主要分布于脊索旁、神经管旁及体壁旁。第4周脊索旁的间叶细胞压缩成为成对的生骨节。每个生骨节由头侧的疏松细胞及尾侧的致密细胞组成。部分致密细胞向头侧移行,直到正对每个生肌节水平形成椎间盘原基。第5周两侧剩下的致密细胞与疏松细胞尾端融合即生骨节融合,至此椎体原基形成。因此,椎体是由两个相邻的生骨节融合而成的。由生肌节发出的神经则与椎间盘关系密切,而节间动脉则位于椎体两侧,胸部的节间动脉则发育为肋间动脉。随着脊索的退化及消失,位于椎骨间的脊索退化为胶冻状的髓核,其周围的致密细胞则演变为纤维环,两者共同形成椎间盘。位于神经管周围的间叶细胞则形成椎弓。在胸段位于体壁旁的间叶细胞形成肋骨。脊柱在受精后第6周开始形成脊柱软骨,2周后出现初级骨化中心,每个脊椎内有3个骨化中心,1个位于椎体,2个位于椎弓(横突根部)。骨化中心最先在胸腰椎交界处椎体内形成,然后逐渐向头侧和尾侧发展。

二、检查技术要求

神经系统超声检查根据需要选择经腹部和经阴道超声检查。选择可获得最高分辨率的探头和频率受到许多因素的影响,包括孕妇体质、胎位及检查方法。3～5MHz 的经腹部探头可满足大部分基本检查的需要。针对性胎儿神经系统的超声检查通常需要经阴道超声检查,一般为 5～10MHz 的探头。三维超声更适用于检查胎儿大脑和脊柱。

超声检查大多采用灰阶二维超声仪。谐波成像

有利于分辨细微的解剖结构,尤其对于成像效果较差的患者。彩色和能量多普勒主要用于显示脑血管,恰当地调节脉冲重复频率和余辉(signal persistence)可提高小血管的显示率(胎儿大脑动脉的血流速度为 20～40cm/s)。随着三维多平面技术的引进,三维超声获得脑容积数据后,可以根据需要在三个正交切面上对容积数据任意切割,比较容易获取常规途径不能获取的切面。高质量三维容积图像有效弥补了二维难以获取的切面。

三、超声声像图表现

(一)早孕期正常声像图

虽然早孕期胎儿大脑结构超声检查对专业技术要求较高,但却非常有价值。随着超声诊断仪分辨率的提高及对胎儿中枢神经系统畸形的深入认识,早孕期超声诊断胎儿中枢神经系统畸形成为可能。11～13^{+6} 周胎儿中枢神经系统超声检查可选择头胸部正中矢状切面、侧脑室水平横切面、脊柱长轴切面、小脑及小脑延髓池切面等。

1. 胎头正中矢状切面　观察前额形态及颅内组织是否存在、左右大脑半球是否对称;同时重点观察颅脑后方结构,包括丘脑、中脑、脑干、延髓及颅内透明层(intracranial translucency, IT,即第四脑室)、小脑延髓池;注意第四脑室有无扩张,小脑延髓池有无缩小、消失。在 11～13^{+6} 周常规应用此切面测量 NT、观察鼻骨以评估非整倍体风险,Chaoui 等人同时在这个切面上观察第四脑室,它表现为在脑干和第四脑室脉络丛之间的颅内透明层。正常胎儿的第四脑室总能容易显示,前后径随孕龄增加而增大,胎儿顶臀长在 45～84mm 时,第四脑室前后径为 1.5～2.5mm。几乎所有的开放性脊柱裂患者均存在 Arnold-Chiari 畸形,即脑组织向尾侧移位和梗阻性脑积水,第四脑室受压,正常颅内透明层消失,这种现象在早孕期易于显示。如果在胎儿头胸

部正中矢状切面看不到颅内透明层，应该警惕开放性脊柱裂的可能性，建议进行详细胎儿脊柱检查。另外，脑干（brain stem，BS）、脑干 - 枕骨间距（brain stem and the occipital bone，BSOB）、BS/BSOB 比值和小脑延髓池（cerebellomedullary cistern）等的观察与测量可用于筛查中枢神经系统异常。

2. 侧脑室水平横切面　声束自胎儿额部正前方入射，横切胎儿头部，第一个获取的切面为侧脑室水平横切面。在这个切面上可清晰显示胎儿完整的椭圆形颅骨强回声环，大脑镰和大脑纵裂位于中线位置，脑中线为强回声线，将两侧大脑半球分开。两侧对称宽大的侧脑室内充满"蝴蝶形"脉络丛，脉络丛为均匀一致的高回声（图 2-1-1）。这个时期，大脑实质很薄，仅表现为侧脑室周围较薄的低回声带。

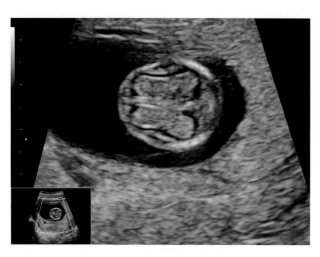

图 2-1-1　孕 13 周胎儿颅脑横切面
显示大脑镰把左、右大脑半球分开，侧脑室被强回声的脉络丛充填，双侧脉络丛呈"蝴蝶形"。

3. 脊柱长轴切面　颈椎、胸椎、腰椎在孕 11～12 周时的显示率分别为 80%、81%、72%，孕 13～14 周时显示率分别为 89%、81%、72%。骶椎相对难以看到，孕 11～12 周时显示率为 35%，孕 13～14 周时显示率为 48%，脊柱横切面可见三个分离的骨化中心，其中前方一个形成脊柱的椎体部分，靠后方的两个骨化中心形成椎弓板。

早孕期中枢神经系统扫查切面主要有头胸部正中矢状切面、侧脑室水平横切面、小脑横切面、脊柱长轴切面，可显示的结构包括颅骨、脑中线、侧脑室、脉络丛、第三脑室、第四脑室、丘脑、脑干、小脑、小脑延髓池和脊柱。观察颅脑横切面主要用于诊断无脑儿、露脑畸形、严重的脑膨出、全前脑等严重中枢神经系统结构畸形，以及通过颅脑形状、双顶径、中脑导水管后缘 - 枕骨前缘的距离和小脑横

切面上第四脑室前后径等指标筛查开放性脊柱裂。早孕期超声检查对胎儿中枢神经系统畸形有重要的诊断价值，但需要中孕期超声筛查明确诊断，以及晚孕期超声检查的扫查补充，进而提高胎儿中枢神经系统畸形的检出率。

（二）中孕期正常声像图

对于低危妊娠，在早孕后期、中孕期及晚孕期可选择经腹部超声检查胎儿中枢神经系统，主要包括胎儿头部和脊柱。孕 16～18 周时 82% 的透明隔腔可见。基本检查通常在孕 20 周左右，在孕 14～16 周即进行早期胎儿神经系统检查的优势是此时颅骨较薄，可从任意角度观察大脑。通常，在中孕期和晚孕期才能对胎儿中枢神经系统进行全面的检查。但在晚孕期，颅骨骨化会影响对颅内结构的观察。

常规超声筛查应观察的结构包括侧脑室、透明隔腔、小脑、小脑延髓池及胎头形态。常用经侧脑室、经丘脑和经小脑三个横切面来评估，通过经侧脑室平面及小脑平面可以对大脑结构的完整性和对称性进行评估，经丘脑切面主要用于生物测量。

1. 横切面　是最容易获取的切面，也是最常用的切面。

（1）经侧脑室横切面：该切面可显示侧脑室的前后部分，中线两侧对称的丘脑顶部和两侧对称的大脑组织。侧脑室的前部（额部或前角）充满液体，像两个逗号状或牛角状，末端向两侧额叶延伸。侧脑室有完好的侧壁而且中间被透明隔腔（cavity of septum pellucidum，CSP）分隔。CSP 是两层薄膜之间充满液体的腔隙（图 2-1-2）。在晚孕期或新生儿早期这两层膜通常融合形成透明隔。在孕 16 周时即可见 CSP，足月时逐渐缩小，经腹部超声可在孕 18～37 周

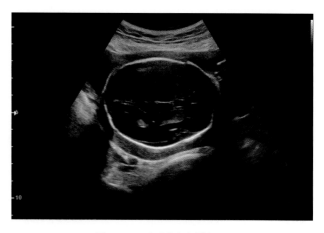

图 2-1-2　经侧脑室横切面
显示侧脑室后角与前角、丘脑、大脑镰、大脑外侧裂、透明隔腔、脉络丛、大脑实质。

观察到 CSP，此时测得的双顶径为 44～88mm。相反，孕 16 周以前或 37 周以后观察不到 CSP 是正常的。CSP 易于观察，而且许多脑部发育异常可明显改变 CSP 结构，比如前脑无裂畸形、胼胝体发育不全、严重的脑积水等。侧脑室随着妊娠进展而相对减小，脑室腔受基底核、纹状体及胼胝体膝部的发育影响而逐渐变小、重塑。在此切面上，侧脑室宽度稳定，从 15 周到分娩，平均为 (7.6±0.6)mm，超过均值的 4 倍标准差（即 10mm）时，可认为侧脑室扩大。早孕后期和中孕早期（孕 16 周之前），大脑半球的主要超声特征是侧脑室内的强回声脉络丛，而大脑实质部分较薄，呈低回声，表面光滑。

（2）经丘脑横切面：经丘脑切面或称双顶径切面处于经侧脑室横切面和经小脑横切面中间的位置，常在该切面观察胎头并进行胎头生物测量。该切面的解剖标志从前至后包括侧脑室前角、透明隔腔、丘脑及海马回（图 2-1-3）。研究认为，尤其是在晚孕期，该切面扫描较经脑室切面更易于观察且重复性更好。可清楚显示透明隔腔，其后方中线的两侧可见左、右两个椭圆形低回声丘脑，两丘脑之间为裂隙样无回声的第三脑室，侧脑室内有强回声的脉络丛，而位于外侧的大脑半球呈低回声，大脑外侧裂则位于中部近前的皮质表面，形态从较平的弧形逐渐发育成边缘呈锐角的方形。中孕中期（孕18～20 周）大脑半球外侧裂可以辨认，大脑组织回声较前增多，脑组织和侧脑室分界明确，蛛网膜与脑组织之间形成强回声界面反射而易辨认。孕 28 周后这种界面因脑沟、裂的增多而更多、更明显。

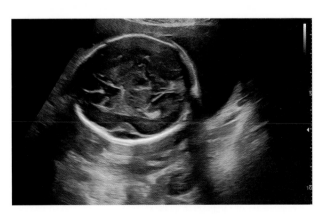

图 2-1-3 经丘脑横切面
显示丘脑、脑中线、透明隔腔、第三脑室、脉络丛、大脑外侧裂、胼胝体、前角、大脑等。

（3）经小脑横切面：该切面较经脑室切面稍低，而且稍向后倾斜，可观察到侧脑室前角、透明隔腔、丘脑、小脑及小脑延髓池。小脑蚓部位于中间，连

接左、右两个圆形的小脑半球，形如蝴蝶。小脑半球最初为圆形低回声，边界清楚，随着小脑的发育及小脑表面沟裂的形成，回声逐渐增强，到中孕后期可出现特征性的条纹状图像，随着胎儿的生长，条纹更明显、更清楚，也更多。小脑蚓部回声稍强于两侧小脑半球，在孕 20 周之前尚未发育完全，并未完全覆盖第四脑室，这易被误认为是小脑蚓部发育缺陷。因此若在晚孕期发现小脑蚓部并未完全覆盖第四脑室应怀疑是小脑蚓部发育畸形。小脑延髓池位于小脑后方，充满液体，其内可有中隔膜，易与血管或囊性结构混淆。在中晚孕期，小脑延髓池深度稳定，为 2～10mm。第四脑室内充满脑脊液，呈三角形，位于小脑蚓部中央前方，而蚓部正好位于小脑延髓池和第四脑室之间（图 2-1-4）。

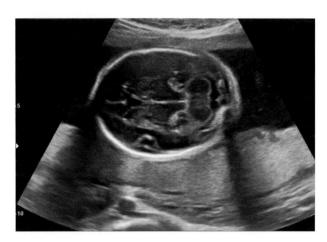

图 2-1-4 经小脑横切面
显示小脑半球、小脑蚓部、大脑脚、丘脑、透明隔腔、小脑延髓池等结构。

针对性神经系统检查主要在中孕期进行，无论经腹部或经阴道超声，通常都需要轻柔地改变胎儿的体位并将探头置于合适的位置以获取恰当的切面，对胎儿多个平面扫描。中孕期超声可观察到的脑内结构有：①幕上结构，包括大脑半球、侧脑室及其内的脉络丛、第三脑室、丘脑、透明隔腔、胼胝体、大脑镰等；②幕下结构，主要有小脑半球、小脑蚓部、小脑延髓池、第四脑室等。除了解剖结构，胎儿神经系统超声检查亦可评估胎儿大脑沟回，这些沟回在孕期中不断变化。系统完整地评估胎儿神经系统，通常需要观察颅脑的另外 2 个横切面、4 个冠状面和 3 个矢状面，以及对脊柱脊髓进行评估。

（4）经颅顶部横切面：在侧脑室顶部上方，显示连续的脑中线，两侧对称的大脑实质，中间均匀的脑白质呈半卵圆形。

（5）经颅底部横切面：可见颅底部从前往后分

为颅前窝、颅中窝和颅后窝三部分。在颅中窝内可显示由两侧大脑前动脉始段、两侧颈内动脉末端、两侧大脑后动脉借前后交通动脉连通而成的大脑动脉环（Willis 环）。

2. 冠状切面 应用前囟作为声窗从前往后扫描，可以获得一些完整的冠状切面和一系列斜冠状切面。对超声在各冠状切面可识别的解剖标志介绍如下：

（1）经前囟切面：经过前囟门可显示该切面，类似牛角形。在该切面可观察到中线大脑半球裂缝和两侧侧脑室前角。该切面自胼胝体嘴部至膝部，因此可观察到连续的大脑半球裂缝。观察到的其他结构包括蝶骨和眼眶。

（2）经尾状核切面：经前囟切面略向后倾斜探头可获得该切面，形如猫脸。两侧侧脑室前角略向外上方倾斜。透明隔腔位于两侧尾状核头之间、胼胝体下方，为三角形无回声结构。胼胝体膝部或前部阻断了大脑中线的连续，该切面显示的胼胝体膝部比体部厚。两侧均可观察到侧脑室被大脑皮质包围。

（3）经丘脑切面：可观察到两个丘脑紧密排列在一起，在中间的丘脑间粘合（中间块）处连接。包含高回声脉络丛的两侧侧脑室（体部），通过室间孔延伸到丘脑之间的第三脑室，有时可见第三脑室内高回声脉络丛。第三脑室在早孕期和中孕期早期能很好地显示，随着妊娠进展，第三脑室被脉络丛填充而成为一个虚拟空间。半月形低回声胼胝体（体部）上方可见大脑纵裂和开始发育（孕 28 周）或发育成熟（孕 32 周后）的扣带回。接近颅底和大脑基底池中线有 Willis 环和视交叉。在两侧靠近颅骨，可观察到大脑外侧裂。

（4）经小脑切面：该切面经过后囟门获得，皮质和白质对称环绕近乎圆形的无回声侧脑室后角，上方有"V"形蛛网膜下腔，下方小脑半球及小脑幕，呈"猫头鹰眼睛"的形态。有时还可以显示第四脑室和小脑蚓部。

3. 矢状切面 研究较多的矢状切面有正中矢状面和两侧的旁矢状面。矢状切面从左到右共有三个平面，即左旁矢状切面、正中矢状切面和右旁矢状切面。

（1）正中矢状切面：可显示完整的胼胝体和位于其下方的透明隔腔、丘脑、尾状核头、部分中脑和小脑蚓部，有时可显示脑干、第四脑室及小脑延髓池，有时也可观察到第六脑室和中间帆腔。发育完

整的胼胝体从前往后依次为嘴部、膝部、体部和压部（图 2-1-5），应用彩色多普勒亦可显示大脑前动脉、大脑前动脉后交通支及其分支、盖伦静脉（Galen 静脉），胼周动脉紧邻胼胝体的上缘走行（图 2-1-6）。

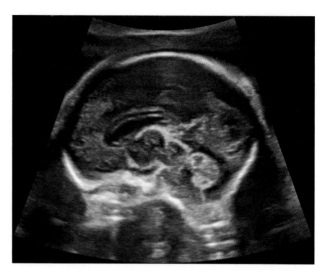

图 2-1-5 颅脑正中矢状切面（二维）
显示完整的胼胝体和位于其下方的透明隔腔、丘脑、尾状核头、部分中脑和小脑蚓部、小脑延髓池。

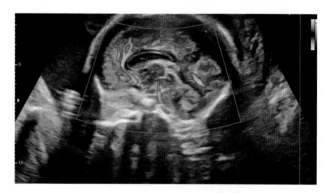

图 2-1-6 颅脑正中矢状切面（彩色多普勒）
显示大脑前动脉及其分支，胼周动脉紧邻胼胝体的上缘走行。

（2）旁矢状切面：在正中矢状切面的左右两侧均可获得。可显示完整的侧脑室前角、后角和下角。孕 14 周时侧脑室前角相对较大，后角基本没有发育；孕 18 周以后侧脑室前角逐渐减小，足月时有可能看不到；脉络丛充满了丘脑上方的侧脑室三角部；后角相对逐渐增大，容易显示。随妊娠进展，脉络丛体积相对侧脑室逐渐变小，位置逐渐后移，最后固定在侧脑室三角部，从后方"环抱"丘脑。该切面还可观察脑室的室周组织和皮质。

4. 脊柱脊髓的观察 对胎儿脊柱进行细致的检查需要专业且认真的超声扫描，而且检查结果与胎位密切相关，因此，详细检查胎儿脊柱的每一个

椎体并不是基本检查的项目。评估胎儿脊柱是针对性胎儿神经超声检查的一部分，需要结合横切面、冠状面和矢状面进行检查。此外，无论纵向或横向观察脊柱均应显示皮肤是否完整。

（1）矢状切面（长轴切面）：在大多数情况下我们都可以得到胎儿脊柱的长轴平面，椎体的骨化中心和后侧椎弓骨化中心形成两条平行线并在骶骨汇聚（图 2-1-7、图 2-1-8）。若胎儿俯卧，将超声波射向未骨化的棘突可获得正中矢状面图像。这样可观察到神经管及其内的脊髓。在中晚孕期脊髓圆锥达第 2、3 腰椎水平（图 2-1-9）。

（2）横切面：在横切面超声探头沿整个脊柱动态扫描，保证扫描到横切面的各个水平（图 2-1-10）。不同水平的脊椎有各自不同的解剖形态。胎儿胸椎和腰椎呈三角形，骨化中心围绕着神经管。第 1 颈椎是四边形的，骶椎较扁平。

（3）冠状切面：因超声波束的方向不同可有 1、2 或 3 条平行线。

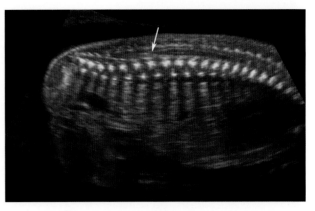

图 2-1-9　孕 22^{+2} 周胎儿脊柱矢状切面
显示脊髓圆锥末端（箭头）达第 3 腰椎中部

依据脊柱骨化中心的分布和脊柱软组织情况来推测神经管是否完整。如果可观察到完整的矢状面，且观察到脊髓圆锥在正常部位即可进一步确认神经管是正常的。

四、生物测量

生物测量是胎头超声检查的必要组成部分。在中晚孕期，标准的胎头检查通常包括测量双顶径、头围和侧脑室内径。有些学者亦建议测量小脑横径和小脑延髓池深度。其他特殊检查可依据孕龄和临床指征灵活选择。

双顶径和头围用于评估胎龄和胎儿发育状况，也有利于发现某些脑部畸形。双顶径和头围可在经侧脑室横切面或经丘脑横切面测量（推荐后者）。双顶径是中孕早期推算孕周的可靠指标，在孕 12～18 周其准确度最高，随孕周进展准确度降低，孕 36～42 周时误差幅度为 ±3.2 周，臀先露、羊水过少等外在因素可改变胎头形态，超声测量双顶径可能不准确。测量双顶径时，测量标尺可以放于胎头颅骨外侧（即所谓的外 - 外测量）或采取外 - 内测量方法，后者避免了由颅骨远端回声产生的人为误差。这两种测量方法的测量结果可能有几毫米的不同，但在早孕期几毫米可能就有临床意义，因此在建立参考表时应特别注明操作者所采用的切面和测量方法，推荐采取外 - 内测量方法。如果超声仪具有椭圆形测量功能，可将椭圆形标尺放于颅骨回声外缘直接测量头围。还可通过双顶径（biparietal diameter，BPD）和枕额径（occipitofrontal diameter，OFD）计算得出头围（head circumference，HC），公式为 HC = 1.62 × (BPD + OFD)（单位：cm）。BPD/OFD 比值通常为 75%～85%。胎头形状经常变化，尤其是在早孕期，而且大多数臀先露胎儿胎头会在一定程度上拉长。

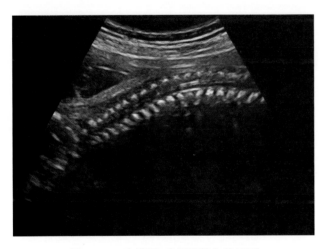

图 2-1-7　胎儿颈、胸段脊柱矢状切面

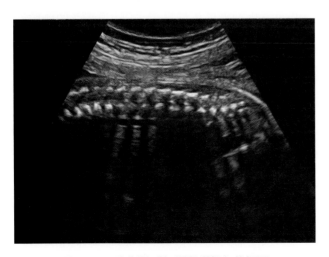

图 2-1-8　胎儿腰、骶、尾段脊柱矢状切面

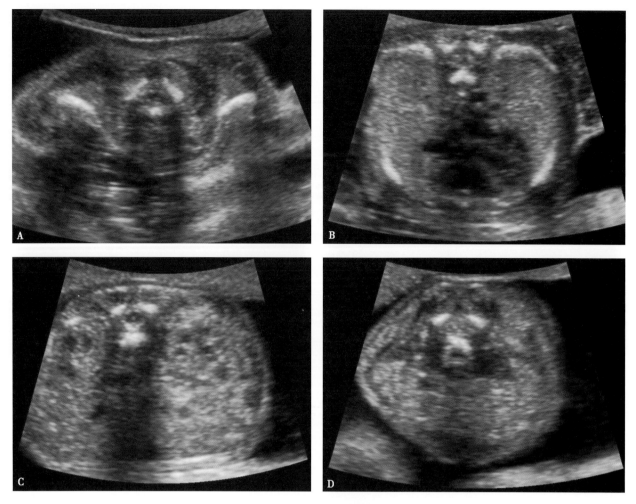

图 2-1-10 胎儿脊柱横切面
A. 颈椎横切面；B. 胸椎横切面；C. 腰椎横切面；D. 骶椎横切面。

头围不依赖于头部形状，很少因胎儿头部形状的改变而改变。

多数研究认为，侧脑室的测量是评估脑室系统最简便有效的方法，而且脑室扩大是大脑发育异常的常见标志。孕 11～12 周侧脑室前角侧相对较大，到孕 18 周时，侧脑室体部、三角区和脑皮质不断生长，使脑室角逐渐缩减，脉络丛逐渐"迁移"到丘脑上方，足月时侧脑室前角形同裂缝。侧脑室宽度测量游标放置于侧脑室壁最宽处内侧缘，垂直于侧脑室长轴方向，侧脑室前庭（又称侧脑室三角部）的测量通常在侧脑室平面，垂直于脑室腔，在顶枕沟水平标尺放于侧壁的内缘。侧脑室内径在中晚孕期相对稳定，平均直径为 6～8mm，小于 10mm 认为是正常的。

在孕 14～21 周，小脑横径每周可增加 1mm，自孕 22 周起，其生长曲线趋于平直，生长速度缓慢。跨越两小脑半球最宽处测量外缘至外缘即为小脑横径。在同一切面评估小脑延髓池深度，于中线处由小脑后缘测量至枕骨内缘，小脑延髓池深度通常为 2～10mm。若胎儿头型为长头型，则小脑延髓池深度可稍大于 10mm。

通过超声还可对胼胝体、大脑实质等进行量化评估。

测量头围、双顶径及小脑横径，可评估胎儿发育状况。中孕期低危妊娠者，若获得满意的侧脑室切面和小脑切面，并且头部测量（尤其是头围）与孕周相符，脑室宽度小于 10mm，小脑延髓池宽度在 2～10mm，那么大部分颅脑畸形可排除，中枢神经系统畸形的可能性非常低。

五、总结

胎儿中枢神经系统检查不应仅限于某一个或某些切面的观察，而是连续动态的扫查过程。三维超声的应用是对二维切面的有效补充。

胎儿中枢神经系统的发育是一个非常复杂且不断发展的过程，一些"标志性结构"的位置不断改变，我们需要熟悉整个妊娠期脑发育过程及其变化，以及这些变化在超声图像上的表现。一些颅内结构在早期尚未发育完全，如透明隔腔要到孕16周才可显示，胼胝体要在孕18～20周才发育完全，小脑蚓部也要到孕20周之后才发育完全，脑沟、脑回的发育自孕18～23周开始。另外，迟发性异常或可能迟发的畸形常常在晚孕期才表现出来，如一些大脑皮质发育异常、孔洞脑、部分蛛网膜囊肿、部分脑积水、颅内出血、颅内钙化、颅内肿瘤、小头畸形等。还有一部分大脑损伤并非由胚胎发育造成，而是产前或围生期获得性损伤，宫内无法发现。

胎儿脊柱需要通过颅内结构的改变、椎弓板及椎体的形态与特征、脊柱的弯曲度变化、脊柱后方皮肤的连续性与完整性、脊柱后方或椎管内有无异常回声等多切面多方面评价。

（栗河舟）

第二节 露脑畸形及无脑儿

【概述】

露脑畸形（exencephaly）是颅脑的一种先天性畸形，为开放性神经管缺陷（open neural tube defects，NTDs）的一种类型。主要特征为颅骨缺失、脑组织直接暴露、浸润于羊水中，脑的表面有脑膜覆盖，但无颅骨及皮肤，脑组织结构紊乱、失去正常结构。

无脑儿（anencephaly）是开放性神经管缺陷的最严重类型，占所有神经管缺陷的50%，发生率约为0.3/1 000，男女发病比例为1:3～1:4。主要特征是颅骨穹窿缺如（眶上嵴以上额骨、顶骨和枕骨的扁平部缺如）；伴大脑、小脑及覆盖颅骨的皮肤缺如，但面骨、脑干、部分枕骨及中脑常存在；眼球突出呈"青蛙样"面容。50%以上病例伴脊柱裂，部分病例可伴其他畸形，常伴羊水过多。

【病理与临床】

开放性神经管缺陷可以是孤立发生的，也可以是某种畸形综合征的一部分。一般来说，孤立性开放性神经管缺陷较常见，可由多种因素导致，包括遗传因素和环境因素，其中最主要的因素是母体血清中叶酸的浓度不足。据报道，当母体血清中叶酸浓度小于200μg/L时，开放性神经管缺陷的风险明显增加。部分神经管缺陷可由染色体异常、单基因异常或多基因异常引起。另外，孕妇患有孕前糖尿病及孕妇肥胖也可增加神经管缺陷的风险。

胎儿中枢神经系统不同发育阶段解剖结构及相应病变有其特征性超声图像改变。前神经管闭合失败可造成露脑畸形、无脑儿。有学者认为，由于露脑畸形脑组织表面没有颅骨保护，导致脑组织直接浸泡于羊水中，受化学因素的反复刺激，加上胎动的机械刺激，如胎手反复触碰、搔扒脑组织，脑组织碎落于羊水中，久而久之，脑组织越来越少，只剩下颅底和面部结构，最终发展成无脑儿。有报道显示，产前超声检查观察到有露脑畸形演变为无脑儿的病例，而在羊水中发现的原始神经细胞进一步证实了宫内脑组织的分解。

有动物实验表明，暴露于含有大剂量维生素A的环境中可导致无脑儿的形成。无脑儿的形成分为三个阶段：头侧神经沟闭合不全或闭合失败；露脑，分化良好的脑组织裸露在颅骨外面；在胎儿期裸露的脑组织分解，形成无脑儿。在早期发育阶段，胎儿大脑和颅骨的发生似乎相对独立，无脑畸形胎儿的脑组织在分解之前已经达到高度分化。

无脑儿分为三类：完全性无脑儿，颅骨缺损达枕骨大孔；不完全性无脑儿，颅骨缺损局限于枕骨大孔以上；颅脊柱裂畸形，为完全性无脑儿伴开放性脊柱裂。

甲胎蛋白（AFP）是胎儿特异性蛋白，主要在胎儿肝脏和卵黄囊中形成，早孕期即可测出母体血清中的AFP，孕14～20周时AFP浓度呈线性增高，20周后逐渐下降。中孕期AFP增高与开放性神经管缺陷、腹裂等异常的发生有明显的关系。当胎儿患开放性神经管缺陷时，因脑组织或脊髓外露，羊水及母体血清中AFP含量明显增加，大多数有开放性神经管缺陷胎儿的母体血清AFP高于2.5MoM。因此，中孕期母体血清AFP增高提示胎儿可能患有神经管缺陷或其他异常。

【超声表现】

1. **露脑畸形** 胎儿颅骨强回声环消失，脑组织直接浸润于羊水中，脑表面不规则，颅内结构紊乱，正常颅内解剖结构分辨不清，脑组织回声增强，不均匀。通常早孕期露脑畸形胎头明显增宽，脑组织体积增大，分解的脑组织内有无回声腔隙。头部外形可为双叶状，呈"米老鼠"头型（图2-2-1）。

2. **无脑儿** 颅骨强回声环缺失，仅在颅底部见骨化结构。眼眶以上颅骨缺失，可见不同程度分解的脑组织存在。缺如的脑组织为前脑、中脑和后脑的顶端部分。无脑儿的颜面部矢状切面上，可见相对正常的下颌、上唇、下唇、鼻子和眼眶。但眼眶上方的颅骨和前额明显缺失（图2-2-2）；冠状切面

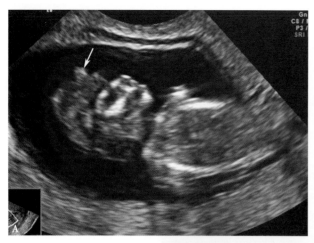
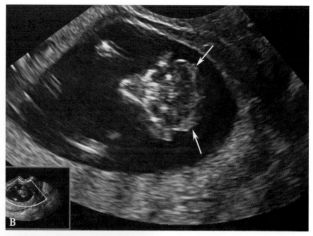
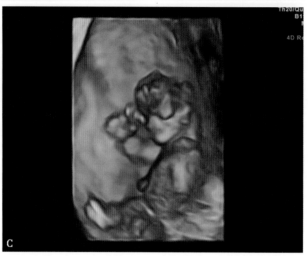

图 2-2-1　露脑畸形

A．孕 11 周，胎儿正中矢状切面，未见头部正常头颅强回声环，见不规则脑组织隆起（箭头）；B．同一病例，胎儿面部冠状切面，未见正常颅骨强回声环，见隆起的左右大脑半球（箭头）呈"米老鼠"头型，未见正常脑组织；C．同一病例，三维表面模式成像显示不规则脑组织位于胎头额部。

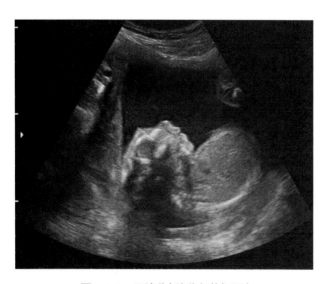

图 2-2-2　无脑儿（胎儿矢状切面）

头部未见颅脑环状强回声及大脑半球结构，眼眶位于面部最高处。

显示突出眼眶以上颅骨缺失，而保留了颅底和面部特征。胎儿眼部明显突出，无前额，呈典型的"青蛙样"面容；脑组织破碎，脱落于羊水中，羊水内可及大量点状、絮状高回声漂浮，呈"牛奶状"（图 2-2-3、图 2-2-4）。

【相关异常】

露脑畸形及无脑儿合并异常可遍布胎儿所有系统。24% 合并脊柱裂；19.2% 合并面部畸形，如腭裂、喙鼻、眼距过宽或过窄等；7.5% 合并腹壁缺损，如脐膨出等；6.5% 合并先天性心脏病，如室间隔缺损、主动脉缩窄等；5.2% 合并胃肠道异常，如食管闭锁、小肠闭锁等；4.1% 合并肢体异常，如足内翻等；3.1% 合并泌尿系统异常，如肾积水、多囊肾等。少部分可合并染色体异常，如 21- 三体综合征、18-三体综合征等。露脑畸形及无脑儿均易伴发羊水过多，常常发生于妊娠中晚期，可能与胎儿吞咽减少有关。

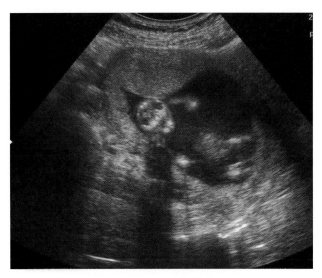

图 2-2-3 无脑儿(面部冠状切面)
眼眶位于面部最高处,呈典型的"青蛙样"面容;羊水内可及
大量点状漂浮,呈"牛奶状"。

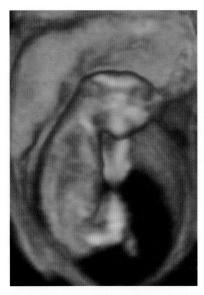

图 2-2-4 无脑儿(三维表面模式成像)
显示颅骨及大脑组织缺如,眼眶位于最高处。

【鉴别诊断】

露脑畸形和无脑儿须与脑膨出鉴别。脑膨出为沿颅骨骨缝发生的颅骨缺损,从而导致脑组织和/或脑膜从缺损处疝出。超声表现为颅骨强回声环局部中断,于中断处可见脑组织和/或脑膜膨出。多见于枕部,也可见于前额部、顶部等。

【预后评估】

露脑畸形与无脑儿为致死性畸形,更常见于女性胎儿。据估计,约75%的无脑儿在宫内死亡。大部分活产病例在产后48小时内死亡,余下的存活时间也不会超过1周,有些罕见病例可能会存活达14个月。

由于该病是致死性畸形,所以产前一旦确诊就应该终止妊娠。而对于出生时才诊断的胎儿,应给予安抚治疗。

合理补充叶酸可预防神经管缺陷,50%~70%的开放性神经管缺陷可通过补充叶酸预防。目前认为,所有育龄妇女可在孕前至少1个月每天服用0.4mg的叶酸以预防神经管缺陷,对于既往有神经管缺陷孕产史的妇女,应在孕前至少1个月每天服用4mg叶酸,直到宫内孕12周。

(栗河舟)

第三节 脑 膨 出

【概述】

脑膨出(cephalocele)是指一种先天性颅骨缺损,颅内结构经颅骨缺损处向颅外膨出,是一种少见的复杂性中枢神经管缺损畸形。脑膨出可以仅有脑膜膨出(meningocele),形成一囊肿样结构;也可以是脑组织、其表面脑膜一起膨出,形成一混合性包块,称为脑膜脑膨出(meningoencephalocele)。脑膨出在早孕期通常孤立出现,胎儿可能合并染色体异常,或与遗传综合征有关。活产儿发病率为(0.8~2.0)/10 000。

【病理与临床】

目前通常将脑膨出归类于神经管缺陷,但人们对脑膨出的发病机制了解甚少,胚胎学支持在孕4~6周神经外胚层和中胚层发育障碍,导致神经管闭合不全所致。有研究认为在发病机制上,脑膨出与开放性神经管缺陷(如无脑儿、开放性脊柱裂等)并不相同,二者可能是同一遗传缺陷的不同发展结果。研究结果显示脑膨出并不是神经管闭合不全引起的,而是神经管形成后的缺陷,是指由于表面外胚层缺损而导致神经管闭合完成后形成的,并且该缺损在颅骨形成时就已经显现出来,但脑膨出仍与颅骨缺损形成的严重畸形有关。

常见中线部位颅骨缺损,脑膨出沿颅骨中线出现,即中线部位均可发生,病理上根据缺损部位的不同,脑膨出又可分为枕部、额部、顶部脑膨出,其中75%以上发生在枕部,少部分发生于偏中线位置。发生于颅底的脑膨出,所膨出的脑组织突向眼眶、鼻咽部和咽喉部。

颅骨缺损的面积差异很大,可以小至几毫米,大至膨出的包块超过头径线。膨出的包块内可仅含脑膜也可含大量脑组织,大部分病例都有脑实质的膨出。

胎儿颅骨骨化从孕 10 周开始，因此孕 10 周前无法诊断脑膨出。

胎儿脑膨出在早、中孕期检出率较高；晚孕期因胎儿位置较固定及羊水过少等，检出率低，仅有 5.1%。约 30% 患儿发生宫内死亡，约 76% 的活产儿生后第一天即死亡，存活儿则表现为不同程度的神经系统发育迟滞。造成死亡的最高危因素是脑积水和小头畸形。

【超声表现】

超声图像主要表现有：①颅骨缺损处强回声连续性中断，枕部多发；②囊状或囊实性占位自颅骨缺损部分膨出，且其内组织与脑实质相连，此为特征性表现（图 2-3-1）。

若大量脑组织自缺损处膨出，可伴小头畸形。若缺损处仅有脑膜膨出，则囊内仅含脑脊液呈无回声区，壁较薄，内可见分隔。需警惕，若缺损较小或缺损位置靠近颈后部，或胎儿头稍后仰（未处于自然屈曲状态），其后枕部与后方宫壁紧贴显示欠佳，

包块或者缺损处难以显示，容易漏诊。此外在某些枕部脑膨出病例中，由于颅骨缺损明显，且延伸至颈部，NT 值难以测量。

【相关异常】

1. 单纯脑膜膨出、脑膜脑膨出均常合并其他颅内、外异常。

（1）合并颅内异常：脑积水、小头畸形、小脑发育不良、胼胝体缺如、全前脑等。

（2）合并颅外异常：可涉及颜面、心脏、肢体等，如小颌畸形、唇腭裂、眼距增宽、室间隔缺损、成骨发育不全等。

2. 枕部脑膨出时小脑可疝入膨出的包块内，形成 Arnold-Chiari Ⅲ 型异常。

3. 脑膨出可以是综合征的一部分，最常见的是 Meckel-Gruber 综合征，为常染色体隐性遗传。除枕部脑膨出外，还包括多指/趾畸形、多囊性肾发育不良等，此三项为典型三联征。其中轴后型多指畸形最常见，可伴有并指、短指和其他畸形。

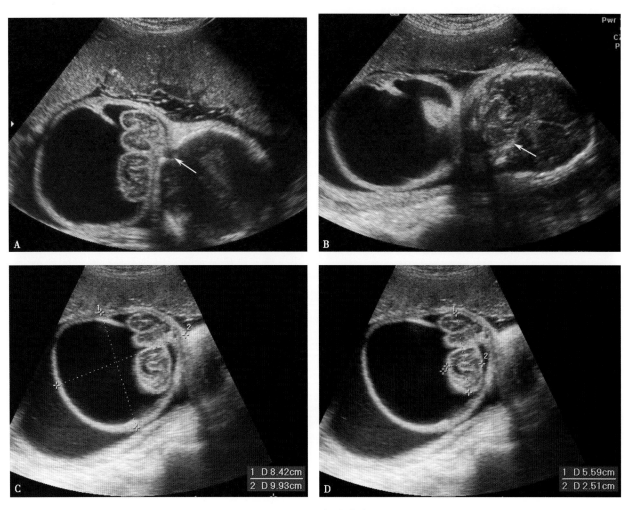

图 2-3-1　枕部脑膨出

A. 胎儿枕部横切面显示颅骨缺损（箭头），枕部见一混合性包块向外突出；B. 同一病例小脑下陷，声像图呈"香蕉"样（箭头）回声，颅后窝池消失；C. 膨出包块大小为 84.2mm×99.3mm（测量键）；D. 膨出脑组织范围为 55.9mm×25.1mm（测量键）。

因此发现脑膨出时应仔细检查是否合并其他畸形，如果有，建议进一步检查。其他个体表型还包括颜面部畸形、生殖器发育异常、脐膨出、胼胝体发育异常、Dandy-Walker 畸形等。

其他综合征有羊膜带综合征、18- 三体综合征等。羊膜带综合征为羊水中可见带状回声漂浮，并黏附于胎儿。羊膜带粘连处的胎儿身体部分可出现畸形，胎儿头部、躯干、肢体可单独受累或者合并受累，其特征主要为多发性、不对称性、不规则畸形。其中头颅畸形以无脑畸形、脑膨出较常见；躯干畸形主要为腹壁皮肤缺损，肝脏、脾脏、胃、肠管、膀胱等脏器和心脏均外翻在少量的羊水中，脊柱呈 V 形向腹侧屈曲；肢体畸形可见肢体环状缩窄和截断、并指 / 趾及足内翻畸形；颜面部畸形常表现为不规则、非常见部位的唇腭裂、鼻发育异常。严重畸形者预后差；畸形不严重者，可行胎儿镜松解肢体羊膜带，松解后的肢体可恢复正常。

而 18- 三体综合征是由于基因组多出一条 18 号染色体所致，其特征性的超声特征包括"草莓"头、重叠手、摇椅足、心脏畸形等。其他表型还包括唇腭裂、小颌畸形、小头畸形，枕部脑膨出和脐带囊肿等。

【鉴别诊断】

1. **无脑畸形**　产前超声必须诊断出的六大类严重致死性畸形之一，是神经管缺陷最严重类型，由前神经孔闭合失败所致，目前认为是露脑畸形的后期阶段。主要特征：颅骨穹窿缺如，伴大脑、小脑及覆盖颅骨的皮肤缺如，眼球突出呈"青蛙样"面容，声像图不能显示完整的颅骨和大脑回声即可诊断本病。

2. **露脑畸形**　无脑畸形的早期阶段。超声显示颅骨强回声环消失，脑组织回声紊乱。多为在胚胎发育第 4 周时神经沟闭合成神经管时，前神经管未闭合从而引发颅骨缺损，脑组织暴露于羊水中，造成颅内结构紊乱。通过早孕期规范化超声检查，在侧脑室及双顶径横切面提示颅骨强回声环消失，且脑中线、侧脑室及第三脑室和丘脑显示不清，而正中矢状面显示颅内结构紊乱，脑组织在羊水中受到化学刺激及机械刺激，最终发展为无脑儿。

3. **颈部水囊瘤**　需与枕部脑膜膨出鉴别。水囊瘤无颅骨缺损、无脑室扩张等颅内结构改变；典型超声表现为颈背部多房囊性包块，形态多不规则、不对称，囊壁厚，囊内有分隔，分隔可薄可厚，分隔较多者可呈网格状，部分胎儿头皮、躯干、肢体皮肤及皮下组织增厚、水肿，被一层无回声区或低回声区包绕呈"太空衣"征。

【预后评估】

脑膨出是临床上严重的出生缺陷，有（或无）脑膜覆盖的脑组织突出于颅骨外，可使大脑在胎儿期或生后受到潜在损害，可导致儿童期或之后严重残疾。约 75% 存活儿合并不同程度的神经系统发育异常。该病预后相对较差，主要取决于发生位置、疝出组织的多少、有无其他颅内异常及伴发畸形。一般情况下，膨出物体积越大，所疝出脑组织数量越多，预后越差。颅骨中断部位多见于枕部，其次为顶部，额部较少见。额叶脑膨出可能累及筛骨、鼻骨和 / 或眼眶。但若发生于额部，包块较小，不伴其他畸形，预后较其他部位的脑膨出好。

脑膨出若伴有严重的小头畸形或其他严重畸形，多建议终止妊娠。脑膨出出生后可通过外科手术修复，产后手术治疗适用于膨出物相对较小且不合并其他相关致命畸形。手术治疗主要包括去除膨出物的囊并封闭包括硬脑膜在内的缺损，但颅脑发育受影响不可避免，可出现脑积水、癫痫、智力低下或学习困难等。

胎儿磁共振成像（MRI）可以提供中枢神经系统异常的详细信息。MRI 可以更好地评估脑组织受累的程度，有助于评估预后和手术方式。

（栗河舟）

第四节　脊　柱　裂

【概述】

脊柱裂（spina bifida）是胎儿神经系统常见畸形之一，是后神经孔闭合失败所致，主要特征是背侧的两个椎弓未能融合在一起而引起的脊柱畸形，脊膜和 / 或脊髓通过未完全闭合的脊柱疝出或向外露出。病变可发生在脊柱的任意平面，如颈段、胸段、腰骶段、尾段，以腰骶部和颈部多见；位置可在椎管前方或后方，以椎管后方病变多见。

脊柱裂在宫内发病率可能达 10% 以上，且经常伴有其他严重的神经系统畸形，同时可发生早期流产和死胎，脊柱裂患儿约占成活新生儿的 1/50 000～1/30 000。导致脊柱裂的原因有很多，包括染色体异常、单基因障碍及致畸暴露等，主要与遗传倾向和环境因素的综合作用有关，其发生率存在明显地域与种族的差别，但准确病因尚不明确。大量流行病学和动物实验研究表明早孕期被动吸烟、维生素 B_6 及 B_{12} 缺乏、肌醇水平低、缺锌和高血糖与神经管缺陷发生风险存在明显关联。

脊柱裂的名称众多，如脊柱裂、脊椎裂、椎管闭合不全等，都表示脊柱闭合不全。根据神经管缺损的程度，可分为开放性脊柱裂（open spina bifida，OSB）和闭合性脊柱裂（closed spina bifida）。产前超声是诊断脊柱裂的有效方法。

【病理与临床】

神经管融合过程常在妊娠后 28 天内完成，如果神经管无法沿其长轴正常闭合，在其开口处则会形成神经管畸形。脊柱裂是神经管畸形的一种常见类型。通常情况下，脑脊液（cerebrospinal fluid，CSF）包绕在脊髓和大脑周围并对其起缓冲作用，脊髓和大脑还受到外层脑脊膜组织的保护。同时脊髓还受到一个由椎骨构成的柔韧防护装备的保护。如果患有神经管缺陷，大脑或脊髓的保护系统将有一个或多个缺口，这可能会影响大脑的发育并使脊髓变得脆弱而易受到损害。由于脊髓包含控制身体运动的神经，所以任何损害都会对相关肌肉及器官造成不良影响，甚至瘫痪。脊柱裂的类型、严重程度、对胎儿发育的影响，以及发生何种并发症均取决于缺口发生的位置和受累的组织类型。

脊柱裂是一个涵盖范围很广的畸形的通用术语，由 Peter Van Forest 于 1587 年首先命名，是一种常见的由于神经管闭合不全导致的先天性畸形。神经管是发育成脊髓和大脑的胚胎结构，而脊柱裂是由于神经管尾部融合失败而导致的一种初级神经形成缺陷，即一种发生在胚胎期的中线缺损（图 2-4-1）。

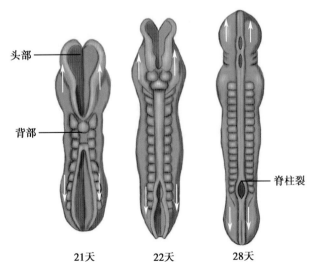

图 2-4-1 脊柱裂胚胎发育示意图

头部
背部
脊柱裂
21天　　22天　　28天

目前常用的描述脊柱裂的一些分类术语和其病理结构并不完全一致，有些分类是重叠的、矛盾的，有些不够准确。目前公认的分类为：根据是否有神经组织（神经基板）暴露在外或病变部位是否有完整的皮肤覆盖，分为开放性脊柱裂和闭合性脊柱裂。

1. **开放性脊柱裂** 是指病变部位皮肤连续性中断，椎管内结构部分或全部经过脊柱缺损处向后膨出，常伴有背部包块，脑脊液通过缺损处漏出，好发于腰段或骶尾段水平，包括脊膜膨出、脊髓脊膜膨出、脊髓外露（图 2-4-2～图 2-4-4）；且羊水和母体血清中甲胎蛋白浓度可有升高。

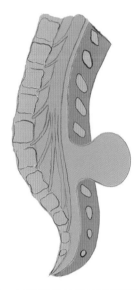

图 2-4-2 开放性脊柱裂（脊膜膨出）示意图

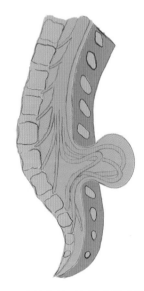

图 2-4-3 开放性脊柱裂（脊髓脊膜膨出）示意图

2. **闭合性脊柱裂** 种类繁多且隐蔽，常合并腰骶部局部皮肤色素沉着、异常毛发、皮毛窦、皮肤陷窝、脊髓纵裂、终丝脂肪瘤等，背部皮肤连续完整，无脑脊液外渗，颅内压无明显改变。因此，在闭合性脊柱裂中常不合并继发性颅脑病变。根据有无背部包块，闭合性脊柱裂分为有包块型和无包块型（图 2-4-5、图 2-4-6）。

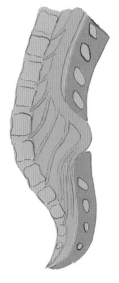

图 2-4-4　开放性脊柱裂（脊髓外露）示意图

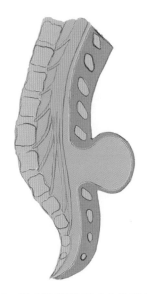

图 2-4-5　闭合性脊柱裂（有包块型）示意图

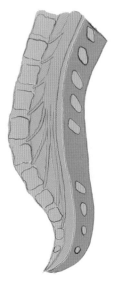

图 2-4-6　闭合性脊柱裂（无包块型）示意图

开放性脊柱裂的神经损害是两种不同机制的结果：一方面是神经索分化发育异常，导致不同程度的下肢运动瘫痪和大小便失禁；另一方面是 Arnold-Chiari Ⅱ畸形引起的脑积水。而在闭合性脊柱裂中，神经索的受累程度通常要轻得多，Arnold-Chiari Ⅱ畸形不会发生。

有文献报道叶酸与脊柱裂等神经管缺陷关系密切，低叶酸水平可能使尿嘧啶错误掺入 DNA，使 DNA 链断裂增加并导致 DNA 复制过程中错误发生率升高。大量研究证实，补充叶酸可以显著降低神经管畸形的风险。

产前诊断方法可分为非侵入性及侵入性检查方法。非侵入性检查方法：超声、MRI 等对胎儿形态结构的观察；检测母体血清生化指标，如甲胎蛋白、绒毛膜促性腺激素、游离雌二醇、妊娠相关蛋白等。侵入性方法中最常见羊膜穿刺，其准确率达 90% 左右。

【超声表现】

超声检查作为一种无创的检查手段被广泛应用于孕期胎儿检查中，鉴于超声波对胎儿无创伤，无致畸作用，无叠加效应的物理特性，其在早孕期就可被用于探测胎儿颅脑及脊柱的大体结构，是产前筛查和诊断畸形胎儿的重要方法。高分辨率超声可探测到椎管内的脊髓圆锥，直接或间接地反映胎儿神经管发育的缺陷。三维超声检查可以进一步鉴别这些缺陷，因此对胎儿结构异常的评估至关重要。随着脊柱多维成像及各种显示方式的巧妙运用，超声医师可以获得传统二维超声不易获取的各种平面及重建图像。在为父母提供临床治疗选择和相关预后信息的同时，这些超声发现还可以为小儿神经科或神经外科医师提供额外的信息。

较大的脊柱裂畸形在产前超声诊断中较易被发现，但一些较小的脊柱裂及隐性脊柱裂，由于病变较小，超声检查中常难以发现。因此在进行常规脊柱超声扫查时，需要对脊柱进行完整的评估。扫描切面应该包括脊柱纵向矢状切面、冠状切面和横切面，且应做连续性扫查。当胎儿呈俯卧位，声束从胎儿背部穿入显示脊柱，且胎儿背部无胎盘和子宫壁压迫，或胎儿背部皮肤与子宫壁之间有羊水相隔时，病变显示最清楚。

1. 脊柱裂的常见超声表现

（1）从胎儿背侧方向对脊柱做矢状面扫查，正常脊柱表现为由椎体和椎弓骨化中心形成的前后平行排列的两条强回声线（图 2-4-7），在骶尾部逐渐汇合变窄，在颈椎和腰椎水平有细微的正常前凸，在胸椎水平有细微的后凸。

　　脊柱裂时位于后方的强回声线连续性中断,若同时存在裂口处皮肤及软组织缺损,皮肤及其深部软组织回声连续性亦中断(图2-4-8~图2-4-10)。

合并有脊髓脊膜膨出时,裂口处可见一囊性包块,内有马尾神经或脊髓组织(图2-4-11)。较大开放性脊柱裂时,矢状切面上可显示明显的脊柱后凸畸形(图2-4-12)。

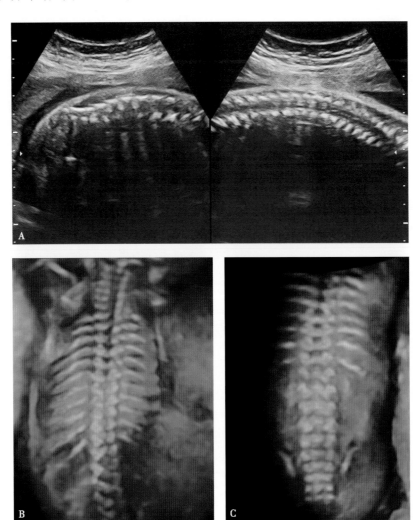

图2-4-7　正常脊柱声像图
A. 二维脊柱旁矢状切面;B. 实时三维骨骼成像颈胸段脊柱冠状面;C. 实时三维骨骼成像腰骶段脊柱冠状面。

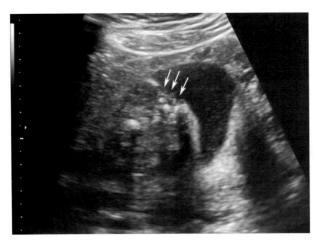

图2-4-8　开放性脊柱裂(横切面)
显示脊柱裂时皮肤缺损区(箭头),椎弓骨化中心向两侧展开,呈"V"字形。

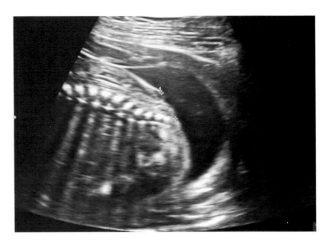

图2-4-9　开放性脊柱裂(矢状切面)
显示脊柱骶尾段皮肤缺损区(测量光标)。

（2）脊柱冠状切面上靠后方显示成对的回声线条，在腰椎水平有细微的外开，在骶骨水平呈锥形，脊柱裂时亦可见后方的两个椎弓骨化中心距离增大（图2-4-13），此时应注意与腰膨大相区别。

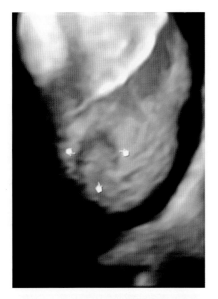

图 2-4-10 开放性脊柱裂（冠状面）
三维表面模式成像显示骶尾段皮肤缺损区（测量光标）。

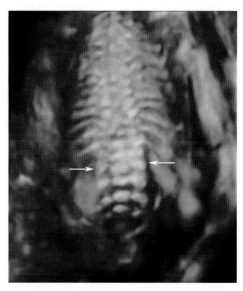

图 2-4-13 脊柱实时三维骨骼模式成像
脊柱冠状面显示脊柱裂时椎弓骨化中心距离增大（箭头）。

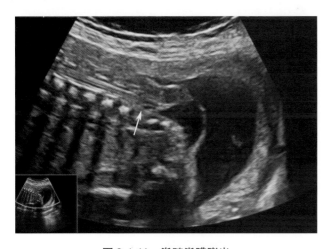

图 2-4-11 脊髓脊膜膨出
骶尾段显示一囊性包块膨出，内可见脊髓组织回声（箭头）。

（3）脊柱横切面上正常情况下可见三个骨化中心，形成一个三角形的结构，脊柱裂使脊椎三角形骨化中心失去正常形态，位于后方的两个椎弓骨化中心向后开放，呈典型的"V"或"U"字形改变（图2-4-14、图2-4-15），骨化中心的边缘锐利清晰。合并有脊髓脊膜膨出时，裂口处可显示囊性包块，内含马尾神经或脊髓组织。

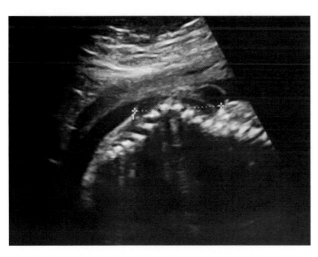

图 2-4-12 较大的开放性脊柱裂
矢状切面显示较大脊柱裂及明显的脊柱后凸畸形（测量光标）。

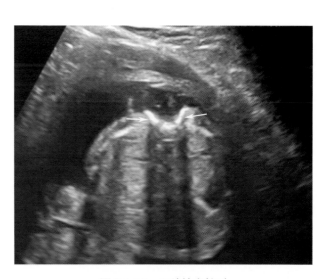

图 2-4-14 开放性脊柱裂
横切面显示椎弓骨化中心向两侧展开，呈典型的"V"字形改变（箭头）。

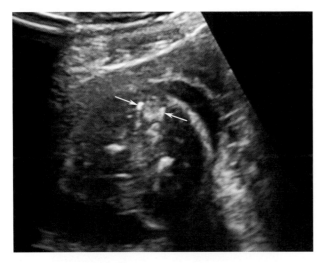

图 2-4-15　脊柱裂

横切面显示两椎弓骨化中心外开,呈典型的"U"字形改变(箭头)。

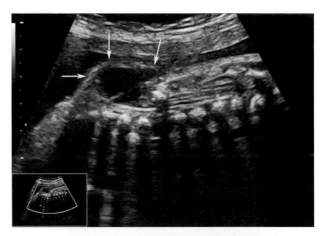

图 2-4-16　有包块型闭合性脊柱裂

骶尾部显示一囊性包块向外突起,壁厚(箭头)。

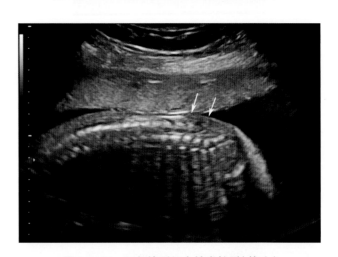

图 2-4-17　无包块型闭合性脊柱裂(箭头)

2. 开放性脊柱裂的脊柱超声表现　开放性脊柱裂常分为脊膜膨出、脊膜脊髓膨出和脊髓外露三个亚型,病变处皮肤及软组织回声连续性中断。

单纯脊膜膨出不会引起脊髓圆锥低位和典型颅内继发声像改变,囊肿切除后可完全治愈。脊膜脊髓膨出是指病变处有囊性包块膨出,囊壁为脊膜,囊内容物为马尾神经或脊髓组织。超声表现为病变处混合回声包块,外有囊壁结构,内见带状或不规则强回声从脊椎缺损处进入包块内。此外,还可见"香蕉"小脑、小脑延髓池消失、"柠檬头"、脑室扩张、脑积水等脑部特征。

3. 闭合性脊柱裂的脊柱超声表现　闭合性脊柱裂种类繁多且隐蔽,产前超声难以诊断。根据有无背部包块,闭合性脊柱裂分为有包块型(图 2-4-16)和无包块型(图 2-4-17)。有包块型闭合性脊柱裂的典型特征是脊柱缺损处背部皮下出现包块,多位于腰段及腰骶段。无包块型闭合性脊柱裂的典型特征是背部皮肤完整,无皮下包块,脊柱裂口一般较小,影像学表现不典型,此时需要对每个脊柱节段都进行三切面的细致扫查。

产前对胎儿脊柱的超声检查不仅要选择合适的时机,还要注意反复多次检查与追踪。规范产前超声检查,需按一定顺序,多切面、多角度、多方位进行仔细筛查,尤其对于可能漏掉的细节要特别注意。

【相关异常】

1. 脊柱裂常伴有一系列的颅脑超声征象,对这些颅脑病变的检查相较于直接观察脊柱缺损要更简单,详细检查胎儿头部可以提高本病的检出率。这些特征包括"柠檬头"征、脑室扩张、小脑异常、小脑

延髓池消失等。这些颅脑征象对于诊断脊柱裂的灵敏度可高达 99%。小脑异常征象的检出几乎无假阳性,但"柠檬头"征可有 1%～2% 假阳性,出现假阳性原因可能由于正常胎儿有时颅骨形状亦可表现为"柠檬状",且"柠檬头"的超声诊断没有很明确的诊断标准,故其诊断的主观性较强。

(1)"柠檬头"征:横切胎头时,可见颅骨强回声环圆润,出现前额隆起,双侧颞骨凹陷,形似柠檬,称"柠檬头"征(图 2-4-18)。在孕 24 周以前,98% 的病例有此特征,但要注意的是,孕 24 周后仅 13% 病例可检出此种征象。1%～2% 的正常胎儿亦有此征象,但正常胎儿不伴有脑内其他异常征象,如脑室扩大、"香蕉"小脑等。"柠檬头"征形成的原因可能是胎儿脑脊液从开放的神经管缺损渗漏到羊水中,脑内结构移位导致颅内低压,双侧颞骨向内塌陷。随着孕周的增大,通常在孕 24 周以后,颅骨及脑组织的发育或因脑室扩张颅内压升高而使得颅骨被支撑,进一步骨化和强化,从而"柠檬头"征也随即消失。

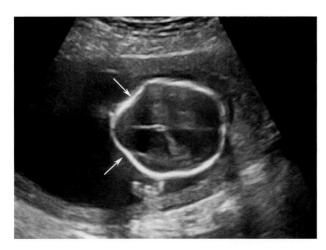

图 2-4-18 开放性脊柱裂的典型"柠檬头"征
双侧额骨内陷，呈"柠檬头"（箭头），伴脑室扩张。

（2）脑室扩张：据报道，1/3 的脑积水胎儿有脊柱裂，而 3/4 的脊柱裂胎儿到孕 24 周均可出现脑积水。随着孕周的增大，几乎所有的脊柱裂胎儿均有脑积水。当在标准切面上测量侧脑室大于 10mm 时，诊断为脑室扩张，脑室扩张发生在 70%～90% 的脊柱裂胎儿中（图 2-4-19），且其患病率会随胎龄的增加而升高。

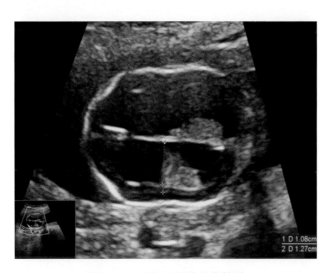

图 2-4-19 孕 18 周胎儿脊柱裂
伴"柠檬头"及脑室扩张（测量光标）。

（3）"香蕉"小脑征：即 Arnold-Chiari Ⅱ畸形，脊柱裂胎儿常伴有小脑异常，小脑变小，弯曲呈"香蕉状"，小脑发育不良甚至小脑缺如。通过高分辨率超声，通常可以在脊柱裂胎儿的枕骨大孔水平以下显示胎儿的小脑扁桃体。形成该征象的主要原因是脊柱裂胎儿颅后窝内结构经枕骨大孔不同程度地疝入颈椎椎管内，小脑延髓池液体减少或完全消失。出现该征象，高度提示有脊柱裂的存在，且识别"香蕉"小脑对于考虑胎儿手术干预也是很重要的。据报道，

不管孕周大小，脊柱裂胎儿中的 95% 可出现小脑异常，但孕 24 周以前主要为"香蕉"小脑（约占 72%），而孕 24 周以后，81% 病例显示小脑消失。除小脑形态异常外，还可出现小脑延髓池消失、小脑紧贴颅后窝、第四脑室不显示等。

（4）双顶径（biparietal diameter，BPD）实测值小于实际孕周。据报道，按标准由近场颅骨外缘至远场颅骨内缘测量 BPD，61% 患病胎儿 BPD 可低于正常胎儿 5 个百分位，而头围仅有 26% 低于正常。Macones 等的研究提出早孕期 BPD 的基本测量可预测 50% 的脊柱裂，提示胎儿 BPD 的测量可作为早孕期一项简单可靠的参考指标，若联合母体血清检查，则可以大大提高开放性脊柱裂的检出率。

（5）小脑延髓池减小或消失。小脑延髓池属于蛛网膜下腔的一部分，位于小脑后下方与颅骨之间，因其内有脑脊液，超声上表现为一个宽度为 2～10mm 的无回声腔隙。颅后窝结构及脊髓异常都会引起小脑延髓池深度的改变。开放性脊柱裂时，脑脊液从椎管流出，椎管压力低于颅脑压力，导致颅后窝内结构经枕骨大孔疝入颈椎椎管内，小脑延髓池随即消失（图 2-4-20）。

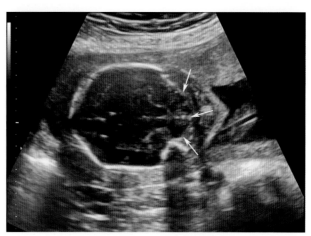

图 2-4-20 开放性脊柱裂
伴小脑下陷呈"香蕉"小脑征（箭头）、小脑延髓池消失。

2. 据报道约有 10% 的脊柱裂同时合并染色体异常，主要是 18- 三体综合征。18- 三体综合征与神经管缺陷关系较为密切，可能发病机制为：①18- 三体可能会降低导致开放性脊柱裂的多因素性状的表达阈值；②18- 三体可能会提供额外剂量的致病基因；③神经管缺陷的相关基因可能位于 18 号染色体上，并与额外"剂量"的责任基因共同导致开放性脊柱裂合并 18- 三体综合征。

3. 有时可见脊柱裂合并足踝部畸形。开放性脊

柱裂会不同程度地影响足踝部的感觉与运动；闭合性脊柱裂若合并腰、骶神经粘连或神经生长受到限制时，就会出现足踝部感觉与运动障碍的临床症状，继而发生不同类型的足踝畸形。多由于脊柱裂部位对应的椎管内可能存在脊髓和神经根受压或牵扯（瘢痕或合并脂肪瘤等），脊髓圆锥、终丝与周围组织发生粘连等。在脊柱发育过程中粘连部位的脊髓、神经不能同步移位导致牵拉损伤（脊髓栓系），失神经支配导致下肢肌肉出现不同程度瘫痪、关节挛缩、肌力的失衡，继而引起髋、膝和足部的畸形；不同部位皮肤的感觉障碍还会引起溃疡、压疮的形成。

4. 脊柱裂是一大类复杂的疾病，病情可以轻微到终身无任何症状，也可以严重到出生即面临死亡威胁；既可以是单纯的骶骨隐裂，也可以是多种类型合并存在且伴随泌尿生殖系统或肛门缺陷、心脏畸形、气管食管瘘、肢体畸形、羊水过多、脑积水、无脑畸形等严重合并症。

【鉴别诊断】

1. **脊柱裂**　由于脑脊液外渗，导致一些指标如母血甲胎蛋白（AFP）、羊水 AFP 和羊水乙酰胆碱酯酶等升高，而闭合性脊柱裂上述指标一般在正常范围内（少数伴腹壁异常者，母血 AFP 升高），因此有助于区分开放性和闭合性脊柱裂。

（1）开放性脊柱裂各类型之间的鉴别诊断：在开放性脊柱裂中，脊膜膨出、脊膜脊髓膨出和脊髓外露的区别在于神经基板相对于皮肤的位置，前两者神经组织由脊柱裂部位向背部突出形成包块，后者则与背部皮肤平齐，病变部位不形成囊性包块。脊膜膨出和脊膜脊髓膨出均表现为背部囊性包块，前者囊性包块内容物为脑脊液，后者囊性包块内容物为马尾神经和脊髓组织。

（2）闭合性脊柱裂各类型之间的鉴别诊断：有包块型闭合性脊柱裂当其包块较小且脊柱紧贴子宫壁时，难以被发现。各类型之间的鉴别诊断可根据囊性包块内容物的回声强度、脊髓位置来加以区别。脊膜膨出的囊性包块内容物为脑脊液，表现为无回声，脊髓圆锥位置正常；脊髓脂肪瘤的囊性包块内容物一般含有神经组织和脂肪组织，表现为稍高回声，脊髓圆锥一般位于脂肪瘤位置，由于脂肪浸润，脊髓脂肪瘤囊壁较脊膜膨出厚。理论上讲，两者差别非常明显，但实际工作中的鉴别却非常困难，有部分脊髓脂肪瘤囊内表现为近似无回声，这可能与脂肪瘤在产前的生长机制有关。开放性和闭合性脊柱裂的鉴别对评估预后具有重要意义。

2. **骶尾部畸胎瘤**　当开放性脊柱裂发生于骶尾部时需要与发生在胎儿骶尾部的生殖细胞瘤——骶尾部畸胎瘤（sacrococcygeal teratoma，SCT）相鉴别（图 2-4-21），骶尾部开放性脊柱裂的囊性肿块呈无回声，多位于背部，存在脊柱缺损且常伴颅内征象。而畸胎瘤由内、中、外 3 个胚层的多种组织构成，可含有皮肤及其附件、神经、脂肪、毛发、牙齿、骨骼等组织成分，因肿瘤内组织成分及比例的不同形成了回声不均的超声表现，肿瘤内含有牙齿或骨骼等成分而形成的钙化样强回声为畸胎瘤特征性声像图表现，且骶尾部畸胎瘤多不伴有颅内征象。

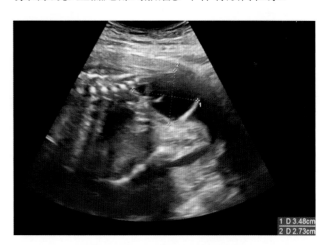

图 2-4-21　骶尾部囊性畸胎瘤
骶尾部囊性包块（测量光标）。

3. **颈部水囊瘤**　当开放性脊柱裂发生于颈部时需要与发生在胎儿颈背部的水肿性囊性肿块——颈部水囊瘤（nuchal cystic hygroma，NCH）相鉴别，后者可表现为多房囊性肿块，囊壁薄而光滑，可呈"太空衣"水肿征，内部呈无回声区，可有带状回声分隔但无实质成分（图 2-4-22），胎儿脊柱完整，椎体排列整齐，无脊柱裂或缺损，部分胎儿合并全身水肿。

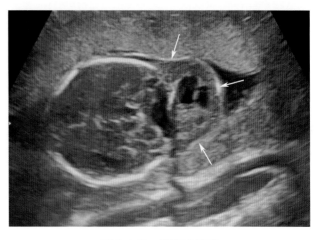

图 2-4-22　颈部水囊瘤
显示带分隔的囊性包块，同时显示周边皮肤水肿增厚（箭头）。

【预后评估】

注意孕妇围生期保健，避免胚胎期间的不良因素影响，如感染、代谢性疾病、中毒等。产前筛查与产前诊断有助于早期发现胎儿形态结构畸形，对评估胎儿预后至关重要。传统的产前检查方法虽然存在假阳性率，而像羊水穿刺等产前诊断又有一定的伤口感染和流产风险，但是它对胎盘功能的判断、妊娠期高血压疾病的风险评估、胎儿其他发育畸形和其他不良妊娠结果的评估效果是无创检查无法达到的。条件允许的情况下，建议在产前检查的基础上，搭配使用；无法进行有创产前诊断时，才可考虑替代使用。

一般说来，尽管闭合性脊柱裂漏诊率高，产后可出现不同的神经学症状，但其预后良好。MRI 能够显示该类病变，但一般不作为产前常规检查项目。高达 70% 的脊柱裂病例可通过产妇服用叶酸补充剂加以预防，但由于神经管在末次月经后 1 个月已经基本形成，因此目前公认用叶酸预防脊柱裂须在孕前至胚胎发育的前 4 周一直服用。母体血清和超声筛查能确认大多数脊柱裂，因此可帮助父母决定如何管理妊娠。

对于不伴神经症状的闭合性脊柱裂无须手术，脊膜膨出和神经症状不太严重的其他类型膨出，应尽早进行手术治疗。随着胎儿宫内手术治疗技术的发展，对有神经组织直接外露，脑脊液外渗的脊髓脊膜膨出可选择宫内手术治疗。一方面对胎儿的早期手术可阻止脊髓损伤的进展，改善出生时的脊髓功能，同时能够防止脑脊液渗漏与小脑扁桃体疝的加重，但是另一方面宫内治疗增加了羊水过少的风险，导致子宫提前收缩，进而出现分娩提前及新生儿体重较轻等问题，甚至有可能增加胎儿死亡和母体子宫破裂的风险。

单纯脊膜膨出显示外膨囊性包块，而无脊髓圆锥低位及无典型颅内继发声像改变，产前超声即可做出诊断，该型手术治疗预后较好；脊膜脊髓膨出可根据产前超声显示腰背部混合性回声包块，且伴脊髓圆锥低位及典型颅内继发声像改变而做出诊断，但该型出生后预后较差，宫内治疗能否提高治疗效果正在进一步探索中；脊髓外露亚型病变部位无明显包块膨出，仅根据脊柱裂的直接声像诊断常易漏诊，但结合其典型颅内继发声像改变，再仔细寻找也可发现病变部位皮肤连续性中断、脊髓外露及椎体裂等直接征象，此型预后最差；闭合性脊柱裂大多数患者无临床表现或仅有轻微的临床症状，

少数因可出现脊髓栓系综合征而预后不良，目前普遍认为若病变部位无包块外膨，也无典型颅内继发声像改变，产前难以诊断。

总之，产前超声对诊断线索的追踪、预后的评估，有利于阻止严重畸形儿及低智儿的出生，提高人口素质。对于脊柱裂要做到早预防、早诊断、早治疗，还要做到出生后长期随访，从而尽可能提高患儿生活质量，避免存活儿发展为终身残疾，给社会和家庭带来沉重的经济和精神负担。

（栗河舟）

第五节 全 前 脑

【概述】

全前脑（holoprosencephaly，HPE），又称前脑无裂畸形或无嗅脑畸形，发病率为（1.0～1.7）/10 000，该畸形是由于神经诱导障碍导致前脑分裂失败，前脑不能形成两个独立的左、右两叶，从而出现的一系列脑畸形和颜面部畸形。1964 年 De Myer 等提出"前脑无裂畸形"一词，这个概念强调了前脑的融合及中线结构的缺失，比"无嗅脑畸形"更全面地表达了颅内结构异常的主要特征，因此得到更广泛的应用。

【病理与临床】

1. 前脑的发育　约在第 4 周时，神经管的头端形成三个膨大的脑泡：前脑、中脑和菱脑。到第 5 周，前脑继续发育成端脑与间脑，端脑向两侧膨大，形成大脑半球的原基；间脑将来发育成为丘脑（又称背侧丘脑）、后丘脑、上丘脑、底丘脑、下丘脑五部分。随着脑的形成，脑泡腔也演变成相应的脑室，前脑的腔形成两侧大脑半球的侧脑室和第三脑室。在上述结构的发育中，端脑的发育最快，形成两大脑半球，大脑半球的基部厚，发生为纹状体，其余部分端脑泡向前向上形成额叶和顶叶，向两侧形成颞叶，向后形成枕叶，额叶和颞叶之间的部分形成脑岛。大脑半球表面的皮质较深层的髓质生长快，形成沟回，较深的沟称为裂。

2. HPE 的形成　前脑的分化过程被认为受到脊索前间充质的诱导，这种间充质可能也负责面部正中结构的分化。脊索前间充质诱导作用受到干扰时，前脑分裂受阻，导致前脑完全融合或不完全分裂，以及出现面中部不同程度的发育不全。HPE 实际上符合畸形序列征的定义，其特点为脑和面部结构异常。

HPE 的表型变异范围广泛，体现了前脑畸形的

连续变化。颅内异常可从最严重的无前脑畸形，到较轻的视前区部分融合。不同的表型之间并无明确界限，而是表现了一个广泛的表型谱。目前普遍接受的分类包括三种主要类型，即无叶型、半叶型和叶型，最近有学者提出中间变异型前脑无裂畸形（middle interhemispheric variant of holoprosencephaly, MIH)（图 2-5-1）。

（1）无叶型 HPE：前脑完全融合并仅有一个原始的单脑室，脑实质位于周围，大脑表面光滑，无脑回，或仅有几个较大的异常脑回，从前向后延伸，无脑侧裂、嗅球、嗅束、胼胝体、透明隔腔和纵裂完全缺失，视神经可正常、融合或缺失，基底节、下丘脑和丘脑通常在中线融合，第三脑室缺失。大脑中动脉和大脑前动脉可能缺失，取而代之的是来自颈内动脉和基底血管的血管网。当脑实质未完全覆盖脑室时，脑室顶部脉络膜会在脑组织表面突出形成囊肿，称为背侧囊肿，这个突出的膜是单脑室的后顶，背侧囊肿主要出现在无叶型和半叶型 HPE 中，叶型 HPE 中较少见，发病率分别为 92%、28% 和 9%。根据是否合并背侧囊肿及脑实质在囊肿表面展开的程度可进一步将无叶 HPE 分为三个亚型：球形、杯形和薄饼形。球形无叶 HPE 最常见，薄层大脑皮质完全包围了单脑室，没有背侧囊肿；杯形无叶 HPE 合并较大的背侧囊肿，背侧囊肿自中线处膨出于脑实质外，脑实质展开，位于单脑室两侧，未完全包绕单脑室；在薄饼形无叶 HPE 的结构中，剩余皮质的体积很小，并呈扁平状包绕脑室两侧或平铺于颅底。

（2）半叶型 HPE：额叶无裂，大脑后半球分裂，颞叶和枕叶有更多的脑组织。额叶融合程度超过50%，前方仍只有一个脑室腔，脑室无额角，但有单独的后角。胼胝体前半部缺失，后半部分存在。基底节未完全分离，导致第三脑室狭窄，丘脑和下丘脑融合或不全融合。丘脑融合时，半叶型 HPE 可能存在背侧囊肿，如果囊肿较大，则可导致巨头畸形。

（3）叶型 HPE：叶型 HPE 病变轻微，大脑半球几乎完全分裂，半球间裂隙发育尚好，可沿整个中线出现，丘脑也分为左右各一，完全或几乎完全分离，部分可有一定程度的融合，透明隔腔缺失，胼胝体可能是正常的，也可能发育不良，两侧半球只有在扣带回和侧脑室前角出现不同程度的融合。嗅球和嗅束可能缺失、发育不全或正常。

（4）中间变异型 HPE：该种类型是一种独特的临床放射学亚型，在中间变异型 HPE 中，后额叶和顶叶无法分裂而出现融合。大脑后额叶和顶叶缺乏脑中线，而大脑其他位置分裂良好，胼胝体的膝部和压部正常形成，但缺少体部，2/3 的中间变异型 HPE 患者被发现有皮质发育不良或皮质下异位，40% 发现背部囊肿。叶型 HPE 和中间变异型 HPE 的区别特征是胼胝体发育不良的位置不同，叶型 HPE 胼胝体发育不良位于膝部和嘴部，而中间变异型 HPE 胼胝体发育不良位于体部。

3. HPE 的颅内血管异常 在各种类型的 HPE 中，颅内血管均存在异常，尤其是无叶型 HPE 更为严重。Willis 环无前方血管，取而代之起源于单侧

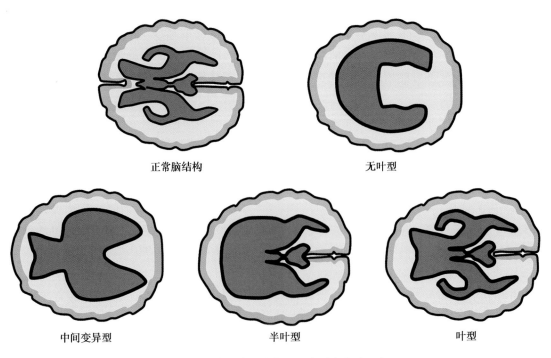

正常脑结构　　　　　　无叶型

中间变异型　　　　　半叶型　　　　　叶型

图 2-5-1　正常颅内结构与不同类型全前脑示意图

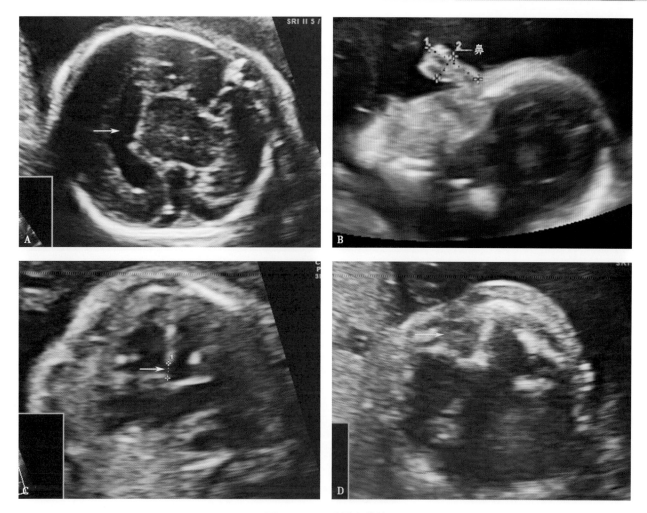

图 2-5-2 无叶型全前脑

A. 脑组织融合，未见脑中线，仅见单一原始脑室（箭头），丘脑融合；B. 正中矢状面未见正常鼻骨回声，于眼眶上方可见长柱状喙鼻向前方伸出；C. 合并心脏畸形，室间隔缺损（箭头）；D. 眼眶水平横切面仅见单一融合眼眶，未见眼球回声（箭头）。

或双侧颈内动脉的单支细小动脉，这些小动脉呈扇形分布在大脑全层的腹侧部分。大脑前动脉位置及形态异常，由于 HPE 前脑未分裂，纵裂缺失，所以大脑前动脉走行于额骨下方大脑皮质表面。单条大脑前动脉的出现及其异常被认为是无叶型和半叶型 HPE 的发病机制。

【超声表现】

1. **无叶型 HPE** 最有价值的超声诊断线索是单一巨大原始脑室合并丘脑融合。表现为脑中线、透明隔腔、胼胝体及第三脑室完全缺失，仅见薄层脑皮质位于巨大单一脑室周围，脑室中央区可见融合的丘脑，丘脑孤立地突出于脑脊液中，呈"灯泡状"（图 2-5-2～图 2-5-4）。

球形无叶 HPE 超声表现为薄层脑皮质在单一脑室上方完全均匀展开，完全覆盖单一脑室，没有背侧囊肿；杯形无叶 HPE 超声表现为脑皮质在单一脑室上方部分展开，背侧囊肿可在两皮质之间突出

于大脑表面；薄饼形无叶 HPE 超声表现为单一脑室在前方及后方均与一大的背侧囊肿相交通，背侧囊肿较大，脑实质受压呈薄饼形。

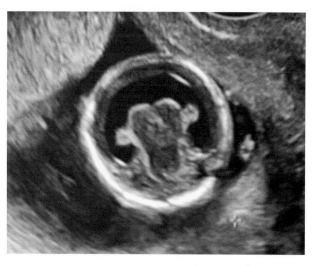

图 2-5-3 孕 16 周无叶型全前脑

经阴道超声清晰显示单一脑室、融合的脑实质及丘脑。

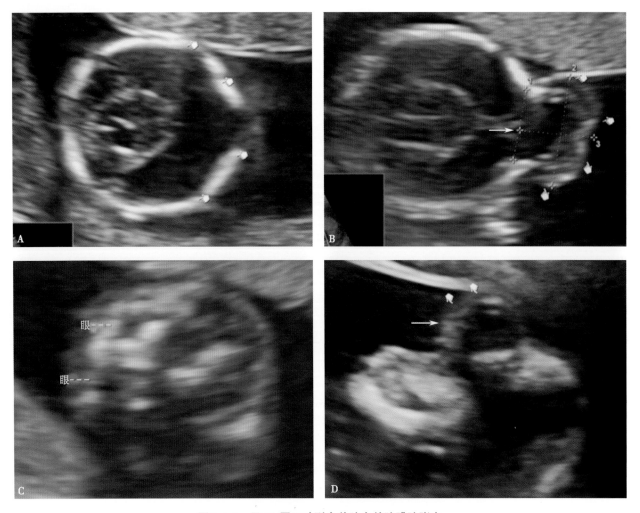

图2-5-4 孕16周无叶型全前脑合并脑膜脑膨出

A. 丘脑融合成"灯泡状"突出于单一脑室内（测量光标）；B. 额骨部分缺如，可见脑膜脑膨出（箭头，测量光标示膨出的边界）；
C. 眼间距窄；D. 正中矢状面显示额部向前膨出的脑组织（箭头及测量光标）。

除中枢神经系统表现之外，无叶型HPE面部结构严重异常。可出现正中唇裂、腭裂；严重眼距过窄，独眼畸形；鼻子缺如或长鼻、象鼻及喙鼻畸形。出现上述表现进一步支持该诊断。

2. **半叶型HPE** 是否具有发育良好的脑室后角是鉴别无叶型和半叶型HPE的重要超声诊断线索。半叶型HPE超声表现为大脑前部明显增大的单一脑室腔，后部可以见到分开的两个脑室后角，枕叶部分形成（图2-5-5）。大脑前部无法显示脑中线，后部可见脑中线结构。此外，半叶型HPE常合并Dandy-Walker畸形、小脑延髓池囊肿等小脑幕下异常。面部结构可正常，也可合并唇腭裂、扁平鼻、独眼及眼距过窄等畸形。

3. **叶型HPE** 产前诊断困难，部分病例产前无法识别。典型的病例表现为透明隔腔缺失，侧脑室前角融合，而大脑半球裂隙在前、后方形成良好，脑中线存在（图2-5-6、图2-5-7）。几乎所有类型的HPE均没有透明隔腔，透明隔腔缺失可能是叶型HPE的唯一超声表现。由于HPE额叶融合，大脑前动脉受到"融合"额叶的推挤而向前移位至大脑表面，表现为迂曲形态的血管在额骨与额叶之间走行，形成"蛇在头骨下"的特征性表现。此外，叶型HPE中常出现大脑穹窿部融合，其表现为从前角到后角结合处第三脑室内的一条线性结构。

4. **中间变异型HPE** 超声表现为侧脑室前角发育相对完整，只是中间部分融合而没有透明隔腔，主要表现为侧脑室体部发生融合，前角和后角发育正常，后额叶和顶叶缺乏脑中线（图2-5-8）。

【相关异常】

1. **染色体异常** HPE病例的染色体异常发生风险增高。24%～45%的HPE病例中发现染色体异常并且相关染色体异常种类超过35种，尤其是13-三体综合征。超过60%的13-三体综合征婴儿合并HPE，约20%的HPE病例合并13-三体综合征。在

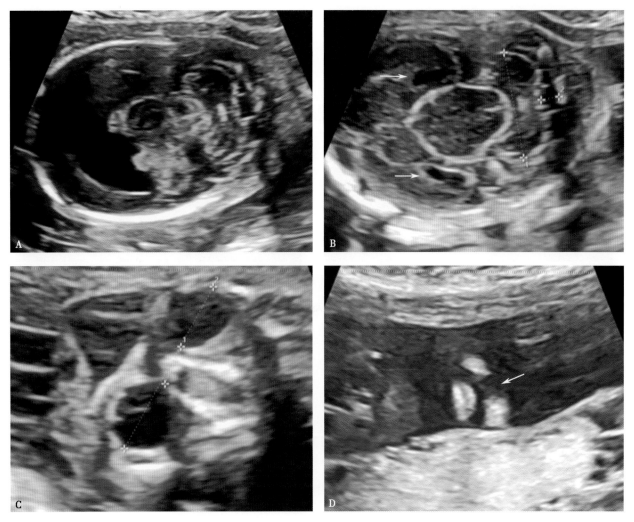

图 2-5-5 半叶型全前脑

A. 大脑前部可见单一脑室腔；B. 大脑后部可见两分开的脑室后角（箭头），枕叶可见较多脑实质（长光标示小脑横径，短光标示小脑延髓池）；C. 眼间距过窄（光标示眼眶）；D. 合并Ⅲ度唇裂（箭头）。

具有"正常"核型的 HPE 病例中，至少有 10% 的病例具有染色体微缺失或微重复。尽管目前已经证实染色体异常与 HPE 的发生相关，但仍有将近 75% 的 HPE 病例具有正常染色体。

在基因水平，*SHH*、*SIX3* 和 *ZIC2* 是最常见的与 HPE 相关的基因。在一项关于 200 例正常核型 HPE 病例（胎儿和儿童）的研究中，有 34 例（17%）存在 *SHH*、*SIX3*、*ZIC2* 和 *TGIF1* 的变异，其中最常见的是 *SHH* 变异（17 例中有 13 例，达 76%）。在另一项针对胎儿、儿童和成年人的 HPE 研究中，发现 86 例中有 21 例（占 24%）存在 *SHH*、*SIX3* 和 *ZIC2* 变异。

2. 面部异常 面部正中结构异常是 HPE 中的一部分，主要见于无叶型和半叶型，在叶型 HPE 中较少见，需要强调的是任何一种 HPE 的胎儿均可能面容正常。

（1）中央型唇腭裂和双侧唇腭裂：HPE 合并的唇腭裂一般较严重，超声表现为上唇中央区较大连续性中断（图 2-5-5），或左、右两侧上唇连续性中断，中央为前上颌突而形成的不规则混合性团块；牙槽突裂表现为与唇裂位置相对应的上牙槽突连续性中断；腭裂超声表现为硬腭高回声线缺如，口腔与鼻腔相通。当胎儿口腔内压力变化时，应用彩色多普勒可见到羊水自口腔经牙槽突及上唇中断处喷射入羊膜腔。

（2）眼距过窄、独眼畸形，单眼或单眼眶：眼距过窄超声表现为眼间距不同程度减小，双眼相互靠近，眼间距可从正常距离到消失，双眼眶甚至出现融合而形成独眼畸形，10%～20% 的 HPE 可出现独眼畸形。独眼畸形以面中线单眼为特征，完全独眼畸形表现为单一角膜、瞳孔、晶状体。在多数病例中表现为单一眼眶内两个眼球不同程度的融合（图 2-5-2），视神经出现不同程度的重复。

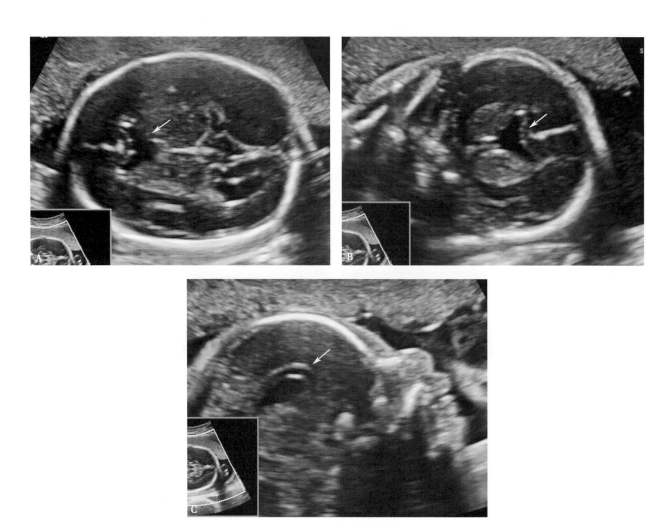

图 2-5-6　叶型全前脑

A. 丘脑横切面显示脑中线完整，侧脑室后角形成良好，丘脑分裂良好，未见透明隔腔，侧脑室前角融合（箭头）；B. 冠状切面显示侧脑室前角融合（箭头）；C. 正中矢状切面显示胼胝体形态良好（箭头）。

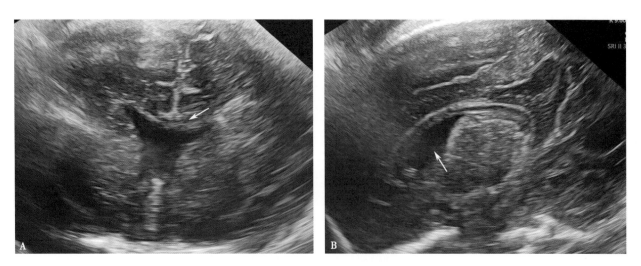

图 2-5-7　经阴道超声显示叶型全前脑颅内结构

A. 冠状切面显示侧脑室前角融合（箭头）；B. 正中矢状切面显示扣带回、胼胝体发育良好，胼胝体下方无回声为融合的侧脑室前角（箭头），而非透明隔腔。

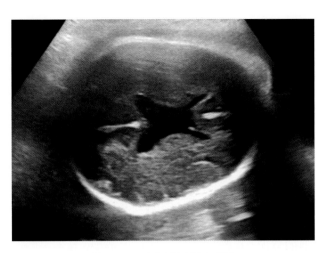

图2-5-8　中间变异型全前脑
超声图像显示中央部脑中线消失，侧脑室体部融合，前角和后角发育正常。

（3）HPE可出现鼻发育异常：鼻骨、鼻中隔、筛骨等发育不全或缺失，而出现扁平鼻。也可出现以单鼻孔和眼距明显过窄为特征的猴头畸形。部分病例还可表现为眼眶上方或两眼眶之间出现一长的柱状软组织回声向前方伸出，即为发育不良的喙鼻（图2-5-2），喙鼻中央可无鼻孔。

（4）头发育不全畸胎：此种畸形面部特征与独眼畸形极为相似，表现为眼间距极度过近，鼻缺如或为喙鼻，喙鼻常位于两眼眶之间，鼻骨、上颌骨、鼻中隔和鼻甲均缺如，耳可有异常，位置过低。这种畸形只出现在无叶型HPE中。

3. 其他异常　HPE是一个非常早期的胚胎发育异常，所以除前脑结构异常外，还可合并中脑、小脑和脑干等颅内其他结构异常。皮质下异位、Dandy-Walker畸形、小头畸形也可在HPE中见到，若HPE颅内出现梗阻性脑积水，胎儿也可表现为大头畸形。除多种颅面畸形外，HPE还可合并胎儿膝部缺损、多指、脊椎缺损、肢体缺损和心脏畸形。

【鉴别诊断】

无叶型HPE中较大的单一原始脑室，与严重脑积水表现相似。二者在颅内均可见到巨大脑室，薄层的脑实质位于脑室周围，脑积水可见到正常分裂的双侧丘脑，而无叶型HPE的丘脑呈融合状，面部结构可出现严重的结构异常。叶型HPE和视隔发育不良在产前很难鉴别。

【预后评估】

无叶型HPE是致死性的，半叶型HPE不一定致死，但合并极其严重的神经功能受损，若在宫内发现这些异常，建议终止妊娠。叶型HPE的预后不明确，相关资料有限，受累的个体可能有正常的寿命，但常见智力低下和神经系统后遗症。

（王旭东）

第六节　颅后窝异常

【概述】

颅后窝（posterior cranial fossa），容纳小脑、脑桥及延髓。颅后窝池指小脑后方与延髓之间的腔隙，又称枕大池（cisterna magna，CM）或小脑延髓池（cerebellomedullary cistern），是评价胎儿神经系统发育异常的重要指标。根据形态学及影像学表现，颅后窝池异常主要包括Blake陷窝囊肿（Blake's pouch cyst，BPC）、巨枕大池（mega cisterna magna，MCM）、Dandy-Walker畸形（Dandy-Walker malformation，DWM）、小脑蚓部发育不良（cerebellar vermis hypoplasia，VH）、小脑发育不良（cerebellar hypoplasia，CH）、颅后窝蛛网膜囊肿（posterior fossa arachnoid cyst，PFAC）等，此分类更适用于临床工作，本节将根据此分类依次介绍。

【病理与临床】

胚胎第7周脑桥曲形成，菱脑顶部向第四脑室（fourth ventricle，FV）内凹陷形成脉络丛原基，将菱脑顶分为前膜区（anterior membrane area，AMA）和后膜区（posterior membrane area，PMA）两部分。前膜增厚并向后下方增生，形成小脑蚓部（cerebellar vermis，CV），覆盖后膜区；由于上覆结构和周围结构的生长，后膜区在下蚓部和薄囊核之间外翻，形成布莱克陷窝（Blake's pouch），并将发育中的脉络丛带入顶部。此时，Blake陷窝即位于发育中的颅后窝池内。孕10周左右，正中孔（Magendie's foramen）开孔，第四脑室与颅后窝池相通；孕14～17周，甚至更晚，两侧孔（foramen of Luschka）开孔，建立脑室至脑池的脑脊液平衡。前膜区和后膜区异常均有可能引起脑脊液循环不畅而导致颅后窝池囊性异常。

【超声表现】

1. Blake陷窝囊肿　正常妊娠10周左右，Magendie孔开孔，若由于其开孔失败导致Blake陷窝持续存在而向颅后窝池膨出，则形成Blake陷窝囊肿。

产前超声诊断：①第四脑室向颅后窝池扩张，呈"钥匙孔"征，颅后窝池无扩张（图2-6-1）；②小脑蚓部大小和形态正常，伴轻度上旋（<30°），窦汇位置正常；③第四脑室顶部存在。

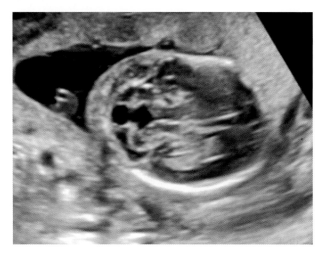

图 2-6-1　Blake 陷窝囊肿
第四脑室与颅后窝池囊肿相通，呈"钥匙孔"征

Blake 陷窝囊肿在颅后窝池囊性异常中较为常见，其特点是小脑蚓部大小和形态正常。Blake 陷窝囊肿可能会合并产后神经系统发育受损、阻塞性脑积水等。文献报道可能合并 21- 三体等，但 Blake 陷窝囊肿与染色体异常的关系尚未明确。若排除染色体异常和其他结构畸形后，亦有可能是颅后窝的一种正常变异，建议随访至孕 24 周以确认小脑蚓部发育正常。若 Blake 陷窝囊肿孤立存在，约 1/3 病例可能在产前发生自发性破裂，即便未破裂，约 90% 的病例在出生后神经发育正常。

2. 巨枕大池（MCM）　又称单纯性颅后窝池增宽、孤立性枕大池增宽，是指颅后窝池宽度 >10mm，不合并小脑异常。MCM 的病理生理学尚未完全阐明，有学者认为是继发于 Blake 陷窝的扩张，也有学者认为是由于 Magendie 孔延迟开孔，出现一过性囊肿，引起颅后窝池增宽，而不伴发小脑及小脑蚓部

结构的异常，目前仍不能确定 MCM 是病理表现还是正常变异。

产前超声诊断：①小脑平面上颅后窝池宽度 >10mm，枕大池间隔（cisterna magna septa，CMS）存在；②小脑蚓部大小和形态正常，无旋转，窦汇位置正常（图 2-6-2）。

极少数 MCM 可能与 18- 三体相关。综合文献表明，排除染色体及其他合并异常的单纯 MCM 预后良好。晚孕期孤立性颅后窝池轻度增宽，在 10～12mm，亦有可能是一种正常变异，例如胎头呈长头型的情况，在产后随访往往可以消失，并不影响预后。值得注意的是在小脑平面上过度后倾可能会得到 MCM 的假阳性表现，应注意避免。

3. Dandy-Walker 畸形（DWM）　指伴随颅后窝池增宽，小脑蚓部完全或大部分缺失导致小脑蚓部上移等多种异常的复合畸形。可能是由于前膜区异常导致小脑蚓部发育障碍所致。

产前超声诊断：①小脑横切面上两侧小脑半球分开，蚓部完全缺如；正中矢状切面显示小脑蚓部完全或大部分缺如，蚓部面积小于正常参考值的 50%（图 2-6-3）。②小脑蚓部向前上方移位、明显旋转，窦汇位置显著上移。③第四脑室扩张、颅后窝池扩张并与第四脑室相通。④合并不同程度的脑室扩张。

DWM 的新生儿发病率约为 1/30 000。DWM 通常与其他中枢神经系统异常（胼胝体缺失、前脑无裂、脑膨出等）、非中枢神经系统异常（多囊肾、心血管缺陷、面裂等）、染色体异常（三倍体、5p 等片段重复、9- 三体综合征）、孟德尔综合征（Joubert 综合征、Meckel-Gruber 综合征等）等相关，也可能与风疹、巨细胞病毒感染有关。据报道，约 54% 单纯性

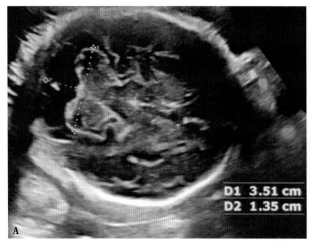

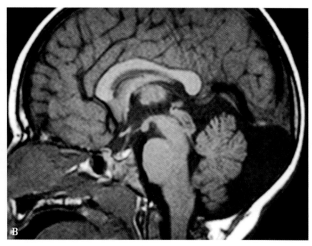

图 2-6-2　巨枕大池
A. 超声显示小脑横切面颅后窝池明显增宽；B. 磁共振正中矢状切面显示小脑蚓部完整，未见旋转，颅后窝池增宽。

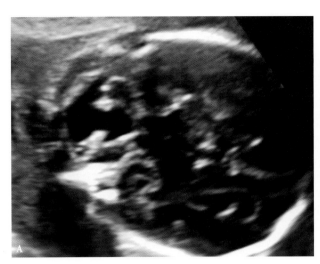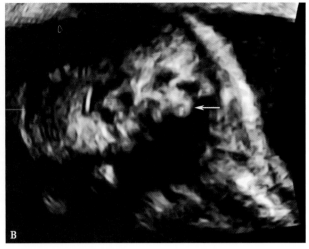

图2-6-3　Dandy-Walker畸形超声表现

A. 小脑横切面显示第四脑室扩大并与颅后窝相通；B. 正中矢状切面显示小脑蚓部部分缺如，明显旋转（箭头）。

DWM预后不良，若合并其他异常，则预后不良的概率明显上升。发现孕周越早，合并畸形越多，预后越差。

　　若DWM合并遗传综合征，鉴别出具体的综合征对于评估预后和复发风险具有重要意义，其中相对常见的是朱伯特综合征（Joubert syndrome）。Joubert综合征是一种多基因常染色体隐性遗传病，表现为小脑蚓部发育不良或缺如，齿状核、脑桥基底核及延髓的神经核团发育不良，锥体交叉几乎完全缺如，具有独特的中脑和小脑上脚交叉处"臼齿"样改变，即"磨牙征"。产前超声表现为：①小脑蚓部极小或缺如，两侧小脑半球于中线处靠近，其间可见细线状脑脊液回声（中线裂征）；②小脑脚和第四脑室呈特征性"磨牙征"；③颅后窝池增宽，第四脑室扩张变形、前后径大于左右径，并与颅后窝池相通；④可合并脑积水、脑膨出、胼胝体发育不良、多囊性肾发育不良、多指/趾、唇腭裂等。Joubert综合征的男女患病比例约为2:1，再发风险为25%，患儿表现为呼吸异常、肌张力减低、全面性发育落后等，同时有其他合并异常的表现。早期死因多为呼吸及喂养困难，晚期死因多为肝肾衰竭等，预后较差，5年存活率约50%。因此产前超声发现小脑蚓部缺失、第四脑室扩张与颅后窝池相通时，应仔细观察中脑-小脑上脚平面是否存在"磨牙征"，观察正中矢状切面上第四脑室形态，同时注意扫查是否存在多囊肾、脑膨出、多指/趾等合并异常以排除Joubert综合征。

　　4. 小脑蚓部发育不良（VH）　曾被称为Dandy-Walker变异型，现已摒弃此术语。表现为小脑蚓部部分缺失，通常为下蚓部缺失，窦汇及颅后窝池正常。

　　产前超声表现：①小脑蚓部部分缺失，以下蚓部更为常见，蚓部面积小于正常参考值的3个标准差，大于正常参考值的50%；②小脑蚓部向前上方移位、中度旋转，窦汇位置正常；③颅后窝池正常，第四脑室可轻度扩张并与颅后窝池相通（图2-6-4）。

　　随访研究显示，VH的预后从正常到症状严重差异极大。VH和DWM的产前诊断有一定相似性，其合并畸形与染色体异常的情况相似，预后差异较大，主要与小脑蚓部发育不良的程度相关。产前诊断为孤立性下蚓部缺失的患儿随访至学龄前约85%行为发育正常，而小部分异常者在产后被证实还合并有其他神经系统结构异常。产前诊断VH准确率不高，产后确诊为VH的患者中仅50%在产前具有颅内超声声像图改变。

　　DWM和VH的鉴别重点和难点在于小脑蚓部及窦汇的评估。经小脑平面过度倾斜，形成半冠状切面或冠状切面，可造成DWM或VH的假阳性表现。因此无论是超声、MRI还是病理检查，正中矢状切面都是判断小脑蚓部发育情况的最佳切面，在此切面上不仅可以观察小脑蚓部的蚓叶，计算小脑蚓部的直径、面积、上下部分的比例，还可以评估脑桥、颅后窝池和窦汇的情况。小脑蚓部于妊娠18周显示9个蚓叶的雏形，形态基本与成人相似，妊娠24周之后原裂、次裂即可清晰显示（图2-6-5），因此在妊娠18周之前应谨慎诊断DWM或VH，对于疑似病例，建议至少随访至24周。窦汇位置不易观察，可根据小脑幕的走行进行推断。文献报道根据脑干-蚓部（brainstem-vermis，BV）角和脑干-小脑幕（brainstem-tentorium，BT）角可以判断蚓部上旋程度，BV角优于BT角，且随小脑蚓部发育异常的程度加重而增大。BV角>45°提示DWM，BV角在

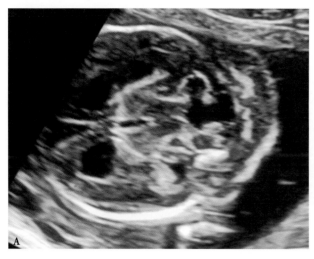
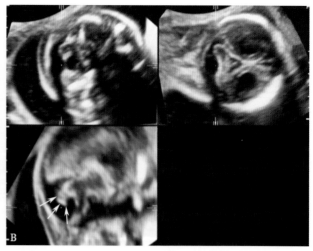

图2-6-4 小脑蚓部发育不良

A. 第四脑室扩大，与颅后窝相通；B. 三维多平面模式显示 C 平面（箭头）（矢状面）可见小脑蚓部部分缺失，小脑面积减小，位置上移并旋转。

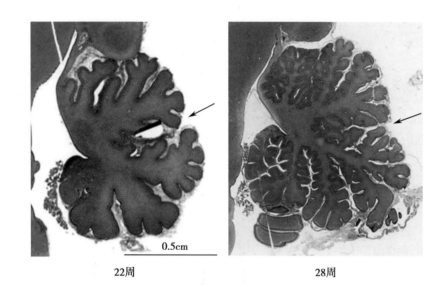
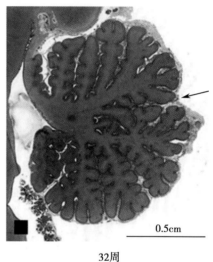

22周 28周 32周

图2-6-5 正常小脑蚓部

随孕周增加蚓部结构逐渐复杂，原裂持续存在（箭头），后叶较大，前叶较小，后叶/前叶约为2:1。

24°~40°之间提示 VH，BV 角在 19°~26°之间提示 Blake 陷窝囊肿，BV 角 <18°提示胎儿正常。也有文献报道利用小脑蚓部上下径（vermalcraniocaudal distance，VCC）与股骨长度（femoral length，FL）之比、小脑蚓部周长（vermal perimeter，VP）与 FL 之比、VCC 与 VP 之比可以评估小脑蚓部大小和形态，且不受胎儿孕周影响。当多平面超声检查可以获得高质量图像时，MRI 并不增加额外的重要信息，而当孕妇腹壁脂肪层厚、羊水少或胎位影响时，结合 MRI 可明显提高产前诊断符合率。

5. 小脑发育不良 小脑发育不良较罕见，表现为小脑整体小，伴颅后窝池补空性扩张，与多种先天畸形相关。

产前超声表现为小脑小伴颅后窝池增宽（图2-6-6），

可合并小头畸形、胼胝体缺失、脑皮质异常、羊水过多等表现。若合并脑干变细则提示脑桥小脑发育不全（pontocerebellar hypoplasia）。

部分研究显示小脑发育不良与非整倍体异常相关，尤其是 18- 三体综合征。小脑发育不良的预后差，据报道，近 100% 的患儿出现神经发育异常，包括音调升高、共济失调、运动异常等。

6. 颅后窝蛛网膜囊肿（PFAC） 指脑脊液在颅后窝池蛛网膜内的异常积聚。PFAC 位于脑组织表面，通常为散发，左侧大脑更常受累，男女比例约为2:1。

产前超声诊断：①小脑蚓部大小、形态均正常；②囊肿多位于小脑后下方，壁薄、光滑，不与第四脑室和颅后窝池相通，彩色多普勒显示囊内无血流信

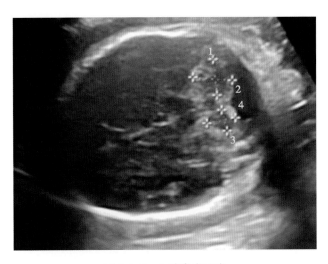

图2-6-6 小脑发育不良

右侧小脑半球正常，左侧小脑半球与小脑蚓部形体小。
标尺1：右侧小脑半球横径；标尺2：右侧小脑半球前后径；
标尺3：左侧小脑半球横径；标尺4：左侧小脑半球前后径。

号（图2-6-7）；③颅后窝池扩张；④窦汇位置大多正常，少数发生于早期的可轻度上抬。

PFAC属于脑实质外的囊性病变，多位于脑中线处，大部分位于幕上，仅约1/3位于颅后窝池。PFAC大多在中孕期和晚孕期发生，多为孤立性单发病变，少数合并胼胝体缺失、小脑分叶异常、皮质发育异常和动静脉畸形等。影响胎儿预后的主要因素为囊肿的大小、出现的时机及发生的部位，较大的PFAC可能因占位效应导致脑脊液循环受阻而发生颅后窝池扩张和继发性脑积水，而大多数蛛网膜囊肿预后良好，无明显症状，亦不需治疗。

7. 颅后窝池狭窄或消失 开放性脊柱裂（open spina bifida，OSB）是由于后神经孔闭合失败，导致背侧两个椎弓未融合的一种脊柱畸形，患处脊膜和/或脊髓膨出且背部皮肤连续性中断，好发于腰骶段。由于OSB胎儿的脑脊液从椎管内流出，椎管压力低于颅内压，因此小脑扁桃体、蚓部及脑干（延髓和脑桥）向尾侧移位，通过枕骨大孔疝入椎管，导致"香蕉"小脑征、颅后窝池狭窄或消失、"柠檬头"等表现，合称Arnold-Chiari Ⅱ畸形（Arnold-Chiari Ⅱ malformation），几乎所有OSB胎儿均出现Arnold-Chiari Ⅱ畸形。

产前超声诊断：①脊柱矢状切面上，脊柱裂处椎体和椎弓前后平行的两条串珠样强回声连续性中断，皮肤连续性中断，软组织缺损；②脊柱横切面显示背侧椎弓的骨化中心断裂，呈"U"形或"V"形向两侧分开；③脊柱冠状切面显示两椎弓骨化中心距离增大；④颅内表现为颅后窝池狭窄或消失、"香蕉小脑"征（图2-6-8）、"柠檬头"，即Arnold-Chiari Ⅱ畸形；⑤可合并脑积水、羊水过多、足内翻等异常。

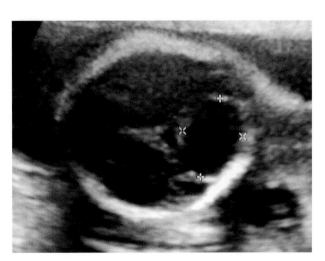

图2-6-7 PFAC

小脑幕下较大囊肿，受囊肿压迫，无法清晰显示小脑半球

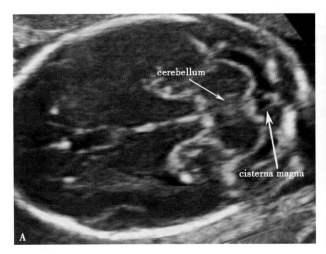

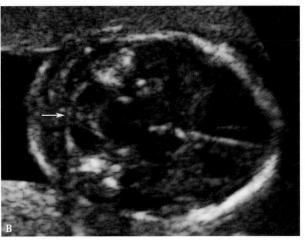

图2-6-8 小脑蚓部形态

A. 正常小脑（细箭头）及颅后窝池（粗箭头）形态；B. 开放性脊柱裂胎儿，小脑异常，呈"香蕉"小脑征（箭头）；cerebellum：小脑；cisterna magna：枕大池。

OSB 的预后极差,尤其对于病变位置高、缺损大者。早期行外科手术可改善患儿存活率,但长期生活质量差,包括受累脊髓神经损伤及颅内异常的表现,严重影响运动和认知功能。颅内异常诊断 OSB 的灵敏度高达 99%,在孕 11～13 周,颅后窝池消失诊断 OSB 的灵敏度为 50%～73%,孕 20 周几乎所有 OSB 胎儿都有颅后窝池消失的表现,因此当发现颅后窝池狭窄或消失时,应仔细扫查脊柱以明确诊断,避免漏诊。

【鉴别诊断】

颅后窝异常的颅后窝池、小脑蚓部、窦汇及第四脑室的表现各有不同,合并染色体异常的种类和概率也不相同,诊断与鉴别诊断要点汇总见表 2-6-1,颅后窝池常见疾病诊断思维导图见图 2-6-9。

表 2-6-1　颅后窝异常鉴别要点

疾病	颅后窝池	小脑蚓部	窦汇	第四脑室	染色体异常
Blake 陷窝囊肿	正常	正常	正常	"钥匙孔"样扩张	极少数合并 21- 三体综合征
巨枕大池	增宽	正常	正常	正常	极少数合并 18- 三体综合征
Dandy-Walker 畸形	增宽	完全或大部分缺如	明显上抬	明显扩张	三倍体、5p 等片段重复、9- 三体综合征
小脑蚓部发育不良	正常	多为下蚓部缺如	正常	轻度扩张	与 Dandy-Walker 畸形相似
小脑发育不良	增宽	小	正常	可轻度扩张	部分合并 18- 三体综合征
颅后窝蛛网膜囊肿	增宽	正常	正常或上抬	正常	无

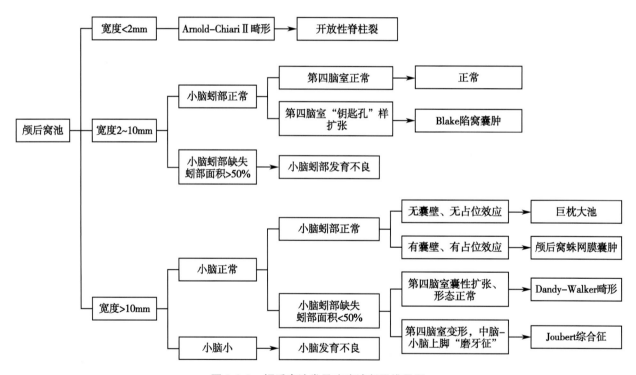

图 2-6-9　颅后窝池常见疾病诊断思维导图

（王旭东）

第七节　胼胝体发育异常

【概述】

胼胝体发育异常(dysplasia ofcorpus callosum)是胎儿中枢神经系统常见的先天性发育畸形之一,发病率在活产儿中为 1/5 000～1/4 000,目前关于胼胝体发育异常的分类较为混乱,通常根据胼胝体发育异常停滞时期不同将其分为胼胝体发育不全(agenesis of corpus callosum,ACC)和胼胝体发育不良(hypoplasia of corpus callosum,HPCC),根据胼胝体缺失程度不同又将胼胝体发育不全分为完全型胼胝体缺失（complete agenesis of corpus callosum，CACC）和部分型胼胝体缺失（partical agenesis of corpus callosum，PACC）；另外，根据有无合并其他结构异常或遗传学异常将胼胝体发育异常分为单纯型胼胝体缺失（isolated agenesis of corpus callosum）和复杂型胼胝体缺失（complex agenesis of corpus callosum），此种分型与胎儿预后关系密切。

【病理与临床】

胼胝体（corpus callosum）位于大脑半球纵裂的底部，是连接两个大脑半球间的最大连合纤维，在整合身体两侧运动和感觉信息，以及协调复杂行为中发挥着关键作用。胼胝体呈弧形结构，由前向后分为膝部、嘴部、干部（又称体部）、压部（图2-7-1），前方弯曲部为膝部，膝向下向后弯曲变薄为嘴部，体积较小，中间为干部，后端为压部，影像学研究中，体部与压部交界处可以较薄，又被称为峡部。胼胝体的神经纤维放射状进入每侧大脑半球，其中膝部的纤维弯曲向前，联系两侧额叶，称为小钳（forceps minor，又称额钳），胼胝体压部的纤维弯曲向后进入枕叶，称为大钳（forceps major，又称枕钳）（图2-7-2）。胼胝体的发育是一个动态、复杂的过程，其形成开

始于孕8周，直至18～20周形成普遍所见形态，孕20周后继续变长、变宽、变厚，直至胎儿出生，出生时，所有胼胝体轴索均已存在，至出生后2岁，胼胝体继续生长、发育和成熟，主要表现为髓鞘的形成。

现阶段关于胼胝体的发育有两种学说：①"单向发育"学说，1967年Bull提出胼胝体首先形成嘴部，然后向后上方发育形成膝部、体部，最后形成压部，即遵循从前向后的规律，随后又有学者提出胼胝体膝部最先形成，然后向后上发育形成体部和压部，最后向前形成嘴部；②"双向发育"学说，认为最先形成胼胝体体前部，分别向两端发育为膝部、嘴部、体后部和压部。因此PACC常发生于压部及体后部。

其发生病因尚不明确，目前认为，大多数由遗传因素导致，较少是由产前感染、毒素物质等所引起的，此外，由于孕妇年龄增大导致的染色体异常与胼胝体发育异常相关，≥40岁孕妇的胎儿发生胼胝体发育异常的风险是<40岁者的6倍。

根据胼胝体发育停滞时期不同将胼胝体发育异常分为三型：

1. 完全型胼胝体缺失（CACC） 由胼胝体形成早期发育停滞造成，表现为胼胝体完全缺失。胼胝

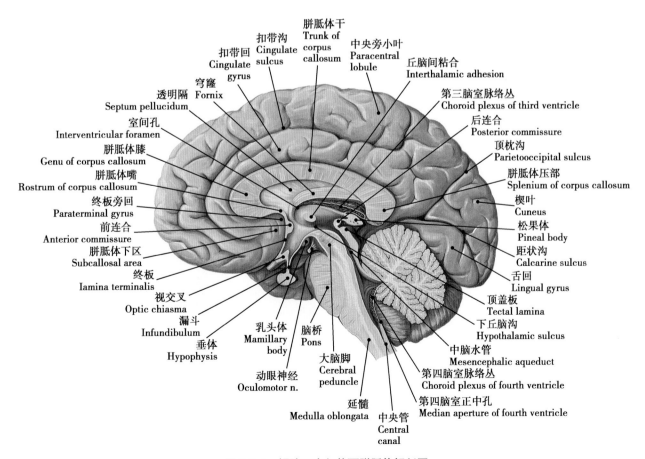

图2-7-1 颅脑正中矢状面胼胝体解剖图

（引自：郭光文，王序. 人体解剖彩色图谱 [M]. 3版. 北京：人民卫生出版社，2018：160.）

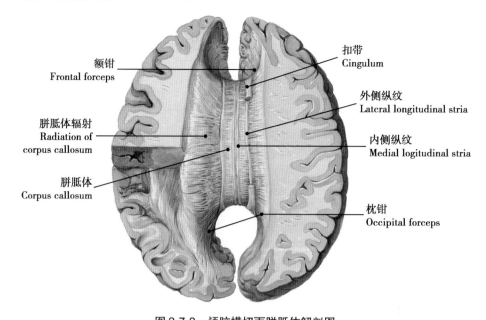

图 2-7-2　颅脑横切面胼胝体解剖图
上面观显示大钳（枕钳）、小钳（额钳）。
（引自：郭光文，王序. 人体解剖彩色图谱 [M]. 3 版. 北京：人民卫生出版社，2018：162.）

体位于大脑半球间大脑纵裂底部，胼胝体上方为胼胝体沟、扣带回，下方构成侧脑室和透明隔腔的顶部，胼胝体对上述结构起到支撑和牵拉内聚的作用，因此胼胝体缺失后，会出现上述结构形态或位置的变化。如透明隔腔消失；双侧侧脑室扩张，具体表现为侧脑室前角变窄、向外侧移位，体部间距增宽、相互平行，三角区和枕角扩张；第三脑室扩张，有时可呈囊状，第三脑室上移，有时可占据胼胝体位置；大脑半球间距增宽；晚孕期可见扣带沟及扣带回移位变形，脑沟、脑回呈放射状排列。

2. 部分型胼胝体缺失（PACC）　胼胝体形成稍晚期发育停滞造成，表现为胼胝体部分缺失，缺失部位可为压部、体后部、嘴部。压部缺失或压部及体后部缺失较常见。透明隔腔可正常、变小或消失，或形态失常，侧脑室可轻度扩张，也可正常，晚孕期可见胼胝体缺失处上方扣带沟及扣带回移位变形，脑沟、脑回呈放射状排列。

3. 胼胝体发育不良（HPCC）　胼胝体大体形态形成后发育停滞造成，胼胝体各部均存在，仅表现为胼胝体形态失常、不饱满及厚度变薄、厚薄不均。

【超声表现】

1. 探头选择　常规选用二维凸阵探头经腹部检查；对于胎位为头位者或头位并胎头位置较低时可选用二维腔内探头经阴道检查，对于孕妇腹壁较薄、胎儿位置佳者还可选用线阵探头，均可获得较高的分辨率。另外，三维容积探头通过重建技术能够显示胎儿颅脑正中矢状切面，对正常胼胝体的显示和胼胝体发育异常的诊断具有一定优势。

2. 观察切面　对胼胝体可采用不同切面进行观察，如正中矢状切面、横切面、冠状切面。

（1）正中矢状切面：可显示完整胼胝体（图 2-7-3），呈弧形薄带状低回声，其下方为透明隔腔、第三脑室、丘脑，上方为胼胝体沟、扣带回，前方为扣带回，后方为大脑大静脉，彩色多普勒可显示紧邻胼胝体上方并与之平行的胼周动脉（图 2-7-4）。该切面是观察胼胝体的最佳切面，二维超声可直接获得该切面，但要求以胎儿前囟、后囟或颅缝为声窗，对胎位要求较高，切面较难获得。

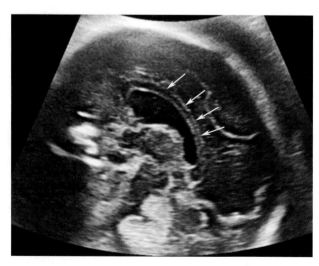

图 2-7-3　超声正中矢状切面显示胼胝体（箭头）

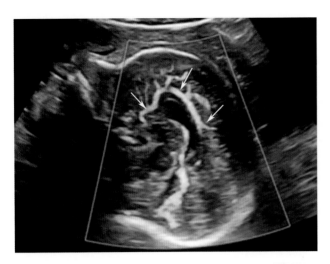

图2-7-4　超声正中矢状切面彩色多普勒显示胼周动脉（箭头）

（2）横切面：最易获得的切面，观察切面包括常规颅脑横切面及特殊横切面。

1）常规颅脑横切面：主要观察切面有侧脑室水平横切面、丘脑水平横切面、小脑水平横切面，常规横切面仅能够显示胼胝体膝部（图2-7-5），不能完全满足对胼胝体显示的需求，对胼胝体发育异常的诊断主要通过对其间接征象，即胼胝体周围毗邻结构异常的观察，如透明隔腔、双侧侧脑室、丘脑、第三脑室、大脑镰等。

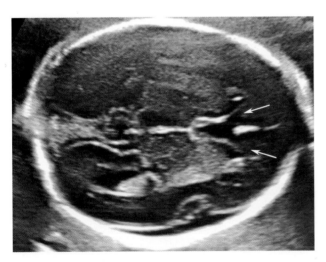

图2-7-5　丘脑水平横切面
显示胼胝体膝部（箭头），位于透明隔前方。

2）特殊横切面：有学者研究发现，通过一些特殊横切面可分别完成对胼胝体各部位的显示，主要观察切面有胼胝体最大前后径横切面、胼胝体膝部和压部观测切面、胼胝体体部观测切面。①胼胝体最大前后径横切面：在丘脑水平横切面基础上，以探头中点为轴心，探头的标记侧往胎儿尾侧旋转探头30°～60°可显示胼胝体膝部及压部，该切面为胼

胝体最大前后径切面，可测量胼胝体最长前后径；该切面还可显示的结构为透明隔腔、双侧对称"蚕豆状"丘脑、大脑外侧裂、胼胝体膝部前方及压部后方的大脑镰、双侧侧脑室前角及后角。②胼胝体膝部和压部观测切面：在胼胝体最大前后径切面基础上向颅顶方向平移，至丘脑完全消失，透明隔腔与其后方韦氏腔（Vergae腔）相连形成长方形无回声区，可显示胼胝体膝部和压部；该切面可测量胼胝体膝部左右径、前后径、前角、后角，以及胼胝体压部左右径、前后径、前角、后角，还可显示的结构为透明隔腔、韦氏腔、双侧侧脑室前角及体部、胼胝体膝部前方及压部后方的大脑镰。③胼胝体体部观测切面：在胼胝体膝部和压部观测切面基础上向颅顶方向平移，至透明隔腔与其后方韦氏腔刚好消失，可显示胼胝体体部；该切面可测量胼胝体体部前后径、左右径，还可显示的结构为双侧侧脑室前角及体部、胼胝体体部前后方的大脑镰。

（3）冠状切面：观察切面主要为常规颅脑冠状切面（图2-7-6）。主要观察切面有侧脑室前角冠状面、侧脑室体部冠状面、小脑冠状面。

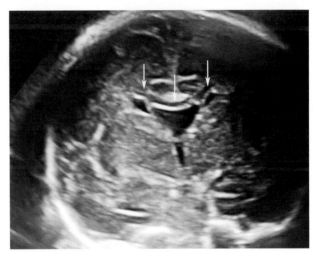

图2-7-6　丘脑水平冠状切面
显示胼胝体压部（箭头），位于透明隔上方。

3. 胼胝体发育异常　声像图表现不同类型的胼胝体发育异常声像图表现不同。

（1）完全型胼胝体缺失

1）直接征象：各切面中均未显示胼胝体低回声。

2）间接征象：完全型胼胝体缺失后会造成毗邻结构形态或位置的异常（图2-7-7），如透明隔腔消失，发生率为100%；双侧侧脑室扩张，前角变窄、向外侧移位呈"牛角状"，体部间距增宽、相互平行、三角区和枕角扩张，侧脑室呈"泪滴状"，发生率为

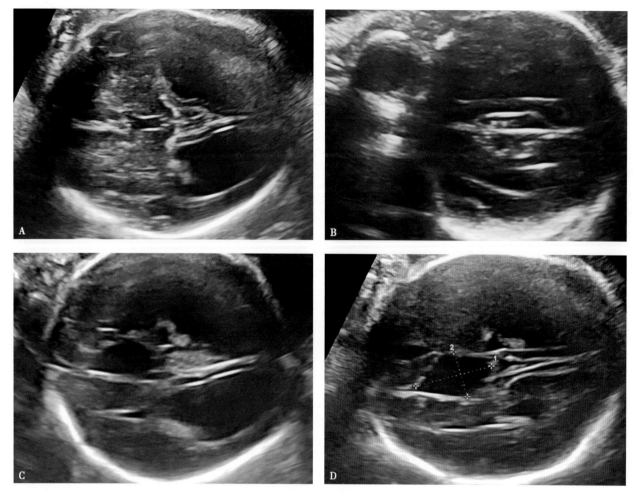

图 2-7-7　完全型胼胝体缺失

A. 经丘脑水平冠状面未见透明隔腔，第三脑室扩张、双侧侧脑室扩张；B. 经侧脑室前角冠状面未见胼胝体及透明隔腔；
C. 侧脑室扩张呈"泪滴状"；D. 大脑纵裂池蛛网膜囊肿。

90%～100%；第三脑室上移、位于两侧侧脑室之间，有文献报道其发生率为 51.4%；大脑半球间距增宽，大脑镰和大脑半球内侧缘形成三线征，有文献报道其发生率为 60%；另外，还可出现第三脑室扩张，有时可扩张呈囊状，易被误认为透明隔腔或蛛网膜囊肿；晚孕期正中矢状面显示扣带沟及扣带回消失，脑沟、脑回呈放射状排列。

3）彩色多普勒血流成像（color Doppler flow imaging, CDFI）：胼周动脉消失，发生率为 100%，胼周动脉为大脑前动脉较大分支之一，正常胎儿胼周动脉紧邻胼胝体上方并与之平行，由前向后走行，完全型胼胝体缺失时正中矢状面显示胼周动脉消失，大脑前动脉向上呈放射状走行，分布到大脑各区域（图 2-7-8）。

（2）部分型胼胝体缺失

1）直接征象：胼胝体压部缺失，而嘴部、膝部及体部正常；或压部及体后部消失，而嘴部、膝部及体前部正常，可通过相应切面显示（图 2-7-9、图 2-7-10）。

2）间接征象：介于正常和完全型胼胝体缺失之间，与胼胝体缺失程度有关，缺失程度较轻者除胼胝体部分缺失外可无其他异常征象，缺失程度较重者可出现与完全型胼胝体缺失相似的间接征象。透

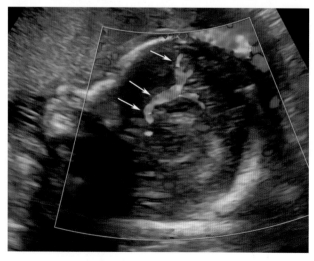

图 2-7-8　完全型胼胝体缺失正中矢状面

胼周动脉消失，大脑前动脉（箭头）向上呈放射状走行。

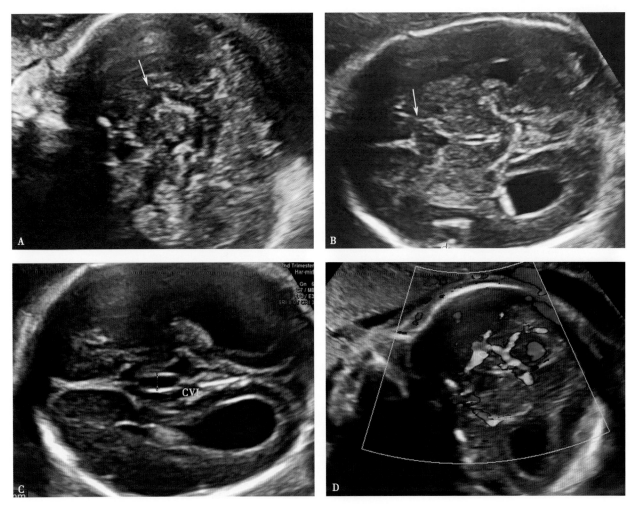

图 2-7-9 部分型胼胝体缺失

A. 正中矢状面显示胼胝体膝部（箭头）可显示，体部及压部未见显示；B. 经丘脑水平冠状面可见透明隔腔及前方的胼胝体膝部（箭头）；C. 侧脑室扩张呈"泪滴状"；D. 胼周动脉变短、走行僵硬。CVI：中间帆腔。

明隔腔多数显示，可正常或变小；双侧侧脑室可正常或轻至中度扩张；第三脑室位置可正常或上移；大脑半球间距增宽，大脑镰和大脑半球内侧缘形成三线征；晚孕期可见胼胝体缺如处上方扣带沟及扣带回消失，脑沟、脑回呈放射状排列。

CDFI：胼周动脉短小，在胼胝体缺如处胼周动脉消失（图 2-7-9D）。

（3）胼胝体发育不良：胼胝体各部均存在，仅表现为形态不饱满及厚度的变薄，产前胼胝体发育不良发生率低，多数为个案报道，产后患者可无明显症状，多因其他疾病进行检查偶然被发现，因此，产前、产后均对其认识不足；目前有学者对胼胝体大小的正常值进行了研究，但关于不同孕周正常胼胝体各部位的径线无统一的切面、测量方法和参考值，并且胼胝体发育不良胼胝体周围毗邻结构大多无明显异常改变，即很少出现间接征象，因此产前超声对其诊断较为困难。

【三维超声】

三维超声通常以胎儿颅脑横切面为初始切面，获得容积数据后通过不同成像技术如断层超声显像技术、三维自由解剖成像技术、容积对比成像技术，重建胎儿颅脑各切面观察胼胝体，目前三维超声多数通过重建胎儿颅脑正中矢状切面显示正常胼胝体和对胼胝体发育异常进行诊断，达到与二维正中矢状切面相似的效果，另外，还可通过图像中 A 平面（横切面）和 B 平面（冠状面）对胼胝体周围结构进行观察。三维超声优点在于不受胎儿体位影响，切面容易获得，其不足在于三维图像分辨率不够，不能清晰显示胼胝体轮廓，胼胝体与周围相邻组织如透明隔腔无法完全区分，尤其对部分型胼胝体缺失和胼胝体发育不良诊断效能不佳。

【相关异常】

1. 复杂型胼胝体发育不良 在胼胝体发育不全中约占 68%，合并异常包括其他颅内、外结构异常及

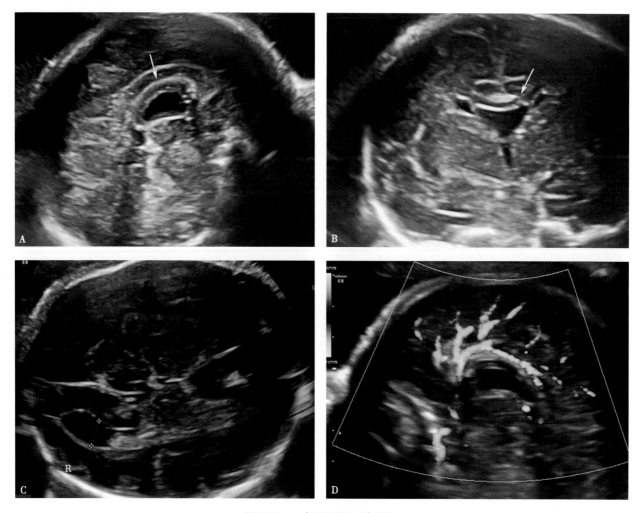

图 2-7-10 部分型胼胝体缺失

A. 正中矢状面显示胼胝体压部未见显示,膝部及体部(箭头)可显示;B. 经丘脑水平冠状面可见透明隔腔及其上方的胼胝体体部(箭头);C. 侧脑室(测量光标)未见扩张;D. 胼周动脉走行大致正常。R:右侧。

遗传学异常,产前影像学发现合并颅内异常者的比例为 46%~70%,合并颅外异常的比例则差异较大。常见的颅内异常有脑中线脂肪瘤、脑沟回发育异常、小脑蚓部发育不良、蛛网膜囊肿等,颅外结构异常有颅面部发育异常、心脏结构异常、消化道结构异常、骨骼及生殖道异常、脐膨出、单脐动脉、胎儿生长受限等;遗传学异常如基因综合征(Aicardi 综合征、Andermann 综合征、Acrocallosal 综合征、胼胝体 - 生殖器发育不良等)、先天性代谢紊乱(Ⅱ型戊二酸尿症、新生儿肾上腺脑白质发育不良、非酮症高甘氨酸血症、丙酮酸脱氢酶缺乏等)、染色体异常(如 18- 三体、8- 三体或 13- 三体)等。

2. 胼胝体发育异常 常伴发脑中线脂肪瘤,发生率约为 3%,颅内脂肪瘤是因早孕期原始脑膜吸收不全而分化为脂肪瘤,文献报道胼胝体区的脂肪瘤导致胼胝体背侧原始脑膜溶解、吸收并分化为脂肪组织,从而影响胼胝体的发育。超声表现为晚孕期发现的脑中线胼胝体区均质高回声团(图 2-7-11),

边界清晰,形态不规则,常呈条索状、半月形或椭圆形,可向侧脑室延伸,无占位效应,能量多普勒中病变内部可见点状血流信号。

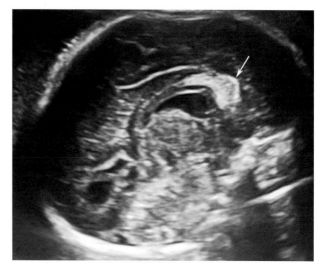

图 2-7-11 部分型胼胝体缺失合并脑中线脂肪瘤

与图 2-7-10 为同一患者。胼胝体嘴部、膝部前上方(胼胝体沟处)可见条索状高回声团(箭头)。

【注意事项】

1. 正常胼胝体较薄，厚度仅为数毫米，且能够显示胼胝体全貌的最佳切面——正中矢状切面要求以胎儿囟门或颅缝为声窗，对胎儿位置有较大依赖性，并且对检查者经验和技术要求较高，切面较难直接获取，因此需通过横切面和冠状切面观察。目前多数人对能够显示完整胼胝体的特殊切面认识不足，而对常规横切面和冠状切面较为熟悉，这些切面只能显示部分胼胝体，无法直接对胼胝体进行完整的评估，当出现胼胝体发育异常的间接征象时，如透明隔腔缺失、侧脑室扩张等，才会怀疑胼胝体发育异常，进而通过各切面详细观察胼胝体，因此应重视对间接征象的观察。但有时间接征象并不会出现或者不典型，尤其是部分型胼胝体缺失和胼胝体发育不良者，因此仅根据间接征象并不能筛查出所有类型胼胝体发育异常。

2. 胼胝体的发育是一个动态、复杂的过程，其大体形态成形于孕 18～20 周，因此孕 20 周前诊断胼胝体发育不全尤其是部分型胼胝体缺失需谨慎；有学者研究发现早孕期通过间脑结构异常（间脑 - 大脑镰比值异常）和胼周动脉异常（胼周动脉是否缺如、长度异常）可预测胼胝体发育异常。

3. MRI 是一种相对安全无辐射的影像学检查方法，在软组织成像方面具有明显优势，并且不受胎儿位置影响进行多方位成像，如矢状位、冠状位等，因此对于超声检查中因胎位不佳、羊水少、孕妇腹壁皮下组织厚等各种原因导致胼胝体显示不满意的患者，可结合胎儿头颅 MRI 检查以提高诊断准确率，但 MRI 也有其自身不足，如检查时间较长、过程中易受胎动影响，因此仅适合较大孕周胎儿，且检查成本较高。

【预后评估】

关于胼胝体发育异常预后随访研究较少，尚无统一结论，文献报道，胼胝体发育异常患儿出现精神、神经相关疾病的比例较正常胎儿高，另外，在神经发育延迟的人群中，胼胝体发育异常的患病率明显高于普通人群。

不同类型胼胝体发育异常预后存在较大差异，与是否合并其他结构异常或遗传学异常有关。单纯型胼胝体缺失预后相对较好，出生时表现正常，但随着年龄增长症状逐渐显现，多数（85%）可出现不同临床症状，主要有神经发育迟缓、癫痫，神经发育迟缓可表现为认知障碍、智力减退（但 2/3 患儿的智力仍在正常范围内）、肌力减退、肌张力增高、共济失调等；另外，在辨认负面情绪或复杂的精神状态上可能存在缺陷，并且在理解他人思路时有可能存在困难。此外，完全型胼胝体缺失患者临床症状发生率略低于部分型胼胝体缺失，但差异不明显，即胼胝体缺失程度并不会直接影响患者结局；复杂型胼胝体缺失预后相对单纯型胼胝体缺失较差，出现宫内死亡数及出生后死亡数均高于单纯型胼胝体缺失，多数（82%）出生后即可出现神经发育迟缓、癫痫、脑瘫等；另外，复杂型胼胝体缺失的预后还取决于合并的异常类型。

目前，由于对胼胝体发育不良缺乏足够认识，多数孕妇在产前诊断为胼胝体发育异常后选择终止妊娠，引产率高达 65%。应充分告知孕妇胼胝体发育异常可能存在的风险和预后具有不确定性，是否保留胎儿需综合胼胝体发育不良合并异常的情况及父母对胎儿的期望两方面考虑，因此发现胼胝体发育异常后要对胎儿进行详细的系统筛查，进一步排除有无其他结构异常及进行相关遗传学咨询，复杂型胼胝体缺失的预后相对较差，可能会给家庭造成一定的负担，须慎重选择；而单纯型胼胝体缺失的预后相对较好，但也可能出现神经系统症状，且不可预测，应结合父母风险承受能力和对其将来发展期望综合考虑。

（王睿丽）

第八节 脑室扩张

【概述】

脑室扩张（ventriculomegaly，VM）是指过多的脑脊液积聚在脑室系统中，造成脑室径线增大，是产前超声检查中最常见的中枢神经系统异常征象之一。脑室扩张发生率为 0.1%～0.2%，以侧脑室扩张为典型表现。侧脑室扩张根据是否合并其他超声可见的结构异常分为孤立性侧脑室扩张与非孤立性侧脑室扩张。严重的脑室扩张将威胁胎儿的生命及出生后智力发育，因此脑室扩张的产前诊断及预后对产前咨询及临床管理至关重要，包括是否继续妊娠、分娩方式、围生期和产后护理等。

【病理与临床】

脑室系统包括双侧侧脑室、第三脑室、第四脑室。

正常情况下脑脊液的产生和回流是平衡的，胎儿脑脊液主要由侧脑室内的脉络丛产生，由室间孔进入第三脑室，经中脑导水管流入第四脑室，通过第四脑室正中孔和两外侧孔进入蛛网膜下腔，再由蛛网膜颗粒回流至上矢状窦，最后汇入颈内静脉

（图 2-8-1）。以上脑脊液循环通路任何环节出现异常，均可引起脑室扩张。

1. **病理** 轻度脑室扩张本身无明显病理学意义，可为生理变异；如果脑室进一步扩张，脑室系统压力升高，脑室周围灰质、白质相继受压，神经元受损，并引起脑室旁白质水肿和变性，大脑皮质受压变薄，继而可引起脑萎缩。

2. **病因** 引起脑室扩张的病因多且复杂，常见原因如下：

（1）中枢神经系统结构异常：一些中枢神经系统结构异常可造成脑脊液循环障碍、脑脊液分泌过多或吸收减少，从而导致脑室扩张。其中中脑导水管狭窄是最常见的原因，导致中脑导水管狭窄的原因包括遗传性因素、宫内感染、颅内肿瘤、颅内出血等。脉络丛乳头状瘤可分泌过多脑脊液导致脑室扩张。大的脉络丛囊肿可引起暂时性的脑室扩张。

（2）正常变异：常见于不合并其他结构畸形、非整倍体筛查及基因诊断检测结果正常的轻中度侧脑室扩张者，特别是孤立性侧脑室扩张宽度接近 10mm 的胎儿。

（3）感染：5% 的轻中度脑室扩张是由先天性胎儿感染引起的，常见的感染病原体有巨细胞病毒、弓形虫、寨卡病毒、细小病毒 B19、单纯疱疹病毒等。这些病原体可能引起室管膜内壁和蛛网膜颗粒的炎症、大脑萎缩、纤维化，从而导致中脑导水管梗阻，造成脑脊液增多致使脑室扩张。

（4）遗传性疾病：胚胎染色体核型异常会造成胎儿中脑胶质细胞增生、中脑导水管狭窄及隔膜形成，从而引起脑室扩张，并逐渐进展为脑积水，严重者胎死宫内。

另外，研究证实孕妇高龄、吸烟、不良孕史、妊娠期服用高危药物亦是脑室扩张的高危因素。

3. **临床表现** 胎儿期主要表现为头围及双顶径增大；婴幼儿表现为头围明显增大，颅缝增宽，前囟张力大或隆起，眼球呈"落日征"，眼球震颤，可伴有语言、运动功能障碍，抽搐，智力低下。

【超声表现】

1. 脑室系统扩张呈无回声区，多为侧脑室扩张，可单侧或双侧，双侧不对称扩张常见，单纯第三脑室、第四脑室扩张罕见。

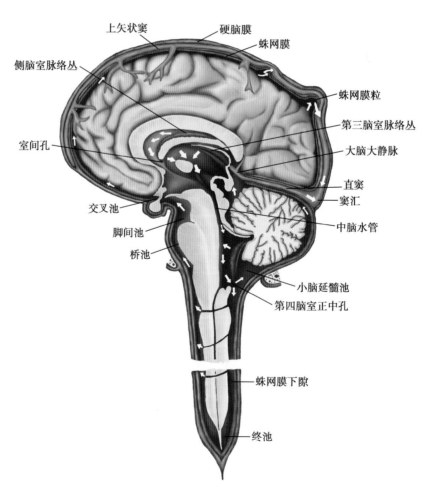

图 2-8-1 脑脊液循环图

（引自：丁文龙，刘政学. 系统解剖学 [M]. 9 版. 北京：人民卫生出版社，2018.）

（1）侧脑室扩张以侧脑室宽度为主要测量指标。侧脑室宽度的测量在侧脑室水平横切面上侧脑室体部及后角水平，可包括脉络丛，选择侧脑室最宽的部位，垂直于侧脑室强回声的内侧壁进行测量（图 2-8-2），正常值小于 10mm。胎儿侧脑室宽度在孕 15～40 周时较为稳定，其平均值保持在（7.6±0.6）mm。根据侧脑室扩张的严重程度，分为：①轻度，10mm≤侧脑室宽度＜12mm；②中度，12mm≤侧脑室宽度＜15mm；③重度，侧脑室宽度≥15mm。

（2）侧脑室比率也是评价重度侧脑室扩张程度的一种间接方法。侧脑室比率是指侧脑室水平横切面上侧脑室后角宽度与脑球半径的比值，脑球半径是指侧脑室水平横切面上脑中线距颅骨内表面之间的距离。侧脑室比率正常值小于 0.33，早孕期可大于此值。

（3）第三脑室在孕期不易观察，可呈现为三种形态：①单一的线性回声；②两条平行的线状回声；③两条不平行的线状回声，呈"V"形（图 2-8-3）。前

者常见于中期妊娠，后两者常见于晚期妊娠。在妊娠 12～28 周时，第三脑室的平均宽度为 1mm 左右，以后随妊娠的进展而增宽。对第三脑室扩张的诊断标准尚有争议，部分学者认为横径＞3.5mm 可认为扩张，也有部分学者认为横径＞3.0mm 即可认为扩张。中脑导水管狭窄者双侧侧脑室扩张的同时可见

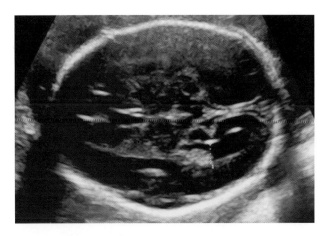

图 2-8-2　侧脑室宽度超声测量图（光标处）

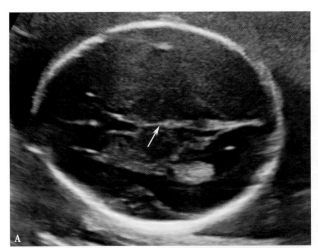

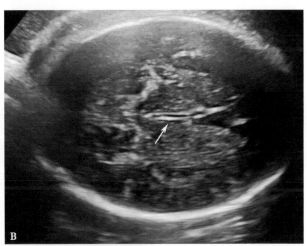

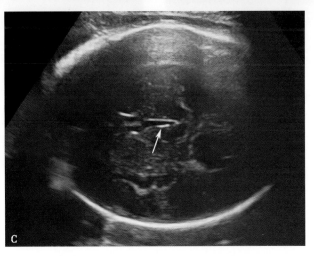

图 2-8-3　第三脑室的三种形态（箭头）
A. 单一线性回声；B. 两条平行的线状回声；C. 两条不平行的线状回声。

第三脑室扩张,而第四脑室不扩张。第三脑室扩张时还需注意对胼胝体的观察。

(4)第四脑室通常是在小脑水平横切面观察,第四脑室在中孕期显示最为清晰,平均前后径为3.5mm,平均左右径为3.9mm。第四脑室大小及形态改变是颅后窝肿物或脑发育异常的特征之一,如Joubert综合征时可见第四脑室呈"蝙蝠翼"征(图2-8-4),Blake陷窝囊肿时可见第四脑室呈囊状扩张(图2-8-5)等。

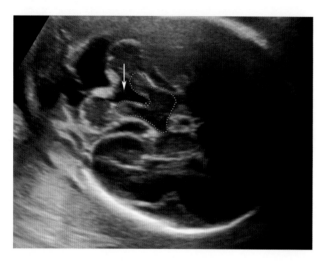

图2-8-4 Joubert综合征
由于小脑蚓部发育不良形成的"中线裂征"、第四脑室变形呈"蝙蝠翼"征(箭头)、小脑上脚增宽形成的"磨牙征"(描记处)。

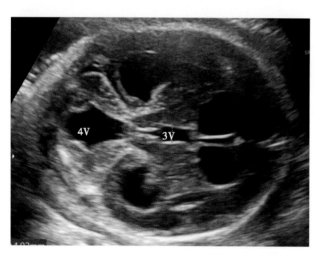

图2-8-5 Blake陷窝囊肿时第四脑室呈囊状扩张
3V:第三脑室;4V:第四脑室。

2.正常情况下,脉络丛位于侧脑室两侧壁之间并平行于脑中线。当侧脑室扩张时,脉络丛位置发生变化,倾斜或垂直于脑中线,呈"悬垂征"(图2-8-6),该征象是侧脑室扩张的特异性表现。有学者认为,在中孕期如果检查发现脉络丛与侧脑室内侧壁的距离3~4mm甚至更长,即便侧脑室宽度不足10mm,也应引起注意。

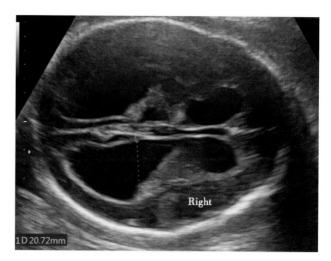

图2-8-6 侧脑室扩张时,脉络丛呈"悬垂征"
Right:右侧。

3.严重侧脑室扩张,可引起胎儿头围与双顶径增大,脑实质受压变薄,如为单侧侧脑室扩张,则脑中线向健侧偏移。

4.侧脑室局部大小与形态异常时,应注意对脑室壁及脑室周围脑白质的观察。室管膜下型灰质异位时,可引起侧脑室室壁不规则、毛糙,呈"锯齿状"或"连续波浪状",结节样的高回声凸向侧脑室内(图2-8-7);脑室周围白质软化症时,双侧脑室旁脑白质内和/或半卵圆中心脑白质内见类圆形或不规则形的无回声或低回声囊腔,严重者囊腔可汇入脑室,致脑室扩大、外形不规则等(图2-8-8)。

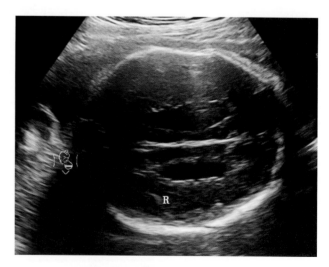

图2-8-7 室管膜下型灰质异位
室管膜下型灰质异位时,侧脑室壁不规则、毛糙,呈"锯齿状"或"连续波浪状"。R:右侧。

5.胎儿脑室扩张合并其他异常时,除了脑室扩张还具有各自典型的超声声像图特征。如开放性脊柱裂时,还表现为"柠檬头"、"香蕉"小脑,椎弓骨化中心呈"U"形或"V"形开放,表面软组织异常如形

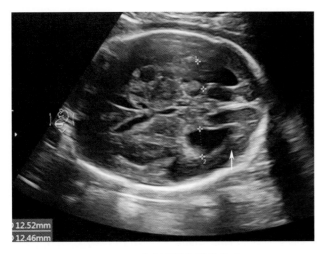

图 2-8-8　脑室周围白质软化症
右侧脑室旁脑白质内见类圆形无回声及低回声囊腔（箭头）致脑室扩大、外形不规则。

成脊膜囊肿、脊髓脊膜囊肿或皮肤缺失（图 2-8-9）；完全型胼胝体缺失时，还表现为双侧扩张的侧脑室呈"泪滴状"、透明隔腔缺失、第三脑室扩张并上移等（图 2-8-10）。

6. 以上胎儿脑室扩张的超声表现多出现于中孕期及晚孕期，而在早孕期并没有明确的诊断标准，可能是由于脑室扩张在早孕期罕见发生或者超声表现不明显。早孕后期正常颅脑声像图表现为椭圆形的强回声环，脑中线为大脑半球之间线状强回声，脑皮质为薄带状低回声，侧脑室所占比例较大，但侧脑室宽度亦小于 10mm，双侧脉络丛充填于侧脑室，呈"蝴蝶"征。有研究认为，早孕后期胎儿脑室扩张的主要表现是脉络丛菲薄、双顶径增大。另有研究对孕 11～13^{+6} 周胎儿脑室扩张进行评估，在胎儿头颅横切面上分别测量侧脑室和脉络丛的长度、宽度及面积，并计算脉络丛与侧脑室二者之间长度的比值、宽度的比值及面积的比值。正常胎儿侧脑室和脉络丛面积随胎儿双顶径的增大而增大，而脉络丛与侧脑室宽度的比值、长度的比值、面积的比值随胎儿双顶径的增加而降低。研究观察到约 94% 的孕 11～13^{+6} 周诊断为脑室扩大的胎儿脉络丛与侧脑室面积的比值较正常胎儿偏小，特别是在 18- 三体综合征和 13- 三体综合征的胎儿中，因此二者面积的比值有助于妊娠早期脑室扩张的评价。但目前关于妊娠早期脑室扩大的研究数据很少，此时期对脑室扩张的诊断要非常慎重，对疑似脑室扩张的胎儿在中孕期或晚孕期进行详细的神经系统超声检查。

【注意事项】

1. 应注意检查双侧侧脑室，避免单侧侧脑室扩张的漏诊。

2. 由于混响伪像，颅骨后方近场颅内结构难以观察，近场侧脑室测量值存在较大的测量误差，远场侧脑室宽度测量较为准确。

3. 当孤立性脑室扩张时，建议对其动态监测，推荐超声监测的间隔时间为 2～3 周，并于孕 30～34 周进行详细的神经系统超声检查，其目的在于监测侧脑室扩张程度的变化及发现中孕期未显现的中枢神经系统畸形。

4. 当检出胎儿脑室扩张时，应进行全面的系统超声筛查，注意是否合并其他系统畸形。

5. 若胎儿为头位，尤其是孕周大、羊水少、孕妇肥胖的病例，经腹部超声显示困难时，腔内探头经阴道超声通过胎儿前囟进行正中矢状面及冠状面扫查，可能更容易显示双侧侧脑室前角、透明隔及胼胝体等结构。

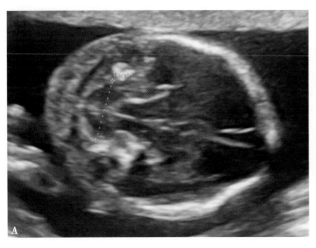
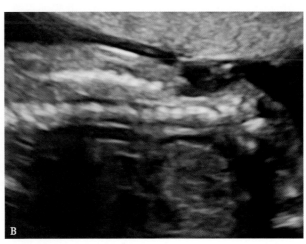

图 2-8-9　开放性脊柱裂
A. 侧脑室扩张，"柠檬头"、"香蕉"小脑，虚线指"香蕉"小脑；B. 椎管向后开放，可见囊性回声向外膨出，皮肤缺失。

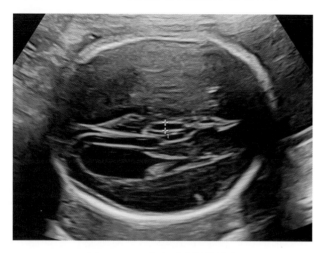

图2-8-10 完全型胼胝体缺失

双侧扩张的侧脑室呈"泪滴状"、透明隔腔缺失、第三脑室（测量光标）扩张并上移。

6. 胎儿的磁共振成像（MRI）目前作为产前诊断的重要补充检查手段，可以识别超声无法检测到的细微中枢神经系统异常。在轻度侧脑室扩张的胎儿中可检测到12.5%～16.7%额外的异常，如脑灰质异位、脑室周围白质软化症等。但一些研究认为在没有危险因素的情况下，其常规使用值得商榷。另外，因受成像方式、测量层面及操作者经验等因素影响，MRI侧脑室测量值与超声测量值比较可能存在差异，但不能简单将二者间的差异视为侧脑室宽度的变化。也有研究认为，超声经颅脑横切面与MRI颅脑冠状位测量胎儿侧脑室宽度具有较好的一致性，尤其是侧脑室在正常范围或轻度扩张时，而严重侧脑室扩张时，侧脑室宽度在超声和MRI中的差异较大。

【相关异常】

脑室扩张并非一种疾病，多为胎儿其他异常的并发征象。胎儿脑室扩张程度与是否合并其他异常密切相关，研究发现胎儿重度侧脑室扩张中的约60%合并其他异常，轻度侧脑室扩张中的10%～50%合并其他异常。

可导致或并发脑室扩张的异常如下：

1. **中枢神经系统畸形** 此类畸形最常见，侧脑室扩张的胎儿常合并脊柱裂、胼胝体发育不全，其次为Dandy-Walker畸形、Arnold-Chiari Ⅱ畸形、脑膨出、前脑无裂畸形、无脑回畸形、蛛网膜囊肿、脉络丛囊肿、小头畸形、脑室周围白质软化症、脑室出血等。

2. **其他结构畸形** 最常见的是心血管畸形，如主动脉缩窄、室间隔缺损、法洛四联症等。还可能合并颜面部畸形如唇腭裂；泌尿系统发育异常如多囊性肾发育不良、肾缺如等；骨骼系统异常如致死性侏儒、软骨发育不良等。

3. **染色体异常** 最常见的是21-三体综合征，还可见于18-三体综合征、13-三体综合征、Klinefelter综合征（47,XXY）、超雄综合征（47,XYY）、三倍体、染色体部分缺失、非平衡易位、Meckel-Gruber综合征、Walker-Warburg综合征、Apert综合征等。

4. **宫内感染** 宫内感染可导致脑室扩张，还可出现其他感染相关征象如胎儿生长受限、室管膜下囊肿、室周钙化灶、肠管回声增强、腹水、肝脏钙化灶、胎粪性腹膜炎，羊水过多，小头畸形等，这些征象往往出现在妊娠晚期。

【鉴别诊断】

胎儿脑室扩张容易与颅内部分囊性病变的超声表现相混淆，如室管膜下囊肿、蛛网膜囊肿、Galen静脉瘤等。

1. 室管膜下囊肿多发生在尾状核头部与丘脑交界处、侧脑室前角旁，囊肿双侧多见，可单发或多发呈串珠样。位于侧脑室前角旁的室管膜下囊肿有时需要与侧脑室前角扩张相鉴别，侧脑室前角扩张者与整个脑室相通，而室管膜下囊肿存在边界，多发者内常可见分隔，且不与侧脑室相通。

2. 蛛网膜囊肿位于蛛网膜下腔内，多见于小脑幕上大脑中线区域，表现为颅内圆形或不规则形囊性无回声区，囊壁薄且光滑。中线区域的蛛网膜囊肿需与扩张的第三脑室鉴别，鉴别点在于二者周围毗邻关系不同及是否与脑室系统相通等。

3. Galen静脉瘤位于第三脑室后方、丘脑后下方中线处，呈无回声囊性结构，囊壁薄而光滑，形态规则，彩色多普勒显示囊性无回声区内充满彩色血流信号，脉冲多普勒呈高速低阻频谱。Galen静脉瘤需与扩张的第三脑室鉴别，二者鉴别主要依靠彩色多普勒，扩张的第三脑室内无血流显示。

【预后评估】

1. 孤立性侧脑室扩张的预后主要取决于侧脑室扩张的程度和侧脑室宽度在宫内的进展情况。

（1）侧脑室扩张的程度：孤立性轻度侧脑室扩张胎儿绝大多数预后良好，少数出生后可能出现神经系统后遗症；重度侧脑室扩张由于脑脊液动力学发生改变，脑组织结构异常或脑组织破坏，往往预后差，病死率高达70%～80%，活产胎儿中超过一半智力发育异常。

（2）侧脑室宽度在宫内的进展情况：①约30%

胎儿侧脑室宽度消退至正常，这种一过性的侧脑室扩张可能为脑脊液暂时性引流延迟或分泌过多所引起；②约50%胎儿侧脑室宽度稳定，预后良好；③约15%胎儿侧脑室宽度继续进展，可能出现颅内压升高引起脑积水，预后较差。

2．非孤立性侧脑室扩张预后主要与合并其他畸形的严重程度及染色体异常相关，通常预后较差。

3．另有研究表明双侧侧脑室扩张且脑室宽度相差＞2mm者（即不对称性侧脑室扩张）出生后神经系统发育异常的发生率较对称性侧脑室扩张者高；男性胎儿侧脑室扩张的比例较女性高，但侧脑室扩张的预后与胎儿性别的相关性仍有待进一步研究；脑室扩张的再发风险取决于病因，孤立性脑室扩张总体再发风险小于2%，存在染色体异常的情况下风险可能会增高。

4．对于出生后的重度侧脑室扩张患儿应早期行脑室引流术，以减少神经系统损伤。国外学者对重度侧脑室扩张的宫内治疗进行了许多尝试，选择孤立性侧脑室扩张病例，主要方法有头颅穿刺术、持续性脑脊液体外引流术和脑-羊膜腔分流术，对缩小脑室容积、降低病死率、改善预后有一定效果，但许多细节还不成熟，有引起胎儿死亡、早产、颅内感染的病例报道，其临床应用尚需进一步探索。

综上所述，当产前发现胎儿脑室扩张时，应对其进行全面评估（图2-8-11）。应该对胎儿结构进行全面详细的超声筛查，判断是否合并其他结构异常，尤其是神经系统和心血管系统，并进行遗传学及血清学检查。合并严重异常时可终止妊娠，继续妊娠者应超声定期随访脑室扩张进展情况。

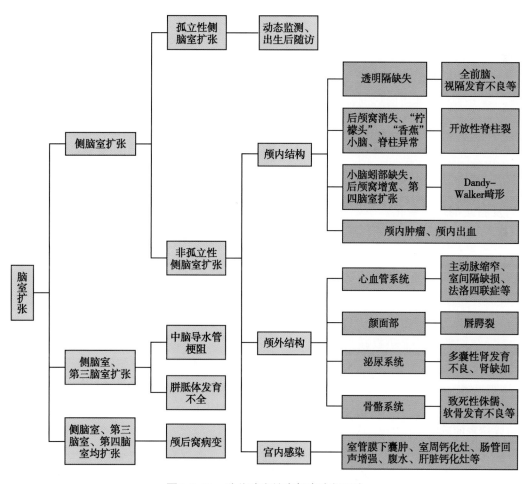

图2-8-11　胎儿脑室扩张超声诊断思路

（王睿丽）

第九节 颅内出血

【概述】

颅内出血（intracranial hemorrhage，ICH）是指发生在胎儿期因缺血缺氧等原因导致的胎儿出血性颅脑疾病，是导致产前胎儿脑损伤与胎儿脑卒中的主要原因之一。胎儿颅内出血不同于其他颅内病变，并非由异常胚胎发育造成。在早产儿中颅内出血较常见，出生孕周越早，发生率越高，而在胎儿期，颅内出血是一种少见的颅内病变，发病率约为1/10 000。近几年，产前超声及产前 MRI 对胎儿颅内出血的报道有所增加。

【病理与临床】

胎儿颅内出血大部分发生在中晚孕期，多于孕23 周以后发生，可能与生发层的发育有关。孕 24 周脑室系统和脊髓中央管的室管膜下出现生发层基质，孕 32 周后生发层基质逐渐萎缩，至足月时基本消失。生发层基质由一些仅含内皮细胞的毛细血管构成，血供丰富，支持间质少，血管组织脆弱，在孕 24～32 周尤为显著。基于生发层基质的解剖特点，受到低压或缺氧条件的刺激，这些血管会出现损伤或破裂，导致出血，通常可破入脑室。除此之外，孕妇本身疾病及外力作用等因素也可导致胎儿颅内出血。

引起出血的原因很多，如：

1. 孕妇及胎儿的血压变化 孕妇服用可卡因或阿司匹林等药物、妊娠期高血压疾病、双胎输血综合征等均可引起胎儿血压的波动，导致颅内出血。

2. 外伤 外力作用可导致胎儿脑实质出血、硬膜下出血及硬膜外出血。

3. 孕妇及胎儿凝血功能障碍 胎儿同种免疫性血小板减少症、孕妇特发性血小板减少症、第 V 凝血因子或第 X 凝血因子的缺乏及华法林或肝素的药物治疗时，因血小板、凝血因子的减少等导致胎儿颅内出血。

4. 细菌或病毒的感染 巨细胞病毒、风疹病毒、单纯疱疹病毒、EB 病毒、结核分枝杆菌、葡萄球菌、大肠埃希菌等引起机体炎症反应，引起颅内出血。

5. 胎盘、脐带异常 胎盘功能不全、胎盘早剥、脐带血栓、脐带打结、脐带血肿等，影响对胎儿供血，引起缺血缺氧，导致颅内出血。

6. 胎儿动静脉血管畸形 根据动静脉血管畸形发生部位的不同，分为颅内动静脉血管畸形和颅外动静脉血管畸形。胎儿颅内动静脉血管畸形如 Galen 静脉瘤，是由一支或几支供血动脉、畸形血管团和引流静脉三部分组成的，无正常毛细血管床。畸形血管团的壁无弹力层，多由纤维组织构成，易破裂出血；动脉供血减少，也会导致出血。胎儿颅外动静脉血管畸形出现卡梅综合征（Kasabach-Merritt syndrome），表现为巨大血管瘤基础上伴发的严重血小板减少、紫癜及凝血功能障碍，常见发生部位为颈部、腋下、腹股沟、四肢或躯干。巨大血管瘤内的动静脉血管畸形引起胎儿颅内灌注减少，可造成出血；血小板减少、紫癜及凝血功能障碍亦可引起胎儿颅内出血。

依据出血部位不同，将胎儿颅内出血分为室管膜下出血、脑室内出血、脑实质出血、蛛网膜下腔出血、硬膜下出血及硬膜外出血，其中室管膜下及脑室内出血较多见，硬膜外出血非常少见，脑实质的出血大多发生在幕上。武玺宁等认为不同部位的出血机制略有不同，静脉或静脉窦破裂出血多导致硬膜下出血；毛细血管破裂出血多导致室管膜下及脑室内出血。Abdelkader 报道双侧或单纯左侧颅内出血的发生率高于单纯右侧颅内出血，可能与左侧颅内血管的顺应性相对较低有关。

在遵循新生儿颅内出血常用分级的基础上，Ghi 做了一些修改，产前超声多采用其分类方法，将胎儿颅内出血分为四级：

Ⅰ级：颅内出血仅限于室管膜下基质。

Ⅱ级：明确的侧脑室内出血，范围≤50%（一侧侧脑室），侧脑室宽度 <15mm。

Ⅲ级：侧脑室出血范围 >50%（一侧侧脑室）或累及双侧侧脑室，侧脑室宽度≥15mm。

Ⅳ级：Ⅰ～Ⅲ级颅内出血伴脑室周围实质内大范围出血。

【超声表现】

1. 二维超声表现 颅内出血部位可见占位性病变声像图。根据病变处于出血后的时期不同，占位性病变的声像图表现不同，随着时间的推移，其呈现规律性的声像图改变，具体表现为：

（1）新鲜出血期（3～8 天）：出血表现为边界清晰、形态不规则的均匀高回声（图 2-9-1）。

（2）液化期（1～2 周后）：病灶内部液化，出血表现为边界清晰、形态不规则的混合回声，内部为低回声或无回声，周边为高回声（图 2-9-2）。

（3）完全溶解期（约 1 个月后）：病灶完全液化，表现为形态不规则的囊性无回声区（图 2-9-3），有时内部可见不规则条索样高回声，为出血吸收后残存机化的纤维状物。若出血量少，可逐渐被完全吸收。

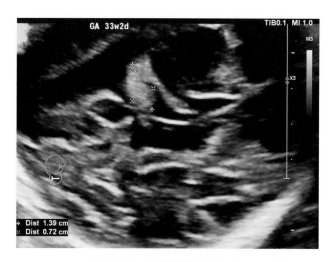

图 2-9-1　左侧侧脑室内出血
左侧侧脑室三角区处脉络丛内侧可见一大小约 1.39cm×0.72cm
高回声。

同时，出血块大小也发生规律性变化，表现为
在最初几天内保持稳定或轻微增大，大约 2 周后逐
渐缩小。

2. 彩色多普勒超声表现　出血内部无彩色血流

信号；大量的出血可能造成胎儿贫血，表现为大脑
中动脉峰值流速增高，若合并胎儿颅内高压，可能
会影响大脑中动脉的峰值流速，低估胎儿贫血的严
重程度。Huang 等发现 3 例出现颅内出血的胎儿，
大脑中动脉舒张末期血流消失，认为大脑中动脉阻
力的增高是由于颅内出血造成的。

3. 继发性表现

（1）脑室扩张：脑室内的血凝块堵塞脑脊液循
环通路（如室间孔、中脑导水管）、脑室内的大量出血
打破脑脊液回流的动态平衡等均可引起脑室扩张。
陈斌等发现室管膜下及脑室内出血最常见的颅内并
存异常为侧脑室扩张。典型表现为单侧或双侧侧脑
室扩张，内部及周边可见团块状占位（图 2-9-4），或
侧脑室内壁回声不光滑，可见结节样突起。

（2）脑穿通畸形：脑实质出血液化期的囊腔如
果较大，可与脑室系统或蛛网膜下腔交通，称为脑
穿通畸形。多为单侧，双侧者罕见。超声表现为与
脑室系统或蛛网膜下腔相通的囊肿，可为一个或多
个，形态不规则，不导致占位效应，通常相通的部位
为侧脑室前角、后角、下角，伴该侧脑室扩张。

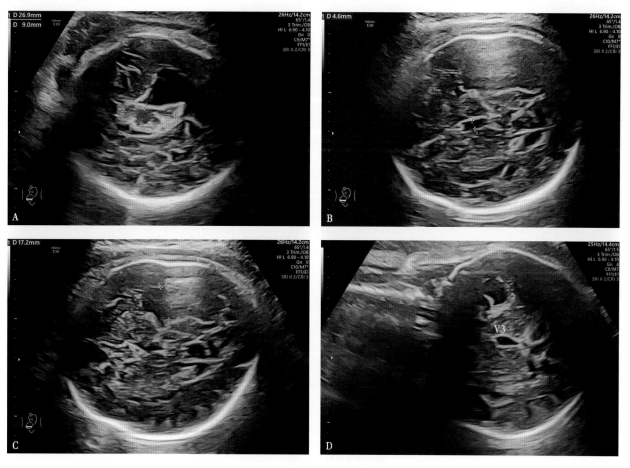

图 2-9-2　右侧侧脑室内出血
A. 右侧侧脑室脉络丛可见混合回声，大小约 2.69cm×0.90cm；B、D. 第三脑室（V3）宽约 4.6mm；C. 右侧侧脑室宽约 17.2mm。

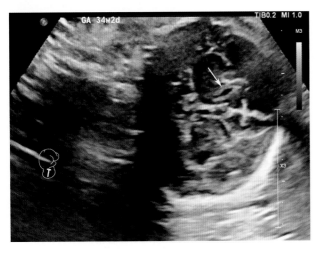

图 2-9-3 左侧室管膜下出血
左侧侧脑室前角外侧可见一囊性回声（箭头）。

【注意事项】

1. 颅内出血的声像图表现缺乏特异性，仅在一次检查中很难明确诊断，可根据随时间进展的声像图改变来帮助判断是否为颅内出血，MRI 有助于鉴别是否为出血。

2. 胎儿颅内出血多发生在室管膜下与侧脑室内。室管膜下出血主要位于侧脑室近尾状核头部和丘脑交界处，相当于室间孔水平，为了尽可能地发现颅内出血，要注意对该部位的观察；高回声的侧脑室内出血与脉络丛分界不清时，往往不容易被发现，常见于前角，声像图表现为体积增大的脉络丛样回声，形态不规则，可伴有室管膜不均匀性增厚。当出现此征象时，要警惕是否为侧脑室内出血。

3. 脑室扩张容易被产前超声发现，但缺乏特异性，如果发现脑室扩张，应仔细观察脑室内部及周边，对不明原因的脑室扩张，可进一步行 MRI 检查寻找可能的病因。

4. 当发现胎儿颅内出血时，要注意是否合并胎儿其他异常，结合孕妇病史尽量寻找出血原因。若是在单绒毛膜双羊膜囊双胎中，伴有一胎羊水多、

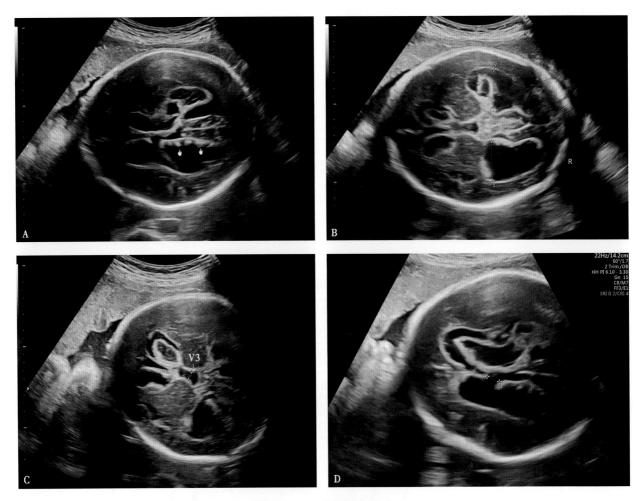

图 2-9-4 双侧侧脑室内出血
A. 左侧侧脑室脉络丛可见囊性回声，侧脑室内可见结节样高回声（测量光标）；B. 双侧侧脑室扩张（测量光标）；C. 第三脑室（V3）增宽；D. 透明隔腔中部右侧连续性中断（测量光标）。

一胎羊水少等，考虑是由双胎输血综合征造成的胎儿颅内出血；若同时合并有胎儿生长受限、孕妇血压高，考虑是由孕妇妊娠期高血压疾病导致的胎儿颅内出血；若胎儿同时存在腹腔积液、肠管扩张、颅脑内或腹腔内钙化等，考虑是由于感染引起的胎儿颅内出血。

5. 由于胎儿引产后脑组织在短时间内即发生自溶，病理解剖并不容易发现明确的出血病灶，因此其不能作为诊断颅内出血的"金标准"。

6. 胎儿颅内出血在产前不容易被发现，产前超声对胎儿系统的结构筛查多在孕 20～24 周进行，而胎儿颅内出血多发生在孕 23 周以后，易错过被检出的最佳时机；随着孕周的增大，颅骨声影对颅内结构显示的影响越来越明显；晚孕期胎头位置固定，当胎头过低时，亦造成胎儿颅内结构显示不清晰，从而影响观察。当发现孕妇妊娠期某些疾病或检出胎儿其他部位异常时，要注意是否合并存在胎儿颅内出血。如孕妇患有高血压或胎儿生长受限时；TORCH 检查提示孕妇存在细菌或病毒感染，或胎儿出现腹腔积液、肠管扩张、颅脑内或腹腔内钙化时；在单绒毛膜双羊膜囊双胎中，出现一胎羊水多、一胎羊水少时；发现胎儿存在动静脉血管畸形时。此时需对胎儿颅内结构进行仔细观察，寻找是否存在颅内出血的超声表现，以尽可能地提高对胎儿颅内出血的检出率。

7. MRI 是产前超声检查的有力补充，具有良好的软组织对比度，可多方位地快速扫描，不受孕妇腹壁脂肪厚度、胎儿颅骨骨化、胎儿体位及羊水量等因素的干扰；MRI 多序列检查可以更好地显示胎儿颅内解剖及病变细节，在图像显示细节方面，T_1WI 与 T_2WI 序列分辨率较高，但对颅脑损伤早期的微小病灶并不敏感，DWI 序列恰好弥补两者的局限性。当产前超声发现胎儿颅内异常时，多建议 MRI 进一步检查，以期发现更多有价值的诊断信

息。在胎儿颅内出血方面，MRI 不仅对血红蛋白敏感，而且对氧合血红蛋白、脱氧血红蛋白、含铁血红素的磁化率不同，有助于评估出血的范围及有无累及脑实质，判断出血时间和血肿的演变。出血后 24 小时之内 T_1WI 序列呈低或等信号，T_2WI 序列呈高信号；出血 1～3 天 T_1WI 序列呈低信号，T_2WI 序列呈低或极低信号；出血 3～7 天 T_1WI 序列呈高信号，T_2WI 序列呈低信号；出血 7 天～1 个月 T_1WI 序列、T_2WI 序列均呈高信号；出血 1 个月以后 T_1WI 序列、T_2WI 序列均呈低信号。在产前超声可疑胎儿颅内出血时，可建议胎儿颅脑 MRI 检查以协助诊断。

【相关异常】

胎儿颅内出血鲜有遗传学异常的相关报道，Linda 等认为Ⅳ型胶原蛋白 α1 和 α2[collagen type Ⅳ alpha 1（COL4A1）and alpha 2（COL4A2）]的基因突变是导致胎儿期及出生后颅脑、眼睛、肌肉和肾脏出血的原因。

【鉴别诊断】

1. 在新鲜出血期或液化期，声像图表现为颅内实性高回声或混合性回声团块，需与颅内肿瘤鉴别，见表 2-9-1。

2. 在完全溶解期，声像图表现类似颅内囊肿，需与颅内囊性病变鉴别，如蛛网膜囊肿、脉络丛囊肿、Galen 静脉瘤，见表 2-9-2。

表 2-9-1　颅内出血与颅内肿瘤鉴别

鉴别点	颅内出血	颅内肿瘤
有无规律性超声表现	有，高回声→内部为低或无回声，周边为高回声的混合回声→囊性回声	无
大小变化	在最初几天内保持稳定或轻微增大，大约 2 周后开始缩小	大小保持稳定或增大
内部有无血流	无	大多数有

表 2-9-2　颅内出血与颅内囊性病变鉴别

鉴别点	颅内出血	蛛网膜囊肿	脉络丛囊肿	Galen 静脉瘤
检出时间	中晚孕期	中晚孕期	多在中孕期出现，晚孕期大多已消失	中孕期
发生部位	室管膜下、脑室内、脑实质、蛛网膜下腔及硬脑膜下	脑表面、脑裂及脑池，不累及脑实质	侧脑室脉络丛内	胼胝体与丘脑后下方的脑中线处
内部有无血流	无	无	无	充满明亮彩色血流，呈高速低阻

【预后评估】

颅内出血可能对胎儿神经发育带来影响，造成精神发育迟缓、智力低下、运动障碍、视力受损、癫痫发作、脑瘫等，严重者导致胎死宫内或新生儿死亡。出血的部位、出血的范围、引起出血的病因不同，预后不同。

无合并其他胎儿异常的室管膜下出血，无论出血的形态、单双侧及大小，预后良好；若同时出现脑室扩张等，可引起视觉、认知和行为问题。脑室内出血的预后与出血的严重程度及脑实质受损的严重程度相关，当伴有脑实质受损时，运动、智力发育障碍及视力受损的风险增加。脑实质出血多发生在额叶、顶叶和颞叶，孤立的、单侧的脑实质出血比多发的、双侧的脑实质出血预后好。小脑出血会出现语言发育障碍、眼球运动障碍、肌张力低及社会行为缺陷。脑实质出血后，由于脑组织内富含神经干细胞，可向星形胶质细胞、神经元及少突胶质细胞等分化，促进神经组织修复与再生，重建出血区域神经的功能。但是如果损伤较严重，神经干细胞无法完全代偿，则会出现神经系统受损的表现，如超过90%的严重的双侧基底神经节-丘脑出血会导致严重脑瘫。蛛网膜下出血大多无症状，少数可出现癫痫，严重者导致脑积水，出现呕吐、双眼球下视等颅内高压的症状。硬膜下出血大多亦无症状，大量的硬膜下出血会压迫周围结构，如压迫第Ⅲ脑神经引起瞳孔无反应或反应差。

颅内出血的分级与预后相关，分级越高，脑损伤越严重，预后越差。Ⅰ~Ⅱ级颅内出血的预后相对较好，新生儿100%存活，仅有10%出现轻微的神经系统症状；如在复查时颅内异常消失，出生后多无神经系统症状；但如在宫内或出生后出血进行性加重，则预后不佳。Ⅲ级预后较差，病死率低于10%，但神经系统后遗症发生率为30%~40%；Ⅳ级病死率为80%，存活儿中发生严重后遗症者占90%以上。

在分析胎儿预后时，需同时考虑导致胎儿颅内出血的原因，原因不同，预后也不相同。若颅内出血同时伴发其他异常，需结合其他异常的类型及其严重程度，来综合分析胎儿预后。

再发风险取决于病因，由于大多数为散发病例，所以再发风险非常低。然而，如果胎儿或者新生儿为同种免疫性血小板减少症所致的颅内出血，那么再发风险为70%~80%；如果为同种免疫性血小板减少症但未发生颅内出血，那么再发颅内出血的风险<10%。

（王睿丽）

第十节　透明隔发育不全

【概述】

透明隔（septum pellucidum，SP）在胚胎发育的第8周形成于海马原体的皱襞中，是侧脑室前角与体部的内侧的膜状结构。透明隔发育不良（agenesis of the septum pellucidum，ASP）为透明隔完全或部分缺失，是一种罕见疾病，发生率为（2~3）/100 000，会影响大脑的结构，表现为透明隔腔缺如或形态失常，侧脑室部分融合，它可孤立发生或与各种先天性颅脑结构异常相关，如叶状全前脑、视-隔发育不良（septo-optic dysplasia，SOD）、胼胝体发育异常、脑裂畸形、Arnold-Chiari畸形、皮质异常等。

【病理与临床】

透明隔与胼胝体密切相关，胼胝体位于其前缘和上方，后为穹窿束与胼胝体的汇合点，下方为胼胝体嘴部和穹窿束体部，由灰质细胞和神经纤维组成。两透明隔（图2-10-1）之间的间隙是透明隔腔（cavity of septum pellucidum，CSP）。

1. 病理及病因　透明隔的缺失可能是由于发育异常（腹部诱导障碍）或继发性破坏所引起，如在脑积水、Arnold-Chiari Ⅱ畸形、水脑畸形和脑穿通中所见。已有报道由于严重的脑积水继发性透明隔破裂。

全前脑（holoprosencephaly，HPE）中大脑未能分裂为两侧大脑半球，引起全前脑的原因涉及多种环境和遗传因素，有研究表明是由于颅内间充质缺乏，从而导致基底中线结构诱导和分化缺陷所致。人类中有9种基因及其突变与HPE相关：*SHH*、*PTCH*、*GLI2*、*ZIC2*、*TDGF1*、*TMEM1*、*TGIF*、*FAST1*和*SIX3*。孕产妇糖尿病及暴露于酒精和视黄酸存在最强的HPE致畸证据，患有糖尿病的母亲患HPE的风险约为1%，是普通人群的100倍以上。目前也有产前暴露于多种毒素、药物和感染的报道。病毒，低热量饮食，低胆固醇血症，孕产妇使用水杨酸盐，酒精和避孕药可能是引起这种情况的原因。最近的一项人口研究证实了先前存在母体糖尿病和使用水杨酸盐（阿司匹林）的风险，但同时也指出了人工辅助生殖使HPE风险增加。

大多数SOD病例是散发的，并且已经提出了几种病因。已经描述了许多家族病例，SOD和相关表型患者中关键发育基因（包括*HESX1*、*SOX2*、*SOX3*和*OTX2*）的突变鉴定表明，散发病例中也存在遗传

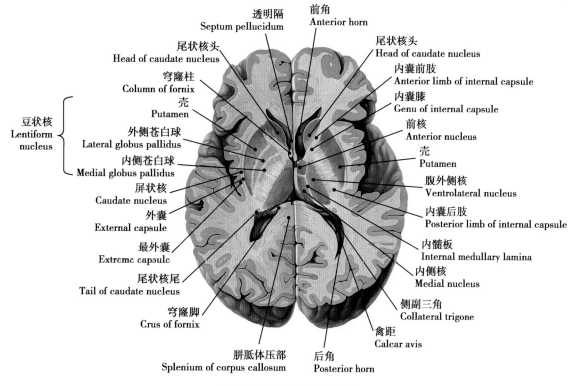

图 2-10-1 透明隔解剖结构

（引自：郭光文，王序. 人体解剖彩色图谱 [M]. 3 版. 北京：人民卫生出版社，2018：161.）

原因。SOD 的确切病因可能是多因素的，除了重要的发育基因的重要作用外，还涉及环境因素（药物和酒精滥用，年轻的产妇年龄）的影响。

脑裂畸形病因可能为破坏性或发育异常。破坏性病因包括血管损伤，局部缺血，致畸物质暴露（例如可卡因），感染（尤其是巨细胞病毒）。发育异常目前研究认为与神经元迁移和组织紊乱有关。

Arnold-Chiari Ⅱ畸形在病因学和流行病学上与开放性脊柱裂密切相关，相关性接近 100%。因此，它是胎儿发育过程中开放性脊柱发育不良或其他神经管闭合失败后果的表现之一。

2. 临床表现 目前 ASP 相关文献较少，且文献中提供的随访数据大多为短期的，因此很难预测长期的神经病学前景。孤立的 ASP 可能无症状，也有研究表明可能与行为和神经心理学疾病有关。许多研究发现 ASP 与精神分裂症相关联。但是，由于存在超声和 MRI 无法检测到的脑部异常，因此孤立的 ASP 的产前检测不能保证正常的神经系统临床状态，根据 ASP 相关的脑部异常，临床表现严重程度有所不同。

叶状全前脑患儿根据严重程度不同临床表现可包括智力低下 / 发育迟缓，癫痫发作，脑积水，进食问题，体内稳态机制不稳定和神经内分泌异常。

诊断为 ASP 的胎儿中有 18% 可能为 SOD。只有 30% 的 SOD 患者表现出完整的临床三联征：垂体功能低下、视神经发育不全和透明隔缺失（额角呈典型的"盒状"形状）。部分 SOD 患者在出生时表现为多种先天性异常，而其他一些 SOD 患者则在儿童时期表现出生长衰竭和 / 或视觉异常（最常见的是斜视或眼球震颤）。视神经发育不全可以是单侧或双侧的（分别占病例的 57% 和 32%），其中 23% 的患者发生明显的视力障碍。62%～80% 的患者出现垂体功能减退症，最常见的内分泌异常是生长激素缺乏症，可导致儿童身材矮小，可能还会出现其他激素不足，如促甲状腺激素、促肾上腺皮质激素和促性腺激素释放激素不足。

胼胝体发育不良及皮质异常，可能存在智力缺陷、发育迟缓、癫痫发作和脑瘫。其他发现可能包括尿崩症、睡眠障碍、孤独症、性早熟、肥胖、体温调节障碍、失眠、感觉神经性听力减退。

【超声表现】

1. 透明隔部分或者完全缺失 超声在孕 18～20 周后较为容易显示透明隔腔及透明隔。在透明隔腔轴切面，透明隔腔表现为无回声的长方形，两侧薄壁为透明隔（图 2-10-2）。在稍低的丘脑横切面，该长方形渐渐消失，表现为脑中线前部方形透明隔腔,两侧薄壁为透明隔,其内侧为穹窿低回声,注意穹窿内侧缘有可能被误认为透明隔导致漏诊ASP。可以使用冠状切面及矢状切面观察作为补充。当单纯透明隔缺失时,可表现为一侧或双侧透明隔局部或完全消失,如是单侧消失则表现为透明隔腔与患侧侧脑室相通,如为双侧消失则表现为双侧侧脑室相通。发生在侧脑室前角水平的ASP冠状切面表现为脑中线处侧脑室前角融合,看起来像"蝴蝶翅膀"(图2-10-3)。

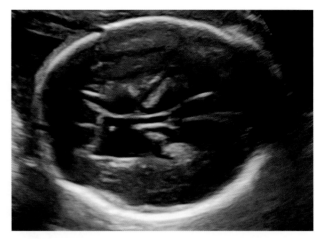

图2-10-4 侧脑室扩张时,脉络丛呈"悬垂征"

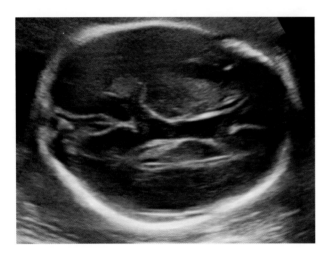

图2-10-2 透明隔腔轴切面
透明隔腔表现为无回声的长方形,两侧薄壁即为透明隔。

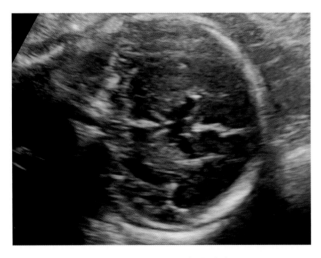

图2-10-3 透明隔部分缺失
冠状切面表现为脑中线处侧脑室前角融合,看起来像"蝴蝶翅膀"。

2. 侧脑室扩张或脑积水 ASP病例通常伴有侧脑室扩张或脑积水,会有相应的超声表现,如脉络丛"悬垂征"(图2-10-4),严重侧脑室扩张可引起胎儿头围与双顶径增大,脑实质受压变薄。

3. 叶状全前脑 胎儿期诊断困难,难以识别,冠状切面表现为侧脑室前角在脑中线处相互连通,边缘呈方形或扁平屋顶状,面部结构一般正常,可

伴有胼胝体发育不全。产前超声受胎儿颅骨遮挡、孕妇腹壁及胎位等因素影响,并非所有病例均能显示融合部位。

4. 中间变异型全前脑 表现为侧脑室前角及后角分开,中部透明隔局部缺失致侧脑室融合,丘脑未完全分离,下丘脑分离,胼胝体膝部及压部可以显示,而体部缺失。

5. 视-隔发育不良(SOD) 产前诊断SOD很困难,如发现透明隔腔缺失或形态失常,侧脑室前角融合呈方形或扁平屋顶状都有SOD可能。目前有对胎儿视交叉及视神经超声声像图的相关研究,Viñals等报道说,正常的视交叉大小不能保证正常的视力,也不排除SOD。SOD可伴有胼胝体变薄及侧脑室增宽。

6. 胼胝体发育异常 不同类型的胼胝体发育异常声像图表现不同。直接征象为胼胝体完全或部分缺失,间接征象为透明隔腔消失或形态异常、"泪滴状"侧脑室、第三脑室增宽上抬等。

7. 脑裂畸形 特征性的超声表现为脑皮质中充满液体的裂口从脑室延伸至颅骨,裂口处局部透明隔缺失。可能伴有中线缺损,包括SOD、胼胝体发育不良、透明隔缺失、其他皮质发育畸形和视神经异常。

8. Arnold-Chiari Ⅱ畸形 特征性表现为颅后窝池消失,小脑变小且弯曲向前呈"香蕉"状。由于颅内压力减低,中孕期头颅可表现为双侧颞部凹陷,前额隆起呈"柠檬"状,孕24周前50%~90%患儿可有此表现,之后发生率降为13%。可伴有脑积水。扫查脊柱可有开放性脊柱裂相关表现。

9. 皮质异常 皮质发育障碍可能会出现复杂的畸形,超声表现可以包括早发异常的脑沟、不规

则而薄的皮质套膜、广泛异常过度发育的脑回和侧脑室的结节状突出物。

【注意事项】

发现透明隔部分或完全缺失时，应仔细观察以下方面：

1. 对胎儿神经系统进行详尽的检查，排除可能伴发的结构异常。观察侧脑室前角形态是否正常，如 SOD 表现为侧脑室前角融合呈"盒状"。尽可能观察视交叉排除 SOD。观察大脑半球是否存在融合，颜面部及上牙槽是否异常以排除叶状全前脑。观察胼胝体及侧脑室形态排查胼胝体异常。如合并脑室扩张或脑积水，考虑严重脑积水会造成透明隔部分缺损的可能性。

2. 当孤立透明隔缺失时，建议对其动态监测，推荐超声监测的间隔时间为 2～3 周，并于孕 32 周左右进行详细的神经系统超声检查，其目的在于监测侧脑室扩张程度的变化及发现中孕期未显现的中枢神经系统畸形。

3. 若胎儿为头位，尤其是孕周大、羊水少、孕妇肥胖的病例，经腹部超声显示困难时，腔内探头经阴道超声通过胎儿前囟进行正中矢状面及冠状面扫查，可能更容易显示双侧侧脑室前角、透明隔、视交叉及胼胝体等结构。

4. 如发现 Arnold-Chiari Ⅱ畸形，需要注意观察胎儿脊柱诊断脊柱裂相关情况。

5. 胎儿 MRI 目前作为产前诊断的重要补充检查手段，可以识别超声无法检测到的细微中枢神经系统异常。

【相关异常】

1. **全前脑**　全前脑是大脑半球的不完全分离，导致包括端脑和间脑在内的中线结构未能完全分离。根据严重程度分为 4 种类型：无叶全前脑、半叶全前脑、叶状全前脑及中间变异型全前脑。其中叶状全前脑表现为大脑半球和脑室均完全分开，大脑半球前后裂隙完好发育，丘脑未融合分为左右各一，但仍有小部分融合，表现为透明隔部分缺失，侧脑室前角融合，呈扁平。中部大脑半球间变异型全前脑表现为侧脑室前角及后角分开，中部融合，丘脑未完全分离，胼胝体膝部及压部存在而体部缺失。

2. **视-隔发育不良**　视-隔发育不良或称为 de Morsier 综合征，常表现为垂体功能低下、视神经发育不全和透明隔缺失（额角呈典型的"盒状"形状）的三联征中的两条及以上。

3. **胼胝体发育异常**　胼胝体（corpus callosum）是连接两个大脑半球间的最大连合纤维，呈弧形结构，由前向后分为膝部、嘴部、干部、压部，其发育是一个动态、复杂的过程，其形成开始于孕 8 周，直至孕 18～20 周形成普遍所见形态，孕 20 周后继续变长、变宽、变厚，直至胎儿出生。通常根据胼胝体发育异常停滞时期不同将其分为胼胝体发育不全（agenesis of corpus callosum，ACC）和胼胝体发育不良（hypoplasia of corpus callosum，HPCC）。

4. **脑裂畸形**　脑裂畸形是一种非常罕见的疾病，其特征是大脑皮质裂痕。裂痕可能是单侧或双侧，开放性或封闭性唇部缺损。这些裂口可以从脑室延伸到大脑的外表面，并且衬有异常的灰质。

5. **Arnold-Chiari 畸形**　Arnold-Chiari Ⅱ畸形是一种先天性畸形，以小脑下蚓部及小脑扁桃体向下移位经枕骨大孔进入上部颈椎管，伴开放性脊柱裂为特点，颅后窝池消失，小脑、脑桥、延髓和脊髓通过扩大的枕骨大孔向下移位。与之相关的特征包括延髓下段（颈髓段）背侧弯曲，第四脑室向下移位进入颈椎管拉长呈裂缝状，小脑上部向上移位至颅中窝，小脑发育不良。枕骨大孔增大，呈盾牌状。四叠板呈喙状，尾状核突出在冠状切面上呈蝙蝠翼征。常伴有脑积水、开放性脊柱裂及透明隔缺失。

6. **皮质发育障碍**　皮质发育障碍可分为继发于异常神经元和神经胶质增生的畸形，因异常神经元迁移引起的畸形和继发于迁移后发育异常的畸形。由于这些发育阶段之间的重叠，皮质发育障碍可能会出现复杂的畸形。超声表现包括早发异常的脑沟、不规则而薄的皮质套膜、广泛异常过度发育的脑回和侧脑室的结节状突出物。

【鉴别诊断】

1. 由于脑积水和全前脑的预后、遗传模式和产前咨询的不同，区分两者非常重要。重度脑积水胎儿的脑室之间相通可能是由大脑镰中断或室间孔扩大所致。丘脑左右各一，皮质和／或基底神经节和中线面部未见异常，都为脑积水的诊断提供声像图证据。

2. 侧脑室前角融合是胎儿中最有用的超声征象，所有前角融合的胎儿均考虑叶状全前脑的风险。在具有分离的侧脑室前角的胎儿中，鉴别诊断包括脑积水的破坏性过程，或透明隔部分缺失、SOD 和中间变异型全前脑。

【预后评估】

透明隔发育不全是一种罕见的脑部异常，可以孤立存在，可以是大脑结构异常的一部分，当诊断出 ASP 时,神经功能预后的评估取决于相关的大脑异常。因此,确定 ASP 是否孤立存在是对产前诊断的挑战,这些异常现象可能很细微,导致产前诊断和管理困难,它可能只是颅脑异常的冰山一角。因此,胎儿检查应包括详尽的神经系统超声检查及胎儿颅脑 MRI,特别是在孕 32 周左右,且需要转诊至产前诊断机构进行相关检查如羊水穿刺。值得注意的是,产前和产后成像非常相似。Damaj 等报道在胎儿期诊断 ASP,出生后随访神经和认知行为的结果,17 例患者中,有 3 例存在行为和神经系统问题,包括视觉空间失调和语言延迟。

全前脑中大约 40% 可有染色体异常,其中 75% 为 13- 三体综合征,如果没有染色体及颅面部异常,有可能长期存活。在糖尿病妇女的后代中,全前脑被视为多种畸形综合征的特征之一,例如 Meckel-Gruber 综合征和 Smith-Lemli-Opitz 综合征,并且是胎儿酒精谱系障碍的偶发特征。具有这种类型缺陷的个体,其中枢神经系统功能的预后非常差。

脑裂畸形患者的预后各不相同,根据脑裂情况,其预后有好有差。开唇病变和双侧裂口预后较差。长期影响包括失明和运动障碍,可能包括肢体痉挛性瘫痪、较轻的偏瘫和张力减退。也可能出现癫痫发作(可能是不可控的)、智力迟钝和语言障碍。出生后脑积水可能是渐进性的,需要放置分流器。

(王睿丽)

第十一节　蛛网膜囊肿

【概述】

蛛网膜囊肿(arachnoid cyst)是胎儿颅脑最常见的囊肿之一,是由蛛网膜包裹脑脊液形成的囊性结构,与蛛网膜相连,位于脑实质表面的间隙内。胎儿期多发生于脑中线区域,为非血管性囊性病变。发病率约占新生儿颅脑肿物的 1%。Yin 博士统计的病例中,胎儿颅内蛛网膜囊肿的产前检出率约为 0.91%。通常无家族聚集性,多为孤立性单发疾病,男性相对多见,发病率男女比例约为 2:1。

【病理与临床】

蛛网膜囊肿为良性占位性病变,大体观囊肿为透明的肿块,壁为光滑的薄膜,内部为清亮的脑脊液。电子显微镜显示囊壁为蛛网膜细胞而非上皮细胞,该蛛网膜细胞较正常的蛛网膜细胞发育稍差,内衬细胞无纤毛,不被神经胶质原纤维蛋白、S100、甲状腺素运载蛋白、癌胚抗原的抗体染色。病理可以

通过免疫组化标记物区分蛛网膜囊肿和上皮囊肿。

蛛网膜囊肿根据病因可分为原发性和继发性。原发性蛛网膜囊肿发病机制尚不明确,存在很多争议,多数认为由脑膜的起源出现异常所致:胚胎发育期间原始脑膜裂开,液体积聚形成囊腔,类似于夹层动脉瘤,多在中孕期及晚孕期形成,与蛛网膜下腔不相通。继发性多由于宫内感染、出血或者外伤等原因引起的蛛网膜粘连,包裹脑脊液形成,可与蛛网膜下腔相通。胎儿期的蛛网膜囊肿绝大多数为原发性。

脑膜自外向内分为三层:硬脑膜、蛛网膜、软脑膜。蛛网膜覆盖于脑组织表面,因此,蛛网膜囊肿可发生在脑组织表面的任何位置,尤其是脑组织的裂隙内。蛛网膜与软脑膜之间为蛛网膜下腔,蛛网膜下腔在脑的沟、裂等处扩大,形成蛛网膜下池,又称为脑池。蛛网膜囊肿容易出现在这些脑池内,如小脑延髓池、四叠体池、帆间池、大脑大静脉池等。在胎儿时期蛛网膜囊肿发生的位置与小儿并不完全吻合,小儿时期常见发生部位为外侧沟,产前更常见的是位于大脑半球间裂及丘脑间隙。文献报道胎儿蛛网膜囊肿 2/3 位于小脑幕上,如大脑半球间裂内、蝶鞍上方等,1/3 位于小脑幕下如小脑延髓池、小脑蚓部后方等。

蛛网膜囊肿的临床表现与囊肿的病变位置及大小存在相关性,发生的位置对产后的临床表现影响更大,部分位置的囊肿即使较大也可能无明显的临床症状。如果影响脑脊液循环会出现不同程度的脑积水,若压迫周围脑组织可能引发癫痫、头痛或者其他神经系统的局灶性症状,临床表现无特异性,少数病例可出现神经发育迟缓;若囊肿不影响周围脑组织的发育及脑脊液循环,可无任何异常的临床表现。

发生在颅中窝的囊肿具有一定的特殊性,文献报道儿童及成人此位置发生的蛛网膜囊肿易合并慢性硬膜下出血,其发生机制尚不明确,可能与蛛网膜囊肿顺应性差有关,轻微头创伤时,囊肿壁容易破裂,形成硬膜下积液或出血,有的合并囊内出血,发生率为 2.27%。

1982 年 Galassi 等人将发生在颅中窝的蛛网膜囊肿分成三型:

Ⅰ型:囊肿呈梭形,局限在颞窝前面,向后推压颞嵴,低于蝶骨脊,无明显占位效应。

Ⅱ型:囊肿体积中等,于颞窝前中部分,并沿侧裂向上发展,推开岛盖。

Ⅲ型：体积较大，多为卵圆形，额顶叶广泛受压，多占据半球大部分，颞叶严重萎缩，颅骨变形。在胎儿期颅中窝囊肿合并硬膜下出血的相对少见。

【超声表现】

1. **特征性超声表现** 蛛网膜囊肿特征性的超声表现胎儿颅内位于脑组织表面的囊性团块样回声，壁薄而光滑，多数内透声好，呈无回声（图2-11-1、图2-11-2），若合并出血，内可见条索状回声及高回声。囊腔与囊壁彩色多普勒多无血流信号显示，形态与发生位置相关，多呈圆形或类圆形，亦可形态不规则。与脑室不相通，具有占位效应，可引起脑中线的移位。如果造成脑脊液回流梗阻会引起脑室系统的增宽，严重时可压迫周围脑组织而影响其发育。

2. **发生孕周** 产前超声检查是发现该疾病的首要检查方法，绝大多数病例出现在中孕期及晚孕期。文献报道大部分病例出现在孕20周之后，55%的病例发生在孕20～30周，45%的病例发生在孕30周之后。早孕期经阴道超声诊断的蛛网膜囊肿病例仅见于个案报道，病例数很少。

3. **动态随访** 蛛网膜囊肿需要动态观察，大多数的囊肿状态稳定，产前及产后大小没有明显的变化，少数会出现增大，部分可缩小吸收。蛛网膜囊肿的壁很薄，受到外力的影响可能导致囊肿破裂，引起蛛网膜下腔或硬脑膜下积液，若牵连周围的血管可能导致血管破裂、出血，形成血肿，会出现相应的超声表现，内部回声可不均匀，出现团块状异常回声。

4. **超声检查要点** 产前超声检查的重点在于观察囊肿的具体位置、大小与脑室的关系，以及是否合并其他颅内结构的异常或继发异常。

以下三个方面需要重点观察：第一，是否伴随中线结构的异常，尤其是胼胝体缺失（图2-11-3）；第二，测量脑室系统的宽度，判断是否并发梗阻性脑积水；第三，定期动态监测囊肿的大小及形态是否发生改变。

5. **产前超声检查的注意事项** 因颅骨声影的衰减，近场颅脑结构常常显示不佳，发生在此位置的囊

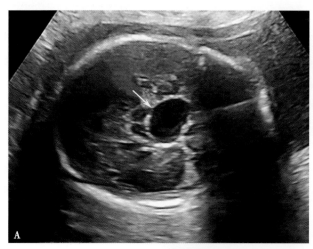
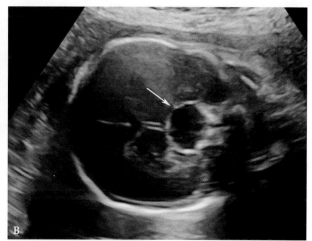
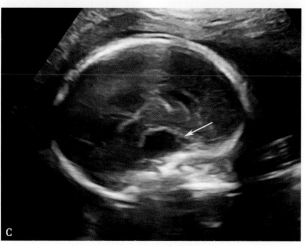

图2-11-1 蛛网膜囊肿

A. 横切面显示颅中窝可见一囊性回声（箭头）；B. 冠状面显示该囊肿（箭头）位于丘脑下方蝶鞍区；C. 矢状面显示丘脑及中脑受压移位（箭头示囊肿）。

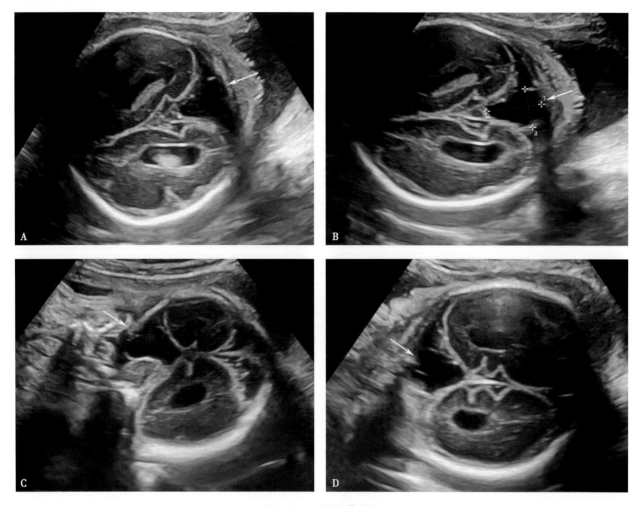

图 2-11-2 蛛网膜囊肿

A. 斜横切面显示幕下一囊性回声（箭头）；B. 该囊肿（箭头）的测量；C. 斜冠状面显示该囊肿（箭头）位于小脑延髓池小脑旁，小脑轻微受压；D. 颅脑冠状面显示一囊性回声（箭头）。

肿容易漏诊，扫查近场颅脑结构时，要注意丛颞缝侧面扫查及后囟斜向前扫查，除了常规的横切面——经丘脑透明隔切面、侧脑室切面、经小脑横切面等，也要注意冠状面的扫查，常用的冠状面有经前囟冠状切面、经尾状核头冠状切面、经丘脑冠状切面、经小脑冠状切面，增加冠状切面的扫查可明显降低蛛网膜囊肿的漏诊率。

6. 三维超声的应用价值 超声扫查时，需要多角度多平面分析与邻近脑组织的关系。三维超声可以通过三个正交切面立体直观地显示囊肿的位置及毗邻脑组织的情况，对产前分析判断疾病的预后有一定的帮助。产前诊断准确率与胎儿颅脑的位置、颅骨声影的衰减、母体腹壁的厚度及医师经验相关。在胎头位置过低时，可采用高频腔内探头经阴道检查更清晰地观察颅内的结构。

7. 胎儿颅脑 MRI 检查 MRI 对蛛网膜囊肿具有重要作用，它的优势有两点：第一，不受母体腹壁厚度、羊水量多少及胎方位的影响；第二，能够显示出脑灰白质及脑室系统的细微结构，如中脑导水管，同时可以了解囊肿压迫周围脑组织的情况，对蛛网膜囊肿病变部位的判断更精确。

缺点在于：晚孕期之前胎儿颅脑的发育尚不完善，MRI 可提供的图像信息有限；同时，因为 MRI 物理特性的影响及扫查层厚的原因，可能会漏掉有用的图像信息；MRI 观察胎儿蛛网膜囊肿多根据占位效应及周围组织的压迫情况来判断囊肿的位置及大小，多数不能直接观察到囊壁；复查时因胎儿位置的改变，也很难获得与此前检查完全一致的平面来比较囊肿的大小，重复性较差；中孕期活跃的胎动对 MRI 检查也会造成较大的困扰。

【相关异常】

1. 蛛网膜囊肿通常为孤立性单发病变，也可合并颅内或者颅外其他结构的异常，最常见合并的畸形为胼胝体缺失、透明隔缺失、双侧侧脑室扩大、Dandy-Walker 综合征等，尤其是颅中线的囊肿更容易合并胼胝体的发育异常。

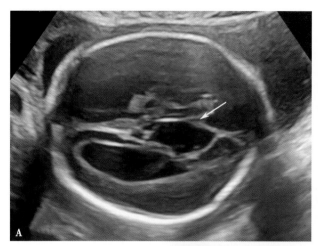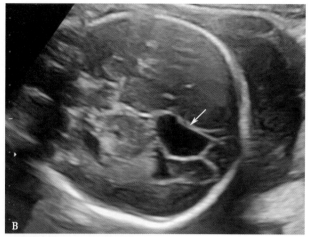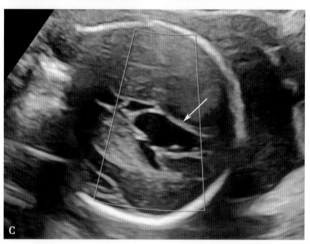

图 2-11-3 蛛网膜囊肿合并透明隔、胼胝体缺失
A. 横切面显示透明隔腔位置被囊性回声代替（箭头），侧脑室呈"泪滴状"；B. 冠状面显示颅脑正中部位的囊性回声（箭头），位于丘脑上方，未见透明隔及胼胝体显示；C. 彩色多普勒显示囊肿内未见血流信号（箭头）。

2. 目前研究显示，合并其他异常时可并发染色体异常或遗传综合征，如家族性成人型多囊肾、Mohr综合征、淋巴水肿-双行睫综合征、Aicardi综合征等，但因病例数有限，相关性并不明确。孤立病变与染色体核型异常暂未发现明确的相关性，文献报道过两堂姐妹均出现蛛网膜囊肿病例，该病例合并了基因的突变；还有文献认为蛛网膜囊肿或许与代谢性疾病戊二酸尿症Ⅰ型有一定的相关性。因此，谨慎起见，在产前进行遗传学的检查和咨询还是有必要的。

【鉴别诊断】

胎儿颅内囊肿在产前超声检查中常见，多数为良性。因大脑解剖结构较为复杂，不同位置的囊肿有不同发病机制及发展进程。根据囊肿来源的位置，通常可分为三组：轴外囊肿，脑室内囊肿，脑实质内囊肿。轴外囊肿包括蛛网膜囊肿、神经胶质室管膜囊肿、内胚层囊肿、硬膜分离等；脑室内囊肿最常见为脉络丛囊肿或脉络丛出血；脑实质内囊肿主要有室周假性囊肿、囊性室周白质软化、脑穿通性囊肿等。

在产前，蛛网膜囊肿需要与颅内的各种囊性包块进行鉴别，常见的有：

1. **室管膜下囊肿** 又称为室周假性囊肿，常于晚孕期出现，是发生在脑实质内、脑室周围小的囊性病变。壁没有上皮细胞内衬，没有真正的囊肿壁，是由于生发基质的出血、囊性变或者微小坏死所致，主要位于脑室周围、丘脑尾状沟、尾状核，囊肿常常凸向脑室内，对称出现，通常多发，可呈多房性改变，常于产后消失。与蛛网膜囊肿的鉴别要点在于发生的位置不同，蛛网膜囊肿发生在脑组织表面，往往单发，多呈单房性结构，产后绝大多数持续存在。

2. **单纯小脑延髓池增宽** 超声上显示小脑延髓池内有多条间隔回声，容易误诊为蛛网膜囊肿。鉴别要点在于：颅后窝处的液性暗区形态正常，为扩张的小脑延髓池，内间隔对称且规则，小脑半球及蚓部的形态正常，颅后窝结构无受压移位现象，且无占位表现；而蛛网膜囊肿多存在占位表现，周围结构受压移位，小脑延髓池形态发生改变，甚至可能引起梗阻性脑积水。

3. Blake 陷窝囊肿　Blake 陷窝囊肿是小脑延髓池内中线部位的囊性回声，位于小脑蚓部后下方，自第四脑室突入小脑延髓池内，若堵塞脑脊液回流可能引起脑室扩张。与小脑延髓池内蛛网膜囊肿的鉴别要点在于：Blake 陷窝囊肿位于第四脑室的后方中线位置，与第四脑室相通，明显增大时，小脑蚓部受压上抬；而蛛网膜囊肿往往偏离中线，不与第四脑室相通，可挤压小脑半球或蚓部引起位置改变，可上抬或向其他方向移位。

4. Vergae 腔（韦氏腔、穹窿腔）　位于透明隔后方、穹窿上方的腔隙性结构，与发生在中线位置的蛛网膜囊肿鉴别要点在于：穹窿腔多与透明隔腔相通，形态规则，一般不会引起周围脑组织的受压及脑室系统的扩大；而蛛网膜囊肿位于蛛网膜下腔内，不与透明隔腔相通，形态可不规则，可引起周围脑组织的受压或脑室扩张。

5. 帆腔　属于蛛网膜下腔，位于第三脑室顶部的上方，穹窿体和穹窿连合的下方，呈尖伸向前的三角形腔隙，又称为第三脑室上池。与蛛网膜囊肿的鉴别要点在于：帆腔无明确的囊壁，不伴随脑室系统的梗阻或周围脑组织的受压移位；而蛛网膜囊肿有薄而光滑的囊壁，可引起脑室系统的梗阻或周围脑组织的受压移位。

6. 脑穿通性囊肿　脑穿通性囊肿由于动脉性或静脉性脑梗死导致缺血性脑卒中或脑实质出血，萎缩坏死区或出血灶被吸收后形成的脑内囊状病变。鉴别要点在于：脑穿通形成的囊肿通常位于脑实质内，与脑室系统或蛛网膜下腔相通，其边缘不光整，通常伴同侧侧脑室增宽；而蛛网膜囊肿位于脑组织表面，与脑室不相通，边界清楚，周围脑组织呈受压

而不是破坏的表现，同侧侧脑室不增宽，如果阻碍脑脊液循环途径时通常导致双侧侧脑室的增宽。

7. Galen 静脉瘤　为瘘管性动静脉畸形，Galen 静脉呈瘤样扩张，供血动脉多为 Willis 环或椎基底动脉系统，胎儿可出现一系列的并发症，如因缺血引起脑组织软化或梗死，长期的高输出量可导致胎儿充血性心力衰竭，甚至胎儿水肿。与蛛网膜囊肿最明显的鉴别点在于：Galen 静脉瘤扩张的静脉内有明显的血流信号，呈毛刺状的动静脉瘘频谱，而蛛网膜囊肿内无血流信号显示。

除了以上病变之外，蛛网膜囊肿还需与囊性畸胎瘤等囊性病变进行鉴别，畸胎瘤多发生在脑实质内，单纯囊性的较少，多有实性回声，扫查时应注意多角度多切面扫查避免误诊，发现颅内囊性病变，可参考图 2-11-4 所示诊断思路。

【预后评估】

胎儿蛛网膜囊肿的预后主要取决于是否合并其他先天性畸形或遗传方面的异常。若不合并其他异常，预后与蛛网膜囊肿是否造成颅内继发性改变密切相关。囊肿发生的位置、大小变化与继发性改变存在一定的相关性。

有文献认为位于颞叶表面的蛛网膜囊肿，预后相对较好；而发生于中线位置的囊肿可能堵塞室间孔或中脑导水管导致脑积水，蝶鞍区的蛛网膜囊肿则可能引起性早熟、生长激素缺乏、视力障碍、共济失调、视角晃动等症状，若压迫脑桥可能引起震颤。

此外，囊肿渐进性增大者引起颅内继发性改变，之后出现临床症状的概率更高，Al-Holou 等追踪的 113 例新生儿及青少年蛛网膜囊肿的病例中，11 例出现了增大，其中 3 例出现了相应的临床症状。目前有关囊肿增大的原因存在争议，一种假设认为与囊壁细胞存在可以产生脑脊液的脉络丛细胞相关，另一种假设认为蛛网膜囊肿壁上存在狭长的活瓣，

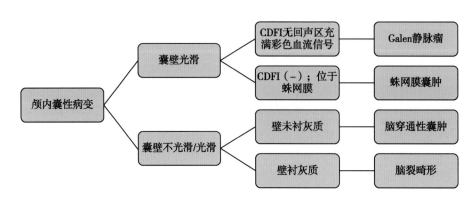

图 2-11-4　颅内囊性病变诊断思路
CDFI：彩色多普勒血流成像。CDFI（−）：CDFI 未显示有明显血流。

周围脑动脉的血流压力将脑脊液通过活瓣泵入囊腔内，造成了囊肿的扩大。

研究表明大多数蛛网膜囊肿预后良好，不伴发脑积水且不影响周围脑实质发育的情况下可无任何临床症状，伴发脑积水或影响脑实质发育时会出现相应的临床表现，Yin博士及其团队追踪的28例胎儿蛛网膜囊肿的病例中，其中1例宫内自行消退，6例宫内出现了增大，21例保持稳定；共有20例胎儿出生，其中16例孩子神经系统发育正常，4例孩子出现了轻度神经发育迟缓。这4例孩子中，3例并发了侧脑室的扩张或者脑室内出血、股骨长度短的情况。出生后存在临床症状的患儿可能需要做脑室腹膜分流术、囊肿腹膜分流术或内镜下开窗等手术治疗，有报道认为开窗术较分流术效果更好。在进行治疗后，多数临床症状可得到缓解或消失，但也有可能引起如硬脑膜下积液、硬膜下血肿、假性脑膨出、脑脊液漏出等并发症。

本病多为散发病例，从遗传风险来说，单纯性蛛网膜囊肿并不增加下次妊娠的再发风险。

在产前需要对蛛网膜囊肿的大小定期监测，产后进行随访复查，同时，详尽的产前多学科咨询是必要的，MRI对评估囊肿的预后有一定的帮助。

（王睿丽）

第十二节　Galen 静脉动脉瘤样畸形

【概述】

Galen静脉（vein of Galen）即大脑大静脉（great cerebral vein），是由左、右大脑内静脉汇合而成的一条粗而短的静脉，位于松果体后上方的蛛网膜下池即大脑大静脉池内，主要收集双侧大脑半球内侧面的血液。大脑大静脉绕过胼胝体压部向后约在大脑镰入小脑幕连接处前端与下矢状窦汇合，以大脑大静脉锐角注入直窦，经直窦流入窦汇。大脑大静脉是连接和汇入直窦的最大脑静脉，与直窦构成脑静脉系统的重要组成部分，主要引流大脑深部的静脉血液（图2-12-1～图2-12-3）。

Galen静脉动脉瘤样畸形（vein of Galen aneurysmal malformation，VGAM）也称大脑大静脉动脉瘤样畸形，是一种比较罕见的散发性颅内动静脉畸形，约占所有颅内血管畸形的1%。VGAM的命名较多，如Galen静脉瘤、Galen静脉畸形、Galen静脉动脉瘤、Galen静脉动静脉瘘等。VGAM首先由Jaeger于1937年描述并治疗。

VGAM本质上是一种发生于颅内的动静脉瘘，自然病程中死亡率和并发症发生率均很高，因此产前超声对其作出明确诊断并实时评估胎儿状况具有重要的临床意义。

【病理与临床】

目前，VGAM的发病机制并不完全清楚，多数观点认为，胎儿颅内血管的发育经历了脉络膜前期及脉络膜期。在脉络膜期，大脑的供血主要来源于脉络膜动脉，静脉血则回流至Markowski正中静脉。在孕6～11周期间，胎儿原始脉络膜动脉与Markowski正中静脉是相通的。随着胎儿发育的进行，Markowski正中静脉前段部分会逐渐退化，后段部分持续存在则形成Galen静脉。如果Markowski正中静脉前段部分在胚胎发育中因受到某种因素影

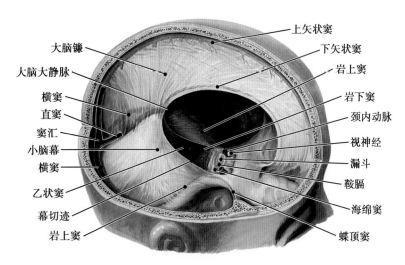

图2-12-1　硬脑膜及硬脑膜静脉窦（右侧面观）
（引自：郭光文，王序．人体解剖彩色图谱[M]．3版．北京：人民卫生出版社，2018：170．）

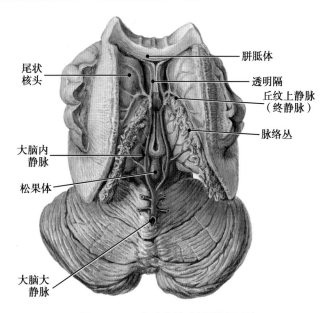

尾状核头

胼胝体

透明隔

丘纹上静脉（终静脉）

脉络丛

大脑内静脉

松果体

大脑大静脉

图 2-12-2　大脑大静脉（冠状面观）

（引自：郭光文，王序. 人体解剖彩色图谱 [M]. 3 版. 北京：人民卫生出版社，2018：168.）

响而没有退化或者退化不完全则会导致动静脉分流持续存在，静脉不断扩张形成 VGAM。扩张的引流静脉实际上不是 Galen 静脉本身，而是 Galen 静脉的胚胎前体，即 Markowski 正中静脉。

另外有研究认为，继发性 Galen 静脉扩张（vein of Galen aneurysmal dilatation，VGAD）也属于 Galen 静脉动脉瘤样畸形的一种类型，若邻近区域存在动静脉畸形或硬膜动静脉瘘，异常动脉血直接漏入 Galen 静脉，使 Galen 静脉参与引流，同时由于下游

静脉狭窄，使 Galen 静脉出现血流量增多、压力增高及回流受阻等异常改变，刺激成纤维基质生长因子及血管内皮生长因子的作用，则可形成继发性的 Galen 静脉扩张。

胎儿 VGAM 多在晚孕期被超声检出。由于畸形动静脉间没有正常的毛细血管网，大量血液流经动静脉畸形后流入压力相对较低的静脉，通过静脉返回至心脏，形成了无效的血液循环。因此，当胎儿发生 VGAM 时，可出现心血管系统、中枢神经系统等一系列的病理改变。

心血管系统改变主要由于大量动静脉分流的血液返回到心脏，右心静脉回流量增加，引起胎儿心脏负荷过重，前负荷增加引起充血性心力衰竭，表现为心脏扩大，颈静脉及上腔静脉扩张，心率增快，心力衰竭，甚至出现胎儿水肿。

中枢神经系统损伤形成的主要原因为脑组织的供血动脉不同程度受 Galen 静脉瘤体影响，出现动脉窃血现象，造成大脑半球及脑室周围组织的缺血缺氧改变，继而出现脑水肿、脑梗死及脑室周围白质软化等表现。静脉压力的增高使脑脊液吸收障碍，合并瘤体较大时可压迫中脑导水管引起梗阻性脑积水。除此之外，发生 VGAM 时，大量动脉血液经瘘管流入静脉窦可导致直窦、横窦及窦汇不同程度扩张。

【超声表现】

1. 二维超声表现　大部分 VGAM 表现为在胎儿的丘脑横切面扫查时，小脑幕上第三脑室后方的

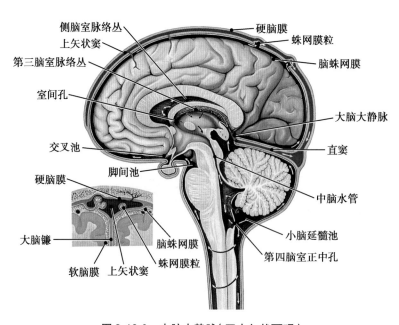

侧脑室脉络丛

上矢状窦

第三脑室脉络丛

室间孔

交叉池

脚间池

硬脑膜

大脑镰

软脑膜　上矢状窦

脑蛛网膜　蛛网膜粒

硬脑膜

蛛网膜粒

脑蛛网膜

大脑大静脉

直窦

中脑水管

小脑延髓池

第四脑室正中孔

图 2-12-3　大脑大静脉（正中矢状面观）

（引自：郭光文，王序. 人体解剖彩色图谱 [M]. 3 版. 北京：人民卫生出版社，2018：171.）

中线区域探及一无回声结构，与脑室系统不相通，薄壁光滑，囊液清亮（图2-12-4、ER 2-12-1）。少部分病例表现为脑中线区域偏后部探及轻度扩张的管状结构，向后连于窦汇，颅内静脉窦出现不同程度扩张，此种类型容易漏诊，常因胎儿出现充血性心力衰竭查找原因时被检出。

2. 彩色多普勒超声表现 囊性无回声区内或略增宽的管状结构内充满五彩镶嵌血流信号（图2-12-5、ER 2-12-2）；脉冲多普勒表现为毛刺状动静脉瘘样频谱或出现高速的湍流（图2-12-6），以上为VGAM最具特征性的超声表现。

3. 实时三维超声成像 VGAM的供血动脉来源于Willis环或椎基底动脉系统，可为一条或多条动脉与Galen静脉相连通。实时三维彩色多普勒及能量多普勒超声成像可对病变及周围血管进行三维重建，能清晰直观、立体形象地显示VGAM的部位、血管走行及瘤体内部的空间构架，更清晰地呈现供血动脉与扩张的Galen静脉之间的关系，对不规则扩张的直窦、横窦及窦汇亦可显示。

4. 扫查时的注意事项

（1）对于典型病例，由于VGAM位置固定且扩张的瘤体内彩色多普勒血流特征明显，因此，超声诊断并不困难，应用彩色多普勒结合解剖定位即可确诊。不典型的病例，在二维超声扫查时容易漏诊，如果发现胎儿心胸比增大并且上腔静脉、颈内静脉等增宽较明显的情况，应注意仔细扫查胎儿颅脑结构，包括颅内血流监测，以提高VGAM的检出率。

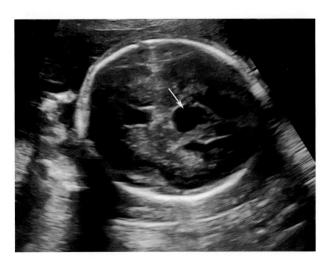

图2-12-4 VGAM二维声像图
横切面示脑中线偏后方探及一囊性无回声（箭头）。

ER 2-12-1 VGAM

ER 2-12-2 VGAM彩色多普勒

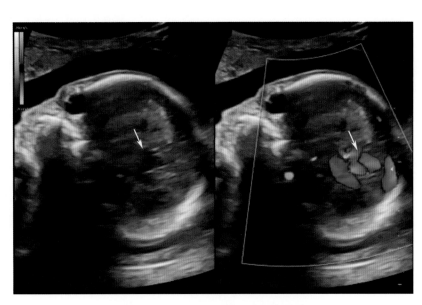

图2-12-5 VGAM彩色多普勒声像图
箭头所示囊性无回声处充满五彩镶嵌血流信号。

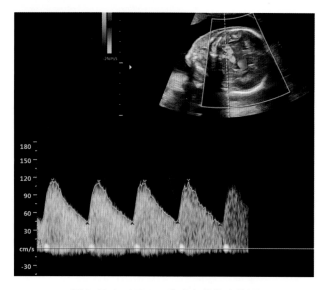

图 2-12-6 VGAM 脉冲多普勒声像图
表现为高速湍流频谱。

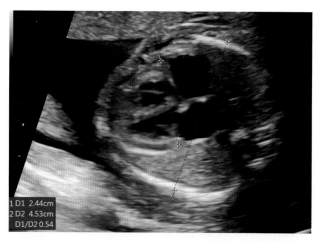

图 2-12-7 VGAM 胎儿四腔心切面显示心胸比增大

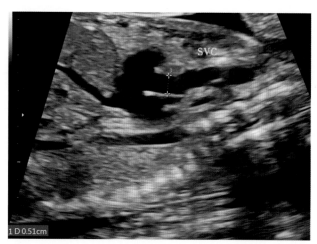

图 2-12-8 VGAM 胎儿腔静脉切面显示上腔静脉（SVC）明显增宽

ER 2-12-3 上腔静脉扩张

（2）晚孕期，若发现胎儿大脑深部脑中线区域存在异常无回声区时，要考虑到 VGAM 的可能，同时应仔细观察并评价胎儿心功能状态、神经系统受损情况及生长发育情况，这些指标与胎儿预后密切相关。

（3）MRI 可以通过流空现象显示扩张的瘤体，以及瘤体与 Willis 环的吻合。与产前超声相比，MRI 能更早地发现 VGAM 引起的脑室周围白质软化等神经系统受损情况，而其局限性在于不能检测 VGAM 胎儿的血流频谱，不能评估胎儿心功能情况，而这些是与胎儿预后密切相关的指标。MRI 作为补充的影像学技术手段，与产前超声联合应用可早期准确诊断 VGAM 及其相关的并发症，为胎儿预后评估提供依据。

【相关异常】

1. 由 VGAM 形成的动静脉吻合可造成充血性心力衰竭、颅内动脉窃血及梗阻性脑积水等继发改变。因此，超声除了检测颅内 VGAM 瘤体的直接征象外，还可观察到一些继发性的病理改变。

（1）充血性心力衰竭表现，如心脏增大（图 2-12-7）、上腔静脉及颈静脉扩张（图 2-12-8、ER 2-12-3）、三尖瓣反流、胸腹水、脐血流、静脉导管频谱异常、羊水过多、水肿等。

（2）颅内动脉盗血造成脑水肿及脑室周围脑白质软化时，可在 VGAM 囊性病灶周边脑组织内观察到回声增强区域或出现细小囊性无回声。

（3）VGAM 瘤体压迫中脑导水管时表现为双侧侧脑室扩张。

2. 近年来有研究发现 VGAM 可合并房室隔缺损、共同动脉干、大动脉转位、右心发育不良综合征、室间隔缺损等心脏结构异常。

【鉴别诊断】

1. 蛛网膜囊肿 VGAM 容易与位于中线附近的蛛网膜囊肿相混淆，两者都可表现为丘脑后方的无回声区，彩色多普勒可帮助鉴别诊断，蛛网膜囊肿为非血管性囊性病变，内无血流信号显示，而 VGAM 无回声区内充满彩色血流信号，再根据频谱形态可确诊。

2. 硬脑膜窦畸形 硬脑膜窦畸形与 VGAM 均可表现为中线部位的囊性回声伴窦汇扩张。不同的是，硬脑膜窦畸形位于近枕骨处的硬脑膜外，与颅内结构有明确分界，而 VGAM 则位于硬膜下的蛛网膜下池即大脑大静脉池内。硬脑膜窦畸形的囊性无回声多呈三角形或不规则形，其内可见细密点状弱回声流动，伴有血栓形成时，囊内可见类圆形高回声团，彩色多普勒显示病灶内无血流信号，部分病灶囊壁可见细小血流信号，而 VGAM 的囊性无回声多呈类圆形或管型，彩色多普勒超声显示囊性无回声区内充满彩色血流，脉冲多普勒检查表现为动静脉瘘样血流频谱。

3. **颅内肿瘤**　颅内肿瘤与 VGAM 类似，瘤体内部彩色多普勒超声可有血流信号显示，但二维超声 VGAM 表现为薄壁无回声，而颅内肿瘤常表现为实性或囊实混合性回声且有明显的占位效应。

【预后评估】

不合并其他结构畸形的 VGAM 胎儿往往预后较好。出现心脏结构及功能异常或神经系统损伤是胎儿不良预后的指标。

临床上，Lasjaunias 等将 VGAM 分为脉络膜型和壁型，脉络膜型主要表现为多条供血动脉与 Galen 静脉吻合，瘘口流量大，胎儿期容易出现心力衰竭表现，易被检出；相比之下，壁型仅存在一个动静脉瘘，胎儿期多不伴明显心力衰竭表现，通常在出生后的婴儿期或儿童期发病。壁型 VGAM 较脉络膜型 VGAM 发病晚，预后相对较好。

出生后，患儿临床表现及预后与发病时年龄有关。高输出性心力衰竭多出现在新生儿期，婴儿多表现为脑积水、发育落后等，儿童和成人最常见的临床表现为头痛、癫痫发作、智力障碍等。

目前宫内治疗 VGAM 的报道较少，出生后的治疗主要基于其临床症状、年龄及脑血管造影特点综合判断决定治疗方案。手术治疗死亡率较高，而血管栓塞介入治疗的预后相对较好。近年来，有研究共纳入 578 例介入治疗患儿，60% 患儿取得了较好的临床疗效，术后死亡率为 14%。Lasjaunias 等对报道的 317 例 VGAM 患儿控制心力衰竭治疗后进行血管栓塞治疗，死亡率约 10.6%，幸存者中 74% 神经系统发育正常。

（王睿丽）

第十三节　脑 裂 畸 形

【概述】

脑裂畸形（schizencephaly）是一种以大脑的裂畸形为主要特征的脑皮质发育畸形，也是最严重的神经元移行异常，可发生于大脑半球任何部位，最常发生于大脑顶叶。多数学者认为其表现为衬有灰质的裂隙从脑室至大脑半球的表面，少数学者认为该裂隙可以不与脑室相通。出生人群中发病率约为 1.48/100 000。

【病理与临床】

脑裂畸形发生的详细机制尚不完全清楚，多认为是先天性神经元移行障碍，妊娠期母体受到巨细胞病毒或其他病毒感染，胎儿脑组织严重缺血损伤使放射状神经胶质纤维受损，也可引起裂隙形成。也可能与遗传性因素（10q26.1 调节基因的 *EMX2* 异常）有关。

病理解剖特点为大脑表面一裂隙从表面延伸到室管膜下，软脑膜与室管膜相连接，形成软脑膜 - 室管膜缝（piamater-ependyma 缝、p-e 缝）灰质沿裂隙折入并在裂隙内及其邻近脑表面不规则增厚，裂隙多位于中央前回与中央后回附近。

脑裂畸形根据其形态不同分为闭唇型和开唇型，闭唇型裂隙两侧壁很接近或融合，几乎不分离，侧脑室壁开口处可见三角形凹陷，此型不常见；开唇型裂隙两侧彼此分离，裂隙间充满脑脊液，裂隙边缘内衬灰质，此型较多见。也有部分学者根据临床症状及影像表现将其分为三度：Ⅰ度，脑裂与正常脑沟相比可无明显增宽，但深入白质，裂底为厚大的异位灰质；Ⅱ度，脑裂开口可增宽，也可不宽，深入白质深部或侧脑室旁，伴有裂底团块状异位灰质，异位灰质可达室管膜下，突入脑室；Ⅲ度，畸形裂隙深入室管膜下，形成软脑膜 - 室管膜缝、侧脑室憩室、室管膜下灰质结节。

【超声表现】

开唇型脑裂畸形表现：大脑半球实质内异常裂隙，裂隙两侧为脑实质，裂隙内充满无回声的脑脊液，与侧脑室无回声暗区及蛛网膜下腔相通，大脑裂开处表面由于有大脑灰质的衬托，表面回声较强，与正常脑表面回声相似（图 2-13-1）。可为单侧也可为双侧大脑半球的皮层裂开。脑裂畸形常不对称，也可以完全对称性裂开，多合并透明隔腔缺如。三维超声及超声断层成像（tomographic ultrasound imaging，TUI）可帮助更直观地显示裂隙与侧脑室及蛛网膜下腔的位置关系。

闭唇型脑裂畸形产前难以检出。

【磁共振表现】

磁共振（MR）由于具有极高的软组织分辨力且不受胎儿体位及孕妇腹壁脂肪层厚度影响，对脑裂

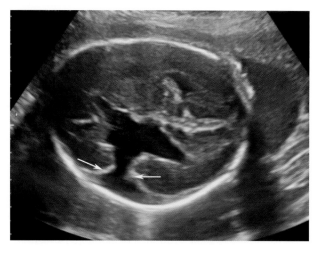

图 2-13-1 脑裂畸形超声表现
侧脑室水平显示大脑半球颞顶叶区裂开成两部分（箭头），裂开处为无回声区且与侧脑室及蛛网膜下腔相通，无回声区直达一侧颅骨内面。

畸形的诊断做出很好的补充。磁共振成像（MRI）可清晰显示脑裂畸形病理解剖特点，主要表现为裂隙从脑表面延伸到室管膜下，软脑膜与室管膜相连接，灰质沿裂隙折入并在裂隙内及其邻近脑表面不规则增厚。MR T_1WI、T_2WI 即可很好地区别脑灰质、白质结构。T_2WI 可以显示很小的裂隙中的脑脊液，裂隙呈明显长 T_2 信号，裂隙边缘的异位灰质与脑表灰质信号一致（图 2-13-2）。

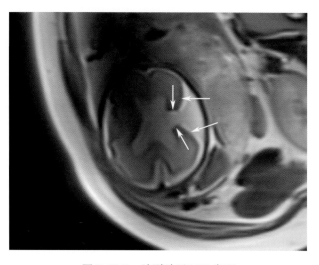

图 2-13-2 脑裂畸形 MRI 表现
大脑半球颞顶叶区可见裂隙从脑表面延伸到室管膜下，软脑膜与室管膜相连接，灰质沿裂隙折入并在裂隙内及其邻近脑表面不规则增厚（箭头）。

【相关异常】

1. 脑裂畸形常合并颅内其他畸形，如脑室扩大或脑积水、多小脑回畸形、灰质异位、胼胝体发育不

全、透明隔腔消失、蛛网膜囊肿等。

2. 脑裂畸形与部分综合征相关，如 Vici 综合征，是一种罕见的常染色体隐性遗传病，涉及全身多个系统的紊乱，主要表现为胼胝体发育不全、心肌病、联合免疫缺陷、白内障、白化病、生长发育迟缓、癫痫等，部分病例存在脑裂畸形。

【鉴别诊断】

1. 脑穿通畸形。脑穿通畸形为脑组织形成后，由于各种原因造成脑组织破坏缺损。常为妊娠中期以后形成的损伤，坏死组织被吸收，其脑裂的边缘瘢痕和胶质增生，无灰质覆盖，壁多表现不光整、僵硬感。

2. 蛛网膜囊肿位于蛛网膜下腔内，呈圆形或不规则的液性暗区，与侧脑室不相通，有菲薄的囊壁。

3. Galen 静脉瘤囊壁光滑，彩色多普勒探及无回声区内充满彩色血流信号，频谱多普勒探及高速低阻频谱。

4. 扩大的脑沟常见于脑萎缩病例，脑沟变深、增宽，沟底无团块状异位灰质，扩大的侧脑室边缘光整，侧脑室前角圆钝，第三、四脑室扩大程度一致的。

【预后评估】

临床表现为癫痫、运动障碍、智力低下、发育迟缓、视 - 隔发育异常者可有失明。其严重程度主要取决于其发生的类型、累及大脑实质的位置及范围。闭唇型通常症状较轻，表现为轻度运动缺陷和癫痫；开唇型通常表现为不可逆的严重的中枢神经系统畸形，预后差，常早年死于慢性感染和呼吸衰竭。两种类型通常都采用保守治疗，主要包括运动缺陷和智力障碍的康复及抗癫痫治疗；当伴有脑积水、颅内高压等严重并发症时选择外科手术治疗。一般认为双侧脑裂畸形患儿临床表现严重，预后差，癫痫发病率低，一旦发生往往成为药物难治性癫痫；单侧脑裂畸形患儿癫痫多数用抗癫痫药物（anti-epileptic drugs，AEDs），发作可控制。脑裂畸形合并其他异常及遗传综合征者更容易导致患儿癫痫发作，预后差。

（栗河舟）

参 考 文 献

1. ROLO A，GALEA G L，SAVERY D，et al. Novel mouse model of encephalocele: post-neurulation origin and relationship to open neural tube defects [J]. Dis Model Mech，2019，12（11）：dmm040683.

2. GANDHOKE G S，GOLDSCHMIDT E，KELLOGG R，et al. Encephalocele development from a congenital menin-

gocele: case report [J]. J Neurosurg Pediatr, 2017, 20(5): 419-422.

3. TOI A, LISTER W S, FONG K W. How early are fetal cerebral sulci visible at prenatal ultrasound and what is the normal pattern of early fetal sulcal development? [J]. Ultrasound Obstet Gynecol, 2004, 24(7): 706-715.

4. MILANI H J F, BARRETO E Q S, ARAUJO JUNIOR E, et al. Ultrasonographic evaluation of the fetal central nervous system: review of guidelines [J]. Radiol Bras, 2019, 52(3): 176-181.

5. CHESCHIER N, BULLETINS-OBSTETRICS A C O P. ACOG practice bulletin. Neural tube defects. Number 44, July 2003. (Replaces committee opinion number 252, March 2001) [J]. Int J Gynaecol Obstet, 2003, 83(1): 123-133.

6. ALONSO I, BORENSTEIN M, GRANT G, et al. Depth of brain fissures in normal fetuses by prenatal ultrasound between 19 and 30 weeks of gestation [J]. Ultrasound Obstet Gynecol, 2010, 36(6): 693-699.

7. CATER S W, BOYD B K, GHATE S V. Abnormalities of the fetal central nervous system: prenatal us diagnosis with postnatal correlation [J]. Radiographics, 2020, 40(5): 1458-1472.

8. SEPULVEDA W, WONG A E, ANDREEVA E, et al. Sonographic spectrum of first-trimester fetal cephalocele: review of 35 cases [J]. Ultrasound Obstet Gynecol, 2015, 46(1): 29-33.

9. COLEMAN B G, LANGER J E, HORII S C. The diagnostic features of spina bifida: the role of ultrasound [J]. Fetal Diagn Ther, 2015, 37(3): 179-196.

10. HOYT A T, CANFIELD M A, ROMITTI P A, et al. Associations between maternal periconceptional exposure to secondhand tobacco smoke and major birth defects [J]. Am J Obstet Gynecol, 2016, 215(5): 613, e1-e11.

11. WINTER T C, KENNEDY A M, WOODWARD P J. Holoprosencephaly: a survey of the entity, with embryology and fetal imaging [J]. Radiographics, 2015, 35(1): 275-290.

12. MARCORELLES P, LAQUERRIERE A. Neuropathology of holoprosencephaly [J]. Am J Med Genet C Semin Med Genet, 2010, 154C(1): 109-119.

13. VOLPE P, CAMPOBASSO G, DE ROBERTIS V, et al. Disorders of prosencephalic development [J]. Prenat Diagn, 2009, 29(4): 340-354.

14. HAHN J S, BARNES P D. Neuroimaging advances in holoprosencephaly: Refining the spectrum of the midline malformation [J]. Am J Med Genet C Semin Med Genet, 2010, 154C(1): 120-132.

15. KATHURIA S, GREGG L, CHEN J, et al. Normal cerebral arterial development and variations [J]. Semin Ultrasound CT MR, 2011, 32(3): 242-251.

16. SARNAT H B, FLORES-SARNAT L. Telencephalic flexure and malformations of the lateral cerebral (sylvian) fissure [J]. Pediatr Neurol, 2016, 63: 23-38.

17. KRUSZKA P, MARTINEZ A F, MUENKE M. Molecular testing in holoprosencephaly [J]. Am J Med Genet C Semin Med Genet, 2018, 178(2): 187-193.

18. PAULUSSEN A D, SCHRANDER-STUMPEL C T, TSERPELIS D C, et al. The unfolding clinical spectrum of holoprosencephaly due to mutations in SHH, ZIC2, SIX3 and TGIF genes [J]. Eur J Hum Genet, 2010, 18(9): 999-1005.

19. GANDOLFI COLLEONI G, CONTRO E, CARLETTI A, et al. Prenatal diagnosis and outcome of fetal posterior fossa fluid collections [J]. Ultrasound Obstet Gynecol, 2012, 39(6): 625-631.

20. SHEKDAR K. Posterior fossa malformations [J]. Semin Ultrasound CT MR, 2011, 32(3): 228-241.

21. MARTINEZ-TEN P, ILLESCAS T, ADIEGO B, et al. Non-visualization of choroid plexus of fourth ventricle as first-trimester predictor of posterior fossa anomalies and chromosomal defects [J]. Ultrasound Obstet Gynecol, 2018, 51(2): 199-207.

22. D'ANTONIO F, KHALIL A, GAREL C, et al. Systematic review and meta-analysis of isolated posterior fossa malformations on prenatal imaging (part 2): neurodevelopmental outcome [J]. Ultrasound Obstet Gynecol, 2016, 48(1): 28-37.

23. QUARELLO E, MOLHO M, GAREL C, et al. Prenatal abnormal features of the fourth ventricle in Joubert syndrome and related disorders [J]. Ultrasound Obstet Gynecol, 2014, 43(2): 227-232.

24. ELHASSANIEN A F, ALGHAIATY H A. Joubert syndrome: Clinical and radiological characteristics of nine patients [J]. Ann Indian Acad Neurol, 2013, 16(2): 239-244.

25. KARAKAS E, CULLU N, KARAKAS O, et al. Joubert syndrome: the clinical and radiological findings [J]. J Pak Med Assoc, 2014, 64(1): 91-94.

26. TARUI T, LIMPEROPOULOS C, SULLIVAN N R, et al. Long-term developmental outcome of children with a fetal diagnosis of isolated inferior vermian hypoplasia [J]. Arch

Dis Child Fetal Neonatal Ed, 2014, 99(1): F54-F58.

27. ACHIRON R, ACHIRON A. Development of the human fetal corpus callosum: a high-resolution, cross-sectional sonographic study [J]. Ultrasound Obstet Gynecol, 2001, 18(4): 343-347.

28. DE KEERSMAECKER B, POTTEL H, NAULAERS G, et al. Sonographic development of the pericallosal vascularization in the first and early second trimester of pregnancy [J]. AJNR Am J Neuroradiol, 2018, 39(3): 589-596.

29. JARRE A, LLORENS SALVADOR R, MONTOLIU FORNAS G, et al. Value of brain MRI when sonography raises suspicion of agenesis of the corpus callosum in fetuses [J]. Radiologia, 2017, 59(3): 226-231.

30. SOCIETY FOR MATERNAL-FETAL M, ELECTRONIC ADDRESS P S O, FOX N S, et al. Mild fetal ventriculomegaly: diagnosis, evaluation, and management [J]. Am J Obstet Gynecol, 2018, 219(1): B2-B9.

31. KANDULA T, FAHEY M, CHALMERS R, et al. Isolated ventriculomegaly on prenatal ultrasound: what does fetal MRI add? [J]. J Med Imaging Radiat Oncol, 2015, 59(2): 154-162.

32. SCELSA B, RUSTICO M, RIGHINI A, et al. Mild ventriculomegaly from fetal consultation to neurodevelopmental assessment: A single center experience and review of the literature [J]. Eur J Paediatr Neurol, 2018, 22(6): 919-928.

33. DONNELLY J C, PLATT L D, REBARBER A, et al. Association of copy number variants with specific ultrasonographically detected fetal anomalies [J]. Obstet Gynecol, 2014, 124(1): 83-90.

34. ABDELKADER M A, RAMADAN W, GABR A A, et al. Fetal intracranial hemorrhage: sonographic criteria and merits of prenatal diagnosis [J]. J Matern Fetal Neonatal Med, 2017, 30(18): 2250-2256.

35. TAN A P, SVRCKOVA P, COWAN F, et al. Intracranial hemorrhage in neonates: A review of etiologies, patterns and predicted clinical outcomes [J]. Eur J Paediatr Neurol, 2018, 22(4): 690-717.

36. BORKOWSKI-TILLMAN T, GARCIA-RODRIGUEZ R, VIÑALS F, et al. Agenesis of the septum pellucidum: Prenatal diagnosis and outcome [J]. Prenat Diagn, 2020, 40(6): 674-680.

37. BEN M'BAREK I, TASSIN M, GUET A, et al. Antenatal diagnosis of absence of septum pellucidum [J]. Clin Case Rep, 2020, 8(3): 498-503.

38. VINALS F, RUIZ P, CORREA F, et al. Two-dimensional visualization and measurement of the fetal optic chiasm: improving counseling for antenatal diagnosis of agenesis of the septum pellucidum [J]. Ultrasound Obstet Gynecol, 2016, 48(6): 733-738.

39. YIN L, YANG Z, PAN Q, et al. Sonographic diagnosis and prognosis of fetal arachnoid cysts [J]. J Clin Ultrasound, 2018, 46(2): 96-102.

40. GARCIA-CONDE M, MARTIN-VIOTA L. Arachnoid cysts: embriology and pathology [J]. Neurocirugia(Astur), 2015, 26(3): 137-142.

41. HIRANO A, HIRANO M. Benign cysts in the central nervous system: neuropathological observations of the cyst walls [J]. Neuropathology, 2004, 24(1): 1-7.

42. PIERRE-KAHN A, SONIGO P. Malformative intracranial cysts: diagnosis and outcome [J]. Childs Nerv Syst, 2003, 19(7/8): 477-483.

43. YAHAL O, KATORZA E, ZVI E, et al. Prenatal diagnosis of arachnoid cysts: MRI features and neurodevelopmental outcome [J]. Eur J Radiol, 2019, 113: 232-237.

44. KARL K, HELING K S, CHAOUI R. Ultrasound of the fetal veins part 3: the fetal intracerebral venous system [J]. Ultraschall Med, 2016, 37(1): 6-26.

45. BRINJIKJI W, KRINGS T, MURAD M H, et al. Endovascular treatment of vein of Galen malformations: a systematic review and meta-analysis [J]. AJNR Am J Neuroradiol, 2017, 38(12): 2308-2314.

46. CHOI H Y, KOH E J. Long-term outcome of surgical treatment of patients with intractable epilepsy associated with schizencephaly [J]. Acta Neurochir(Wien), 2013, 155(9): 1717-1724.

47. GONZALEZ J C, SINGHAPAKDI K, MARTINO A M, et al. Unilateral open-lip schizencephaly with tonsillar herniation in a preterm infant [J]. J Pediatr Neurosci, 2019, 14(4): 225-227.

48. UGBOMA E W, AGI C E. Schizencephaly: a case report and review of literature [J]. Niger Postgrad Med J, 2016, 23(1): 38-40.

49. TIMOR-TRITSCHE I, MONTEAGUDO A, PILU G, et al. 胎儿颅脑超声 [M]. 3 版. 吴青青, 姜玉新, 主译. 北京: 人民卫生出版社, 2018.

50. 李胜利, 罗国阳. 胎儿畸形产前超声诊断学 [M]. 2 版. 北京: 科学出版社, 2017.

51. NORTON M E, SCOUTT L M, FELDSTEIN V A. CALLEN

妇产科超声学 [M]. 6 版. 杨芳, 栗河舟, 宋文龄, 主译. 北京: 人民卫生出版社, 2019.

52. 邓凤莲, 郭燕丽, 段灵敏, 等. 产前超声对胎儿脑膜膨出及脑膜脑膨出的诊断价值分析 [J]. 重庆医学, 2017, 46(4): 475-477.

53. 王慧芳. 林琪, 熊奕, 等. 11～14 孕周胎儿颅脑横切面筛查主要颅脑畸形的临床价值 [J]. 中国医学影像技术, 2008, 24(6): 943-945.

54. 龚菁菁, 崔爱平. 联合应用二维及三维超声对胎儿脑膨出的诊断价值 [J]. 上海医学影像, 2011, 20(4): 289-290.

55. 修波. 脊柱裂研究进展 [J]. 中华神经外科疾病研究杂志, 2017, 16(2): 97-100.

56. 顾莉莉, 李胜利. 胎儿脊柱裂的产前诊断进展 [J/CD]. 中华医学超声杂志(电子版), 2012, 9(3): 201-204.

57. 张蒂荣, 石宇, 胡海云, 等. 胎儿先天性脊柱裂的产前超声诊断及其预后评估研究 [J/CD]. 中国产前诊断杂志(电子版), 2015, 7(3): 14-18.

58. 朱玲艳, 何春智, 张璟璟. 胎儿脊柱裂超声颅脑征象的观察与分析 [J]. 医学影像学杂志, 2012, 22(6): 1045-1047.

59. 李锦丽. 产前超声评价胎儿颅后窝池的价值 [J]. 中南医学科学杂志, 2015, 43(6): 662-664.

60. 中国医师协会神经外科医师分会小儿神经外科专家委员会. 先天性脊柱裂的常见类型及手术对策专家共识 [J]. 中华神经外科杂志, 2016, 32(4): 331-335.

61. 周游, 刘新秀, 王文华, 等. 产前超声诊断胎儿开放性脊柱裂合并 18- 三体综合征 1 例 [J]. 中国医学影像技术, 2020, 36(4): 638.

62. 齐翔, 邹哲伟. 先天性脊柱裂的诊断和治疗 [J]. 临床小儿外科杂志, 2019, 18(2): 91-94.

63. 郭翠霞, 吴青青, 王莉, 等. 50 例胎儿颅后窝异常的超声诊断及预后分析 [J/CD]. 中华医学超声杂志(电子版), 2018, 15(8): 593-599.

64. 李胜利, 廖伊梅, 文华轩. 颅内囊性结构(室管膜下囊肿、布莱克囊肿、韦氏腔、中间帆腔)产前超声报告与解读 [J/CD]. 中华医学超声杂志(电子版), 2018, 15(5): 330-339.

65. 郭翠霞, 吴青青, 孙丽娟. Joubert 综合征产前超声诊断进展 [J]. 中国医学影像学杂志, 2019, 27(11): 873-876.

66. 佟彤, 熊奕. 胎儿后颅窝池畸形的超声诊断新进展 [J/CD]. 中国产前诊断杂志(电子版), 2015, 7(2): 48-53.

67. 姜玉新. 中国胎儿产前超声检查规范 [M]. 北京: 人民卫生出版社, 2016.

68. 张丽丽, 邓学东, 杨忠, 等. 三维超声定量分析胎儿脑干小脑蚓部角及脑干小脑幕角的临床价值 [J/CD]. 中华医学超声杂志(电子版), 2015, 12(2): 136-141.

69. 郭翠霞, 汪龙霞, 王艳秋, 等. 胎儿小脑蚓部上旋产前诊断及预后评估的研究现状 [J]. 中华超声影像学杂志, 2014, 23(12): 1079-1082.

70. 邹仲之, 李继承. 组织学与胚胎学 [M]. 8 版. 北京: 人民卫生出版社, 2013: 76.

71. STANDRING S. 格氏解剖学: 临床实践的解剖学基础 [M]. 41 版. 丁自海, 刘树伟, 主译. 济南: 山东科学技术出版社, 2017: 392.

72. 李晴, 文华轩, 袁鹰, 等. 中晚孕期胎儿胼胝体观察新方法: 二维颅脑横切面法 [J/CD]. 中华医学超声杂志(电子版), 2019, 16(7): 495-503.

73. 王颖芳, 刘思, 杨小红, 等. 产前超声诊断胼周脂肪瘤并与生后影像及病理对照分析 [J/CD]. 中国产前诊断杂志(电子版), 2019, 11(4): 14-19.

74. 夏秋玲, 漆洪波. "2018 年美国母胎医学会胎儿轻度侧脑室扩张诊断、评估、管理指南" 解读 [J]. 中国实用妇科与产科杂志, 2018, 34(11): 1238-1242.

75. 中国医师协会超声医师分会. 中国产前超声检查指南 [M]. 北京: 人民卫生出版社, 2019.

76. 张春好, 魏瑗. 胎儿侧脑室扩张的诊断和处理 [J]. 实用妇产科杂志, 2020, 36(3): 179-183.

77. 容蓉, 陈倩, 王霄英, 等. 胎儿侧脑室扩张的超声与 MRI 评估一致性分析 [J]. 中国医学影像技术, 2016, 32(12): 1817-1821.

78. 杨午博, 张军. MRI 对侧脑室扩张胎儿的评价与随访研究 [J]. 中国医学影像技术, 2017, 33(7): 1033-1036.

79. 武玺宁, 孟华, 姜玉新, 等. 胎儿颅内出血的超声诊断及研究进展 [J]. 中华超声影像学杂志, 2011, 20(5): 451-453.

80. 陈斌, 张军. 120 例胎儿颅内出血磁共振成像特征分析 [J]. 磁共振成像, 2019, 10(7): 491-496.

81. 徐生芳, 杨磊, 钱吉芳, 等. MRI 扩散加权成像在胎儿颅内出血中的应用价值 [J/CD]. 中国产前诊断杂志(电子版), 2019, 11(4): 50-54.

82. 王振宇, 徐文坚. 人体断层影像解剖学 [M]. 4 版. 北京: 人民卫生出版社, 2016.

83. 刘树伟. 断层解剖学 [M]. 北京: 高等教育出版社, 2017: 88.

84. 张奇, 杨新宇, 张建宁, 等. Galen 静脉畸形 [J]. 中华神经外科杂志, 2011, 27(11): 1185-1187.

85. 蔡春泉, 张庆江, 马骁, 等. Galen 静脉动脉瘤样畸形 [J]. 中华医学杂志, 2007, 87(15): 1078-1079.

86. 张屹辉, 梁喜, 祝海颖, 等. 胎儿 Galen 静脉畸形的彩色多普勒超声表现 [J]. 中华超声影像学杂志, 2013, 22(11): 1005-1006.

87. 李军亮,许新科,陈程,等. Galen 静脉动脉瘤样畸形 6 例诊治及预后分析 [J]. 临床小儿外科杂志,2019,18(9):744-747.

88. 康敏,陶元萍,王世琦,等. MRI 在胎儿大脑皮质发育畸形产前诊断中的价值 [J]. 中国临床医学影像杂志,2019,30(7):481-486.

89. 齐晖,高丽,范宏业,等. 脑裂畸形 35 例患儿临床、影像学特征及随访研究 [J]. 中华实用儿科临床杂志,2017,32(4):300-303.

第三章 胎儿颜面部及颈部畸形

第一节 正常声像图

【概述】

颜面部是人类感知世界的重要部位,我们用眼睛观察世界,用鼻子感知气味,用耳朵辨别声音,用嘴巴和外界交流。五官构成了人的外貌,也是人与人认识的第一印象,颜面部对每个人的功能性和社会性来说尤为重要,所以孕妇及其家人对即将到来的宝宝的颜面部发育情况尤为关注,这是产前超声检查的意义,也是一项挑战。

胚胎第3周颜面部开始发育,外胚层向内凹陷形成口凹,外胚层在相应区域局部增厚隆起形成鼻板、视泡和听板,其分别与嗅神经、视神经和前庭蜗神经相关。腮弓开始出现,第1腮弓将来发育成上颌突和下颌突,其分别构成口凹的外界和下界。胚胎发育至4~7周时,面部5个突起融合形成面部结构。这5个突起包括1个额鼻突、2个上颌突和2个下颌突。第4周时,前脑周围和第1腮沟之前的间充质形成额鼻突,其下方为鼻板,鼻板内陷形成鼻窝,额鼻突在鼻窝两边分别形成2个内侧鼻突和2个外侧鼻突。两个内侧鼻突在中线处融合并向下移行,形成鼻小柱和人中。外侧鼻突和上颌突融合形成鼻侧部。唇和腭在胚胎发育至7~12周时形成。两侧上颌突向中线方向生长与内侧鼻突向下生长并融合成人中的球状突相互融合形成上唇。内侧鼻突的球状突在中线融合形成原发腭,两侧上颌突的腭突与鼻中隔融合形成继发腭。原发腭与继发腭融合形成完整的腭。两侧下颌突在中线融合形成下唇和下颌骨。

颈部主要由腮弓发育而来,哺乳动物有5对腮弓。腮弓是位于前肠两侧的间充质增厚而形成的弓形结构,其外面由外胚层覆盖,相邻腮弓间深陷形成腮沟,内侧由前肠内胚层覆盖并形成咽囊。第3腮弓形成舌骨的下半和舌骨大角。第4腮弓和第6腮弓形成喉软骨和甲状旁腺。胚胎第24天,咽腹侧壁开始形成甲状腺。

大部分颜面部发育异常对胎儿来说非致死性,但会严重影响胎儿出生后的生活、心理及社会适应。有些颜面部畸形与胎儿染色体或基因异常有关,属于某些综合征的一部分。故产前超声对胎儿颜面部的评价极其重要。

【超声表现】

超声观察胎儿颜面部可从冠状面、矢状面、横切面等不同切面来观察。三维表面成像可以获得更多的图像信息,让孕妇及医师对胎儿面部有更加直观的感受。胎儿颜面部的观察受羊水量、胎位、胎儿大小、肢体或脐带的遮挡等的影响,并不总能获得满意的图像,超声有其局限性。下面介绍不同切面胎儿颜面部的正常超声表现。

1. **冠状面** 该切面对上唇、人中、鼻孔的观察尤为重要,是诊断唇裂的重要切面。该切面上胎儿上唇的唇线完整呈弓形称为唇弓,唇弓正中稍低的位置为人中切迹,其两侧的唇弓最高点为唇峰。图像质量好时还可以显示人中和人中嵴(图3-1-1)。鼻部的观察包括鼻翼、鼻柱和鼻孔。眼部的观察包括双侧眼睑。较表浅的冠状面还可显示类似三维表面模式的颜面部。

2. **正中矢状面** 可以观察胎儿颜面部的外形轮廓,包括前额、鼻骨、鼻尖、上唇、下唇及下颌。平滑的前额与上翘的鼻骨相连,鼻尖、上唇、下唇构成面部正中矢状面的"三峰","三峰"曲线柔和,人中起始处与口裂构成"两谷"。"三峰"峰底、下颌皮肤与前额皮肤几乎在同一水平线上(图3-1-2)。由于胎儿鼻骨与染色体异常有较强的相关性,需注意矢状面上鼻骨的显示,12周以前正常胎儿鼻骨可能骨化较差而不显示,可建议13周后复查。

近年来国内外学者还研究了在正中矢状面上测量的新指标来客观评价胎儿面颅骨发育,如额上颌

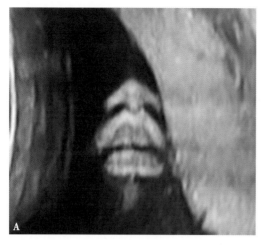
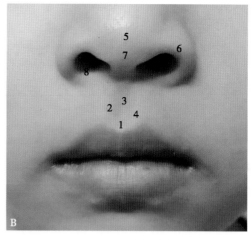

图 3-1-1　正常鼻唇冠状面

A. 正常胎儿鼻唇冠状面。B. 正常鼻唇冠状面表面解剖标记：1. 人中切迹；2. 人中嵴；3. 人中；4. 唇峰；5. 鼻尖；6. 鼻翼；7. 鼻柱；8. 鼻孔。

角、上颌 - 鼻根 - 下颌角、额前空间距离、面上颌角等。但这些指标大部分测量较为烦琐，数值随着孕周增加而变化，临床上较难推广，且某些面部异常有其他更为简便的观察指标，如小颌畸形的颏部后缩、完全唇腭裂的颌骨前凸等。

以下介绍两个较简便且易操作的指标：

（1）鼻前组织厚度与鼻骨长度之比（prenasal thickness/nasal bone length，PT/NBL）：鼻前组织厚度和鼻骨长度随着孕周增加而增加，但二者比值较恒定，有学者比较了中晚孕期 21- 三体综合征胎儿与正常胎儿的该比值，发现当该比值大于 0.8 时，对 21- 三体综合征胎儿的检出灵敏度和特异度较高（分别是 100% 和 95%），但假阳性率也较高，可达 21.6%。该指标可作为中晚孕期筛查 21- 三体综合征胎儿的超声标记。

（2）面部轮廓线：面部轮廓线为鼻根与下颌骨前缘之间的连线，并向上延伸至额部，根据该线与额骨的位置分为 3 种情况。①连线与额骨重合，判定为"零"；②连线位于额骨后方，判定为"正值"；③直线位于额骨前方，判定为"负值"。有报道指出，约 46.3% 的 18- 三体综合征胎儿的面部轮廓线为负值，余下为 0；而 41.6%～58.4% 的 21- 三体综合征胎儿为正值，余下为 0；93.7% 的正常胎儿该值为 0，余下 6.3% 的正常胎儿为正值，无一例正常胎儿为负值。故面部轮廓线可作为区别 18- 三体综合征、21- 三体综合征及正常胎儿的有效指标（图 3-1-3、图 3-1-4）。

正中矢状面上胎儿面部轮廓还可以发现一些综合征的线索。如 Apert 综合征胎儿前额隆起、鼻梁塌陷，旁正中矢状面及冠状面上可显示双眼外突，同时伴并指 / 趾畸形。德朗热综合征（Cornelia de Lange syndrome）胎儿鼻孔上翘、鼻梁扁平、人中浅长、小颌畸形，冠状面上显示面部多毛（长睫毛、连眉）。Miller-Dieker 综合征胎儿前额及枕部隆起、鼻孔外翻、上唇突出，同时伴无脑回、胼胝体缺如或发育不良、小头畸形。Roberts 综合征胎儿正中矢状面上可表现为小颌畸形、唇腭裂，冠状面或横断面上眼距增宽、突眼，同时伴短肢或肢体缺如。皮罗序列征（Pierre Robin sequence）胎儿有明显的小颌畸形、舌后坠、高腭弓或腭裂。绝大多数综合征的胎儿都具有特殊面容，有些比较明显，具有特征性，有些比较轻微难以察觉，需要仔细评估胎儿面部轮廓，找出线索，尤其是伴发其他结构异常时，需更加仔细观察。

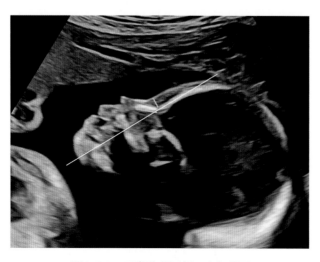

图 3-1-2　正常胎儿面部正中矢状面

"三峰"峰底、下颌皮肤与前额皮肤几乎在同一水平线上。黄线表示鼻前组织厚度与鼻骨长度的测量，白线表示面部轮廓线。

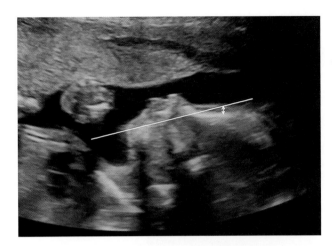

图 3-1-3　18- 三体综合征胎儿面部正中矢状面
面部轮廓线位于额骨前方，为负值。

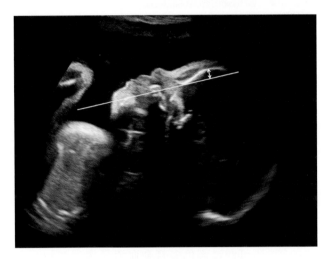

图 3-1-4　21- 三体综合征胎儿面部正中矢状面
面部轮廓线位于额骨后方，为正值。

3. **横切面（或轴切面）**　从上至下依次可显示双眼水平横切面（图 3-1-5）、上唇和上颌骨水平横切面或轴切面（图 3-1-6）、口裂水平横切面（图 3-1-7）和下颌水平横切面（图 3-1-8）。若胎头稍后仰，还可经口裂水平轴切面显示胎儿继发腭后部分（图 3-1-9、图 3-1-10）。

不同水平横切面超声表现如下：

（1）双眼水平横切面：眼眶通常在孕 11～12 周时显示，晶状体在孕 13～14 周时可显示。双侧眼眶对称等大，晶状体边缘呈高回声，内部呈无回声，眼内距 / 眼外距约 1∶3，通常在孕 14 周时，可以看到从前到后穿过眼睛中部的玻璃体动脉，到 29 周时应该消失。双侧眼眶内侧显示"八"字形的上颌骨额突，"八"字形顶部横线为双侧鼻骨。

（2）上唇和上颌骨水平横切面：显示上牙槽突为完整对称的弧形结构，两侧至少各显示 3 颗左右对称的牙槽，各牙槽间不能有移位。

（3）口裂水平横切面：显示位于牙槽后方的胎舌。

（4）口裂水平轴切面：显示胎舌后将探头末端向胎头侧偏移，可获取胎儿继发腭后部分。继发硬腭表现为线状强回声，软腭表现为咽与口腔之间的低回声带。

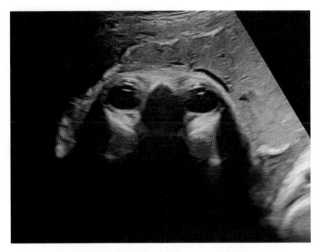

图 3-1-5　正常胎儿双眼水平横切面

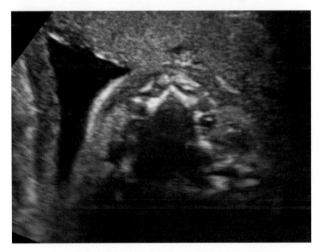

图 3-1-6　正常胎儿上唇及上颌骨水平横切面

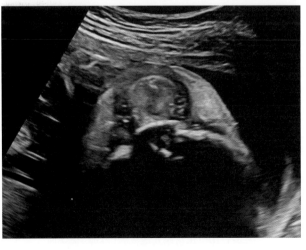

图 3-1-7　正常胎儿口裂水平横切面

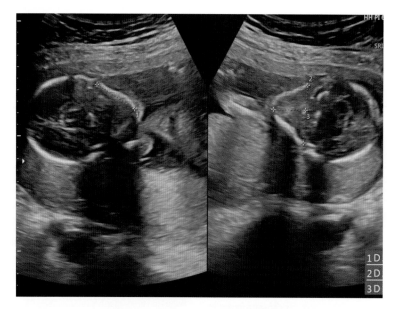

图 3-1-8　正常胎儿下颌水平横切面

图中卡尺分别显示下颌骨长径（1）、宽径（2）、前后径（3）的测量方法。

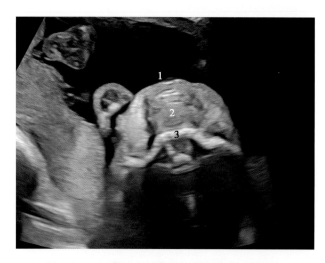

图 3-1-9　正常胎儿继发腭（硬腭）后部分横切面

1：上唇标注位置后移；2：舌；3：硬腭后份。

（5）下颌水平横切面：显示下颌为"Λ"高回声，该切面可测量下颌骨的宽度、长度及前后径。

胎儿颈部是产前容易忽略的部分，因为这一解剖区域在产前范围较窄，内多为管道及软组织结构，声像图缺乏特异性表现。早孕期对颈部的观察主要是观察颈后的颈项透明层。中孕期可通过观察胎儿颈部冠状面（图 3-1-11）显示咽喉部、气管、食管、甲状腺等，还可通过彩色多普勒血流显像观察胎儿呼吸运动（图 3-1-12）。中晚孕期在冠状面上较易显示胎儿颈部结构。正中矢状面上，当胎儿处于屈曲状态时，下颌骨声影遮挡影响颈部结构的显示，胎儿处于仰伸位时比较容易观察到胎儿咽喉部及气管回声。横断面时可观察胎儿甲状腺，但较难获取，有

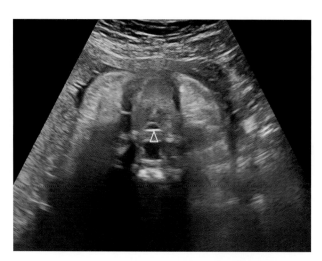

图 3-1-10　正常胎儿继发腭（软腭）横切面

三角形示软腭，分隔前方的口腔与后方的咽。

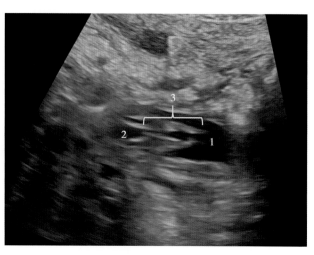

图 3-1-11　正常晚孕期胎儿颈部冠状面显示咽喉部

1：咽腔；2：气管；3：喉部。

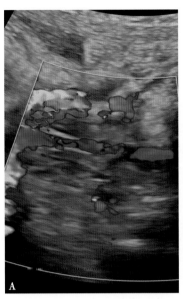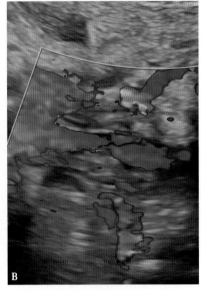

图 3-1-12　正常晚孕期胎儿颈部冠状面显示咽喉部呼吸运动
A、B. 彩色多普勒显像观察胎儿呼吸运动。

学者提出在正中矢状面利用三维容积超声断层成像（the three-dimensional volume ultrasound tomography）显示胎儿颈部结构，可较完整地在各横断面显示胎儿颈部各结构。胎儿食管常处于空虚状态，不易观察，颈段食管常难以辨认。当食管闭锁时，可见食管呈盲袋状扩张。

三维成像技术可以获取更多胎儿图像信息，并进行多角度、多平面重建。三维表面可直观显示胎儿面部器官（图 3-1-13），对于面部发育缺陷如唇裂、鼻外形异常、小颌畸形等，通过三维成像达到类似"拍照"的效果，更有利于与临床医师和孕妇沟通。三维骨骼成像模式可重建胎儿颅面骨（图 3-1-14、图 3-1-15）。

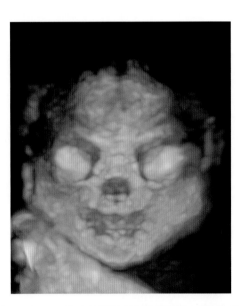

图 3-1-14　正常晚孕期胎儿颜面部冠状面骨骼成像
显示胎儿眼眶、鼻骨、上颌骨、梨状孔、口裂。

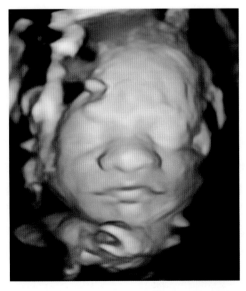

图 3-1-13　正常晚孕期胎儿颜面部三维表面成像

【相关异常】

胎儿面部发育过程中融合失败或发育异常将导致大部分的颜面结构畸形，包括面裂畸形（各种类型唇腭裂、面横裂等）、眼距过宽或过窄、小眼或无眼畸形、先天性白内障、小颌畸形等。

唇腭裂是颜面部最常见的出生缺陷，根据裂隙的部位和程度而分型不同，产前超声能够发现唇裂、牙槽突裂、唇裂伴牙槽突裂。有学者提出可在特殊切面观察继发腭，从而诊断继发腭裂，但单纯腭裂的诊断率仍极低。

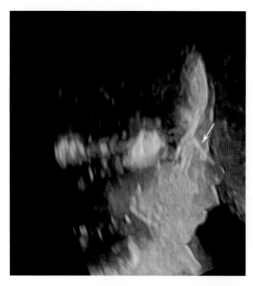

图 3-1-15　正常晚孕期胎儿颜面部矢状面骨骼成像
显示胎儿面部侧面轮廓,注意鼻骨的显示(箭头)。

眼距过宽及过窄可能与多种综合征相关,发现这一征象需提示孕妇行相关染色体或基因检测。

产前胎儿鼻骨不显示或长度小于 2.5mm 提示胎儿鼻骨发育不全,约存在于 65% 的 21- 三体综合征中,其是产前筛查 21- 三体综合征特异度及灵敏度最好的指标。

无眼及小眼畸形会导致胎儿出生后视力障碍及失明,产前需仔细观察双侧眼球及晶状体。

小颌畸形常与某些综合征有关,通常用下颌面部角和下颌指数来评估胎儿下颌。

颈部异常主要是颈部淋巴管水囊瘤、鳃裂囊肿、畸胎瘤、甲状腺肿大、血管瘤等。

第二节　眼眶及眼球异常

【概述】

胚胎发育过程中眼及附属物的生长发育停滞或异常将导致眼球不发育、发育差或功能障碍,称为先天性眼发育异常。比较常见的有小眼或无眼畸形、先天性白内障、永存原始玻璃体增生症等。产前超声有时会描述眼距过宽或眼距过窄,但其并非一个独立的诊断,要评估其是否合并其他系统的异常,如全前脑、正中面裂或其他综合征的一些表现等。单纯的眼距过宽或过窄,有可能仅仅是外貌的改变或影响立体视野。

【病理与临床】

无眼畸形是指眶内的眼组织完全缺失,包括眼球、眼睑、结膜、睫毛和泪器。小眼畸形是指眶内的眼球小、结构异常,部分眼附属器和眼睑可表现为正常,严重时眼睑往往狭小甚至粘连。小眼畸形的患儿常常合并视力障碍甚至失明。母亲感染(如风疹)、维生素 A 缺乏和致畸暴露(沙利度胺、异维 A 酸)均与小眼 / 无眼畸形有关。三倍体、9- 三体综合征、13- 三体综合征是最可能出现小眼畸形的染色体异常疾病。部分与遗传综合征有关。小眼 / 无眼畸形可以是单侧也可以是双侧,两种畸形合起来的出生率约为 1/10 000。

先天性白内障患儿晶状体混浊,透明度下降,进入眼球的光线减少,进而影响视力。先天性白内障可发生在出生时或出生后一年内。本病约占活产儿眼畸形的 30%,发生率为 1/10 000～1/5 000。每年全球失明儿童中 10%～38% 为先天性白内障患儿。1/3 的先天性白内障与遗传有关,最常见的为常染色体显性遗传,也可能与早产、持续缺氧、母亲感染(风疹)、母亲营养代谢障碍等相关。产前超声只能发现在胎儿期即出现晶状体明显混浊的先天性白内障。

永存原始玻璃体增生症是由于原始玻璃体血管退行失败而引起的一组复杂的眼部畸形。在胚胎发生过程中,眼睛前部从玻璃体动脉获得营养,这个血管系统位于晶状体和视网膜之间。在发育后期,玻璃体动脉完全退化,它的作用逐渐被发育中的视网膜血管系统所取代。在某些情况下,初级玻璃体在妊娠第 3 个月到第 9 个月之间退化。通常来说,若玻璃体动脉在妊娠第 7 个月时不能退化,则会残留成永存玻璃体动脉。90% 的患儿为单眼发病,并且患侧较健侧偏小,部分与遗传有关。该病可伴发白内障。

【超声表现】

1. 小眼畸形 / 无眼畸形　无眼畸形和小眼畸形的特点是完全或几乎完全缺乏初级视泡,导致完全缺失或很小的眼眶。无眼畸形产前超声表现为双侧或患侧无眼球显示,眼眶体积小、塌陷,内由少许软组织回声充填(图 3-2-1)。小眼畸形超声表现为眼直径明显较小,小于相应孕周预测值的第 5 百分位数,单侧小眼畸形时双侧眼球大小不对称,患侧眼直径明显小于健侧(图 3-2-2)。双侧小眼畸形时双侧眼球均较小,眼内距继发性增宽,眼内距 / 眼外距大于 1/3。晚孕期眼直径小于 10mm 时考虑重度小眼畸形。单侧小眼畸形常合并先天性白内障或另一侧无眼畸形,有时伴有其他部位结构异常。极重度的胎儿小眼畸形有时与胎儿无眼畸形难以鉴别,只能依靠出生后病理诊断。

2. 先天性白内障　胎儿期即出现的白内障根

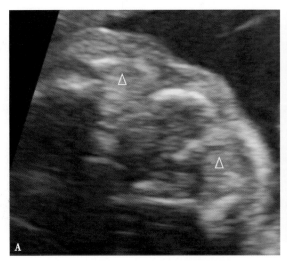
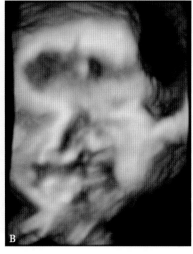

图 3-2-1 无眼畸形

A. 超声表现为双侧或患侧无眼球显示，眼眶体积小、塌陷，内由少许软组织回声充填（Δ）；

B. 三维超声表现为双侧眼眶未见眼球显示。

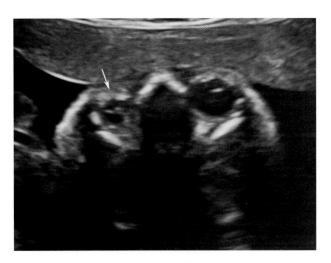

图 3-2-2 小眼畸形
超声表现为眼球直径明显较小（箭头）。

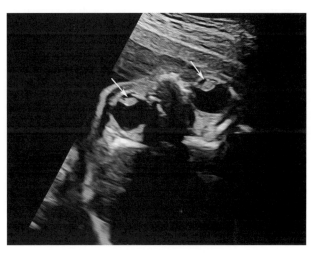

图 3-2-3 先天性白内障
典型超声特征为晶状体呈梭形强回声（箭头）。

据病变类型可表现为整个晶状体呈梭形强回声（图 3-2-3）、晶状体中央出现强回声或边缘呈双环征（内层为增强的病灶边缘，外层为晶状体边缘）。

3. **永存原始玻璃体增生症** 根据病变位置不同，永存原始玻璃体增生症可为 3 种类型：前部型、后部型、混合型。前部型占所有病例的 25% 左右，主要表现为白内障和晶状体后方高回声团。后部型约占 15%，累及玻璃体和视网膜，可伴视网膜脱离等。混合型最常见，约占 60%，病变累及前后段。声像图上可表现为 I 型、Y 型、λ 型、X 型。I 型和 Y 型主要累及前段，λ 型、X 型前后段均受累。超声表现为横切面上晶状体后方高回声团（图 3-2-4），后端与视盘相连。

【相关异常】

小眼/无眼畸形相关异常因合并的综合征不同而表现不同，三倍体、9-三体、13-三体是最可能出现小眼畸形的非整倍体。三倍体在早期存在不对称的胎儿生长受限，并伴心脏、神经系统和面部异常。13-三体与中线处面部和大脑缺陷、心脏异常和多指畸形有关。9-三体常导致早期妊娠流产。

先天性白内障常并发眼部其他先天异常，如小眼畸形、无虹膜、视网膜脉络膜病变、永存原始玻璃体增生症等。

永存原始玻璃体增生症若不及时治疗，多数患眼会自行发展为眼内出血、角膜混浊、青光眼、视网膜脱离或眼球萎缩，最后将眼球摘除。

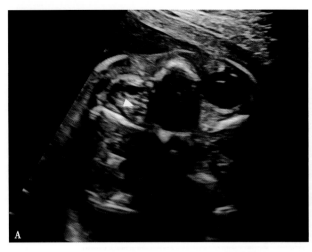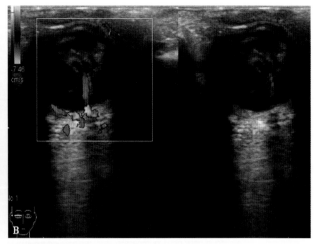

图 3-2-4 永存原始玻璃体增生症
A. 胎儿永存原始玻璃体增生症超声表现为晶状体后方高回声团（Δ）；B. 新生儿永存原始玻璃体增生症超声表现，可见来自视网膜的血流信号。

当眼内距低于正常预测值的第 5 百分位数时诊断为眼距过窄，常合并全前脑。当眼内距高于第 95 百分位数时诊断为眼距过宽。眼距过宽常合并其他异常或合并染色体畸形，也可出现在某些综合征中，如正中面裂综合征，主要特征是眼距过宽，额骨和鼻在中线处裂开，两鼻孔的间距明显增大，伴有中央唇裂和腭裂。眼距过宽时还要观察鼻额区是否有肿物，如鼻额区的神经胶质异位与脑膜脑膨出。

【鉴别诊断】

极重度的小眼畸形难以与无眼畸形相鉴别，只能依靠病理组织学分辨。

永存原始玻璃体增生症需要与眼眶内肿瘤相鉴别，如视网膜母细胞瘤。视网膜母细胞瘤胎儿期罕见，偶有病例报道。产前超声表现为玻璃体腔内靠近眶底视网膜蘑菇状实性低回声团，低回声为主伴少许高回声，内可见来自眼底的血流信号。

【预后评估】

无眼 / 小眼畸形最主要的影响是导致患儿视力障碍甚至失明。对于这类患儿来说最重要的是保存现有视力，没有治疗方式可以将无眼 / 小眼畸形的视力完全恢复。无眼畸形患儿眼眶骨骼通常不会正常生长，而这将影响整个面部发育，所以此类患儿需安装一种叫作"构造器"的塑料结构，帮助眼窝和骨骼正常生长，并随着患儿年龄增长而更换。成年后可安装义眼。

先天性白内障是儿童致盲的主要原因，其治疗方式主要是及时的手术治疗。视觉发育敏感和关键时期一般认为是出生后 2～3 个月，若此阶段未行手术干预，将导致严重甚至不可逆的视力丧失。先天性白内障手术时机在 4～8 周龄之间。术后需要屈光矫正及弱视训练，这需要患儿父母、患儿及医师共同努力，使患儿达到最佳矫正视力。

永存原始玻璃体增生症的治疗以恢复部分视力和保存眼球为目标。视轴上屈光介质透明的轻度患儿无须手术治疗，如伴发继发性青光眼、白内障、玻璃体积血等则需及时手术。术后视功能训练同先天性白内障。

第三节 鼻 异 常

【概述】

胎儿孤立性鼻外形异常比较少见，常合并其他异常，如见于全前脑的喙鼻 / 无鼻、发生在中部面裂综合征的裂鼻畸形。无鼻畸形可伴发其他异常也可单纯发生，单纯无鼻畸形罕见。鼻部肿物常见的有鼻部畸胎瘤、鼻胶质瘤、鼻部脑膜脑膨出。

【病理与临床】

鼻是由胚胎第 3～4 周的鼻板发生而来。每侧鼻板位于口凹以上，由于胚胎头部外侧面表面外胚层的局部增厚，鼻板下陷至间充质内形成凹陷，日后将形成鼻孔。鼻板周围的组织增生形成内、外侧鼻突。随着发育中眼眶内移，两侧鼻孔同时内移且其软组织发生融合。内侧鼻突形成鼻中隔前部、中上唇和硬腭前部的一部分。鼻额突源于颅前窝底，是前脑的一个分区。鼻额突形成鼻中隔后部、筛骨、鼻骨及前上颌骨。在这一发育过程中，任何一步错误都可能导致鼻部发育异常。

【超声表现】

1. **喙鼻** 喙鼻多是无叶全前脑的伴发畸形。表现为眼眶上方前额正中向前伸出一长条状软组织（图 3-3-1），眼眶常为单眼眶，眼球可以是单眼球也可以是距离极近的双眼球。正中矢状面上正常鼻的部位未见鼻骨及鼻轮廓显示。

2. **无鼻畸形** 指胎儿鼻子部分或全部缺失，伴或不伴鼻腔通道缺失。产前超声检查中，鼻唇冠状面无法完全显示双侧鼻孔、鼻柱、鼻翼等软组织，正中矢状面上鼻骨未显示同时伴有鼻部外形轮廓消失时，要考虑无鼻畸形的可能（图 3-3-2）。注意鼻部分发育不全的可能，注意观察上述软组织的完整性与连续性。

3. **裂鼻畸形** 在产前超声中主要指鼻正中裂，在面裂畸形的 Tessier 分类中为 0 号裂，表现为鼻梁正中凹陷，两鼻孔分隔较开。可能与内侧鼻突在中线处未能完全融合有关。正常情况下鼻唇冠状面上鼻梁、鼻柱呈"单峰"状，而裂鼻畸形时，鼻梁鼻柱呈 m 形"双峰"状。还可出现两个鼻中隔/鼻尖、鼻背宽阔平坦、鼻柱短小、单侧鼻孔闭锁。上唇常出现较浅的切迹，鼻唇部可存在窦道。

4. **鼻部肿物** 常见的有鼻部畸胎瘤、鼻胶质瘤、鼻部脑膜脑膨出。除盆腔外，鼻咽部是畸胎瘤第二高发的部位，鼻咽部畸胎瘤可起源于鼻中隔，填充于鼻腔内。鼻胶质瘤不是真正的肿瘤，而是神经胶质异位，分为鼻外型、鼻内型、混合型。位于鼻额区皮下者为鼻外型，约占 60%；位于鼻腔内者为鼻内型，占 30%；鼻腔内外均发生并通过邻近骨缝交通者为混合型，占 10%。鼻部脑膜脑膨出与鼻胶质瘤在胚胎学上属于同源的先天性畸形，鼻部脑膜脑膨出分型同鼻部神经胶质瘤。鼻内型脑膜脑膨出患儿硬膜与脑组织通过盲孔或筛骨板的裂孔膨出鼻内或咽部，单侧多见。

5. **鼻骨发育不全** 鼻骨是一对左右基本对称

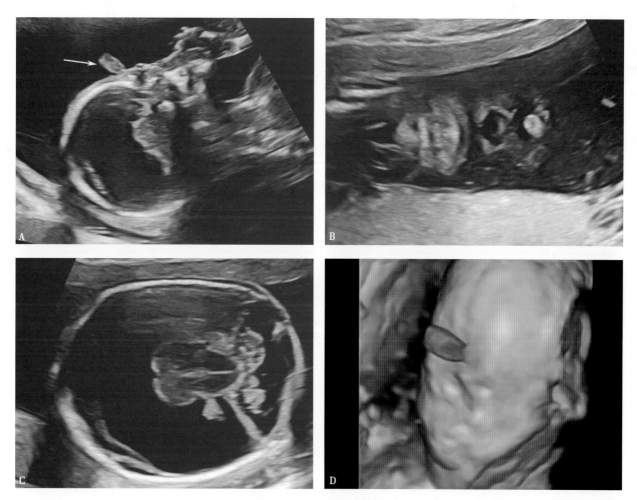

图 3-3-1 全前脑合并喙鼻

A. 孕 20 周胎儿胎鼻形态、位置异常，可见胎鼻位于眼眶上方前额正中，呈长条状软组织（箭头），鼻孔难辨；B. 冠状面上显示胎儿独眼畸形并上方的喙鼻；C. 侧脑室水平横切面显示单一侧脑室、丘脑融合，考虑全前脑；D. 胎儿三维表面成像显示喙鼻位于前额。

的长方形骨,形成鼻梁的一部分。孕 15 周以后胎儿鼻骨不显示或长度小于 2.5mm 定义为鼻骨发育不全。来自英国胎儿医学基金会的数据显示,60%～70% 的 21- 三体综合征胎儿缺乏鼻骨,在 18- 三体综合征中这一数据约为 50%,13- 三体综合征中为 30%。胎儿鼻骨发育不全与染色体异常有较强相关性,故产前应关注胎儿鼻骨的显示及长度。显示胎儿鼻骨需要一定技巧,大量练习才能掌握,否则会出现假阳性的情况。矢状面上,应在胎儿处于自然屈曲状态时观察鼻骨,使鼻骨长轴尽量与声束垂直。当胎儿头部过仰,鼻骨与声束平行时,可因回声失落致鼻骨显示不清。注意勿将旁正中矢状面上的上颌骨额突当作鼻骨。横断面上,鼻骨表现为一短线状强回声,当一侧鼻骨发育不全时,该线状强回声明显缩短并偏向一侧。

【相关异常】

1. 喙鼻主要发生在无叶全前脑,该严重畸形是由于胚胎发育过程中前脑未分离导致,表现为无半球裂隙、大脑镰、胼胝体、第三脑室,可见单一原始脑室、丘脑在中线处融合。前脑无裂畸形宫内死亡率高,来自日本的胚胎检查数据推测早期胚胎丢失率约 1/250。

2. 无鼻畸形常合并神经系统及颜面部发育异常,如无叶全前脑、唇腭裂、上颌骨缺如等。无鼻畸形还与某些综合征有关。如 Bosma 无鼻小眼综合征(Bosmaarhinia microphthalmia syndrome,BAMS),主要表现为无鼻、眼部缺陷、促性腺激素低下为特征的三联征,智力通常正常。文献报道无鼻畸形不伴全前脑的患儿在 20 世纪总共发现 80 例,这种严重畸形可孤立或伴有其他颅面缺损,包括无眼症、白内障、鼻泪管闭锁、后鼻孔闭锁和腭裂等。

3. 裂鼻畸形常发生在正中面裂综合征,该综合征可表现为额骨正中裂开、眼距增宽、中央唇腭裂。

4. 大部分 21- 三体综合征胎儿可出现鼻骨发育不全,在其他非整倍体异常及综合征的胎儿中亦有此表现。

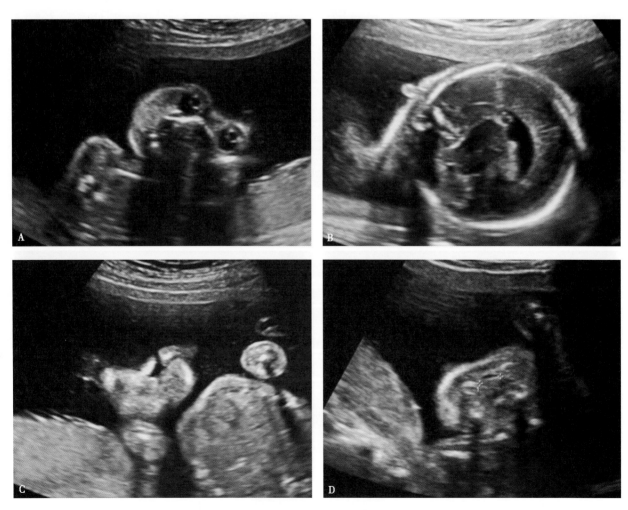

图 3-3-2　全前脑合并无鼻畸形
A. 横断面上双侧眼眶之间未见鼻骨回声;B. 侧脑室水平横切面显示侧脑室融合、丘脑融合,考虑全前脑;C. 鼻唇冠状面上显示正中唇腭裂;D. 上牙槽横切面显示面中部牙槽突裂。

【预后评估】

1. 喙鼻合并无叶型前脑无裂畸形时，合并严重神经系统异常，宫内死亡率高，临床罕见出生。既往我国报道的8例出生患儿，4例死产，4例出生后5分钟至3小时内死亡。该病预后差，产前发现后应及时终止妊娠。

2. 无鼻畸形和裂鼻畸形的预后与合并的综合征及其他结构异常有关。单纯无鼻畸形和裂鼻畸形出生后可手术整形治疗，预后良好。

3. 鼻部肿物患儿出生后应尽早手术，避免气道阻塞，防止肿物增大导致面颅骨畸形，同时有利于患儿发育正常的鼻咽部吞咽及协调功能。

4. 单纯鼻骨发育不全，仅提示胎儿鼻骨骨化延迟或未骨化，需与无鼻畸形进行区别，鼻骨发育不全时外鼻形态存在，预后良好，不影响患儿外观。而合并染色体异常时，则预后与染色体异常相关。

第四节　胎儿唇腭裂

【概述】

唇腭裂（cleft lip and palate）属于口腔颌面裂畸形，是指不同程度的裂隙位于唇部和/或腭部，包括单纯唇裂、单纯腭裂和唇腭裂。唇腭裂是最常见的出生缺陷之一，其患病率因种族和地理位置的不同而有很大差异。一项统计了1950—2015年的大样本数据研究显示，美洲印第安人的患病率最高，为2.62‰，其次是日本人、中国人和白种人，患病率分别为1.73‰、1.56‰和1.55‰，黑种人的患病率最低，为0.58‰。《中国出生缺陷防治报告（2012）》中数据显示在2000—2011年期间，唇裂伴或不伴腭裂位列我国围生儿前3位高发畸形之中。据推算，我国每年新增唇裂和腭裂共约2.3万例。一项分析了1986—2015年期间发表的41项研究数据显示，中国口面裂总体患病率为1.4‰（95%置信区间为1.1‰～1.7‰）。由于胎儿自发死亡及医疗干预，唇腭裂在胎儿期的发病率更高。随着相关修复整形技术的进步，大部分单纯唇腭裂经治疗后预后良好。但大约30%的唇腭裂属于综合征，伴有其他异常，其预后不良。少数严重的唇腭裂，往往在进食、说话、听力及牙齿方面均存在问题，并非一次手术缝合就能解决，随着患者年龄增长，需要多次修复、牙齿正畸、语音矫正、心理辅导等多重干预，一定程度上影响了患者的身心健康和生活质量。但唇腭裂尤其是腭裂在产前精确检出并非易事，而其又明显影响患儿外貌，故较易引起医疗纠纷。

【病理与临床】

唇腭裂的分型方法较多，最经典的分类方法是1971年提出的Kernahan分类法。该分类法将受裂缝影响的区域标记为1～9，每个区域代表不同的解剖结构。这9个区域以切牙孔为参照用条纹Y表示，较直观地显示出裂隙的位置。Maarse等于2015年在Kernahan分类法的基础上根据胚胎学及病变严重程度提出一个新的口腔裂的分类系统。即，1u型：单侧唇裂；2u型：单侧唇裂伴牙槽突裂；3u型：单侧唇裂伴牙槽突裂、继发腭裂；1b型：双侧唇裂；2b型：双侧唇裂伴牙槽突裂；3b型：双侧唇裂伴牙槽突裂、继发腭裂；类型4：单纯腭裂；类型5：黏膜下腭裂。该分类方法较为简明，但未将正中唇腭裂、不规则唇腭裂及硬腭瘘包括在内。在此基础上笔者提出一个更为简明、全面的分类方法，便于超声医师快速识别唇腭裂类型，即将唇腭裂分为：①唇裂（单/双侧）；②唇裂伴牙槽突裂（单/双侧）；③完全性唇腭裂（单/双侧）；④单纯腭裂（包括单纯软腭裂、腭垂裂）；⑤特殊类型唇腭裂，如正中唇腭裂、不规则唇腭裂、面裂、黏膜下腭裂；⑥无法分类的唇腭裂，如唇裂伴发单纯腭裂等各种唇腭裂类型的叠加，罕见的如单纯牙槽突裂、黏膜下腭裂伴硬腭瘘等。由于唇腭裂形式较多，目前尚无一个统一的分类方法可囊括所有唇腭裂的类型。

对于唇腭裂分型有以下几点需要注意：①由于产前观察有限，为了避免与产后的诊断不一致，不建议产前就唇腭裂的严重程度分度。可在报告上尽量描述所见，根据所见分型即可。②产前仅需明确唇裂及牙槽突裂的单双侧，不用区分左右侧，因为冠状面上评估唇腭裂的侧别难度较大，且对临床诊治影响不大。③单纯腭裂产前无法判断单双侧。④唇腭裂裂口的大小产前产后可能误差较大，这是由于产前有羊水的衬托或胎儿是否处在吞咽或张口状态等，产前测量裂口的大小仅供临床参考。⑤由于继发腭的观察在产前极其有限，故产前诊断的唇裂类型与产后口腔科完整评估后诊断的唇腭裂类型通常不会完全一致。⑥唇腭裂类型多种多样，产前超声能明确诊断的仅为唇裂，或唇裂伴发牙槽突裂，涉及硬腭及软腭的单纯腭裂目前尚处在研究阶段，国内外产前超声指南均未将硬腭及软腭的观察列入产前超声检查范围。以上几点应详细告知孕妇，使其了解产前超声的作用与局限性。

还需注意的是，许多超声医师在发现胎儿唇裂伴牙槽突裂时即诊断"唇裂伴腭裂"，实际临床工作中口腔科医师指的腭裂通常是指继发腭裂，而牙槽突裂与继发腭裂在胚胎起源及临床诊治方面均存在较大差异，属于两种不同的疾病，不能混淆二者的概念。原发腭由源自内侧鼻突的球状突在中线融合形成，继发腭由源自两侧上颌骨的腭突在中线融合形成。若腭突未能与鼻中隔融合则形成继发腭裂。若原发腭与继发腭融合失败，则形成原发腭裂或牙槽突裂。

【超声表现】

1. 早孕期（11～13⁺⁶ 周）正常胎儿唇腭部的超声表现　胎儿面部在胚胎发育第 12 周前完成，且随着超声技术的发展，图像分辨率极大提高，早孕期头面部一些细微结构显示率有所提升，越来越多的学者关注到早孕期胎儿颜面部的研究。近年来有国内外学者提出利用斜冠状面显示"鼻后三角"、正中矢状面显示"重叠线征"及上颌骨轴切面等来观察早孕期胎儿的腭部发育。

当胎儿处于自然屈曲体位时，通过面部斜冠状面可获取"鼻后三角"。这一声像图表现为一梯形，顶边为两条鼻骨，两侧边为上颌骨的额突，底边为上牙槽突（即原发腭）（图 3-4-1）。该切面可观察胎儿上牙槽突，评估其连续性。

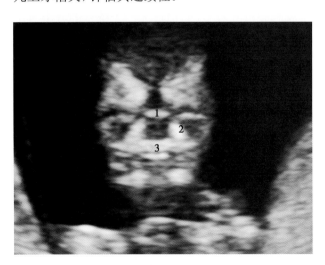

图 3-4-1　正常 12 周胎儿头面部斜冠状面显示鼻后三角
1：鼻骨；2：上颌骨额突；3：牙槽突（原发腭）。

正中矢状面胎儿硬腭与犁骨共同组成一个尖朝前的长梯形，中间可见线状缝隙，即"重叠线"征。该"重叠线"是指犁骨与硬腭的重叠，即能观察到一长一短两条高回声（图 3-4-2）。该切面可观察正中矢状面上硬腭有无及其长度。但该声像图正常时不能完全排除单侧腭裂，因为单侧腭裂时由于切面的偏斜可能显示正常一侧的重叠线征，而忽略缺失的

那一侧。还需注意的是，当胎儿头稍仰，硬腭与声束平行时可因声影遮挡而不能或部分显示该征象，要注意调整硬腭与声束的角度，避免误诊。

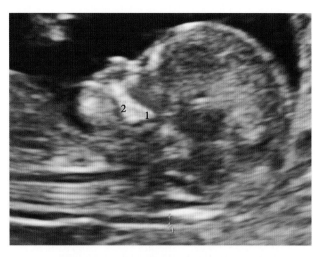

图 3-4-2　正常 12 周胎儿头部正中矢状面
观察上颌骨的完整性及"重叠线"征。1：犁骨；2：硬腭。

当胎儿头部处于仰伸位时，经胎儿口裂斜切面可显示上牙槽及硬腭（图 3-4-3），故可评估继发腭的完整性。但该切面对胎儿体位要求高，需在胎儿头部仰伸位时获取，而早孕期胎儿多处于自然屈曲体位，故该切面不易获得。

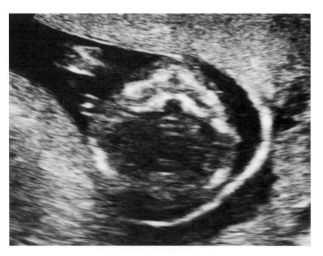

图 3-4-3　经胎儿口裂斜切面
可显示前方的上牙槽及后方的硬腭

早孕期胎儿上唇的观察非常困难，不推荐常规观察此时期的胎儿上唇。但当孕妇既往有过唇腭裂孕产史或唇腭裂家族史，其本人强烈要求早期评估胎儿颜面部时可尝试观察早孕期胎儿上唇线。具体扫查切面为在获取胎儿斜冠状面鼻后三角后，稍向外侧偏移，在上牙槽突刚消失时即可观察到胎儿上唇线。其显示率及图像清晰度与胎儿体位及孕周有关。

2. 中晚孕期胎儿正常唇腭部的超声表现 中晚孕期尤其是中孕期超声检查时应通过观察鼻唇冠状面判断上唇是否有唇裂。此切面应尽量显示鼻翼、双侧鼻孔及上唇回声。正常上唇的声像图表现为上唇连续，不存在回声失落（图3-4-4、图3-4-5）。显示该切面时，胎儿鼻唇前方应有适量羊水衬托，没有脐带或肢体遮挡，没有紧贴胎盘或孕妇子宫壁，胎儿面部朝向孕妇侧面最佳。

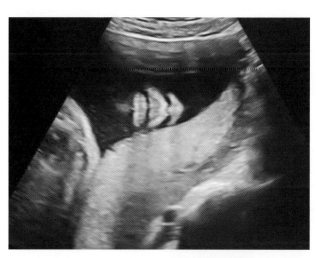

图3-4-4 中孕期正常胎儿鼻唇冠状面

观察胎儿上牙槽突，推荐经上颌轴向横切面显示上牙槽突弓评估胎儿上牙槽突情况。

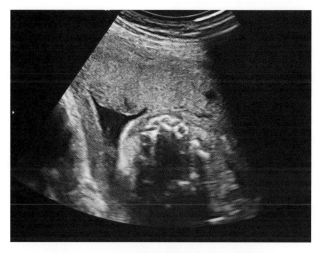

图3-4-5 经上颌轴向横切面显示上牙槽突弓

正常牙槽突表现为完整对称的弧形结构。

由于继发腭本身形态呈圆顶状膨隆，前方和两侧均有上颌骨牙槽突遮挡（图3-4-6），继发腭的超声观察非常困难，二维声像图无法在一个切面上完全显示继发腭。目前利用经口裂斜切面观察硬腭及软腭（图3-4-7）来间接评估继发腭，该切面要求胎儿

头部稍仰。正常情况下，硬腭高回声线连续无中断。需在胎儿吞咽动作时，观察软腭是否连续、口腔与咽腔是否相通。硬腭的观察受胎儿体位的影响，观察比较困难；软腭的观察受胎儿吞咽运动的限制，评估更是极其困难。故不推荐常规观察胎儿的继发腭与软腭、腭垂。

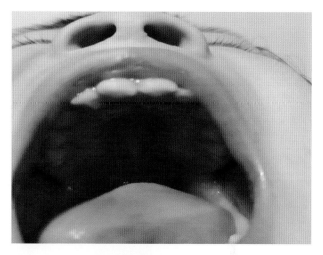

图3-4-6 继发腭呈圆顶状膨隆，前方和两侧均有上颌骨牙槽突遮挡

3. 早孕期牙槽突裂的超声表现 观察牙槽突，早孕期鼻后三角底边缺损，则考虑存在原发腭裂。国内外研究数据显示该征象对原发腭裂的检出率接近100%，假阳性率为0.83%，继发腭裂检出率为85%，假阳性率为0～1.3%。其诊断唇腭裂的灵敏度为87.5%，特异度为99.9%。

早孕期可在鼻后三角观察牙槽突，即观察其底边连续性是否中断。单侧牙槽突裂表现为鼻后三角底边偏一侧中断；双侧牙槽突裂表现为鼻后三角底边两侧中断，中间多数可见颌骨前突；正中牙槽突裂可表现为鼻后三角底边消失（图3-4-8）。注意该切面应在胎儿自然屈曲状态下经面部斜冠状切面获取，若获取平面过于倾斜，显示犁骨回声，可造成底边连续性中断的假象（图3-4-9）。

4. 早孕期唇腭裂的超声表现 矢状面观察腭线，继发腭裂时，根据腭裂的程度不同，腭线可完全消失或部分消失（图3-4-10、图3-4-11）。该征象检出继发腭裂的灵敏度约89.47%。单侧完全唇腭裂时超声表现为旁矢状面上"重叠线征"消失，即下方较长的腭线消失，只能显示上方较短的犁骨回声，而正常侧的旁矢状面上"重叠线征"通常可显示。双侧完全唇腭裂时超声表现为矢状面上"重叠线征"

消失,仅显示较短犁骨回声,前方可见高回声的颌骨前突。矢状面上颌骨前突是双侧完全唇腭裂的标志性声像图。单纯腭裂时可出现"上颌骨间隙"征,即"重叠线"连续性中断,表现为后方的犁骨和前方

的牙槽突及部分继发腭存在,两者之间出现较大空隙。另有 7% 的正常胎儿可以观察到狭小的(长度<1.5mm)"上颌骨间隙"。故该征象具有一定的假阳性率,需结合横切面及冠状切面观察。

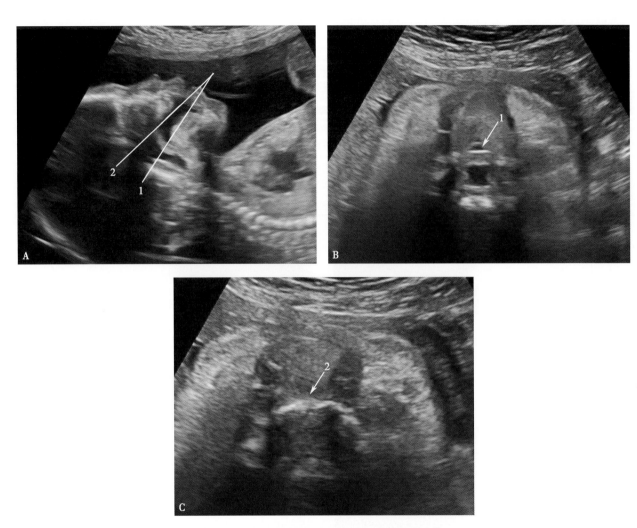

图 3-4-7 经口裂斜切面显示软腭及硬腭的声束
A 图中 1、2 分别为声束 1 和声束 2,声束 1 对应 B 图显示软腭横切面,声束 2 对应 C 图显示硬腭横切面。

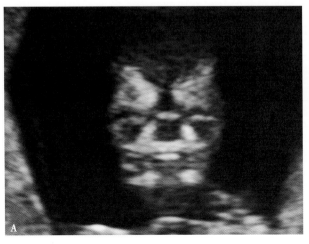
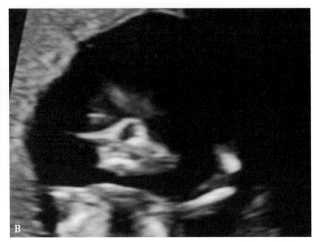

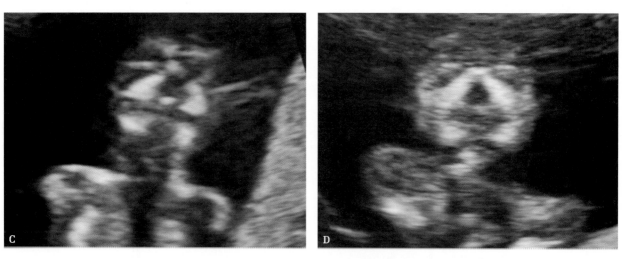

图 3-4-8 鼻后三角评估不同类型唇腭裂
A. 正常鼻后三角；B. 单侧牙槽突裂；C. 双侧牙槽突裂；D. 正中牙槽突裂。

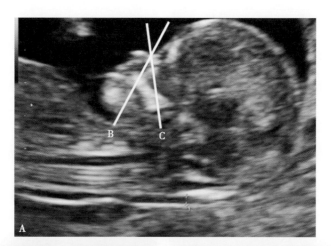

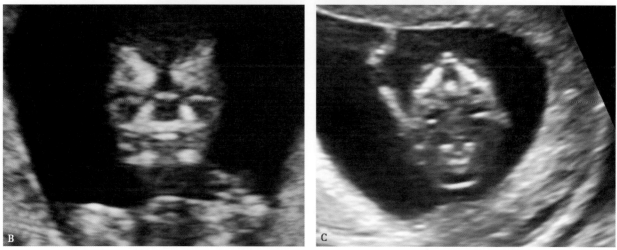

图 3-4-9 不同声束途径评估唇腭裂征象
A. 声束过于倾斜导致牙槽突裂假阳性矢状面图；B. 正确声束路径显示胎儿面部斜冠状切面，注意该切面可显示胎儿双侧眼眶及额部；C. 声束过于倾斜导致鼻骨后方犁骨显示，造成底边双侧中断的假阳性。

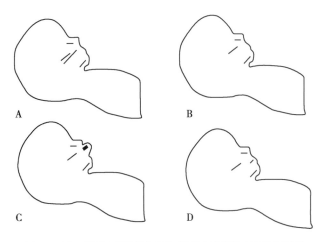

图 3-4-10　正常及腭裂胎儿矢状面上硬腭与犁骨示意图

矢状面上观察"重叠线征"评估胎儿继发腭发育情况（示意图）。A. 正常胎儿矢状面；B. 单侧完全唇腭裂（旁正中矢状切面）；C. 双侧完全唇腭裂伴颌骨前突；D. 单纯腭裂。

轴切面观察上牙槽突及硬腭，当在鼻后三角及 / 或胎儿头面部矢状面发现异常时，可在胎头稍仰时尝试观察该切面，该切面的获取率不高。但该切面可同时显示上牙槽突及硬腭是否同时裂开，对完全唇腭裂诊断较为直观，尤其是单侧完全唇腭裂（双侧完全唇腭裂有更具特征性的"颌骨前突"）。单侧完全唇腭裂时，超声声像图上表现为前方的上牙槽突与后方的硬腭同时出现裂隙（图 3-4-12）。

各个切面在早孕期观察腭都有各自的优缺点，如鼻后三角只能观察原发腭，"重叠线征"可能会漏诊单侧腭裂，而轴切面受胎儿体位限制，所以应联合各切面综合评估胎儿早期腭的发育（图 3-4-13）。

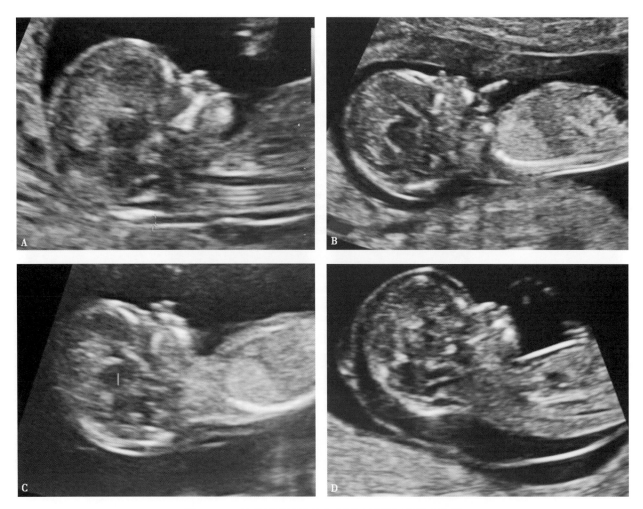

图 3-4-11　正常及腭裂胎儿矢状面上硬腭与犁骨声像图

矢状面上观察"重叠线征"评估胎儿继发腭发育情况（声像图）。A. 正常胎儿矢状面；B. 单侧完全唇腭裂（旁正中矢状切面）；C. 双侧完全唇腭裂伴颌骨前突；D. 单纯腭裂。

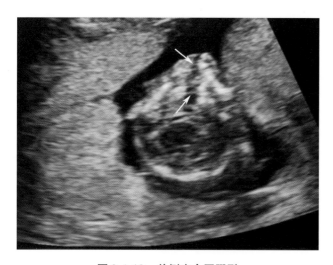

图 3-4-12 单侧完全唇腭裂
轴切面上同时显示前方的上牙槽突裂与后方的继发腭裂（箭头）

5. 中孕期唇腭裂的超声表现 鼻唇冠状面观察，唇腭裂中孕期的产前超声检查遵循三个步骤，即"唇—上牙槽突—继发腭"三个结构从前往后依次观察。

当鼻唇冠状面上唇回声连续性中断时，排除造成假阳性的因素后，可考虑胎儿唇裂声像（图 3-4-14、图 3-4-15），注意评估单双侧。

6. 中孕期上牙槽突裂的超声表现 观察上颌轴向横切面，发现胎儿唇裂后接下来应观察胎儿牙槽突是否完整，尤其是与唇裂同侧的牙槽突，但极少数情况下也可能唇裂与牙槽突裂不在同一侧。牙槽突与上唇中部均来源自内侧鼻突，故牙槽突裂常与唇裂伴发，极少数情况下牙槽突裂单独发生。牙槽突裂最常发生的部位在侧切牙与尖牙之间，可单侧发生，也可双侧同时发生。超声在产前可以发现牙槽突裂。但有时牙槽突裂仅为线状裂开，产前超声难以发现。

典型的单侧牙槽突裂表现为牙槽突正常弧形结构消失，回声连续性中断，横切面上呈"错位"征象（图 3-4-16）。双侧唇裂合并牙槽突裂典型的超声表现为双侧唇与牙槽突连续性中断，正中矢状切面及上颌轴向横切面上在鼻下方可见明显向前突出的强回声，称为颌骨前突（图 3-4-17、图 3-4-18）。

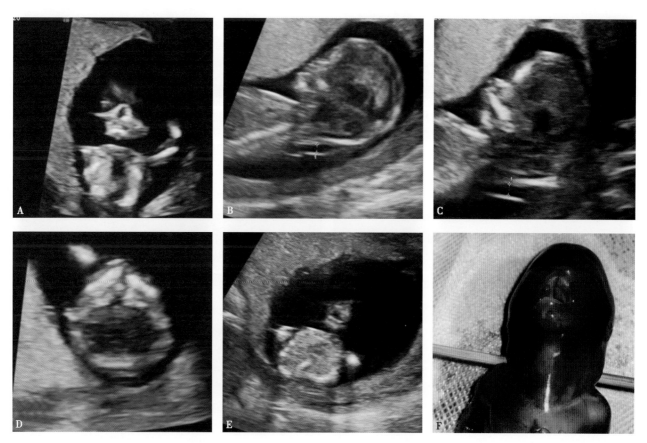

图 3-4-13 同一胎儿不同切面联合显示腭部发育情况
A. 鼻后三角显示单侧牙槽突裂；B. 病变侧旁正中矢状切面"重叠线"消失，仅显示犁骨；C. 另一侧旁正中矢状切面"重叠线"存在；D. 轴切面显示前方的上牙槽回声中断，后方腭骨水平板回声中断；E. 胎儿张嘴时显示上唇回声中断；F. 引产后大体标本图显示胎儿单侧完全唇腭裂。

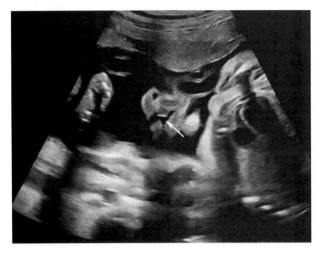

图 3-4-14　鼻唇冠状面上显示单侧唇裂（箭头）

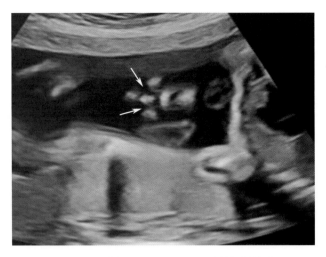

图 3-4-15　鼻唇冠状面上显示双侧唇裂（箭头）

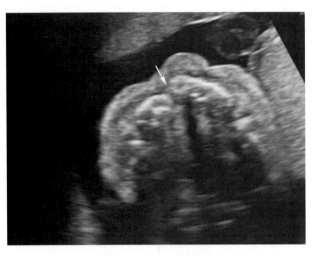

图 3-4-16　单侧牙槽突裂
上颌轴向横切面显示单侧牙槽突裂（箭头）

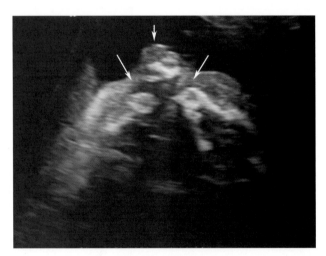

图 3-4-17　双侧牙槽突裂
上颌轴向横切面显示双侧牙槽突裂（长箭头）、颌骨前突（短箭头）

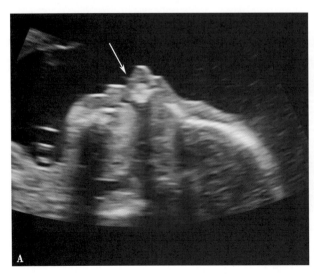

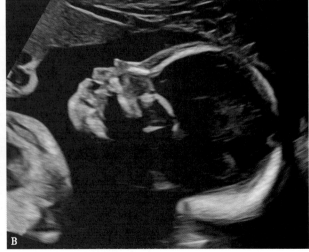

图 3-4-18　颌骨前突
A. 正中矢状切面上显示颌骨前突（箭头）；B. 正常胎儿面部正中矢状切面。

7. 中孕期继发腭裂的超声表现 观察经口裂斜切面,当取得胎儿上颌骨横切面显示牙槽突后,探头稍向下移,声束向头侧偏移,可显示咽腔及软腭,继续稍向头侧偏移,即可显示呈强回声线的继发腭。若经口裂斜切面发现继发腭的线状强回声中断(图3-4-19A、B),犁骨显示及胎舌进入鼻腔可考虑存在继发腭裂(图3-4-20)。正常情况下,若声束从口裂往上扫查,胎儿犁骨受上颌骨腭突回声遮挡无法显示,故中孕期犁骨显示要考虑有无腭裂的可能(图3-4-19C、D)。但犁骨显示不代表一定存在腭裂,因为当声束从梨状孔扫查时,正常胎儿也可显示犁骨。实际工作中,应考虑到扫查切面的不同,切勿过度诊断及误诊。软腭需在胎儿吞咽时观察,当胎儿吞咽时软腭回声中断、口腔与咽腔相通,可考虑软腭裂可能。产前超声很难评估腭垂裂、黏膜下腭裂及硬腭瘘,无法评估单纯腭裂的单双侧。

8. 特殊类型唇腭裂

(1)不规则唇腭裂:通常见于羊膜带序列征。羊膜带序列征即羊膜破裂导致羊膜带黏附、缠绕、束缚胎儿的某部位,造成一系列轻重不一的、非胚胎发育所致的结构异常。若破裂的羊膜带正好束缚胎儿面部,造成胎儿面部发育异常,即可导致不典型唇腭裂。其特点是不规则,可发生在上下唇的任何部位,裂口形态、走行随意,累及范围广,可上至眼睑,下达下颌;可伴发严重的颅骨、躯干、肢体的缺损。

(2)面横裂:又称巨口畸形或口角裂,主要是由于胚胎发育过程中上颌突与下颌突侧方融合障碍所致,可单侧或双侧发生。面横裂患儿口角通常较正常宽,口角处非正常上下唇的连接,而是一个环状的黏膜带。黏膜下的肌纤维与裂隙边缘平行,不能在口角处结合。轻度面横裂仅表现为口角部的轻度增

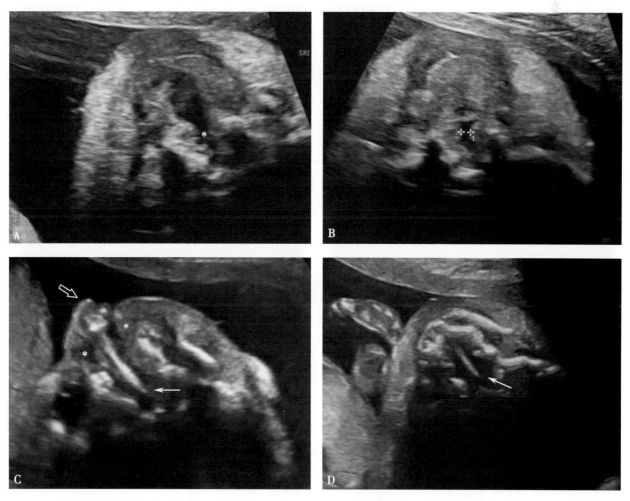

图3-4-19 不同类型腭裂示意图

A. 经口裂斜切面显示硬腭回声中断(星号);B. 与A图为同一孕妇,显示软腭回声中断,前方的口腔与后方的咽腔相通(游标卡尺显示中断处);C. 双侧完全唇腭裂胎儿犁骨显示(箭头),双侧牙槽突中断(星号),颌骨前突(空心箭头);D. 单纯腭裂胎儿犁骨显示(箭头),注意前方上唇及上牙槽回声完整。

宽，严重者可整个面颊裂开至耳前。面横裂可不伴其他畸形，或仅伴轻度耳畸形，产前超声很难诊断，尤其是轻微口角增宽时。合并综合征时常伴发其他结构异常。超声检查时，应仔细观察胎儿口角形态，正常情况下胎儿双侧嘴角自然收拢，面横裂时，口角不同程度向外延伸，角度变大呈环状或括号状，裂口处不能显示唇红回声（图3-4-21、图3-4-22）。

（3）面斜裂：美国腭裂修复协会命名委员会在1962年将面斜裂分为两类，即鼻眶裂和口眶裂。面斜裂的发病机制可能是由于胚胎发育时期面部隆突融合障碍，如外侧鼻突与上颌突。也有可能与面部组织快速发育变化阶段，各种原因引起局部血供减

少，组织局部坏死有关。还有可能与羊膜带序列征有关。面斜裂可上起自下睑，向下延伸至侧切牙至尖牙的牙槽突。严重的面斜裂患儿可表现出明显的面中部较短、眼球移位及下睑组织缺失。鼻眶裂为鼻旁裂隙，可不累及上唇。产前超声诊断面斜裂困难，罕有报道，可能与该病发病率极低有关，出生缺陷监测数据显示该病在我国的发生率仅为1.6/100 000。未合并唇裂的面斜裂更是难以诊断。由于面斜裂多合并唇腭裂，提示我们对于发现了唇腭裂的胎儿应进一步通过扫查胎儿面部冠状面，观察胎儿面部细微结构，如上下眼睑是否对称闭合、双侧面颊是否对称等来进一步评估胎儿面部发育情况。

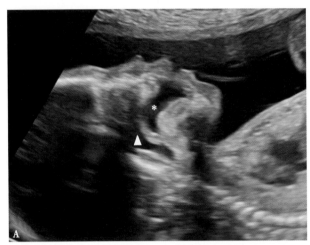
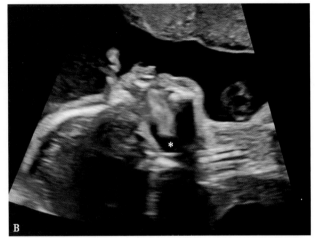

图3-4-20　双侧完全唇腭裂

A. 正中矢状切面上显示胎舌位于口腔，继发腭分隔口腔（星号）与鼻咽腔（三角形）；B. 双侧完全唇腭裂胎儿，口腔与鼻咽腔相通（星号），胎舌进入鼻腔。

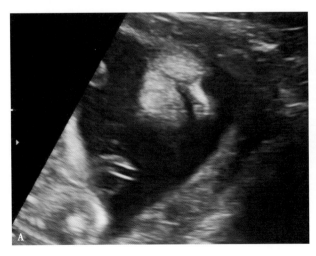
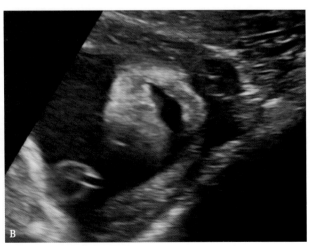

图3-4-21　单侧面横裂

中孕期胎儿单侧面横裂闭口（A图）与张口（B图）声像图。

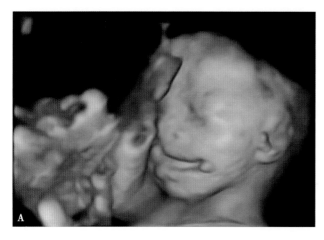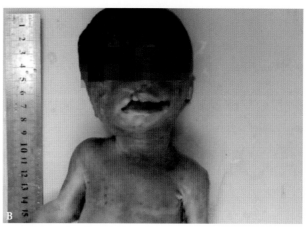

图 3-4-22　双侧面横裂

A. 中孕期胎儿面横裂伴裂口旁皮瓣三维成像图；B. 引产后显示胎儿双侧面横裂。

9. 扫查注意事项及新方法　值得注意的是，早孕期胎儿唇及腭不属于常规观察内容。早孕期矢状面和斜冠状面观察胎儿腭均需在胎儿自然屈曲状态下获取，若胎头过仰，可能出现假阳性的情况。当发现阳性征象时首先要多角度多切面动态扫查，调整声束入射角，排除因胎儿位置关系造成的假阳性，避免误诊及过度诊断。胎儿上颌轴切面对胎儿体位要求高，图像获取率低，不作常规扫查，需明确诊断时，可视情况扫查该切面。该切面对诊断胎儿完全唇腭裂有帮助。早孕期怀疑胎儿唇腭裂应建议孕妇转诊至具有产前诊断资质的专科医院进一步评估胎儿颜面部发育情况及其他部位结构扫查。诊断早孕期胎儿唇腭裂的超声医师应受过相关培训，并熟练掌握胎儿颜面部结构扫查技巧，并能熟练甄别图像是否存在假阳性。当早孕期怀疑唇腭裂又无法明确时，可建议孕妇 1～2 周后复查。中孕期产前超声仅要求对上唇及上牙槽突进行观察，对继发腭不作常规扫查。产前超声对唇红裂及单纯腭裂不作诊断要求。

发现胎儿唇裂和 / 或牙槽突裂时，可尝试观察硬腭水平板来评估胎儿继发腭。但由于继发腭位置及形态特殊，超声无法在产前完全准确地评估其发育情况，产前分型与产后往往不能完全一致，可能出现漏诊或过度诊断的情况。

由于解剖位置的特殊性，二维超声在评估胎儿继发腭方面有较大局限，近年来，越来越多的学者尝试运用三维超声技术来评估胎儿唇腭裂。三维成像技术比如多平面成像、超声断层成像、自由解剖成像技术等，都能显著提升早中孕期胎儿继发腭的显示率（图 3-4-23～图 3-4-25）。自由解剖成像技术

是近几年的研究热点，该技术可描画任意方向和角度的直线，还可沿不规则结构进行描画，以平面图的方式显示非平面结构的全景影像，即曲面平铺成像，可较完整地显示胎儿腭部信息。利用三维超声获取胎儿颜面部容积数据分析，可提高胎儿腭部的显示率，尤其是继发腭，进而提高胎儿继发腭裂的诊断水平。而通过胎儿面部表面成像，可以更加直观地显示胎儿面部及唇裂的程度，有助于临床医师和孕妇对胎儿面部病变的直观感受。虽然三维超声能显著提高唇腭裂的诊断率，但它并没有被广泛接受。原因主要有以下几点：由于日常工作较忙，医师接受培训的时间不足；三维超声需要相关的软件及硬件来实施，并非所有医疗机构都能得到供应商的支持；以及医师是否愿意主动学习和适应掌握新技术等。这些都是目前利用三维超声常规检查唇腭裂尚未普及的原因。虽然目前国内各种会议、培训均有涉及利用三维技术诊断胎儿唇腭裂，尤其是观察继发腭的课程，但由于缺乏上机实践指导，学习效果不佳。当然这一现状正在改变，比如医师在具有产前诊断资质的医疗机构进修时，有机会得到上级医师详细的上机指导，有助于这项技术的逐步开展。也提示我们虽然目前三维超声技术尚未完全普及，不推荐常规产前超声中利用三维超声观察胎儿腭部。若怀疑唇腭裂异常，可转诊至上一级具有产前诊断资质的医疗机构进一步检查，以给孕妇更精确的产前咨询。

【相关异常】

根据唇腭裂是否关联于特定畸形分为综合征型和非综合征型。两种形式的唇腭裂都与遗传因素相关。唇裂伴或不伴腭裂时，70%～90% 为非综合征

型。单纯腭裂中，60%～80%为非综合征型。

综合征型唇腭裂是由于染色体畸变或单基因疾病所致。综合征型的唇腭裂包括200多种不同的情况。由干扰素调节因子6（interferonregulatoryfactor 6，IRF6）基因突变导致的范德沃德综合征（the van der Woude syndrome）是综合征型唇腭裂最常见的类型，约占全部病例的2%。

其他单基因疾病产生的综合征型唇腭裂包括由成纤维细胞生长因子受体1（fibroblast growth factor-receptor1，FGFR1）基因突变引起的常染色体显性Kallmann综合征、由TP63突变引起的EEC综合征（先天性缺指/趾—外胚叶发育不全—唇腭裂）、由TBX22突变引起的X连锁腭裂综合征及由PTCH1突变引起的Gorlin综合征。

1%～2%的唇腭裂与染色体异常有关，主要是13-三体和18-三体。

非综合征型唇腭裂是一种遗传因素与环境因素相互作用的多因素疾病，主要是由易感基因与环境相互作用所致。其复发风险在4%～10%。

所有类型的唇腭裂都有可能合并其他异常，该比例在各项研究中不尽相同。产前超声诊断的唇裂伴或不伴腭裂中，大约有15%存在其他复杂发育障碍，如21-三体综合征、颅脑畸形、室间隔缺损等。文献报道，在单纯腭裂胎儿中，50%伴其他部位异常，而唇腭裂胎儿中仅13%合并其他部位畸形；单纯唇裂及腭裂最常见的伴发异常为足内翻，而唇腭裂最常见的伴随异常为多指/趾。单纯腭裂可出现于200多个综合征中，在Pierre Robin综合征、Fryns

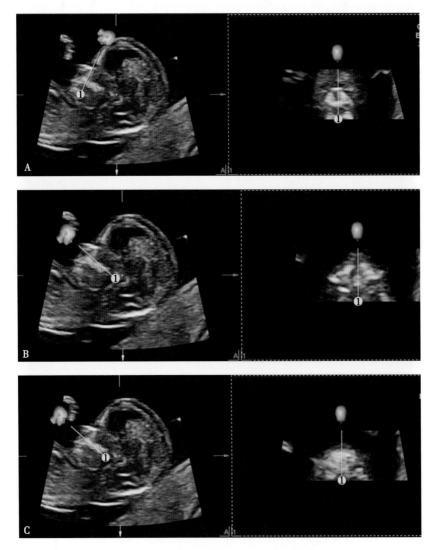

图 3-4-23　自由解剖成像技术评估早孕期胎儿腭

A. 取样线放在胎儿面部斜冠状面，右图显示重建的鼻后三角；B. 取样线放在上颌轴切面偏上方（即"重叠线"中的上一条线），右图显示重建的犁骨回声；C. 取样线放在上颌轴切面偏下方（即"重叠线"中的下一条线），右图显示重建的腭的回声（包括原发腭与继发腭）。

综合征、Treacher Collins 综合征等多个遗传综合征中均存在小颌畸形，常伴发单纯腭裂。正中唇腭裂通常与前脑无裂畸形有关，通常由于胚胎期额鼻突的发育不充分所致。故当发现与唇腭裂相关综合征的结构异常时，如小颌畸形、颅面部异常、足内翻、多指/趾等，可尝试针对性观察胎儿腭部，为综合征的诊断提供线索。

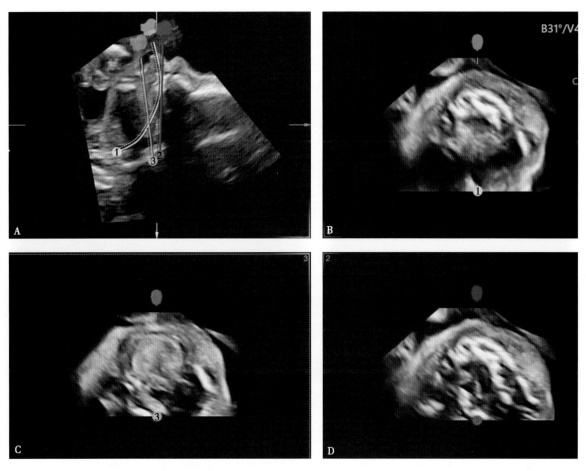

图 3-4-24　自由解剖成像技术评估中孕期胎儿腭

A. 取样线示意图；B. 对应黄色取样线显示胎儿上牙槽突与继发腭；C. 对应蓝色取样线显示胎舌与软腭；D. 对应粉色取样线显示上牙槽及犁骨回声。

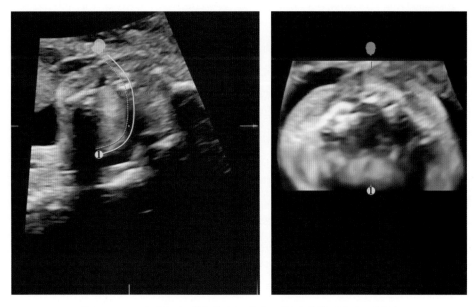

图 3-4-25　自由解剖成像技术评估中孕期胎儿单侧完全唇腭裂

【预后评估】

单纯唇腭裂胎儿的预后与病变严重程度及出生后手术治疗效果有关。唇腭裂的治疗是一个序贯治疗过程，需要多专业、多学科联合进行，包括颌面外科、整形外科、耳鼻喉科、护理、牙齿矫正术等多个方面。与此同时还要训练患儿的语音发育、对患儿及其父母的心理进行干预辅导等。随着上述学科的发展，绝大部分患儿及其家属只要坚持治疗，预后良好。

唇腭裂合并其他异常时，其预后取决于其他异常的严重程度。

还需注意的是，许多超声医师在发现胎儿唇裂伴牙槽突裂时即诊断"唇裂伴腭裂"，实际临床工作中口腔科医师指的腭裂通常是指继发腭裂，而牙槽突裂与继发腭裂在胚胎起源及临床诊治方面均存在较大差异，属于两种不同的疾病，不能混淆二者的概念。原发腭由源自内侧鼻突的球状突在中线融合形成，继发腭由源自两侧上颌骨的腭突在中线融合形成。若腭突未能与鼻中隔融合则形成继发腭裂。若原发腭与继发腭融合失败，则形成原发腭裂或牙槽突裂。

第五节　小颌/无下颌畸形

【概述】

小颌/无下颌畸形主要指下颌骨短小或无下颌。胚胎发育至4～7周时，面部5个突起融合形成面部结构。这5个突起包括1个额鼻突、2个上颌突和2个下颌突。两侧下颌突在中线融合形成下颌骨和下唇。小颌/无下颌畸形的胚胎学发生机制可能是胚胎发育早期神经嵴细胞移位不良造成第1鳃弓腹侧缺陷而引起下颌突发育不良或不发育所致。也有学者认为，小颌畸形多数因第1腮弓供血动脉损伤进而影响其发育所致。小颌/无下颌畸形常合并染色体畸形、骨骼发育不良、基因综合征等。约93%产前诊断为小颌畸形伴有其他畸形，其中73%伴有不同程度的腭裂。无下颌畸形又称无颌-并耳-小口畸形综合征，常与小口畸形、并耳畸形同时发生，该病罕见，在新生儿中的发病率低于1/70 000。

【病理与临床】

轻度的小颌畸形在新生儿中很常见，症状轻微或无症状。程度较重的小颌畸形会影响患儿喂养与呼吸、牙齿排列异常。由于喂养困难、睡眠质量较差，患儿总是表现为生长发育较迟缓。胎儿期同样可出现胎儿生长受限。

无下颌畸形除合并小口、并耳外，还多合并前脑无裂畸形。无下颌畸形会导致严重的呼吸道通气障碍。

【超声表现】

1. **小颌畸形**　小颌畸形在矢状面上表现为下颌骨后缩，颏及下唇后移。正常颏部即下巴呈约90°的圆滑角度，小颌畸形时，由于下颌骨短小无法支撑颏部，该角度明显被拉大，重度小颌畸形时该角度几乎被拉直。目前，最常用的客观评价指标是下颌面部角（inferior facial angle，IFA）和下颌指数（图3-5-1、图3-5-2）。在前额与鼻骨连接处画一条直线垂直于前额，第二条线连于颏尖与更突出的唇缘，这两条线构成的角即IFA。当IFA小于50°时考虑存在小颌畸形。

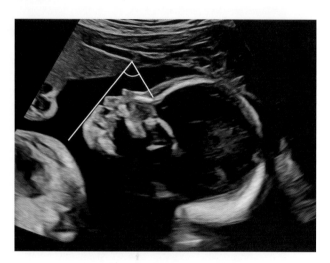

图3-5-1　正常下颌及下颌面部角
图中所示为下颌面部角测量方法。

由于下颌生长与孕龄、双顶径呈线性相关，有学者提出用下颌指数评估下颌发育（图3-5-3），即下颌骨的前后径/双顶径×100，当下颌指数小于23时考虑存在小颌畸形。利用下颌指数小于23来诊断小颌畸形的灵敏度为100%，特异度为98.1%。

也有学者提出测量下颌骨长度来评价下颌，即正常下颌骨长度约为双顶径的一半，而小颌畸形胎儿该值明显降低。

小颌畸形常常伴有口腔狭小，故舌头外露，口不能闭合。羊水不能吞咽导致羊水过多、胃泡小或无胃泡、胎儿生长受限。

2. **无下颌**　无下颌畸形在矢状面上无法探及下颌骨，面部轮廓失去自然柔和的"三峰两谷"，只显示鼻尖、上唇构成的陡峭"两峰"后便戛然而止。冠状面上下唇难以显示。双耳位置低，向中线靠拢，多位于颈前区，双侧耳郭下缘可融合。

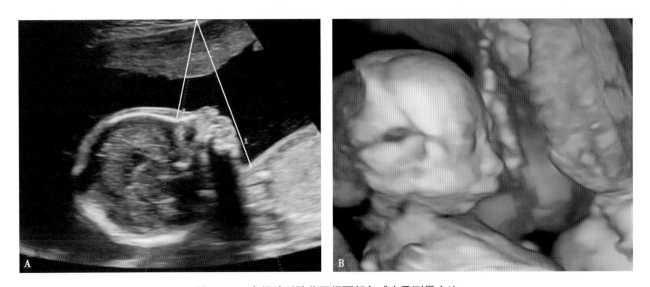

图 3-5-2　小颌畸形胎儿下颌面部角减小及测量方法

A. 孕19周小颌畸形胎儿下颌面部角仅24.5°（<50°）；B. 同一胎儿三维成像显示面部侧面可以看出下颌明显后缩。

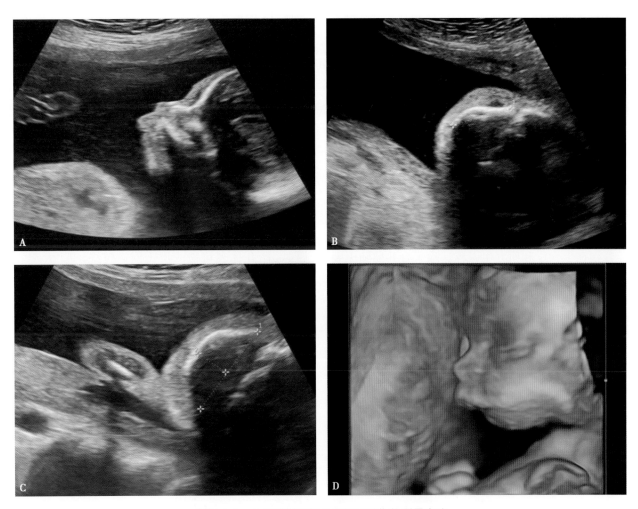

图 3-5-3　小颌畸形下颌长度及下颌指数测量方法

A. 孕26周胎儿正中矢状面上显示胎儿下颌明显后缩；B. 下颌横切面上测量一侧下颌骨长度为27mm，胎儿双顶径为60mm，二者比值小于1/2；C. 下颌横切面测量下颌宽径和前后径，利用前后径计算下颌指数约21，小于23；D. 同一胎儿三维成像显示面部侧面可以看出下颌明显后缩。

【相关异常】

小颌畸形常伴其他结构异常，口腔狭小，舌头充填整个口腔，甚至发生舌后坠，影响腭的发育，故其常合并唇腭裂，尤其是腭裂。也与染色体异常有关，如 18- 三体、13- 三体、9- 三体。还常出现在一些综合征中，最常见的是 Pierre Robin 综合征，其他还有 Stickler 综合征、Beckwith-Wiedemann 综合征、一侧颜面短小综合征（hemifacial microsomia syndrome）、Treacher Collins 综合征等。

无下颌畸形可以单独存在，也可合并其他畸形，其中以合并前脑无裂畸形最多见。

【预后评估】

来自美国费城儿童医院的资料显示大多数小颌畸形患儿无须手术治疗。非手术治疗方法包括：①患儿睡眠时保持俯卧位使舌根向前；②鼻咽部放置通气软管保持气道开放；③无创正压通气。如果上述措施无法改善患儿呼吸道症状则需手术治疗。手术治疗方法包括：①舌唇粘连手术，将患儿的舌根固定在离下巴较近的下颌上，将舌根向前移动以保持呼吸道通畅；②下颌牵张成骨术，通过牵引使下颌骨缓慢延长变大，直至青春期骨骼发育成熟至最佳状态；③重度的小颌畸形可能需要行气管切开术。单纯小颌畸形患儿通过治疗预后良好。

由于上呼吸道严重通气障碍，既往认为无下颌畸形通常是致命的，预后很差。但纽约大学整形外科研究所 2015 年报道了 4 例无下颌患者，经手术治疗后均平稳度过了婴儿期，其中 2 例患者报道时已经分别在上大学和研究生课程。除了合并前脑无裂畸形，无研究显示无下颌畸形与智力受损相关，虽然在外貌及功能上需要长期修复，但这些患者同样可以完成学业和胜任相应工作。

第六节 颈部水囊瘤

【概述】

颈部水囊瘤，是指颈部淋巴回流障碍，淋巴液在颈部聚积形成的囊性包块。颈部水囊瘤是最常见的胎儿颈部异常，也是胎儿染色体异常或先天畸形最早期的表现之一。其在新生儿中发病率为 0.7%，在自然流产胎儿中发病率为 0.13%。

【病理与临床】

颈部水囊瘤是一种淋巴系统的发育异常，目前该病病因尚未阐明，推测其病因可能为颈部淋巴管与颈静脉窦发育不良，导致颈部淋巴管与颈内静脉未能正常连接，淋巴液在颈部聚积于淋巴管内形成淋巴水囊瘤。淋巴液的瘀滞除导致颈部淋巴管过度膨胀外，还可使躯干及四肢毛细淋巴管扩张，最常见的发病部位为颈部、腋下，还可分布在大网膜、纵隔、胸部及四肢等，晚期可发展为全身性非免疫性水肿。

【超声表现】

颈部水囊瘤超声表现为颈部后方及侧面可见囊性包块，边界清楚，内部透声好。分为有分隔和无分隔水囊瘤两种类型。有分隔水囊瘤典型表现为较大的多房囊性肿块，肿块由颈部向外呈放射状的分隔，分隔可多可少，可呈网状。无分隔水囊瘤主要表现为梭形或小片状无回声区，多位于颈部两侧，体积多较小，早期容易漏诊。当全身软组织水肿增厚时，胎儿体表可被一层无回声包绕，呈"太空衣"水肿征，部分伴有胸腔积液、腹水（图 3-6-1）。

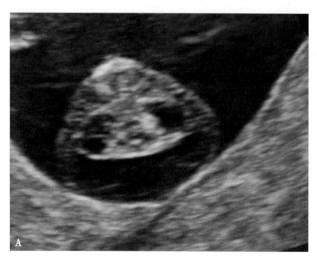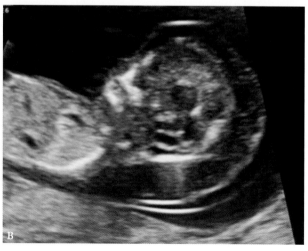

图 3-6-1 颈部水囊瘤
A. 孕 12 周胎儿颈部横切面显示颈部水囊瘤，注意颈部两侧无回声区；B. 胎儿矢状面显示颈部水囊瘤。

【相关异常】

颈部水囊瘤与非整倍体、胎儿结构畸形相关。有分隔水囊瘤常合并染色体异常、心血管畸形及胎儿水肿。最常见的染色体异常是 Turner 综合征（45,XO），其次为 18- 三体综合征、21- 三体综合征。伴发的心血管畸形主要是为主动脉弓缩窄，主要见于 Turner 综合征。

【预后与评估】

胎儿颈部水囊瘤预后与多种因素有关，包括水囊瘤类型、染色体核型及检出的孕周等。单纯颈部水囊瘤不伴其他异常，染色体核型正常者妊娠结局和预后较好，可在新生儿期手术切除治愈。有分隔水囊瘤且伴胎儿水肿者预后差，总死亡率可高达 90%。早孕期发现的颈部水囊瘤多数预后不良，对于继续妊娠的孕妇，应建议行染色体核型检测，并对胎儿解剖结构进行详细的超声检查。晚孕期发生的颈部水囊瘤大多预后良好，可在新生儿期手术治疗。

第七节 鳃裂囊肿

【概述】

鳃裂囊肿是发生在颈部的一种先天性囊性病变，是最常见的鳃裂畸形。系由胚胎发育过程中鳃弓和鳃裂未能正常融合或闭锁不全所致的颌面颈部囊性肿块，多发生于颈内三角、胸锁乳突肌前缘及颌下。

【病理与临床】

鳃裂畸形为胚胎鳃器相关组织退化不全而形成，可表现为 3 种形式，即囊肿、瘘管、窦道。鳃裂囊肿来自鳃裂或咽囊上皮的遗迹，按其发生部位可分为第一、二、三、四鳃裂囊肿。第一鳃裂囊肿源自外耳道底的骨软骨联合处，即从外耳道至颌下三角，表现为腮腺内或颈前三角的囊肿，可与外耳道相通。第二鳃裂囊肿和瘘起自扁桃体窝，于颈内动脉和颈外动脉之间穿过，开口于颈前皮肤。第三鳃裂囊肿起自梨状隐窝，绕过颈动脉后方、迷走神经前方，开口于胸锁乳突肌前方皮肤。第四鳃裂囊肿起自梨状隐窝顶，紧贴气管和食管下行达第一肋骨水平。临床以第二鳃裂囊肿最为多见。

鳃裂囊肿、鳃裂瘘常表现为出生后颈部无痛性包块或颈部瘘口伴少量分泌物，囊肿伴发感染表现为肿块增大、红肿、疼痛。

【超声表现】

胎儿期鳃裂囊肿多表现为颈部软组织深面囊性包块，位于颈部一侧动脉三角区（颈前区），后方与颈椎和食管、气管相邻，外见皮肤及皮下组织，上缘可达耳下，下缘可达主动脉弓上。周围组织结构常受压偏移，囊肿伴咽部瘘管时可与咽腔相通。形态多为椭圆形，边界清楚，囊内为均匀无回声，多无分隔，囊壁薄而光滑（图 3-7-1），囊内及囊壁均无血流信号。合并感染时囊壁可增厚，内见絮状光带样回声。鳃裂囊肿的超声表现无明显特异性，其所在部位及周围组织结构是诊断本病的必要依据。

【相关异常】

鳃裂囊肿常合并鳃裂瘘管和／或窦道，表现为与囊肿相通的条状低回声，向咽后壁或表皮延伸。因瘘管及窦道相对较细小或关闭紧贴时，超声难以探查，产前对鳃裂瘘管、窦道的超声诊断有一定的局限性。

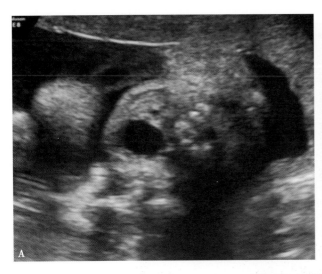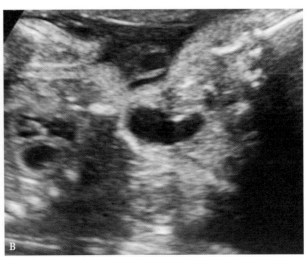

图 3-7-1 胎儿鳃裂囊肿
矢状切面（A）及横切面（B）显示颈前区囊性包块。

【预后评估】

出生后行手术切除是目前治疗的唯一有效方法。鳃裂囊肿位于头颈部较深的位置，与面神经、腮腺、颈鞘、甲状腺关系密切，合并窦道时解剖分型复杂，手术复杂，手术切除时应注意保护颈部的重要血管和神经，复发病例采用常规颈清扫术进行解剖分离，对反复感染、多次复发者可选择功能性或根治性颈清扫术。如果临床医师对此病认识不足，手术不彻底，极易复发或导致并发症，如面瘫、鼓膜穿孔和椎管狭窄等。

第八节　颈部其他异常

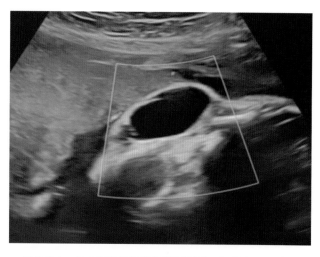

图 3-8-1　孕 24 周胎儿颈部淋巴管瘤，内未见明显分隔

颈部其他异常包括甲状舌管囊肿、淋巴管瘤、血管瘤、畸胎瘤、脑膜/脑膨出、颈部脊柱裂、甲状腺肿及食管闭锁等。所有的颈部包块，若体积过大挤压气管，均会引起胎儿出生后呼吸困难，需产时手术处理，故产前需评估颈部包块对邻近器官的压迫程度，尤其是气管。

1. **甲状舌管囊肿**　甲状舌管囊肿是甲状舌管在胚胎时发育障碍或退化不全而存留下来的，在颈正中线自舌根盲孔到胸骨上切迹之间的任何部位形成囊肿，主要位于颈中线或略偏向一侧，与舌骨、甲状软骨关系密切，位置较鳃裂囊肿更偏中线。

2. **淋巴管瘤**　淋巴管瘤多位于颈后三角区皮下，常较大，可单房或多房，呈分隔状，壁较厚，有向周围结构间隙生长的特点（图 3-8-1、图 3-8-2）。若压迫气管，出生后须立即手术切除。

3. **血管瘤**　血管瘤好发于皮肤及皮下组织，当发生在颈部时其二维超声表现与淋巴管瘤类似，为多房囊性包块，彩色能量多普勒显示其血流信号丰富可与淋巴管瘤相鉴别，也是其较为特征性的声像特点（图 3-8-3、图 3-8-4）。血管瘤是一种良性的血管畸形，但当其体积较大时，可使心脏排血量增加，导致高输出量性心力衰竭，最终致胎儿水肿。因此需密切监测胎儿情况。

4. **畸胎瘤**　畸胎瘤是最常见的新生儿肿瘤，好发于骶尾部、颅内、颌面部等中线部位，5% 发生于颈部（图 3-8-5）。成熟畸胎瘤多表现为囊性，未成熟或恶性畸胎瘤成分复杂，声像图表现多种多样。约半数的畸胎瘤内有钙化，约 30% 可合并羊水过多，可能与包块影响吞咽有关。

5. **脑膜膨出/脑膜脑膨出**　脑膜膨出/脑膜脑膨出是一类中枢神经管缺损所致的先天性畸形，3/4 发生在枕部，当胎儿枕部颅骨缺损，脑膜膨出/脑膜脑膨出时需与颈部淋巴管瘤相鉴别。脑膜膨出时超

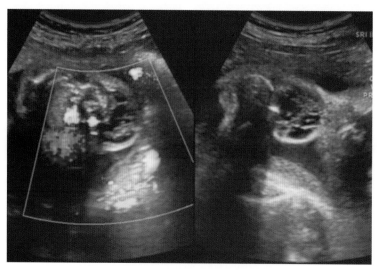

图 3-8-2　孕 24 周胎儿左侧颈部皮下淋巴管瘤，内见多处分隔

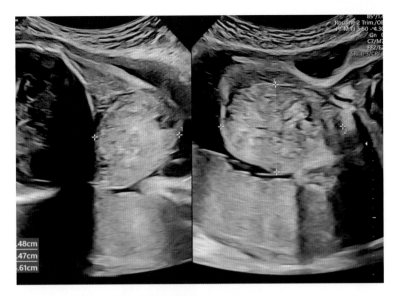

图 3-8-3　中孕期胎儿颈部血管瘤

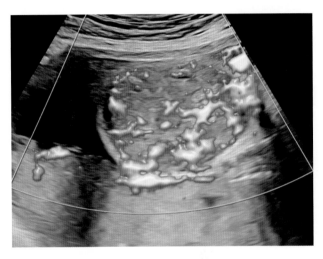

图 3-8-4　中孕期胎儿颈部血管瘤
（与图 3-8-3 为同一胎儿）彩色能量多普勒显示其内部血流信号丰富。

声表现为枕部囊性包块，内无分隔，壁薄。脑膜脑膨出时超声表现为枕部不均匀的低回声及囊实混合性回声，并与颅内的脑实质相连（图 3-8-6）。当在胎儿枕部发现囊性或囊实性包块时，应仔细观察胎儿枕骨的完整性。较小的颅骨缺损和包块超声难以发现。有时受胎位及包块大小变化的影响，需多次超声检查才能发现。

6. **颈部脊柱裂**　颈部脊柱裂也是一类中枢神经管缺损所致的先天性畸形，是后神经孔闭合失败所致的，90% 发生在骶尾段，亦有少部分发生在脊柱其他部位。颈部脊柱裂可表现为颈后囊性包块，也可仅为颈部皮肤缺损，超声难以发现。

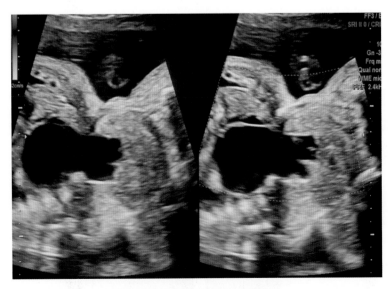

图 3-8-5　中孕期胎儿颈部畸胎瘤
肿瘤跨越颈部与胸部，瘤体巨大，呈囊实性，血流信号不丰富。

7. 甲状腺肿　甲状腺肿表现为颈前中部、气管前方对称的低回声肿块，内回声均匀（图 3-8-7）。依据其解剖位置和均匀一致回声特点可诊断。

8. 食管闭锁　近端食管囊肿样扩张的食管闭锁也可表现为颈部囊性包块。食管闭锁的囊性回声可随孕周逐渐增大，形态和大小可随胎儿吞咽运动而变化，多伴发胃泡不显示或小胃泡、羊水过多等征象。

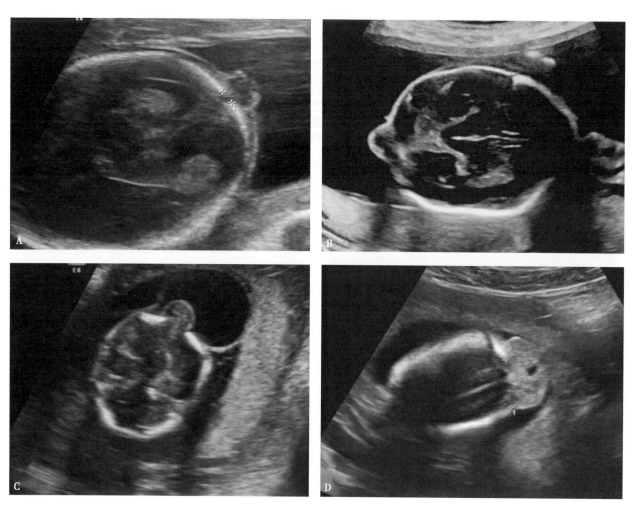

图 3-8-6　脑膜膨出 / 脑膜脑膨出
A、B. 枕后脑膜膨出；C、D. 枕后脑膜脑膨出。

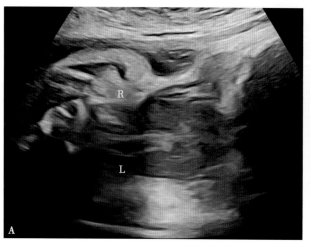
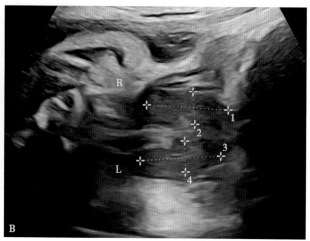

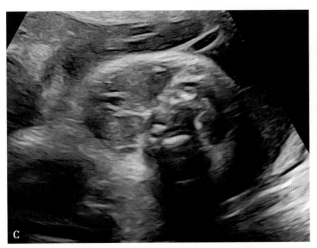
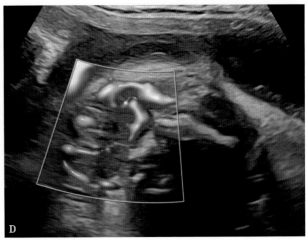

图 3-8-7　中孕期胎儿颈部甲状腺肿

A、B. 冠状面声像图及测量图；C、D. 横断面声像图及彩色血流图。L：左；R：右。B 图中数字表示标尺标记。

（尚　宁）

参 考 文 献

1. VOS F I, DE JONG-PLEIJ E A, BAKKER M, et al. Facial profile markers in second- and third-trimester fetuses with trisomy 18 [J]. Ultrasound Obstet Gynecol, 2015, 46（1）: 66-72.

2. VOS F I, DE JONG-PLEIJ E A, BAKKER M, et al. Fetal facial profile markers of Down syndrome in the second and third trimesters of pregnancy [J]. Ultrasound Obstet Gynecol, 2015, 46（2）: 168-173.

3. YANG X, ZHEN L, PAN M, et al. PT/NBL ratio assessment at mid-trimester in prenatal screening for Down syndrome in a Chinese population [J]. J Matern Fetal Neonatal Med, 2014, 27（18）: 1860-1863.

4. SEARLE A, SHETTY P, MELOV S J, et al. Prenatal diagnosis and implications of microphthalmia and anophthalmia with a review of current ultrasound guidelines: two case reports [J]. J Med Case Rep, 2018, 12（1）: 250.

5. SOCIETY FOR MATERNAL-FETAL M, BENACERRAF B R, BROMLEY B, et al. Anophthalmia and microphthalmia [J]. Am J Obstet Gynecol, 2019, 221（5）: B20-B21.

6. SHASTRY B S. Persistent hyperplastic primary vitreous: congenital malformation of the eye [J]. Clin Exp Ophthalmol, 2009, 37（9）: 884-890.

7. SHAW N D, BRAND H, KUPCHINSKY Z A, et al. SMCHD1 mutations associated with a rare muscular dystrophy can also cause isolated arhinia and Bosmaarhinia microphthalmia syndrome [J]. Nat Genet, 2017, 49（2）: 238-248.

8. BRASSEUR B, MARTIN C M, CAYCI Z, et al. Bosmaarhinia microphthalmia syndrome: Clinical report and review of the literature [J]. Am J Med Genet A, 2016, 170A（5）: 1302-1307.

9. GORDON C T, XUE S, YIGIT G, et al. De novo mutations in SMCHD1 cause Bosmaarhinia microphthalmia syndrome and abrogate nasal development [J]. Nat Genet, 2017, 49（2）: 249-255.

10. MAARSE W, PISTORIUS L R, VAN EETEN W K, et al. Prenatal ultrasound screening for orofacial clefts [J]. Ultrasound Obstet Gynecol, 2011, 38（4）: 434-439.

11. TAIB B G, TAIB A G, SWIFT A C, et al. Cleft lip and palate: diagnosis and management [J]. Br J Hosp Med（Lond）, 2015, 76（10）: 584-585, 588-591.

12. MOSSEY P, LITTLE J. Addressing the challenges of cleft lip and palate research in India [J]. Indian J Plast Surg, 2009, 42 Suppl: S9-S18.

13. GULLINO E, SERRA M, ANSALDI C, et al. Bilateral cleft lip and palate diagnosed sonographically at 11 weeks of pregnancy [J]. J Clin Ultrasound, 2006, 34（8）: 398-401.

14. GHI T, ARCANGELI T, RADICO D, et al. Three-dimensional sonographic imaging of fetal bilateral cleft lip and palate in the first trimester [J]. Ultrasound Obstet Gynecol, 2009, 34（1）: 119-120.

15. SALOMON L J, ALFIREVIC Z, BILARDO C M, et al. ISUOG practice guidelines: performance of first-trimester fetal ultrasound scan [J]. Ultrasound Obstet Gynecol, 2013, 41（1）: 102-113.

16. SEPULVEDA W, WONG A E, MARTINEZ-TEN P, et al. Retronasal triangle: a sonographic landmark for the screening

of cleft palate in the first trimester [J]. Ultrasound Obstet Gynecol, 2010, 35(1): 7-13.

17. LAKSHMY S R, ROSE N, MASILAMANI P, et al. Absent 'superimposed-line' sign: novel marker in early diagnosis of cleft of fetal secondary palate [J]. Ultrasound Obstet Gynecol, 2020, 56(6): 906-915.

18. LI W J, WANG X Q, YAN R L, et al. Clinical Significance of First-Trimester Screening of the Retronasal Triangle for Identification of Primary Cleft Palate [J]. Fetal Diagn Ther, 2015, 38(2): 135-141.

19. CHAOUI R, OROSZ G, HELING K S, et al. Maxillary gap at 11-13 weeks' gestation: marker of cleft lip and palate [J]. Ultrasound Obstet Gynecol, 2015, 46(6): 665-669.

20. LU J W, LU D, ZHANG X L, et al. Clinical outcomes of prenatal diagnosis of the fetal micrognathia: A case report [J]. Medicine(Baltimore), 2020, 99(4): e18648.

21. LUEDDERS D W, BOHLMANN M K, GERMER U, et al. Fetal micrognathia: objective assessment and associated anomalies on prenatal sonogram [J]. Prenat Diagn, 2011, 31(2): 146-151.

22. DAVALLE B, NAGEL E, GONZALEZ S, et al. Ex utero intrapartum treatment of fetal micrognathia [J]. Mil Med, 2014, 179(6): e705-e711.

23. GOLINKO M S, SHETYE P, FLORES R L, et al. Severe Agnathia-Otocephaly Complex: Surgical Management and Longitudinal Follow-up From Birth Through Adulthood [J]. J Craniofac Surg, 2015, 26(8): 2387-292.

24. PALADINI D, MORRA T, TEODORO A, et al. Objective diagnosis of micrognathia in the fetus: the jaw index [J]. Obstet Gynecol, 1999, 93(3): 382-386.

25. LIBERTY G, BOLDES R, SHEN O, et al. The fetal larynx and pharynx: structure and development on two- and three-dimensional ultrasound [J]. Ultrasound Obstet Gynecol, 2013, 42(2): 140-148.

26. KORNACKI J, SKRZYPCZAK J. Fetal neck tumors - antenatal and intrapartum management [J]. Ginekol Pol, 2017, 88(5): 266-269.

27. 江晨艳, 林娜娜, 彭丽晶, 等. 先天性鼻内脑膜脑膨出合并异位神经胶质瘤(附1例报道并文献复习)[J]. 中国耳鼻咽喉颅底外科杂志, 2018, 24(4): 336-340.

第四章 胎儿心脏畸形

第一节 正常声像图

一、胎儿期血液循环及生后血液循环特点

（一）胎儿期血液循环特点

胎儿期血液循环有别于成人血液循环，因为在成人体内血液循环呈现单一串联的运行方式，分为大循环和小循环。而胎儿血液循环呈现并联运行方式，左心和右心分别控制着总血容量的不同比例，且右心占主导地位。所以胎儿的总输出量是两个心室输出量之和即联合心输出量。胎儿期有三个特殊的分流通道，即静脉导管、卵圆孔和动脉导管。

胎盘内氧合的动脉血经过脐静脉（umbilical vein，UV）到达胎儿体内，大部分经过静脉导管（ductus venosus，DV）直接汇入下腔静脉，不进入肝脏。这部分氧合血到达右心房，经过卵圆孔优先分流至左心房，再经左心室供应冠脉循环和脑循环。静脉导管为一肌性结构，可以缓冲调节进入心脏的血流量，以至于当心室压力增高时，氧合的动脉血不能有效回到心脏。脐静脉的另外一部分经过门静脉左、右支进入肝脏实质，经过肝脏代谢后回流至下腔静脉，联合下半身的静脉血一同回流至右心房，右心房还接受上半身的静脉血及心肌的静脉血，再经右心室射入肺总动脉及动脉导管，该血流的大部分经动脉导管流入降主动脉，供应腹腔内脏、下半身和脐动脉，最后再到胎盘进行氧合。

（二）生后血液循环特点

胎儿出生后，胎儿循环的并联模式向成人的串联模式迅速转换，形成了更高的氧摄取和转运。此时胎儿有了一系列的变化：肺脏工作模式的启动，胎盘循环的中断，静脉导管和卵圆孔的关闭，最终动脉导管的关闭。肺循环的建立，致使肺脏血管阻力降低，血流量增多，促使肺静脉回流至左心房的血流量增加；胎盘循环的中断，致使下腔静脉到右

心房的血流减少，左心房压力高于右心房压力，促使位于左心房侧的卵圆孔瓣贴壁，从而关闭。左心压力高于右心压力，动脉导管血流方向出现逆转，左向右分流，直到关闭。

二、先天性心脏病的命名和标记符号

（一）心房位置

1. 正位，标记符号为 S。
2. 反位，标记符号为 I。
3. 不定位，标记符号为 A。

（二）心室位置

1. 右襻或右手型，标记符号为 D。
2. 左襻或左手型，标记符号为 L。
3. X 襻，标记符号为 X。

（三）大动脉位置

1. 正位正常关系，标记符号为 S。
2. 反位正常关系，标记符号为 I。
3. 转位关系，主要是指主动脉位置。
（1）右转位，包括右水平位，标记符号为 D。
（2）左转位，包括左水平位，标记符号为 L。
（3）前位，标记符号为 A。
（4）后位，标记符号为 P。
（5）共同动脉干。

三、先天性心脏病的节段分析方法

（一）心房段和静脉 - 心房连接

此节段是先天性心脏病节段分析法中的第一个节段，主要是判定血液如何回至心脏及心脏的位置是否正常。主要包括：一是判定内脏结构和左、右心房结构，并判定心房的位置；二是判定腔静脉、冠状静脉和心房的连接关系。

1. 判定内脏结构 内脏结构包括胸腔脏器和腹腔脏器。胸腔脏器主要包括心脏、大血管、肺脏、气管和食管；腹腔脏器主要包括肝、脾、胃肠和腹部

大血管。内脏位置包括正位、反位和不定位。

（1）内脏结构位置正常（S）：大部分正常人是心脏 2/3 位于左侧胸腔，1/3 位于右侧胸腔，心尖指向左下，即正常左位心，同时伴有左侧胸腔为二叶肺结构，右侧胸腔为三叶肺结构；肝脏大部分位于右上腹，脾脏位于左上腹，回盲部和阑尾位于右下腹，降主动脉位于脊柱的左前方，下腔静脉位于脊柱的右前方。

（2）内脏结构位置反位（I）：少数人内脏结构是相反位置排列，包括胸腹腔脏器联合转位或单独转位。胸腹腔联合转位时，心脏大部分位于右侧胸腔，心尖指向右下，即为反位正常心脏，同时伴有左侧胸腔为三叶肺结构，右侧胸腔为二叶肺结构；肝脏主要位于左上腹，脾脏及胃位于右上腹。

（3）内脏结构位置不定位（A）：极少数人胚胎时期发育异常，失去正常的结构及位置关系，称之为异构，分为左侧异构及右侧异构两种。

右侧异构称之为无脾综合征，胸腔内解剖特点为两肺均为三叶结构，心底两侧均为右心房及右心耳结构。两侧主支气管为动脉上型；腹腔解剖学特点为水平肝，呈左、右两叶，对称分布于上腹部，无脾，大小肠转位，回盲部和阑尾位置不定，下腔静脉和腹主动脉位置变异。

左侧异构称之为多脾综合征，胸腔内解剖特点为两肺均为二叶结构，心底两侧为左心房及左心耳结构。两侧主支气管为动脉下型；腹腔结构特点为多个脾脏，多位于右侧，同时伴有肝脏、胃和大小肠位置异常，下腔静脉和腹主动脉位置变异。

2. 判定心房结构 心房在胚胎时期由原始心管的尾侧膨大发育而来，并有左、右两部分，右侧与静脉窦结构融合连接，左侧与肺静脉融合连接，从而形成两侧完全不同的左、右心房。

（1）右心房结构特点：①右心房有三个入口，分别是位于上下方向的上、下腔静脉和位于后下方的冠状静脉窦开口，上、下腔静脉入口处心房壁内膜较光滑，无梳状肌，为窦部。②右心耳呈三角形，较扁，开口较宽；界嵴结构，为肌性结构，位于窦部与右心耳之间，梳状肌自此发出。房间隔右心房侧可见卵圆窝和周围的 Vieussens 半环形肌性结构。③可见冗长的下腔静脉瓣残留或是 Chiari 网。

（2）左心房结构特点：①左心房内膜面光滑，无界嵴和梳状肌结构；左心房的侧后方有两侧肺脏的肺静脉回流相连。②左心耳形态呈手指状，较细长，较扁，开口处较窄，内可见梳状肌，盲端可见分叶。

3. 判定心房位置 正常人大多数情况下心房的位置与胸腹腔脏器的位置一致，故称之为内脏 - 心房位置，但是在少数情况下，两者不一致时，就必须根据左、右心房的解剖学特点来进行判定。

心房位置分为 3 种：

（1）心房正位（S），右心房位于左心房右侧，胸腹腔内脏位置正常。

（2）心房反位（I），右心房位于左心房的左侧，常伴有胸腹腔脏器位置异常。

（3）心房不定位（A），包括右侧异构和左侧异构。右侧异构表现为双侧心房结构为右心房结构，常伴有胸腹腔脏器右侧同形位。左侧异构即两侧心房为左心房结构，常伴有胸腹腔脏器左侧同形位。

4. 静脉 - 心房连接 内脏与心房位置确定后，紧接着需要确定腔静脉、冠状静脉及肺静脉和心房连接关系。

大多数正常情况下，上、下腔静脉位于右侧，从上、下不同方向分别引流上半身及下半身静脉血回流至右心房，其中上腔静脉血流指向三尖瓣口，下腔静脉血流指向卵圆窝。冠状静脉窦位于房室沟偏左侧，跨过房间隔，开口于右心房。两侧肺脏静脉血通过左上、左下及右上、右下 4 根肺静脉回流至左心房。

在少数先天性心脏病患者中，以上静脉回流可以出现异常，这就对确定心房结构和静脉 - 心房连接造成了困难。例如：当有下腔静脉离断时，下腔静脉可以异常连接奇静脉或半奇静脉，经过上腔静脉回流至右心房，肝静脉可以直接回流至右心房。偶见双下腔静脉。

肺静脉回流异常时，可以以单支汇入右心房，也可以以共同静脉干连接上腔静脉、下腔静脉、冠状静脉窦或直接连接右侧心房，也有可能呈闭锁状，与左、右心房不相连。

（二）心室段

主要判断心室结构和位置。分为两种：一种是双腔心室；一种是以单腔为主的心室，称之为单心室。这里主要讲双腔心室。

1. 心室结构 左心室来自原始心室，近似椭圆形，分为窦部、肉柱和漏斗部，漏斗部几乎完全吸收，仅残留前光滑部，因此二尖瓣与主动脉瓣之间无肌性组织，二尖瓣前叶与主动脉瓣呈直接连续。左心室游离壁相对较厚，心内膜光滑，流入道长度和流出道长度大致相等。

右心室来自胚胎期的心球尾侧，近似三角形，分为窦部、肉柱和漏斗部，后者是三尖瓣和肺动脉瓣之间的肌性组织，称之为室上嵴。右心室游离壁相对较薄，心内膜粗糙，心尖部有特征性解剖结构调节束，是超声识别右心室的主要标志之一。

2. **房室瓣结构**　房室瓣结构在心室判断中起到举足轻重的作用，在双腔心室结构中二尖瓣结构总是伴随左心室，三尖瓣总是伴随右心室，这样如果能准确判定二尖瓣和三尖瓣结构，便可以快速判断左、右心室。二尖瓣有前后两叶瓣结构，前叶长，后叶短，前叶根部附着点高于三尖瓣隔叶附着点，远离心尖；左心室侧方游离壁分别附着两组粗大乳头肌；瓣叶开放呈鱼口样，关闭时对合线呈"一"字形。三尖瓣瓣叶分前、后和隔叶，前叶长，隔叶短，隔叶根部附着点低于二尖瓣前叶附着点，靠近心尖；三组乳头肌，部分附着于室间隔右心室面；瓣叶开放呈类三角样，关闭线呈"Y"字形。一般情况下，根据如上所述特点两侧心室判断并不难。

3. **心室位置**　①心室右袢：右心室位于左心室右侧，来源于胚胎期心球尾侧的向右膨大和扭曲，并将原始心室推移到其左侧；②心室左袢：右心室位于左心室的左侧，来源于胚胎期心球尾侧的向左膨大和扭曲，并将原始心室推移到其右侧；③心室袢不确定：不能判定左、右心室的情况。

（三）房室连接

正常心脏有4个房室腔，只要具备这4个房室腔，其房室连接顺序就有一致、不一致或不确定3种类型；当不具备4个完整的腔室时，其可以表现为双入口型、共同入口型和单入口型房室连接异常。

1. **房室连接顺序**

（1）房室连接一致，即左心房经二尖瓣连接左心室，右心房经三尖瓣连接右心室。心房正位时，心室右袢；心房反位时，心室左袢。

（2）房室连接不一致，即左心房经三尖瓣连接右心室，右心房经二尖瓣连接左心室。心房正位时，心室左袢；心房反位时，心室右袢。

（3）房室连接不确定：心房不定位时，两个心房为同形位，均为解剖学右心房或左心房，分别与两个心室相连。

1）双入口型：两个心房和两组房室瓣与一个心室相连，称之双入口型房室连接。

2）共同入口型：两个心房和共同房室瓣与一个心室相连，称之为共同入口型房室连接。

3）单入口型或房室连接缺如：两个心房和单侧、单组房室瓣与一个心室相连，另一侧完全缺如。

2. **房室瓣结构及形态**

（1）两组房室瓣分别开放：有完整的4个腔室，两组房室瓣环，位置正常，分别为两叶或三叶瓣膜结构，开放正常，连于同侧心房与心室之间。

（2）单组共同房室瓣开放：有完整的4个腔室，单组房室瓣膜，多个瓣叶结构，呈共同开放状态，连通两侧心房和心室。

（3）单组房室瓣开放：只存在一组房室瓣而另一组房室瓣缺如，心房和心室通过一组房室瓣相通，而另一侧房室连接缺如。

（4）房室瓣骑跨：当存在室间隔缺损和室间隔排列不齐时，可以导致一侧房室环骑跨在室间隔之上，导致一侧心室共同连接同侧房室瓣环和对侧部分房室环。

（5）房室瓣跨越：指房室瓣部分腱束装置跨越室间隔附着于室间隔另一侧或心腔。

（四）心室 - 大动脉连接

心室 - 大动脉连接是节段分析法中的第二个连接。共分为4类。

1. **心室 - 大动脉连接一致**　有两个完整的心室腔，主动脉发自左心室，肺动脉发自右心室。

2. **心室 - 大动脉连接不一致**　有两个完整的心室腔，主动脉发自右心室，肺动脉发自左心室，常见于完全型大动脉转位和矫正型大动脉转位。

3. **心室双出口**　一条大动脉发自某一心室，同时另一条大动脉50%以上也发自同一心室，称为心室双出口。常见于右心室双出口，左心室双出口较少见。

4. **心室单出口**　此项异常包括两种类型：①一条大动脉发自左右心室或某一心室，同时另一条大动脉呈闭锁状态，包括孤立型肺动脉伴主动脉闭锁和孤立型主动脉伴肺动脉闭锁；②主动脉与肺动脉呈混合状在一条大动脉上，发自左右心室或单一心室，称之为共同动脉干，肺动脉以不同的形式发出分为不同的类型。

四、正常胎儿超声心动图标准切面与常规测量

（一）胎儿超声心动图检查指征

胎儿超声心动图检查指征详见表4-1-1。

（二）正常胎儿超声心动图规范化检查方法

胎儿超声心动图是一项特殊的检查，容易受多种因素影响，此项检查对胎儿体位要求较高，故检查时间较长。常规检查切面包括9个切面，包括四

表 4-1-1 胎儿超声心动图检查指征

胎儿适应证	母体适应证
产科超声筛查异常	先天性心脏病家族史
心外畸形	代谢紊乱（糖尿病、苯丙酮尿症）
染色体及基因异常	接触致畸物
心律失常	接触前列腺素合成酶抑制药（布洛芬、水杨酸）
水肿	风疹感染
NT/NF 异常增厚	自身免疫性疾病（干燥综合征、系统性红斑狼疮）
辅助生殖	家族遗传性疾病（软骨外胚层发育不良综合征、马方综合征、努南综合征）
多胎妊娠或怀疑双胎输血综合征	

NT：颈项透明层；NF：颈褶。

腔心切面、心尖五腔心切面、左心室流出道切面、右心室流出道切面、大动脉水平短轴切面、心室水平短轴切面、腔静脉长轴切面、动脉导管切面、主动脉弓切面。国际妇产科超声学会（ISUOG）规定的常规切面有 5 个，有腹部横切面、四腔心切面、左心室流出道切面、右室心流出道切面、三血管及三血管 - 气管切面。除此之外，还有一些特殊切面对心脏畸形的检查有帮助。

1. 腹部横切面

（1）扫查方法：声束经过胎儿前腹壁与矢状面垂直，探头自下而上沿胎儿短轴方向扫查至显示出胃泡平面即可，显示肋骨水平为肋骨长轴水平。

（2）切面标准：此切面显示腹壁呈圆形或椭圆形，同时可见脐静脉腹内段与门静脉相连并指向胃泡。

（3）正常切面表现：脊柱左前方为腹主动脉横断面，右前方为下腔静脉横断面。胃泡位于左侧腹腔，脐静脉与门静脉相连，门静脉窦转向胎儿右侧，降主动脉横切面位于脊柱左前方，与脊柱紧邻；下腔静脉横切面位于脊柱右前方，相对远离脊柱（图 4-1-1）。

（4）观察要点：主要观察该切面正常结构的位置关系的变化、正常存在结构的缺失或增加、原有正常结构的变化。例如：下腔静脉离断、内脏反位、水平肝、脐静脉异常增宽等（图 4-1-2～图 4-1-4）。

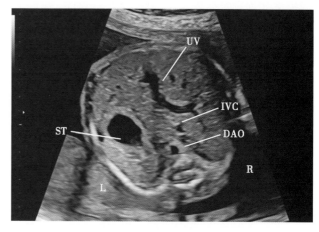

图 4-1-1 正常腹部横切面

L 和 R 分别指胎儿左侧和右侧。胃泡（ST）位胎儿腹腔左侧，降主动脉（DAO）位于脊柱左侧，下腔静脉（IVC）位于脊柱右前方。脐静脉（UV）位置居中。

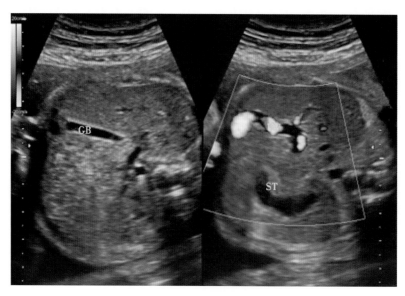

图 4-1-2 异常腹部横切面（持续右脐静脉）

显示脐静脉（UV）位于胆囊（GB）右侧，不居中呈现持续右脐静脉。

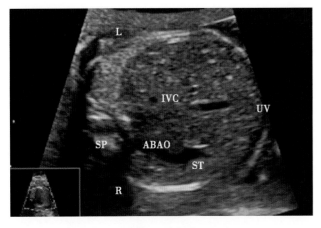

图 4-1-3 异常腹部横切面(内脏反位)
脊柱(SP)左侧为下腔静脉(IVC),右侧为胃泡(ST),腹主动脉(ABAO)位于脊柱正前方。UV:脐静脉。

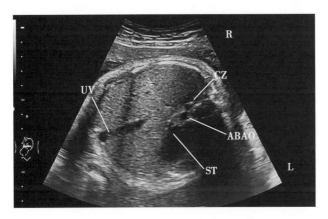

图 4-1-4 异常腹部横切面(下腔静脉离断并奇静脉异常连接)
未见明确下腔静脉(IVC),胃泡(ST)位于腹腔左侧,腹主动脉(ABAO)右后方见扩张的奇静脉(CZ)。UV:脐静脉。

2. 四腔心切面

(1)扫查方法:在腹部横切面基础上向胎儿头侧平行移动至胸腔横断面显示心脏,此时两侧肋骨仍为长轴平面,微调探头所显示四腔心切面可见肺静脉角及卵圆孔,此时即为标准四腔心切面。在此切面上沿心轴方向平移探头可获得心尖四腔心切面(图 4-1-5)、横位四腔心切面(图 4-1-6)及心底四腔心切面(图 4-1-7)。

(2)切面标准:两侧肋骨显示长轴,四腔心切面显示两组房室瓣开放及关闭,左心房侧可清晰显示肺静脉角,房间隔中部可显示卵圆孔回声。

(3)正常切面表现:标准四腔心切面可显示心脏 2/3 位于胸腔左侧,1/3 位于胸腔右侧,心尖指向左侧(图 4-1-8)。左心房、右心房靠近脊柱,左心房位于左后方,左心房顶部可清晰显示肺静脉角,可见两支或三支静脉回流(图 4-1-9);右心房位于左心房右侧略偏前,右心房壁较光滑,未显示静脉开口;

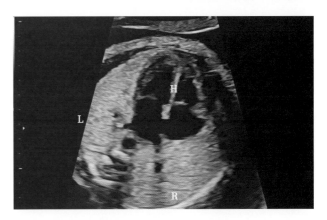

图 4-1-5 心尖四腔心切面
心尖指向 12 点钟位置。H:心脏。

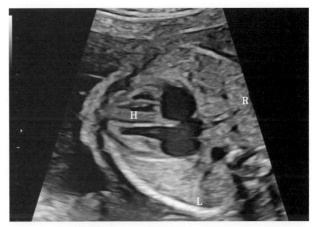

图 4-1-6 横位四腔心切面
心尖指向 9 点或 3 点位置,声束与室间隔平行,此切面可用于观察室间隔的连续性。H:心脏。

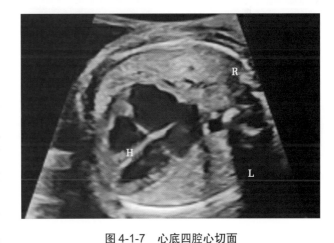

图 4-1-7 心底四腔心切面
心尖指向 6~8 点位置,此切面可有效观察二尖瓣及三尖瓣有无瓣膜狭窄或反流。H:心脏。

左、右心房之间为房间隔,房间隔有三部分即原发隔、卵圆孔及房间隔顶部。卵圆孔瓣位于左心房侧,随心脏搏动而摆动。左、右心房室口之间分别为二尖瓣及三尖瓣,二尖瓣前叶位置高于三尖瓣隔叶。

左心室心内膜面较光滑，可见两组乳头肌附着于游离壁，右心室内膜面不光滑，可见三组乳头肌附着于游离壁及室间隔，近心尖处可见粗大斜形调节束结构，此为右心室解剖形态学标志。

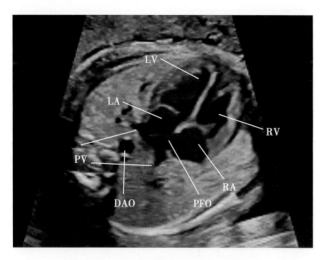

图 4-1-8　标准四腔心切面二维超声图
显示心脏位置大部分在胸腔左侧，心尖指向左侧，心房正位，房室连接正常，左心房（LA）顶部两侧可见肺静脉（PV）切迹，右心房（RA）壁较光滑，两组房室瓣启闭正常，二尖瓣前叶较三尖瓣隔叶位置高。LV：左心室；RV：右心室；DAO：降主动脉；PFO：卵圆孔。

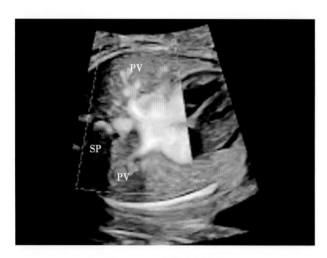

图 4-1-9　肺静脉回流图
高分辨率血流（HD-flow）显像模式显示肺内肺静脉（PV）共同回流左心房；SP：脊柱。

（4）观察要点

1）左、右心房及心室形态、结构和大小比例；心房、心室腔内有无异常回声。房室瓣形态、厚度及活动度。室壁厚度及运动状态。房室隔的完整性及十字交叉结构的完整性，卵圆孔的大小及肺静脉角等结构。

2）心室收缩的一致性，有无心律异常，可应用 M 型超声心动图检查。M 型取样线分别通过心房

壁及心室壁，同时显示心房、心室的运动曲线，即可进行分析（图 4-1-10）。

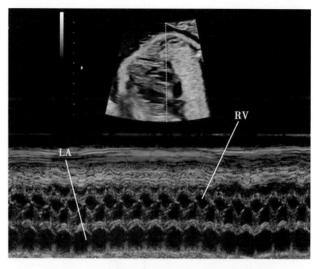

图 4-1-10　M 型超声心动图通过心房、心室壁
M 型取样线自前向后依次通过右心室（RV）游离壁、右心室腔、室间隔、左心房（LA）腔、左心房壁。可同时记录心室及心房的舒缩活动，用于分析胎儿心律不齐。

3）不同方位的四腔心切面观察重点不同，横位四腔心切面有利于观察间隔缺损，心尖四腔心切面及心底四腔心切面可以很好地观察房室瓣口血流有无加速及反流，心腔内及心肌内有无异常血流。

4）在显示肺静脉时可以采用高分辨率血流（HD-flow）技术，低速血流显像模式可以更好地显示肺静脉结构。

5）室壁运动分析：使用 M 型超声心动图，横位四腔心切面为基础切面，M 型取样线通过两侧心室壁及室间隔且垂直于室间隔（图 4-1-11）。

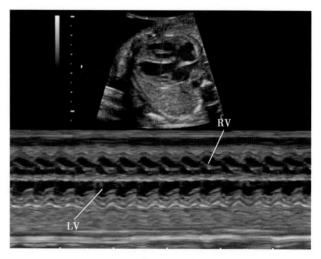

图 4-1-11　M 型超声心动图通过双心室
M 型取样线自前向后依次通过右心室（RV）壁、室间隔、左心室（LV）壁。可显示双侧心室的舒张及收缩内径，进行双侧心室短轴率的评估。

（5）相关测量：可以测量房室腔大小、心轴、心胸面积比。

1）心轴：正常胎儿心轴指向左侧，范围为45°±20°。标准四腔心切面，心脏收缩期，自胎儿脊柱至胸骨连线为基线，房室隔的延长线与此基线的夹角，即为心轴（图4-1-12）。

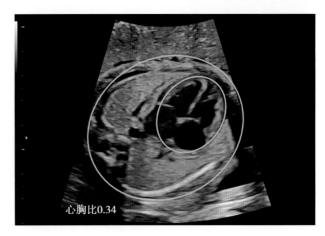

图4-1-13　心胸比测量

标准四腔心切面，心室收缩期，描记心脏的面积和胸廓的面积，两者之比即为心胸面积比（简称心胸比），正常范围为25%～33%。

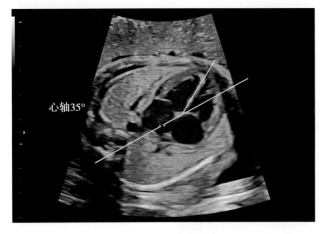

图4-1-12　心轴测量

标准四腔心切面，自脊柱至胸骨连线与心脏中线的夹角即为心轴，正常范围为45°±20°。

2）心胸比：包括心脏胸廓面积比、心脏胸廓直径比和心脏胸廓周长比，最常用为心脏胸廓面积比（图4-1-13）。此项指标是评判胎儿心脏相对大小的指标，正常范围为25%～33%。孕28周以前，左右心室大小比例几乎为1:1；28周以后，右心房、右心室逐渐大于左心房、左心室。标准四腔心切面，心脏收缩期，应用椭圆法分别描记心脏面积及胸廓面积（自肋骨及脊柱外侧为准）。

3）房室腔大小：心房横径即垂直于房间隔中点的心房内壁间距离；心房长径即心房中点垂直于横径，自心房顶部至房室环水平；以上测值均于收缩

末期测量（图4-1-14A）。心室横径即腱索水平心室侧壁至室间隔内膜间的距离，心室长径即房室环水平中点至心尖部内膜面的距离，以上测值均于舒张期测量（图4-1-14B）。

3. 左心室流出道切面

（1）扫查方法：在胎儿四腔心切面的基础上，将近胎儿脊柱端探头向胎儿头侧旋转15°～30°，随后将探头向胎儿前胸侧倾斜，即显示左心室流出道切面。

（2）切面标准：可显示完整左心室流出道，主动脉前壁与室间隔相延续，主动脉后壁与二尖瓣前叶相连续呈纤维连接。

（3）正常切面表现：显示主动脉发自左心室，主动脉瓣开放自如，室间隔与主动脉前壁相延续，主动脉后壁与二尖瓣前叶相延续，呈现纤维连接。完整显示左心室流入道及左心室流出道（图4-1-15）。

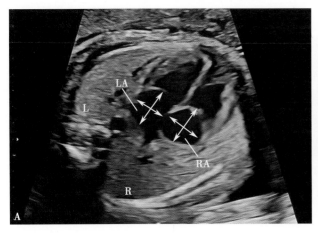

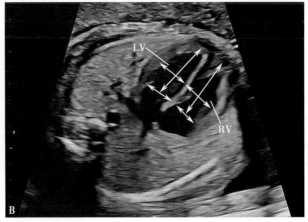

图4-1-14　心房和心室各径线测量

A. 显示心房长径及横径的测量，分别于收缩末期测量；B. 显示心室横径及长径的测量，分别于舒张期测量。

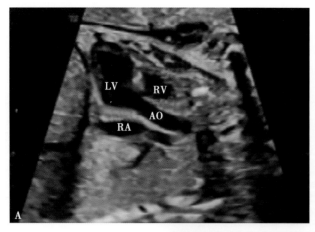
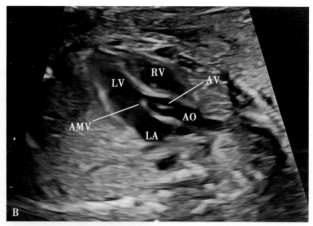
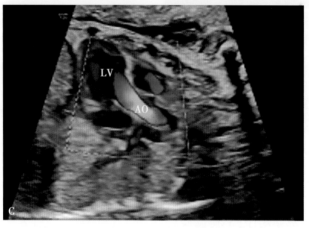

图 4-1-15 左心室流出道切面

A. 收缩期左心室流出道切面二维图,显示二尖瓣处于关闭状态,主动脉(AO)后壁与二尖瓣前叶呈纤维连接,主动脉瓣开放,主动脉自左心室(LV)发出,右心室(RV)在右前方;B. 舒张期左心室流出道切面二维图,显示二尖瓣呈现开放状态,主动脉瓣呈现关闭状态;C. 收缩期左心室流出道彩色血流切面,显示心室收缩,左心室内背离探头呈现蓝色血流射入主动脉。

LV:左心室;RV:右心室;LA 左心房;RA:右心房;AO:主动脉;AV:主动脉瓣;AMV:二尖瓣前叶。

（4）观察要点：主动脉与室间隔的连续性,主动脉后壁与二尖瓣前叶的连续性,有无膜周或肌部室间隔缺损,有无骑跨。主动脉瓣瓣叶的形态、回声及活动度;主动脉瓣上及瓣下有无狭窄。

（5）相关测量：收缩末期测量主动脉瓣环、左心室流出道、升主动脉内径。

4. 右心室流出道切面

（1）扫查方法：在扫查左心室流出道切面的基础上扫查切面继续向前胸侧微微倾斜即可显示右心室流出道切面。

（2）切面标准：显示主动脉位于图像中心,显示为类圆形;左心房、右心房、右心室及肺动脉主干及右肺动脉环抱主动脉。

（3）正常切面表现：肺动脉自右心室发出,主动脉呈圆形横断面位于中间,右心室流入道、右心室流出道、肺动脉主干及右肺动脉与主动脉呈现环抱关系。三尖瓣前叶和隔叶启闭良好,流出道及流入道室间隔连续性完整。肺动脉瓣叶启闭良好(图 4-1-16)。

（4）观察要点：肺动脉瓣叶的结构、形态及活动度,肺动脉瓣上、瓣下有无狭窄,右心室流入道及流出道间隔是否完整。有无瓣膜反流。

（5）相关测量：测量肺动脉瓣环、右心室流出道及肺动脉主干内径。

5. 三血管及三血管 - 气管切面

（1）扫查方法：在标准四腔心切面基础上探头继续向胎儿头侧平移,即可获得三血管切面;继续向上侧动探头,即可获得三血管 - 气管切面。

（2）切面标准：三血管切面显示肺动脉、动脉导管长轴,主动脉短轴,上腔静脉短轴;三血管 - 气管切面显示肺动脉、动脉导管,主动脉弓,上腔静脉短轴,气管位于主动脉弓右侧与上腔静脉同侧。

（3）正常切面表现：三血管切面自前向后、自左到右依次显示为肺动脉、主动脉及上腔静脉,其中三者内径关系是依次变小(图 4-1-17);三血管 - 气管切面显示动脉导管与主动脉弓形成尖端指向脊柱的"V"字结构,气管横断面呈高回声类圆形断面位于主动脉弓右侧、上腔静脉同侧后方(图4-1-18)。

(4)观察要点:观察肺动脉、主动脉、上腔静脉的位置排列,数目有无增多或减少及血管内径的变化。主动脉与肺动脉血流方向是否一致,两者之间有无交通,主动脉、肺动脉及动脉导管与气管的位置变化。间接观察半月瓣有无加速及反流。

(5)相关测量:心脏发育异常时,对比测量三血管的内径变化。

6. 肺动脉长轴切面

(1)扫查方法:在三血管切面基础上,轻轻旋转探头即可显示肺动脉长轴切面。

(2)切面标准:显示肺动脉主干及左右肺动脉分支,右肺动脉环抱主动脉横断面。

(3)正常切面表现:肺动脉主干发出左、右肺动

脉,左、右肺动脉呈"人"字样内径逐渐变细进入肺门(图4-1-19);主动脉呈现短轴,肺动脉及右肺动脉呈现长轴包绕主动脉。肺动脉内径大于主动脉,上腔静脉呈现短轴紧邻右肺动脉远心端。

(4)观察要点:肺动脉与主动脉环抱关系的确认,主动脉与肺动脉之间有无交通,肺动脉分支情况,肺动脉瓣形态及运动情况,肺动脉瓣上、瓣下有无狭窄。有无瓣膜反流和血流加速及反向。

(5)相关测量:收缩末期测量主肺动脉及左右肺动脉内径。

7. 主动脉弓及动脉导管弓切面(双弓切面)

(1)扫查方法:在三血管切面基础上,旋转探头90°,微调探头使声束与主动脉弓及动脉导管弓平行,主动脉弓与动脉导管弓在解剖位置呈现主动脉

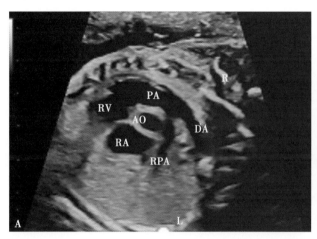
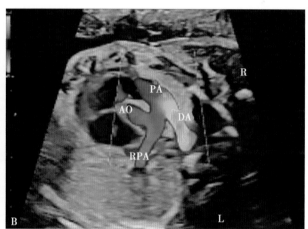

图4-1-16 右心室流出道切面

A. 二维图显示主动脉居中,其周围可见右肺动脉、右心房、右心室、肺动脉、动脉导管及降主动脉,紧贴主动脉向右走行的右肺动脉;B. 彩色血流图显示主动脉、肺动脉及动脉导管内血流信号充盈。RV:右心室;RA:右心房;PA:肺动脉;DA:动脉导管;AO:主动脉;RPA:右肺动脉。

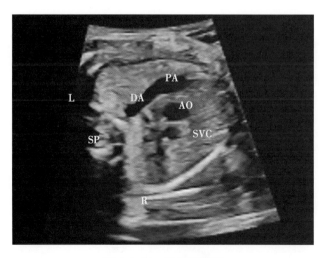
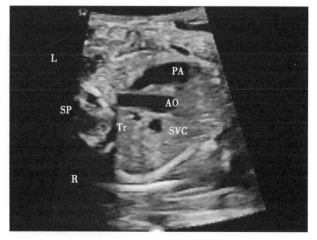

图4-1-17 三血管切面

显示自前向后、自左向右血管排列的顺序为肺动脉、主动脉、上腔静脉,三血管内径依次减小。SP:脊柱;DA:动脉导管;PA:肺动脉;AO:主动脉;SVC:上腔静脉。

图4-1-18 三血管-气管切面

显示主动脉弓位于气管左侧与动脉导管汇合至降主动脉,两者形成"V"形结构,气管与上腔静脉同侧。SP:脊柱;PA:肺动脉;AO:主动脉;SVC:上腔静脉;Tr:气管。

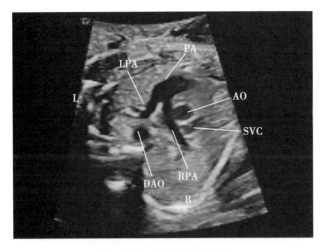

图 4-1-19 肺动脉长轴切面

左肺动脉、右肺动脉自肺动脉发出，远端管腔逐渐变细。DAO：降主动脉；LPA：左肺动脉；RPA：右肺动脉；PA：肺动脉；AO：主动脉；SVC：上腔静脉。

弓在上右、动脉导管弓在下左的位置关系，故当显示其中一个时，另一个血管需侧动倾斜探头约 15° 即可显示。

（2）切面标准：主动脉弓长轴切面可以显示完整主动脉，包含升主动脉远端、主动脉弓及其头臂分支、降主动脉长轴；动脉导管弓切面可以显示右心室流出道、肺动脉主干、动脉导管、降主动脉长轴。

（3）正常切面表现：主动脉弓呈"拐棍"样，曲度较大，较圆滑。弓上可见三支动脉发出，自前向后依次为无名动脉、左颈总动脉、左锁骨下动脉（图 4-1-20）。动脉导管弓曲度较小，呈现"曲棍球"样，其上无分支血管，自主肺动脉发出后以短干直接汇入降主动脉（图 4-1-21），动脉导管形态较多变，应该注意观察。

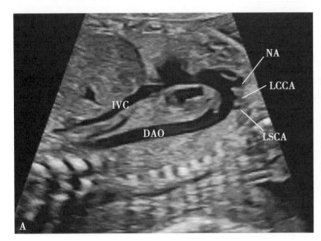
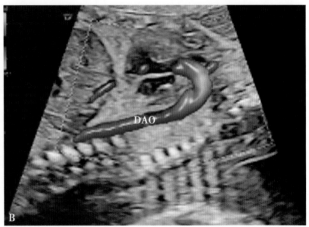

图 4-1-20 主动脉弓长轴切面

A. 二维图显示主动脉弓呈"拐棍"样自心脏中心发出，可见主动脉弓、降主动脉，弓上可见头部血管分支，自前向后依次为无名动脉、左颈总动脉、左锁骨下动脉；B. 彩色血流图显示主动脉弓和降主动脉充盈良好。IVC：下腔静脉；DAO：降主动脉；NA：无名动脉；LCCA：左颈总动脉；LSCA：左锁骨下动脉。

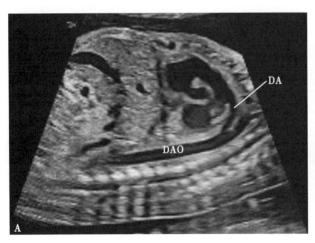
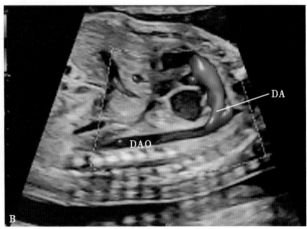

图 4-1-21 动脉导管弓长轴切面

A. 二维图显示动脉导管弓位于主动脉弓下，自肺动脉发出呈现"曲棍球"样汇入降主动脉；B. 彩色血流图显示肺动脉内血流自动脉导管汇入降主动脉。DAO：降主动脉；DA：动脉导管。

（4）观察要点：主动脉弓长轴切面上升主动脉、主动脉弓及降主动脉的形态、管腔内径变化，弓上头臂血管分支的数目及位置变化；主动脉弓的血流方向，有无反向血流；动脉导管弓长轴切面应该观察肺动脉、动脉导管弓及降主动脉的位置、形态及血管内径变化，动脉导管弓的血流方向，有无反向血流，血流频谱形态，有无导管提前收缩。

（5）相关测量：主动脉弓、动脉导管及降主动脉内径的测量。峡部内径应该自左锁骨下动脉与动脉导管之间测量；主动脉弓应于无名动脉与左颈总动脉发出之间测量。

8. 上、下腔静脉长轴切面

（1）扫查方法：在主动脉弓或动脉导管弓切面基础上将探头向右侧平移即可显示上、下腔静脉及右心房。

（2）切面标准：可以完整显示上、下腔静脉长轴及两者从上下方向分别汇入右心房，呈现"大鹏展翅样"。

（3）正常切面表现：腔静脉长轴切面有两种显示方法，即显示上、下腔静脉同时显示右心房及右心室和显示上、下腔静脉同时显示双心房（图4-1-22）。前者切面可以显示右肝及中肝静脉汇入下腔静脉肝后段，显示部分静脉导管结构，下腔静脉瓣纤细菲薄。三尖瓣前叶及后叶附着于瓣环处。后者切面可见显示房间隔、卵圆孔瓣、卵圆孔及第二房间孔结构；诊断卵圆孔瓣开放受限时，常常在此处测量加速血流。

（4）观察要点：上下腔静脉回流右心房的路径是否正常，肝静脉及静脉导管与下腔静脉及右心房的连接关系。上下腔静脉受心房压力变化时频谱形

态的变化，三尖瓣后叶的位置及有无瓣膜反流。

（5）相关测量：舒张期测量上、下腔静脉入右心房口处内径，常在距离开口1cm处测量。

9. 双心室短轴切面

（1）扫查方法：在胸骨旁四腔心切面基础上，将探头旋转90°便可获得不同水平节段的双心室短轴切面。

（2）正常切面表现：不同短轴切面显示不同的心室结构，心底大动脉短轴切面类似于肺动脉长轴切面，主动脉呈横截面位于中央，右心房、右心室、肺动脉与之呈现环抱关系。瓣叶水平双心室短轴切面（图4-1-23），可于左右心腔内分别见"鱼口样"二尖瓣叶结构及"三角形"三尖瓣叶结构，不同水平的心室短轴切面室间隔均与膈肌呈垂直位。

（3）观察要点：瓣叶水平心室短轴切面可以仔细观察瓣叶结构及形态，心底大动脉短轴切面可以仔细观察室间隔缺损的位置，也有利于单心室病例时残余间隔与肥大乳头肌的鉴别。

10. 特殊切面（双侧锁骨下动脉切面及主动脉弓冠状切面）

（1）双侧锁骨下动脉切面：在三血管-气管切面的基础上将探头继续向头侧平移，越过无名静脉切面，显示出脊柱左侧前方左锁骨下动脉向左侧上肢平行走行，气管前方见右锁骨下动脉呈横位"S"状水平向右肩方向走行。双侧锁骨下动脉呈现出"弓箭"样形态，即为正常切面（图4-1-24）。该切面可以快速诊断部分血管环畸形。

（2）主动脉弓冠状切面：在三血管切面基础上，旋转探头至胎儿冠状面，可显示脊柱冠状面，自后向前移动探头，逐一显示一系列血管冠状切面（图4-1-25）。

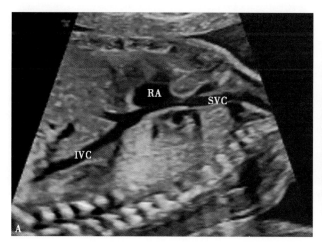
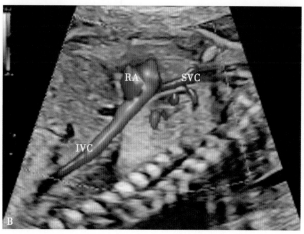

图4-1-22 上、下腔静脉长轴切面

A. 二维图显示上腔静脉及下腔静脉自上下方向同时汇入右心房，有肝静脉分支汇入下腔静脉；B. 彩色血流图显示上腔静脉血流呈现蓝色背离探头，下腔静脉血流呈现红色迎向探头。IVC：下腔静脉；RA：右心房；SVC：上腔静脉。

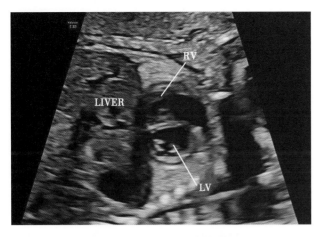

图 4-1-23 双心室短轴切面

上方心室为右心室,可见一个乳头肌;下方心室为左心室,可见二尖瓣叶回声。RV:右心室;LV:左心室;LIVER:肝脏。

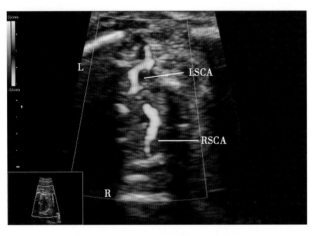

图 4-1-24 双侧锁骨下动脉切面

显示右锁骨下动脉自气管前方向右肩方向走行,左锁骨下动脉自气管水平走行,两侧锁骨下动脉呈现"弓箭"样。LSCA:左锁骨下动脉;RSCA:右锁骨下动脉。

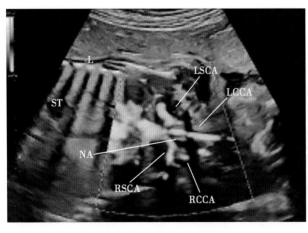

图 4-1-25 主动脉弓冠状切面

主动脉弓冠状位显示与胃泡同侧的为胎体左侧,可见弓上向左侧发出的左锁骨下动脉及左颈总动脉,另可见向右侧发出的无名动脉短干,依次发出右颈总动脉及右锁骨下动脉。ST:胃泡;NA:无名动脉;RSCA:右锁骨下动脉;LSCA:左锁骨下动脉;RCCA:右颈总动脉;LCCA:左颈总动脉。

该切面可被应用于诊断主动脉弓分支畸形、血管环畸形及肺静脉异位引流时。

11. 冠状静脉窦切面

(1)扫查方法:在标准四腔心切面基础上,探头稍作调整,在左心房图像消失时即可见。标准四腔心切面时,左侧房室沟处可见类圆形冠状静脉窦,一般不显示,当有异常时可显示。

(2)正常切面表现:非标准四腔心切面,此时可显示右心房、右心室、左心室,左心房后方见一管状无回声,开口于右心房,紧邻十字交叉(图4-1-26)。

(3)观察要点:仔细观察冠状静脉窦的走行及内径变化,开口是否位于右心房。

12. 右心室流入道切面

(1)扫查方法:显示左心室长轴切面基础之上,探头向腹侧倾斜,显示右心室流入道。

(2)正常切面表现:可显示三尖瓣前叶、后叶及冠状静脉窦开口(图4-1-27)。

(3)观察要点:仔细观察三尖瓣后叶及前叶的位置,是否存在瓣膜下移畸形,三尖瓣反流的观察切面。

(三)正常胎儿多普勒超声心动图

1. 脐动静脉血流频谱 脐带内显示为两条脐动脉及一条脐静脉。取样位置不同,脐带所获得频谱也有不同。为此,通常将取样线放在胎儿和胎盘之间的中间游离段部位。取样线同时放置在静脉和动脉之上,动脉和静脉两个波形均可以显示,动静脉分别显示基线上、下两侧(图4-1-28、图4-1-29)。脐静脉血流为连续性、无期相性低速血流。晚孕期,可以看到脐静脉血流频谱受呼吸影响略有起伏。此

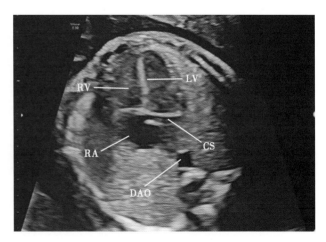

图 4-1-26 冠状静脉窦切面

非标准四腔心切面显示冠状静脉窦走行于左心房后方,呈管状无回声,开口于右心房。RV:右心室;LV:左心室;RA:右心房;CS:冠状静脉窦;DAO:降主动脉。

起伏与心脏搏动无关联。当脐静脉血流速度降低，出现搏动频率与心脏搏动一致时，则是异常的，是胎儿严重缺氧的征兆。

脐动脉是引流胎儿体内代谢的血液回流至胎盘

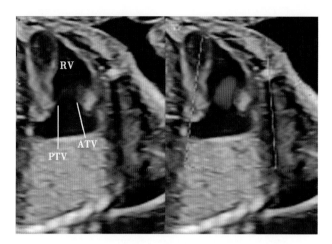

图 4-1-27　右心室流入道切面二维及彩色血流图
显示位于前方的瓣膜为三尖瓣前叶，位于后方的瓣膜为后叶，两瓣叶的瓣根位于相同水平。彩色血流图显示瓣口血流为层流。RV：右心室；PTV：三尖瓣后叶；ATV：三尖瓣前叶。

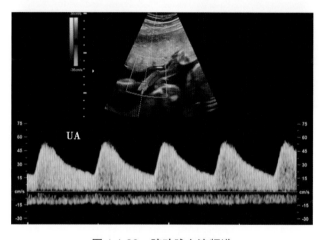

图 4-1-28　脐动脉血流频谱
脐动脉（UA）血流频谱呈低阻血流，舒张期血流较多。

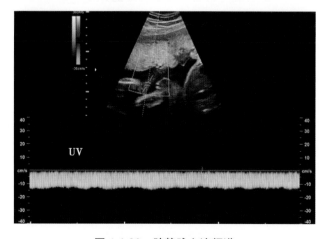

图 4-1-29　脐静脉血流频谱
脐静脉（UV）血流频谱显示基线下方连续性低速血流。

的血管。胎盘阻力通常非常低。频谱多普勒显示舒张期血流明显大于收缩期血流。脐动脉搏动指数反映了胎盘远端血管床的循环阻力。妊娠期脐动脉搏动指数会降低，但是在妊娠晚期最末端会有轻微升高。当发生宫内生长受限和双胎输血综合征时，其搏动指数会异常增高。

2. 静脉导管血流频谱　静脉导管是胎儿期特殊血液循环之一，是脐静脉与下腔静脉相连接的重要结构。测量静脉导管血流频谱可以选择腹部横切面或斜矢状切面，即可显示位于下腔静脉与脐静脉肝内段之间的静脉导管结构（图 4-1-30A），取样容积 1mm，尽量使取样线与静脉导管平行，夹角小于 30°。彩色多普勒显示静脉导管血流速度明显快于下腔静脉、肝静脉及脐静脉肝内段，呈五彩样。

静脉导管因与心房相连接，故其波形包括 S 波、D 波、a 波（图 4-1-30B）。正常情况下，a 波远离基线，当胎儿心房压力增高时，其 a 波可以靠近基线、反向或消失。胎儿呼吸样运动时，可以造成右心房压力增高的假象，这时就应该在胎儿平静状态下重新测量。

部分胎儿静脉导管纤细，不好显示，可以通过彩色血流进行追踪查找，静脉导管缺如要谨慎下诊断。

3. 大脑中动脉血流频谱　胎头横切面，自丘脑平面将探头向胎头下方略微平移，显示大脑脚时启用彩色多普勒或 HD-flow，即可显示大脑动脉环（Willis 环）。一般胎儿大脑动脉环可显示两侧大脑中动脉、大脑前动脉及大脑后动脉，后交通动脉因角度影响，血流信号显示欠佳。两支大脑中动脉分别发自动脉环的左、右两侧，与声束近似平行，近场呈现朝向探头的红色血流，远场侧大脑中动脉血流方向背离探头。将频谱多普勒取样容积（取样门 2mm）置于大脑中动脉的中段，与之平行，即可获得大脑中动脉血流频谱（图 4-1-31）。

机器设备可根据测量值自动计算相关参数。相关指标包括收缩期峰值流速（S）、舒张末期流速（D），阻力指数（RI）、搏动指数（PI），以及收缩期-舒张末期比值（S/D）等。

4. 二尖瓣口与三尖瓣口血流频谱　胎儿心尖四腔心切面或心底四腔心切面，声束与瓣口血流方向平行，彩色多普勒血流显像显示心室舒张期左、右心房侧血流通过房室口进入左、右心室。收缩期，房室瓣关闭，房室瓣口多无反流血流信号。但临床上有小部分胎儿可以有少许三尖瓣生理性反流，生理性三尖瓣反流常常持续时间短，反流量极少。

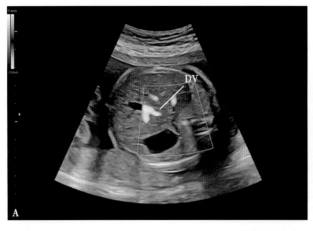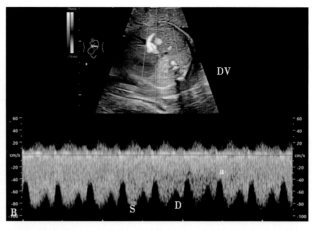

图4-1-30　静脉导管血流图

A. 腹部横切面彩色血流图显示脐静脉与下腔静脉之间一加速血流即为静脉导管（DV）；B. 静脉导管血流频谱呈现基线同侧的心室收缩波（S波）、心室舒张波（D波）、心房收缩波（a波），a波速度较低。

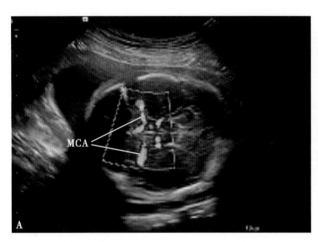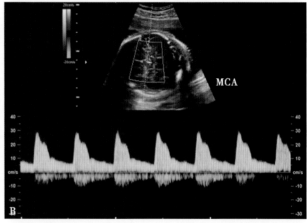

图4-1-31　大脑中动脉血流图

A. 大脑中动脉（MCA）Willis环的显示，双侧大脑中动脉自Willis环发出走向胎儿颅骨侧面；B. 大脑中动脉血流频谱呈现高阻血流频谱，收缩期上升较陡直，舒张期血流较少。

频谱多普勒显示二尖瓣口及三尖瓣口血流频谱呈现单向双峰，三尖瓣口血流频谱易受心率影响而呈单峰型（图4-1-32）。第一峰（E峰）代表心室舒张早期，心房内血液经房室瓣口对心室快速充盈形成，第二峰（A峰）为心房收缩使心房内血液再次经房室瓣口对心室进一步充盈而形成，因胎儿期心室肌层顺应性较低，故E峰与A峰比值始终小于1，随着妊娠月份的增加，其比值也增加，但是始终小于1。

5. 主动脉血流频谱　主动脉多普勒显示为收缩期单峰层流频谱，主动脉血流速度大于肺动脉，频谱窄（图4-1-33）。

6. 肺动脉及左、右肺动脉血流频谱　肺动脉多普勒显示为收缩期单峰层流频谱，血流频谱峰值上升支快于主动脉（图4-1-34）。左、右肺动脉相似，因胎儿肺阻力较高，其形态为上升支陡峭，收缩早期快速下降，呈窄尖峰状（示指征），之后下降速度变慢（图4-1-35）。胎儿左、右肺动脉频谱特征明显，在肺动脉主干闭锁或是肺动脉起源异常时，识别肺动脉分支时主要靠频谱特征。

7. 主动脉弓及动脉导管弓血流频谱　主动脉弓和动脉导管弓血流多普勒为收缩期高速血流及舒张期低速血流。主动脉弓收缩期血流速度低于动脉导管弓血流速度，舒张期血流主动脉弓较平缓，而动脉导管弓则有第二峰，呈波峰状（图4-1-36、图4-1-37）。正常情况，动脉导管血流搏动指数（P）大于1.9，血流搏动指数降低提示动脉导管收缩。

8. 上、下腔静脉及肝静脉血流频谱　上、下腔静脉血流显示为流向心房的双向频谱，心房收缩期可见短暂的反流（图4-1-38）。当右心负荷增高，三尖瓣大量反流及胎儿水肿时，反向波可以加深，往往提示胎儿心脏右心功能不全。肝静脉频谱与腔静脉频谱相似。

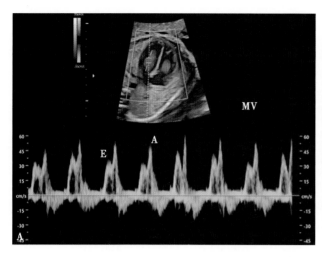
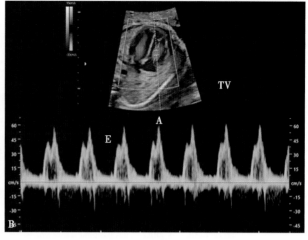

图 4-1-32　二尖瓣口及三尖瓣口血流频谱

A. 四腔心切面，跨越二尖瓣（MV）血流频谱图，呈现双峰、层流，心脏舒张早期的 E 峰小于心房收缩期舒张充盈的 A 峰；
B. 跨越三尖瓣（TV）血流频谱图同二尖瓣口血流频谱。

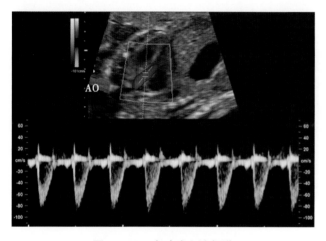
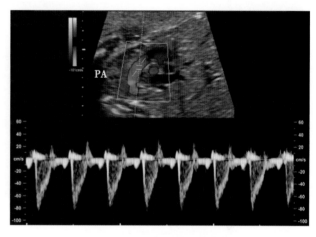

图 4-1-33　主动脉血流频谱

主动脉（AO）血流频谱收缩期峰值流速大于肺动脉，瓣口血流为层流。

图 4-1-34　肺动脉血流频谱

肺动脉（PA）血流频谱收缩期达峰时间较主动脉短，瓣口血流呈现层流。

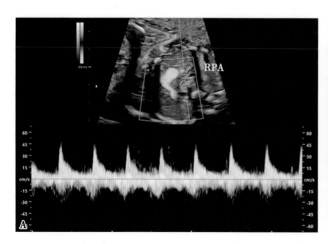
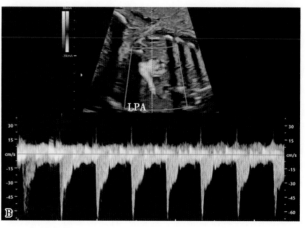

图 4-1-35　两侧肺动脉血流频谱

A. 右肺动脉（RPA）呈现"针尖样"高阻血流频谱，舒张期血流较少；B. 左肺动脉（LPA）呈现高阻血流频谱，舒张期血流较少。

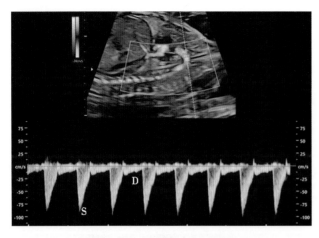

图 4-1-36　主动脉弓血流频谱
主动脉弓血流频谱呈现收缩及舒张两相波，S 代表收缩，D 代表舒张，舒张期较平缓，有别于动脉导管血流频谱。

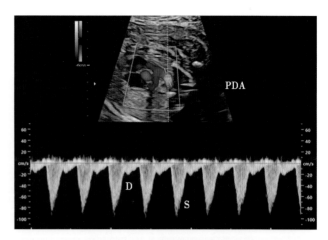

图 4-1-37　动脉导管弓血流频谱
动脉导管弓血流频谱呈现收缩及舒张两相波，S 代表收缩，D 代表舒张，舒张呈现第二峰。

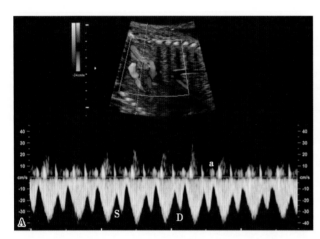
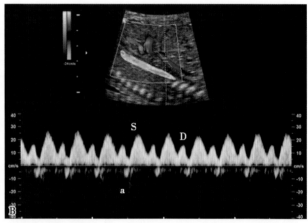

图 4-1-38　上、下腔静脉血流频谱
A. 基线下方显示上腔静脉血流频谱呈现三相波，S 波（收缩期波）、D 波（舒张早期波）及反向 a 波（心房收缩波）；B. 基线上方显示下腔静脉血流频谱呈现三相波，S 波（收缩期波）、D 波（舒张早期波）及反向 a 波（心房收缩波）。

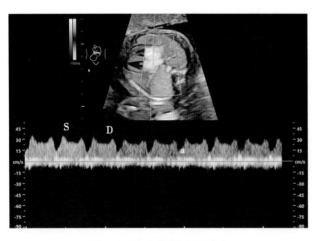

图 4-1-39　肺静脉血流频谱
基线上方肺静脉血流频谱呈现 S 波、D 波及 a 波。S 波代表心室收缩，D 波代表心室舒张，a 波代表心房收缩，a 波靠近基线但是不超过基线。

9. **肺静脉血流频谱**　横位四腔心切面常常是肺静脉显示的理想切面，四支肺静脉常常可以完全显示。频谱多普勒显示为流向心房的双向频谱，心房收缩期可见较浅的切迹（图 4-1-39）。S/D 绝大多数大于 1，少数胎儿小于或等于 1。

10. **卵圆孔血流频谱**　主动脉弓下两房切面可显示卵圆孔右向左分流束，频谱多普勒显示为 S 波、D 波血流频谱（图 4-1-40）。

（四）正常胎儿 M 型超声心动图

　　M 型超声心动图是将 M 型取样线通过二维超声的引导，穿过心脏不同的切面进行扫描检查。M 型超声对辨别胎儿心律失常、测量心腔和大血管内径、计算心室缩短分数、评价胎儿心功能等有重要价值。

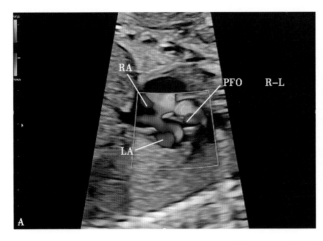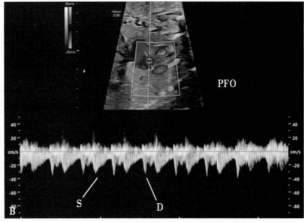

图 4-1-40 卵圆孔血流显示及频谱

A. 主动脉弓下两房切面显示右向左卵圆孔分流束（PFO R-L），呈现蓝色；B. 卵圆孔血流频谱显示基线下方 S 波及 a 波。RA：右心房；LA：左心房；PFO：卵圆孔未闭。

M 型超声心动图最常应用于诊断胎儿心律不齐。检查时将取样线穿过心房及心室，显示心房壁、房室瓣、心室壁、半月瓣的活动，以观察心房收缩同心室收缩之间的关系，辨别属于哪一种心律失常，如房性期前收缩（下传或未下传）、室性期前收缩、心房颤动、室上性心动过速、房室传导阻滞等，详细内容见后面心律不齐相关章节（本章第十七节）。

M 型超声心动图还可测量心室腔内径及大血管内径。测量左心室内径时，常常应用乳头肌水平及双心室短轴切面，取样线垂直穿过双心室，可以记录下右心室壁、室间隔及左心室壁的活动，从而测量心室壁及室间隔的厚度，左、右心室收缩期及舒张期内径。胎儿心室 FS 正常范围为 0.28～0.38。有关心脏功能评价的问题见本章第十八节胎儿心脏功能评估相关内容。

（袁丽君）

第二节 单 心 室

【概述】

单心室（single ventricle）是一组较少见的复杂心脏畸形，指单一心室与心房（左、右心房或共同心房）相连接的畸形。可以是狭义的心室双入口，也可以是广义的功能单心室。

【病理生理及解剖】

单心室病理生理、解剖结构及分型非常复杂（表 4-2-1～表 4-2-4），但是共有的基本特征是左右心房或共同心房与一个起主要功能的心室腔相连接。来自左、右心房的血液在单一心腔内不同程度地混合。收缩期，混合血液流入主动脉及肺动脉内，

两条大血管内血氧饱和度相差不大；但临床上有些病例发绀程度不严重，是由于血液在单一心腔内没有完全混合，使含氧量高的左心房血较多流入主动脉，而含氧量低的右心房血更多流入肺动脉。当合

表 4-2-1 Van Praagh 单心室分型

分型	心室病理表现
A 型	主心室为解剖左心室，残余心腔为右心室漏斗部，位于左前或右前
B 型	主心室为解剖右心室，残余盲端小梁腔位于左后或后下部
C 型	心室左、右侧心室肌分别为左、右侧肌各半，肌部间隔未发育
D 型	左、右心室窦部及室间隔均未发育，心室无法辨认

表 4-2-2 根据大动脉关系单心室分型

分型	大动脉位置关系
I 型	大动脉关系正常
II 型	右转位
III 型	左转位
IV 型	正常大动脉的镜像

表 4-2-3 Elliott 单心室分型

分型	心腔解剖类型
A 型	左心室双入口，主心腔为左心室，残余右心腔位于主腔的前上方
B 型	右心室双入口，主心腔为右心室，残余左心腔在主腔的后下方
C 型	不定型心室双入口，仅有单一心室，其心室小梁部发育不良，分辨不清楚属于左心室还是右心室

表 4-2-4 Anderson 单心室分型

分型	心室解剖结构及房室瓣解剖特点
A 型	心房通过左右房室瓣、共同房室瓣或单侧房室瓣（另一侧闭锁）与左心室主腔相连。残余心腔为右心室，位于主腔的前上方。有两组房室瓣
B 型	心房通过左右房室瓣、共同房室瓣或单侧房室瓣（另外一组闭锁）与右心室主腔相连。残余左心室在主腔后下方。以共同房室瓣多见
C 型	心房通过左右房室瓣、共同房室瓣或单侧房室瓣（另外一组闭锁）与单一的不定型心室腔相连，其心室发育不良，辨别不清楚左右心室结构，无残余心腔存在。以共同房室瓣多见

并肺动脉狭窄时，肺血减少，临床上表现发绀明显。无肺动脉狭窄者，肺血增多，肺动脉高压，临床上可以出现心力衰竭，发绀不重。当合并主动脉发育不良或狭窄时，体循环阻力增加，更多的血液入肺，回心血流量增多，心力衰竭更严重。

根据构成心室的结构，以及房室瓣发育和连接心室的关系，还可以将单心室分为单流入道心室、共同流入道心室、双流入道心室型。

【超声表现】

通过四腔心切面可以判断单心室主腔形态和房室连接关系，从而对单心室进行分型。腹部横切面、心室流出道切面及三血管-气管切面则可用于评价心房位置、大血管关系。单心室共同特征是四腔心"十字"结构消失，室间隔不显示，仅显示单一心室。

1. 单心室主腔形态判断

（1）主腔左心室型：单一心室腔为解剖学左心室结构，心室内膜面较光滑，肌小梁回声细小。在主腔前方可见残余右心室腔。

（2）主腔右心室腔：单一心室为解剖学右心室结构，室壁内膜粗糙，肌小梁回声增多、增粗。主心腔左后方可见附属残余左心室（图 4-2-1）。

（3）中间型：单一心室腔可以具有左、右心室的解剖学特征。

2. 单心室房室连接关系的判断

（1）两组房室瓣：一般有双心房，心房可以正位、反位或不定位，两侧心房通过两组房室瓣与单心室连接。两组房室瓣环中线有纤维性组织连接，三尖瓣隔叶的部分腱索与二尖瓣前叶的部分腱索可起于同一组乳头肌，该乳头肌较粗大，位于心室中央，要

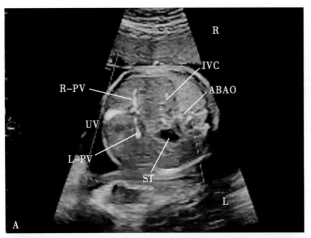

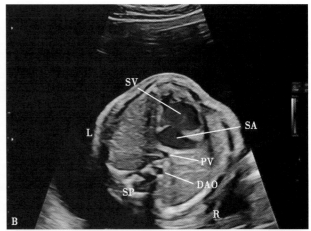

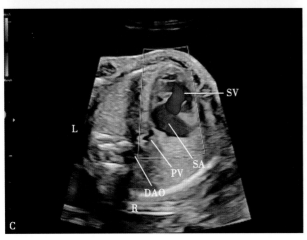

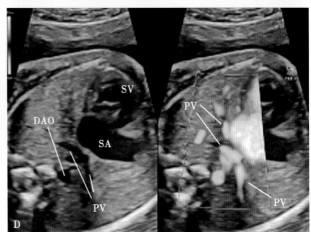

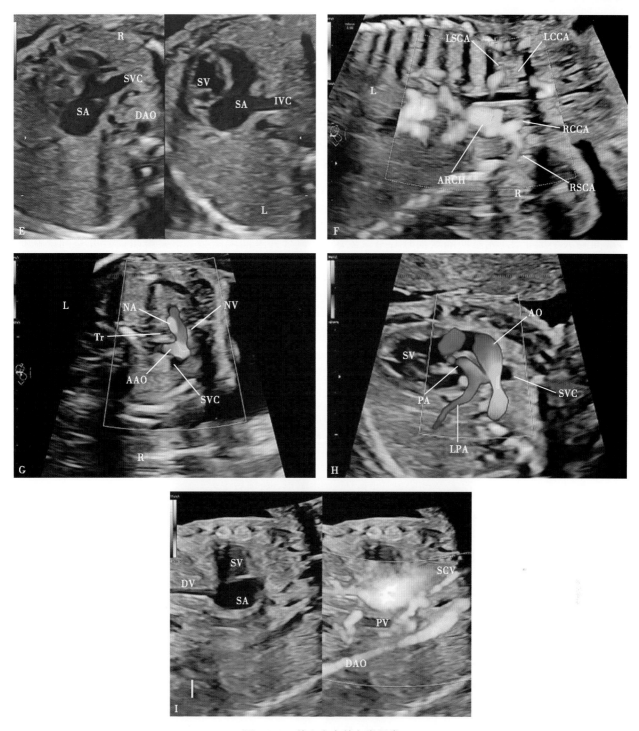

图4-2-1 单心室合并多发异常

孕23⁺⁶周，右心房异构综合征、单心房、单心室，心室双出口，肺动脉瓣轻度狭窄并肺动脉内径细，完全型肺静脉异位引流，右主动脉弓并镜像颈动脉分支，动脉导管缺如，静脉导管直接汇入单心房，持续右脐静脉。A. 腹主动脉及下腔静脉位于脊柱右侧，胃泡位于左侧靠近中线；脐静脉位于中线偏右侧。B. 心脏位于胸腔左侧，心尖向左。仅见单一解剖右心室及单心房，未见肺静脉回流。单一房室瓣结构。心房后方可见细小管腔结构。C. 彩色多普勒血流成像（CDFI）显示单一房室瓣单束血流。D. 心房后方可见共同肺静脉干结构，可见四支肺静脉回流至其内，未与心房相通。E. 上下腔静脉分别从单一心房上下汇入。F. 主动脉弓位于气管右侧，依次发出左侧无名动脉走行于气管前方发出左锁骨下动脉及左颈总动脉，再依次发出右颈总动脉及右锁骨下动脉，故呈现右主动脉弓并镜像颈动脉分支。G. 主动脉弓位于气管右侧，上腔静脉同侧；弓前方可见左无名静脉呈现蓝色血流汇入上腔静脉，与左无名静脉伴行，可见自弓上发出一红色分支血流为左无名静脉。H. 两条大血管呈平行关系自单心室发出，右前方为主动脉，左后方为肺动脉。肺动脉瓣叶增厚、回声增强，开放受限。未见明确动脉导管结构。I. 单心房后方共同静脉干向下迂曲走行后逆行向上汇入椎前静脉丛。ST：胃泡；ABAO：腹主动脉；IVC：下腔静脉；UV：脐静脉；R-PV：门静脉右支；L-PV：门静脉左支；SV：单心室；SA：单心房；SP：脊柱；PV：肺静脉；DAO：降主动脉；SVC：上腔静脉；ARCH：主动脉弓；LCCA：左颈总动脉；RCCA：右颈总动脉；LSCA：左锁骨下动脉；RSCA：右锁骨下动脉；Tr：气管；NA：无名动脉；NV：无名静脉；AAO：升主动脉；PA：肺动脉；LPA：左肺动脉；DV：静脉导管；SCV：锁骨下静脉。

与正常室间隔进行鉴别，可以转探头至心室短轴切面易于鉴别，由于二、三尖瓣腱索可起源于同一乳头肌，加上无室间隔相分隔，舒张期二尖瓣前叶与三尖瓣隔叶可以靠拢。

（2）共同房室瓣：共同房室瓣开口于心室主腔内，瓣膜活动度较大，房间隔可以出现原发隔缺损，也可以完全缺失。

（3）一侧房室瓣闭锁或缺如：闭锁侧房室瓣呈膜状或索状回声，该侧心房明显缩小，心室大小与有无室间隔缺损有关，有室间隔缺损时，心室大小与室间隔大小成正比，无室间隔缺损时心室仅表现为一裂隙样结构，二维图像很难显示腔隙，仅表现为室壁肥厚（图4-2-2）。

【相关异常】

单心室可以合并心内及心外畸形，往往伴发左侧或右侧异构，尤其在心室共同入口病例。与单心室并存的畸形中，大动脉转位最常见，可达80%。另外还有肺动脉狭窄、肺动脉闭锁、主动脉发育不良、主动脉闭锁、主动脉狭窄、单心房、肺静脉异位引流、房室隔缺损、心室双出口等。

【鉴别诊断】

1. **较大室间隔缺损** 较大室间隔缺损时，左、右心室均发育，并可见残余肌部室间隔；但是在单心室病例中，无残余间隔，仅显示增粗小梁及乳头肌。四腔心切面可显示双心室结构，双瓣膜结构，短轴切面可显示两个心室的断面及残余间隔回声；而在单心室病例中，短轴切面不能显示双心室结构，更不能显示残余间隔回声，仅显示乳头肌断面。多切面观察见腱索连于乳头肌上即可判断并非残余间隔。

2. **其他** 如左心发育不良综合征、室间隔完整型肺动脉闭锁、房室隔缺损（非均衡型）、二尖瓣闭锁合并室间隔缺损、三尖瓣闭锁合并室间隔缺损、矫正型大动脉转位并三尖瓣闭锁等疾病，与以上病例鉴别的要点在于对心室的不同类型进行鉴别，这些疾病往往属于功能性单心室。

【预后评估】

单心室预后差，是产前筛查必须查出的六大畸形之一，其转归取决于合并的心内及心外畸形情况。单心室及导管依赖性循环婴儿于出生后需要立即接受手术治疗。但是，所有的病例只能做姑息性手术治疗，无法进行矫正性修复。远期并发症有充血性心力衰竭、心律失常、猝死、血栓等。如果合并其他畸形，则预后更差。

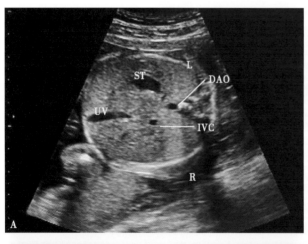

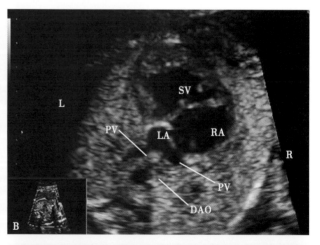

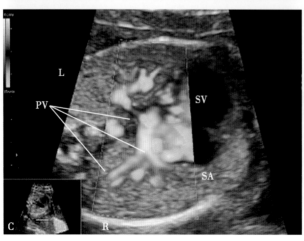

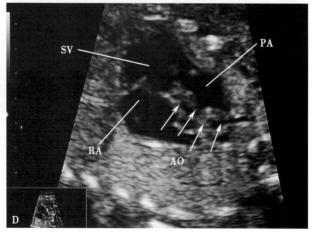

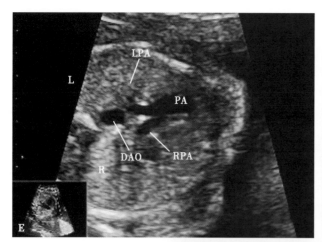

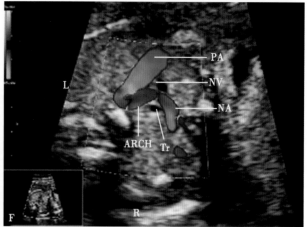

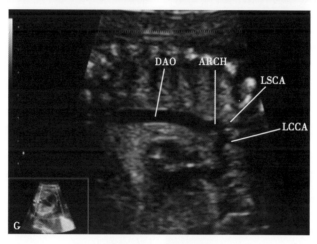

图 4-2-2 房室瓣闭锁

孕 22^{+1} 周，共同流入型单心室，二尖瓣闭锁，主动脉闭锁并主动脉弓发育不良伴导管反向供血。A. 降主动脉位于脊柱左侧，下腔静脉位于右侧前方，脐静脉位置居中。B. 正常四腔心结构消失，仅见单一心室结构，心房正位，左心房较小，可见肺静脉回流，右心房较大，单一心室与右心房之间可见共同房室瓣回声，左心房与单一心室不交通，仅靠卵圆孔与右心房相通。C. 三支肺静脉回流入左心房。D. 单一心室发出一较粗大血管，为主肺动脉。其后方为主动脉（箭头）。E. 左、右肺动脉分支。F. 主动脉弓位于气管左侧。肺动脉内径较粗，主动脉弓内径较细，CDFI 显示血流反向。自主动脉弓向右侧发出一支无名动脉走行于气管前方后延伸为右锁骨下动脉。G. 主动脉弓成角迂曲，内径纤细，向头臂侧依次发出左颈总动脉及左锁骨下动脉。DAO：降主动脉；UV：脐静脉；IVC：下腔静脉；ST：胃泡；SV：单心室；LA：左心房；RA：右心房；PV：肺静脉；PA：肺动脉；AO：主动脉；LPA：左肺动脉；RPA：右肺动脉；ARCH：主动脉弓；Tr：气管；NV：无名静脉；NA：无名动脉；LSCA：左锁骨下动脉；LCCA：左颈总动脉。

（袁丽君）

第三节 主动脉瓣狭窄及左心发育不良综合征

【概述】

左心发育不良综合征（hypoplastic left heart syndrome，HLHS）是 Noonan 及 Nadas 所提出的一组心血管畸形，在解剖上存在左心房与左心室发育不良，同时伴有左心室流入及流出梗阻等病变，具体可有二尖瓣狭窄或闭锁、主动脉瓣狭窄或闭锁，以及升主动脉及主动脉弓狭窄或发育不良等。该畸形占所有先天性心脏病的 1.5%～3.8%。男性较女性多发，

占 60%～70%。左心发育不良的胎儿在出生后即出现明显症状，预后极差，1 周内病死率达 25%，1 个月内病死率达 90%。

胎儿主动脉瓣狭窄是指主动脉瓣发育异常所导致的瓣膜增厚、粘连，以及活动僵硬及开放受限等病变。胎儿期常见的主动脉瓣狭窄常伴有瓣膜数目异常，以二叶瓣最为常见，单叶瓣、四叶瓣等在临床上则较为罕见。

【病理与临床】

左心发育不良综合征胎儿通常内脏位及心脏位正常，房室连接一般也正常，心室-大动脉连接大多正常，有时可存在右心室双出口及大动脉转位等畸

形。该病的最大特点是左心系统面积减小而右心系统面积增大。左心室腔显著缩小，甚至有时仅为一潜在的腔隙样结构，左心室心肌增厚，内膜有时伴纤维化改变，可伴有不同程度的心肌致密化不全改变，左心室一般无功能。大多病例室间隔完整，仅少数病例存在室间隔缺损。左心房发育不良，面积减小，可合并较大的房间隔缺损，部分病例肺静脉可存在完全或部分异位连接。有时存在卵圆孔宫内闭合，则心房之间不存在沟通。

因左心发育不良综合征一般存在左心室流入及流出的梗阻，依据不同部位狭窄及梗阻的程度可分为以下四型：1 型，主动脉瓣与二尖瓣狭窄；2 型，主动脉瓣与二尖瓣闭锁；3 型，主动脉瓣闭锁与二尖瓣狭窄；4 型，主动脉瓣狭窄与二尖瓣闭锁。其中，2 型最为常见，其次为 3 型、1 型及 4 型。

因本病累及二尖瓣及主动脉瓣，可有二尖瓣环狭小，瓣叶形态异常或呈膜样闭锁，乳头肌短小及腱索发育异常。主动脉瓣环可狭小，瓣叶形态开放异常或呈膜样闭锁。在合并主动脉瓣二叶瓣时，瓣膜可左右排列，亦可前后排列，以前者多见。升主动脉至主动脉弓常呈弥漫狭窄、发育不良，主动脉瓣闭锁者可合并冠状动脉狭窄。

左心发育不良综合征胎儿出生后可迅速出现发绀，可有心力衰竭表现，听诊无特异性杂音，可伴有低氧血症及酸中毒。

【超声表现】

1. 单纯主动脉瓣狭窄时，主要在左心室流出道切面进行诊断。轻度主动脉瓣狭窄时可观察到主动脉瓣轻度增厚，瓣膜开放受限。升主动脉远端可有窄后扩张的改变（图 4-3-1A）。彩色血流显像可发现升主动脉内高速血流信号，在瓣膜开口处有彩色血流汇聚，在升主动脉远端形成湍流（图 4-3-1B）。频谱多普勒可检出高速血流（图 4-3-1C）。应进一步观察主动脉瓣膜形态，若瓣膜关闭线偏心，则应考虑到主动脉瓣膜数目异常的可能，应进一步获取主动脉根部短轴切面进行观察。采用高频探头或利用矩阵探头多平面成像技术有助于检出瓣膜数目异常。晚孕期发生重度主动脉瓣狭窄时，因左心室射血严

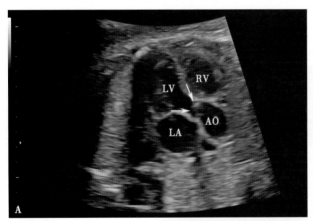

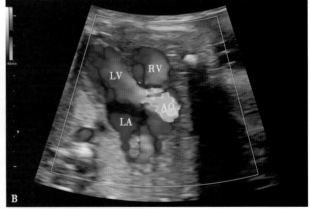

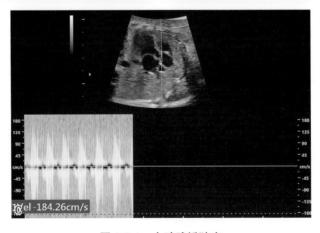

图 4-3-1　主动脉瓣狭窄

A. 左心室流出道切面可观察到主动脉瓣轻度增厚，瓣膜开放受限（箭头）。升主动脉远端有窄后扩张的改变。B. 彩色多普勒可见升主动脉内高速血流，在瓣膜开口处有彩色血流汇聚，在升主动脉远端形成湍流。C. 频谱多普勒可检出主动脉瓣口高速血流。AO：主动脉；LA：左心房；LV：左心室；RV：右心室。

重受阻导致左心衰竭，左心室扩大，左心室壁心肌肥厚及心内膜弹性纤维增生等改变。

2. 左心发育不良综合征时，四腔心切面会表现出明显的左、右心不对称改变，右心面积显著增大而左心面积显著减小，有时左心室仅为一潜在的腔隙样结构。二尖瓣狭窄时，二尖瓣环明显狭窄，二尖瓣叶略厚，有时可见瓣叶开放受限（图 4-3-2A），彩色多普勒显示二尖瓣口血流束明显变窄，与增宽的三尖瓣口血流束形成鲜明对比（图 4-3-2B）。若二尖瓣闭锁，则三尖瓣环明显增宽并向左侧移位，二尖瓣口处则不能探及前向血流（图 4-3-3A、B）；二尖瓣闭锁时则一般会合并不同大小的室间隔缺损（图 4-3-3C），左心室心肌可有致密化不全的改变，心内膜可增厚，回声增强。左心房面积可略小或显著减小：若卵圆孔正常开放，则房水平可探及双向过隔血流，左心房面积仅轻度减小；若存在限制性卵圆孔结构或卵圆孔宫内闭合，则房水平过隔血流减少或消失，同时伴有左心房面积显著减小。

3. 心室流出道切面有时可显示狭窄的主动脉从左心室发出，同时伴有左心室流出道狭窄；主动脉瓣环亦明显狭窄，有时可见主动脉瓣速度加快（图 4-3-4），在某些情况下不能观察到升主动脉从左心室发出，仅见显著增宽的肺动脉从右心室或左右心室发出，此种情况下应与共同动脉干进行鉴别。

4. 三血管 - 气管切面是观察大血管关系极为重要的切面。当主动脉狭窄时可在此切面观察到主动脉弓及峡部明显变细，主动脉血流方向正常（图 4-3-5A）或可探及逆灌血流，同时肺动脉及动脉导管显著增粗。另一种情况（心室流出道切面不能显示升主动脉）表现为主动脉弓内的血流完全逆灌，

主动脉弓内径狭窄，此时应考虑升主动脉闭锁的可能。在三血管 - 气管切面基础上旋转探头声束角度甚至可见降主动脉反向供血于主动脉弓及 3 支头臂动脉（图 4-3-5B）。

【相关异常】

1. 左心发育不良综合征与多种因素有关，可能与染色体核型 del 21q22.3 改变相关，亦可能与多种环境因素相关，如病毒感染等。

2. 左心发育不良也可能与胎儿早期的卵圆孔宫内闭合相关，此时胎儿左心循环的血流仅来自肺静脉，下腔静脉的血流不能通过卵圆孔进入左心房并参与体循环。此时，左心系统（左心房、左心室、升主动脉及主动脉弓）的血容量显著减少。降主动脉以远则因动脉导管的供血使得其管径在正常范围内。

【鉴别诊断】

1. **左心室发育不良综合征** 左心室可呈一潜在的腔隙，此时容易与单心室混淆。应观察房室瓣环及有无二尖瓣结构进行鉴别。

2. **左心发育不良综合征** 合并的主动脉闭锁应与共同动脉干进行鉴别。二者共同之处在于在心室流出道切面均仅见一条大动脉从心室发出。但共同动脉干一般为主动脉干，不同分型的共同动脉干依赖于肺动脉发出位置的不同。左心发育不良综合征时，从心室发出的粗大的易辨识的血管则是肺动脉，而且三血管 - 气管切面可有"V"形血管汇合，说明存在主动脉弓，而主动脉弓血流逆灌则提示可能存在升主动脉闭锁。

3. **Shone 综合征** 典型的 Shone 综合征包括二尖瓣上环、降落伞形二尖瓣、主动脉瓣下狭窄及主动脉缩窄等一组畸形。临床上很少有上述畸形同时

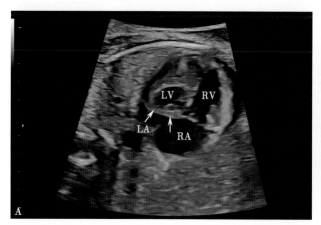
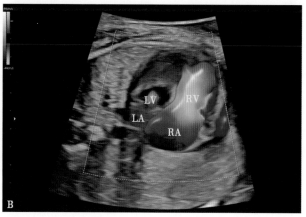

图 4-3-2 左心发育不良综合征（二尖瓣狭窄）

A. 四腔心切面可见左心面积显著减小，二尖瓣回声增强，增厚，开放受限（箭头），左心室心肌呈致密化不全改变；B. 彩色多普勒显示二尖瓣口血流束明显变窄。LA：左心房；LV：左心室；RA：右心房；RV：右心室。

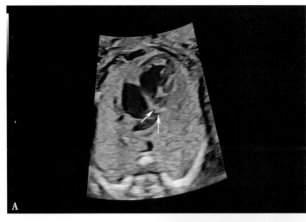
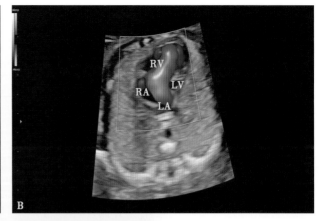
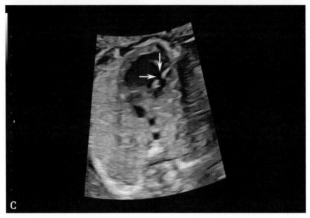

图4-3-3 左心发育不良综合征（二尖瓣闭锁）

A. 四腔心切面可见左心面积显著减小，二尖瓣呈一膜状强回声（箭头），未见明显启闭运动；B. 彩色多普勒显示左心房与左心室之间无血流交通；C. 室间隔可见回声失落（箭头）。LA: 左心房；LV: 左心室；RA: 右心房；RV: 右心室。

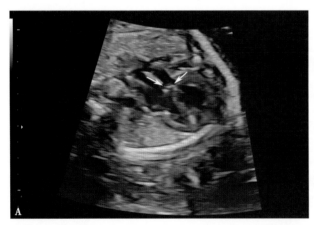
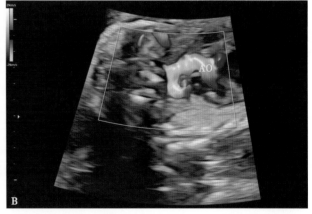

图4-3-4 左心发育不良综合征（主动脉瓣狭窄）

A. 左心室流出道切面可见主动脉瓣回声增强、增厚，开放受限（箭头）；B. 彩色多普勒可见左心室流出道五彩湍流血流信号。AO: 主动脉。

存在，但广义的 Shone 综合征指包含了左心室流入及流出梗阻的多个畸形，如二尖瓣水平（瓣上环或二尖瓣发育异常）狭窄及主动脉瓣水平（瓣下、瓣膜及主动脉）狭窄等病变。在 Shone 综合征时左心系统发育未见异常，这是与左心发育不良综合征进行鉴别的关键点。

【预后评估】

胎儿左心发育不良综合征预后极差，出生后25% 病例在 1 周内死亡。国外数个医学中心曾尝试进行前瞻性研究，通过手术或心导管方法对胎儿左心发育不良病例的二尖瓣或主动脉瓣狭窄进行治疗，但发现虽然梗阻在一定程度上缓解，但患儿的

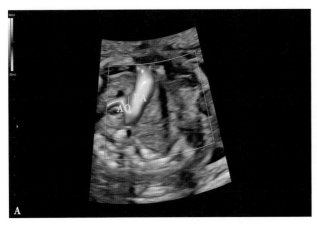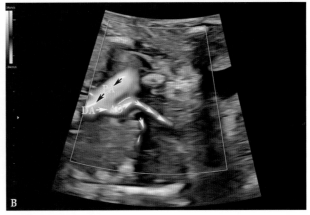

图 4-3-5　左心发育不良综合征（三血管 - 气管切面）

A. 主动脉内径偏细，但血流方向正常；B. 主动脉弓内径偏细，降主动脉血流逆灌至主动脉弓并供血头臂动脉（箭头指示血流走向）。AO：主动脉；DA：动脉导管；PA：肺动脉。

预后及生存率无明显改变。研究认为，左心流入及流出梗阻可能并不是导致左心发育不良综合征的唯一原因，即使更多的血流进入左心系统，但对左心发育的促进作用仍十分有限。

（张　颖）

第四节　肺动脉闭锁

【概述】

肺动脉闭锁（pulmonary atresia，PA）是指右心室与肺动脉失去连接，肺动脉由主动脉通过动脉导管或体肺侧支动脉供应。根据是否合并室间隔缺损，分为室间隔缺损型和室间隔完整型。室间隔缺损型肺动脉闭锁（pulmonary atresia with ventricular septal defect，PA/VSD）以肺动脉瓣、肺动脉主干、肺动脉分支水平发生闭锁，膜部或漏斗部室间隔缺损，主动脉骑跨为特征。室间隔完整型肺动脉闭锁（pulmonary atresia with intact ventricular septum，PA/IVS）由于肺动脉瓣呈膜性或肌性闭锁，常合并右心室壁增厚，三尖瓣和右心室发育不良，严重时出现右心室 - 冠状动脉交通。

室间隔缺损型肺动脉闭锁者约占活产新生儿的 0.07‰，有研究证明染色体 22q11 微缺失与室间隔缺损型肺动脉闭锁有关，22q11 微缺失患者同时伴有心脏畸形及 DiGeorge 综合征和腭心面综合征。室间隔完整型肺动脉闭锁者占活产新生儿的 0.042‰～0.053‰，几乎很少合并染色体异常。

【病理与临床】

胎儿期由于动脉导管开放，主动脉的血流可经动脉导管逆行进入肺动脉内，供应肺脏，通常不影响胎儿的生长发育。出生后，患儿出现不同程度发绀，当动脉导管关闭时发绀加重，严重的低氧血症引起代谢性酸中毒。当肺动脉闭锁患儿合并体 - 肺动脉侧支时，在新生儿期可无明显发绀。随着患儿的生长发育，当肺血供应不能满足生理需要时，则出现明显发绀。当肺动脉闭锁患儿合并粗大体 - 肺动脉侧支时，肺血过多引起心力衰竭。

室间隔缺损型肺动脉闭锁根据肺动脉发育情况分为四型（表 4-4-1，图 4-4-1）。

室间隔完整型肺动脉闭锁根据右心室及心室 - 冠状动脉交通发育情况分为三型（表 4-4-2，图 4-4-2）。

表 4-4-1　室间隔缺损型肺动脉闭锁分型

分型	肺动脉分支及肺血来源
Ⅰ型	肺动脉瓣闭锁，肺动脉主干、融合部、左右肺动脉存在；动脉导管血流逆向进入肺动脉内
Ⅱ型	肺动脉瓣及肺动脉主干闭锁，肺动脉融合部、左右肺动脉存在；动脉导管血流逆向进入肺动脉内
Ⅲ型	肺动脉瓣、肺动脉主干及肺动脉融合部闭锁，左右肺动脉存在；体 - 肺动脉侧支供应肺脏
Ⅳ型	肺动脉瓣、肺动脉主干、肺动脉融合部及左右肺动脉均闭锁；体 - 肺动脉侧支供应肺脏

表 4-4-2　室间隔完整型肺动脉闭锁分型

分型	右心室及心室 - 冠状动脉交通发育情况
Ⅰ型	右心室流入部、小梁部及漏斗部均存在，无心室 - 冠状动脉交通
Ⅱ型	右心室小梁部缺如，流入部和漏斗部存在但腔小，无心室 - 冠状动脉交通
Ⅲ型	右心室小梁部及漏斗部均缺如，仅有较小的流入部，有心室 - 冠状动脉交通

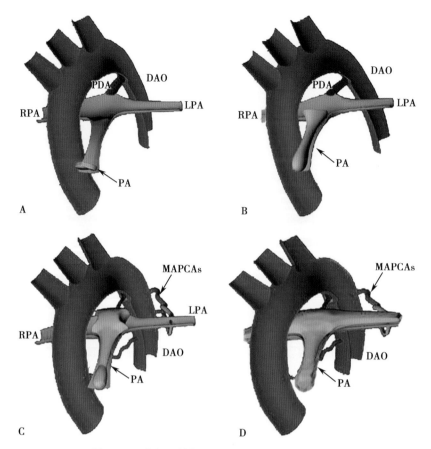

图 4-4-1 室间隔缺损型肺动脉闭锁的分型示意图

A. Ⅰ型, 肺动脉瓣闭锁, 肺动脉主干、融合部、左右肺动脉存在, 动脉导管血流逆向进入肺动脉内 (箭头所示的灰色部分为肺动脉瓣闭锁); B. Ⅱ型, 肺动脉瓣及肺动脉主干闭锁, 肺动脉融合部、左右肺动脉存在, 动脉导管血流逆向进入肺动脉内 (箭头所示的灰色部分为肺动脉瓣及肺动脉主干闭锁); C. Ⅲ型, 肺动脉瓣、肺动脉主干及肺动脉融合部闭锁, 左右肺动脉存在, 体 - 肺动脉侧支供应肺脏 (箭头所示的灰色部分为肺动脉瓣、肺动脉主干及肺动脉融合部闭锁); D. Ⅳ型, 肺动脉瓣、肺动脉主干、肺动脉融合部及左右肺动脉均闭锁, 体 - 肺动脉侧支供应肺脏 (箭头所示的灰色部分为肺动脉瓣、肺动脉主干、肺动脉融合部及左右肺动脉均闭锁)。PA: 肺动脉闭锁; PDA: 动脉导管未闭; MAPCAs: 主 - 肺动脉侧支; RPA: 右肺动脉; LPA: 左肺动脉; DAO: 降主动脉。

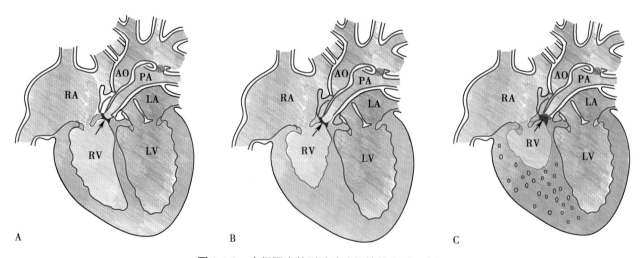

图 4-4-2 室间隔完整型肺动脉闭锁的分型示意图

A. Ⅰ型, 右心室流入部、小梁部及漏斗部均存在, 不合并心室 - 冠状动脉交通 (箭头所示处为闭锁的肺动脉); B. Ⅱ型, 右心室小梁部缺如, 流入部和漏斗部存在但腔小, 不合并心室 - 冠状动脉交通 (箭头所示处为闭锁的肺动脉); C. Ⅲ型, 右心室小梁部及漏斗部均缺如, 仅有较小的流入部, 有心室 - 冠状动脉交通 (箭头所示处为闭锁的肺动脉, 右心室心肌内小圆圈为未闭合的心肌窦状隙)。LA: 左心房; LV: 左心室; RA: 右心房; RV: 右心室; PA: 肺动脉; AO: 主动脉。

【超声表现】

1. **室间隔缺损型肺动脉闭锁** Ⅰ型：肺动脉瓣闭锁，肺动脉主干、融合部、左右肺动脉存在；动脉导管血流逆向进入肺动脉内（图4-4-3）。Ⅱ型：肺动脉瓣及肺动脉主干闭锁，肺动脉融合部、左右肺动脉存在；动脉导管血流逆向进入肺动脉内（图4-4-4）。Ⅲ型：肺动脉瓣、肺动脉主干及肺动脉融合部闭锁，左右肺动脉存在；体-肺动脉侧支供应肺脏（图4-4-5）。Ⅳ型：肺动脉瓣、肺动脉主干、肺动脉融合部及左右肺动脉均闭锁；体-肺动脉侧支供应肺脏（图4-4-6）。

2. **室间隔完整型肺动脉闭锁** Ⅰ型：右心室流入部、小梁部及漏斗部均存在，无心室-冠状动脉交通（图4-4-7）；Ⅱ型：右心室小梁部缺如，流入部和漏斗部存在但腔小，无心室-冠状动脉交通（图4-4-8）；Ⅲ型：右心室小梁部及漏斗部均缺如，仅有较小的流入部，有心室-冠状动脉交通（图4-4-9）。

【相关异常】

1. 室间隔缺损型肺动脉闭锁常合并右主动脉弓，占20%～50%。Ⅲ型和Ⅳ型常合并体-肺动脉侧支。合并染色体异常有22q11微缺失，发病率为18%～25%。另外，胸腺发育不良发生率较高。

2. 室间隔完整型肺动脉闭锁常合并右心室发育不良、三尖瓣发育不良及心室-冠状动脉交通。合并染色体异常少见。

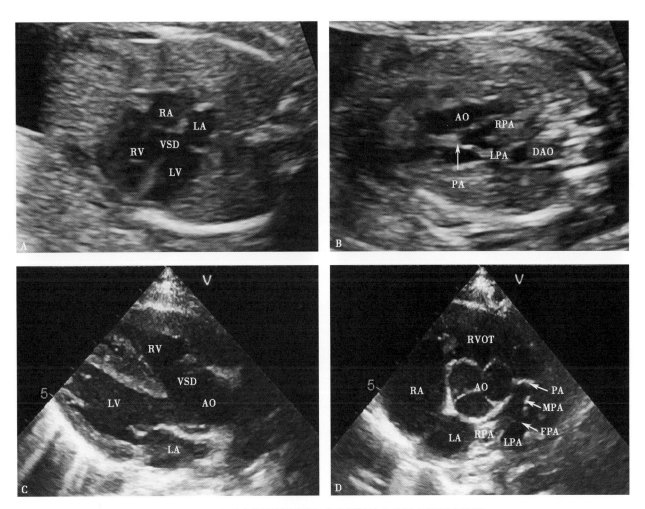

图4-4-3 Ⅰ型室间隔缺损型肺动脉闭锁的产前及产后超声诊断

A. 孕19周胎儿四腔心切面显示室间隔缺损；B. 三血管切面显示肺动脉瓣环区闭锁（箭头所示处为肺动脉闭锁），肺动脉主干、融合部、左肺动脉及右肺动脉可见；C. 同一胎儿出生后复查，左心室长轴切面显示室间隔缺损，主动脉骑跨于室间隔之上；D. 大动脉短轴切面显示肺动脉瓣环区闭锁，肺动脉主干、融合部、左肺动脉及右肺动脉可见（箭头所示处为肺动脉闭锁）。LA：左心房；LV：左心室；RA：右心房；RV：右心室；VSD：室间隔缺损；AO：主动脉；RVOT：右心室流出道；PA：肺动脉闭锁；MPA：主肺动脉；FPA：肺动脉融合部；LPA：左肺动脉；RPA：右肺动脉。

【鉴别诊断】

1. 室间隔缺损型肺动脉闭锁需与永存动脉干鉴别。永存动脉干Ⅰ型、Ⅱ型和Ⅲ型的肺动脉发自大动脉共干，且动脉导管缺如。现在，永存动脉干Ⅳ型归为室间隔缺损型肺动脉闭锁。根据主动脉瓣、动脉导管内逆向血流、肺动脉分支及体 - 肺动脉侧支有助于区分室间隔缺损型肺动脉闭锁和永存动脉干。

2. 室间隔完整型肺动脉闭锁需与重度肺动脉瓣狭窄、三尖瓣闭锁合并室间隔缺损及室间隔缺损型肺动脉闭锁鉴别。重度肺动脉瓣狭窄可见收缩期肺动脉瓣口血流信号通过。三尖瓣闭锁合并室间隔缺损未见三尖瓣口血流信号通过。室间隔缺损型肺动脉闭锁可见室间隔缺损，通常不合并右心室和三尖瓣发育不良。

【预后评估】

1. 室间隔缺损型肺动脉闭锁的预后取决于肺动脉发育情况、体 - 肺动脉侧支及合并畸形。其中Ⅰ型和Ⅱ型预后较好，Ⅲ型预后较差，Ⅳ型预后最差。产后根据肺动脉发育情况，决定是否行双心室矫治或单心室矫治。

2. 室间隔完整型肺动脉闭锁的预后取决于右心室、三尖瓣及心室 - 冠状动脉交通的情况。其中Ⅰ型预后较好，产后可行双心室矫治。Ⅱ型根据右心室和三尖瓣的发育情况，产后需行一个半心室矫治或单心室矫治。Ⅲ型预后差，产后需行单心室矫治，若出现较大的心室 - 冠状动脉交通引起心力衰竭，则需行人工心脏或心脏移植。

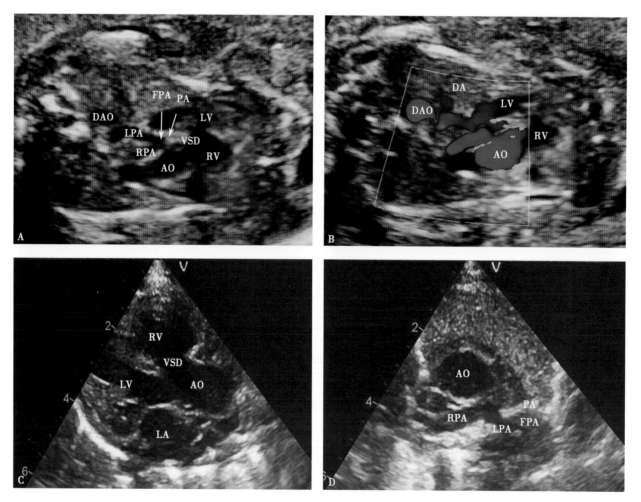

图 4-4-4　Ⅱ型室间隔缺损型肺动脉闭锁的产前及产后超声诊断

A. 孕 22 周胎儿三血管切面显示肺动脉瓣和主干闭锁（箭头所示处为肺动脉闭锁），肺动脉融合部、左肺动脉及右肺动脉可见；B. 三血管切面彩色多普勒显示降主动脉血流信号经动脉导管逆行进入肺动脉；C. 同一胎儿出生后复查，左心室长轴切面显示室间隔缺损，主动脉骑跨于室间隔之上；D. 大动脉短轴切面显示肺动脉瓣和主干闭锁（箭头所示处肺动脉闭锁），肺动脉融合部、左肺动脉及右肺动脉可见。LA：左心房；LV：左心室；RV：右心室；DAO：降主动脉；VSD：室间隔缺损；AO：主动脉；PA：肺动脉闭锁；FPA：肺动脉融合部；LPA：左肺动脉；RPA：右肺动脉；DA：动脉导管。

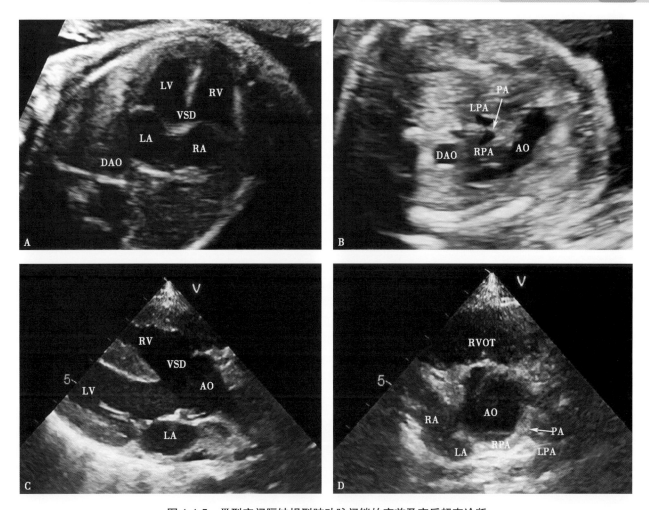

图 4-4-5　Ⅲ型室间隔缺损型肺动脉闭锁的产前及产后超声诊断

A. 孕 25 周胎儿心脏四腔心切面显示室间隔缺损；B. 三血管切面显示肺动脉瓣、肺动脉主干及肺动脉融合部闭锁（箭头所示处为肺动脉闭锁），左肺动脉及右肺动脉可见；C. 同一胎儿出生后复查，左心室长轴切面显示室间隔缺损，主动脉骑跨于室间隔之上；D. 大动脉短轴切面显示肺动脉瓣、肺动脉主干及肺动脉融合部闭锁（箭头所示处为肺动脉闭锁），左肺动脉及右肺动脉可见。LA：左心房；LV：左心室；RA：右心房；RV：右心室；VSD：室间隔缺损；DAO：降主动脉；RVOT：右心室流出道；PA：肺动脉闭锁；LPA：左肺动脉；RPA：右肺动脉。

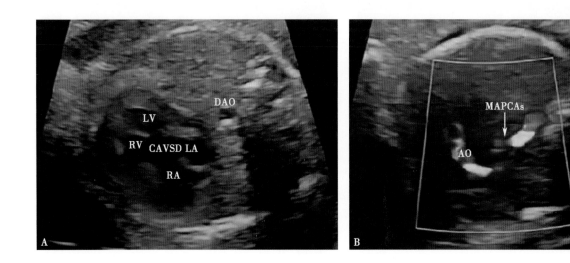

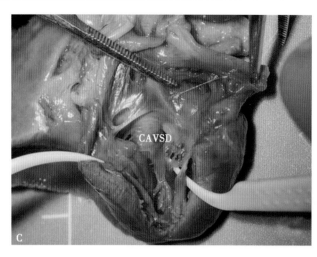
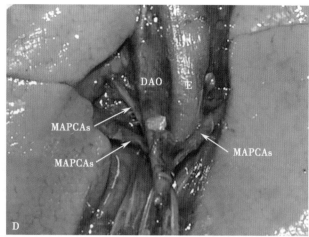

图 4-4-6 Ⅳ型室间隔缺损型肺动脉闭锁的产前及产后超声诊断

A. 孕 23 周胎儿四腔心切面显示心脏十字交叉结构消失（完全型房室隔缺损）；B. 降主动脉胸段发出体 - 肺动脉侧支；C. 同一胎儿心脏尸检显示心脏十字交叉结构消失（完全型房室隔缺损）；D. 后面观降主动脉胸段发出多条体 - 肺动脉侧支（箭头所示处为体 - 肺动脉侧支）。LA：左心房；LV：左心室；RA：右心房；RV：右心室；CAVSD：完全型房室隔缺损；MAPCAs：主 - 肺动脉侧支；DAO：降主动脉，E：食管。

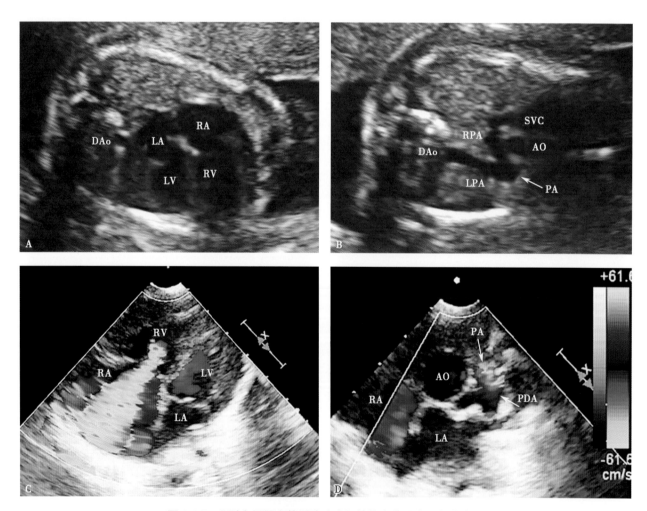

图 4-4-7 Ⅰ型室间隔完整型肺动脉闭锁的产前及产后超声诊断

A. 孕 23 周胎儿四腔心切面显示右心室发育良好，心肌窦状隙未开放，室间隔连续完整；B. 三血管切面显示肺动脉闭锁（箭头）；C. 同一胎儿出生后复查，四腔心切面显示右心室发育良好，三尖瓣重度反流，未见心室 - 冠状动脉交通；D. 大动脉短轴切面显示肺动脉闭锁（箭头），动脉导管未闭。LA：左心房；LV：左心室；RA：右心房；RV：右心室；DAO：降主动脉；SVC：上腔静脉；AO：主动脉；PA：肺动脉闭锁；LPA：左肺动脉；RPA：右肺动脉；PDA：动脉导管未闭。

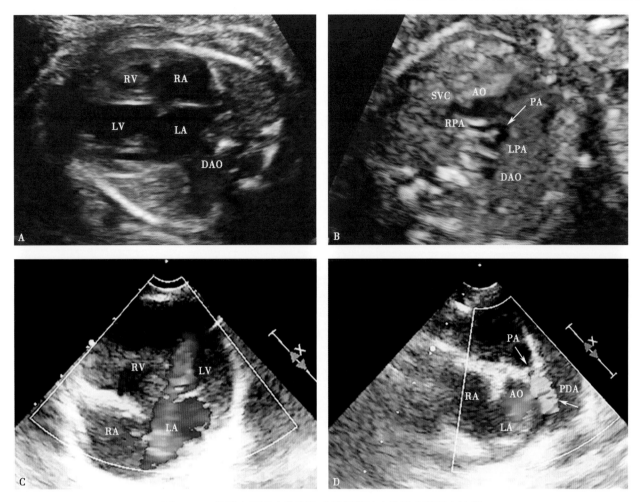

图 4-4-8 Ⅱ型室间隔完整型肺动脉闭锁的产前及产后超声诊断

A. 孕 22 周胎儿四腔心切面显示右心室小梁部未发育，心肌窦状隙未开放，室间隔连续完整；B. 三血管切面显示肺动脉闭锁（箭头）；C. 同一胎儿出生后复查，四腔心切面显示右心室小梁部未发育，心肌窦状隙未开放，未见心室 - 冠脉交通，未见三尖瓣反流；D. 大动脉短轴切面显示肺动脉闭锁（箭头），动脉导管未闭。LA：左心房；LV：左心室；RA：右心房；RV：右心室；DAO：降主动脉；SVC：上腔静脉；AO：主动脉；PA：肺动脉闭锁；LPA：左肺动脉；RPA：右肺动脉；PDA：动脉导管未闭。

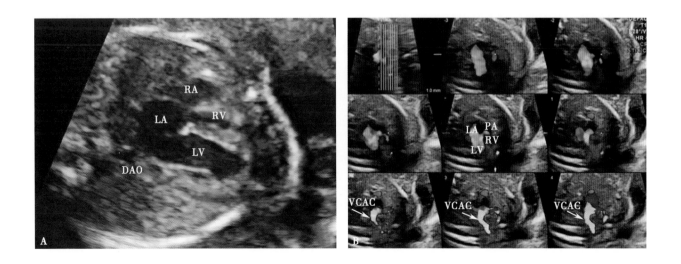

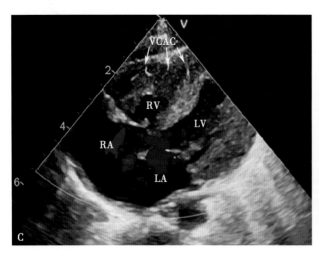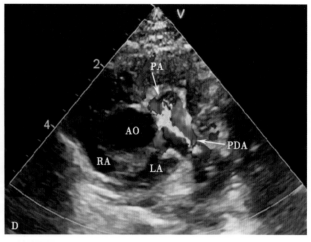

图 4-4-9　Ⅲ型室间隔完整型肺动脉闭锁的产前及产后超声诊断

A. 孕 25 周胎儿四腔心切面显示右心室小梁部未发育，心肌窦状隙开放，室间隔连续完整；B. 时间 - 空间关联成像技术结合断层成像技术显示右心室 - 冠脉交通（箭头）；C. 同一胎儿出生后复查，四腔心切面显示右心室小梁部未发育，心肌窦状隙开放，可见多处心室 - 冠脉交通（箭头），未见三尖瓣反流；D. 大动脉短轴切面显示肺动脉闭锁（箭头），动脉导管未闭。LA：左心房；LV：左心室；RA：右心房；RV：右心室；DAO：降主动脉；AO：主动脉；PA：肺动脉闭锁；PDA：动脉导管未闭；VCAC：心室 - 冠状动脉交通。

（刘　琳）

第五节　房室隔缺损

【概述】

房室隔缺损（atrioventricular septal defect，AVSD）又称心内膜垫缺损（endocardial cushion defect，ECD），是指一组累及房间隔、房室瓣和室间隔的复杂先天性心脏病。其发病率约占所有先天性心脏病的 7%。房室隔缺损可单发，也可伴有其他心内畸形，如合并右心室双出口、肺动脉闭锁和法洛四联症等，另与 21- 三体综合征相关联。

【病理与临床】

正常心脏分为四个腔室，左、右心室之间由室间隔分隔，左、右心房之间由房间隔分隔，同侧心房与心室之间由同侧的房室瓣连接。在四个腔室中间相互连接的部分，称为十字交叉部，由房间隔下部及室间隔上部构成，二尖瓣前叶与三尖瓣隔叶亦参与其构成，此部位在胚胎时期由心内膜垫发育而成，若发育异常则可导致不同类型的心内膜垫缺损。此外，在心脏十字交叉部，二尖瓣前叶根部附着点与三尖瓣隔叶根部附着点并不在同一水平，通常二尖瓣前叶与心尖之间的距离较三尖瓣隔叶距心尖的距离稍大，在解剖学上也可称为三尖瓣隔叶附着点略低而二尖瓣前叶附着点略高，二者之间的间隔组织并不是单纯分隔左、右心室或左、右心房的，而是分

隔右心房与左心室的房室隔。因此，心内膜垫缺损的名称是从胚胎发育的角度来阐述该畸形，而房室隔缺损则是从解剖上阐述该病变。

从解剖学上分析，房室隔缺损会累及房间隔下部、室间隔上部及二、三尖瓣组织。若累及房间隔下部则会出现原发孔型房间隔缺损；累及室间隔上部，可出现流入道的较大的非限制性室间隔缺损，也可出现三尖瓣隔叶后的小的限制性室间隔缺损；累及二、三尖瓣可出现瓣环、瓣叶等异常。根据上述解剖部位的不同特点可进行房室隔缺损的分型，总体上可分为完全型、部分型及过渡型。

1. **完全型**　为原发孔型房间隔缺损、共同房室瓣和室间隔缺损三种畸形同时存在，该类型的病变表现为单一房室瓣环、单一房室通道及一组房室瓣，该房室瓣一般由 5 个瓣叶构成，即前桥瓣、后桥瓣、左侧瓣、右侧瓣及右前外侧瓣。当然，传统二维超声很难观察到 5 个瓣叶，但三维重建的立体图像可显示。完全型房室隔缺损依据前桥瓣的骑跨程度及腱索的附着位置又可分为 3 个亚型。

A 型：共同房室瓣的前桥瓣可辨别出二尖瓣和三尖瓣的组成部分，各自有腱索与室间隔顶端相连。

B 型：共同房室瓣的前桥瓣可辨别出二尖瓣和三尖瓣的组成部分，腱索均连于右心室壁，而不附着于室间隔顶端。

C 型：共同房室瓣的前桥瓣为一整体不分离，无

腱索与室间隔相连,形成游离状态。

2. 部分型 是指除了原发孔型房间隔缺损外,合并不同程度的房室瓣畸形,如瓣叶裂、瓣叶发育不全或部分缺如等。该畸形存在两个房室瓣环、两个房室通道及两组房室瓣,但左、右侧房室瓣在同一水平。

3. 过渡型 是指原发孔型房间隔缺损合并室间隔缺损,室间隔缺损通常较小并有桥瓣腱索附着,心室水平仅存在少量限制性分流。该畸形同样存在两个房室瓣环、两个房室通道及两组房室瓣。

部分型房室隔缺损时因存在心房水平的分流,会导致右心房前负荷增加,但因双心房之间压差较小,所以对心房内径影响较小,在合并瓣裂时若瓣膜反流量较大,则可引起右心增大。完全型房室隔缺损时共同房室瓣反流一般较重,且随孕周增大右心负荷增加,瓣膜反流亦加重,可引起全心增大,甚至心功能不全。完全型房室隔缺损时胎儿合并 21- 三体综合征的概率将大大提高,临床上大约 40% 的 21- 三体综合征患儿合并先天性心脏病,而其中约 40% 为房室隔缺损。因此,超声检查发现胎儿房室隔缺损,强烈建议行胎儿染色体检查。

【超声表现】

产前诊断房室隔缺损的主要切面是胎儿四腔心切面,大部分的异常征象都可在该切面上显示。同时房室瓣水平短轴切面有利于观察共同房室瓣的形态及运动情况。完全型房室隔缺损因其特征性的超声图像特点,产前诊断相对容易,而部分型及过渡型房室隔缺损超声仍表现为两组房室瓣和四腔心结构,因此产前诊断容易漏诊。

1. 完全型 四腔心切面显示房间隔下部与室间隔上部连续性中断,心脏中央十字交叉结构消失,仅见一组共同房室瓣,四个心腔相互交通(图 4-5-1A)。彩色多普勒显示四个心腔血流交通,正常双流入道血流

消失,代之为一粗大血流束进入两侧心室(图 4-5-1B),收缩期可见房室瓣不同程度的反流(图 4-5-1C)。若能获取房室瓣短轴切面,则可观察共同房室瓣的形态及腱索附着位置,并结合其他切面对完全型房室隔缺损进行分型诊断。相对于传统二维超声而言,应用胎儿心脏三维超声获取胎儿心脏的容积数据后进行三维重建,可显示共同房室瓣及瓣环的立体结构(图 4-5-1D)。

2. 部分型 于四腔心切面可显示房间隔下部近十字交叉处连续中断(即原发孔型房间隔缺损),显示心脏中央由正常的"十"字交叉变成"T"字征(图 4-5-2A)。二、三尖瓣的附着点在同一水平提示房室隔缺损的存在。彩色多普勒显示左、右心房的血流在原发孔型房间隔缺损处相连通,四腔心的血流呈"H"的声像图特点(图 4-5-2B),彩色多普勒在房室瓣口显示收缩期有反流时多提示存在房室瓣叶裂等,应用时空影像关联技术的胎儿心脏三维超声获取胎儿心脏的容积数据后进行三维重建,可显示两组房室瓣及瓣环的立体结构,还可显示二尖瓣裂(图 4-5-2C)。

3. 过渡型 声像图表现和部分型房室隔缺损相似,同样存在原发孔型房间隔缺损,区别在于过渡型房室隔缺损同时伴有室间隔上部的回声中断,彩色多普勒可见室水平少量左向右分流信号(图 4-5-3)。

【相关异常】

房室隔缺损可单发,亦可合并其他心血管畸形,如右心室双出口、肺动脉狭窄及闭锁、法洛四联症及大动脉转位等。可同时合并唇腭裂、十二指肠闭锁等其他脏器的异常。与其他先天性心脏病相比,房室隔缺损伴染色体畸形的风险较高。约 50% 伴发于染色体三体,尤其是 21- 三体(占 60%)和 18- 三体(占 25%),因此查出本病时应进行胎儿染色体检查。

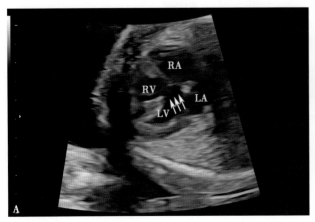

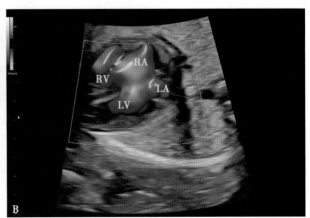

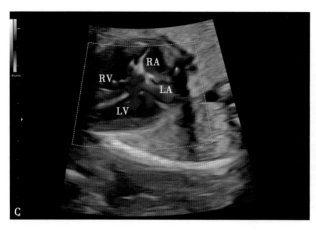
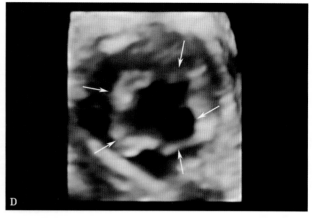

图 4-5-1 完全型房室隔缺损

A. 四腔心切面可显示房间隔下部与室间隔上部连续性中断，心脏中央十字交叉结构消失，仅见一组共同房室瓣，四个心腔相互交通（箭头）；B. 彩色多普勒可显示正常双流入道血流消失，代之为一粗大血流束进入两侧心室；C. 收缩期可见共同房室瓣反流；D. 应用时空影像关联技术进行瓣膜三维重建可显示共同房室瓣及瓣环的立体结构，仅可见一个瓣环、一个房室通道及一个房室瓣，该房室瓣由 5 个瓣叶组成（箭头）。LA：左心房；LV：左心室；RA：右心房；RV：右心室。

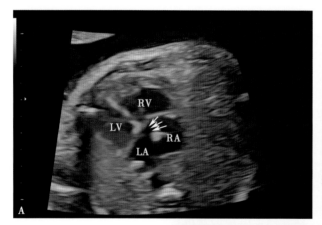
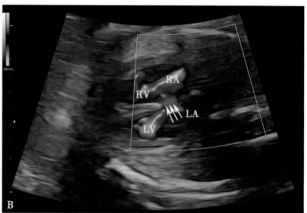
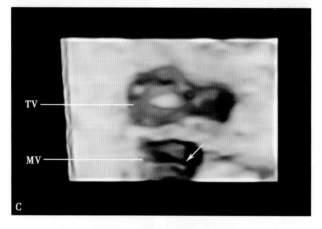

图 4-5-2 部分型房室隔缺损

A. 四腔心切面显示房间隔下部近十字交叉部连续中断（箭头）；B. 彩色多普勒显示左、右心房的血流在原发孔型房间隔缺损处相连通（箭头）；C. 应用时空影像关联技术进行三维重建可显示相应解剖结构的立体图像，可显示两个瓣环、两个房室通道及两组独立的房室瓣，并可探及二尖瓣裂缺（箭头）。LA：左心房；LV：左心室；MV：二尖瓣；RA：右心房；RV：右心室；TV：三尖瓣。

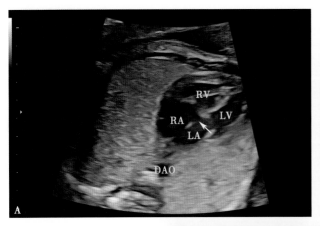
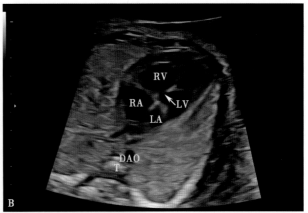

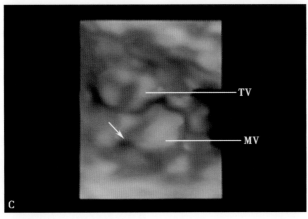

图 4-5-3　过渡型房室隔缺损

A. 四腔心切面可见卵圆孔下方的房间隔下部连续中断（箭头）；B. 室水平可见较小回声中断（箭头）；C. 应用时空影像关联技术可显示两组房室瓣的立体结构及二尖瓣裂（箭头）。DAO：降主动脉；LA：左心房；LV：左心室；MV：二尖瓣；RA：右心房；RV：右心室；TV：三尖瓣。

【鉴别诊断】

1. **冠状静脉窦**　胎儿部分型及过渡型房室隔缺损时存在的原发孔型房间隔缺损应与增大的冠状静脉窦相鉴别，冠状静脉窦口位于房间隔的后下方，位于房室环处，当永存左上腔静脉等引起的冠状静脉窦明显增宽时，扫查时可出现房间隔下部连续中断的假象，易误诊为部分型房室隔缺损。于心尖四腔心切面，将探头近左心房端向胎儿足侧扫查至左心房腔消失时，可以清晰显示冠状静脉窦汇入右心房的管状结构，此切面仅见三尖瓣及左侧房室沟，而部分型房室隔缺损时四腔心切面可同时显示二尖瓣及瓣环上方的房间隔缺损，可予以鉴别。

2. **继发孔型房间隔缺损**　二者发生部分不同，继发孔型房间隔缺损位于房间隔中部，而房室隔缺损位于房间隔下部。

【预后评估】

完全型房室隔缺损患儿预后较差，在婴儿期即可出现充血性心力衰竭，未接受治疗的婴儿中约50% 在 1 岁前死于心力衰竭、肺动脉高压等情况。出生后 6 个月内进行手术治疗效果较好，但约 10% 的患儿需行第二次房室瓣置换术或修补术。部分型和过渡型房室隔缺损的患儿，如不伴有严重的房室瓣畸形，手术治疗后的预后良好，但由于胎儿期的血流动力学与生后有着显著的不同，因此产前难以准确评估心房和心室水平的分流及房室瓣发育的情况。当伴有染色体畸形尤其是 21- 三体和 18- 三体时，常伴有智力低下。

（张　颖）

第六节　Ebstein 畸形

【概述】

Ebstein 畸形是以三尖瓣下移、瓣环扩大、瓣叶关闭不全及形成房化右心室的一种心脏畸形，占先天性心脏病的 3%～7%，也可合并其他心脏畸形。Ebstein 畸形的病变范围较广，从轻度三尖瓣下移引起的轻度反流,到重度三尖瓣下移至右心室心尖部引起的整个右心室"房化",其预后完全不同。大多数 Ebstein 畸形是孤立性病变,但也有报道合并染色体异常,如21-三体综合征和13-三体综合征。

【病理与临床】

Ebstein 畸形引起三尖瓣关闭不全,导致右心容量负荷加重,瓣环扩大,从而进一步加重三尖瓣关闭不全。房化心室的矛盾运动可使右心室负荷加重,右心室功能不全。

胎儿期根据三尖瓣反流程度的不同,临床表现不同。轻度三尖瓣关闭不全,胎儿心脏大小及功能无明显改变。重度三尖瓣关闭不全,由于通过肺动脉瓣血流减少,可引起功能性肺动脉瓣闭锁。重度三尖瓣关闭不全,致使胎儿右心容量负荷加重,引起上、下腔静脉回流受阻,右心室功能不全,导致胸腔积液、腹水,水肿,甚至胎死宫内。重度三尖瓣关闭不全和肺动脉发育不良,使产前和产后新生儿死亡率增高。

【超声表现】

1. 二维超声 四腔心切面显示胎儿心脏扩大,心胸比增大,三尖瓣前叶冗长,隔叶附着点位置下移,下移≥8mm(图4-6-1、图4-6-2)。严重的 Ebstein 畸形时,房化右心室显著增大,室间隔呈矛盾运动,室间隔心尖段与基底段为反向运动。Ebstein 畸形合并肺动脉狭窄或闭锁时,肺动脉与主动脉比例失调,肺动脉内径变窄,甚至出现动脉导管逆行灌注。严重的 Ebstein 畸形心脏显著扩大,当心胸比大于0.75时,双侧肺脏受压,引起肺脏发育不良。

2. 彩色多普勒超声 根据三尖瓣下移程度的不同,四腔心切面可见三尖瓣房侧探及轻度至重度

不等的反流信号,反流束起源于右心室中部或下部(图4-6-3),而功能性三尖瓣反流或三尖瓣发育异常的反流束起源于正常三尖瓣环水平,这是非常重要的鉴别要点。当重度肺动脉狭窄或肺动脉闭锁时,动脉导管出现逆行灌注。

【相关异常】

Ebstein 畸形合并的心脏畸形包括右心室流出道梗阻,肺动脉狭窄、肺动脉闭锁等。产后约60%的 Ebstein 畸形患儿合并房间隔缺损。也有报道该病患儿合并矫正型大动脉转位、肺动脉瓣缺如综合征等。右心房扩大提高了发生室上性心律失常的风险。

大部分 Ebstein 畸形是孤立性病变,也有报道合并染色体异常,如21-三体综合征和13-三体综合征,遗传学检测能够确诊合并染色体异常的 Ebstein 畸形。重度三尖瓣反流会引起胎儿心力衰竭、水肿,甚至胎死宫内。

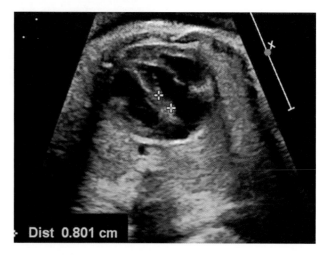

图 4-6-2 四腔心切面显示三尖瓣隔叶下移 8mm(光标处),前叶附着点位置正常

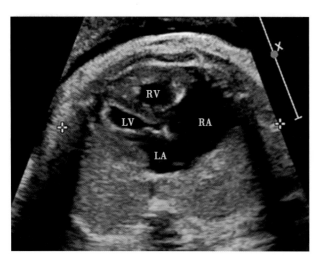

图 4-6-1 四腔心切面显示胎儿心脏扩大,心胸比增大
RV:右心室;LV:左心室;RA:右心房;LA:左心房。

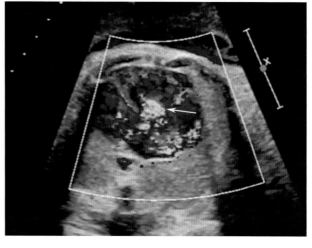

图 4-6-3 四腔心切面显示三尖瓣反流束起源于右心室中部,三尖瓣大量反流(箭头)

【鉴别诊断】

胎儿 Ebstein 畸形与三尖瓣发育异常不易鉴别，但是，三尖瓣反流束起源点有助于鉴别这两种三尖瓣病变。Ebstein 畸形的反流束起源点低，位于右心室中部或心尖部；而三尖瓣发育异常的反流束起源点位于正常三尖瓣环水平。胎儿动脉导管提前闭合也会引起三尖瓣反流，但反流束起源点位于正常三尖瓣环水平，同时动脉导管处无血流信号通过。

【预后评估】

胎儿 Ebstein 畸形的预后与三尖瓣下移程度密切相关。轻度三尖瓣下移预后较好，重度三尖瓣下移预后较差。产前预后不良的指标包括心脏显著扩大，肺动脉狭窄引起的右心室流出道血流减少和胎儿水肿。另外，心脏扩大引起的肺脏发育不良，是导致新生儿死亡的主要危险因素。

Ebstein 畸形超声心动图评分能够定量评价预后。胎儿四腔心切面，测量右心房和房化右心室的总面积，功能右心室、左心房及左心室总面积，两者之比即为 Ebstein 畸形预后评分 $(\dfrac{右心房面积 + 房化右心室面积}{功能右心室面积 + 左心房面积 + 左心室面积})$。根据评分将 Ebstein 畸形根据严重程度分为四级。一级：< 0.50，预后很好。二级：0.50~0.99，预后较好，生存率达 92%。三级：1.00~1.49，预后较差，早期死亡率为 10%，儿童期死亡率为 45%。四级：≥1.50，预后极差，死亡率近 100%。

（刘　琳）

第七节　室间隔缺损

【概述】

室间隔缺损（ventricular septal defect，VSD）是指室间隔胚胎发育异常，室间隔上存在左、右心室间的异常通道。室间隔缺损是最常见的先天性心脏畸形之一，大约 30% 可能与染色体畸形或单基因异常有关。多数室间隔缺损为单纯性，约 40% 室间隔缺损合并其他先天性心血管畸形。

【病理与临床】

室间隔缺损可发生于室间隔的任何部位，依据其部位不同，可大体分为膜周部缺损、漏斗部缺损和肌部缺损三大类。

1. 膜周部室间隔缺损　多由室间隔后上方与动脉圆锥心内膜垫未融合所致。发生于膜周部，常累及毗邻肌部室间隔。分为三个亚型：

（1）单纯膜部：局限于膜部室间隔，其四周为纤维结缔组织，位于三尖瓣内侧乳头肌之后，常与右心室面三尖瓣隔叶腱索相互粘连。此型缺损较小，现有的超声仪器分辨力难以检出。

（2）嵴下型：室间隔下方的膜周部缺损，紧靠三尖瓣前叶和隔叶交界处，后下缘常有部分膜部间隔，后上方常与主动脉瓣右叶相邻。

（3）隔叶下型：缺损大部分位于三尖瓣隔叶下方，三尖瓣隔叶附着处构成缺损上缘，距主动脉壁较远，常累及膜部和一部分窦部，靠近房室结和房室束（又称希氏束）。

2. 漏斗部室间隔缺损　缺损位于漏斗部，肺动脉与主动脉瓣下，多为圆锥部间隔融合不良所致。分为两个亚型：

（1）肺动脉瓣下型：缺损上缘由肺动脉瓣环组成，无肌肉组织间隔；缺损边缘紧靠主动脉瓣，位置较高，主动脉右冠瓣因缺乏支撑容易脱垂，导致主动脉瓣关闭不全。

（2）嵴内型：位于室上嵴之内，周围是肌肉组织。

3. 肌部室间隔缺损　缺损位于室间隔较低部位，通常位于心尖部和调节束后方的肌性组织内，相当于室间隔的光滑部和小梁部，可单发或多发。多发时，室间隔肌部呈筛孔状，该类型缺损小儿及成人较少见，胎儿期多见。自然愈合率较高。

【超声表现】

胎儿室间隔缺损往往在中晚孕期且缺损大小 >2mm 时才容易被检出。二维超声显示室间隔连续性中断，肌部室间隔缺损常常在二维上表现不明显，难以显示回声中断，大多数是通过彩色多普勒超声检出；缺损小于等于 2mm 时，几乎不能分辨。肌部室间隔缺损好发部位为心尖和中部间隔，斜位四腔切面和横四腔切面容易观察到。由于胎儿期左、右心室内压力相近，彩色多普勒多显示室水平双向分流，收缩期血流由左向右分流，舒张期则由右向左分流，分流速度较低（图 4-7-1～图 4-7-10）。因为胎儿体位的关系及彩色多普勒分流信号较微弱等原因，容易有假阳性和假阴性诊断。心房、心室大小多无异常。

【相关异常】

胎儿室间隔缺损可以合并法洛四联症、大动脉转位、心室双出口、永存动脉干、肺动脉闭锁、三尖瓣闭锁、主动脉缩窄、主动脉弓离断、血管环等畸形。少数室间隔缺损患儿可以合并染色体异常，如 21-三体、18-三体等。

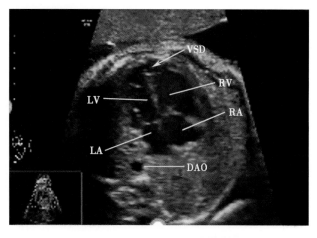

图 4-7-1　室间隔心尖段肌部缺损
心尖四腔心切面显示室间隔心尖段肌部连续性中断,大小 3mm。LV:左心室;RV:右心室;LA:左心房;RA:右心房;VSD:室间隔缺损;DAO:降主动脉。

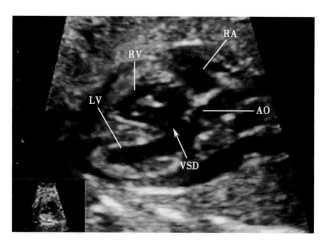

图 4-7-2　室间隔上段膜周部缺损
左心室流出道切面显示室间隔上段膜周部连续性中断,大小 5mm。LV:左心室;RV:右心室;RA:右心房;VSD:室间隔缺损;AO:主动脉。

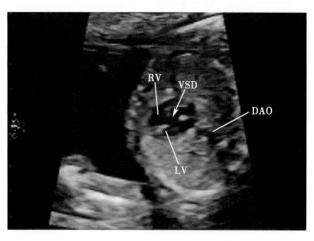

图 4-7-3　孕 17 周膜周部室间隔缺损
四腔心切面显示室间隔上段膜周部连续性中断,二尖瓣前叶与三尖瓣隔叶处于同一水平。LV:左心室;RV:右心室;VSD:室间隔缺损;DAO:降主动脉。

【鉴别诊断】

1. **法洛四联症**　较大的膜周部室间隔缺损要与法洛四联症鉴别,后者主动脉明显增宽,有明显的主动脉骑跨及右心室流出道梗阻。

2. **冠状动脉瘘**　肌部室间隔缺损要与冠状动脉瘘鉴别。前者在彩色多普勒中显示为左、右心室间的交通,后者只是增宽的冠状动脉异常开口于房室腔等。频谱多普勒也可进行鉴别,前者是双向分流,后者是舒张期为主的血流频谱。

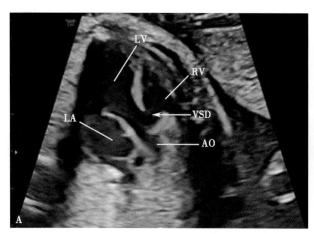

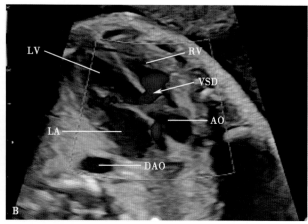

图 4-7-4　主动脉瓣下膜周部室间隔缺损
A. 左心室流出道切面显示室间隔上段膜周部回声中断,大小 3.4mm;B. 左心室流出道室间隔缺损处右向左分流束。LV:左心室;RV:右心室;LA:左心房;VSD:室间隔缺损;AO:主动脉;DAO:降主动脉。

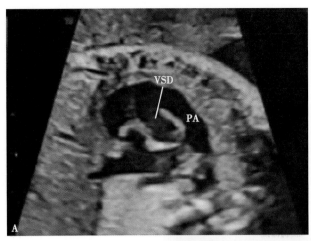

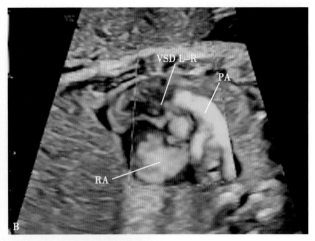

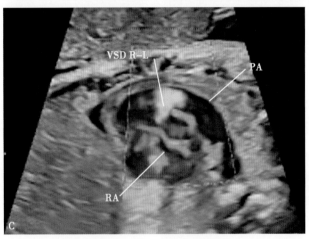

图 4-7-5　膜周部室间隔缺损

A. 孕 25 周心底大动脉短轴显示膜周部室间隔缺损位于 9～12 点位置；B. CDFI 显示室间隔缺损左向右（L-R）分流束；
C. CDFI 显示室水平右向左（R-L）分流束。VSD：室间隔缺损；PA：肺动脉；RA：右心房。

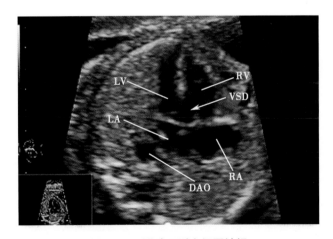

图 4-7-6　隔叶下型室间隔缺损

四腔心切面显示室间隔上段连续性中断，缺损 5.6mm；二尖瓣前叶与三尖瓣隔叶位于同一水平，左心系统较右心系统小。LV：左心室；RV：右心室；LA：左心房；RA：右心房；VSD：室间隔缺损；DAO：降主动脉。

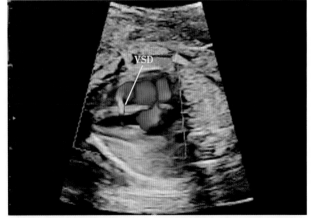

图 4-7-7　肌部室间隔缺损

横位四腔心切面室间隔肌部中段左向右分流彩色多普勒图。VSD：室间隔缺损。

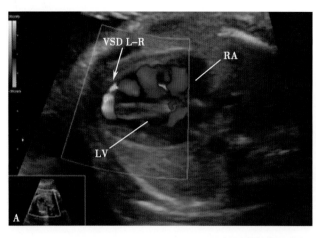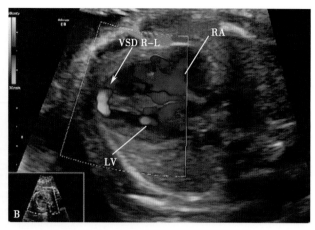

图 4-7-8　心尖肌部室间隔缺损左向右、右向左分流彩色多普勒图

A. 横位四腔心切面显示心尖部左向右分流束（红色）；B. 横位四腔心切面显示心尖部右向左分流束（蓝色）。VSD：室间隔缺损；LV：左心室；RA：右心房。

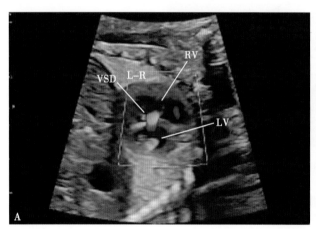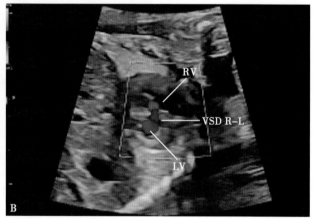

图 4-7-9　肌部室间隔缺损彩色多普勒图

A. 心室短轴切面显示室间隔中部左向右分流束；B. 心室短轴切面显示室间隔中部右向左分流束。VSD：室间隔缺损；RV：右心室；LV：左心室。

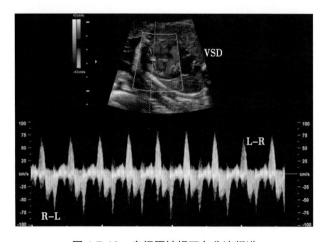

图 4-7-10　室间隔缺损双向分流频谱

取样容积放置于缺损分流位置，可取得双向分流频谱，基线上方为左向右分流频谱，基线下方为右向左分流频谱。VSD：室间隔缺损。

【预后评估】

单纯室间隔缺损不影响胎儿血流动力学，有些小的肌部及膜部室间隔缺损可以在胎儿期自然闭合。90% 以上的胎儿室间隔缺损无临床症状，在 1 岁以内逐渐自然闭合。特大型室间隔缺损，可以出现巨大左向右分流，出生后即可出现心力衰竭，需要及时手术矫正。部分室间隔缺损患儿有伴发畸形，如大动脉转位、法洛四联症、右心室双出口、主动脉弓离断等，缺损很难愈合。发生在双动脉瓣下或肺动脉瓣下型室间隔缺损很少会自然闭合，且常常会合并主动脉瓣脱垂或大量反流，应早期手术矫治以预防发生更多瓣膜反流引起不可逆性心室扩大，继而恶性循环。

（袁丽君）

第八节　异构综合征

【概述】

异构综合征（heterotaxy syndrome，HS），又称心房异构综合征（或心脾综合征），是一种比较罕见且复杂的综合性疾病，以复杂心血管畸形及胸腹腔脏器异常等为主要病变，表现为心房或器官呈对称性发育，可分为左心房异构综合征与右心房异构综合征。异构综合征常伴随多种内脏异常，包括脾脏的异常，左心房异构综合征常合并多脾，又称多脾综合征，右心房异构综合征常合并无脾，又称无脾综合征。该病发病率较低，在活产儿中的发病率为 1/10 000，占小儿先天性心脏病的 2.2%～4.2%，男女患病比例为 2∶1。产前研究报道左心房异构较右心房异构常见，而产后研究显示右心房异构更为常见，原因可能是患有左心房异构的胎儿常合并完全性心脏传导阻滞和水肿，导致胎死宫内的发生率增高。

【病理与临床】

心房异构综合征是胚胎发育期内脏分侧性异常所导致的一组复杂病变，通常指不对称器官或器官系统呈对称性发育。在胚胎发育早期，不同器官发育起源的结构大部分位于胚体的中线，两侧对称。胚胎 4～5 周心内膜垫及心室与动脉圆锥的连接开始发育形成，而脾原基能否到达正常位置（左侧腹腔）并正常发育，与心脏和其他内脏原基左右分侧密切相关。胚胎 5～6 周脾原基发育，内脏原基左右分侧，如胃偏左上腹，原肠开始旋转，肝右叶大于左叶，左肺两叶、右肺三叶，原始心管扭转，左右房室到达正常位置，如果此时内脏分侧障碍，就会产生一系列以复杂心血管畸形及心房异构为特征的畸形。

左心房异构综合征的病理表现为双侧两叶肺、双侧肺动脉下方支气管和心脏畸形，影像学特征为下腔静脉离断，伴有房室传导阻滞。此外，半奇静脉或是奇静脉可能伴有异常引流表现，可直接引流至左上或右上腔静脉。左心房异构由于无形态学右心房和窦房结，易发生缓慢型心律失常，以完全性房室传导阻滞较为常见，超过 30% 的完全性房室传导阻滞合并复杂性心脏畸形的胎儿会发生心力衰竭和水肿，是造成胎儿宫内死亡率增高的原因。

右心房异构综合征的病理表现为双侧三叶肺、双侧肺动脉上方支气管和心脏畸形，其影像学特征为腹主动脉与下腔静脉位于脊柱的同一侧，且肺静脉伴有异位引流表现。右心房异构伴无脾的胎儿发生产后感染的风险增加。

【超声表现】

1. 在正常情况下，右肺三叶伴肺动脉上支气管，左肺两叶伴肺动脉下支气管。腹主动脉及下腔静脉分别位于胎儿脊柱的左、右两侧，胃泡及胆囊分别位于胎儿的脐静脉两侧，胃泡多处于胎儿的左上腹，胆囊则位于胎儿的右上腹。大部分肝脏位于胎儿的右上腹部，门静脉窦则呈"C"形。

2. 左心房异构表现为成对的胸腹腔器官均为形态学左侧结构，伴右侧结构的发育不良或缺如。左心房异构最常见的伴发征象之一是肝段下腔静脉缺如，下腔静脉肾上段离断后与奇（半奇）静脉系统相连接，将腹部静脉血引流入心脏。扩张的奇静脉（半奇静脉）沿脊柱旁，在降主动脉的稍后方与之并排上行。扩张的奇静脉位于右后方，如半奇静脉扩张则位于腹主动脉左后方。通常扩张的奇静脉（或半奇静脉）穿过膈肌常引流入上腔静脉，偶可见引流入胸腔上部的永存左上腔静脉。这时称为下腔静脉离断并奇静脉连接，在上腹部横切面或者四腔心切面后方可见"双血管征"。胸腹部的旁矢状切面也能显示位于降主动脉后方的奇静脉，彩色多普勒可以显示奇静脉内与相邻降主动脉血流方向相反的血流信号。由于下腔静脉离断，肝静脉直接与右心房连接。完全性房室传导阻滞合并复杂性心脏畸形，尤其是伴发下腔静脉离断并奇静脉连接时，是左心房异构的典型征象。

3. 右心房异构表现为成对的胸腹腔器官均为形态学右侧结构，伴左侧的结构发育不良或缺如。以肿大的中位肝为特征，位于左右两侧的比例大致相等，胆囊常位于中线附近，胃泡可在左边或右边。两侧肺叶呈三叶，支气管树也呈右侧形态特点。典型右心房异构时，下腔静脉与腹主动脉位于脊柱同侧，可同在脊柱的左侧或右侧，同时下腔静脉在前方，称为腹主动脉与下腔静脉并列。胸腹腔脏器位置异常、门静脉窦呈"T"形改变、胃泡与脊柱呈毗邻关系、心脏畸形时需高度怀疑右心房异构。

4. 具有以下任意两条超声表现，可被判断为胎儿心房异构综合征。

（1）上腹部横切面：腹主动脉与奇静脉并列，同时位于胎儿脊柱的左后方或右后方，提示左心房异构；腹主动脉与下腔静脉并列，同时位于胎儿脊柱的同侧，提示右心房异构。

（2）支气管冠状切面：胎儿的两侧主支气管均

呈形态学左支气管,提示左侧异构;胎儿的两侧主支气管均呈形态学右支气管,提示右侧异构。

(3)心切面:胎儿的双侧心耳若呈指状或管状,且与心房腔之间的连接处比较窄小,提示左心房异构;胎儿的双侧心耳若呈三角形,且与心房腔之间的连接处比较宽大,提示右心房异构。

【相关异常】

1. 左心房异构时,心轴常左偏或向胸腔中线处偏移,偶然可发现右位心。左心房异构可能并不存在心脏畸形,当合并心脏畸形时,最常见的是非均衡型房室隔缺损。当房室隔缺损伴完全性传导阻滞时,心肌可肥厚而心脏扩大。大动脉与心室的连接通常正常,或伴有右心室双出口。可能出现流出道梗阻,如主动脉缩窄、肺动脉瓣狭窄或闭锁等。50%～60%的病例合并左位上腔静脉,偶见肺静脉异位引流,不如右心房异构时常见。左心房异构的其他异常:胃在右侧、上消化道闭锁,如十二指肠或空肠闭锁、对称的左位或中位肝脏、罕见胆囊缺如。左心房异构常存在多脾,产前彩色多普勒检测脾动脉将有助于左心房异构的诊断。左心房异构最严重的心外畸形是肝外胆管闭锁伴胆囊缺如。

2. 右心房异构时右位心较左心房异构更常见。几乎所有的右心房异构均合并心内畸形,而且比左

心房异构时更严重。高达80%～90%的右心房异构伴有非均衡型房室隔缺损,表现为一侧心室为优势的单一心房心室连接。心室双出口、大动脉转位在右心房异构时较为常见。右心房异构合并的最复杂的心脏畸形之一是部分型或完全型肺静脉异位引流,合并肺静脉异位引流时常提示预后不良。多达60%的右心房异构病例合并永存左上腔静脉,左上腔静脉可直接引流入左侧的心房。右心房异构的其他异常:对称的中位肝脏,胃肠道位置不固定,肠道可出现异常扭转和闭锁。多达25%的右心房异构病例并发膈疝,中位胃泡疝入胸腔,在晚孕期可被超声检查发现。右心房异构常存在无脾,产前彩色多普勒检测不到脾动脉将有助于右心房异构的诊断。

3. 患有胎儿心房异构的孕妇以后妊娠时再发的风险增加,据报道再发的风险高达10%。心房异构再发的遗传学病因可能包括常染色体显性遗传、常染色体隐性遗传、X连锁和单基因变异,尤其是原发性纤毛运动障碍。家族性胎儿心房异构的再发并不局限于某种特定的异常,可以是右心房或左心房异构和内脏反位。

【鉴别诊断】

异构综合征需与内脏反位相鉴别,鉴别要点见表4-8-1和图4-8-1。

表4-8-1　胎儿左心房异构、右心房异构和内脏反位的解剖特征

解剖结构	左心房异构	右心房异构	内脏反位
腹主动脉和下腔静脉	下腔静脉肝后段缺如,奇静脉与降主动脉构成"双血管征"	二者位于脊柱同侧(左侧或右侧),下腔静脉位于腹主动脉前方,称为"并列征"	腹主动脉位于右后方,下腔静脉位于左前方
肝脏和胆囊	肝脏双侧对称,常见左侧,胆囊可缺如或胆道闭锁	肿大的中位肝为特征,可正位或反位,胆囊位于中线附近	肝脏、胆囊位于左侧
脾脏	多脾	无脾	脾脏多位于右上腹
胃肠道	位置不定,可在左侧,可合并上消化道梗阻	位置不定,左侧或右侧胃疝入胸腔下部形成食管裂孔疝	胃泡位于右肾的腹侧,胃肠道结构正常
肺和支气管	双肺均二叶,较长的支气管位于双肺动脉下	双肺均三叶,较短的支气管位于双肺动脉上	左肺三叶,右肺两叶,左侧支气管在动脉上,右侧支气管在动脉下
心房	双侧均为左心房,心耳呈弯指状,伴狭小的连接部	双侧均为右心房,心耳呈圆钝的锥状,伴宽大的连接部	右心耳呈弯指状,左心耳呈圆钝的锥状
房室连接及心室-大动脉连接	常见双心室连接,心室与大动脉连接通常一致,常见左右心室流出道梗阻	常见单心室连接,心室与大动脉连接通常不一致,常见肺动脉瓣闭锁或狭窄	房室连接及心室与大动脉正常连接
房室隔缺损	40%～50%的病例为非均衡型	80%～90%的病例为非均衡型	不存在
肺静脉异位连接	偶见	常见	不存在
左上腔静脉	常见	常见	罕见
心动过缓、房室传导阻滞	常见	不存在	不存在

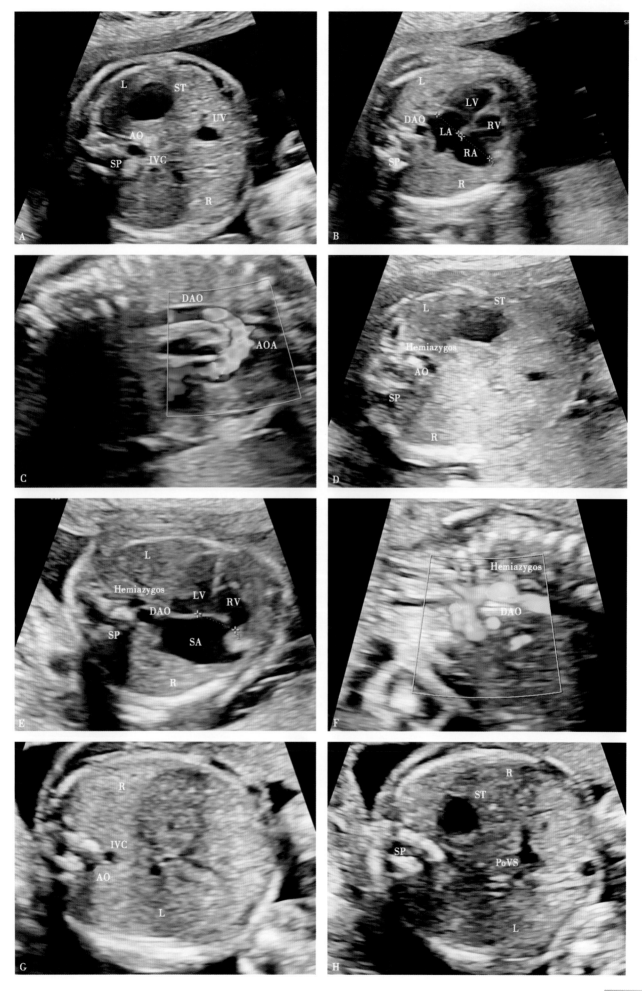

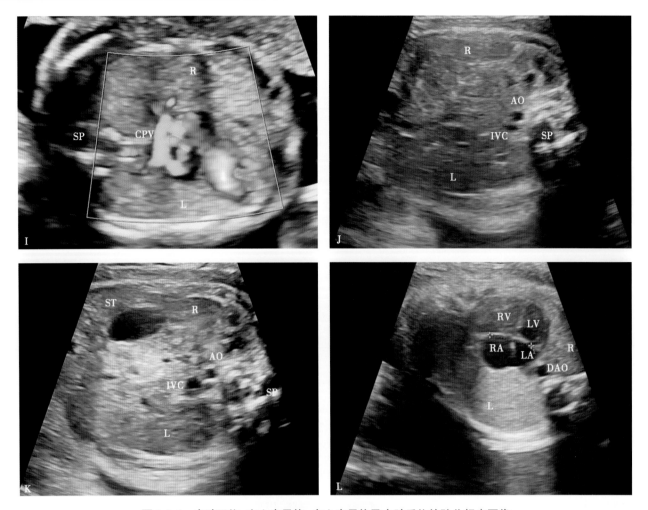

图 4-8-1 内脏正位、左心房异构、右心房异构及内脏反位的胎儿超声图像

A. 正常胎儿上腹部横断面显示腹主动脉及下腔静脉分别位于胎儿脊柱的左、右两侧，胃泡多处于胎儿的左上腹；B. 正常胎儿胸腔横断面显示心脏大部分位于左侧胸腔，心尖指向左前方；C. 正常胎儿主动脉弓长轴切面；D. 左心房异构胎儿上腹部横断面显示胃泡位于左侧，半奇静脉位于腹主动脉左后方；E. 左心房异构胎儿合并完全型房室隔缺损，单心房；F. 左心房异构胎儿主动脉弓长轴切面显示降主动脉与半奇静脉平行走行，两者血流方向相反；G、H. 右心房异构胎儿上腹部横断面显示腹主动脉及下腔静脉位于脊柱同侧，胃泡紧贴脊柱右前方，门静脉窦呈"T"形；I. 右心房异构胎儿合并完全型肺静脉异位引流，4 支肺静脉于左心房后方形成共汇后回流至右心房；J、K. 内脏反位胎儿上腹部横断面显示下腔静脉及腹主动脉分别位于胎儿脊柱的左、右两侧，胃泡处于胎儿的右上腹；L. 内脏反位胎儿胸腔横断面显示心脏大部分位于右侧胸腔，心尖指向右前方，完全型室间隔缺损。SP: 脊柱；AO: 主动脉；IVC: 下腔静脉；ST: 胃泡；UV: 脐静脉；DAO: 降主动脉；AOA: 主动脉弓；Hemiazygos: 半奇静脉；PoVS: 门静脉窦；CPV: 肺静脉共汇；LA: 左心房；LV: 左心室；RA: 右心房；RV: 右心室；SA: 单心房；L: 左；R: 右。

【预后评估】

异构综合征的预后取决于合并心脏及心外畸形的严重程度。左心房异构合并心脏传导阻滞的胎儿易出现宫内夭折，而伴有轻型心脏异常的胎儿则预后良好。在轻型病例中，如能观察到胆囊，则可排除胆道闭锁。

右心房异构胎儿常合并复杂畸形，如肺静脉异位引流、肺动脉闭锁或单心室等，预后通常较差。不同于右心房异构，绝大多数左心房异构的患儿可成功实施双心室矫治手术。经过积极治疗的患儿中，左心房异构患儿的存活率通常高于右心房异构。

（刘　琳）

第九节　法洛四联症

【概述】

法洛四联症（tetralogy of Fallot，ToF）是新生儿期发绀型先天性心脏病（congenital heart disease，CHD）中最常见的一种，男女发病率相当，其发生率约为活产婴儿的 0.2‰，占先天性心脏病的 3%～7%，在没有任何遗传综合征的情况下，曾怀有 ToF 胎儿的母亲再次妊娠，胎儿患有先天性心脏病的风险为 3%～4%。1671 年 Stensen 首次描述了 ToF 的解剖学特征，1888 年 Fallot 首次将 ToF 的临床表现和解剖特征联系起来，归纳了此症的四种病理特征，故称为 ToF，该词直至 20 世纪早期被广泛运用。1945 年，由 Blalock、Taussing 和 Thomas 对 ToF 首次进行外科姑息性干预，即原始的 Blalock-Taussing 分流术。1954 年 Lillehei 率先完成 ToF 的完整修复术。自此之后，随着心脏外科的迅速发展，以及对 ToF 病理解剖、生理改变的理解愈发深入，发展出众多改良术式，改善预后。如今 ToF 在诊断、围手术期、外科治疗及术后护理方面都取得了很大的进展，几乎所有出生时患有 ToF 的患者都有望活到成年。

【病理与临床】

ToF 的胚胎学发病机制是一种圆锥动脉干发育畸形，圆锥动脉干包括圆锥间隔和紧邻的动脉干，在胚胎发育期，圆锥动脉干的正常分隔决定了主动脉与肺动脉的形成，以及大动脉与相应流出道的正常连接。在心脏发育早期，圆锥动脉干起源于胚胎右心室的右侧，之后向左移位，随之旋转、分隔，最终形成左心室 - 主动脉及右心室 - 肺动脉的正常对位连接；左心室 - 主动脉连接位于后方，并形成主动脉与二尖瓣前叶的纤维连接，右心室 - 肺动脉靠前，肺动脉瓣下保留肌性圆锥。在 ToF 中圆锥间隔向前、向右移位，同时大血管旋转不全，主动脉较正常位置靠前，流出道与心球分隔不良，室间孔不能闭合，导致以下病理特征：主动脉骑跨、室间隔缺损、肺动脉狭窄及右心室肥厚。其中肺动脉或右心室流出道狭窄及梗阻的范围和程度取决于圆锥间隔偏移和肥厚程度，右心室肥厚常为继发性表现，在胎儿期多不明显，ToF 在肺动脉解剖、并发畸形等方面存在很多变异，所导致的预后也不相同。如果不伴有心外畸形，胎儿期典型的 ToF 血流动力学是稳定的，出生后低氧血症的程度与右心室流出道梗阻程度有关。

除经典类型外，根据肺动脉的解剖存在两种特殊类型，一种类型是肺动脉瓣膜或主肺动脉闭锁，没有通过肺动脉瓣的前向血流，肺动脉分支由动脉导管反向供血或由主 - 肺动脉侧支（major aortopulmonary collateral arteries，MAPCAs）供应肺部血流，肺动脉分支可有不同程度的发育不良，称为法洛四联症伴肺动脉闭锁（tetralogy of Fallot with pulmonary atresia，ToF-PA），又称为伴室间隔缺损的肺动脉闭锁，因为存在房水平卵圆孔右向左分流及室水平大的室间隔缺损，胎儿期 ToF-PA 并不存在大的血流动力学问题，但由于肺部血流是由动脉导管或 MAPCAs 供应，所以预后主要取决于肺血管的发育情况及肺部血供的来源；另一种类型是肺动脉瓣严重发育不良或是不发育，导致重度肺动脉瓣关闭不全或是肺动脉扩张，称为法洛四联症伴肺动脉瓣缺如（tetralogy of Fallot with absent pulmonary valve syndrome，ToF/APVS），该类型十分罕见，胎儿期由于存在肺动脉瓣重度关闭不全，肺动脉进行性扩张，右心室每搏输出量增加，引起右心室功能障碍，最终导致全心功能障碍及胎儿水肿，此类型胎儿期死亡风险较高，即使出生还可能面临肺发育不良及气道不畅等影响预后的因素，预后不良。

【超声表现】

1. 法洛四联症（ToF） 在 ToF 中，四腔心切面左、右心比例大致正常，心轴可出现左偏（图 4-9-1），若四腔心不对称或出现其他异常，一般会伴有其他心脏畸形。左心室流出道及五腔切面可见室间隔连续性中断，主动脉骑跨于室间隔缺损之上，彩色多

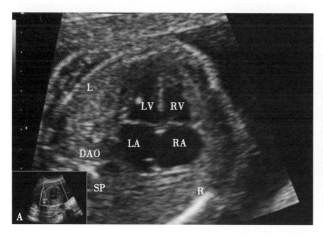
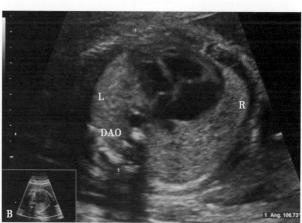

图 4-9-1 法洛四联症四腔心切面

A. 四腔心切面示左、右心比例大致正常，左心室可见一强回声光点；B. 心轴左偏，约为 74°。LA：左心房；LV：左心室；RA：右心房；RV：右心室；L：左侧；R：右侧；DAO：降主动脉；SP：脊柱。

普勒血流成像（CDFI）示左、右心室的血液共同汇入主动脉，主动脉瓣下出现双向过隔血流（图4-9-2），主、肺动脉起始部交叉关系依然存在。右心室流出道切面或心底短轴切面可见漏斗部前移，明显增厚，出现狭窄，狭窄可呈局限性或弥漫性须明确右心室流出道梗阻的范围和程度，是否局限于肺动脉瓣下区域、肺动脉瓣环及瓣膜区域或肺动脉主干及分支区域，还是右心室流出道全段呈管状变窄；主、肺动脉比例失调，CDFI示肺动脉血流束变细（图4-9-3），早期肺动脉峰值血流速度可能正常，随孕周增加，可出现峰值血流速度加快，与出生后相比，胎儿期肺动脉前向血流峰值速度通常正常或仅轻度增快。三血管-气管切面也可出现主、肺动脉比例失调，肺动脉细小的征象（图4-9-4），右心室流出道梗阻程度较轻的病例中，动脉导管血流方向与主动脉相同，而在右心室流出道严重梗阻的病例中，动脉导管血流可出现反向，出生后在新生儿期可出现发绀，肺循环为导管依赖性，很可能需要新生儿期进行修复手术。

ToF中，出生前评估肺动脉发育情况及动脉导管的血流方向对新生儿期的评估及临床处理十分重要。评价肺动脉发育情况常用以下指标：①McGoon指数，即为左、右肺动脉起始处内径之和除以膈肌平面降主动脉内径，该指数用来评价肺动脉分叉远端的狭窄程度，依此指导临床干预，McGoon指数正常值需>2.0，ToF患儿该比值>1.2时可行一期根治手术；②主动脉瓣环内径与肺动脉瓣环内径之比>1.7时，或是肺动脉瓣环内径与主动脉瓣环内径之比>0.6时，出生后宜考虑手术；③肺动脉瓣环内径Z值<-3时，出生后宜考虑手术。

需要注意的是对ToF中右心室流出道梗阻程度需要进行随访，某些轻型ToF在妊娠中期主、肺动脉内径差异并不明显，动脉导管血流方向正常，右心室流出道梗阻程度较轻，随着妊娠进展，主、肺动脉内径差异可能愈加明显，直至出现肺动脉前向血流中断，动脉导管血流反向，说明出现严重右心室流出道梗阻。

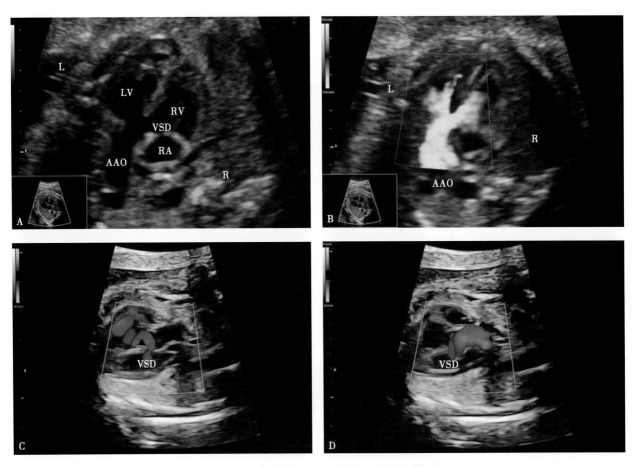

图4-9-2　法洛四联症五腔心及左心室流出道切面

A、B. 五腔心切面可见室间隔连续性中断，主动脉骑跨室间隔缺损之上，CDFI示左、右心室的血液共同汇入主动脉，本例中合并右主动脉弓；C、D. 左心室流出道切面中CDFI示主动脉瓣下出现双向过隔血流。LV：左心室；RA：右心房；RV：右心室；L：左侧；R：右侧；AAO：升主动脉；VSD：室间隔缺损。

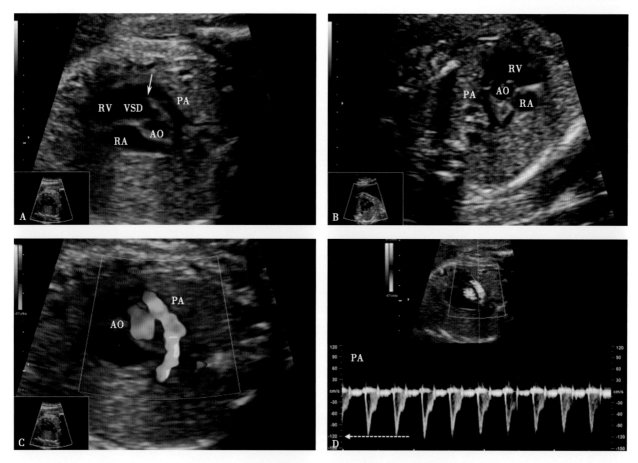

图 4-9-3 法洛四联症右心室流出道及心底短轴切面

A、B. 右心室流出道切面或心底短轴切面可见漏斗部前移、明显增厚（箭头），室间隔缺损，肺动脉较主动脉明显变细；C. CDFI 示肺动脉血流束变细，彩色较主动脉略显明亮；D. 频谱多普勒示肺动脉前向峰值血流略加速，多普勒速度为 120cm/s，但法洛四联症中肺动脉狭小的诊断主要依赖于肺动脉内径，而不是峰值血流速度。RA：右心房；RV：右心室；PA：肺动脉；AO：主动脉；VSD：室间隔缺损。

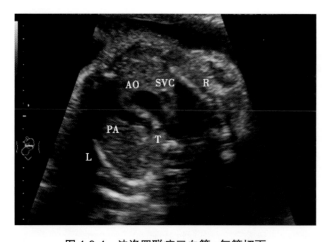

图 4-9-4 法洛四联症三血管 - 气管切面

三血管 - 气管切面示主、肺动脉比例失调，肺动脉细小，主动脉弓部位于气管，为右主动脉弓。T：气管；PA：肺动脉；AO：主动脉；SVC：上腔静脉；L：左侧；R：右侧。

2. **法洛四联症伴肺动脉闭锁（ToF-PA）** ToF-PA 四腔心切面基本正常，心轴可左偏（图 4-9-5），偶尔可见大的室间隔缺损。因 ToF-PA 中，右心室每搏输出量全部经室间隔缺损汇入主动脉，所以较 ToF，五腔心切面可见更为粗大的主动脉骑跨于室间隔上，主动脉瓣下存在室间隔缺损（图 4-9-5），该室间隔缺损一般较大。右心室流出道切面显示漏斗部闭锁或肺动脉瓣闭锁，主肺动脉一般表现为线样较强回声，但主肺动脉段也可缺失，主肺动脉内无前向血流，肺动脉及分支血液由动脉导管或 MAPCAs 供应，CDFI 示左、右肺动脉血流可反向（图 4-9-6）。三血管切面仅见粗大的主动脉弓及上腔静脉（图 4-9-7），无相对应的肺动脉或是肺动脉极为细小。若存在动脉导管，则 CDFI 示动脉导管血流反向（图 4-9-8）。一旦怀疑 ToF-PA，须在主动脉长轴切面利用低速彩色多普勒、二维立体血流、高分辨率血流显像（HD Flow）等技术仔细寻找通常起自降主动脉的MAPCAs（图4-9-9），由于MAPCAs多由降主动脉两侧发出，所以也可利用降主动脉冠状切面寻找，一般来说，肺动脉分支及动脉导管越小，存在MAPCAs的可能性越大。

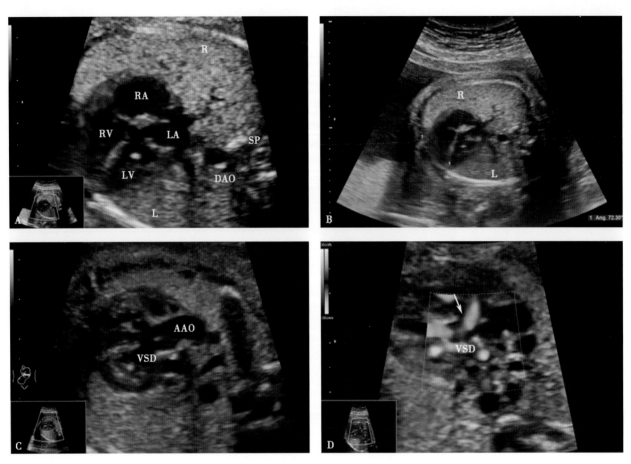

图4-9-5 ToF-PA四腔及五腔心切面

A. 四腔心切面示左、右心比例大致正常，左心室可见一强回声光点；B. 心轴左偏，约为72°；C. 五腔心切面可见室间隔连续性中断，宽大主动脉骑跨于室间隔缺损之上；D. CDFI示主动脉瓣下出现过隔血流（箭头）。LA：左心房；LV：左心室；RA：右心房；RV：右心室；L：左侧；R：右侧；DAO：降主动脉；AAO：升主动脉；VSD：室间隔缺损；SP：脊柱。

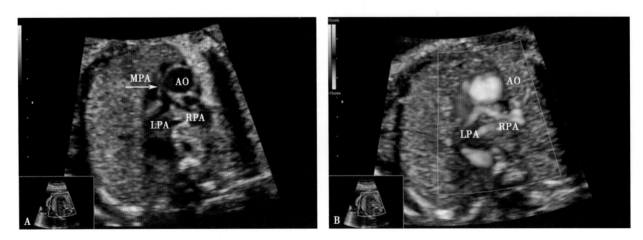

图4-9-6 ToF-PA肺动脉及其左、右分支

A. 主肺动脉表现为线样较强回声，未见明确瓣膜启闭活动（箭头），左、右肺动脉较为细小；B. CDFI示主肺动脉内无前向血流，左肺动脉血流反向。MPA：主肺动脉；LPA：左肺动脉；RPA：右肺动脉；AO：主动脉。

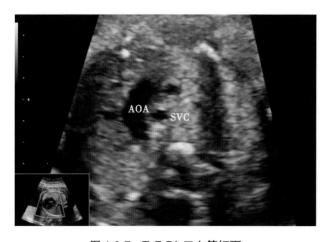

图 4-9-7 ToF-PA 三血管切面

三血管切面仅见粗大的主动脉弓及上腔静脉。AOA：主动脉弓；SVC：上腔静脉。

3. 法洛四联症伴肺动脉瓣缺如（ToF/APVS） 在 APVS 中，四腔心切面的形态学改变一般出现较早，常见右心增大，随着病程进展可出现全心增大，室壁增厚，CDFI 示三尖瓣重度反流。五腔心切面示主动脉骑跨于室间隔上（图 4-9-10），与前两种类型不同，这一类型中主动脉根部并不扩张。右心室流出道或三血管切面示主肺动脉和左、右肺动脉显著扩张（图 4-9-11），肺动脉瓣环处无明确瓣膜样回声或是肺动脉瓣极其短小，瓣膜回声位于肺动脉管腔周边，不能达到肺动脉中央，活动受限，开放时不能贴壁，关闭时对合不良，CDFI 示跨肺动脉瓣高速往返血流，大量血液在肺动脉与右心室间做无效循环（图 4-9-12），大多数病例中动脉导管缺如。

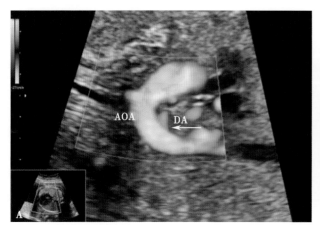
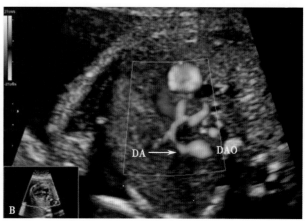

图 4-9-8 ToF-PA 动脉导管反向供血

A. 主动脉弓长轴切面中彩色多普勒可见主动脉弓下方细小的动脉导管（箭头），血流反向；B. CDFI 示动脉导管血流反向（箭头）。AOA：主动脉弓；DAO：降主动脉；DA：动脉导管。

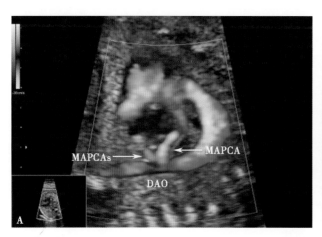
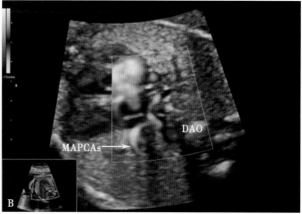

图 4-9-9 ToF-PA 主 - 肺动脉侧支循环

A. 主动脉弓长轴切面中可见主 - 肺动脉间侧支循环（箭头）；B. 降主动脉短轴切面可见主 - 肺动脉间侧支循环（箭头）。MAPCAs：主 - 肺动脉侧支；DAO：降主动脉。

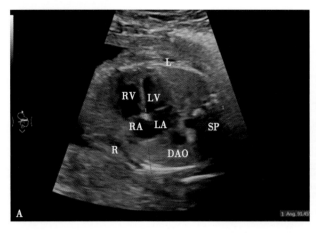

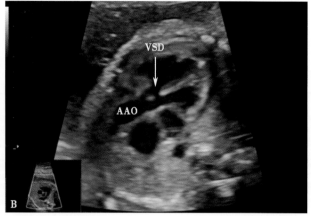

图 4-9-10　APVS 四腔及五腔心切面

A. 四腔心切面常见右心略大,心轴左偏,约为 91°；B. 室间隔连续性中断,主动脉骑跨于室间隔上,主动脉根部扩张并不明显,本例中合并右主动脉弓。LA:左心房；LV:左心室；RA:右心房；RV:右心室；L:左侧；R:右侧；DAO:降主动脉；AAO:升主动脉；VSD:室间隔缺损；SP:脊柱。

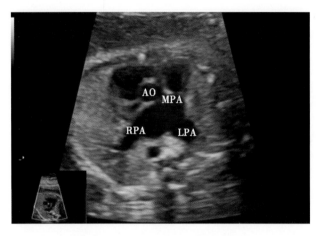

图 4-9-11　APVS 右心室流出道切面

左、右肺动脉极度扩张,主动脉不扩张。MPA:主肺动脉；LPA:左肺动脉；RPA:右肺动脉；AO:主动脉。

【相关异常】

ToF 常伴发心内和心外畸形、染色体畸形及相关综合征,这些伴发畸形会导致预后不同。

心内畸形:常伴发右主动脉弓,约占所有 ToF 的 25%,主动脉弓上分支可以为镜像分支,也可为迷走左锁骨下动脉。还可伴发房室隔缺损,当伴发房室隔缺损时,提示可能有染色体畸形。也可伴发永存左上腔静脉、冠状动脉异常及肺静脉异位引流,若出现冠状动脉异常,可能影响外科手术矫治方式,但在胎儿期并不能得到可靠诊断,需在出生后进行评估。

心外畸形:可伴发胸腺缺失或发育不良,该类畸形会增加患 22q11 染色体微缺失的风险,三血管切面中胸腺的后边界是左头臂静脉,侧方边界是两条胸廓内动脉,前边界为胸骨,当胸腺缺失或发育不良时,中纵隔大血管位置会贴近前胸壁。常伴发染色体畸形,在 ToF 中常见的染色体异常有 21-三体综合征、18-三体综合征、13-三体综合征及 22q11 染色体微缺失,所以当诊断为 ToF 时,需进行染色体检查。还可伴发遗传综合征,ToF 可合并 DiGeorge 综合征、Alagille 综合征、VACTERL 综合征、CHARGE 综合征、Melinick-Needles 综合征等。合并染色体畸形及相关综合征时预后差。在 ToF 中,早孕期可出现颈项透明层增厚,也同样提示染色体异常风险增高。

ToF-PA 无特殊伴发的心内和心外畸形,而 22q11 染色体微缺失较经典 ToF 更为常见,ToF-PA 伴发 22q11 染色体微缺失时,羊水过多及胎儿生长受限常常出现。

APVS 一个特殊的伴发畸形是支气管软化等呼吸道疾病及肺疾病,其存在有无及严重程度在胎儿期很难确定,该伴发畸形严重程度与患儿预后相关,这对产前咨询来说是一个巨大的挑战。而伴发 22q11 染色体微缺失比例更高。

【鉴别诊断】

ToF 的鉴别诊断主要包括三种亚型间的鉴别及与其他主动脉骑跨疾病间的鉴别。ToF 三种亚型间的鉴别见表 4-9-1。

ToF 与其他主动脉骑跨疾病间的鉴别包括右心室双出口、永存动脉干及大血管下较大的室间隔缺损。

1. **永存动脉干**　永存动脉干表现为仅一条大血管,即共同动脉干骑跨于室间隔上,无其他大动

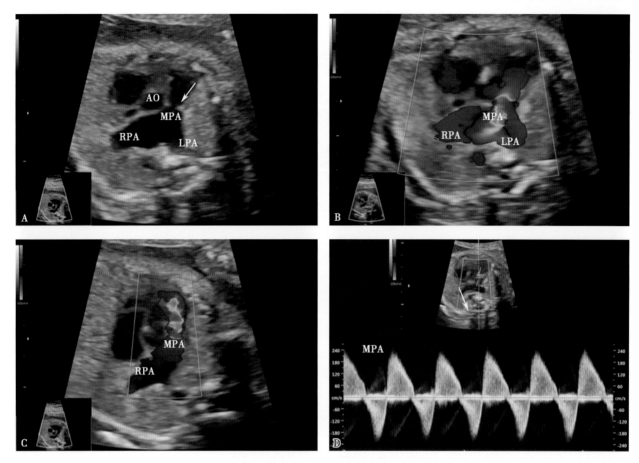

图 4-9-12　APVS 肺动脉及其分支

A. 肺动脉瓣口未见明确瓣叶结构，瓣口狭窄，宽约 2.0mm（箭头）；B、C. CDFI 示跨瓣口彩色血流信号混叠，跨肺动脉瓣高速往返血流；D. 频谱多普勒示跨肺动脉瓣高速往返血流。MPA：主肺动脉；LPA：左肺动脉；RPA：右肺动脉；AO：主动脉。

表 4-9-1　法洛四联症三种亚型间的鉴别

亚型	主动脉	肺动脉	动脉导管	APCAs	心腔比例
ToF	主动脉扩张（+）	狭窄，血流正向	血流方向取决于狭窄程度	通常不存在	多正常
ToF-PA	主动脉扩张（++）	非常细小，甚至只残存线样强回声，血流反向	反向供血	存在	多正常
APVS	不扩张	显著扩张，往返高速血流	通常缺如	通常不存在	右心扩大

APCAs：体 - 肺动脉侧支。

脉发自心室，肺动脉起源于共同动脉干，三血管平面仅显示两条血管，无主、肺动脉起始部交叉关系存在，永存动脉干与 ToF-PA 较难鉴别，在共同动脉干中，至少有一支肺动脉起自共同动脉干近段，而 ToF-PA 中，是在主动脉弓或降主动脉才发出供应肺部的血管。

　　2. 右心室双出口　右心室双出口主动脉与肺动脉排列关系及走行复杂多变，某些亚型与 ToF 鉴别较困难，典型右心室双出口主、肺动脉完全或者大部分起源于右心室，主、肺动脉起始部呈平行排列关系，而 ToF 两条大血管起始部交叉关系通常是存在的。

　　3. 大血管下较大的室间隔缺损　该疾病一般为圆锥间隔对位不良所导致的，所以不同于 ToF 肺动脉内径一定小于主动脉内径，大血管下较大的室间隔缺损中肺动脉内径与主动脉内径比值可以大于 1，但当肺动脉内径与主动脉内径比值小于 1 时，较难鉴别。这时需同时观察右心室流出道、肺动脉瓣及肺动脉管腔是否出现狭窄，主动脉瓣下圆锥是否存在。

【预后评估】

如果不伴有心外畸形，总体来说胎儿期 ToF 血流动力学是稳定的。出生后，ToF 的处理策略及时机选择主要取决于新生儿期低氧血症的程度。胎儿期肺循环血流量较小且氧气不在肺内交换，右心室流出道梗阻时，血流从阻力较小的路径，也就是由室间隔缺损到达左心室，所以这种血流模式并不影响供氧，另一方面来说也很难从胎儿超声心动图直接准确预测出生后低氧血症的程度，同时产前超声无法评价肺功能。可以利用右心室流出道及肺动脉狭窄程度在一定程度上预测出生后低氧血症的程度。有研究表明如果胎儿期肺动脉瓣瓣环内径小于主动脉瓣瓣环内径的一半或出现动脉导管血流反向，出生后就有可能出现严重的低氧血症。但需要注意的是，即使在中孕期右心室流出道及肺动脉狭窄程度仅为轻度狭窄，也并不能说明到晚孕期或是出生后其狭窄程度不发生变化，即进展为重度狭窄或出现闭锁，所以胎儿期超声心动图的随访必不可少。胎儿期还需监测胎儿心血管功能，密切关注胎儿是否出现心力衰竭及水肿，而出生后、新生儿期也需根据血氧饱和度及产后超声心动图评价指标对新生儿心脏功能进行评价。一般来说本病在胎儿期乃至新生儿期均较少出现心力衰竭，若出现心力衰竭或水肿则代表预后差。

在 ToF 三种亚型中，以单纯 ToF 预后最好，在胎儿期及新生儿期很少出现心力衰竭，新生儿期进行外科修复后，短期及远期存活率高。手术干预时间由新生儿期低氧血症的程度决定。肺动脉瓣反流量及肺动脉瓣置换时机的选择与患儿远期预后相关。其次为 ToF-PA，同单纯 ToF 相似，胎儿期 ToF-PA 的血流动力学较为稳定，严重的肺血管发育不良及狭窄表现并不明显，但出生后则可能出现严重的低氧血症，ToF-PA 的预后主要取决于肺部血供的来源情况，如果动脉导管是肺血流的主要来源，肺动脉构型良好，则预后较好，几乎与肺动脉狭窄的 ToF 预后相当，APCAs 是远期死亡率的主要危险因素，因为 APCAs 的变异极多，常出现不同程度的发育不良和狭窄，严重影响外科治疗方案及手术效果。而 APVS 的预后较差，胎儿期具有较高的死亡率，尤其是出现心室扩张、心力衰竭及水肿的胎儿，出生后出现呼吸道症状的患儿手术死亡率高。表 4-9-2 列出了 ToF 各亚型预后不良的相关指征。

表 4-9-2　法洛四联症预后不良相关指征

法洛四联症亚型	预后不良相关指征
ToF	严重右心室流出道梗阻； 动脉导管血流反向； 胎儿期及新生儿期心力衰竭，但发病率低； 合并心内和心外畸形、染色体畸形及相关综合征； 出生后肺功能不全
ToF-PA	是否存在 APCAs 及肺部血供是否主要来源于 MAPCAs； 肺动脉整体构型合并心内和心外畸形、染色体畸形
APVS	支气管软化、气管压迫、呼吸衰竭； 心力衰竭； 合并心内和心外畸形、染色体畸形

（袁丽君）

第十节　大动脉转位

【概述】

大动脉转位（transposition of great arteries，TGA）是由于胚胎期动脉球与动脉干的分段缺陷及其近端的不正常扭转，造成主动脉与肺动脉两支动脉之间的空间位置关系及与心室的连接关系异常。根据形态学心房与形态学心室的连接关系，TGA 分为完全型大动脉转位和矫正型大动脉转位，发病率约 1%，常伴有其他先天性心脏畸形。

【病理与临床】

1. 完全型大动脉转位　占所有先天性心脏畸形的 5%～7%，占 TGA 病例的 80%，活产儿发病率约为 0.315‰，男女之比为 2:1，完全型大动脉转位既可以孤立存在，也可伴有其他心脏异常。完全型大动脉转位即房室连接一致而心室动脉连接不一致。也就是心房与形态学心室连接正常，左心房通过二尖瓣与形态学左心室连接，右心房通过三尖瓣与形态学右心室连接，但是两条大动脉平行排列走行，主动脉起自形态学右心室，肺动脉起自形态学左心室，主动脉位于肺动脉的右前方。完全型大动脉转位根据有无室间隔缺损和肺动脉狭窄，又可以分为以下三种类型：

Ⅰ型：室间隔完整型，常被定义为单纯 TGA，占 60%。胎儿出生后不久就会出现危及生命的青紫并发症，必须依赖未闭的动脉导管或卵圆孔而存活，如果不进行治疗，这些婴儿中 50% 在第 1 个月内死亡，90% 在出生后 1 年内死亡。

Ⅱ型：伴有室间隔缺损而无肺动脉狭窄型，占20%。体 - 肺循环之间主要依靠室间隔缺损相交通，由于出生后肺动脉血流量较大，容易发生肺血管阻塞性病变，早期容易出现肺动脉高压，易发生肺部感染。

Ⅲ型：伴有室间隔缺损和肺动脉狭窄型，占20%。此类患者症状出现较轻，发绀较轻，出现心力衰竭及肺充血较少，自然生存时间最长。

合并畸形：室间隔缺损和肺动脉狭窄（左心室流出道梗阻）是完全型大动脉转位最常见的两种心内合并畸形，其中室间隔缺损发病率约为 40%，典型的发病部位位于膜周部，其他较少见合并畸形包括冠状动脉异常走行、主动脉缩窄、内脏异位等。

2. 矫正型大动脉转位 矫正型大动脉转位被认为由于胚胎发育时原始球室管左祥异常，导致房室连接和心室大动脉连接均不一致，在这种情况下，左心房通过三尖瓣与形态学右心室连接，形态学右心室连接主动脉；右心房通过二尖瓣与形态学左心室连接，形态学左心室连接肺动脉。主动脉位于肺动脉的左前方。由于房室连接和心室大动脉连接均不一致，从而使血流动力学得到矫正。肺静脉血流入主动脉，体静脉血流入肺动脉。常合并室间隔缺损、三尖瓣异常、心脏位置异常等畸形。矫正型大动脉转位约占活产儿的 0.03‰。

【超声表现】

产前心脏超声检查首先确定内脏位置和心脏在胸腔内的位置，需要在不同切面上对心脏各节段进行细致判断，明确静脉水平、心房水平、心室水平和大动脉水平的位置关系及连接关系。

1. 完全型大动脉转位

（1）二维超声：①心室与大动脉的连接不一致，主动脉与肺动脉起始部的交叉关系消失，两条大动脉呈平行排列，五腔心切面显示肺动脉从形态学左心室发出，距离起始不远处分叉为左肺动脉和右肺动脉（从形态学左心室发出的大血管存在分叉是诊断完全型大动脉转位的重要线索）。②在左、右心室流出道切面可见主动脉瓣下圆锥结构，主动脉从形态学右心室发出，与三尖瓣呈肌性连接。距离主动脉起始较远处可见头臂动脉、左颈总动脉、左锁骨下动脉三个分支。主动脉常位于肺动脉的左前方。肺动脉瓣与二尖瓣呈纤维连接关系。③动脉导管弓和主动脉弓在一切面同时显示且动脉导管弓较主

脉弓跨度小，此切面可辅助诊断大动脉转位。④完全型大动脉转位的动脉导管在主动脉弓下方连接降主动脉和位于后方的肺动脉，在三血管 - 气管切面可探及两条血管（图 4-10-1～图 4-10-3）。

（2）彩色多普勒超声：有助于显示大血管的并列走行，并可评估肺动脉情况和卵圆孔是否通畅，显示合并的室间隔缺损等其他心脏畸形等。

（3）三维超声：断层超声成像、玻璃体模式、反转模式、二维灰阶血流成像和其他三维成像能够提高大血管从各自心室发出的空间关系的显示，对 TGA 胎儿应用三维自动化容积成像技术能够显示所有胎儿的心室大动脉连接异常。

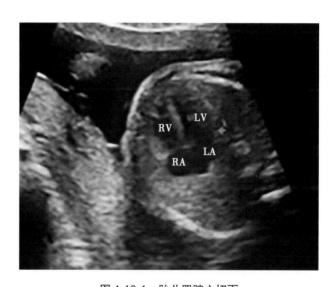

图 4-10-1　胎儿四腔心切面
心房正位，心室右祥，心胸比正常。LA: 左心房；LV: 左心室；RA: 右心房；RV: 右心室。

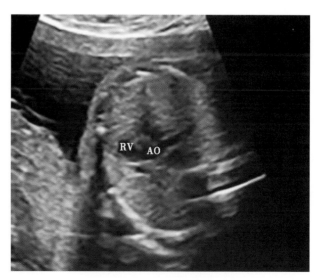

图 4-10-2　主动脉发自右心室
RV: 右心室；AO: 主动脉。

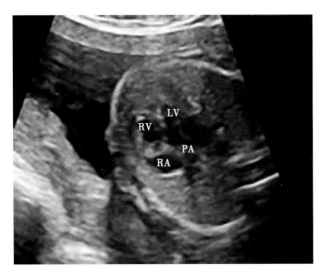

图 4-10-3　肺动脉发自左心室
RV: 右心室；LV: 左心室；RA: 右心房；PA: 肺动脉。

2. 矫正型大动脉转位

（1）二维超声：四腔心切面显示房室连接不一致，与右心房相连的为形态学左心室，心室内膜面较光滑，房室瓣附着点距离心尖较远。与左心房相连的为形态学右心室，心内膜面较粗糙，心尖部可见调节束，房室瓣附着点距离心尖较近，房室瓣直接同心室壁腱索相连。流出道切面显示，主动脉与形态学右心室相连，肺动脉与形态学左心室相连。两条大动脉平行排列，主动脉常位于肺动脉左侧。在单纯矫正型大动脉转位中，首先发现大血管的解剖异常，然后全面的心脏检查显示四腔心切面异常。

（2）彩色多普勒超声：可显示矫正型大动脉转位合并的其他心内畸形如室间隔缺损、主动脉或肺动脉狭窄，对于发现或排除矫正型大动脉转位常见的心内合并畸形至关重要。

（3）三维超声：三维超声有助于确定心室、房室瓣，以及大血管的起源和走行的解剖结构，应用三维超声心动图和时间 - 空间关联成像技术，移动 3个相关的正交平面上的参考点可以显示两条大动脉的起源、走行和空间关系。

【相关异常】

完全型大动脉转位几乎不存在染色体数目异常，心外畸形并发症罕见。当矫正型大动脉转位合并其他心内和心外畸形时，建议针对 22q11 染色体微缺失进行检测。

【鉴别诊断】

大动脉转位需要与右心室双出口相鉴别，因两者大动脉均不存在"交叉"关系，表现为两条大动脉平行排列（表 4-10-1）。

【预后评估】

完全型大动脉转位胎儿在宫内耐受良好，产后卵圆孔未闭和 / 或动脉导管未闭是完全型大动脉转位患儿赖以生存的基础，卵圆孔和 / 或动脉导管提前闭合或变窄与新生儿预后恶化有关，可能需要出生后急诊手术治疗。为了增加氧合作用，为矫正手术做准备，患儿通常需要输注前列腺素（以保持动脉导管开放）或接受房间隔球囊造口术。产前诊断为 TGA 患儿第 1 年死亡率和术前死亡率显著低于产后诊断为 TGA 的患儿。目前，大动脉调转术是完全型大动脉转位的矫治手术，在半月瓣之上将主动脉和肺动脉位置调换并进行冠状动脉移植，恢复了正常的肺循环和体循环，术后患儿20 年生存率为97%，手术死亡率较低，约为 25%。

矫正型大动脉转位预后主要取决于合并的其他心脏畸形，当合并复杂心脏畸形如解剖单心室、共同动脉干、三尖瓣发育不良或房室传导阻滞时提示预后不良。单纯矫正型大动脉转位出生后病情通常比较稳定，无须立刻手术治疗，据报道，产前诊断为单纯矫正型大动脉转位的胎儿存活率超过80%，

表 4-10-1　大动脉转位与右心室双出口的不同特点

解剖结构	完全型大动脉转位	矫正型大动脉转位	右心室双出口
心室	正常	反位	正常
二尖瓣	正常位于左侧	位于右侧	位于左侧
三尖瓣	正常位于右侧	位于左侧	位于右侧
肺动脉	起自形态学左心室	起自形态学左心室	50% 以上起自形态学右心室
主动脉	起自形态学右心室，位于肺动脉前方或右侧	起自形态学右心室，位于肺动脉前方或左侧	50% 以上起自形态学右心室，常位于肺动脉右后方或右侧
合并心脏畸形	室间隔缺损、肺动脉狭窄	室间隔缺损、肺动脉狭窄、右位心、三尖瓣闭锁、房室传导阻滞等	肺动脉狭窄、室间隔缺损、房间隔缺损、二尖瓣闭锁、主动脉缩窄、右主动脉弓等

超过 10 年的长期存活率超过 90%。矫正型大动脉转位患者由于右心室长期泵血入体循环（主动脉），晚期易发展为右心室功能障碍，出现三尖瓣重度反流，导致远期预后恶化。"双调转术"能够达到解剖矫治，包括心房调转术和大动脉调转术，术后右心房内的血流进入形态学右心室，然后与肺动脉相连，左心房内的血流进入形态学左心室，然后与主动脉相连，从而达到解剖矫治。

（刘 琳）

第十一节 右心室双出口

【概述】

右心室双出口（double outlet of right ventricle，DORV）是指两条大动脉均起自右心室，或一条大动脉完全起自右心室，另一条大动脉≥75% 起自右心室。DORV 是一种复杂的心脏畸形，其临床分型取决于两条大动脉的位置关系、室间隔缺损的部位、是否存在流出道梗阻等。DORV 约占胎儿心脏畸形的 6%，染色体异常占 12%～40%，包括 22q11 缺失、13- 三体综合征、18- 三体综合征和 21- 三体综合征。DORV 合并房室瓣畸形增加了染色体异常的风险，合并圆锥动脉干畸形增加了 22q11 缺失的风险。DORV 合并心房异构基本上可以排除染色体异常。

【病理与临床】

DORV 病理分型和临床表现与两条大动脉的位置关系、室间隔缺损的部位、是否存在流出道梗阻等密切相关。DORV 分为五型，分别是室间隔缺损型、法洛四联症型、大动脉转位型、远距离室间隔缺损型及室间隔完整型（表 4-11-1）。

表 4-11-1 DORV 病理分型

分型	亚型
室间隔缺损型	主动脉下室间隔缺损 + 无肺动脉狭窄
	双动脉下室间隔缺损 + 无肺动脉狭窄
法洛四联症型	主动脉下室间隔缺损 + 肺动脉狭窄
	双动脉下室间隔缺损 + 肺动脉狭窄
大动脉转位型	肺动脉下室间隔缺损 + 无肺动脉狭窄（Taussig Bing 综合征）
	肺动脉下室间隔缺损 + 肺动脉狭窄
远距离室间隔缺损型	共同房室通道 + 肺动脉狭窄
	共同房室通道 + 无肺动脉狭窄
	无共同房室通道 + 肺动脉狭窄
	无共同房室通道 + 无肺动脉狭窄
室间隔完整型	室间隔完整

由于胎儿期动静脉血液混合，故 DORV 并不影响胎儿的生长发育，但胎儿出生后，不同类型的 DORV 其病理生理改变不同。DORV 不合并肺动脉狭窄时，室间隔缺损较大，产后患儿可无明显发绀，与较大室间隔缺损相似，易出现肺动脉高压、心力衰竭。DORV 合并肺动脉狭窄时，其病理生理与法洛四联症相似，产后患儿出现发绀和低氧血症。若合并其他心脏畸形，则表现为相应的病理改变和临床症状。

【超声表现】

1. **二维超声** 根据心室与大动脉连接关系、两条大动脉位置关系、室间隔缺损部位及合并畸形，能够对胎儿 DORV 进行分型。五腔心切面可见室间隔缺损（图 4-11-1），两条大动脉均起自右心室，或一条大动脉完全起自右心室（图 4-11-2、图 4-11-3），另一条大动脉≥75% 起自右心室，室间隔缺损与两条大动脉的位置关系。流出道切面显示两条大动脉并列走行，以及两条大动脉的发育情况。合并房室隔缺损时，四腔心切面显示心脏十字交叉结构消失。合并重度肺动脉狭窄时，肺动脉内径明显小于主动脉内径。合并主动脉缩窄或离断时，主动脉内径明显小于肺动脉内径，且动脉导管代偿性增宽。三血管 - 气管切面亦可发现合并右主动脉弓、迷走锁骨下动脉、主动脉缩窄和主动脉弓离断等畸形。室间隔完整型的 DORV，常合并二尖瓣和左心室发育不良，卵圆瓣位于右心房，两条大动脉均起自右心室。

2. **彩色多普勒超声** DORV 存在室间隔缺损时，室水平可见左心室血流信号经室间隔缺损进入右心室，再进入两条大动脉内。合并肺动脉狭窄时，肺动脉内血流信号呈五彩镶嵌样改变。重度肺动脉狭窄时，可见动脉导管内血流逆行灌注。合并共同房室通道时，四腔心切面显示共同房室瓣不同程度的反流信号。合并主动脉缩窄时，主动脉弓部血流信号变细，甚至出现逆向血流信号。合并主动脉弓离断时，主动脉弓部血流信号与降主动脉延续性中断，肺动脉内血流信号经动脉导管进入降主动脉。

【相关异常】

DORV 合并的心脏畸形包括肺动脉狭窄、完全型房室隔缺损、主动脉缩窄、主动脉弓离断、右主动脉弓、永存左上腔静脉和肺静脉异位引流等。DORV 胎儿中染色体异常者占 12%～40%，如 21- 三体综合征、18- 三体综合征、13- 三体综合征及 22q11 缺失等。DORV 合并完全型房室隔缺损增加了染色体异常的风险，合并圆锥动脉干畸形增高了 22q11 缺失的风险。

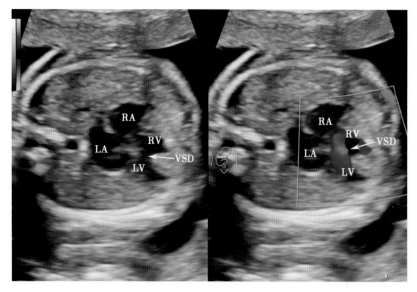

图 4-11-1 胎儿右心室双出口，室间隔缺损（箭头）
LA：左心房；LV：左心室；RA：右心房；RV：右心室；VSD：室间隔缺损。

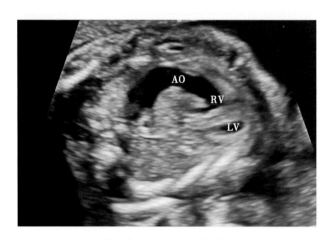

图 4-11-2 胎儿右心室双出口，主动脉起自右心室
LV：左心室；RV：右心室；AO：主动脉。

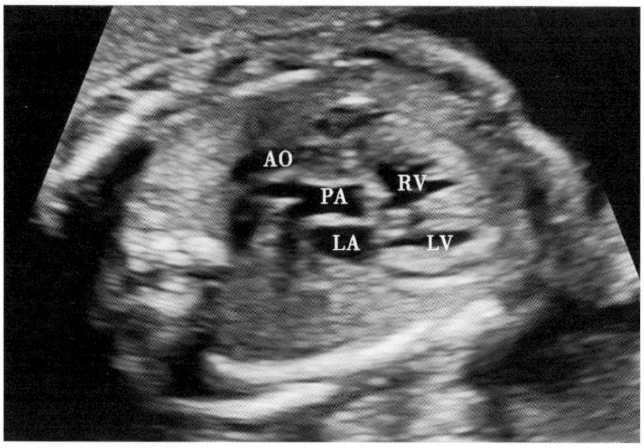

图 4-11-3 胎儿右心室双出口，肺动脉起自右心室
LA：左心房；LV：左心室；RV：右心室；PA：肺动脉；AO：主动脉。

【鉴别诊断】

DORV 需与法洛四联症和完全型大动脉转位相鉴别。法洛四联症时，主动脉骑跨率 <75%，主动脉与二尖瓣之间为纤维连接，无圆锥肌结构，且两条大动脉交叉走行。完全型大动脉转位时，主动脉完全起自右心室，肺动脉完全起自左心室，两条大动脉并列走行。

【预后评估】

DORV 的预后主要取决于胎儿合并畸形的严重程度。DORV 合并重度房室瓣关闭不全会导致胎儿心力衰竭、水肿，甚至胎死宫内。随着外科手术技术的不断提高，DORV 患儿术后存活率显著提高，但是，远距离室间隔缺损型和合并畸形的 DORV 术后效果差。

（刘 琳）

第十二节 永存动脉干

【概述】

永存动脉干（common arterial trunk，CAT）是一种罕见的先天性心血管畸形，属于圆锥动脉干畸形的一种，其发生率占所有先天性心脏病的 1%～2%，该类型的严重病例存在胎儿宫内死亡的可能性，所以胎儿期发病率要高于婴幼儿期。CAT 特征性表现为两侧心室底部仅发出一条大血管，该血管仅有一组瓣环及瓣膜，并由该血管分别发出体循环、肺循环及冠状动脉循环。该病发病率无性别差异，在母亲患有糖尿病的人群中发病率较高，预后差，若不进行干预，胎儿多在出生后半岁内死亡。

【病理与临床】

胚胎期 22 天开始出现心脏跳动，至 28 天形成心脏的基本状态,在这一过程中,心袢形成,原始心管的头侧形成动脉干,尾侧形成动脉圆锥和原始心室。胚胎发育第5~7周圆锥动脉干左右两侧内壁局限增厚,向内对合生长,相互融合,向下螺旋发育,形成一个螺旋形的隔膜,从而将动脉干分成相互扭曲的主动脉和肺动脉、动脉干间隔及圆锥间隔,动脉干间隔与圆锥间隔最终会参与左、右心室流出道及室间隔膜部的形成。同样在胚胎发育第5周,在动脉干与圆锥的交界处内壁内膜组织局部增厚,形成了一对左右排列的嵴,一对前后排列的结节,随着左、右心室流出道的形成,左右排列的嵴分别一分为二,这些嵴与结节最终发育成主、肺动脉瓣。所以当圆锥动脉干间隔发育异常时,则形成共同动脉干;肺动脉圆锥远端发育异常,未能与圆锥间隔融合,导致室间隔圆锥部发育不良或未发育,形成动脉干下室间隔缺损,动脉干骑跨于室间隔上;低位的嵴与结节形成与分裂异常,且动脉干间隔与圆锥干间隔发育异常,因此共同动脉干仅有一组瓣膜,瓣膜数目可以1叶至6叶不等,但仍以3叶较为常见。

在正常胎儿的循环模式中,静脉导管内富含营养物质与氧的血液经下腔静脉回流入右心房,优先经由卵圆孔进入左心房,保障左心系统及主动脉内血液中富含氧气及营养物质。而在CAT中,体循环与肺循环的血液经大的室间隔缺损及共同动脉干发生混合,使得肺循环中的血液具有与体循环血液中相同的氧含量。胎儿期对这种模式耐受度较高,不会产生严重的血流动力学改变,但在出生后,体循环和肺循环血流量比率由各自循环的阻力决定。当肺循环阻力下降时,肺循环血流量增加,血氧饱和度上升,出现充血性心力衰竭的一系列表现。胎儿

期死亡率高的主要原因是由瓣膜异常和伴发畸形造成的,在无严重的动脉干瓣膜及心外畸形的情况下,CAT胎儿状态一般比较稳定,但动脉干瓣膜常常会伴有关闭不全及狭窄,若胎儿动脉干瓣膜显著发育不良,胎儿可能会发展成心室扩张、心力衰竭及水肿,直至胎儿死亡。

CAT分型主要有两种不同的分类方法,一种是由Collet和Edwards率先提出的(称为Collet-Edwards分型),将其分为四型。Ⅰ型:肺动脉主干起源于动脉干近端,再发出左、右肺动脉;Ⅱ型:左、右肺动脉分别起源于共同动脉干,但距离较近,多起源于动脉干后壁;Ⅲ型:左、右肺动脉分别起源于共同动脉干,但距离较远,多起源于动脉干侧壁;Ⅳ型:肺动脉分支起源于降主动脉,现在多认为此类型应归于法洛四联症伴肺动脉闭锁。后来由Van Praagh在此基础上改良后,提出新的分型,同样分为四型。A1型:肺动脉主干起源于动脉干近端,再发出左、右肺动脉,该类型同Collet-Edwards分型中的Ⅰ型;A2型:无肺动脉主干,肺动脉分支均起源于共同动脉干,无论距离远近,但均起源于共同动脉干近端,该类型包含Collet-Edwards分型中的Ⅱ型和Ⅲ型;A3型:仅有一支肺动脉起源于共同动脉干近端,另一侧肺由动脉导管或侧支循环供血;A4型:该类型伴有主动脉弓离断。

【超声表现】

四腔心切面示左、右心比例大致正常,心轴可出现左偏(图4-12-1),CAT中的室间隔缺损一般位于动脉干下,只有当室间隔缺损较大时,才能在四腔心切面显示室间隔连续性中断,CDFI示过隔的双向分流。五腔心切面示仅存在一条粗大的大血管骑

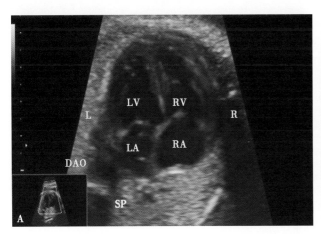
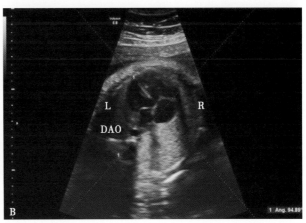

图4-12-1 永存动脉干四腔心切面

A. 四腔心切面示左、右心比例大致正常;B. 心轴左偏,约为95°。LA:左心房;LV:左心室;RA:右心房;RV:右心室;L:左侧;R:右侧;DAO:降主动脉;SP:脊柱。

跨于室间隔上,最常见骑跨率约为50%,其次为大部分自右心室发出,偏左心室较为少见;仅有一组大血管瓣膜,该瓣膜可增厚、活动受限;CDFI示双侧心室血液进入该大血管,瓣膜水平常出现彩色混叠,可见舒张期反流信号;未见其他起自心室的大血管,大血管下对位不良性室间隔缺损(图4-12-2)。

在五腔心切面中,若显示主肺动脉起自共同动脉干近端,再发出左、右肺动脉,共同动脉干远端延续为升主动脉、主动脉弓部,弓上分支供应头颈部(图4-12-3),可确定为A1型CAT,若无主肺动脉起

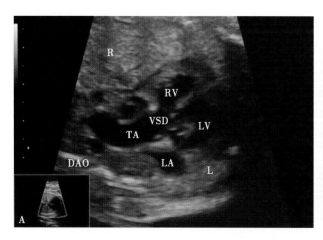
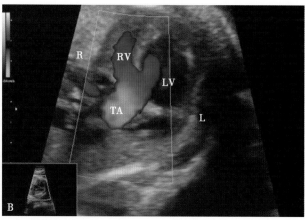

图 4-12-2 永存动脉干五腔心切面

A. 五腔心切面示仅存在一条粗大的大血管骑跨于室间隔上,骑跨率约为50%,大血管下方,室间隔上段可见回声中断;B. CDFI示左、右心室血流于收缩期共同射入动脉干。LA:左心房;LV:左心室;RV:右心室;L:左侧;R:右侧;DAO:降主动脉;TA:共同动脉干;VSD:室间隔缺损。

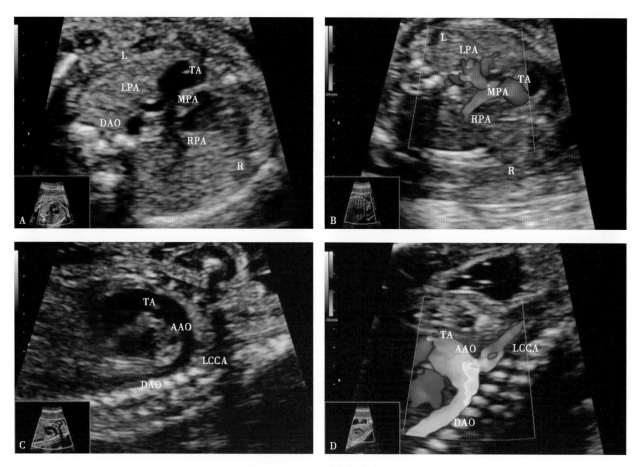

图 4-12-3 A1 型永存动脉干

A、B. 二维超声及彩色多普勒示永存动脉干右侧壁略偏后方发出一短干,为主肺动脉,远端可见左、右肺动脉分支;C、D. 一支粗大血管自心室发出,远端可见弓形结构,弓部可见头颈部分支血管。MPA:主肺动脉;LPA:左肺动脉;RPA:右肺动脉;L:左侧;R:右侧;DAO:降主动脉;TA:共同动脉干;LCCA:左颈总动脉;AAO:升主动脉。

源于共同动脉干,而仔细寻找后发现左、右肺动脉直接由动脉干近端后方或两侧发出,可确定为 A2 型 CAT(图 4-12-4);若仅有一支肺动脉起源于共同动脉干近端,另一支肺动脉由动脉导管或侧支循环供血可确定为 A3 型 CAT(图 4-12-5);若显示共同动脉干所发出的升主动脉狭小,而主肺动脉较为宽大,则需考虑存在 A4 型 CAT 的可能性(图 4-12-6),需寻找是否存在主动脉弓离断。彩色血流有助于辨别肺动脉从大动脉发出的部位,但肺动脉分支较为细小,并不容易显示,需多切面仔细寻找,其中 A1 型及 A4 型存在肺动脉主干,在五腔心切面较容易显示,其他类型左、右肺动脉可发自动脉干、主动脉弓、降主动脉或是由弓上分支发出,所以可在主动脉弓长轴切面、胸主动脉冠状切面、三血管切面、三血管 - 气管切面仔细寻找。

三血管切面仅能显示一条大血管和上腔静脉(图 4-12-7),还可在此切面寻找肺动脉起源。

【相关异常】

1. 心内畸形

(1)主动脉弓异常:CAT 常伴发右主动脉弓,占所有 CAT 的 21%～36%,主动脉弓离断占 15%,而双主动脉弓及主动脉弓发育不良较为罕见,该合并畸形可在三血管 - 气管切面进行诊断。

(2)室间隔缺损:CAT 常伴发室间隔缺损。

(3)还可伴发动脉干瓣膜发育不良、永存左上腔静脉、冠状动脉异常、肺静脉异位引流、单心房、单心室、房间隔缺损等;若出现冠状动脉异常,可能影响外科手术矫治方式,但在胎儿期并不能得到可靠诊断,需在出生后进行评估,单心房及单心室较为少见。

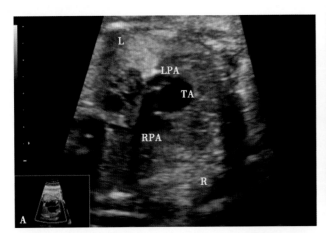
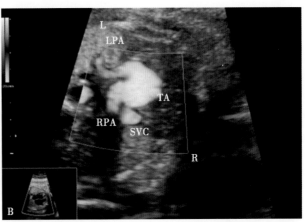

图 4-12-4 A2 型永存动脉干

二维超声(图 A)及彩色多普勒(图 B)示共同动脉干左侧及后方分别分出左、右肺动脉。LPA:左肺动脉;RPA:右肺动脉;L:左侧;R:右侧;TA:共同动脉干;SVC:上腔静脉。

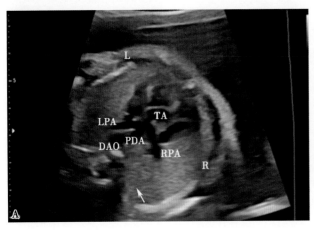
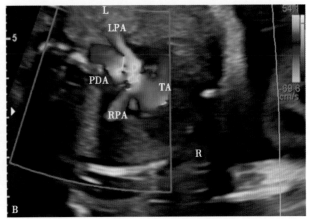

图 4-12-5 A3 型永存动脉干

灰阶(图 A)及彩色多普勒(图 B)示共同动脉干后壁发出右肺动脉,动脉导管发出左肺动脉。LPA:左肺动脉;RPA:右肺动脉;L:左侧;R:右侧;PDA:动脉导管未闭;TA:共同动脉干。

2. **心外畸形**　近一半的 CAT 患者合并有心外畸形或染色体异常。

（1）胸腺缺失或发育不良：可能与 22q11 染色体微缺失相关，三血管-气管切面中大血管与前胸壁之间为胸腺，当胸腺发育不良或缺失时，该距离缩小。

（2）染色体畸形：常见的染色体异常为 22q11 染色体微缺失，超过 1/3 的 CAT 合并有 22q11 染色体微缺失，也可伴有 21-三体综合征、18-三体综合征、13-三体综合征。

（3）遗传综合征：可合并 DiGeorge 综合征，特别是在胸腺缺失的患者中高发。

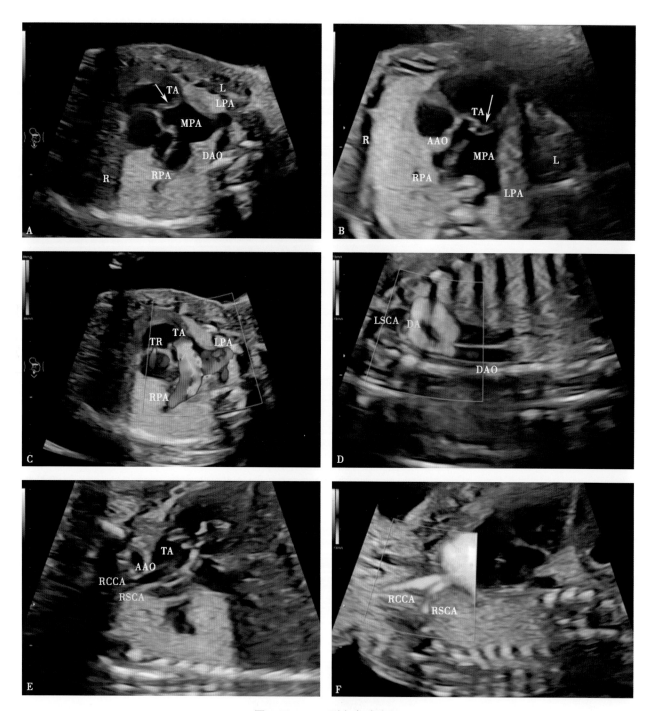

图 4-12-6　A4 型永存动脉干

A. 心底短轴切面示共同动脉干远端发出左、右肺动脉，左、右肺动脉呈囊状扩张，箭头所示为共同动脉干瓣膜显著增厚；B. 共同动脉干所发出的升主动脉狭小，而主肺动脉较为宽大，共同动脉干瓣膜（箭头）冗长，开放受限，呈穹顶样；C. CDFI 示自共同动脉干瓣膜水平出现彩色混叠，可见少许三尖瓣反流信号；D. 动脉导管远端汇入降主动脉处可见左锁骨下动脉发出；E、F. 灰阶及彩色多普勒示共同动脉干右侧壁发出细小的升主动脉，向上追踪，发出头颈部分支，远端未见正常主动脉弓结构。MPA：主肺动脉；LPA：左肺动脉；RPA：右肺动脉；L：左侧；R：右侧；DAO：降主动脉；TA：共同动脉干；AAO：升主动脉；TR：三尖瓣反流；DA：动脉导管；LSCA：左锁骨下动脉；RCCA：右颈总动脉；RSCA：右锁骨下动脉。

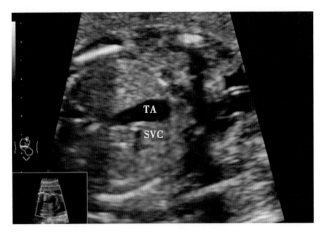

图 4-12-7 永存动脉干三血管切面

三血管切面示仅能显示一条大血管和上腔静脉。TA：共同动脉干；SVC：上腔静脉。

【鉴别诊断】

CAT 的超声特征性表现为仅见一条粗大血管骑跨于室间隔上，所以应与法洛四联症（tetralogy of Fallot，ToF）伴肺动脉闭锁、单纯 ToF、大动脉转位、右心室双出口、室间隔完整型肺动脉闭锁进行鉴别。

1. **单纯 ToF** 主要与 A1 型 CAT 相鉴别。与单纯 ToF 相似之处在于均有室间隔缺损和主动脉骑跨，但单纯 ToF 乃至重症 ToF 仍能见狭小的肺动脉起源于右心室，肺动脉瓣存在，根据肺动脉及右心室流出道梗阻的程度决定是否存在动脉导管反向供血。有时重症 ToF 时，主肺动脉管腔极细，不易辨别，仅能发现宽大主动脉骑跨于室间隔上，易与 CAT 相混淆，这时不应轻易做出诊断，应在心底短轴、三血管等切面仔细寻找主肺动脉与肺动脉分支，观察其是否与右心室流出道相连，并利用彩色多普勒显示动脉导管反向供血于肺动脉。

2. **ToF 伴肺动脉闭锁** 主肺动脉或肺动脉瓣上、瓣下区域闭锁，此时不能显示肺动脉瓣启闭，不易与 CAT 相鉴别，但一般仍能辨别出主肺动脉段残存的线样管腔或是闭锁的右心室流出道区域，当主肺动脉段缺失时，可寻找肺动脉分支，观察其是否由动脉导管或是主 - 肺动脉侧支血管进行供血。而在 CAT 中肺动脉及其分支的血液一般由共同动脉干供应。

3. **右心室双出口和大动脉转位** CAT 与大动脉转位及右心室双出口比较容易进行区分，因为虽均有室间隔缺损和大血管骑跨，但大动脉转位及右心室双出口均有两条大血管自心室发出并有两组动脉瓣膜。

4. **室间隔完整型肺动脉闭锁** 该疾病虽肺动

脉内无前向血流，但大部分主肺动脉段是存在的，可发育不良，漏斗部发育正常，只是瓣膜交界部完全融合，偶为肌性闭锁，可见动脉导管反向供血于主肺动脉及肺动脉分支，无室间隔缺损，无大血管骑跨，较易与 CAT 相鉴别。

CAT 一般存在共同动脉干瓣膜的发育异常，同时存在狭窄及关闭不全，这是其典型征象，不同于 ToF、ToF 伴肺动脉闭锁、右心室双出口等其他畸形，可以作为诊断 CAT 的佐证。

【预后评估】

CAT 预后较差，胎儿期在不合并瓣膜发育异常或其他心内外畸形时，不伴有严重的血流动力学改变，当存在共同动脉干瓣膜狭窄并关闭不全及其他心内外畸形时，发生胎儿心力衰竭、水肿，甚至胎儿死亡的可能性显著增大，所以需进行随访。出生后，肺循环阻力降低，由于压差的原因，肺循环血流量显著增加，造成体循环窃血、肺小动脉收缩、肺血管床管径变小，导致肺动脉高压及充血性心力衰竭，CAT 患儿在出生后应及时进行手术治疗，一般在 8 周以内效果最佳，但在成长过程中仍需进行多次干预治疗，具有较高的死亡风险，永存动脉干 A1 型预后较 A2 和 A3 型好，A4 型预后最差。CAT 患儿即使生存到儿童乃至青少年期，其生活质量、运动耐力及功能状态均较正常同龄人显著降低。

（袁丽君）

第十三节 主动脉弓离断

【概述】

主动脉弓离断（interrupted aortic arch，IAA），是指主动脉弓的两个相邻节段之间连续性的完全中断。其发病率约占所有先天性心脏病的 1.3%。男女比例为 1∶1。本病可单发，也可伴有其他心内畸形，如室间隔缺损、大动脉转位及右心室双出口等；亦可伴有胸腺组织缺如、低钙和免疫缺陷等先天性综合征，即 DiGeorge 综合征。

【病理与临床】

根据主动脉弓离断的部位和弓的分支情况可分为三种类型。

1. **A 型** 离断位于峡部，即锁骨下动脉分支的远端，动脉导管开口以上部位，降主动脉血流来自动脉导管。胚胎发育过程中，右侧背主动脉退化，而左侧背主动脉近端退化而中断了与左侧第 4 号动脉的连接，从而形成了 A 型主动脉弓离断。当 A 型主动脉弓离断合并迷走右锁骨下动脉时，即 A2 亚型。

2. B 型　此型最常见。胚胎发育过程中，右侧背主动脉正常退化吸收，而左侧第 4 号动脉也退化吸收，导致左颈总动脉与左锁骨下动脉之间发生中断，左锁骨下动脉起自降主动脉。当 B 型主动脉弓离断合并迷走右锁骨下动脉时，即 B2 亚型。B 型主动脉弓离断中常合并室间隔缺损，发病率为 94%～100%。

3. C 型　此型最少见。离断位于无名动脉与左颈总动脉之间，左颈总动脉与左锁骨下动脉均起自降主动脉。从胚胎发育角度来说，一般认为主动脉囊发育异常导致了此型发生。

不同类型的主动脉弓离断的发病机制有所不同，一般认为 A 型主动脉弓离断的发病与主动脉缩窄类似，可能与血流动力学的改变有关；而 B 型主动脉弓离断主要与染色体缺陷相关，50% 以上的病例可存在 22q11.2 微缺失，亦可伴有面部异常、胸腺组织缺如、低钙和免疫缺陷、智力发育异常等异常表现，即 DiGeorge 综合征。

【超声表现】

产前诊断主动脉弓离断较为困难，且与主动脉弓严重缩窄很难鉴别，因其超声表现有很多相似之处，因此容易误诊，须结合超声技术多角度多平面观察主动脉弓。

1. 四腔心切面　左、右心明显不对称，左心较右心小（图 4-13-1A），当合并有较大的室间隔缺损时，可使左、右心室间的血流更好地沟通，此时左心室可仅轻度减小（图 4-13-1B）。

2. 三血管切面与三血管 - 气管切面　连续扫查时，二维超声及彩色多普勒均可显示主动脉细窄、内径明显较肺动脉内径小，主动脉与动脉导管无交汇，与降主动脉不连续，即三血管 - 气管切面失去正常"V"形结构（图 4-13-2A、B），是主动脉弓离断的特征性超声表现。结合彩色多普勒可更清晰地显示升主动脉的分支并确定其分型。若在三血管 - 气管切面发现气管后方向胎儿右肩走行的动脉血管，应考虑迷走右锁骨下动脉的可能（图 4-13-2C）。

3. 矢状面　矢状面是诊断主动脉弓离断的重要切面，连续扫查时可见升主动脉发出后径直向胎儿颈部方向延伸，没有形成完整的主动脉弓结构，并与降主动脉连续性中断，根据中断部位不同及主动脉发出头臂动脉分支的不同，再对其进行具体分类。彩色多普勒血流有助于观察主动脉弓的连续性，也有助于评估升主动脉的走行及头臂动脉。A 型主动脉弓离断的升主动脉分支呈典型的"W"形（图 4-13-3A），B 型主动脉弓离断的升主动脉分支呈典型的"Y"形改变（图 4-13-3B），C 型主动脉弓离断的升主动脉呈典型的"I"形改变。

【相关异常】

主动脉弓离断很少孤立发生，多数合并其他心血管畸形，如室间隔缺损、大动脉转位、右心室双出口等，其中室间隔缺损是该病最常见的并发症。亦可合并有胸腺组织缺如、低钙和免疫缺陷等异常表现，即 DiGeorge 综合征。主动脉弓离断可能与染色体异常有关，尤其是 B 型主动脉弓离断常合并 22q11 缺失，因此查出本病时应进行胎儿染色体检查。

【鉴别诊断】

1. 主动脉缩窄　A 型主动脉弓离断应与主动脉缩窄进行鉴别。二者均可有左心室 / 右心室比例减小，升主动脉发出后走行均较直，升主动脉内径

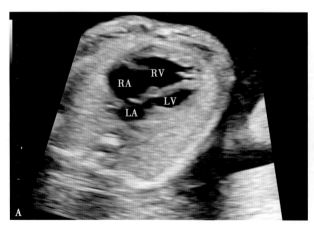
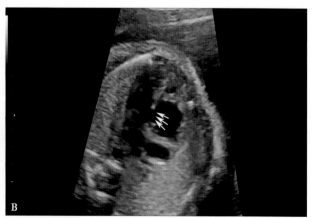

图 4-13-1　主动脉弓离断四腔心切面

A. 左心明显比右心小；B. 当合并有较大的室间隔缺损时（箭头），左心室可轻度减小。LA：左心房；LV：左心室；RA：右心房；RV：右心室。

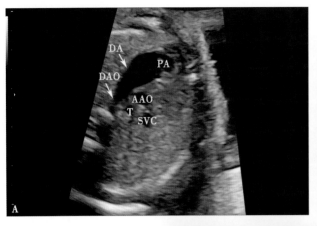
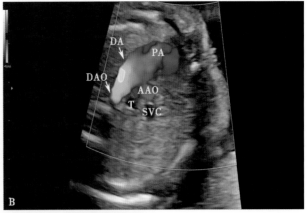
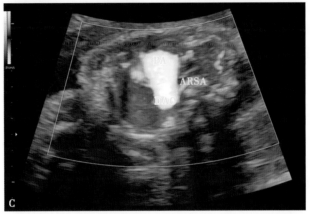

图 4-13-2 主动脉弓离断三血管切面与三血管 - 气管切面

A、B. 三血管切面二维及彩色多普勒均可显示主动脉细窄，主动脉弓连续性中断，肺动脉与动脉导管增宽并连降主动脉；C. 在三血管 - 气管切面发现气管后方向胎儿右肩走行的右锁骨下动脉。DA：动脉导管；PA：肺动脉；DAO：降主动脉；AAO：升主动脉；T：气管；SVC：上腔静脉；ARSA：迷走右锁骨下动脉。

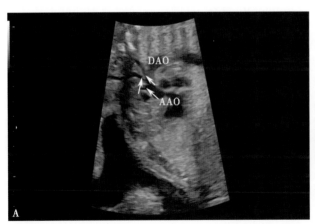
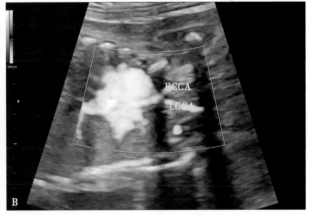

图 4-13-3 主动脉弓离断矢状面

A. A 型主动脉弓离断升主动脉分支呈典型的"W"形（箭头）；B. B 型主动脉弓离断升主动脉分支呈典型的"Y"形改变（该病例合并迷走右锁骨下动脉）。AAO：升主动脉；DAO：降主动脉；LCCA：左颈总动脉；RCCA：右颈总动脉。

较细，均可见主动脉发出三支头臂干、左颈总动脉、左锁骨下动脉。二者的区别在于主动脉缩窄时可有纤细、狭窄的峡部与降主动脉相连，而主动脉弓离断则无主动脉弓与降主动脉连接。但在某些情况下，主动脉缩窄时矢状面扫查并不能显示狭窄的峡部，易于误诊为主动脉弓离断。应结合三血管 - 气管切面对比扫查，观察主动脉是否与动脉导管汇合。

2. **动脉导管弓** 当有主动脉弓离断时，由增宽的肺动脉、粗大动脉导管及降主动脉连接构成的动脉导管弓切面很容易误以为是正常的主动脉弓而导致误诊。因此需要仔细连续扫查区分主动脉弓切面与动脉导管弓切面来鉴别。

【预后评估】

患儿出生后主动脉弓离断是一种动脉导管依赖性畸形，一旦动脉导管闭合则可导致流向降主动脉的血流严重减少，使肺动脉和右心室压力升高，同时左心室和升主动脉压力也升高，因此患儿既有压力负荷又有容量负荷，下半身血流量明显减少，可导致严重的循环障碍和心力衰竭及酸中毒，是患儿死亡的主要原因，因此产前应给予明确诊断，出生后及时应用前列腺素 E 治疗维持动脉导管开放有助于提高患儿的生存率。本病患儿自然死亡率高，出生后均需进行手术治疗，不手术者中约 75% 的患儿出生后 1 个月内死亡。但当患儿合并严重的肺动脉高压或者复杂心脏畸形时，手术死亡率较高。早期采用分期修复手术的死亡率较高，合并室间隔缺损患儿的一期修复死亡率较低。C 型主动脉弓离断手术死亡率最高，B 型略高于 A 型。

（张　颖）

第十四节　主动脉弓畸形

【概述】

主动脉弓畸形是指主动脉弓及其分支的异常。分为两类，即主动脉弓长度、大小和连续性的异常，以及主动脉弓各段组合方式的异常。由于食管和气管在解剖上和主动脉弓及分支关系密切，本节主要讲述主动脉弓各段组合方式的异常。主动脉缩窄、主动脉弓离断及主动脉弓发育不良见前面相关章节。

【病理与临床】

主动脉弓各段组合方式的异常中，有些异常只是简单的分支位置异常，而有的则是包绕气管和食管形成完全或不完全血管环，从而导致气管和食管受压，产生相关临床症状。如新生儿呼吸窘迫或轻度症状，在以后的生活中出现食管和气管受压症状，但也可没有临床症状。

1. 双主动脉弓畸形　由于右侧背主动脉未吸收导致左右侧主动脉弓均存在，形成完整的"O"形血管环包绕压迫食管和气管，产生相应的临床症状。两弓大小可以对称，但其中一弓通常高大些，75% 的病例中表现为右弓较大。少数病例可出现一弓闭锁。双侧颈总动脉和锁骨下动脉分别从左、右弓发

出，通常位置对称。根据动脉导管的不同又分为右位动脉导管、左位动脉导管、双动脉导管或是双侧动脉导管缺如四个亚型（表 4-14-1）。

表 4-14-1　动脉导管的四个亚型

导管类型	血管环类型
右位动脉导管	"C"形血管环
左位动脉导管	"U"形血管环
双动脉导管	"U"或"O"形血管环
双侧动脉导管缺如	"C"形血管环

2. 左位主动脉弓畸形

（1）左位主动脉弓伴迷走右锁骨下动脉：右侧第 4 号动脉在右颈总动脉与右锁骨下动脉起始部之间退化，导致左位主动脉弓合并迷走右锁骨下动脉。此种畸形可以根据动脉导管的不同分为左位动脉导管、右位动脉导管、双动脉导管或是双侧动脉导管缺如，其中左位动脉导管常见。胎儿期右心占主导功能，右心血液几乎均通过动脉导管进入降主动脉，因此右侧背主动脉就分担了两个功能：右心血 - 动脉导管 - 降主动脉及右锁骨下动脉的近段。这样就使右锁骨下动脉近段内径较右锁骨下动脉远段明显增宽，增宽的右锁骨下动脉近段称为 Kommerell 憩室（右主动脉弓合并迷走左锁骨下动脉、左侧动脉导管时，也存在同样的情况）。左位主动脉弓、Kommerell 憩室、右侧动脉导管及肺动脉形成了完整的血管环。

（2）左位主动脉弓伴食管后降主动脉：此种畸形非常罕见，常常是左侧背主动脉经食管后方至脊柱右侧形成右侧降主动脉，升主动脉和降主动脉位于脊柱的两侧，主动脉弓走行于食管后方。右侧第 6 号动脉残留，形成右位动脉导管，故会形成完整的血管环。

3. 右主动脉弓畸形

（1）右主动脉弓伴迷走左锁骨下动脉：主动脉弓是由右侧第 4 号动脉形成的，左侧的第 4 号动脉吸收消失，而左侧的背主动脉成为左锁骨下动脉的近段，即迷走左锁骨下动脉，走行于食管后方。

（2）右主动脉弓伴食管后左降主动脉：此病例罕见，右主动脉弓时，右侧背主动脉经食管后方至脊柱左侧形成左侧降主动脉，升主动脉和降主动脉位于脊柱两侧，主动脉弓走行于食管后方。左侧第 6 号动脉残留，形成左侧动脉导管，最终形成完整的血管环。

（3）右主动脉弓伴食管后 Kommerell 憩室：右主动脉弓合并迷走左锁骨下动脉、左位动脉导管时，左锁骨下动脉近段增宽，称之为 Kommerell 憩室。右主动脉弓、Kommerell 憩室、左位动脉导管及肺动脉形成完整的血管环。往往会合并其他心内畸形。

4. 其他畸形 ①右侧颈位主动脉弓；②孤立性锁骨下动脉，包括孤立性左锁骨下动脉和孤立性右锁骨下动脉；③孤立性无名动脉，包括孤立性左无名动脉和孤立性右无名动脉；④孤立性右颈总动脉伴迷走右锁骨下动脉；⑤孤立性左颈总动脉伴迷走左锁骨下动脉；⑥头臂动脉发出异常，如左颈总动脉与无名动脉共干。

【超声表现】

1. 右主动脉弓

（1）伴镜像颈动脉分支、左位动脉导管（右位动脉导管）：右主动脉弓上分支由近至远依次发出左侧无名动脉、右颈总动脉和右锁骨下动脉，正是左位主动脉弓分支的镜像。三血管-气管切面表现为主动脉弓位于气管的右侧，主动脉发出第一分支为左无名动脉，并在气管前方向左行走，少数情况下可以表现为右侧动脉导管连于降主动脉与右肺动脉（图 4-14-1）。

（2）伴迷走左锁骨下动脉、左位动脉导管（右位动脉导管、双动脉导管）：右主动脉弓上发出的第一支血管是左颈总动脉，依次是右颈总动脉、右锁骨下动脉和左锁骨下动脉。左锁骨下动脉起源于降主动脉起始部并向左行走于气管、食管后方。三血管-气管切面显示主动脉弓、迷走左锁骨下动脉的近段、左位动脉导管和肺动脉共同形成围绕气管的"U"形血管环。气管和食管冠状位切面上，主动脉弓位于气管的右侧，动脉导管在左侧（图 4-14-2）。当合并双侧动脉导管时，三血管-气管切面显示双侧动脉导管呈"O"形包绕气管（图 4-14-3）。

2. 左位主动脉弓

（1）伴迷走右锁骨下动脉、左位动脉导管：左位主动脉弓由近至远依次发出右颈总动脉，随后是左颈总动脉、左锁骨下动脉和右锁骨下动脉，右锁骨下动脉起源于降主动脉并向右行走于气管和食管的后方。三血管-气管切面在降主动脉起始部发出一分支，向右走行绕过气管和食管的后方，形成"C"形血管环（图 4-14-4）。

（2）伴迷走右锁骨下动脉、右位动脉导管：左位主动脉弓由近至远依次发出右颈总动脉，随后是左颈总动脉、左锁骨下动脉和右锁骨下动脉，右锁骨下动脉起源于降主动脉并向右行走于气管和食管的后方。右位动脉导管连接于右锁骨下动脉与右肺动脉间。此时，左位主动脉弓、右位动脉导管、迷走右锁骨下动脉和肺动脉干在心底包绕气管、食管形成了血管环。

3. 双主动脉弓 三血管-气管切面显示在气管周围形成环绕气管的"O"形血管环，两弓内径常不相等。动脉导管可以是左位动脉导管也可以是右位动脉导管，当显示在一个平面时图像可以为"6"或"9"字形。当一弓闭锁时，很难与分支异常的单侧弓鉴别（图 4-14-5）。

4. 颈位主动脉弓 颈位主动脉弓位置较正常动脉弓位置高，弓的顶端位于锁骨上窝、颈部。主动脉弓长轴切面显示主动脉弓顶部超过锁骨水平。三血管-气管切面观察主动脉弓及降主动脉相对于气管的关系。

【相关异常】

右主动脉弓常常合并许多典型心内畸形，例法洛四联症、共同动脉干、室间隔缺损型肺动脉闭锁、肺动脉瓣缺如、三尖瓣闭锁、右心室双出口等。当右主动脉弓单独存在不合并心内畸形时，此时仍需要进行胎儿染色体检查，例如 22q11 染色体微缺失征。

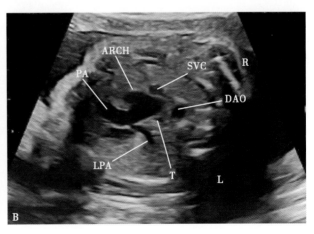

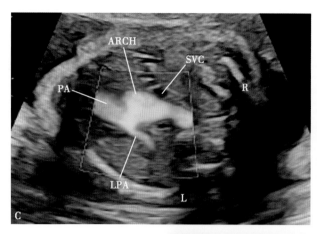
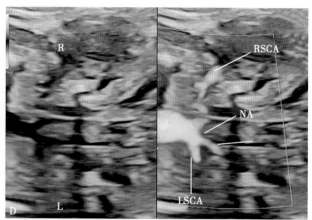
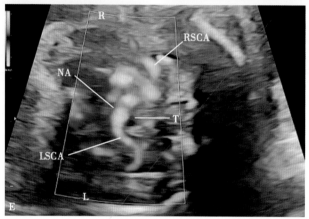

图 4-14-1　右主动脉弓、镜像颈动脉分支、左位动脉导管

A. 三血管 - 气管切面显示主动脉弓位于气管右侧与上腔静脉同侧，动脉导管较粗大，在主动脉弓中段汇入形成交通，即主肺动脉窗；B. 显示肺动脉左侧壁发出一支较细小左肺动脉；C. 彩色血流显示肺动脉与主动脉弓之间红色血流交通；D. 主动脉弓冠状切面显示主动脉弓向左侧发出无名动脉，无名动脉再依次发出左颈总动脉及左锁骨下动脉，气管右侧见右锁骨下动脉，即形成镜像颈动脉分支；E. 双侧锁骨下动脉切面显示双侧锁骨下动脉走行呈"弓箭"样，与正常走行的呈现镜像。PA：肺动脉；ARCH：主动脉弓；SVC：上腔静脉；T：气管；R：右侧；L：左侧；LPA：左肺动脉；DAO：降主动脉；LSCA：左锁骨下动脉；RSCA：右锁骨下动脉；NA：无名动脉。

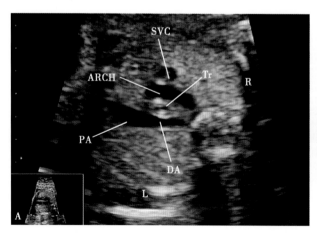
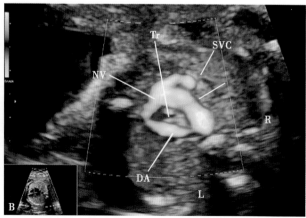

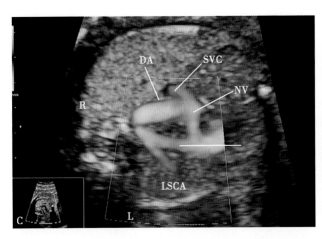
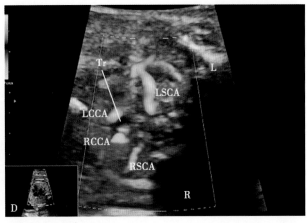

图 4-14-2 右主动脉弓、左位动脉导管、迷走左锁骨下动脉

A. 三血管-气管切面显示动脉导管与主动脉弓分别位于气管左、右两侧,形成"U"形血管环;B. 彩色血流显示无名静脉、动脉导管及右主动脉弓围成一个三角形区域,气管被包绕在中间;C. 主动脉弓与动脉导管汇合处尖端见迷走左锁骨下动脉向左肩方向走行;D. 双侧锁骨下动脉切面显示正常之"弓箭"样结构消失,两侧锁骨下动脉呈水平位发出。PA:肺动脉;ARCH:主动脉弓;SVC:上腔静脉;DA:动脉导管;Tr:气管;R:右侧;L:左侧;NV:无名静脉;LSCA:左锁骨下动脉;RSCA:右锁骨下动脉;LCCA:左颈总动脉;RCCA:右颈总动脉。

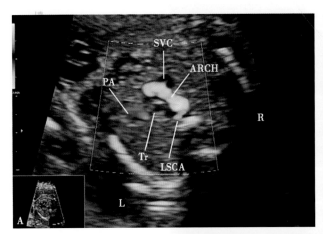
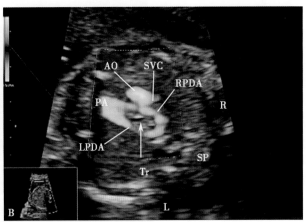
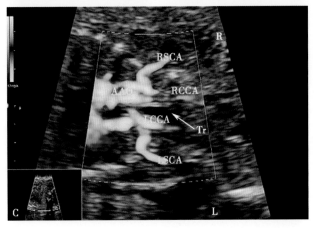

图 4-14-3 双动脉导管、右主动脉弓、迷走左锁骨下动脉

A. 三血管-气管切面显示主动脉弓位于气管右侧,与上腔静脉同侧。主动脉弓汇入降主动脉尖端发出一迷走左锁骨下动脉。肺动脉位于气管左侧。B. 显示肺动脉发出左动脉导管、右动脉导管,气管包于其内,形成"O"形血管环。C. 主动脉弓冠状切面显示主动脉弓位于气管右侧,依次发出左颈总动脉、右颈总动脉、右锁骨下动脉及左锁骨下动脉。PA:肺动脉;ARCH:主动脉弓;SVC:上腔静脉;Tr:气管;R:右侧;L:左侧;AO:主动脉;LPDA:左动脉导管;RPDA:右动脉导管;SP:脊柱;LCCA:左颈总动脉;AAO:升主动脉;RCCA:右颈总动脉;LSCA:左锁骨下动脉;RSCA:右锁骨下动脉。

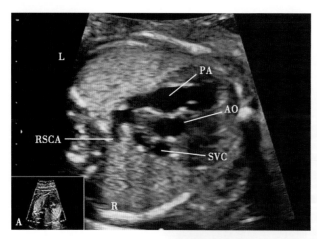
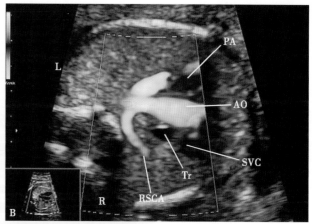
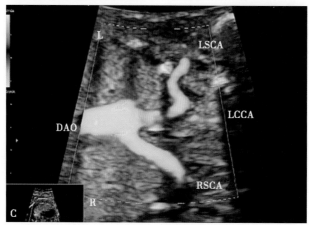

图 4-14-4　左位主动脉弓、左位动脉导管、迷走右锁骨下动脉

A. 三血管 - 气管切面显示动脉导管汇入降主动脉处尖端见一短干右锁骨下动脉发出；B. 彩色多普勒显示迷走右锁骨下动脉向右肩方向走行；C. 主动脉冠状切面显示，右锁骨下动脉从动脉导管汇入降主动脉之前发出，而并非起自无名动脉。PA：肺动脉；AO：主动脉；SVC：上腔静脉；RSCA：右锁骨下动脉；L：左侧；R：右侧；Tr：气管；DAO：降主动脉；LSCA：左锁骨下动脉；LCCA：左颈总动脉。

【鉴别诊断】

右主动脉弓伴镜像颈动脉分支需要与双主动脉弓进行鉴别。右主动脉弓伴镜像颈动脉分支时，双侧锁骨下动脉切面可以显示双侧锁骨下动脉呈现与正常相反的"弓箭"样走行；而双主动脉弓时，双侧锁骨下动脉的"弓箭"样走行不显示。右主动脉弓伴镜像颈动脉分支还需要与右主动脉弓伴迷走左锁骨下动脉鉴别，两者也可以通过快速显示双侧锁骨下动脉进行鉴别。左位主动脉弓伴迷走右锁骨下动脉时，迷走右锁骨下动脉在三血管 - 气管切面需要与向右侧走行的奇静脉鉴别，奇静脉显示为静脉频谱，汇入上腔静脉，而迷走右锁骨下动脉为动脉频谱，向右侧上肢走行。

【预后评估】

临床上不同类型的血管环在患儿出生后，可以产生不同程度的气管和食管压迫症状。几乎所有解剖性血管环都会出现显著的气道症状。启动早期且适宜的外科治疗，对于避免缺氧或窒息发作后的严重并发症是非常重要的，如若延迟治疗可能会导致进一步的气管支气管损害甚至猝死。双主动脉弓、右主动脉弓伴左锁骨下动脉并左位动脉导管，这两者属于有临床意义的血管环，需要根据症状选择外科手术矫治。

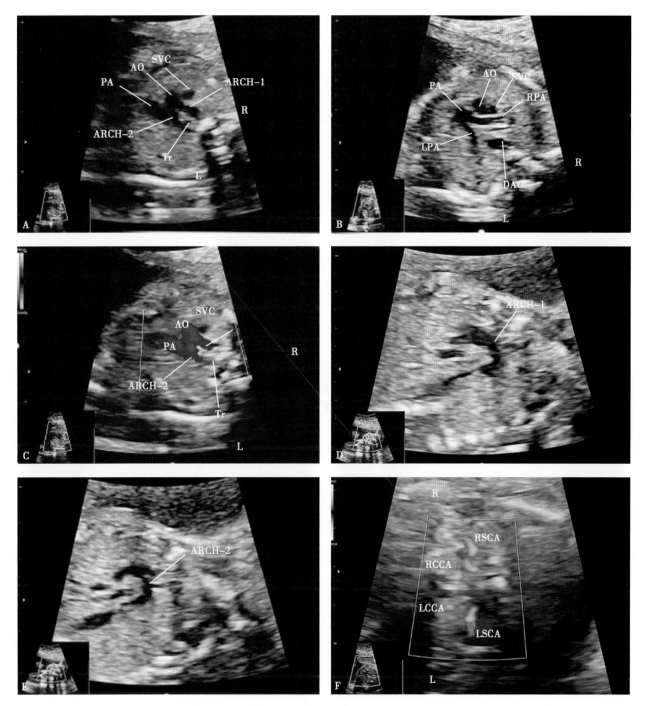

图 4-14-5 双主动脉弓、左位动脉导管

A. 三血管 - 气管切面显示肺动脉、主动脉弓、上腔静脉按照自左向右、自前向后的顺序排列，主动脉弓汇入降主动脉之前发出两分支，分别为主动脉弓 1（ARCH-1）和主动脉弓 2（ARCH-2），气管走行于两主动脉弓之间。胸主动脉略偏右侧走行。B. 肺动脉发出左、右肺动脉分支。C. 彩色多普勒显示主动脉弓 1 及主动脉弓 2 血液充盈良好。D. 主动脉冠状位显示主动脉弓 1，曲度欠光滑。E. 探头侧动，可显示主动脉弓 2，弓内径细，曲度欠光滑。F. 显示左位主动脉弓发出左颈总动脉及左锁骨下动脉，右主动脉弓发出右颈总动脉及右锁骨下动脉。PA：肺动脉；AO：主动脉；SVC：上腔静脉；ARCH：主动脉弓；Tr：气管；L：左侧；R：右侧；LPA：左肺动脉；RPA：右肺动脉；DAO：降主动脉；LCCA：左颈总动脉；RCCA：右颈总动脉；LSCA：左锁骨下动脉；RSCA：右锁骨下动脉。

（袁丽君）

第十五节　肺静脉异位引流

【概述】

肺静脉异位引流（anomalous pulmonary venous connection，APVC）是指全部肺静脉或部分肺静脉未连接至左心房，而是直接或间接连接至右心房，从而导致肺静脉血与体静脉血在右心房内汇合而产生的先天性心脏畸形。若所有肺静脉均直接或通过共同肺静脉干连接至右心房则为完全型肺静脉异位引流（total anomalous pulmonary venous connection，TAPVC），其发病率占所有先天性心脏病的 1.5%～3%。若不足四支或部分肺静脉与右心房连接，而剩余的肺静脉与左心房连接，则为部分型肺静脉异位引流（partial anomalous pulmonary venous connection，PAPVC）。肺静脉异位引流可单发，也可伴有其他心内畸形，多见室间隔缺损，圆锥动脉干畸形亦十分常见，其他如法洛四联症、右心室双出口及大动脉转位等，也可合并房室隔缺损、肺动脉闭锁等畸形。此外，肺静脉异位引流也可是异构综合征的心内表现之一，可伴有无脾、多脾症等内脏畸形。

【病理与临床】

胚胎时期，原始肺静脉丛融合形成共同肺静脉干并连接左心房后壁。随后，共同肺静脉干逐渐发育形成左、右两支静脉血管，随后又各自发育形成两个分支，最终发育形成四支肺静脉。正常情况下，原始肺静脉丛与内脏静脉丛的连接退化吸收，共同肺静脉干与原始左心房融合后，四支肺静脉各自连接左心房。若在胚胎发育过程中，共同肺静脉干闭锁，使其不能连接至左心房，同时原始肺静脉丛与内脏静脉丛存在残留连接，从而形成了肺静脉异位引流。

完全型肺静脉异位引流时，根据肺静脉不同的引流途径分为 4 种类型。

1. **心上型**　四支肺静脉在心房后方汇合形成一略膨大的共同肺静脉池，通过共同肺静脉干向上走行连接至上腔静脉或通过垂直静脉连接至左无名静脉然后汇入上腔静脉。其中通过垂直静脉连接左无名静脉最为常见。

2. **心内型**　四支肺静脉汇合后可通过共同肺静脉干连接至冠状静脉窦并汇入右心房，或者共同肺静脉干可直接汇入右心房或四支肺静脉分别汇入右心房。

3. **心下型**　四支肺静脉汇合后形成共同肺静脉干，通过垂直静脉向下走行穿膈肌进入肝脏后汇入门静脉系统，最终经下腔静脉回流入右心房。垂直静脉亦可通过其他静脉系统（静脉导管、肝静脉及脾静脉等）汇入下腔静脉，抑或直接连接下腔静脉。

4. **混合型**　最为罕见，肺静脉通过上述两种或两种以上的方式连接至右心房。混合型中最为常见的是左上肺静脉通过垂直静脉连接左无名静脉，其他肺静脉则引流入冠状静脉窦。

部分型肺静脉异位引流时其肺静脉的引流类型较为复杂，其左、右肺静脉均可通过不同途径连接至右心房，在此不逐一介绍。另外，根据异位连接的肺静脉数目，还可分为单支连接、双支连接及三支连接等类型。

【超声表现】

因胎儿肺静脉血流量小且速度低，所以追踪肺静脉的走行和汇入终点较为困难，这也是胎儿肺静脉异位引流容易漏诊、误诊的原因。建议扫查胎儿肺静脉时采用高分辨率血流成像（high-definition flow imaging，HDFI），相对于传统的多普勒技术其灵敏度高，受声束与血流方向夹角影响小，对显示细小静脉血管有明显的优势。

1. 四腔心切面示左、右心比例正常或右心轻度增大，左心房后壁与降主动脉之间的距离增大，该间隙内可见不规则管状无回声区。开启 HDFI，可发现左、右肺静脉血流汇入左心房后方管状结构。此外，左心房壁较为光滑，未见肺静脉直接连接并进入左心房。

2. 心房后方的管状结构实际上为共同肺静脉池。因未见肺静脉进入左心房，所以应高度怀疑肺静脉异位引流的可能。追踪心房后方共同肺静脉池的引流及最终汇入位置可得出明确诊断。

（1）心上型：扫查至三血管 - 气管切面时可发现肺动脉的左侧出现另一血管（图 4-15-1A），稍转动声束角度，发现该血管汇入上腔静脉，肺动脉左侧的血管其实为扩张的左侧无名静脉（图 4-15-1B）。将探头声束角度由横断面方向转至近矢状面方向，发现肺动脉左侧的血管（左无名静脉）与心房后方的共同肺静脉池有管状沟通，HDFI 可明确血流方向为共同肺静脉池血流向上连接左无名静脉（图 4-15-1C）。至此可明确心上型肺静脉异位引流的诊断。

（2）心内型：四腔心切面基础上稍偏移声束角度，使声束切过房室环，发现冠状静脉窦扩张。沿扩张冠状静脉窦连续扫查，发现其与心房后方的共同肺静脉池相连接（图 4-15-2）。至此可明确心内型肺静脉异位引流的诊断。

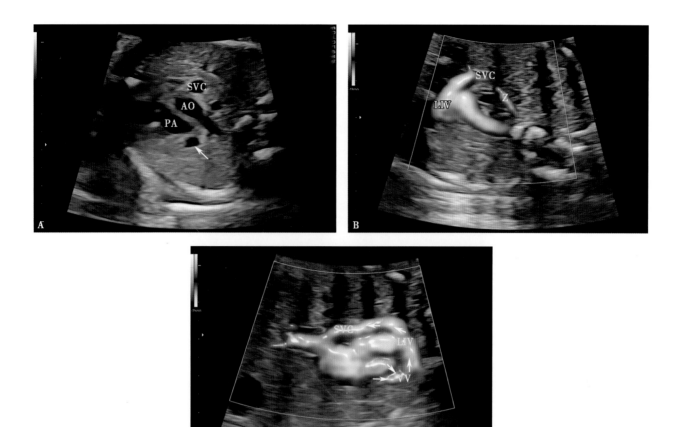

图 4-15-1　心上型肺静脉异位引流

A. 三血管 - 气管切面发现肺动脉的左侧出现另一血管（箭头）；B. 彩色多普勒显示该血管连接入右上腔静脉；C. 矢状面可见肺静脉汇合后经左无名静脉向上汇入右上腔静脉。PA：肺动脉；AO：主动脉；SVC：上腔静脉；LIV：左无名静脉；Z：奇静脉；VV：垂直静脉。

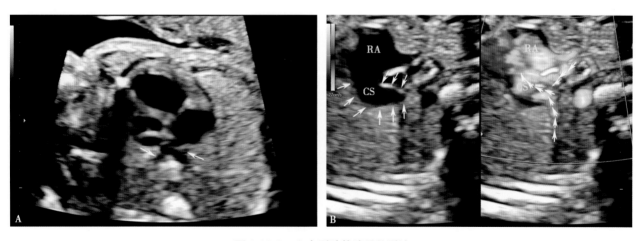

图 4-15-2　心内型肺静脉异位引流

A. 四腔心切面可见左心房后方共同肺静脉池（箭头）；B. 非标准四腔心切面可见肺静脉通过扩张的冠状静脉窦汇入右心房（箭头）。CS：冠状静脉窦；RA：右心房。

（3）心下型：追踪心房后方共同肺静脉池的引流方向，当探头声束转至近矢状面时，发现其连接一血管在降主动脉旁走行，HDFI 显示该血管与降主动脉血流方向相同，该血管为向下走行的垂直静脉，向下穿膈肌后可连接下腔静脉或肝门静脉（图 4-15-3）。至此可明确心下型肺静脉异位引流的诊断。

部分型肺静脉异位引流在产前诊断极为困难，当只有部分肺静脉血液回流到右心房时，并不引起右心房室的异常增大，因此极易漏诊。四腔心切面扫查时需仔细观察四条肺静脉汇入左心房壁的切迹，若左心房壁完整连续，彩色多普勒血流显示一条或者多条肺静脉不能正常进入左心房，此时高度怀疑部分型肺静脉异位引流的可能。随后仔细扫查异常肺静脉走行及汇入情况。在 1 例部分型肺静脉异位引流病例中，我们发现右肺静脉汇入左心房，而左肺静脉未连入左心房，在三血管 - 气管切面发现肺动脉左侧额外多出一血管，其汇入上腔静脉，转动探头声束至矢状面，发现左肺静脉汇合后再汇入肺动脉左侧的血管（左无名静脉），并汇入上腔静脉（图 4-15-4）。

【相关异常】

肺静脉异位引流可单发，亦可合并室间隔缺损及圆锥动脉干畸形等多种心内畸形。此外，肺静脉异位引流亦可是左侧异构的表现之一，可同时合并胎儿肺脏及腹部脏器的异常，详见本章第八节。

【鉴别诊断】

不同类型的胎儿肺静脉异位引流主要应与永存左上腔静脉连接冠状静脉窦进行鉴别。心上型肺静脉异位引流与永存左上腔静脉，两种畸形均可在三血管 - 气管切面上发现肺动脉左侧出现一额外的静脉血管。心内型肺静脉异位引流连接冠状静脉窦与永存左上腔静脉连接至冠状静脉窦两种畸形均可发现冠状静脉窦扩张，需进行鉴别。鉴别时只需将探头声束转至近矢状面：心上型肺静脉异位引流发现共同肺静脉腔 - 垂直静脉 - 左无名静脉，心内型肺静脉异位引流发现扩张冠状静脉窦连接心房后方的静脉血管（共同肺静脉腔），永存左上腔静脉发现扩张冠状静脉窦连接左无名静脉。此外，表 4-15-1 对心上型及心下型肺静脉异位引流的垂直静脉与左上腔静脉在横断面与矢状面上进行了鉴别。

【预后评估】

正常胎儿左、右心房之间均存在卵圆孔结构，使下腔静脉血流大部分通过卵圆孔进入左心房。胎儿肺静脉异位引流时肺静脉回流入右心房，因心房水平的卵圆孔结构一般不会导致右心容量负荷的显著增加，所以对胎儿心脏的发育影响较小。胎儿出生后，若存在完全型肺静脉异位引流，则会对血流动力学产生严重影响，患儿会早期出现发绀及较为严重的肺动脉高压，未手术者中的 50% 在生后 3 个月内死亡，80% 以上在 1 岁内死亡。若同时存在肺静脉梗阻及 / 或心房水平分流受限，则预后更差。此外，完全型肺静脉异位引流术后若出现肺静脉与左心房吻合口狭窄或梗阻，则预后较差。

部分型肺静脉异位引流患儿可存在右心房增大、房间隔缺损或卵圆孔未闭，血氧饱和度可轻度减低，该类型患儿预后良好，手术治疗可根治。

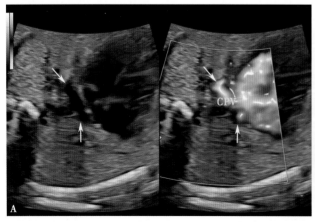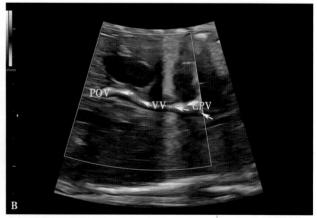

图 4-15-3 心下型肺静脉异位引流

A. 四腔心切面可见左心房后方共同肺静脉池（箭头）；B. 矢状面可见肺静脉汇合后经过垂直静脉汇入门静脉（箭头）。CPV：共同肺静脉；POV：门静脉；VV：垂直静脉。

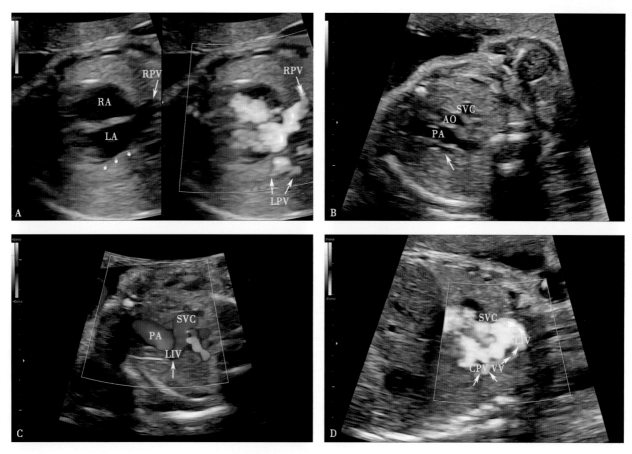

图 4-15-4　心上型肺静脉异位引流

A. 四腔心切面可见右肺静脉汇入左心房，左肺静脉未见汇入左心房；B. 三血管 - 气管切面发现肺动脉的左侧出现另一血管（箭头）；C. 彩色多普勒显示该血管连接入上腔静脉（箭头）；D. 矢状面可见肺静脉汇合后经左无名静脉向上汇入上腔静脉（箭头）。LA：左心房；RA：右心房；RPV：右肺静脉；LPV：左肺静脉；PA：肺动脉；AO：主动脉；SVC：上腔静脉；LIV：左无名静脉；CPV：共同肺静脉；VV：垂直静脉。

表 4-15-1　垂直静脉与左上腔静脉的鉴别

超声观察切面	垂直静脉		左上腔静脉进入冠状静脉窦
	心上型	心下型	
横切面			
四腔心切面			
左心房 / 右心房	减小 / 正常	减小 / 正常	减小 / 正常
异常结构	左心房后方的血管结构	左心房后方的血管结构	扩张的冠状静脉窦
三血管 - 气管切面			
右上腔静脉	扩张	正常	减小 / 消失
异常结构	肺动脉左侧有一异常静脉血管	无	肺动脉左侧有一异常静脉血管
矢状面			
额外血管的血流方向	向头侧	向足侧	向足侧
下腔静脉	正常	扩张	正常

（张　颖）

第十六节 心脏肿瘤

【概述】

心脏肿瘤（cardiac tumor, CT）是一种少见的胎儿心脏疾病，发病率为 0.08%～0.20%，占胎儿心脏畸形的 2.8%。胎儿心脏肿瘤中约 90% 为良性，最为常见的是横纹肌瘤，占胎儿期原发心脏肿瘤的 60%～86%，其次常见的是畸胎瘤和纤维瘤，其他比较少见的如血管瘤、黏液瘤、间皮瘤等。胎儿心脏恶性肿瘤的发生率非常低，但预后差。

【病理与临床】

胎儿心脏肿瘤的病因不明，有报道与母亲吸毒有关。胎儿心脏肿瘤分为良性和恶性两类。良性肿瘤包括横纹肌瘤、畸胎瘤、纤维瘤、平滑肌瘤、黏液瘤、间皮瘤、血管瘤、嗜酸细胞瘤等。恶性肿瘤包括横纹肌肉瘤、恶性畸胎瘤、血管肉瘤等。

胎儿心脏肿瘤的临床预后与肿瘤的类型、大小、数目、位置及对胎儿心脏造成的血流动力学影响有关，故胎儿心脏肿瘤可以没有任何症状，也可以出现明显的血流动力学改变引起血流梗阻、房室瓣狭窄、恶性心律失常、严重心功能障碍、大量心包积液等病理改变，是胎儿水肿、胎儿窘迫、死胎和新生儿早期死亡的直接原因。如肿瘤较小，可随诊观察；如肿瘤生长较快，其并发症危及胎儿生命则须终止妊娠；其中一部分肿瘤，如心脏横纹肌瘤在观察随诊中可减小或消失。

胎儿心脏肿瘤常单独发生，不合并其他心脏或器官畸形。只有心脏横纹肌瘤常合并结节性硬化症，伴有其他器官异常尤其是中枢神经系统异常。

【超声表现】

心脏肿瘤中最为常见的是横纹肌瘤，约占胎儿心脏肿瘤的 58%，心脏横纹肌瘤并非真性肿瘤，基本属于心肌错构瘤。怀孕妇女无特殊表现，多在产科常规超声检查中发现。胎儿心脏横纹肌瘤是一种起源于间叶组织的良性肿瘤，其致病基因位于 9q34 的 *TSC1* 基因和位于 16p13 的 *TSC2* 基因，病理结构为横纹肌细胞。镜检可见肿瘤细胞与正常心肌分界明显，但无包膜，胞质内有细丝在核周呈放射状分布，部分可见横纹，形成特征性的"蜘蛛细胞"。

胎儿心脏横纹肌瘤通常无蒂，生长于心肌内，多位于室间隔或左、右心室的游离壁；偶可见于房室沟、乳头肌、心房或心包内，表面光滑，边界清晰，呈分叶状，无包膜。超声表现为心腔内及心包腔内可见实质性强回声肿块，呈圆形或卵圆形，以左心室为好发部位，其次为室间隔及右心室，也可发生在心房，肿块边界清晰，内部回声均匀，可单发也可多发，大小不一，肿块可随心动周期有一定的活动度，肿块较小者无明显血流动力学改变（图 4-16-1、图 4-16-2），肿块较大者可阻塞流入道或流出道，阻塞处血流明亮呈花色血流，频谱多普勒测量血流速度明显增高，也可引起瓣膜反流。若阻碍上、下腔静脉回流，可引起胎儿心包积液及非免疫性胎儿水肿。部分患者也可出现心律失常或沃-帕-怀综合征（Wolff-Parkinson-White syndrome）。冠状动脉系统受累也可能导致自发性死亡。

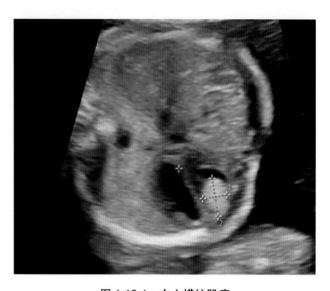

图 4-16-1 右心横纹肌瘤

胎儿右心室近心尖部可见一大小约 9.8mm×7.0mm 的中等回声（光标）。

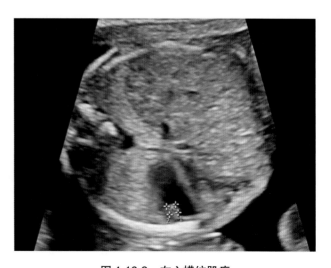

图 4-16-2 左心横纹肌瘤

胎儿左心室近心尖部可见一大小约 4.1mm×3.5mm 的中等回声（光标）。

横纹肌瘤通常在孕20～30周可以被检测到，随着孕周的增长，胎儿心脏横纹肌瘤可增长，也可退缩。出生后早期，约80%的病例有不同程度的缩小趋势，甚至自然消失，提示妊娠期母体激素或宫内其他的环境因素对心脏横纹肌瘤的发生及生长起着重要作用。

【相关异常】

胎儿心脏横纹肌瘤与结节性硬化症（tuberous sclerosis，TSC）密切相关，多发和近50%单发较大的胎儿心脏横纹肌瘤合并TSC。TSC是一种常染色体显性遗传的神经皮肤综合征，由TSC基因突变引起，其表现形式与年龄有关，产前可根据心脏横纹肌瘤合并室管膜下或皮层结节或肾脏病变诊断TSC。胎儿心脏横纹肌瘤可能是产前TSC的最早表现形式，肾脏错构瘤常发生于成年后。其临床特征性三联征为癫痫、智力低下及面部血管纤维瘤，常可累及脑、皮肤、心脏及肾脏等多个系统，心脏横纹肌瘤是较常伴发疾病之一，有时胎儿心脏横纹肌瘤是TSC的唯一临床表现。也有报道TSC患者可伴有先天性心脏畸形，如法洛四联症、左心发育不良综合征等。

脐带穿刺、绒毛膜取样或羊膜穿刺术对TSC复合物TSC1和TSC2进行基因检测来诊断TSC。若患有癫痫家族史、慢性头痛或轻微的皮肤病变（结节、牛奶咖啡斑）也可以确诊，我们建议所有患横纹肌瘤的胎儿都进行基因咨询。

【鉴别诊断】

1. 与正常组织的鉴别　如心腔内的乳头肌、心室内点状强回声、右心室调节束肥大、左心室异常肌束等。胎儿心脏良恶性肿瘤的鉴别见表4-16-1，胎儿心脏肿瘤的鉴别见表4-16-2。

表4-16-1　胎儿心脏良恶性肿瘤的鉴别

鉴别点	良性肿瘤	恶性肿瘤
形态	规则	分叶状或不规则
内部回声	均匀	不均匀
基底	窄	宽
蒂	多有	多无
浸润性	无	有
活动度	幅度大	幅度小或固定不动
长径/基底直径之比	多>2	多<2
心包积液	少数有积液	多数有积液

表4-16-2　胎儿心脏肿瘤的鉴别

肿瘤类别	发生部位	超声特点
横纹肌瘤	常发生于室壁或心腔内，多为多发，心房及心包腔很少受累	边界清晰，圆形或卵圆形、均质的高回声。肿块可随心动周期有一定的活动度
纤维瘤	常单发，好发于心室肌或室间隔，肿块体积较大	表现为高回声，常有钙化及囊性变
畸胎瘤	多起源于心包，肿瘤靠近主动脉或肺动脉	因含有钙质、骨骼和脂肪，超声表现为混合性回声肿块，并伴有声影，可有脂液分层，易合并心包积液
血管瘤	多发生于右心房	表现为混合性回声，伴囊性变及钙化。心脏舒缩之后，会出现明显变形
黏液瘤	多发于左心房，以蒂或宽的基底附着于卵圆窝，形态较为完整	质地较软，回声中等。随心动周期会出现大幅度的往返运动

2. 与其他胸腔疾病鉴别　如心肌肥厚、心腔血栓、肺内疾病、纵隔内疾病。对合并大量心包积液的心包内肿块，要警惕是否心包外病变挤压所致。

【预后评估】

胎儿的预后取决于肿瘤的类型、大小、发生部位、疾病的严重程度，如有无合并严重血流动力学障碍、心律失常、心力衰竭等进行综合判断。对于原发性胎儿恶性心脏肿瘤，一旦发现应当立即终止妊娠，防止其对母体发生的潜在危害。对于无症状且心功能正常的胎儿良性心脏肿瘤不需产前治疗，只需定期对胎儿进行超声随访，如无严重并发症，应尽可能延长胎儿宫内生长时间。若出现严重的并发症，应适时终止妊娠。

胎儿心脏横纹肌瘤依其发生部位、数量、大小决定其临床表现，预后差异较大。心脏横纹肌瘤在孕32周可能会停止生长或体积相对缩小，小部分仍有宫内继续生长的趋势。单发横纹肌瘤，特别是小的单发肿瘤，在排除结节性硬化症"三联征"后，常在2岁之前自行消失，因此对无症状心功能正常的患儿不需手术治疗，只需定期对患儿进行超声随访。肿瘤较大者，因可引起血流阻塞，导致心功能减低，可出现明显胎儿水肿，严重者可危及胎儿生命，应终止妊娠或外科手术处理。

（刘　琳）

第十七节　心律失常

【概述】

胎儿心律失常属于胎儿心脏传导系统异常。近年来胎儿心律失常的检出率逐年增高，发病率为1%～2%，因为部分心律失常可自行缓解，所以实际发生率应更高。产后心律失常的常规诊断方法是心电图，可对心率、心房和心室电活动的形态和时序特征进行评估，然而产前进行胎儿心电图检查是十分困难的，胎儿期还可进行胎儿心磁图、胎心监护及胎儿超声心动图检查，其中胎儿超声心动图是产前最好的检查方法。临床上，胎儿心律失常大多由临床听诊首先发现，但听诊并不能对胎儿心律失常进行准确分型，所以随着胎儿超声心动图技术的进步，胎儿超声心动图在心律失常中的应用愈加广泛，可以综合使用 M 型超声、脉冲多普勒超声、组织多普勒等技术对胎儿心律失常进行诊断。

【病理与临床】

心血管系统是胚胎发育过程中第一个形成且发挥功能的系统，在人的一生中心血管系统需要不断地将血液泵向全身，这个重要的循环对于全身所有器官的氧气和营养物质的供给是必不可少的。为了保证完成该过程，心血管系统不仅发育出多个心腔、瓣膜组织及外周循环系统，还为保证该系统具有主导性的搏动从而发育出具有极性和主动起搏能力的电传导系统，使得心脏具有同步收缩功能及特定节律。原始心管在孕 12 天出现搏动，直至孕 16 周胎儿心脏传导系统才发育成熟。正常心脏传导系统包括窦房结、结间束、房室结、房室束、左右束支和浦肯野纤维，由特殊的心肌细胞组成。其中窦房结和房室结都位于心房，两者间由结间束连接。窦房结位于冠状沟末端，上腔静脉开口与右心房交界处的外侧，是一种特化的肌性组织，主要由细胞外基质及小胶质细胞组成，受周围副交感神经节支配，是正常心律的起搏点，以一定频率规律发出电信号，并按顺序激活心脏各部分，使心房和心室肌组织按一定顺序和节律进行去极化和除极化，使得心腔能够协调一致地充盈和排空。窦房结所发出的冲动经结间束传导至房室结，结间束一般是肌束中的移行细胞区，是结间的优先传导通路，能够让心房冲动优先传导。房室结扮演接收器的作用，接收心房传来的冲动，并将冲动传导速度减慢后传向心室。房室结继续分出房室束、左、右束支及浦肯野纤维向

心室发放冲动，从房室结向传导束最关键的变化是传导束通过纤维组织与相邻心肌之间绝缘，使得心房电信号不会绕过房室结向下传导，所有的心房电信号均从房室结传导。心律失常是指心脏电活动的起源部位、频率、节律及激动次序发生异常，这些异常都能导致心腔异常的充盈和排空，所以心律失常评估内容包括房室收缩顺序，房、室率的比例，心房、心室的活动规律。在整个妊娠期，胎儿心率范围会发生变化，在早孕期，胎儿心率范围为 110～180 次 /min，至第 9 周达到最快心率，后直至晚孕期心率范围为 120～160 次 /min，接近分娩时，心率稍有所减低。正常窦性节律中，胎心率一般范围为 120～160 次 /min，心房收缩后心室再收缩，呈 1:1 的关系。

大部分心律失常发生短暂，对血流动力学的影响较少，为良性的，其中房性异位搏动是最常见的。而持续性胎儿心律失常会引起血流动力学紊乱，如心功能不全、心输出量降低，导致胎儿心力衰竭及非免疫性胎儿水肿，直至胎死宫内。持续性胎儿心律失常约占所有心律失常的 10%。

胎儿心律失常根据节律异常可分为三类，分别为不规律性心律失常、心动过速及心动过缓。①不规律性心律失常最为常见，包括房性期前收缩及室性期前收缩，房性期前收缩较室性期前收缩更为常见；②胎儿心率超过 180 次 /min 称为快速型心律失常，包括窦性心动过速、室上性心动过速、心房颤动、心房扑动、交界性心动过速和室性心动过速；③胎儿心率低于 100 次 /min 称为心动过缓，包括窦性心动过缓及房室传导阻滞。

胎儿心律失常的原因有多种，包括胎儿心脏结构或传导系统缺陷、宫内感染、胎儿缺氧、遗传因素、脐带因素、孕妇自身免疫性疾病，以及孕妇孕期药物、酒精等服用史等。

1. 胎儿心脏结构或传导系统缺陷　如室上性心动过速一般是因为心房、心室间存在房室传导旁路，从而建立折返性通路所致；而Ⅲ度房室传导阻滞常合并单心室、大动脉转位、房室隔缺损等复杂先天性心脏病，此类心律失常预后较差。

2. 宫内感染、胎儿缺氧及脐带因素　若出现宫内感染及胎儿早期缺氧，胎儿可表现为心率过快；若出现胎儿感染性心肌病，可导致完全性房室传导阻滞；若出现脐带受压，会导致窦性心动过缓。

3. 遗传因素　如遗传性长 Q-T 综合征，被认为是一种常染色体显性遗传疾病，是儿童期和年轻人

发作性晕厥和心源性猝死的主要原因，是由编码心肌离子通道蛋白的基因发生突变造成的，可引起钠、钾离子通道功能异常。

4. 孕妇自体患免疫性疾病 若孕妇患有系统性红斑狼疮或干燥综合征，需对母体 SSA/SSB 抗体进行检测，因为母体该类抗体水平增加，会通过胎盘进入胎儿体内，对胎儿传导系统产生损伤，导致完全性房室传导阻滞。

5. 孕妇孕期药物、酒精等服用史 孕妇孕期服用 β 受体阻滞剂会导致胎儿心动过缓，服用 β 受体激动剂会导致胎儿心动过速；孕妇若服用咖啡，或有饮酒史及吸烟史，容易导致胎儿房性期前收缩。

【超声表现】

1. 超声心动图表现 胎儿心律失常的常用诊断方法为胎儿超声心动图，胎儿超声心动图可以显示由心电活动引起的心房及心室机械运动或血流相关的活动，一定程度上可反映心电活动。多用 M 型及多普勒超声进行评价。

（1）运用 M 型超声可以记录心肌不同部位的机械活动：常用的方法是将 M 型取样线在四腔心切面经过近房室沟的心房游离壁和与其相对的心室游离壁（图 4-17-1），可以同时显示心房和心室的运动节律、运动时间顺序及心房和心室活动的相互关系。M 型超声心动图技术在图像质量良好且胎位合适时简便易行，如果图像质量不好时应选择脉冲多普勒技术。近年来解剖 M 型技术运用于胎儿超声心动图检查，胎方位对 M 型技术的限制得到明显改善，使 M 型技术的适用范围大大提高。

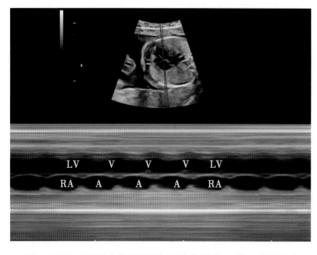

图 4-17-1 四腔心切面评估心脏节律的正常 M 型图形
M 型取样线直接通过右心房、左心室游离壁，观察房室运动节律。正常窦性节律时，每一次心房收缩之后接着一次心室收缩。LV：左心室；RA：右心房；V：心室收缩波；A：心房收缩波。

（2）运用脉冲多普勒超声心动图分析心脏各结构的血流频谱：使用频谱多普勒可以更精确地评估心脏活动的时间点，以此来检测胎儿心律失常。检测内容同样需同时包括代表心房、心室的频谱。静脉频谱的 A 波及房室瓣 A 峰发生在心房去极化后，与心电图的 P 波对应，可以反映是否存在房性异位起搏点及心房率的变化；主、肺动脉频谱及左心室流出道频谱代表心室射血，发生在心室去极化后，与 QRS 波对应，可以反映是否存在异位起搏点及心室率的变化。从 A 波的起始到主、肺动脉频谱及左心室流出道频谱的起始代表房室间期，与心电图 PR 间期相对应，可以反映房室传导是否存在异常。两次心室射血起始点间的时间间距为 V-V 间期，而两次 A 波间的时间间距为 A-A 间期（图 4-17-1）。评价方法包括以下三种，一种方法是同时记录肺动、静脉血流频谱，进行时相、峰值速度及速度时间积分（velocity time integral，VTI）的测量（图 4-17-2）；一种方法是同时记录上腔静脉和升主动脉的血流频谱（图 4-17-3）；还有一种方法是同时记录左心室流入道与流出道的频谱（图 4-17-4）。正常胎心搏动中，各波型间均有固定关系。如果出现心律失常，各波峰形态、时间间距必然会出现变化，利用各波峰形态、时间间距，分析各波之间的相互关系，可明确异常起搏的部位、传导形式、频率等，从而做出诊断。

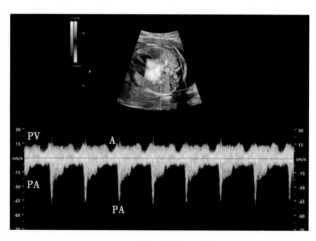

图 4-17-2 肺动、静脉多普勒波形
利用脉冲多普勒记录胎儿肺动、静脉多普勒波形，观察时间间期。肺静脉 A 波的起始为心房收缩，肺动脉射血的起始为心室收缩。PA：肺动脉；PV：肺静脉；A：肺静脉 A 波。

（3）组织多普勒成像技术可以直接分析胎儿心脏心肌的运动：脉冲多普勒技术会受到负荷状态、心率等因素的影响，而组织多普勒技术直接取样心房及心室壁的运动，更加准确，但应用较为受限。

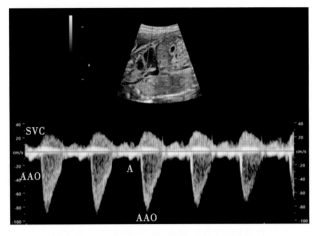

图 4-17-3　升主动脉与上腔静脉多普勒波形

利用脉冲多普勒记录胎儿升主动脉与上腔静脉多普勒波形，观察时间间期。上腔静脉 A 波的起始为心房收缩，升主动脉射血的起始为心室收缩。AAO：升主动脉；SVC：上腔静脉；A：上腔静脉 A 波。

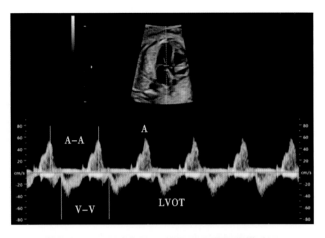

图 4-17-4　左心室流入道及流出道多普勒波形

利用脉冲多普勒记录胎儿左心室流入道及流出道多普勒波形，观察时间间期。二尖瓣 A 峰的起始为心房收缩，左心室流出道射血的起始为心室收缩。A-A：A-A 间期；V-V：V-V 间期；LVOT：左心室流出道；A：二尖瓣 A 峰。

2. 不规律性心律失常

（1）房性期前收缩：胎儿最常见的不规律性心律失常为房性期前收缩（premature atrial contractions，PACs），占妊娠的 1%～3%。PACs 是由心房异位激动引起的，多为良性的、孤立的，频发的 PACs 可能会发展至持续性快速心律失常。PACs 进展为持续性快速心律失常的高危因素包括心房异位搏动被阻滞导致低心室率及二联律、三联律的出现。期前收缩所致的心房、心室波形分别称为 A′、V′，正常收缩所致的心房、心室波形分别称为 A、V，PACs 超声心动图特点是 A′ 提前出现，二尖瓣 E 峰与 A′ 靠近或相互融合，当 PACs 出现时，可以下传到心室，该 V′ 振幅低，提前出现，其后紧跟的 V′-V 间期延长，但 V-V′-V 间期小于正常的 V-V-V 间期，也可被阻滞而不引起相应的心室收缩，那么提前出现的 A′ 后无 V′ 出现（图 4-17-5）。若窦房结兴奋引起的心脏搏动与未下传的 PACs 交替出现，即两次心房活动后，跟随一个室性活动，则为房性二联律。窦性心律和未下传的 PACs 之间的 A-A′ 间期较短，但未下传的 PACs 与下一个窦性心跳之间 A′-A 间期则较长，所以在房性二联律中短的 A-A′ 间期跟一个长的 A′-A 间期会交替重复出现（图 4-17-6）。因为未下传的 PACs 不引起心室收缩，所以心室率会较心房率低，而心房二联律伴未下传 PACs 的心室率为 70～100 次 /min（图 4-17-6）。PACs 常伴有卵圆孔冗长，呈瘤样，并贴近左心房壁。大部分 PACs，包括房性二联律都会自发缓解，但也有进展为持续性快速心律失常的可能性，也可能同时存在心脏结构畸形、心肌炎及心内肿瘤，所以应对这类胎儿进行胎儿超声心动图检查并进行每 1～2 周的随访监测，直至 PACs 消失或胎儿出生。

（2）室性期前收缩：期前收缩起源于心室，而非心房，称为室性期前收缩（premature ventricular contractions，PVCs），PVCs 较为少见，多为良性，PVCs 中心房节律正常，A-A 间期正常，V-V 间期出现改变，同时记录上腔静脉和升主动脉的血流频谱，频谱多普勒示上腔静脉 A 波间期内出现期前收缩，主动脉频谱示心室异位搏动引起的期前收缩峰值速度及 VTI 小于窦性搏动，而随后的搏动峰值速度及 VTI 大于窦性搏动。PVCs 常伴有三尖瓣反流。

3. 胎儿快速心律失常

（1）窦性心动过速：出现窦性心动过速时，胎儿心室率范围为 180～200 次 /min，心房及心室活动比例为 1∶1。窦性心动过速常见于胎儿活动、胎儿窘迫、母体贫血、发热、感染、服用药物（多为 β 受体激动剂）或甲状腺功能亢进。去除病因后，窦性心动过速一般会恢复正常。

（2）室上性心动过速、交界性心动过速及房性异位性心动过速：室上性心动过速（supraventricular tachycardia，SVT）包括几种源自房室结以上的心律失常，具有不同的启动和传导机制。SVT 是最常见的影响胎儿预后的心律失常类型。其中最常见的类型是由房室折返旁路造成的，此时房室间存在一个不同于房室结和房室束的旁路，病理组织学显示旁路纤维大多由穿过房室纤维环缺损区的普通心肌组织组成，使心室电活动与典型的结间传导分离，该

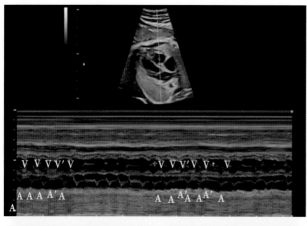
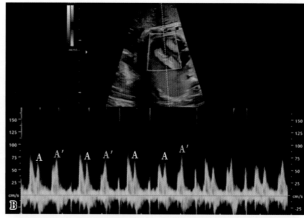
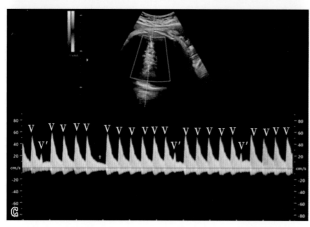
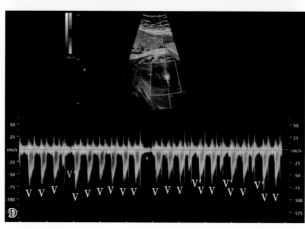

图 4-17-5 房性期前收缩

A. M 型取样线直接通过心房及心室游离壁,正常窦性节律时,每一次心房收缩之后接着一次心室收缩,当房性期前收缩出现时,心房收缩波提前出现,后可伴下传的心室收缩波 V',也可不伴有心室收缩波;B. 当房性期前收缩出现时,二尖瓣 E 峰与 A' 靠近或相互融合;C、D. 大脑中动脉及主动脉多普勒波形示当房性期前收缩出现时,下传的心室收缩波提前出现,振幅减低,其后紧跟的 V'-V 间期延长,但 V-V'-V 间期小于正常的 V-V-V 间期,下一心动周期的心室收缩波通常会出现振幅增加,也可出现心室收缩阻滞,没有下传的心室收缩波。V:心室收缩波;A:心房收缩波;A':提前心房收缩波;V':下传的、提前的心室收缩波;†:心室收缩未下传。

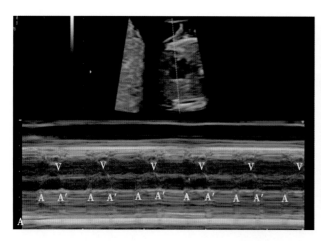
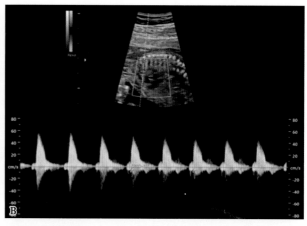

图 4-17-6 房性期前收缩二联律

A. M 型取样线直接通过右心房及左心室游离壁,每两次心房收缩之后接着一次心室收缩,二者呈 2∶1 传导,A-A' 间期较短,A'-A 间期较长,短的 A'-A 间期跟一个长的 A-A' 间期会交替重复出现;B. 心室率为 76 次 /min。V:心室收缩波;A:心房收缩波。

旁路是从心室到心房的快速传导通路，所以该旁路的逆向传导和房室结-房室束的顺行传导形成一个环路，这就是房室折返性心动过速（atrioventricular reentrant tachycardia，AVRT）。因为折返旁路传导较正常传导通路快，所以房室间期（AV）长于室房间期（VA）。如果 VA 间期长于 AV 间期，一般可能是房性异位性心动过速（atrial ectopic tachycardia，AET）或交界性心动过速（junctional tachycardia）。AVRT 的另一个显著性特点是房室搏动比例为 1:1，这也是与心房扑动及心房颤动的鉴别点。AVRT 心率范围为 180～300 次/min。室上性心动过速的起始和终止都很突然。持续性室上性心动过速可以导致低心输出量、心肌功能不全、房室瓣反流、胎儿水肿和胎儿宫内死亡。

（3）心房扑动：心房扑动（atrial flutter，AF）是指心房率快速而规律，达 300～600 次/min 并伴有不同程度的房室传导阻滞，心室率慢于心房率。其特征表现为缺乏 1:1 的房室传导，心率易变。发生机制可能为存在心房大折返性激动，当孕 27～30 周时，胎儿心房的大小才达到可以建立房内大折返通路的临界值，故通常发生于晚孕期。绝大多数 AF 缺乏 1:1 的房室搏动比例，心率易变，这是与其他类型 SVT 的鉴别点。大部分 AF 中房室传导阻滞的典型表现是心房、心室率比例为 2:1，在极少数情况下，可能会存在 1:1 的房室搏动比例，这与 AVRT 难以鉴别。AF 常合并结构性心脏病、染色体异常等相关畸形，也可能会出现胎儿水肿及宫内死亡。

（4）心房颤动：心房颤动的心房率常大于 360 次/min，且不规则，心室率慢于心房率，常伴有房室传导阻滞。胎儿期该类型心律失常较为罕见。

（5）室性心动过速：室性心动过速（ventricular tachycardia，VT）是指心室率大于 180 次/min，且心房、心室活动互不相关，心房率多正常的一类心律失常。VT 相当罕见，最常见的诱发因素是长 QT 综合征及心肌炎。

4. 胎儿心动过缓　胎儿短暂心率小于100次/min，通常与压迫胎儿腹部致迷走神经刺激增加有关，解除压迫后，即可恢复。

（1）窦性心动过缓：窦性心动过缓较为少见，心率一般持续小于 100 次/min（图 4-17-7），心房心室比例正常，搏动规则。可能与内脏异位综合征、窦房结功能不全、心肌炎、先天性长 QT 综合征及母体 SSA 或 SSB 抗体阳性有关。持续性窦性心动过缓可能会导致胎儿窘迫。

（2）先天性房室传导阻滞：一度房室传导阻滞与二度Ⅰ型房室传导阻滞在胎儿中很难进行鉴别，二度Ⅱ房室传导阻滞 A-A 间期规律，很少有变异，两次心房活动伴随一次心室活动，也就是 2:1 房室传导阻滞（图 4-17-8），但须监测是否演变为完全性心脏传导阻滞。三度房室传导阻滞又称为完全性心脏传导阻滞（complete heart block，CHB），其特征表现为心房、心室活动分离，各不相关，心房率尚在正常范围，心室搏动依靠自身起搏，所以一般心室率低于 60 次/min，所以 CHB 引起的心动过缓，很容易由听诊检出。CHB 十分罕见，活产儿中发病率为 1:22 000～1:11 000，其发病机制可能和复杂性心脏结构畸形及 SSA/SSB 抗体阳性有关。复杂性心脏结构畸形包括内脏异位综合征及矫正型大动脉转位。而母体 SSA/SSB 抗体阳性不仅可能导致 CHB 的发生，还可能引起心肌炎、心肌病及心内膜弹力

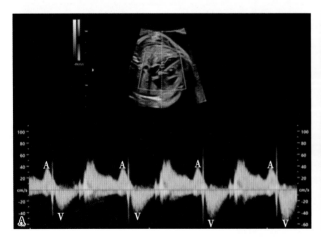
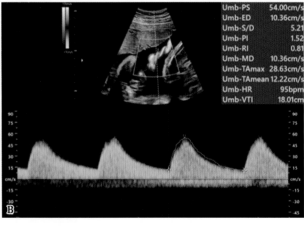

图 4-17-7　窦性心动过缓

A. M 型取样线直接通过心房及心室游离壁，每一次心房收缩之后接着一次心室收缩，心房和心室比例正常，搏动规则；B. 心率慢，心率为 95 次/min。V：心室收缩波；A：心房收缩波。

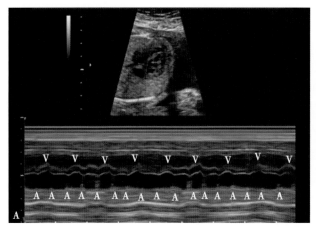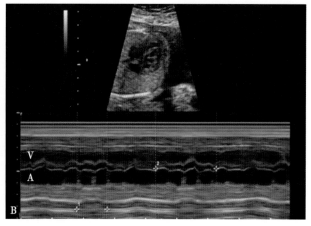

图 4-17-8　2∶1 房室传导阻滞

A. M 型取样线直接通过心房及心室游离壁，心房率与心室率频率不等，二者频率呈 2∶1 的关系；B. 心室率慢，心室率为 62 次 /min，心房率为 124 次 /min。V：心室收缩波；A：心房收缩波。

纤维增生症等疾病。因母体自身免疫疾病所导致的一度与二度房室传导阻滞是可逆的，而 CHB 是不可逆的。CHB 新生儿死亡率较高，胎儿水肿和死亡率相关，总体预后取决于病因，母体抗体阳性相关的 CHB 胎儿预后更为乐观。

【预后评估】

胎儿心律失常治疗的目的是尽快使胎儿心律恢复正常，防止心力衰竭及胎儿水肿的出现，尽量延长妊娠期，治疗时需了解心律失常的病因、胎儿是否伴结构性心脏病或心肌病、心脏功能、胎儿水肿、孕周及孕妇的身体、心脏功能状况。

1. 胎儿不规律性心律失常　总体来说大部分为良性、可自愈、无须治疗，首先需进行胎儿超声心动图检查，排除结构性心脏畸形；若无合并畸形，并避免孕妇服用咖啡、吸烟、饮酒，只需每 1～2 周进行随访，防止发展至心动过速，直至不规律性心律失常消失或胎儿出生。

2. 胎儿快速心律失常　给药方式包括母体口服、静脉注射、肌内注射及经脐静脉注射给药，口服或非肠道母体给药一般限于非水肿胎儿，对于水肿胎儿一般选择易于通过胎盘的药物或者经脐静脉直接对胎儿进行治疗。若胎儿持续性心动过速发生在胎儿肺成熟之后，分娩后进行复率处理成为首选方法。

（1）窦性心动过速：一般需明确病因并针对病因进行治疗，去除病因后，胎心率一般会恢复正常。

（2）室上性心动过速、交界性心动过速及房性异位性心动过速：这几类心动过速和心房扑动、心房颤动可统称为房性心动过速。发生房性心动过速，首先要对胎儿血流动力学及一般状态进行评估，排除胎儿是否出现心血管功能不全或是胎儿水肿，

其次要确定房性心动过速是持续性的还是非持续性的，其中持续性心动过速为心动过速持续时间大于观测时间的 50%，而大多数非持续性房性心动过速可以不进行干预，只需进行随访观察，持续性房性心动过速则需要治疗。首选药物是地高辛，二线药物包括索他洛尔和氟卡因。胺碘酮也可被用于治疗胎儿室上性心动过速，但由于其对母体和胎儿有潜在的副作用，使用较少。交界性心动过速及房性异位性心动过速在胎儿期难以治疗，若胎儿在肺成熟之后出现持续室上性、交界性心动过速及房性异位性心动过速，尽快分娩后再行新生儿心脏复律可能是最好的选择。

（3）心房扑动及心房颤动：一线药物常选择地高辛，但其会增加房室传导阻滞的程度。索他洛尔也能逆转心房扑动，特别是在伴有水肿时它能够更有效地穿过水肿的胎盘。还可选择氟卡尼、胺碘酮及普萘洛尔。虽然使心率恢复到正常范围即可有效改善胎儿血流动力学及一般状态异常，但治疗的首要目标是恢复到窦性心律。

（4）室性心动过速：可对母体静脉滴注利多卡因、硫酸镁，口服美西律、索他洛尔及胺碘酮进行治疗，或经胎盘注射胺碘酮及利多卡因进行治疗。

3. 胎儿心动过缓

（1）窦性心动过缓：需明确病因，窦性心动过缓若为短暂性的、生理性的，不需特殊处理。若怀疑由长 QT 综合征导致，需详查孕妇家族遗传病史，并在出生后进行 β 受体阻滞剂治疗。若合并内脏异位综合征，同时无胎儿失代偿的情况下，不需特殊治疗。

（2）先天性房室传导阻滞：当 CHB 合并复杂性心脏结构畸形时，治疗方法有限，通常是姑息性的。

当 CHB 合并母体 SSA/SSB 抗体阳性,且不合并其他心脏结构畸形时,可以使用药物治疗。药物治疗的目标是尽早停止由免疫介导的房室传导系统损害,并且增加胎儿心率及心输出量,所以早发现及早期治疗是非常重要的。目前主要治疗方案是给予母体地塞米松和 β 受体激动剂,可以提高胎儿心率、改善心脏传导系统及心脏功能、改善胎儿水肿、提高胎儿存活率。理想状态下,CHB 患儿在产前应持续随访,在预定时间分娩,在出生后应密切监测,提供心率支持,必要时进行临时起搏器置入术。

(袁丽君)

第十八节 胎儿心脏功能评估

【概述】

胎儿心血管血流动力学和心脏功能状态是决定胎儿预后的重要因素,准确评价具有重要意义。母亲患同种免疫性疾病、毒素暴露或感染,胎儿贫血、心肌病或心律失常都可以直接影响到胎儿心肌。而胎儿心脏结构性异常导致的心脏前、后负荷异常,或是其他先天性异常造成的占位效应、胎盘异常、血管性肿瘤、各种畸形和激素因素等,都可能影响心血管功能。近年来,随着超声心动图技术的不断发展,无创评价胎儿心脏功能及其血流动力学成为可能。本节将重点介绍胎儿心血管功能超声评价方法及评价指标。

【病理与临床】

胎儿期由于肺脏没有气体交换功能,因此胎儿所需营养物质和氧都通过母体胎盘获得。脐静脉从胎盘获取氧气和营养物质后,脐静脉血液一部分进入门脉系统,灌注至肝脏,后经肝静脉回流入下腔静脉;另一部分脐静脉血液经静脉导管汇入下腔静脉后,回流入心脏。由于静脉导管具有其特殊的管壁解剖特点,可保持脐静脉血流高速向前,所以能够使血液能够持续不断回流入心脏。下腔静脉由两部分血流汇入,一部分来自静脉导管,在下腔静脉背侧偏左走行,由下腔静脉入右心房处汇入,血流直接朝向卵圆孔,将富含氧气和营养物质的血液经卵圆孔射入左心房,再流入左心室,进而供应头颈部血管及冠状动脉血管;另一部分来自下肢及内脏的静脉血,在下腔静脉腹侧偏右走行,回流入右心房,通过三尖瓣进入右心室,少部分血液流入肺动脉,大部分经动脉导管流入降主动脉,降主动脉的分支髂内动脉又发出脐动脉,进入胎盘进行气体和物质交换。因此,在胎儿期,右心室的后负荷血管是胎盘血管,后负荷较低;左心室的后负荷血管是头颈部血管,后负荷较大。由于胎儿期循环血量较少,进入左心房的血液主要通过卵圆孔来自右心房,因此在胎儿期右心占优势,右心房的压力高于左心房,卵圆孔水平血流方向为右向左。胎儿循环可以被认为是并联循环,有三处分流保证体循环和肺循环成为并联模式,分别是静脉导管、卵圆孔及动脉导管。该循环模式的主要目的是保证富氧血优先供应大脑、冠状动脉循环及上肢,而胎儿内脏器官及下肢主要由流经右心室的低氧血进行灌注。

【超声表现】

1. 胎儿外周心血管血流动力学超声检测方法及指标

（1）动脉系统

1）脐动脉:胎儿脐血管由两条脐动脉和一条脐静脉组成,两条脐动脉分别从胎儿左、右髂内动脉发出。采集脐动脉血流频谱时,可分段检测,分别置取样容积于近胎盘段、腹外中间游离段及胎儿腹内段进行检测。早孕期,由于胎盘子宫螺旋动脉滋养细胞浸润尚不完全,脐动脉血流频谱表现为高阻力状态,随着孕周增加,脐动脉阻力逐渐减低。

2）大脑中动脉:大脑中动脉频谱对评价胎儿贫血及缺氧状态具有重要价值。胎儿贫血时,胎儿大脑中动脉收缩期峰值流速(middle cerebral artery peak systolic velocity, MCA-PSV)升高,MCA-PSV 可反映胎儿有无贫血及贫血程度;正常情况下,大脑中动脉搏动指数(MCA-PI)高于胎儿脐动脉搏动指数(UA-PI),脑 - 胎盘比(MCA-PI/UA-PI)> 1(图 4-18-1),若胎儿出现宫内缺氧或者窘迫时,会产生脑保护效应,通过降低大脑中动脉阻力,增加头部血流以改善头部血管供氧,若出现大脑中动脉搏动指数低于胎儿脐动脉搏动指数,提示可能存在胎儿宫内缺氧,当然还需结合其他超声指标综合评估。获取大脑中动脉频谱的方法是:取胎儿丘脑切面,平行下移探头找到大脑 Willis 环(图 4-18-2),将频谱多普勒取样容积置于大脑中动脉,多普勒取样线与血流方向平行,校正角度尽量小。嘱孕妇暂时屏住呼吸,获取大脑中动脉血流频谱。操作过程中注意不能用力挤压胎儿头部,否则脑部血管因外力挤压显示不佳或致舒张期血流减少,甚至造成舒张期血流反向。正常大脑中动脉血流频谱呈高阻力状态,收缩期为波峰状高速血流,舒张期呈低速血流(图 4-18-1)。

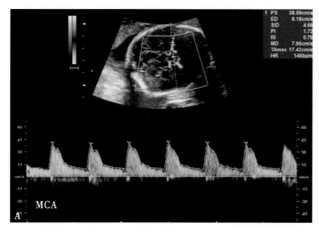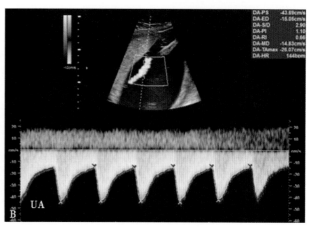

图 4-18-1　正常胎儿脑 - 胎盘比

A. 正常大脑中动脉血流频谱呈高阻力状态，收缩期为波峰状高速血流，舒张期呈低速血流，该大脑中动脉搏动指数为 1.72；
B. 脐动脉频谱阻力较低，该搏动指数为 1.10，二者之比（1.72/1.10）>1。MCA：大脑中动脉；UA：脐动脉。

3）子宫动脉：是髂内动脉的分支，在孕 16 周后，子宫动脉与髂内动脉内径相近，血流流向宫颈。采集子宫动脉血流频谱时，将探头纵向置于孕妇下腹部的外侧象限，声束方向略向足内侧倾斜，还可显示弓形动脉、螺旋动脉等子宫动脉分支。子宫动脉频谱在正常状态女性及妊娠期女性中差异较大。正常状态女性子宫动脉频谱舒张期血流几乎消失，而在妊娠状态下，舒张期血流增加，并随胎盘和螺旋动脉内的滋养细胞浸润增加，胎盘阻力逐渐下降，舒张期血流亦逐渐增加。子宫动脉的血流动力学反映了胎盘母体侧的功能。当母亲出现妊娠期高血压疾病、糖尿病、贫血及肾脏慢性疾病等时，子宫动脉频谱常会出现异常，如舒张期血流降低，频谱出现舒张早期切迹。

（2）静脉系统：检测静脉系统血流频谱时要特别注意，由于胎儿心率、胎儿运动及胎儿呼吸对静脉系统血流频谱影响显著，首先需在静息状态下进行静脉频谱的检测，其次频谱测量需进行角度矫正、尽量减少声束与血流之间的夹角，再次需注意静脉频谱检测存在一定的变异性，需标准化取样位置，识别正常变异。

1）脐静脉：脐静脉从胎盘发出，进入腹腔、肝脏后，经静脉导管入下腔静脉。正常脐静脉表现为典型静脉血流频谱，无任何搏动，但可随呼吸运动出现波动。不同部位的脐静脉血流速度无明显差异，仅在胎儿脐孔处血流速度增快，一般是其他段脐静脉血流速度的两倍。若脐静脉出现与心动周期一致的、搏动样血流频谱，提示右心房压力升高或胎儿宫内缺氧（图 4-18-3）。

2）静脉导管：静脉导管是连接胎儿脐静脉与下腔静脉的重要血管，确保脐静脉内富氧血供给大脑及心脏等重要脏器，作为外周压力与中心静脉压的

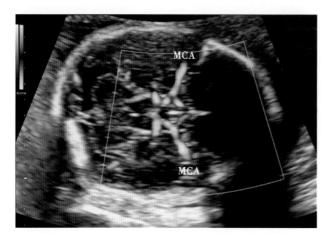

图 4-18-2　大脑 Willis 环

于胎儿丘脑切面，平行下移探头能够清晰显示大脑 Willis 环，血流标尺一般设定在 10cm/s 左右。MCA：大脑中动脉。

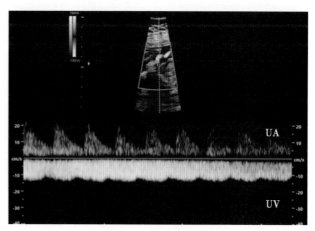

图 4-18-3　脐静脉搏动

脐静脉出现与脐动脉一致的、搏动样血流频谱，提示右心房压力升高或胎儿宫内缺氧。UV：脐静脉；UA：脐动脉。

交汇处，其解剖结构与频谱形态反映了胎儿生理状态、疾病严重程度及循环的压力变化，对于判断胎儿预后、选择干预方法有着极其重要的作用。胎儿腹部纵切面显示脐静脉腹腔段位于肝脏下方，沿肝叶间向后延伸，在肝门前分成两支，一支进入门静脉，经肝内循环之后，由肝静脉汇入下腔静脉，另一支入肝后与静脉导管相延续。静脉导管是一个内径约2mm、长约2cm的喇叭形静脉，开口于下腔静脉右心房入口处，正对卵圆孔。获取静脉导管血流频谱时，取样容积置于彩色血流明亮处，取样容积尽量小，方向与血流方向平行。血流频谱表现为单向双期连续血流，由S波、D波和a波组成（图4-18-4），各波速度随孕周增加而升高。早孕期，静脉导管S波峰值速度、D波峰值速度、a波速度降低，特别是出现a波接近基线或是出现倒置的情况，强烈提示胎儿伴有染色体畸形。当同时伴有颈项透明层增厚或颈部水囊瘤时，染色体异常的可能性高于80%，因此静脉导管血流频谱可以作为早孕期染色体异常

的初筛指标。静脉导管、脐静脉及下腔静脉血流频谱可以对胎儿生长受限进行综合评价，其中静脉导管血流频谱异常特异性最高，静脉导管血流频谱异常表现为a接近基线或倒置，提示心室顺应性降低，舒张功能减低，右心前负荷增加，中心静脉压增高，胎儿生长受限（图4-18-4）。

3）下腔静脉及肝静脉：在胎儿腔静脉长轴切面上可显示上、下腔静脉汇入右心房（图4-18-5）。在胎儿腹部横切面上可显示三支肝静脉汇入下腔静脉（图4-18-6），下腔静脉及肝静脉血流频谱呈双向连续三峰波，包括前向的心室收缩期S波和心室舒张早期D波及反向的心房收缩期a波，a波的产生是由于心房在收缩期血流倒灌入下腔静脉及肝静脉所致（图4-18-5、图4-18-6）。a波显著增高时，提示右心房压力升高（图4-18-5、图4-18-6）。

4）肺静脉：肺静脉频谱包括心室收缩波（S波）、心室舒张波（D波）及心房收缩波（a波），肺静脉血流频谱改变与左心房内压力的改变相关，所以一般

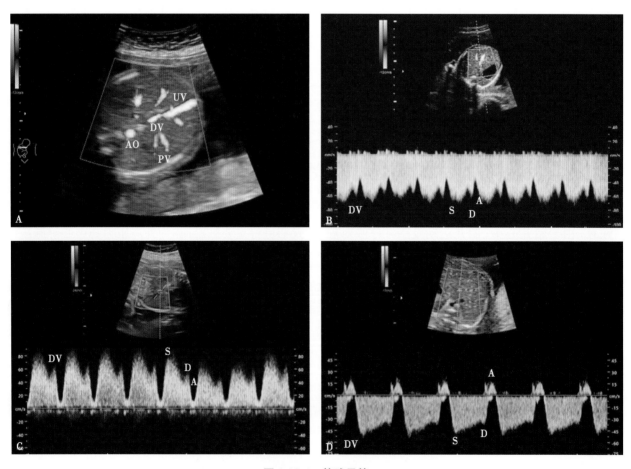

图4-18-4 静脉导管

A. 腹横切面中的静脉导管，利用彩色血流引导，彩色血流混叠处即为静脉导管；B. 静脉导管血流频谱表现为单向双期连续血流，由前向S波、D波和a波组成；C、D. 静脉导管血流频谱异常表现为a波接近基线或倒置，提示心室僵硬度增加，舒张功能减低，右心前负荷增加，中心静脉压增高，胎儿生长受限等。DV：静脉导管；UV：脐静脉；PV：肝静脉；AO：主动脉；S：静脉导管收缩期S波；D：静脉导管舒张早期D波；A：静脉导管心房收缩波。

与先天性心脏病的种类、左心系统功能及二尖瓣情况有关，且这种频谱改变可以预测这些患儿的预后。

2. 胎儿心脏功能评价 胎儿心脏功能评价与成人心脏功能评价基本相似，所有成人心脏功能评价指标及检测技术基本均可以用于胎儿中。用于胎儿心脏功能检测的技术主要包括二维超声、M型超声、多普勒超声、四维超声及应变超声成像等。

（1）胎儿心脏舒张功能评价：已有研究表明，舒张功能下降可能是胎儿缺氧的早期信号，因此，运用超声心动图早期评估胎儿心脏舒张功能尤为重要。目前测定胎儿心脏舒张功能的指标有二、三尖瓣口血流多普勒频谱及静脉导管、肺静脉血流频谱。

1）房室瓣口血流多普勒频谱：房室瓣口血流频谱尤其是二尖瓣口血流速度频谱是评价出生后心脏舒张功能最常用指标。在成人，正常状态下，舒张早期二尖瓣血流峰值速度（E峰）大于舒张晚期心房收缩产生的二尖瓣血流峰值速度（A峰），心脏舒张功能减低大致可分为三个阶段：心室松弛性异常，即E<A；左心室充盈假性正常；限制型充盈，即E/A>2。

而在胎儿期，由于心肌处于不断成熟的过程中，早孕期心肌致密化不全，中孕期后心肌收缩性及顺应性不断改善，但较出生后顺应性仍然较低，二尖瓣及三尖瓣口血流速度频谱正常情况下即表现为E<A，但随着孕周增加，胎儿心肌不断成熟，顺应性不断改善，E/A比值会逐渐增大，左心室顺应性较右心室顺应性改变更快，一般均表现为双峰（图4-18-7）。如果在心率正常、节律整齐的情况下，二尖瓣、三尖瓣口血流频谱双峰消失，出现单峰时，可提示心室的舒张功能减低；也有学者认为二、三尖瓣峰值速度受到心脏前、后负荷状态的影响，因此测量房室瓣口的血流速度并不能准确评价心脏舒张功能。而组织多普勒不受心脏前、后负荷状态的影响，可直接评价心肌功能，其检测方法为将组织多普勒取样框置于二尖瓣环或者三尖瓣环侧壁，即可获得对应瓣环组织运动频谱，测量心室舒张早期E′峰与心房收缩期A′峰，计算其比值来评价舒张功能。正常胎儿E′<A′（图4-18-7）。

2）静脉导管及肺静脉：静脉导管及肺静脉a波

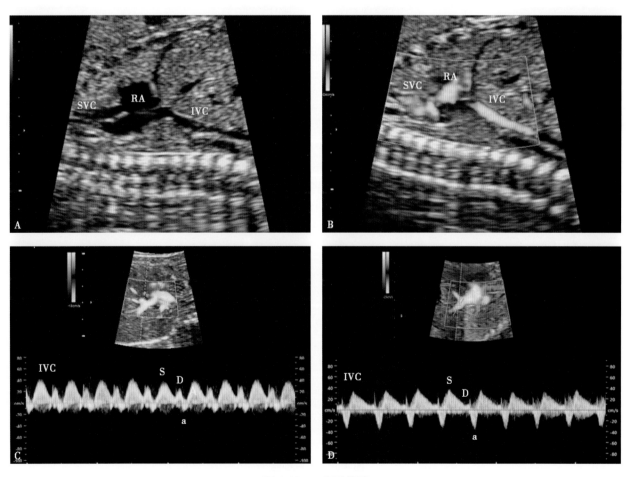

图4-18-5 下腔静脉

A、B. 二维和彩色多普勒示在胎儿腔静脉长轴切面上、下腔静脉汇入右心房；C. 下腔静脉血流频谱表现为呈双向连续三峰波，由前向S波、D波和反向a波组成；D. 室间隔完整的肺动脉闭锁时，右心前负荷增加，下腔静脉a波显著增高。SVC：上腔静脉；IVC：下腔静脉；RA：右心房；S：下腔静脉收缩期S波；D：下腔静脉舒张早期D波；a：下腔静脉心房收缩波。

随孕周增加而增大，与心室顺应性增加相关，当a波出现反向时，提示心室顺应性减低，舒张功能减低（图4-18-4）。

（2）胎儿心脏收缩功能评价：目前评价胎儿心脏收缩功能的指标有射血分数（ejection fraction，EF）、短轴缩短率（fraction shortening，FS）、面积变换百分比（fraction area change，FAC）及二、三尖瓣瓣环收缩期位移，房室瓣环组织多普勒S波峰值速度，每搏输出量（stroke volume，SV）及联合心输出量（combined cardiac output，CCO）等。

1）射血分数和短轴缩短率：是评价心室收缩功能的重要指标。选择心脏四腔心切面，采用M型超声心动图将取样线经心室腱索水平垂直于室间隔穿过两心室，描记左、右心室壁和室间隔运动曲线，测量左、右心室壁及室间隔的厚度，以及左、右心室舒张期和收缩期内径，计算FS。FS=（舒张期内径－收缩期内径）/舒张期内径×100%，正常一般大于28%。有研究表明，胎儿期左、右心室的EF及FS在整个孕期均保持相对恒定。

2）房室瓣环组织多普勒s波速度：组织多普勒超声测量的房室瓣环收缩期峰值速度可用来评价心室收缩功能。获取胎儿心脏四腔心切面，组织多普勒取样容积置于房室瓣环处，获得该处心肌运动频谱，测量收缩期s波峰值速度（图4-18-7）。

3）房室瓣环收缩期位移：评价胎儿心脏收缩功能的重要方法之一。取胎儿心脏四腔心切面，将M型超声取样线垂直二尖瓣后叶或三尖瓣游离壁瓣环根部，分别获取二尖瓣瓣环及三尖瓣瓣环运动曲线，测量舒张期与收缩期的垂直距离（图4-18-8）。随孕周增加，瓣环位移逐渐增大，笔者小样本研究显示，三尖瓣环：孕18～23周，5.1～7.7mm；孕24～28周，8.2～10.0mm；孕29～38周，11.8～14.2mm。二尖瓣环：孕18～23周，3.1～5.2mm；孕24～28周，5.7～7.1mm；孕29～38周，8.1～11.3mm。

4）每搏输出量及联合心输出量：与左心室相比，胎儿右心室较大，且心输出量更多，所以应计算联

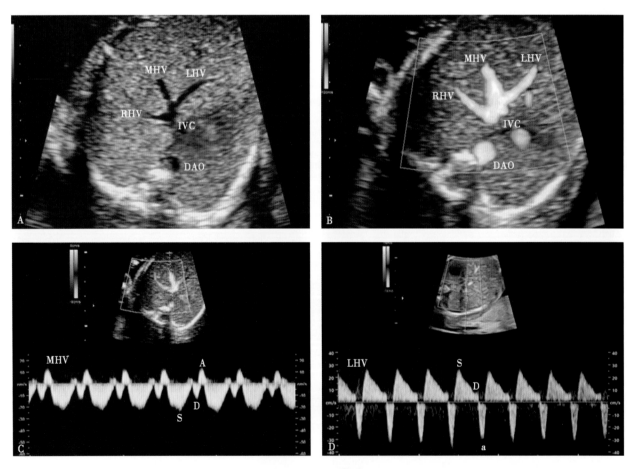

图4-18-6 肝静脉

A、B. 二维和彩色多普勒示在胎儿腹部横切面三支肝静脉汇入下腔静脉；C. 肝静脉血流频谱表现为呈双向连续三峰波，由前向S波、D波和反向a波组成；D. 室间隔完整的肺动脉闭锁时，右心前负荷增加，肝静脉a波显著增高。RHV：肝右静脉；MHV：肝中静脉；LHV：肝左静脉；IVC：下腔静脉；DAO：降主动脉；S：下腔静脉收缩期S波；D：下腔静脉舒张早期D波；a：下腔静脉心房收缩波。

合心输出量。每搏输出量由前、后负荷和心室收缩力决定。心输出量是每搏输出量与心率的乘积。虽然胎儿心率变异度较大，但胎儿心输出量相对稳定。但当心率显著超过正常范围时，心输出量会下降。例如胎儿心脏结构畸形时，心脏前负荷增加，心室输出量降低。胎儿心输出量也易受到后负荷的影响，例如胎盘阻力增加时，胎儿右心室后负荷增加，

亦会导致心室输出量降低。当出现胎儿贫血、静脉畸形、骶尾部畸胎瘤及双胎输血综合征受血儿等情况时，心输出量会明显升高。

（3）胎儿心室功能综合评价

1）Tei 指数：胎儿心功能发生变化时，其收缩和舒张功能相互影响较成人更复杂，很难将其分开来评价。Tei 指数，又称为心肌做功指数（myocardial

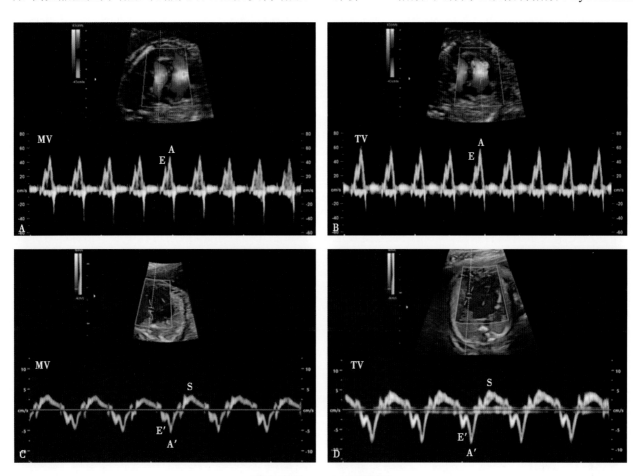

图 4-18-7 二、三尖瓣频谱

A、B. 频谱多普勒示胎儿二、三尖瓣口血流速度波形，双峰，E<A；C、D. 组织多普勒示胎儿二、三尖瓣环速度波形，双峰，E'<A'。MV：二尖瓣；TV：三尖瓣；S：心室收缩期瓣环峰值速度；E：舒张早期房室瓣血流峰值速度；A：舒张晚期房室瓣血流峰值速度；E'：舒张早期房室瓣环组织运动峰值速度；A'：舒张晚期房室瓣环组织运动峰值速度。

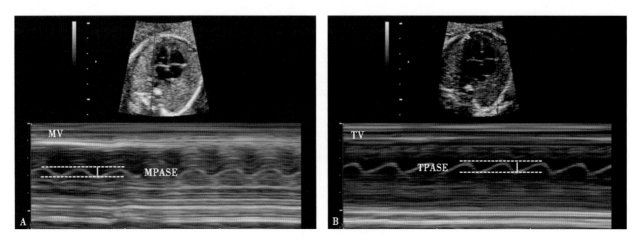

图 4-18-8 二、三尖瓣瓣环收缩期位移

测量最大纵向瓣环位移。MV：二尖瓣；TV：三尖瓣；MAPSE：二尖瓣瓣环收缩期位移；TAPSE：三尖瓣瓣环收缩期位移。

performance index，MPI），其计算公式为：MPI = （IVCT＋IVRT）/ET，式中 IVCT、IVRT 及 ET 分别为心室等容收缩时间、等容舒张时间及射血时间（图4-18-9），正常范围为0.28～0.44。具体测量方法：左心室 Tei 指数测量，可采用心脏四腔心或五腔心切面，同时获得流入道和流出道血流速度频谱，也可采用二尖瓣环组织多普勒法，测量 IVCT、IVRT 和 ET，根据上述公式计算 Tei 指数；右心室 Tei 指数测量，采用三尖瓣环组织多普勒法测量 Tei 指数更为方便。Tei 指数测量不受心室几何形态的影响，与胎儿心功能其他评价指标相比，Tei 指数测量更简便，尤其适合系列心功能评价。

2）二维斑点追踪和心肌应变：近年来各种超声应变技术也应用到胎儿心脏收缩及舒张功能评价中。心肌应变指心肌在心动周期中的形变百分比，是变形量的度量，心肌应变率是指心肌发生形变的速度，是变形速度的度量，正应变率表示组织的延长，负应变率表示组织的缩短。依据心肌应变及应变率参数，可评价心脏收缩及舒张功能，但主要用于科研。有研究表明，应变参数与传统方法相比不易受到胎儿心率较快（与成人相比）、心室体积小、胎动、羊水量、母体肥胖等因素的影响，具有更高的可靠性，能够更加敏感、准确地定量评估胎儿心肌功能，但尚未在临床推广应用。

（4）胎儿心血管血流动力学与心脏功能综合评价体系：研究表明，胎儿心血管血流动力学及心脏功能综合评价体系更能真实、全面地反映胎儿状态。体系中涉及五项评估内容（表4-18-1），分别为：①胎儿积液、水肿情况；②静脉导管和脐静脉的静脉频谱评估；③心脏大小（心胸面积比）；④心脏功能；⑤脐动脉频谱。正常胎儿评分10分，若有异常则对应减分。若评分≤5分，提示预后差，围生期死亡率极高。胎儿心胸面积比测量方法：在同一水平获得胸腔横切面与四腔心切面并分别描记可获得各自的面积，即可得到心脏和胸腔的面积比值。

综上所述，胎儿超声心动图能够提供较多参数评价胎儿心脏功能，应用过程中应多指标综合评价。超声心动图检查技术与其他检查技术一样存在其局

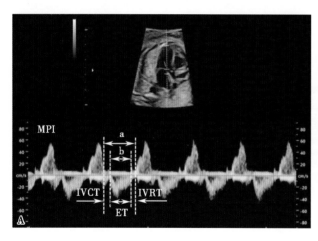 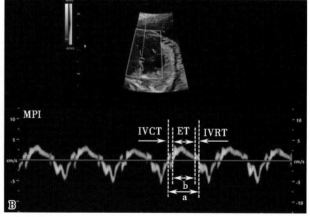

图4-18-9 心肌做功指数

A、B. 分别用频谱多普勒与组织多普勒测量心肌做功指数，也可以如示意图所示通过使用（a−b）/b 来计算。MPI：心肌做功指数；IVCT：等容收缩时间；IVRT：等容舒张时间；ET：射血时间。

表4-18-1 心血管功能及血流动力学系统评价体系

指标		正常（2分）	−1分	−2分
积液、水肿		无	腹腔/胸腔积液/心包积液	皮肤水肿
静脉频谱	脐静脉	正常	正常	
	静脉导管	正常	a 波接近基线或反向	脐静脉搏动
心胸面积比		大于0.20并小于0.35	0.35～0.50	小于0.20或大于0.50
心脏功能		二、三尖瓣双峰；E 峰小于 A 峰；左心室或右心室短轴缩短率大于0.28	全心动周期三尖瓣反流；左心室或右心室短轴缩短率小于0.28	全心动周期二尖瓣或三尖瓣反流；二尖瓣或三尖瓣单峰
脐动脉频谱		正常	舒张末期血流消失	舒张末期血流反向

限性，主要表现在胎儿心功能测定的准确性受很多因素的影响，如超声诊断仪器的因素，妊娠妇女体型的因素，胎儿活动、胎儿体位、胎儿肋骨声影、羊水量的因素，检查者自身技术和经验的因素等。但是随着超声分辨力的提高和超声检测技术的发展，胎儿心脏超声评价心脏功能的技术会愈加完善，对胎儿心功能评价的研究和认识将会更加深入，从而更好地应用于临床诊断。

（袁丽君）

第十九节　主动脉缩窄

【概述】

主动脉缩窄（coarctation of aorta，COA）是指主动脉局限性狭窄或主动脉弓管状狭窄等病变，在所有先天性心脏病中占 5%～10%，男性较女性略常见，比例为 1.3∶1～2.0∶1。理论上说，主动脉缩窄可发生于主动脉的任何部位，但以主动脉峡部最为常见，位于主动脉发出左锁骨下动脉与动脉导管汇入降主动脉之间的区域。

【病理与临床】

胚胎时期主动脉系统的发育主要与圆锥动脉干、主动脉囊、6 对弓动脉、双侧背主动脉及双侧第 7 节间动脉相关。升主动脉及主动脉弓的近端的发育主要与主动脉囊及圆锥动脉干相关，主动脉弓（即主动脉弓位于左颈总动脉与左锁骨下动脉之间的部分）的发育主要与左侧第 4 号动脉有关，主动脉弓远端（发出左锁骨下动脉以远）主要与左侧背主动脉的发育相关。胚胎发育过程中以上节段如发育异常可导致主动脉相应部位出现缩窄。

主动脉缩窄的机制目前尚不完全明了，可能与以下两种因素有关：

1. 胎儿特殊血流动力学特点，使得左心的血流量主要供应大脑及上肢，剩余仅 15%～30% 的血流量经主动脉峡部进入降主动脉。降主动脉起始部另有动脉导管汇入，右心血容量 90% 以上经动脉导管进入降主动脉。胎儿期主动脉峡部形成一生理性狭窄，其内径小于升主动脉、主动脉弓及降主动脉。如有造成左心流出减少的病变，如主动脉瓣狭窄等，则可能会导致主动脉峡部产生缩窄。

2. 动脉导管相关因素。正常情况下，动脉导管汇入降主动脉起始部的位置，主动脉管壁应从主动脉弓顺畅延续为降主动脉。在某些情况下，动脉导管汇入处与其相对的主动脉管壁在两侧血流的冲击

下形成一人字型"挡板"样分叉结构，有时甚至使主动脉壁明显凸入管腔内，形成狭窄。此外，出生后动脉导管闭合有时可使周围的主动脉管壁收缩产生狭窄，这可能与动脉导管组织的迁移有关。

主动脉缩窄的分类方法较多且不统一，目前临床上应用比较广泛的分类方法是按照狭窄的部位分为导管前型与导管后型两类。①导管前型：狭窄位于动脉导管汇入处之前，范围可能比较广泛，有时可合并主动脉弓管状发育不良、主动脉瓣狭窄等畸形。此类患儿出生后一般动脉导管会呈开放状态，早期即出现症状，亦称为婴儿型。②导管后型：狭窄位于动脉导管汇入之后，范围局限，此类患儿出生后一般导管可闭合，症状出现较晚，亦称为成人型。

当然，以上分型并不完全适用于胎儿期主动脉缩窄，鉴于胎儿期特殊血流动力学特点，动脉导管开放，所以仅能检出导管前型狭窄及峡部导管汇入处的局限性狭窄。笔者依据自己的经验做出以下分类：①主动脉峡部局限性狭窄，狭窄仅限于峡部，范围小；②主动脉峡部狭窄，并累及主动脉弓，狭窄范围较广，可伴主动脉弓管状发育不良；③动脉导管汇入处主动脉腔内隔板样结构伴局限性狭窄，该隔板样结构在主动脉峡部与降主动脉连接处形成局限缩窄。

因为正常情况下，胎儿左心室血液仅有很少一部分经峡部进入降主动脉，所以即使存在主动脉峡部狭窄，对胎儿血流动力学仅存在有限影响，胎儿心脏房室腔有时可无显著改变，所以产前诊断极为困难。若胎儿主动脉弓存在管状发育不良或较大范围的狭窄时，一般会同时存在左心室流出水平的梗阻，甚至可能存在左心发育不良综合征等改变，产前诊断则容易检出。

【超声表现】

1. **四腔心切面**　表现出明显的左、右心大小不对称，右心显著增大而左心面积显著减小，有时左心室仅为一潜在的腔隙样结构；二尖瓣狭窄时，二尖瓣环明显狭窄，二尖瓣瓣叶略厚，有时可见瓣叶开放受限（图 4-19-1A），彩色多普勒显示二尖瓣口血流束明显变窄，与增宽的三尖瓣口血流束形成鲜明对比（图 4-19-1B）。既往通过将正常主动脉弓的内径的 95% 参考值范围作为参考依据诊断 CoA，目前多数机构通过主动脉弓内径 Z 值评估内径；也有文献报道，右心室横径与左心室横径比值≥1.5 提示主动脉缩窄，抑或联合 Z 值与心室横径比值进行诊断。单纯凭借一个指标预测主动脉缩窄并不准确，

存在一定的假阳性。

2. 心室流出道切面 于左心室流出道切面观察主动脉前壁与室间隔的连续性，以除外室间隔缺损，右心室流出道可显示右心室与肺动脉的连接及肺动脉的左右分支。于双流出道切面分别测量两条大动脉根部内径，正常状态下肺动脉内径比主动脉内径略宽，该比例随着孕周增加略有增大。若 PA 内径 /AO 内径≥1.6 时，抑或通过主动脉弓 Z 值评估其内径减小，提示主动脉缩窄的风险增加。

3. 三血管 - 气管切面 于该切面可发现肺动脉内径增宽伴主动脉内径减小（图 4-19-2），主动脉弓峡部内径 / 降主动脉内径≤0.5、主动脉弓峡部内径 / 动脉导管内径≤0.7，提示主动脉缩窄可能。当然，亦可通过对峡部的 Z-score 值进行测量以判断有无狭窄。部分情况下该切面可探及峡部的舒张期反流信号。

4. 主动脉弓长轴切面 该切面可以很好地观

察升主动脉与左心室流出道连接、主动脉弓的连续完整，以及主动脉弓与降主动脉的连接。主动脉缩窄时，可探及升主动脉发出后向上走行角度较直（图 4-19-3），部分情况下峡部与弓的夹角变小，且走行迂曲、范围较长。在此切面上可观察头臂干的发出，左锁骨下动脉与左颈总动脉间距过大有时可提示主动脉缩窄的可能性增大。此外，在此切面上也可测量主动脉峡部内径的 Z-score 值，以判断有无狭窄。部分情况下主动脉弓峡部可出现舒张期反向血流。在隔板型狭窄时于主动脉弓长轴切面可探及主动脉弓峡部与降主动脉连接处嵴性结构向管腔内凸起。

目前关于胎儿主动脉缩窄的研究普遍提出的问题是产前诊断的假阳性较多，当然也存在一定的假阴性。笔者在临床实际工作中发现许多病例产前发现主动脉弓管径明显变细，有时甚至伴有左心室内径明显变小，但患儿出生两周后复查发现左心室内

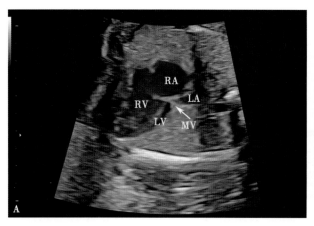
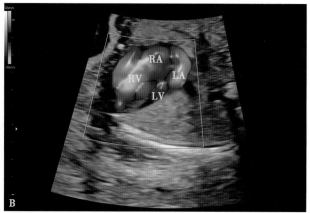

图 4-19-1 主动脉缩窄（四腔心切面）

A. 四腔心切面显示明显的左心减小，二尖瓣瓣叶略厚，开放受限（箭头）；B. 彩色多普勒显示二尖瓣口血流束明显变窄，与增宽的三尖瓣口血流束形成鲜明对比。LA：左心房；LV：左心室；MV：二尖瓣；RA：右心房；RV：右心室。

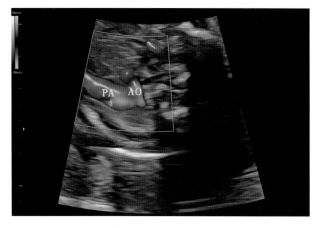

图 4-19-2 主动脉缩窄（三血管 - 气管切面）

可显示肺动脉内径增宽伴主动脉内径减小，AO：主动脉；PA：肺动脉。

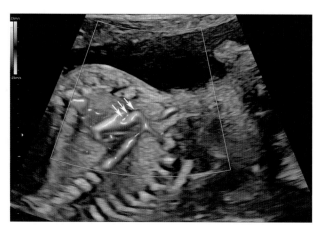

图 4-19-3 主动脉缩窄（主动脉弓长轴切面）

可显示升主动脉发出后向上走行角度较直（箭头），主动脉峡部明显变细。

径在正常范围，主动脉弓及峡部血流速度正常。当然，也有病例在产前未发现明显异常，而在出生后发现峡部缩窄。还有病例在产前发现主动脉弓峡部内径偏细，出生后新生儿期导管闭合前后出现一系列变化，包括峡部未见狭窄、出现狭窄及狭窄加重的情况。以上情况均说明了产前诊断主动脉缩窄并不可靠，并不仅仅可以依赖几个指标或具体的几个截断值来做出明确诊断。当然，一系列产前诊断研究的荟萃分析结果，给临床提供了一些预测出生后出现主动脉缩窄的预测模型，可能会有一定意义，但鉴于该病产前产后会出现显著变化，建议超声医师在书写报告时不要过于武断，并与患儿家属进行良好沟通使其明白该病的预后及转归。当然，国外研究认为对胎儿主动脉缩窄的诊断在晚孕期胎儿出生前的最后一次评估是至关重要的，因为正确的评估可使临床医师在围生期做出恰当的处理和预案，确定是否在新生儿期需要急诊手术，从而改善预后。

【相关异常】

1. 主动脉缩窄可合并相关心内畸形，以室间隔缺损常见，需注意，若合并较大的室间隔缺损，因室水平的分流，可使左、右心室的内径差别不大。

2. 主动脉缩窄时常合并永存左上腔静脉。在一个荟萃分析的研究中指出，永存左上腔静脉的出现并不增加主动脉缩窄的风险，但是，永存左上腔静脉却是主动脉缩窄独立危险因素。所以，在出现永存左上腔静脉时，应进一步详细扫查评价，排除主动脉缩窄。

3. 主动脉瓣二叶式畸形。在出生后的研究系列中发现主动脉缩窄与主动脉瓣二叶式畸形有一定的关系，在主动脉缩窄患儿中主动脉二叶式畸形的发病率略高，但不足以成为一个增加主动脉缩窄的危险因素，这也可能与胎儿期主动脉畸形较难诊断有关。

【鉴别诊断】

胎儿主动脉缩窄主要应与主动脉弓离断进行鉴别。

1. 在主动脉弓管状发育不良时，主动脉弓显示不佳，可被误认为中断从而诊断为主动脉弓离断（B型）。

2. 主动脉峡部缩窄，若合并峡部较长、纤细且与主动脉弓呈锐角连接时，超声有时很难显示峡部，从而误认为主动脉发出三支头臂动脉后中断而误诊为主动脉弓离断（A型）。

【预后评估】

胎儿主动脉缩窄的预后和狭窄的累及范围及严重程度有关。通过产前超声诊断使患有主动脉缩窄的新生儿得到及时有效的围生期管理与救治，降低其发生心力衰竭和死亡的风险。狭窄程度较轻的患儿出生后可完全无症状，且会逐渐产生多发侧支循环绕过狭窄部位对远端脏器及肢体进行供血。但在严重主动脉缩窄时，远端脏器因灌注较差而产生严重缺血改变，同时左心室后负荷增加，从而引起血压显著升高，进一步导致心力衰竭。因此，应选择具备新生儿重症监护室的医学中心分娩，若病情危重，必要时可注射前列腺素维持动脉导管开放。

（张 颖）

参 考 文 献

1. SAID S M, QURESHI M Y, TAGGART N W, et al. Innovative 2-step management strategy utilizing EXIT procedure for a fetus with hypoplastic left heart syndrome and intact atrial septum [J]. Mayo Clin Proc, 2019, 94（2）: 356-361.

2. CASSIDY C, MITCHELL M B, JONE P N. Three-dimensional echocardiographic evaluation of Ebstein's anomaly of the tricuspid valve in a patient with hypoplastic left heart syndrome [J]. Cardiol Young, 2018, 28（6）: 885-887.

3. CHENG A, NEUFELD-KAISER W, BYERS P H, et al. 6q25.1（TAB2）microdeletion is a risk factor for hypoplastic left heart: a case report that expands the phenotype [J]. BMC Cardiovasc Disord, 2020, 20（1）: 137.

4. LIU X, YAGI H, SAEED S, et al. The complex genetics of hypoplastic left heart syndrome [J]. Nat Genet, 2017, 49（7）: 1152-1159.

5. KRISHNAN A, TAGUE L, RUDRA H, et al. Clinical course of a fetus with hypoplastic left heart syndrome and premature ductal constriction [J]. Cardiol Young, 2019, 29（2）: 216-218.

6. SADINENI R T, KUMAR B S, CHANDER N B, et al. Prenatal Sonographic Diagnosis of Hypoplastic Left Heart Syndrome [J]. Int J Appl Basic Med Res, 2017, 7（3）: 213-215.

7. EDWARDS L A, ARUNAMATA A, MASKATIA S A, et al. Fetal echocardiographic parameters and surgical outcomes in congenital left-sided cardiac lesions [J]. Pediatr Cardiol, 2019, 40（6）: 1304-1313.

8. CARRILLO S A, MAINWARING R D, PATRICK W L, et al. Surgical repair of pulmonary atresia with ventricular

septal defect and major aortopulmonary collaterals with absent intrapericardial pulmonary arteries [J]. Ann Thorac-Surg, 2015, 100 (2): 606-614.

9. PRESNELL L B, BLANKENSHIP A, CHEATHAM S L, et al. An overview of pulmonary atresia and major aortopulmonary collateral arteries [J]. World J Pediatr Congenit Heart Surg, 2015, 6 (4): 630-639.

10. KASKINEN A K, HAPPONEN J M, MATTILA I P, et al. Long-term outcome after treatment of pulmonary atresia with ventricular septal defect: nationwide study of 109 patients born in 1970-2007 [J]. Eur J Cardiothorac Surg, 2016, 49 (5): 1411-1418.

11. CHEN Q, MA K, HUA Z, et al. Multistage pulmonary artery rehabilitation in patients with pulmonary atresia, ventricular septal defect and hypoplastic pulmonary artery [J]. Eur J Cardiothorac Surg, 2016, 50 (1): 160-166.

12. RABINOWITZ E J, EPSTEIN S, KOHN N, et al. Promoting pulmonary arterial growth via right ventricle-to-pulmonary artery connection in children with pulmonary atresia, ventricular septal defect, and hypoplastic pulmonary arteries [J]. World J Pediatr Congenit Heart Surg, 2017, 8 (5): 564-569.

13. CHIKKABYRAPPA S M, LOOMBA R S, TRETTER J T. Pulmonary atresia with an intact ventricular septum: preoperative physiology, imaging, and management [J]. Semin Cardiothorac Vasc Anesth, 2018, 22 (3): 245-255.

14. HOASHI T, YAZAKI S, KAGISAKI K, et al. Importance of multidisciplinary management for pulmonary atresia, ventricular septal defect, major aorto-pulmonary collateral arteries and completely absent central pulmonary arteries [J]. Gen Thorac Cardiovasc Surg, 2017, 65 (6): 337-342.

15. ELIAS P, POH C L, DU PLESSIS K, et al. Long-term outcomes of single-ventricle palliation for pulmonary atresia with intact ventricular septum: Fontan survivors remain at risk of late myocardial ischaemia and death [J]. Eur J Cardiothorac Surg, 2018, 53 (6): 1230-1236.

16. GRANT S, FARAONI D, DINARDO J, et al. Predictors of mortality in children with pulmonary atresia with intact ventricular septum [J]. Pediatr Cardiol, 2017, 38 (8): 1627-1632.

17. BERG C, KAISER C, BENDER F, et al. Atrioventricular septal defect in the fetus--associated conditions and outcome in 246 cases [J]. Ultraschall Med, 2009, 30 (1): 25-32.

18. LIMA F V, KOUTROLOU-SOTIROPOULOU P, YEN T Y, et al. Clinical characteristics and outcomes in pregnant women with Ebstein anomaly at the time of delivery in the USA: 2003-2012 [J]. Arch Cardiovasc Dis, 2016, 109 (6-7): 390-398.

19. ALY S, BOKOWSKI J, DIAB K, et al. Fetal and Postnatal echocardiographic diagnosis of Ebstein anomaly of the mitral valve [J]. Pediatr Cardiol, 2018, 39 (6): 1276-1279.

20. PARANON S, ACAR P. Ebstein's anomaly of the tricuspid valve: from fetus to adult: congenital heart disease [J]. Heart, 2008, 94 (2): 237-243.

21. GARDINER H M. Advances in fetal echocardiography [J]. Semin Fetal Neonatal Med, 2018, 23 (2): 112-118.

22. ERONEN M P, AITTOMAKI K A, KAJANTIE E O, et al. Outcome of left atrial isomerism at a single institution [J]. Pediatr Cardiol, 2012, 33 (4): 596-600.

23. ROUTHU M, MOHAMMAD I A. Pre natal evaluation of heterotaxy syndrome by fetal echocardiography and correlating with autopsy [J]. Ultrasound, 2019, 27 (2): 111-121.

24. AL-ZAHRANI R S, ALHARBI S H, TUWAIJRI R M A, et al. Transposition of the great arteries: A laterality defect in the group of heterotaxy syndromes or an outflow tract malformation? [J]. Ann Pediatr Cardiol, 2018, 11 (3): 237-249.

25. KIM S H, TANAKA M, UMEZU M, et al. Congenitally corrected transposition of the great arteries [J]. J Med Ultrason (2001), 2012, 39 (1): 25-27.

26. DOMINGUEZ-MANZANO P, HERRAIZ I, MENDOZA A, et al. Impact of prenatal diagnosis of transposition of the great arteries on postnatal outcome [J]. J Matern Fetal Neonatal Med, 2017, 30 (23): 2858-2863.

27. BERTAGNA F, RAKZA T, VAKSMANN G, et al. Transposition of the great arteries: factors influencing prenatal diagnosis [J]. Prenat Diagn, 2014, 34 (6): 534-537.

28. AHLSTROM L, ODERMARSKY M, MALM T, et al. Surgical age and morbidity after arterial switch for transposition of the great arteries [J]. Ann Thorac Surg, 2019, 108 (4): 1242-1247.

29. STOLL V M, DRURY N E, THORNE S, et al. Pregnancy outcomes in women with transposition of the great arteries after an arterial switch operation [J]. JAMA Cardiol, 2018, 3 (11): 1119-1122.

30. VAN VELZEN C L, HAAK M C, REIJNDERS G, et al. Prenatal detection of transposition of the great arteries reduces mortality and morbidity [J]. Ultrasound Obstet

Gynecol, 2015, 45（3）: 320-325.

31. PANG K J, MENG H, HU S S, et al. Echocardiographic classification and surgical approaches to double-outlet right ventricle for great arteries arising almost exclusively from the right ventricle [J]. Tex Heart Inst J, 2017, 44（4）: 245-251.

32. VILLEMAIN O, BELLI E, LADOUCEUR M, et al. Impact of anatomic characteristics and initial biventricular surgical strategy on outcomes in various forms of double-outlet right ventricle [J]. J Thorac Cardiovasc Surg, 2016, 152（3）: 698-706, e3.

33. BHARUCHA T, HLAVACEK A M, SPICER D E, et al. How should we diagnose and differentiate hearts with double-outlet right ventricle? [J]. Cardiol Young, 2017, 27（1）: 1-15.

34. GOTTSCHALK I, ABEL J S, MENZEL T, et al. Prenatal diagnosis, associated findings and postnatal outcome of fetuses with double outlet right ventricle（DORV）in a single center [J]. J Perinat Med, 2019, 47（3）: 354-364.

35. EBADI A, SPICER D E, BACKER C L, et al. Double-outlet right ventricle revisited [J]. J Thorac Cardiovasc Surg, 2017, 154（2）: 598-604.

36. PATEL C R, LANE J R, SPECTOR M L, et al. Totally anomalous pulmonary venous connection and complex congenital heart disease: prenatal echocardiographic diagnosis and prognosis [J]. J Ultrasound Med, 2005, 24（9）: 1191-1198.

37. VOLPE P, CAMPOBASSO G, DE ROBERTIS V, et al. Two- and four-dimensional echocardiography with B-flow imaging and spatiotemporal image correlation in prenatal diagnosis of isolated total anomalous pulmonary venous connection [J]. Ultrasound Obstet Gynecol, 2007, 30（6）: 830-837.

38. SUN X, ZHANG Y, FAN M, et al. Role of four-dimensional echocardiography with high-definition flow imaging and spatiotemporal image correlation in detecting fetal pulmonary veins [J]. Echocardiography, 2017, 34（6）: 906-914.

39. SUN X, LEI W, WANG Y, et al. Two- and four-dimensional echocardiography with high-definition flow imaging and spatiotemporal image correlation in the diagnosis of fetal isolated partial anomalous pulmonary venous connection [J]. Echocardiography, 2018, 35（4）: 566-570.

40. HE Y H, LIU K, GU X Y, et al. The application of high definition flow imaging in fetal hemodynamics [J]. Clin Exp Obstet Gynecol, 2015, 42（1）: 11-17.

41. KUMAR T, PATRA S, RAMALINGAM R, et al. Pulmonary hypertension due to presence of isolated partial anomalous pulmonary venous connection: A case report [J]. J Cardiovasc Dis Res, 2013, 4（4）: 239-241.

42. VALSANGIACOMO E R, HORNBERGER L K, BARREA C, et al. Partial and total anomalous pulmonary venous connection in the fetus: two-dimensional and Doppler echocardiographic findings [J]. Ultrasound Obstet Gynecol, 2003, 22（3）: 257-263.

43. SEALE A N, UEMURA H, WEBBER S A, et al. Total anomalous pulmonary venous connection: morphology and outcome from an international population-based study [J]. Circulation, 2010, 122（25）: 2718-2726.

44. WACKER-GUSSMANN A, STRASBURGER J F, CUNEO B F, et al. Fetal arrhythmias associated with cardiac rhabdomyomas [J]. Heart Rhythm, 2014, 11（4）: 677-683.

45. YUAN S M. Fetal cardiac tumors: clinical features, management and prognosis [J]. J Perinat Med, 2018, 46（2）: 115-121.

46. CHEN J, WANG J, SUN H, et al. Fetal cardiac tumor: echocardiography, clinical outcome and genetic analysis in 53 cases [J]. Ultrasound Obstet Gynecol, 2019, 54（1）: 103-109.

47. GU X, HAN L, CHEN J, et al. Antenatal screening and diagnosis of tuberous sclerosis complex by fetal echocardiography and targeted genomic sequencing [J]. Medicine（Baltimore）, 2018, 97（15）: e0112.

48. AXT-FLIEDNER R, HARTGE D, KRAPP M, et al. Course and outcome of fetuses suspected of having coarctation of the aorta during gestation [J]. Ultraschall Med, 2009, 30（3）: 269-276.

49. MORGAN C T, MUELLER B, THAKUR V, et al. Improving Prenatal Diagnosis of Coarctation of the Aorta [J]. Can J Cardiol, 2019, 35（4）: 453-461.

50. BEATTIE M, PEYVANDI S, GANESAN S, et al. Toward Improving the Fetal Diagnosis of Coarctation of the Aorta [J]. Pediatr Cardiol, 2017, 38（2）: 344-352.

51. PATEL C, WEEKS B, COPEL J, et al. Fetal Echocardiographic Measures to Improve the Prenatal Diagnosis of Coarctation of the Aorta [J]. Pediatr Cardiol, 2018.

52. EVERS P D, RANADE D, LEWIN M, et al. Diagnostic Approach in Fetal Coarctation of the Aorta: A Cost-Utility Analysis [J]. J Am Soc Echocardiogr, 2017, 30（6）: 589-594.

53. GACH P, DABADIE A, SORENSEN C, et al. Multi-modality imaging of aortic coarctation: From the fetus to the adolescent [J]. DiagnInterv Imaging, 2016, 97 (5): 581-590.

54. 谷孝艳, 杨喜惠, 郝晓艳, 等. 产前超声诊断胎儿房室间隔缺损及基因检测分析 [J]. 中国医学影像技术, 2020, 36 (6): 918-922.

55. 钟萍萍, 顾依群, 王爱春, 等. 胎儿完全型房室间隔缺损35例尸体解剖分析 [J]. 中华病理学杂志, 2016, 45 (2): 107-110.

56. 王彧, 张颖, 蔡爱露, 等. 三维超声STIC技术在诊断胎儿完全型房室间隔缺损中的应用 [J]. 中国超声医学杂志, 2013, 29 (1): 51-53.

57. 刘志红, 冷萍, 曾宪敏. 产前超声诊断胎儿完全性房室间隔缺损的价值 [J]. 中国医学影像学杂志, 2012, 20 (6): 445-446, 450.

58. 李军, 苏海砾, 张军, 等. 胎儿先天性心脏病的超声诊断及分型 [J]. 中华超声影像学杂志, 2011, 20 (11): 940-943.

59. 何怡华. 胎儿超声心动图学 [M]. 北京: 人民卫生出版社, 2013.

60. ABUHAMAD A, CHAOUI R. 胎儿超声心动图实用指南: 正常和异常心脏 [M]. 3版. 刘琳, 主译. 北京: 北京科学技术出版社, 2017.

61. 刘晓然, 丁文虹, 杨静, 等. 三尖瓣下移畸形产前及生后超声评估与临床预后分析 [J]. 中华儿科杂志, 2019, 57 (6): 465-470.

62. 张惠锋, 叶明, 陶麒麟, 等. 小儿三尖瓣下移畸形的手术效果分析 [J]. 中华小儿外科杂志, 2016, 37 (2): 91-95.

63. 陈艳, 林晓文, 刘敏, 等. 胎儿左侧异构综合征的产前超声诊断价值 (附12例报告)[J]. 福建医药杂志, 2014, 36 (4): 117-120.

64. 翁宗杰, 刘敏, 吴秋梅, 等. 胎儿右侧异构综合征产前超声与病理解剖及血管铸型的对照研究 [J]. 中华超声影像学杂志, 2017, 26 (10): 845-849.

65. 肖湘, 陆振林, 吴贻怡. 上腹部横切面在产前超声诊断心房异构综合征中临床效果观察 [J]. 影像研究与医学应用, 2020, 4 (6): 125-126.

66. 于岚, 林光耀, 朱丽红, 等. 联合多切面法在产前超声诊断胎儿先天性心脏病中的应用价值 [J]. 中华围产医学杂志, 2014, 17 (2): 99-103.

67. 刘延玲, 熊鉴然. 临床超声心动图学 [M]. 北京: 科学出版社, 2001: 428-436.

68. 谢业伟, 张儒舫, 沈立, 等. 复杂先心病右心室双出口外科治疗效果分析 [J]. 中国循证心血管医学杂志, 2018, 10 (8): 944-949.

69. 刘清华, 接连力, 李洪波, 等. 超声产前诊断胎儿完全性肺静脉畸形引流的临床研究 [J]. 中华超声影像学杂志, 2010, 19 (9): 790-792.

70. 孙雪, 张颖, 王彧, 等. 产前超声检查胎儿肺静脉异位引流的研究进展 [J]. 中国医学影像学杂志, 2017, 25 (5): 388-390.

71. 陈思佳, 郑春华, 任军, 等. 超声心动图诊断完全性肺静脉异位引流的价值 [J]. 中国超声医学杂志, 2015, 31 (10): 910-913.

72. 吴娟, 刘云, 王铭, 等. 胎儿完全型肺静脉异位引流产前超声诊断要点 [J]. 中华围产医学杂志, 2019 (5): 296-302.

73. 程跃跃, 赵雅萍, 阮如慧, 等. 超声对胎儿主动脉缩窄的诊断价值分析 [J]. 医学研究杂志, 2018 (8): 137-141.

74. 严杏, 周启昌, 曾施, 等. Z-评分评估胎儿主动脉缩窄的临床研究 [J]. 中华超声影像学杂志, 2020 (4): 321-324.

75. 吴娟, 刘云, 王铭, 等. 主动脉弓三切面对于胎儿主动脉缩窄的超声诊断价值 [J]. 中华围产医学杂志, 2019 (9): 669-672.

76. 张晓花, 董凤群, 王锟, 等. 主动脉缩窄的产前超声诊断及相关研究 [J/CD]. 中华医学超声杂志 (电子版), 2018, 15 (12): 909-911.

77. 刘晓伟, 何怡华. 左锁骨下动脉/主动脉峡部比值产前诊断胎儿主动脉缩窄的价值探讨 [J]. 中华超声影像学杂志, 2017, 26 (1): 21-24.

78. 刘琳, 王红丹, 崔存英, 等. 肺动脉闭锁合并室间隔缺损的产前超声诊断分型及预后评估 [J]. 中华超声影像学杂志, 2019, 28 (6): 493-499.

79. 刘琳, 王红丹, 崔存英, 等. 室间隔完整型肺动脉闭锁的产前超声诊断分型及预后评估 [J]. 中华超声影像学杂志, 2019, 28 (8): 663-670.

第五章 胎儿胸腔异常

第一节 正常声像图

【概述】

人类胸腔是呼吸系统所在位置，在胚胎发育过程中，肺组织的异常发育或受胸腔其他结构异常影响，将导致不同程度的肺发育不良，虽然胎儿在宫内不需要呼吸系统维持生命，但产前呼吸系统的发育是新生儿得以存活的必要条件。对胸部病变自然病程的了解，适时采用合理的产前治疗，有利于提供更好的产前咨询。

胚胎发育第 4 周，咽的尾端形成喉、气管和肺的始基，即喉气管沟。胚长 4mm 时，喉气管沟逐渐发育成管，并与食管分离，管的头端发育为喉，中段发育为气管，末端分为左右两支并膨大，构成肺芽，肺芽反复分支而形成支气管树，支气管树的终芽分化为许多小囊管和囊泡，再由这些小囊管和囊泡分化为呼吸性细支气管、肺泡管、肺泡囊和肺泡。妊娠第 7～16 周，毛细血管包绕细支气管并将血液带到肺部以获取氧气，肺上皮细胞开始第 1 次分化，至第 13 周，近端气道出现纤毛。妊娠第 16～25 周，除了进一步增加气道的数目和复杂性之外，另一个重要的变化就是排列在气道内的立方上皮细胞逐渐变为扁平状（I 型上皮细胞），肺组织分化为 I 型肺上皮细胞，毛细血管靠近肺泡细胞的远端表面生长，这样可让毛细血管更好地接近充满液体的气腔，使潜在的血气屏障进一步发育，毛细血管扩散进入间质是胎儿能够在宫外生存的重要步骤，同时，板层小体在胎儿后期气道内分化出来的 II 型细胞中发育，其储存肺泡表面活性物质，内富含磷脂酰肌醇，是肺泡稳定性的必需成分，为胎儿出生后能有效地进行血气交换做好充分准备。新生儿肺泡的稳定性与存在的板层小体数目相关，缺乏表面活性物质时，肺泡容易塌陷。妊娠第 32 周后，除了产生更多的表面活性物质，用于气体交换的细支气管和肺泡数目进一步增加，以保障新生儿生长过程中交换更多的氧气。

产前评估胎肺成熟度越来越被临床所重视，可以为临床处理及新生儿科监护提供指导信息。对于计划在 39 周前出生的胎儿，临床评估胎肺成熟度的方法包括孕周、胎儿体重、羊水检查。通常孕周超过 39 周，胎儿体重符合孕龄，胎肺自然发育成熟，呼吸窘迫综合征（respiratory distress syndrome，RDS）的发病率几乎为零。对孕周确切的胎儿有一定参考价值。

【病理与临床】

作为胎儿胸腔内重要脏器，胎儿肺部发育状态很大程度上决定了胎儿在宫内的生长发育情况及出生后的生存质量。在胚胎发育过程中有多种因素会导致肺发育不良，如胸廓的空间、胎儿呼吸运动、肺内液体对气道的支架作用及适量的羊水所营造的宫内环境。胎儿肺发育不良，相应肺组织的支气管、血管、肺泡减少，导致肺内液体容量减少。

羊水生化检验是目前临床评估胎肺成熟度的"金标准"，通过检测羊水内的肺泡表面活性物质（pulmonary surfactant，PS）、磷脂酰甘油（phosphatidylglycerol，PG）与板层小体（lamellar body，LB），可以预测胎肺成熟度。PS 可以降低肺泡表面张力，防止肺泡萎缩，维持肺泡的正常功能，促使胎肺逐渐成熟。由于此项检查通常需要通过羊膜腔穿刺取羊水来检验，而羊膜腔穿刺是有创检查，孕妇接受度低，在一定程度上影响了其临床应用。

临床上使用胎儿 MRI 加权成像 T_2WI 是观察胎儿肺发育的重要序列，可在各个断面上显示胎儿的肺组织及邻近结构，该序列常用以确认或排除可疑的胎儿异常，尤其是在诊断羊水过少或由于膈疝造成胎儿肺发育不良时有独特优势。同时 MRI 还有量化指标对胎肺进行评价，如胎肺总体积（total fetal lung volume，TFLV）、肺肝信号强度比（lung-to-liver signal intensity ratio，LLSIR）等。胎儿 TFLV、LLSIR 与孕周呈正相关。肺发育不良胎儿的 TFLV 检测值明显低于肺发育正常胎儿。Oka 等分析产前胎儿的肺部 MRI 影像特点，观察产前 LLSIR 与严重呼吸系统疾病（severe respiratory disorder，SRD）的关系，并计算出 SRD 组与非 SRD 组的 LLSIR 平均值分别为 1.5 与 2.2，故提出以 LLSIR＝2 为截断值，LLSIR＞2 提示胎儿肺发育成熟，出现严重呼吸系统疾病可能性小，胎儿预后好；LLSIR≤2 提示胎儿预后不良。因此，TFLV 及 LLSIR 可作为反映肺发育成熟度的重要量化指标。

随着产前诊断技术及围生医学的发展，早产新生儿的存活率明显提高。但在早产儿和新生儿中，由于肺发育不良引起的呼吸系统疾病发病率仍保持在较高水平，因此产前准确诊断肺发育不良对评价胎儿宫内发育状况及出生后治疗方案的实施有重要意义。随着医学影像技术的不断进步，产前超声及磁共振成像对诊断肺发育不良的病因及预后具有独特优势。

【超声表现】

1. 四腔心切面是观察胸腔最重要的平面，中部纵隔区域由前向后有胸腺、心脏、气管、食管，脊柱前方为胸主动脉。左、右肺分别位于心脏两侧，呈帆形，右肺面积略大于左肺（图 5-1-1）。胸部矢状或冠状切面显示双肺呈锥形，尖端位于头侧，底端在膈水平呈弧形凸向胸腔，周缘与胸壁、心包之间紧密相贴（图 5-1-2）。正常肺组织呈均匀中等回声，随着孕周的增大回声逐渐增强，通常情况下肺组织回声较肝脏、心肌回声略强。

2. 常规二维超声难以显示肺内支气管分支结构，高分辨率二维超声在胸部正中矢状切面或冠状切面能显示气管及左、右主支气管，管壁呈线状高回声，管腔呈管状无回声，左侧主支气管细长，嵴下角大，斜行；右侧主支气管粗短，嵴下角小，走行较直。

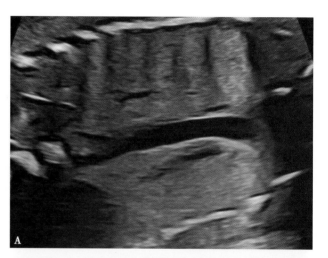

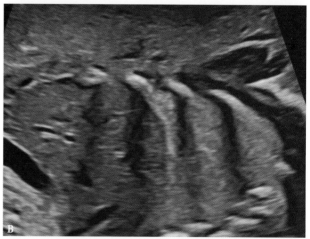

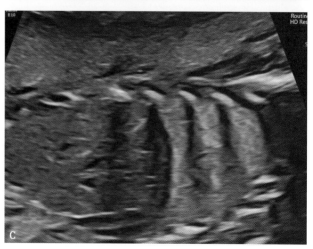

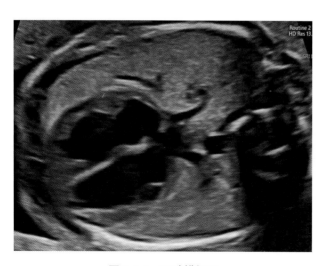

图 5-1-1 双肺横切面
四腔心切面双肺位于心脏两侧，呈均匀中等回声。

图 5-1-2 双肺纵切面
A. 胎儿躯干冠状切面双肺呈锥形，膈肌低回声弧形凸向胸腔；B. 左肺长轴旁矢状切面；C. 右肺长轴旁矢状切面。

3. 高分辨率二维超声可以在肺门部显示左右肺动脉与静脉主干，四支肺静脉在左心房后壁进入左心房时构成的静脉角，叠加彩色血流可见肺静脉向肺门中央部汇聚（图 5-1-3），近场呈蓝色血流，远场呈红色血流，适当偏转探头可以分别追踪四支肺静脉入左心房的开口。肺静脉数目可存在变异，增加了产前超声对肺静脉追踪的难度。肺动脉血流呈树枝状逐级向肺外周延伸，近场呈红色血流，远场呈蓝色血流。超微血管成像技术能更好地显示肺外周血管低速血流信号（图 5-1-4），因此可较完整地显示从肺门至肺外周组织血管树状分布图，但不能区分动静脉。

4. 胸围的测量方法是选取标准四腔心切面，沿肋骨外缘测量胸围周长，为骨性胸围，测量时不包括皮肤及皮下脂肪层（图 5-1-5A）。正常胎肺前后径、左右径及上下径随孕周的增加而增长，四腔心切面清晰显示双肺与胸壁、心脏的交界面，沿肺边缘描绘（图 5-1-5B），可以测得肺周长及胸围（表 5-1-1、表 5-1-2），在此平面同时可测量胎肺最大前后径，以及与之垂直的左右径；分别选取左、右侧胸部矢状面，可以测量胎肺的上下径（图 5-1-6）。孕 18～40 周内，肺尖至膈肌顶的直线距离与膈肌顶至膀胱底的距离之比在恒定范围内，经计算得 95% 的参考值范围为 0.44～0.59（表 5-1-3）。

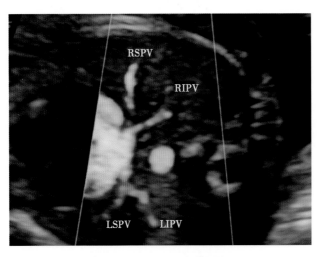

图 5-1-3　左心房肺静脉角
四腔心切面左心房后方四支肺静脉进入左心房，近场蓝色血流为肺静脉，红色血流为肺动脉，远场反之。RSPV：右上肺静脉；RIPV：右下肺静脉；LSPV：左上肺静脉；LIPV：左下肺静脉。

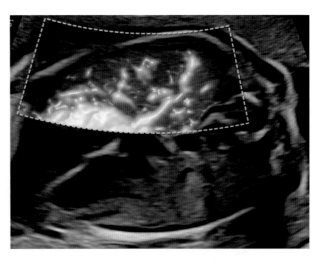

图 5-1-4　肺内血管分布
超微血管成像技术显示右肺内血管从肺门向外周呈树枝状分布。

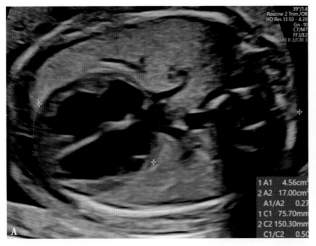

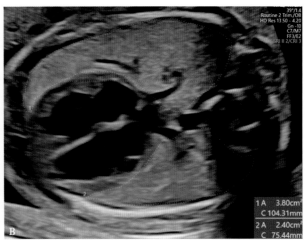

图 5-1-5　横切面心胸面积比测量方法
A. 四腔心切面沿肋骨虚线显示胸围面积，沿心包边缘虚线显示心脏面积；B. 四腔心切面沿肺边缘虚线显示肺周长与面积。

表 5-1-1　左右肺周长正常值（孕 20～40 周）

孕周	左肺		右肺	
	均数 /cm	95% 置信区间 /cm	均数 /cm	95% 置信区间 /cm
20	6.48	4.37～8.56	8.69	5.95～11.44
21	7.00	4.96～9.06	9.37	6.70～12.08
22	7.52	5.52～9.55	10.04	7.42～12.71
23	8.03	6.06～10.04	10.69	8.12～13.33
24	8.52	6.59～10.52	11.33	8.79～13.94
25	9.01	7.10～10.98	11.95	9.44～15.54
26	9.48	7.59～11.44	12.56	10.07～15.13
27	9.95	8.06～11.90	13.15	10.68～15.71
28	10.40	8.51～12.34	13.73	11.25～16.28
29	10.84	8.95～12.78	14.29	11.81～16.84
30	11.27	9.37～13.21	14.84	12.34～17.39
31	11.70	9.76～13.64	15.37	12.85～17.92
32	12.10	10.15～14.05	15.89	13.33～18.45
33	12.50	10.51～14.46	16.39	13.79～18.97
34	12.89	10.85～14.86	16.87	14.23～19.48
35	13.27	11.18～15.25	17.34	14.64～19.98
36	13.64	11.49～15.63	17.80	15.03～20.46
37	13.99	11.78～16.01	18.24	15.40～20.94
38	14.34	12.05～16.38	18.67	15.74～21.41
39	14.67	12.31～16.74	19.08	16.06～21.86
40	15.00	12.54～17.09	19.47	16.35～22.31

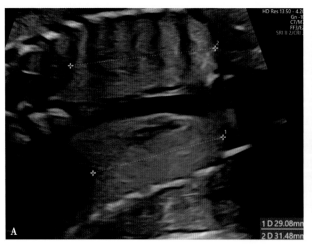
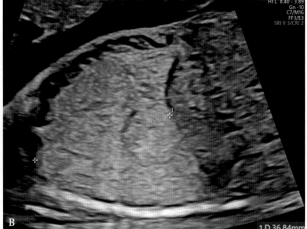

图 5-1-6　长轴切面双肺测量

A. 胸腔冠状切面显示双侧肺上下径；B. 旁矢状切面显示单侧肺上下径。

表5-1-2　胎儿胸围正常测量值　　　　　　　　　　　　　　　　　单位: cm

孕周	例数	预测百分比							
		2.5%	5.0%	10.0%	25.0%	50.0%	75.0%	90.0%	97.5%
16	6	5.9	6.4	7.0	8.0	9.1	10.3	11.3	11.9
17	22	6.8	7.3	7.9	8.9	10.0	11.2	12.2	12.8
18	31	7.7	8.2	8.8	9.8	11.0	12.1	13.1	13.7
19	21	8.6	9.1	9.7	10.7	11.9	13.0	14.0	14.6
20	20	9.5	10.0	10.6	11.7	12.8	13.9	15.0	15.5
21	30	10.4	11.0	11.6	12.6	13.7	14.8	15.8	16.4
22	18	11.3	11.9	12.5	13.5	14.6	15.7	16.7	17.3
23	21	12.2	12.8	13.4	14.4	15.5	16.6	17.6	18.2
24	27	13.2	13.7	14.3	15.3	16.4	17.5	18.5	19.1
25	20	14.1	14.6	15.2	16.2	17.3	18.4	19.4	20.0
26	25	15.0	15.5	16.1	17.1	18.2	19.3	20.3	21.0
27	24	15.9	16.4	17.0	18.0	19.1	20.2	21.3	21.9
28	24	16.8	17.3	17.9	18.9	20.0	21.2	22.2	22.8
29	24	17.7	18.2	18.8	19.8	21.0	22.1	23.1	23.7
30	27	18.6	19.1	19.7	20.7	21.9	23.0	24.0	24.6
31	24	19.5	20.0	20.6	21.6	22.8	23.9	24.9	25.5
32	28	20.4	20.9	21.5	22.6	23.7	24.8	25.8	26.4
33	27	21.3	21.8	22.5	23.5	24.6	25.7	26.7	27.3
34	25	22.2	22.8	23.4	24.4	25.5	26.6	27.6	28.2
35	20	23.1	23.7	24.3	25.3	26.4	27.5	28.5	29.1
36	23	24.0	24.6	25.2	26.2	27.3	28.4	29.4	30.0
37	22	24.9	25.5	26.1	27.1	28.2	29.3	30.3	30.9
38	21	25.9	26.4	27.0	28.0	29.1	30.2	31.2	31.9
39	7	26.8	27.3	27.9	28.9	30.0	31.1	32.2	32.8
40	6	27.7	28.2	28.8	29.8	30.9	32.2	33.1	33.7

5. 无论是肺发育不良，还是胸腔占位性病变，都会不同程度导致心胸比与心轴角度的变化，可用来对肺发育初步评估。正常心脏位于胸腔左侧，心尖指向左前方，心轴角度是指心脏长轴与胸腔前后径之间的夹角，在四腔心平面，从脊柱正中至胸骨正中画一条连线，再沿房室隔画一条连线，两者相交的角度即心轴角度，正常范围为45°±20°。心胸比是评价心脏相对大小的指标，常在四腔心切面分别描记测量心脏面积和胸腔面积，两者相比即为心胸面积比，正常值为0.20～0.35。心脏面积自心包外缘测量，胸腔面积同胸围测量方法。

6. 计算肺-头围比率(lung-to-head ratio，LHR)是目前判断膈疝时肺发育的较常见方法(图5-1-7)。

首先在标准四腔心切面获取正常单侧肺面积，面积获得方法一是测量肺的前后径及与之垂直的左右径，二者相乘；方法二是通过手动描记单侧肺轮廓，自动获得单侧肺面积。鉴于手动描记胎肺面积重复性好，目前推荐使用方法二。单侧肺面积与头围的比值即LHR。不同孕周LHR的参考值见表5-1-4。由于LHR与孕周具有相关性，同一孕周左右肺正常参考值也不相同，很多情况下测得的LHR介于1.0～1.4之间，此时LHR的意义并不明确，现多采用另一个评价肺发育不良的指标：实际LHR与预期LHR的比值(O/E LHR)。利用该指标评价肺发育不良，消除了孕周对LHR的影响，并且对预后评估更具体，对产科处理意义较大。

表 5-1-3 592 例不同孕周胎儿肺纵径与总肺面积

孕周	例数	肺尖至膈肌顶（F）/mm	膈肌至膀胱底（G）/mm	F/G	（胸廓面积－心脏面积）/cm²
18	15	21.10±2.31	43.69±3.88	0.48±0.02	5.38±0.91
19	21	22.06±2.05	45.84±3.78	0.48±0.04	7.19±1.12
20	31	25.03±1.99	49.83±3.60	0.50±0.04	7.66±1.24
21	34	27.39±2.61	53.27±3.56	0.51±0.04	8.84±1.45
22	49	29.13±2.22	58.86±3.67	0.50±0.04	10.02±1.44
23	50	30.25±2.45	60.70±3.81	0.50±0.04	11.30±2.45
24	42	32.66±2.64	63.72±3.88	0.51±0.04	11.82±1.87
25	37	33.95±2.44	65.98±3.81	0.52±0.04	13.66±1.80
26	36	34.81±2.56	69.73±3.92	0.50±0.04	15.38±1.50
27	25	36.74±2.43	73.64±3.50	0.50±0.03	16.96±2.65
28	29	37.40±2.15	75.76±3.80	0.49±0.03	17.82±2.47
29	25	39.93±2.60	78.97±3.63	0.51±0.04	19.27±3.18
30	17	41.20±2.85	80.96±3.60	0.51±0.04	19.60±1.59
31	18	43.02±2.55	84.43±3.43	0.51±0.04	20.13±2.47
32	24	44.62±2.83	86.43±3.83	0.52±0.03	21.49±2.46
33	15	46.99±2.54	89.85±2.34	0.52±0.03	23.58±1.54
34	14	47.14±2.71	94.69±3.52	0.50±0.02	23.95±1.91
35	16	47.36±2.96	97.03±3.81	0.49±0.04	24.88±2.54
36	14	48.06±2.22	98.71±2.07	0.49±0.02	25.21±3.10
37	20	48.57±2.62	99.11±2.08	0.49±0.02	27.53±2.51
38	16	48.62±2.40	99.21±3.36	0.49±0.02	28.00±1.33
39	19	48.88±2.18	99.58±2.84	0.49±0.02	28.27±1.89
40	25	49.44±2.63	99.86±3.42	0.51±0.03	28.33±1.99

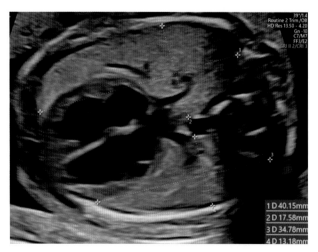

图 5-1-7 肺 - 头围比率（LHR）测量

孕 23⁺¹ 周，四腔心切面测量右肺前后径 40.2mm，横径 17.6mm，根据头围 215mm，计算 LHR 为 3.29。

7. 三维容积成像可以获取左右肺体积，为胎肺发育的评估提供了定量分析指标。近年来三维超声体积测量的方法也在不断改进，早期三维超声体积测量采用平面体积测量法，该方法具有较高的准确性和可重复性，但测量时需在容积数据库内相隔一定距离（通常为 1～2mm）的层面上逐层手动勾画肺脏的轮廓，过程烦琐、耗时，临床实用性较低。近年来利用三维超声结合虚拟器官计算机辅助技术（virtual organcomputer-aided analysis，VOCAL）简化了测量流程，可较为准确地估测胎儿肺体积（图 5-1-8），从既往文献 Bland-Altman 分析得到的散点图中可以看出，94.29% 的点位于 95% 一致性界限区间以内，可见超声 VOCAL 测得的肺体积与尸检实测的肺体积之间具有较高的一致性。正常胎肺容积参考值见表 5-1-5。

表 5-1-4　孕 12 ~ 32 周胎儿肺面积(手动描记)与肺 - 头围比率(LHR)

孕周	左肺		右肺	
	面积 /mm²	LHR	面积 /mm²	LHR
12	36（20, 51）	0.38（0.21, 0.54）	58（44, 71）	0.53（0.21, 0.85）
13	47（26, 68）	0.50（0.31, 0.69）	69（42, 96）	0.72（0.37, 1.07）
14	62（36, 89）	0.62（0.40, 0.84）	88（48, 129）	0.90（0.51, 1.29）
15	82（49, 114）	0.74（0.49, 0.98）	115（61, 169）	1.08（0.65, 1.50）
16	104（65, 144）	0.85（0.57, 1.12）	148（80, 215）	1.25（0.79, 1.70）
17	130（83, 177）	0.95（0.65, 1.26）	186（105, 267）	1.41（0.92, 1.90）
18	158（103, 213）	1.06（0.73, 1.38）	229（134, 323）	1.56（1.04, 2.09）
19	188（125, 252）	1.15（0.80, 1.51）	275（168, 383）	1.71（1.15, 2.28）
20	220（148, 293）	1.25（0.86, 1.63）	325（204, 447）	1.86（1.26, 2.45）
21	254（172, 335）	1.33（0.92, 1.74）	378（243, 512）	1.99（1.36, 2.62）
22	288（196, 380）	1.42（0.98, 1.86）	432（283, 580）	2.12（1.45, 2.79）
23	323（220, 425）	1.50（1.03, 1.96）	486（325, 648）	2.24（1.54, 2.95）
24	358（244, 471）	1.57（1.08, 2.06）	541（366, 716）	2.36（1.62, 3.10）
25	392（268, 517）	1.64（1.12, 2.16）	595（406, 783）	2.47（1.70, 3.24）
26	426（290, 563）	1.71（1.16, 2.25）	647（445, 849）	2.57（1.76, 3.38）
27	459（310, 609）	1.77（1.19, 2.34）	697（482, 913）	2.67（1.83, 3.51）
28	491（328, 653）	1.82（1.22, 2.42）	744（515, 973）	2.76（1.88, 3.64）
29	521（344, 697）	1.87（1.25, 2.50）	787（545, 1029）	2.84（1.93, 3.75）
30	548（358, 738）	1.92（1.27, 2.58）	825（569, 1081）	2.92（1.97, 3.86）
31	573（368, 777）	1.96（1.28, 2.65）	858（589, 1127）	2.99（2.01, 3.97）
32	594（374, 814）	2.00（1.29, 2.71）	885（602, 1167）	3.05（2.03, 4.07）

数据为均值（95% 置信区间）。

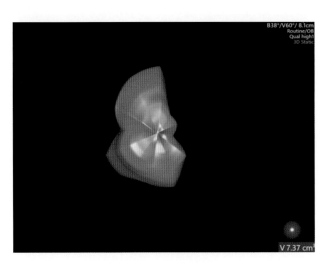

图 5-1-8　肺容积成像

孕 23^{+1} 周，通过 VOCAL 获取右肺容积成像，体积为 7.37cm³。

8. 将多普勒取样容积放置于肺动脉瓣上水平及胎肺门左、右肺动脉起始部，可以分别获取其多普勒频谱。胎儿主肺动脉多普勒频谱为单期层流频谱，与主动脉相比，具有峰值流速低、频带宽、加速度时间短的特点。左右肺动脉频谱形态具有特征性，形态相似，峰值流速相近。由于胎儿期肺阻力较高，在收缩早期左右肺动脉血流速度即达到峰值，持续短暂时间后迅速下降，至收缩中期血流再度加速，但峰值流速下降约 50%，收缩中晚期下降速度变缓，舒张期呈平缓低速血流频谱。在临床上常用以分析的超声多普勒参数有搏动指数（pulsatility index，PI）阻力指数（resistance index，RI），收缩期峰值流速（peak systolic velocity，PSV），加速时间（acceleration time，AT），加速时间 / 射血时间比值（acceleration time/ejection time，AT/ET）（图 5-1-9）。

表 5-1-5 不同孕周左右肺容积 5%、50% 及 95% 正常参考值

孕周	左肺 /cm³			右肺 /cm³		
	5%	50%	95%	5%	50%	95%
18.0	1.17	2.36	3.55	1.15	2.80	4.45
18.5	1.09	2.49	3.89	1.09	2.94	4.79
19.0	1.06	2.67	4.27	1.09	3.13	5.17
19.5	1.09	2.90	4.70	1.15	3.38	5.61
20.0	1.15	3.17	5.18	1.25	3.67	6.09
20.5	1.27	3.49	5.71	1.40	4.02	6.63
21.0	1.43	3.85	6.28	1.61	4.41	7.22
21.5	1.63	4.26	6.90	1.86	4.86	7.85
22.0	1.88	4.72	7.56	2.16	5.35	8.54
22.5	2.17	5.22	8.26	2.50	5.88	9.27
23.0	2.51	5.76	9.01	2.89	6.47	10.04
23.5	2.89	6.34	9.80	3.33	7.10	10.86
24.0	11.73	3.30	6.96	24.0	3.81	7.77
24.5	3.76	7.63	11.49	4.34	8.49	12.64
25.0	4.26	8.33	12.41	4.90	9.25	13.59
25.5	4.80	9.08	13.35	5.51	10.05	14.58
26.0	5.37	9.86	14.34	6.16	10.89	15.61
26.5	5.99	10.68	15.37	6.85	11.77	16.68
27.0	6.64	11.53	16.43	7.57	12.68	17.79
27.5	7.32	12.42	17.52	8.34	13.64	18.94
28.0	8.04	13.35	18.65	9.13	14.63	20.12
28.5	8.79	14.31	19.82	9.97	15.65	21.34
29.0	9.58	15.30	21.01	10.83	16.71	22.58
29.5	10.39	16.32	22.24	11.72	17.79	23.86
30.0	11.23	17.36	23.49	12.64	18.91	25.17
30.5	12.10	18.44	24.77	13.59	20.04	26.50
31.0	13.00	19.54	26.08	14.56	21.20	27.85
31.5	13.91	20.66	27.40	15.55	22.38	29.22
32.0	14.84	21.80	28.75	16.55	23.58	10.61
32.5	15.79	22.95	30.11	17.56	24.78	32.00
33.0	16.75	24.11	31.47	18.57	25.99	33.40
33.5	17.70	25.27	32.84	19.58	27.18	34.79
29.5	10.39	16.32	22.24	11.72	17.79	23.86
30.0	11.23	17.36	23.49	12.64	18.91	25.17
30.5	12.10	18.44	24.77	13.59	20.04	26.50
31.0	13.00	19.54	26.08	14.56	21.20	27.85
31.5	13.91	20.66	27.40	15.55	22.38	29.22
32.0	14.84	21.80	28.75	16.55	23.58	10.61
32.5	15.79	22.95	30.11	17.56	24.78	32.00
33.0	16.75	24.11	31.47	18.57	25.99	33.40
33.5	17.70	25.27	32.84	19.58	27.18	34.79
34.0	18.64	26.42	34.19	20.56	28.36	36.15

关于妊娠中晚期胎儿肺动脉多普勒参数的变化规律，国内外有较多的研究。Rasanen 等对孕 18～40 周胎儿的主肺动脉及左右肺动脉近端、远端的多普勒频谱参数 PI、AT 及 PSV 进行测量。结

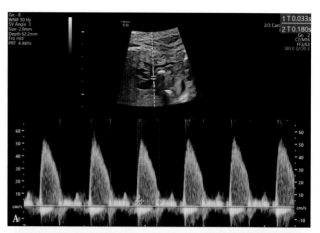
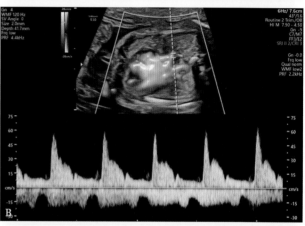
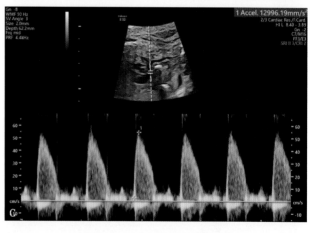

图 5-1-9 肺动脉血流频谱图

A. 右心室流出道切面将取样容积置于肺动脉瓣上，肺动脉频谱呈收缩期单期层流频谱，达峰时间 s，峰值 cm/s。AT 为加速时间，ET 为射血时间。B. 取样容积位于右肺动脉起始部的远端，肺动脉分支频谱位于基线上，收缩早期血流速度达峰，收缩中期峰值流速下降约 50%，舒张期呈平缓低速血流频谱。C. 将测量标尺置于收缩期起始点与达峰点，获得加速度值。

果发现 34 周前，左、右肺动脉 AT 及 PSV 随孕周升高，PI 随孕周降低，之后保持恒定。Sivan 等则认为平均 PI 随孕周变化不大。因不同学者对肺动脉 PI 值与孕周变化的关系意见不同，有学者提出用 AT/ET 比值可以预测胎儿肺成熟度，该研究认为 AT/ET 比值测量预测胎儿肺成熟度的特异度为93%，灵敏度为73%，阴性预测值为87%，阳性预测值为85%。随着 AT/ET 比值的增加，肺成熟的概率增加。其原理是随着孕龄的增加，持续的肺动脉新生，产生更大的血管腔，血管壁弹性增加，妊娠晚期表面活性物质浓度增加，均使肺动脉阻抗降低，而这些都与肺成熟有关。AT/ET 比值截断值为0.3149 的特异度为93%，灵敏度为73%，阴性预测值为87%，阳性预测值为85%。AT/ET 比值测量可以提供一种非侵入性的方法来测定胎儿肺成熟程度，其灵敏度、特异度和预测价值均可接受。该方法有应用于临床的潜力，可避免今后出现较多羊膜腔穿刺。

由于无统一的方法，检测的研究结果也各不相同，能否反映胎肺成熟情况仍存争议。总体来说左、右肺动脉测值比较无统计学差异；近端肺动脉峰值流速随孕周增大而增加，多数学者认为孕 31 周前随着肺动脉逐级分支，肺血流速度逐渐减慢，外周肺动脉阻力及压力逐渐降低；胎儿主肺动脉 AT 及 AT/ET 比值目前公认为是最稳定的测量指标。测值随孕周呈增加趋势，反映肺动脉阻力和压力逐渐降低，预示胎肺逐渐成熟，且不受胎儿心率影响。

9. 膈肌在胸部纵切面呈凸向胸腔的弧形低回声带，紧贴双肺下缘，分隔胸腔与腹腔器官。超声不能显示全部膈肌。

10. 三血管切面显示胸腺位于前上纵隔，主动脉与肺动脉的前方，正常胸腺为均质低回声实性软组织。妊娠 19～22 周时，胎儿胸腺的回声与肺部相似，或略高于肺组织，但在妊娠后期，胸腺的回声比肺组织低。应用三维技术测量胸腺容积能更准确地评估胸腺在宫内的发育情况（表5-1-6）。

【相关异常】

胎肺在发育过程中，任何阶段肺的正常发育受损或失败都会导致病理损伤和潜在的呼吸功能受损。常见异常包括肺发育不良、先天性肺气道畸形、肺隔离症、先天性膈疝、胸腔积液、支气管囊肿，以及气道狭窄，喉、气管、支气管的闭锁。

表 5-1-6　正常单胎妊娠不同孕周胸腺容积

孕周	胎儿胸腺容积/ml		
	平均值（SD）	第 5 百分位数	第 95 百分位数
17～17+6	0.9（0.382）	0.27	1.53
18～18+6	1.15（0.383）	0.52	1.78
19～19+6	1.53（0.383）	0.90	2.16
20～20+6	1.61（0.383）	0.98	2.24
21～21+6	1.95（0.384）	1.32	2.58
22～22+6	2.36（0.384）	1.73	2.99
23～23+6	2.90（0.384）	2.27	3.53
24～24+6	3.67（0.385）	3.04	4.30
25～25+6	4.09（0.385）	3.46	4.72
26～26+6	4.59（0.386）	3.96	5.22
27～27+6	5.37（0.386）	4.73	6.01
28～28+6	5.47（0.387）	4.83	6.11
29～29+6	6.21（0.388）	5.57	6.85
30～30+6	6.47（0.388）	5.83	7.11
31～31+6	6.53（0.388）	5.88	7.16
32～32+6	6.76（0.388）	6.12	7.40
33～33+6	6.97（0.389）	6.33	7.61
34～34+6	7.81（0.389）	7.17	8.45
35～35+6	8.72（0.389）	8.08	9.36
36～36+6	9.13（0.390）	8.49	9.77
37～37+6	9.67（0.390）	9.03	10.31
38～38+6	10.31（0.391）	9.67	10.95

第二节　先天性肺气道畸形

【概述】

先天性肺气道畸形（congenital pulmonary airway malformation，CPAM），既往称先天性囊性腺瘤样畸形（congenital cystic adenomatoid malformation，CCAM），是一种肺组织错构畸形，组织学上以终末支气管异常增生，缺乏正常肺泡发育为特征，这些未成熟的细支气管与正常的气管支气管树交通，并从正常的肺循环获取血供。男性发病率略高于女性，左右两肺的发生率基本相等，CPAM 在活产儿发生率为 1/12 000，占胎儿肺部病变的 30%～47%。典型的 CPAM 为单侧，95% 以上仅限于一叶或一段肺，偶尔 CPAM 累及一侧肺，甚至双侧肺。

【病理与临床】

胎儿肺发育分为五个阶段：胚胎期、假腺期、小管期、囊泡期和肺泡期。CPAM病变发生在假腺期，在妊娠7～16周，因支气管肺发育受阻，导致该节段远端组织发育不良，未成熟的细支气管异常增生，并与正常的气管支气管树交通，从正常的肺循环获取血供。CPAM可分为以下三种解剖类型：Ⅰ型为大囊肿型，病变以多个较大囊肿为主，囊肿直径≥2cm；Ⅱ型为中囊肿型，病变内有多个囊肿，囊肿直径小于2cm；Ⅲ型为小囊型，呈实质性改变，内有大量细小囊肿，直径不超过0.5cm（图5-2-1）。

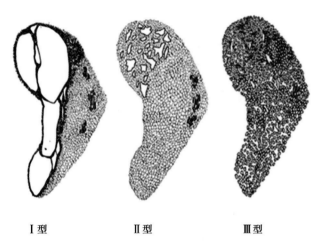

Ⅰ型 Ⅱ型 Ⅲ型

图5-2-1 先天性肺气道畸形三种解剖类型模式图

Stocker在1977年提出了基于临床综合和病理标准的三种分型，成为CPAM超声声像图描述的基础理论。2010年在其发表的另一篇文章又增加两种亚型：0型（腺泡发育不良）和Ⅳ型（腺泡远端周围大囊肿，内有肺泡细胞），将CPAM的分类扩大为五种亚型。这种分类旨在应用于切除的肺标本，而产前超声无法诊断。

值得注意的是有些肿块组织学上是混合性的，肿块内既有支气管肺隔离症（bronchopulmonary sequestration，BPS）病理改变，又有CPAM病理改变。大多数CPAM与正常的支气管树相通，但也可能不相通而产生梗阻，可能是病变组织内支气管缺乏软骨所致。

【超声表现】

1. 典型CPAM声像图表现为胸腔内实性高回声团，或囊实混合回声团块，肿块大小不等，肿块内囊肿直径和数目不等（图5-2-2～图5-2-4）。CPAMⅠ型与Ⅱ型在高回声团内至少可检出一个囊肿，CPAMⅢ型往往呈实性高回声团，受超声设备分辨率的限制，不能显示病灶内的微小囊肿，使用高频探头，或许可见实性肿块内部弥漫分布的筛孔状小囊泡。

2. 肿块若仅累及肺段或一个肺叶，同侧可显示的正常肺组织回声，体积通常缩小，当CPAM团块较大，残存正常肺组织被挤压在边缘，往往不易辨认。妊娠16～22周超声即可发现CPAM，多数通过病灶内可检出囊肿，得以诊断，若囊肿较大，二维超声发现CPAM的时间可以更早。

3. 彩色多普勒血流显示肿块供血动脉源自肺动脉或其分支，静脉回流至肺静脉。当组织学上混合了BPS，动脉供血与静脉回流路径将变得复杂（图5-2-5）。

4. CPAM的占位效应，是导致心脏及纵隔受压移位的原因，并对同侧及对侧肺产生明显压迫，使正常肺组织回声极少，从而引起肺发育不良和胎儿水肿。较小肿块，对胸腔脏器的挤压可以不明显；肿块越大，心脏及纵隔移位越明显。CPAMⅠ型因囊肿较大，肿块体积大，更容易引起纵隔与心脏的移位。

5. 晚孕期通常出现羊水过多，可能是由于病变压迫食管导致羊水吞咽减少，或者肺组织产生了更多的液体，如果肿块体积较大，可能引起胎儿水肿。

6. 肿块压迫心脏及胸腔内血管，使得腔静脉回流受阻，心脏功能受损，引起胎儿腹水和全身水肿。

7. 计数先天性肺气道畸形体积比（congenital pulmonary airway malformation-volume ratio，CVR）是评估CPAM风险和提供咨询的一种方法，通常用来评估发生胎儿水肿的风险。以1.6作为截断值，当CVR＞1.6时胎儿发生水肿的风险明显增高，若出现水肿，胎儿死亡率接近100%。在妊娠的任何阶段，CVR＞1.0，出生时出现呼吸症状和新生儿需要手术干预的风险增加，CVR≤1.6发生水肿风险较低，但需要超声密切监测。

CVR计算方法是通过二维超声获得肺囊腺瘤肿块的三个垂直径线（以cm为单位），将该值与头围（cm）相比，以纠正孕周对体积值影响，即CVR＝（瘤体长×宽×高×0.52）/头围。

在计算CVR要注意，为了后期随访的可比性，建议在横切面寻找肿块最大面，测量其最大径及与之垂直的径线，然后取纵切面，可显示肿块最大上下径切面测量其上下径，测量时包括病变的边缘并测量最大径线。

CPAM在中孕后期或晚孕早期趋于稳定，晚孕期随着孕周的增加，可能会趋于不同程度的缩小。同时由于肺脏回声增强，肿块和正常肺组织回声相近而分界不清，可能导致超声无法显示。

【相关异常】

25%的CPAM合并其他异常，包括呼吸道、心血管系统、泌尿系统、消化系统和中枢神经系统异常。合并其他结构异常时，声像图可显示相应的异常改变。CPAM相关风险包括早产、胎膜早破、胎儿水肿导致的死亡。

由于CPAM的存在与膨胀性生长，使得纵隔移位，心脏大血管受压，从而导致胎儿水肿的发生，胎儿水肿可以表现为胸腹壁水肿，男胎有阴囊水肿。严重的胎儿水肿，出现胎儿胸腹水，导致胎儿心脏负荷过重而衰竭，从而引起宫内死亡的发生。胸腔内巨大的囊腺瘤，常常导致食管受压，胎儿吞咽羊水量减少，相应出现羊水过多。胸腔被囊腺瘤病灶占据后，肺组织发育受限，无论是容积和结构上都发生变化，产后可发生呼吸窘迫综合征。

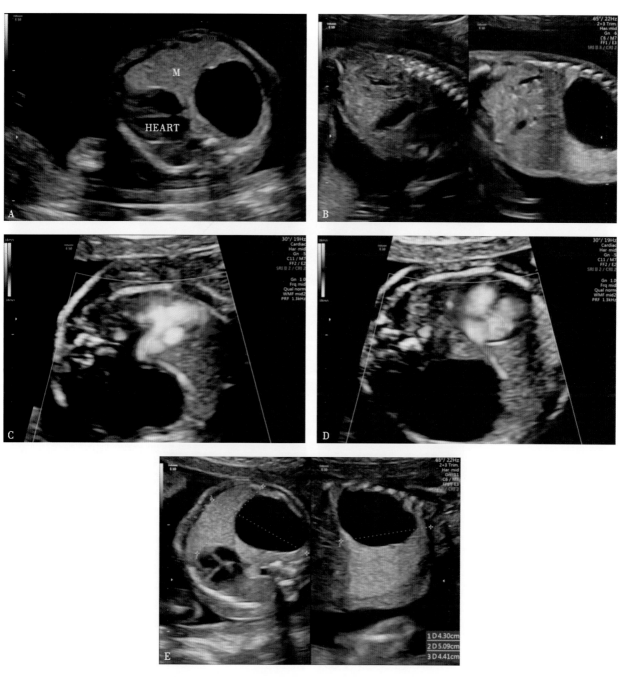

图 5-2-2 CPAM Ⅰ型声像图

A. 心脏右侧高回声团内见一枚无回声影，大小约 40mm×30mm×27mm，心脏（HEART）明显左移，M 示肿块；B. 长轴显示病灶位于右侧胸腔；C. 滋养动脉源自右肺动脉；D. 静脉经右肺静脉回流左心房；E. 通过肿块的三个垂直径线测量，估测先天性肺气道畸形体积比（congenital pulmonary airway malformation-volume ratio，CVR）为 2.3。

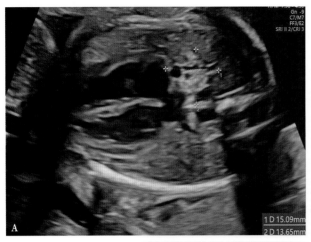
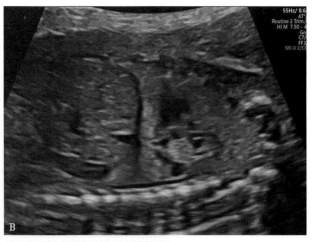

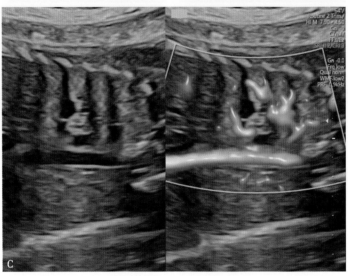

图 5-2-3　CPAM Ⅱ型声像图

A．四腔心切面混合回声病灶位于右心房后方，大小约 15mm×14mm×17mm，内有多枚囊泡结构，最大囊泡直径 5.4mm，肿块三个垂直径线测量，估测 CVR 为 0.08；B．胎儿长轴切面病灶位于膈上，贴近脊柱；C．显示红色血流肺动脉供血，蓝色血流肺静脉引流。

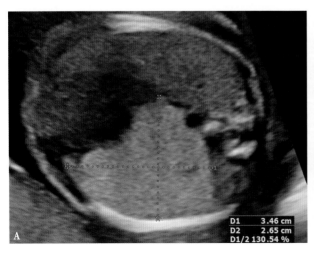
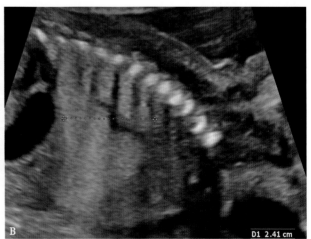

图 5-2-4　CPAM Ⅲ型声像图

右侧胸腔的横切面（图 A）与纵切面（图 B）显示高回声团，未见明显囊肿。

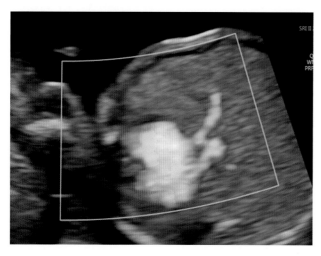

图 5-2-5 CPAM 滋养动脉及引流静脉声像图
红色血流为病灶供血动脉，源自左肺动脉，与其并行的为引流静脉，回流至左肺上静脉。纵隔向右侧胸腔移位。

CPAM 合并心血管畸形，常见的有法洛四联症和永存动脉干。而泌尿系统常见的异常有肾缺如、肾发育不良与巨膀胱。CPAM 也有合并膈疝、肠闭锁、肛门闭锁的报道。在 Stocker 总结的患有 CPAM 的 10 例婴儿中，有 2 例并腿畸形。

【鉴别诊断】

1. CPAM Ⅰ型与 CPAM Ⅱ型肿块应注意与先天性膈疝鉴别，由于膈疝多为胃泡、肠管疝入胸腔，其囊泡样无回声短时间内可有大小变化，仔细观测肠管有蠕动征象。CPAM 供血动脉源于肺动脉，膈疝为腹腔器官进入胸腔，脏器供血动脉源自腹腔动脉或肠系膜动脉，声像图显示供血动脉走行源自腹主动脉。

2. 支气管囊肿发生位置靠近中心，紧邻气管支气管树，极少数情况下，囊肿可迁移至肺门甚至膈下区，表现为肺实质中央的无回声，囊肿大小不一，多为单房，也可表现为多房，声像图上与 CPAM Ⅰ

型相似。主要依据病灶周围是否有正常肺组织及病变位置做出鉴别。

3. 胸腔内类实性肿块，除考虑 CPAM Ⅲ型外，还应与 BPS 鉴别，BPS 的声像图表现为均匀性的强回声，累及一侧肺或一叶肺，有时内部可出现一些小囊肿，体积较大的 BPS 也可造成纵隔偏移。彩色多普勒血流是鉴别诊断的关键，CPAM 供血动脉源于肺动脉，而 BPS 供血动脉来源于体循环。

4. CPAM Ⅲ型肿块还需要与神经源性肿块、食管重复畸形的肿块相鉴别，后两者主要位于后纵隔。心包肿瘤及胸腺肿块由于其特殊的解剖部位，也需要进行甄别。

5. 支气管闭锁（bronchial atresia, BA）声像图类似于 CPAM Ⅲ型，由于肺叶或肺段支气管闭锁，其支配的肺体积增大，回声均匀性增强。而气管闭锁或喉闭锁通常是双侧肺叶体积增大，心脏位于中央，心胸比例明显缩小。

6. 先天性肺叶性肺气肿（congenital lobar emphysema, CLE）是以肺内积液导致一个或多个肺叶过度膨胀为特征的下呼吸道发育异常，通常表现为单侧回声均匀性肿块，无囊肿，肿块常越过中线导致心脏移位或受压，肿块血液循环来源于肺动静脉。CLE 95% 的病变发生在上叶和中叶，与 CPAM 鉴别主要是观察有无扩张的充满液体的气道，短时间内肿块显著缩小。CPAM 在孕 26 周以后病灶大小保持稳定或逐渐缩小。在临床工作中，对于肺内占位性病变的诊断及鉴别诊断，可参考图 5-2-6 所示思路。

【预后评估】

在 CPAM 三种类型中，Ⅰ型囊肿之间可见相对正常的肺泡，预后相对较好。Ⅱ型因多合并其他异常，预后相对较差。Ⅲ型通常病灶大，导致纵隔移位，容易引起胎儿水肿，预后较差。目前认为肿块大

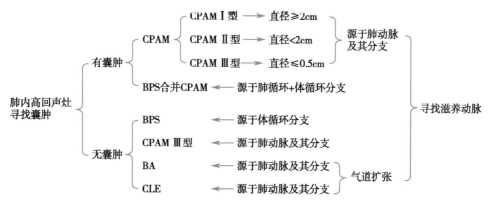

图 5-2-6 CPAM 诊断思维导图
CPAM: 先天性肺气道畸形; BPS: 支气管肺隔离症; BA: 支气管闭锁; CLE: 先天性肺叶性肺气肿。

小、纵隔移位程度、是否伴发其他畸形、是否出现胎儿水肿和羊水过多，都是判断预后的重要指标。肿块较小，无心脏和纵隔移位，未合并其他畸形者预后最好；而胎儿水肿者预后最差，有学者报道，其病死率高达 100%。对于 CPAM 的产前监测包括每两周一次的超声检查，对于水肿风险高者（即 CVR > 1.6），建议每周评估一次，直到有证据表明根据 CVR 比值显示肿块大小趋于稳定，再延长监测间隔期。

产前超声判断和预测胎儿是否会发展成胎儿水肿是临床产前诊断与评估的重点，国外学者认为病理上通过胎儿肺质量与胎儿质量之比，即胎儿肺重比（fetal lung tobody weight ratio，FLB）为评价胎儿肺发育不良（(pulmonary hypoplasia，PH）的"金标准"，是最实用的方法。通过测量肺组织 DNA 总含量应该能在一定程度上衡量肺发育的充分性。产前超声无法直接获得胎肺重量及胎肺 DNA，但胎儿的肺体积和体重是相互关联的，二者之间存在换算关系（1ml 相当于 1g），通过超声胎儿生物学参数测量获取估计胎儿体重，三维超声获得胎儿平均肺容积。将 FLB 的含义转化为三维超声胎儿平均肺容积与胎儿平均体重的比值。国际学者 R. RUANO 选取一组因医学适应证导致妊娠终止的病例，以获得肺发育不全死后病理检查为"金标准"对照。研究认为，二维超声结合三维超声可以准确地估计 FLB，FLB 可用于预测出生后肺发育不全。

对于个体患者，其自然病程和预后主要取决于病变大小、是否存在纵隔移位及胎儿血流动力学改变，如果胎儿出现水肿而未治疗，则预后较差，近年来的总体预后得到明显改善，部分是由于较小的病变在宫内就得以诊断，并通过量化肿块的大小为预后提供了咨询，而 CVR 就是一种评估风险和提供患者咨询的方法。

大囊肿型和混合性 CPAM 通常在整个妊娠期间持续存在，并需要在出生后进行开胸手术和肺叶切除术。大囊肿引起纵隔移位的病例可以通过放置胸膜羊膜腔分流术成功治疗。小囊型 CPAM 不伴有胸腔积液，无须进行产前干预，生存率超过 95%。通常在妊娠约 32 周时，有一半病例高回声病灶明显消退。约 60% 明显产前高回声消退的病例中，产后影像学检查未显示病变，至少在其中一些病例中，根本原因可能不是 CPAM，而是短暂的支气管树梗阻并保留了黏液样远端。相反，产前持续性高回声性病变存在的病例，超过 95% 产后影像学证实了 CPAM 的存在，大约 75% 的病例在产后手术证实，

这些病例产后影像学检查表明存在病变。

在有预期水肿的 CPAM 中，通常在出生前或出生后死亡。在大囊肿型 CPAM 中，2/3 的病例在放置胸膜羊膜腔分流器后存活。在小囊型 CPAM 患者中，开放式肺叶切除术可以提高患者的生存率，但这种治疗方法尚未得到广泛接受，因为对母亲而言这是高度侵入性的。超声引导激光凝结肿瘤血管的微创方法对改善生存率的价值值得进一步研究。

第三节　支气管肺隔离症

【概述】

支气管肺隔离症（bronchopulmonary sequestration，BPS）是以血管发育异常为基础的胚胎肺发育缺陷，以支气管肺段为特征，其发生率占所有肺畸形的 0.15%～6.45%。多见于男性，男女比例为 4:1。分为两个亚组：肺叶内肺隔离症和肺叶外肺隔离症。

【病理与临床】

正常气管、支气管树来源于前肠，而支气管肺隔离发育有两种学说，一是胚胎发育过程中由胚胎的前原肠、额外发育的气管和支气管肺芽接收体循环的血液供应，未与正常支气管树相连，而形成无功能肺组织团块；二是在没有多余芽或附属芽的情况下，肺实质正常发育过程的改变。在这种情况下，一个岛状肺组织将独立于气管 - 支气管树发育，在这一时期，胚胎来源的缺陷是重要的成因和支气管肺隔离类型的胚胎学基础。尽管文献使用术语"隔离肺"似乎是特定缺陷，但解剖细节因患者而异。因此有作者提出对该术语的使用也有所不同，在某些情况下（主要是）表示动脉分离，在其他情况下则表示支气管分离。可能存在或不存在以下几种病理改变：①肺实质的支气管分离；②来自全身和 / 或肺动脉的动脉供应；③右和 / 或左心房的肺静脉引流；④支气管与胃肠道交通；⑤膈肌缺损；⑥肺部异常，例如异常肺叶、肺发育不全或马蹄肺。

根据支气管肺隔离发生在胸膜形成之前还是胸膜形成之后，可分为叶内型肺隔离症（intralobar sequestration，ILS）和叶外型肺隔离症（extralobar sequestration，ELS）两大类。大多数叶内型病变在出生后才形成，组织学上有慢性炎症和纤维化，而在胎儿和新生儿期发现的肺隔离症多数为叶外型。

ILS 包含在正常肺实质内，胎儿及新生儿期少见，动脉供应来自体循环动脉，静脉引流至肺静脉。

ELS 常称为副肺叶或副肺段，在解剖学上是位

于肺胸膜外的肺组织块，与支气管树缺乏联系，有自己独立的胸膜包绕，病灶可能发生在胸腔内的任何地方，70%～80%的ELS发生于下叶肺与膈肌之间，以左侧多见，也可发生在纵隔、心包内、膈下或腹腔。这是因为构成ELS的细胞可以在远离原始组织的点移动，到达接近隔膜或低于隔膜。这种岛状分布解释了肺分离是如何与肺和胃肠道器官形成关系的，它们有各自独立的胸膜。同时也解释了同侧膈肌缺损（约60%的病例）很容易发生ELS。ELS约80%的供血动脉为单一血管，绝大多数来自胸主动脉或腹主动脉，少数来源于肋间动脉、膈动脉。ELS的静脉通常引流到奇静脉、半奇静脉、门静脉或腔静脉，回流到肺静脉者约占25%。显微镜下ELS与正常肺组织类似，存在支气管、肺泡管、肺泡、淋巴管的弥漫性扩张。病理上大约50%的ELS肿块有发育良好的支气管，产前超声难以显示支气管。因80%以上的病例中可见到胸膜下淋巴管的扩张，这可能是导致同侧胸腔积液的原因。少数病灶可以观察到囊肿，是CPAM与ELS病变混合存在的组织学证据。Samuel在9例胎儿中观察到了此类病变，其中7例产前诊断为CPAM，另2例为ELS，

表明这些情况可能具有共同的胚胎起源。

BPS的病因和发病机制是一个非常有争议的话题。人们提出了两种不同的理论：牵引力理论假定肺动脉的形成有一个持续性的、异常的动脉连接，对其供应的肺组织区域施加向下的牵引力；过度理论假定肺组织有错构瘤，伴随的异常与ELS相关。

动态观察50%～70%的BPS肿块随孕周的增加而部分或完全萎缩。

【超声表现】

1. 胎儿ELS典型声像图表现为单侧胸腔内显示一边界清晰的强回声包块，内部回声均匀，外形呈叶状或三角形，多位于左胸腔底部，肿块大小不一，多数病灶内部回声均匀（图5-3-1）。少数肿块内可以观察到类圆形无回声区，可以单囊也可有多囊，声像图类似CPAM。

2. 10%～15%的BPS位于横膈下腹腔内（图5-3-2），ILS双侧胸腔的发病率无明显差异，但80%ELS在左侧，超声图显示一个清晰的三角形高回声肿块，被诊断为下胸部或腹部肾上区域的肿块。当病灶较小时容易漏诊。极罕见的情况下BPS可位于纵隔或心包内。

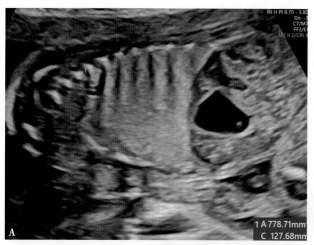

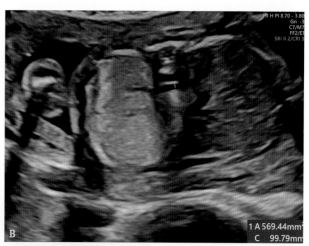

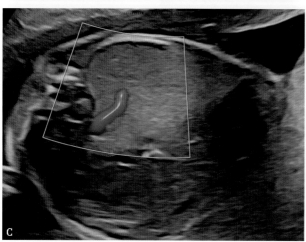

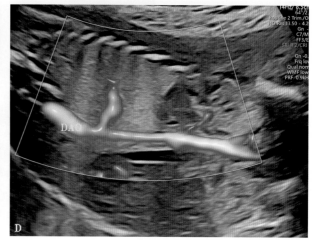

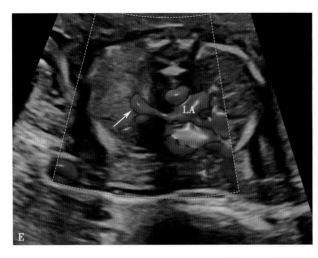
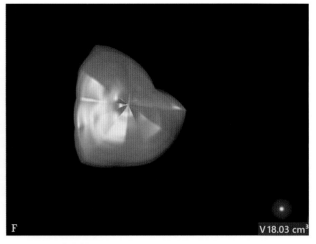

图 5-3-1　胸腔内 ELS 声像图及循环

A. 胎儿矢状面左肺中下部虚线轮廓内三角形高回声区，边界清晰；B. 胸部横切面虚线轮廓内不规则高回声区，几乎占据整个左侧胸腔，部分达脊柱前方；C、D. 胸部横切面与纵切面显示滋养血管源自降主动脉；E. 箭头所示静脉回流至左肺静脉；F. 应用三维超声结合虚拟器官计算机辅助技术（VOCAL）获取病灶容积成像图。

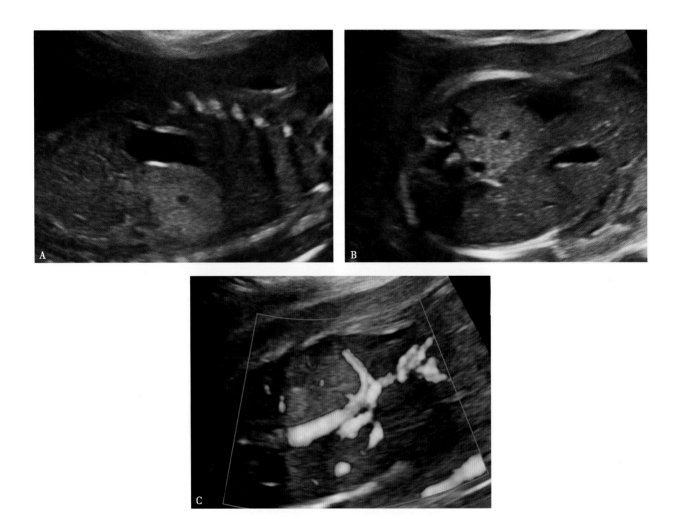

图 5-3-2　膈下 ELS 声像图及循环

A. 胎儿长轴切面左膈下平胃泡水平高回声区；B. 横切面病灶位于胃泡后方，脊柱左前方；C. 显示一条滋养血管源自腹主动脉，静脉回流至下腔静脉。

3. BPS 较大者可引起纵隔移位、心脏受压，淋巴管回流受阻导致同侧胸腔积液，胸腔积液的出现进一步加重纵隔移位，导致胎儿水肿。食管受压者羊水吞咽受阻，出现羊水过多。

4. 彩色多普勒显示肿块滋养血管主要来自胸主动脉或腹主动脉（图 5-3-3），有报道少数滋养血管可源自肋间动脉、肺动脉丛、无名动脉、心包动脉、腹腔动脉等（表 5-3-1）。静脉回流有两种途径，通过肺静脉回流到左心房，通过奇静脉、半奇静脉、门静脉或腔静脉回流到右心房（表 5-3-2）。Gamillscheg 报道 1 例在左下叶和膈肌之间的 ELS，血管造影显示主干动脉起源于左锁骨下动脉，静脉回流与此异常动脉平行，并流入左锁骨下静脉。

Savic 报道了 400 例胸腔内 BPS 和 133 例胸腔外 BPS，其中 6 例同时出现胸腔内 BPS 和胸腔外 BPS，5 例为全肺 BPS，2 例为双侧胸腔内 BPS。在所有病例中，74% 的异常动脉起源于胸主动脉，14.8% 的异常动脉超过一条，绝大多数（95.7%）经肺静脉回流。畸变动脉平均直径 6.3～6.6mm。通常动脉壁以弹性纤维为主的，动脉硬化病变很常见，甚至在儿童期。

回顾文献，说明 BPS 存在广泛的、复杂的解剖支气管血管变异。在这两种形式 BPS 中，大约 15% 发现了多条动脉供血（图 5-3-4、图 5-3-5），有报道多条动脉组合见于：胃左动脉与腹主动脉，胃左动脉与脾动脉，具有肺动脉的初级分支的降主动脉，胃左动脉与腹腔干动脉。这一观察结果对于外科医师的治疗方案无疑具有价值。仔细地进行术前评估动脉供应和静脉引流是重要的，以避免术中并发症。

5. 是否合并胸腔积液，对判断 BPS 的预后很重要。

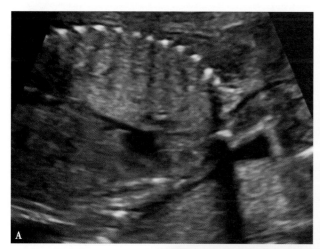
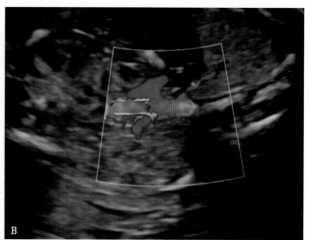
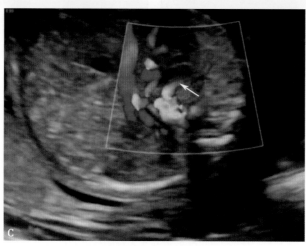

图 5-3-3　ELS 奇静脉引流

A. 纵切面显示肺隔离症的高回声；B. 横切面显示滋养动脉红色血流源自降主动脉；C. 动态追踪箭头所示引流静脉从左侧跨过脊柱，注入右侧奇静脉。

表 5-3-1　BPS 的供血动脉起源

供血动脉来源	ILS（N=373）	ELS（N=91）
胸主动脉	276（74.0）	42（46.2）
腹主动脉	70（18.8）	29（31.9）
肋间动脉	12（3.2）	4（4.4）
肺动脉丛	0	5（5.5）
锁骨下动脉	3（0.8）	0
无名动脉	3（0.8）	1（1.1）
胸廓内动脉	3（0.8）	0
心包动脉	1（0.2）	3（3.3）
腹腔动脉	4（1.0）	1（1.1）
髂动脉	1（0.3）	2（2.2）
胃窦动脉	0	2（2.2）
胸主动脉弓	0	1（1.1）
肾上腺动脉	0	1（1.1）

括号内为百分比。

表 5-3-2　BPS 的静脉回流

静脉回流	ILS（N=19）	ELS（N=52）
半奇静脉	4（21.1）	20（38.5）
肺静脉	0	11（21.2）
下腔静脉	4（21.1）	6（11.5）
奇静脉	5（26.3）	4（7.7）
肋间静脉	3（15.8）	1（1.9）
上腔静脉	3（15.8）	0
门静脉	0	4（7.7）
腹部静脉	0	5（9.6）
肾上腺静脉	0	1（1.9）

括号内为百分比。

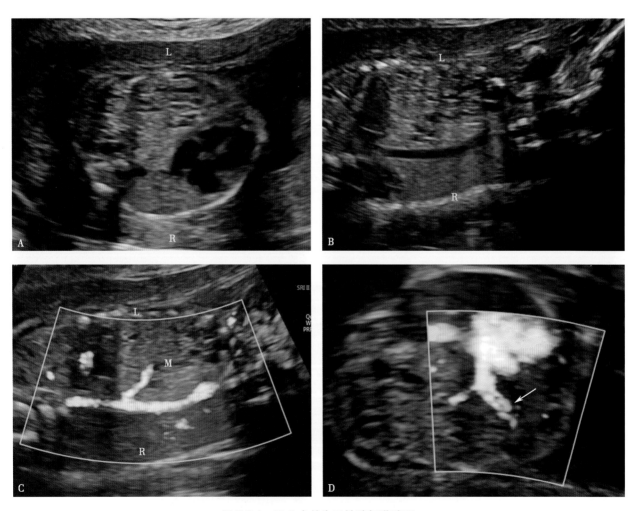

图 5-3-4　ELS 合并先天性肺气道畸形

A. 横切面显示心脏左侧高回声病灶，内有囊泡结构，心脏被推移至右侧胸腔；B. 纵切面显示左侧胸腔容积增大，回声不均匀，右侧肺回声均匀；C. 一条红色滋养血管源自膈肌裂孔处的腹主动脉；D. 箭头示源于左侧肺动脉的滋养血管及肺静脉回流。L：左侧；R：右侧；M：肿块。

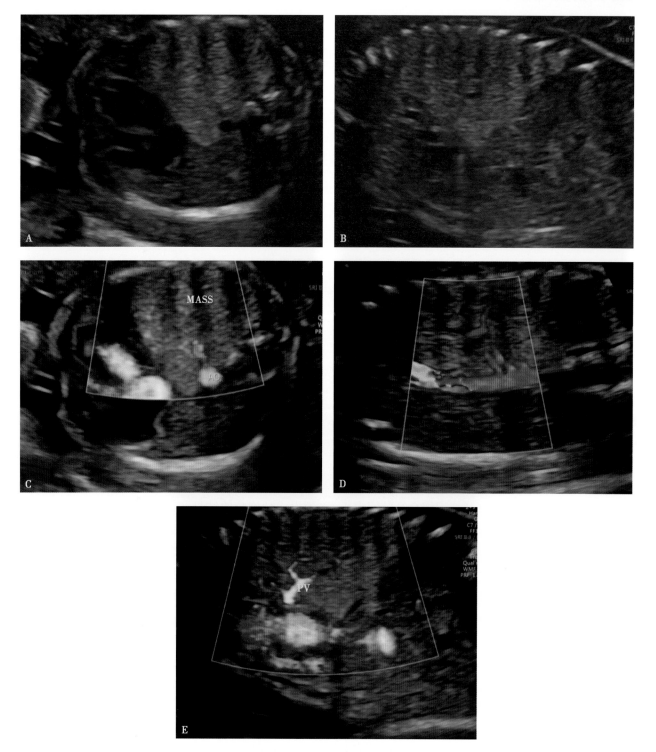

图 5-3-5 ELS 多条滋养动脉
A. 横切面显示左侧胸腔高回声病灶；B. 纵切面显示病灶位于膈上；C、D. 滋养动脉源自胸主动脉，纵切面显示三条滋养动脉；E. 静脉回流至左肺静脉。MASS：病灶；PV：肺静脉。

【相关异常】

　　ELS 属前肠发育异常的一种，因此先天性膈疝、膈膨升、膈麻痹是最常见的同时存在的异常，约占 16%，被认为是在膈发育过程中与前肠的连接失败有关。大约 25% 的患者会出现另一种先天性肺异常，如肺发育不全、先天性肺气道畸形、先天性大叶性肺气肿或支气管源性囊肿。其他合并畸形有气管

食管瘘、重复食管、食管憩室、食管囊肿、支气管囊肿、漏斗状胸肌、心包缺损、心包积液、永存动脉干、完全型肺静脉异位引流、右位心、肺囊腺瘤病、椎体异常、异位胰腺、副脾和胸腹双重肠囊肿等。

　　与 ELS（约 50%）相比，ILS 合并其他异常（约 14%）要少得多。以 ELS 形式发现的异常通常更为严重，并且经常合并出现，母亲通常有异常妊娠史。

【鉴别诊断】

1. CPAM Ⅲ型与 BPS 声像图非常类似，都是胸腔内高回声团，寻找滋养血管的来源是唯一可以帮助区分 BPS 与其他肺肿块的依据。BPS 声像图显示其滋养动脉来源于胸主动脉或腹主动脉，而包括 CPAM 在内的肺内其他病灶的滋养血管均来自肺动脉。

2. 纵隔肿瘤也需要与 BPS 鉴别的胸腔内病变，因为 BPS 包块可位于纵隔或心包内。绝大多数纵隔肿瘤为畸胎瘤，声像图上表现为肿块内部回声杂乱，可见强回声团后方伴声影。

3. 位于左侧膈下的 BPS 与神经母细胞瘤或肾上腺出血相似，给鉴别诊断带来困难。神经母细胞瘤可以表现为囊性、实性或更复杂声像，肿块内血流信号丰富，可有肝转移存在，动态观察非常重要。肾上腺出血初期显示为高回声，随着出血被吸收液化，回声逐渐减低或不均匀。当超声显示左上腹部肿块时，应仔细寻找同侧肾上腺，加以鉴别。如果检出胎儿肾脏上方实质性的肿块，更有可能是 BPS 而非神经母细胞瘤。

4. 弯刀综合征和 BPS 因体循环供血而具有重叠的特征，右侧纵隔移位（相对于患肺的同侧）是弯刀综合征转诊的最常见指征。弯刀综合征肺回声正常，BPS 呈局灶性高回声肺和对侧纵隔移位。在所有患有 BPS 的胎儿中，很容易证明患肺的体循环供血，但是在弯刀综合征患者的胎儿中无法显示出异常。Bhide 报道 2 例 BPS 在妊娠中期发生明显胸腔积液。在这 2 例中，不仅有异常的静脉从患肺引流到奇静脉 / 上腔静脉，而且脉冲波多普勒显示肺静脉回流阻塞，另外 3 例 BPS 没有出现胸腔积液，患肺的静脉引流正常，静脉进入左心房没有任何多普勒阻塞迹象，说明 BPS 发生胸腔积液与静脉引流通畅度有关。

CPAM、BPS 及先天性膈疝（CDH）的鉴别诊断见表 5-3-3。

【预后评估】

BPS 胎儿的预后似乎是良好的，在晚孕期 BPS 逐渐缩小的、病变较轻不合并其他脏器异常的胎儿，出生后可不出现任何不适的症状，多数是成年后因肺部感染或其他症状做相关检查时偶然发现。研究报道了妊娠期序贯扫查 50%～70% 病变完全消退，然而，出生后横断面成像几乎无一例外地显示 BPS 持续存在。

所有病例的预期治疗均与生存有关，大约一半的胎儿病灶在出生前即消退，无须进行产后手术。少数受累胎儿出现张力性胸腔积液伴继发性水肿，这些妊娠的结局必须谨慎。为了改善预后，酒精消融血管、胸腔羊膜腔分流术和重复的胸腔穿刺术已被报道。Nicolini 等人报道了 1 例孕 27 周大的 ELS 胎儿通过胸腔穿刺术，他们在肿块的蒂部注射了 1ml 纯酒精，然后使怀孕持续到足月，生下了一个健康的足月新生儿，避免了产后手术。Salomon 报道了 1 例胎儿水肿并发 ELS 的病例，成功地通过胎儿胸腔羊膜腔分流术治疗。而 Hayashi 等人报道 3 例由于 ELS 所致的胎儿水肿，通过胎儿胸腔羊膜腔分流术成功治疗的结果。产前引流的 ELS，产后必须手术切除肿瘤。而在接受产前血管闭塞治疗的患者中，仅一半的病例需要进行产后手术，因为另一半肿瘤在产前消退，这个问题值得进一步研究。

对于单纯 BPS、产后需要治疗的患者，可选择肺叶切除术或分段切除术。即使外科医师观察到肺部正常膨胀，也不能假定没有支气管肺隔离，特别是在隔离的实质尚未被感染的幼儿中。尽管偶尔会出现唯一异常是动脉异常的情况，以至于动脉结扎而不是肺叶切除就足够了，但是临床医师永远无法肯定地排除 BPS，因为即使良好的支气管造影也无

表 5-3-3　CPAM、BPS 及 CDH 鉴别诊断

	鉴别点	CPAM Ⅰ型、Ⅱ型	CPAM Ⅲ型	膈上型 BPS	膈上型 BPS 合并 CPAM	CDH
心脏移位	胸腔肿块	+	+	+	+	+
滋养动脉	肺动脉及其分支	+	+	−	+	−
	胸主动脉及其分支	−	−	+ 或 −	+ 或 −	−
	腹主动脉及其分支	−	−	+ 或 −	+ 或 −	−
引流静脉	肺循环	+	+	−	+	−
	体循环	−	−	+	+	+

CPAM: 先天性肺气道畸形; BPS: 支气管肺隔离症; CDH: 先天性膈疝; +: 有; −: 无。

法检测到小区域支气管肺隔离。手术干预的时机应视具体情况而定，有些婴儿在出生的几个月内会出现严重症状，而其他一些看似相似的病灶则在许多年内都没有症状。相关的肺血管疾病的程度可能是决定因素。如果肺叶切除术（或节段性切除术）可以去除患病的肺实质，即使是无症状的儿童也建议尽早手术。

综上所述，中孕期发现 BPS 者，可以通过超声连续监测病灶的转归。当诊断为 BPS 的胎儿出现张力性胸腔积液伴继发性水肿时，随访时间应缩短为每周一次。为了提高预后，必须进行胸腔羊膜腔分流术和反复胸腔穿刺术。产前超声能够明确诊断，对指导临床下一步的医疗方案非常重要。

第四节　先天性膈疝

【概述】

先天性膈疝（congenital diaphragmatic hernia，CDH）是膈的发育缺陷或发育不全导致膈肌部分缺失，腹腔内容物通过膈肌缺损处疝入胸腔，可导致肺发育不全和肺动脉高压（pulmonary hypertension，PHT）。每 10 000 例妊娠中有 2～4 例发生 CDH，发病形式可为家族性或散发性，存在家族史的病例中遗传形式尚不清楚，可能是多因素的隐性遗传，母体孕前糖尿病和酗酒是 CDH 的危险因素，男性多于女性，CDH 大多数发生在左侧，占 80%～85%；发生在右侧者占 10%～15%，双侧同时发生较少，不足 5%。

CDH 胎儿宫内死亡率较高，另外有 20%～30% 的病例未能在产前诊断，这部分胎儿出生后早期死亡率也较高。在新生儿重症监护中，单纯性 CDH 患儿的死亡率为 25%～30%，而合并其他畸形的 CDH 死亡率更高。随着治疗策略的发展，CDH 患儿的生存率持续提高，在单中心报告中，从 50% 提高到 75%～90%。然而，在幸存者中，肺动脉高压仍然是发病的主要原因，其持续存在，对人的健康有重要影响。

虽然胎儿内镜下气管闭塞可能在严重的 CDH 病例的产前管理中发挥作用，但未来的治疗模式可能会结合干细胞或西地那非的辅助医疗干预，以解决 CDH 对发育中肺的血管影响。

【病理与临床】

在妊娠第 8 周原始横膈形成，妊娠第 14 周横膈的肌肉部分发育完成。正常膈肌为一穹隆状隔膜，将胸腔与腹腔分隔开来。膈肌由四个部分融合而成，膈肌发育过程中，任何一部分发育停止或发育不全，就会造成相应的缺损。虽然膈肌发育异常发生在早孕期，但由于腹腔内压不高，腹腔内容物尚未疝入胸腔，所以早孕期小的膈肌缺损难以发现，早孕期胃泡呈水平位，预示右侧膈疝肝脏疝入胸腔可能，大多数 CDH 在中孕期筛查时能被发现。

最常见的膈肌缺损为胸腹裂孔疝，位于膈肌的背外侧，占新生儿 CDH 的 85%～90%，其中 80% 位于左侧，疝入胸腔的内脏多为胃和小肠。胸骨后膈疝，又称 Morgagni 孔疝，位于胸骨后方的膈肌缺损，疝孔常偏右，因此疝入物多为肝脏或大肠。胸骨后膈疝可伴发其他畸形，如心血管畸形和染色体异常，胸腔积液、腹水和心包积液。食管裂孔疝与膈膨升导致的膈疝临床上相对较少见，食管裂孔疝是由于膈肌脚和食管韧带发育障碍，形成了宽大的食管裂孔，也可能由于食管过短，造成胃的上部进入胸腔，食管裂孔疝的内容物常受腹压的影响而上下移动，称滑动性食管裂孔疝。膈膨升是由于膈肌发育不良，肌层纤维层薄，膈顶抬高，原始横膈是完整的，右侧多于左侧。

CDH 患儿肺实质肺泡较少，肺泡壁增厚，肺泡气隙减少，肺血管发育异常。这导致肺发育不全和肺动脉高压，两者都是新生儿和儿童呼吸系统疾病的重要原因。

【超声表现】

产前超声确定性诊断取决于在胸腔内可见腹部脏器。当腹压增加，腹腔内容物进入胸腔后，于四腔心切面显示与心脏在同一水平的异常无回声或混合回声，通常位于心脏左侧及后方。同侧肺结构不清晰。

1. 左侧 CDH　大多数左侧 CDH 可有心脏、纵隔向右侧移位。胃泡肠管疝入胸腔时，腹围明显变小，腹腔内不显示胃泡；胸腔内出现圆形或沟回形组成的混合回声团（图 5-4-1），固定位置观察一段时间，可以见到病灶的变形或蠕动，且随胎儿呼吸在胸腹腔之间有上下移动征象。通常胎儿吸气时受累侧腹腔内容物向上运动，而正常侧腹内容物则向下运动。值得注意的是在中孕期，疝入胸腔的肠管多无内容物而塌陷干瘪，这种肠袢在胸腔内很难辨认，仅表现为胸腔内包块。胎儿矢状面和冠状面显示膈肌弧形薄带低回声结构消失，胸腹腔界限不清。

2. 右侧 CDH　主要是肝脏突入胸腔，纵隔受推挤左移。肝脏回声均匀一致，与肺组织回声相似，高分辨率超声可显示肝内门静脉或细小的胆管回

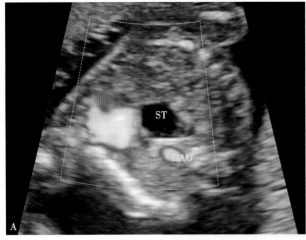
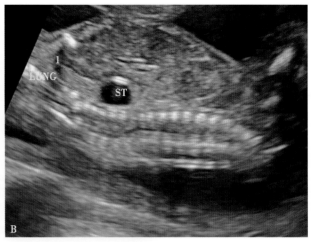
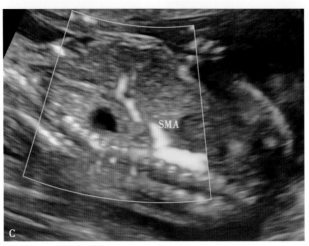

图 5-4-1 左侧 CDH

A. 四腔心切面于心脏左后方显示胃泡, 心脏向右侧推移; B. 矢状面膈肌弧形低回声显示不清, 胃泡位于胸腔, 包络线内为受挤压缩小的左肺, 其前方为肝脏; C. 肠系膜血管转向胸腔。ST: 胃泡; DAO: 降主动脉; LUNG: 肺; SMA: 肠系膜上动脉。

声。当左侧 CDH 胎儿的胃泡位于左侧胸腔的中部或后部时, 肝脏疝入的发生率更高。腹腔脏器的移位导致肝静脉、门静脉、腹腔动脉、肠系膜上动脉走行异常, 彩色血流可以显示腹腔血管改变正常解剖方位, 向胸腔延伸的异常血流声像图。

CDH 引起胸腔积液的原因尚不确定, 严重的纵隔移位可以影响胎儿静脉回流, 也可能与肠道刺激有关, 在 CDH 中合并胸腔积液并不少见。胸腔积液通过缺损的膈肌与腹腔相通, 出现腹水。右侧 CDH 合并胸腔积液的发生率高于左侧 (右侧 29.2%, 左侧 5.2%)。纵隔移位也可以影响胎儿羊水的吞咽, 出现胎儿水肿、羊水过多, 而继发性肠梗阻也可以引起羊水过多。

对于交通性膈疝是否疝入胸腔受制于腹内压力的变化, 当腹压增高时, 腹腔内容物疝入胸腔, 当腹压降低时疝入胸腔内容物可恢复到腹腔。

计算肺 - 头围比率 (LHR) 是判断膈疝胎儿肺发育状况较常见的方法, LHR 获得方法是在心脏四腔心切面显示心脏后方的右肺, 测量右肺前后径线及与之垂直的径线, 两者相乘再除以头围 (图 5-4-2)。使用人工描记法测量 LHR 已被证明可以更好地评估胎儿的肺容积, 从而预测结果。不同孕周 LHR 的参考值见表 5-1-4, LHR 越大, 说明对侧肺体积较大, 发育不良程度越低, 新生儿存活率越高; LHR 越小, 说明对侧肺体积小, 发育不良程度越高, 新生儿存活率越低 (表 5-4-1)。近年来推荐另一个评价肺发育不良的指标: 实际 LHR 与预期 LHR 的比值

表 5-4-1 肺 - 头围比率 (LHR) 与肺发育不良程度及存活率的关系

肺发育不良的程度	LHR	存活率
极严重	0.4~0.5	0%
严重	<1.0	15%
中度	<1.3	30%~60%
轻度	>1.4	存活率高

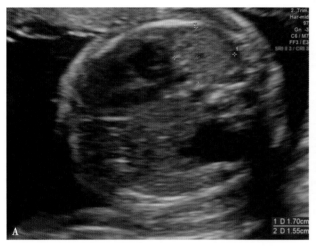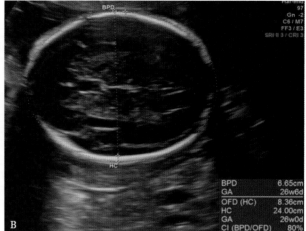

图 5-4-2　LHR 的测量

A. 测量右肺前后径 17mm，左右径 15.5mm；B. 头围 240mm，获得 LHR 为 1.1。

（O/E LHR），产前诊断和风险分级应当在胎龄 22 周至 32 周之间使用超声测量观察到的 O/E LHR，以预测孤立 CDH 中肺发育不全的严重程度。在左侧 CDH 中，O/E LHR<25% 表示预后不良；在右侧 CDH 中，O/E LHR<45% 可能预示不良结果。

尽管膈肌缺陷很早即存在，但要到妊娠晚期腹压增加时才能发现。因此不同孕期超声检查，声像图表现可能不同，对于小型膈疝产前超声无法诊断。发现膈疝的病例，超声应仔细检查胎儿是否还合并其他畸形声像图。

【相关异常】

30%～70% 的 CDH 病例为单纯性，30%～50% 的病例中可伴有相关的先天性畸形，如重要结构畸形、染色体异常和 / 或单基因病。其中最常见的是心脏异常，为 10%～15%，大约 10% 的 CDH 病例存在染色体异常，包括非整倍体，尤其是 18- 三体综合征，以及可由产前染色体微阵列识别的拷贝数变异。在 3%～10% 的 CDH 病例中可发现单基因综合征，包括 X 连锁综合征、常染色体显性综合征和常染色体隐性综合征。随着测序技术的发展，包括转录因子、细胞迁移和细胞外基质基因在内的多种单基因疾病也被认为与 CDH 有关。

CDH 可合并其他部位异常，如中枢神经系统异常、唇腭裂、脐膨出、泌尿系统异常和骨骼异常，合并综合征中最常见的为 Fryns 综合征、Beckwith-Wiedemann 综合征、Pierre Robin 综合征、先天性后鼻孔闭锁等也常合并膈疝。产前超声发现膈疝后应认真排查其他部位可能存在的异常。

【鉴别诊断】

1. 膈膨升是由于膈肌发育不全，一侧膈肌向胸

腔膨隆，同侧腹腔脏器位置明显上抬并突入胸腔。大量腹腔脏器进入胸腔空间，胎儿腹腔空虚，腹围测量值也相应缩小。对于超声难以区分的 CDH 还是膈膨升，胎儿磁共振检查有助于诊断。

2. 容易与 CDH 混淆的胸部囊性病变有 CPAM Ⅰ 型、CPAM Ⅱ 型、支气管囊肿、胸腔或纵隔囊肿。CDH 腹腔内胃泡消失，与胃肠相关的腹腔血管走行异常。膈肌弧形低回声消失，疝入胸腔的胃泡、肠管可有蠕动征象。而原发于胎儿胸腔的占位性病灶没有蠕动征象，囊性病灶囊腔大小短时间内不会有变化，囊壁薄，这是两者鉴别诊断的重要依据。当胸腔内出现单个较大的囊性包块而腹腔内仍有胃泡时，则应考虑胸腔原发性病变可能性大。

3. 肝、脾等实质性结构疝入胸腔，因呈均匀高回声，须注意与 CPAM Ⅲ 型及 BPS 相鉴别，相对 CDH 而言，CPAM 与 BPS 的病变区回声更强更亮，而肝、脾回声强度相对偏低。此外，肝实质内可显示源于腹腔的门静脉彩色血流声像图，而 CPAM 供血动脉源于肺动脉，BPS 供血动脉源于胸主动脉或腹主动脉。胆囊和伴随肝脏疝入胸腔的少量腹水，也是诊断右侧膈疝肝脏疝入胸腔的一个线索。

4. 正常胃泡因充盈羊水，无论在腹腔还是疝入胸腔，都容易识别，未显示胃泡多与食管闭锁相关，但部分 CDH 胎儿胃泡内缺少羊水充盈，当产前筛查胃泡不显示时要考虑食管闭锁与 CDH 的鉴别，鉴别诊断思路如图 5-4-3 所示。

【预后评估】

膈疝可导致肺小动脉中层肌壁肥厚，这种病理变化是新生儿肺动脉高压和持续性胎儿循环的原因，产后虽然膈疝可以修复，但是肺发育不良和肺

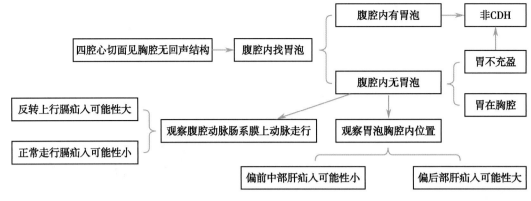

图 5-4-3　CDH 诊断思维导图

动脉高压难以解决。因此膈疝患儿围生期死亡率达30%~90%，出生后 2~3 周肺动脉高压持续存在，与新生儿预后不良有关。因此对这些高危婴儿进行产前咨询、选择胎儿干预措施和针对未来早期新生儿治疗可能有好处。有些作者认为右侧膈疝预后更差，双侧膈疝几乎均是致死性的，如果膈疝无并发畸形，总的生存率为 50%~60%。腹腔脏器疝入越早越多，纵隔推移往往越明显，肺发育受限就越严重，产后呼吸衰竭发生率则越高。若合并其他部位异常及染色体异常，则预后更差，死胎率高达 50%，活产者由于肺功能低下，仍然面对较大的手术风险。

早孕期发现膈疝，说明胸腔压力已经升高，肺发育受损可能大，继续妊娠的死亡率极高，如果中孕后期与晚孕期才发现膈疝，预后就相对较好。

最近的研究表明，不正常的胃体位不仅是新生儿死亡和使用体外膜氧合（extracorporeal membrane oxygenation，ECMO）的强有力的预测因素，而且也是产后需要新生儿长时间呼吸支持的预测因素。这可能是由于胃的位置与肝的位置密切相关。LuskLA将胃的位置分为三种情况，包括腹部、左前胸部（定义为胎儿部分胃与前胸壁接触），左胸中后部（定义为不与左前胸壁接触，接触或不接触左后胸壁），心后部（定义为至少有部分胃位于右位心的左心房后方）（图 5-4-4）。胃疝入胸腔程度的增加（腹部、左前胸、左中后胸、心后 / 右胸），也与死亡风险增加相关，分别为 0%、6%、29% 和 60%；$p < 0.001$），出生后 ECMO 需求增加（0%、0%、15% 和 47%；$p = 0.001$）；慢性肺部疾病的发病率增加（8%、18%、38% 和 67%；$p = 0.03$）。最终肺动脉高压消退的比率随着胃位不正而降低（100%、94%、62% 和 47%；$p < 0.001$），肺动脉高压缓解的时间增加（中位数 9 天、15 天、17 天和 22 天；$p = 0.002$）。说明当发生膈疝时，胃泡所处的位置是肺动脉高压较好的预测因子，C 值为 0.73。

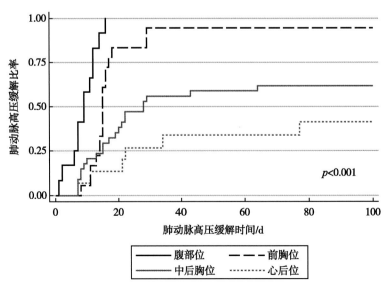

图 5-4-4　依据胃泡位置评估肺动脉高压缓解 Kaplan-Meier 时间曲线
通过对数秩检验，曲线差异显著，$p < 0.001$。

右侧膈疝通常比左侧膈疝预后差,这是因为右侧有肝脏疝入。对于左侧膈疝,评估胎儿肝脏的位置对于胎儿预后和提供产前咨询非常重要,肝脏疝入胸腔的胎儿出生后死亡率较高,相关并发症发生率较高,肝脏疝入越多,预后越差;而孤立性膈疝胎儿出现胸腔积液和腹水,产后行 CDH 修补术,术后乳糜胸的发生率高,因此预后改善不明显。

心血管畸形的严重程度显著影响 CDH 胎儿生存率。严重的心血管结构异常产前检出并不困难,为临床处理提供了抉择依据。由于肿块的占位效应,可以造成心脏受外部压力增加、心输出量降低,这种改变与新生儿结局无关。

不同研究中,提示胎儿预后的 LHR 截断值并不完全一致,可能与样本含量及研究者对肺面积和头围的测量方法不同所致。Graham 等总结不同实验的 LHR,发现多数结果选择 1.0 和 1.4 作为评价预后的截点值,即当 LHR<1.0 时,胎儿死亡率为 100%,LHR>1.4 时,胎儿存活率为 100%。与 LHR>1 相比,LHR<1 的婴儿出院前死亡率增加(58% 比 18%;$p=0.001$),ECMO 需求量增加(32% 比 6%;$p=0.012$),慢性肺部疾病发病率增加(75% 比 14%;$p=0.001$);在死亡或出院前肺动脉高压的降低比率较低(42% 比 76%;$p=0.012$),肺动脉高压缓解所需的时间更长(中位数,22 天比 14 天;$p=0.003$)。LHR 只是肺动脉高压的中度预测因子,C 值为 0.68(图 5-4-5)。

虽然 LHR 对膈疝预后的评估价值已得到许多学者认定,然而很多情况下测得的 LHR 介于 1.0~1.4,此时 LHR 的意义并不明确。Jani 等通过研究对

650 名妊娠 12~32 周的正常胎儿,收集的数据被用来建立一个正常的观察到的 LHR 随孕周改变的范围。354 例膈疝胎儿的回顾性多中心研究数据,其中 LHR 在妊娠 18~38 周时测量一次。将患者分为左侧 CDH 伴及不伴胸内肝疝患者和右侧膈疝患者。采用回归分析确定产后生存的重要预测因素,得到另一个评价肺发育不良的指标:实际 LHR 与预期 LHR 的比值(O/E LHR)。研究表明,当 O/E LHR≤15% 时,提示极重度肺发育不良,胎儿死亡率为 100%;当 15%<O/E LHR≤25% 时,提示重度肺发育不良,胎儿生存率极低,约为 15%;当 25%<O/E LHR≤45% 时,提示中度肺发育不良,胎儿存活率为 60%~75%;当 O/E LHR>45% 时,提示轻度肺发育不良,胎儿存活可能性较大。利用该指标评价肺发育不良,消除了孕周对 LHR 的影响,并且对预后评估更具体,对产科处理意义较大。目前 LHR 的研究主要限于对 CDH 预后的评估,对其他原因引起的肺发育不良的预测有待研究。在中度和重度 CDH 中应使用胎儿磁共振成像(如果可用)评估肺活量和肝疝。

尽管 LHR 测量有助于评估 CDH 的预后,并从中选择可以通过宫内干预而获益的病例,但不能判断肺动脉高压发生的风险。肺动脉高压是一种严重的心肺疾病,其特征是平均肺动脉压(mean pulmonary artery pressure,mPAP)升高,右心室长期暴露于高后负荷。从生理学上看,肺血流量(pulmonary blood flow,PBF)、肺血管阻力(pulmonary vascular resistance,PVR)和肺毛细血管楔压(pulmonary capillary wedge pressure,PCWP)与肺动脉压呈线性

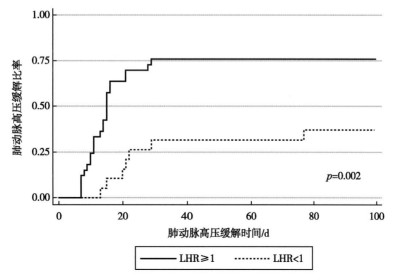

图 5-4-5 LHR 评估肺动脉高压缓解比率的 Kaplan-Meier 曲线
经对数秩检验,曲线差异显著,$p=0.002$。

相关关系：mPAP=（PBF×PVR）+PCWP。胎儿肺动脉多普勒的研究已有相关报道，正常发育者随妊娠龄增加，胎儿肺动脉逐级分支，表现为肺血流速度逐渐减慢，肺动脉阻力及压力逐渐降低，对于CDH胎儿肺动脉多普勒频谱对确定胎儿肺动脉阻力的参考价值，还需要进一步研究明确。

第五节　胸　腔　积　液

【概述】

胎儿胸腔积液（pleural effusion，PE）是指因各种病因引起胎儿胸膜腔内液体的异常积聚，可以是原发性液体积聚胸腔，也可能是全身疾病的一个表现。包括单侧和双侧胸腔积液，其发病率为1/15 000～1/10 000，男性略多于女性。继发性胎儿胸腔积液多为胎儿水肿的临床表现之一，通常为双侧对称。大量胸腔积液导致胎肺发育不良，胎儿心力衰竭、水肿及新生儿急性窒息，产前如不干预，围生儿死亡率可高达62%。

【病理与临床】

胎儿胸腔积液可分为原发性胎儿胸腔积液（primary fetal hydrothorax，PFHT）和继发性胎儿胸腔积液（secondary fetal hydrothorax，SFHT）。PFHT是由先天性淋巴管发育异常，导致淋巴液引流迟缓或回流受阻所引起的，又称乳糜胸。引起乳糜胸的确切原因尚不清楚，常见的病因包括胸导管发育异常、先天性淋巴管扩张、淋巴管发育不良、淋巴管漏及叶外型肺隔离症。病理上乳糜胸是单侧胸腔积液最常见的原因，通过胸腔积液细胞成分分析，发现乳糜胸典型改变为大量淋巴细胞。有学者认为，如果胎儿胸腔积液内淋巴细胞含量大于80%即可诊断为乳糜胸。乳糜胸引起的单侧胸腔积液多为右侧，偶尔也可双侧。

如果继发于胎儿水肿者，通常为双侧胸腔积液。SFHT与免疫性和非免疫性水肿相关，可因血液系统疾病、胃肠道疾病、代谢性疾病所致，也与胎儿结构异常、遗传异常、心律失常、感染、肿瘤及胎儿附属物的异常等多种因素相关。在妊娠过程中，SFHT可能消退，或维持稳定或进一步恶化。22%的SFHT可自行消退，多见于单侧，且不合并胎儿水肿和羊水过多的病例。病情进展可十分迅速，能进一步发展为双侧或全身性的胎儿水肿。严重的胸腔积液导致胎肺受压而发育不良，胸腔积液产生的胸部压力会影响心室舒张，腔静脉回流受阻，导致心室

容积和心输出量下降，胎儿心力衰竭甚至水肿，导致胎儿娩出后持续性肺动脉高压及心功能不全，胸腔积液被认为是胎儿水肿最早的征象之一。胸腔积液压迫食管影响胎儿吞咽，进而发生羊水过多。此外，大量的淋巴液流失造成淋巴细胞、抗体、补体、凝血因子及营养和体液的丢失，增加了胎儿感染的风险。

产前评估除了超声结构筛查外，还需进行胎儿染色体核型及微阵列分析，提供母体血型、红细胞计数和血红蛋白、TORCH病毒筛查的结果分析，以发现可能存在的母体和胎儿原发病。

【超声表现】

1. 胎儿胸腔内探及片状无回声，内透声好，其外形轮廓正好与胸腔纵隔及肺表面轮廓相吻合（图5-5-1）。

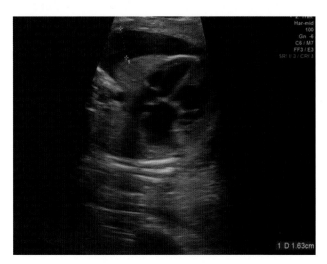

图5-5-1　单侧胸腔积液
左侧胸腔积液包绕肺周围，深度为16.3mm。

2. 当有大量胸腔积液时，双侧胸腔积液（图5-5-2）显示双肺浸泡于胸腔积液中似蝴蝶翅状，单侧胸腔积液显示一侧肺靠向肺门，呈单翅状。无论单侧还是双侧，肺组织不同程度受压，体积缩小，回声增强，内缘与纵隔相连，而其周围为无回声的胸腔积液所包绕。

3. 单侧大量胸腔积液的占位效应，产生显著的胸腔内压力上升，出现心脏及纵隔移向对侧，产生膈面倒置，高圆弧形的膈顶变为扁平甚至反向。

4. 胸腔积液的出现导致静脉回流受阻，腔静脉压增高，进而出现充血性心力衰竭、胎儿水肿和腹水。文献报道57%的病例涉及水肿，在这些病例中，胸腔积液始终是双侧的，并且经常伴有羊水过多（86%）。

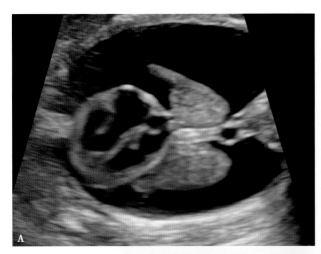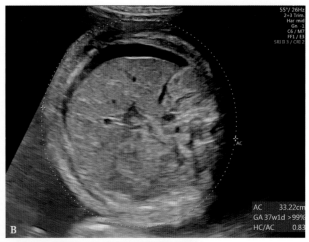

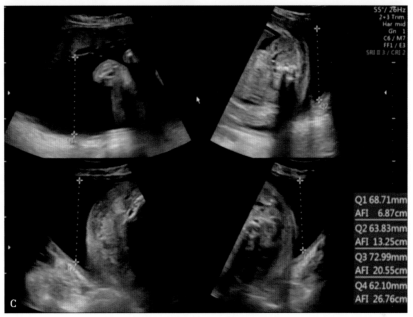

图 5-5-2 双侧胸腔积液
A. 双侧胸腔大量积液，双肺挤压至肺门；B. 肝周见腹水无回声，腹壁皮下透明层增厚；C. 羊水指数约为 26.8cm。

5. 胸腔内压增高引起胎儿窘迫，可表现为胎儿心律的改变。

6. 胸腔积液对纵隔的推移和食管的压迫，会阻碍胎儿吞咽，吞咽是妊娠中期开始羊水吸收的主要途径。吞咽受限将导致羊水过多。羊水过多通常发生在双侧胸腔积液（79%），但有时也发生在单侧。

7. 继发于胎儿水肿的胸腔积液，多为双侧胸腔积液量，两侧大体相等，很少出现纵隔移位，同时还有胎儿水肿、心包积液、腹水、羊水过多和胎盘增大。

【相关异常】

继发性胎儿胸腔积液源于多种肺部病变，包括胸腔肿瘤、肺隔离症、先天性肺气道畸形、膈疝、气管食管闭锁等。

宫内持续性快速型心律失常，可导致胎儿心输

出量下降，器官血供不足而心力衰竭。母体为系统性红斑狼疮者，胎儿多有先天性房室传导阻滞，并随妊娠期的进展加重，往往妊娠中期即出现胎儿心功能下降，从而引发胸腔积液。大量胸腔积液排挤纵隔和心脏，压迫食管，影响羊水吞咽，发生羊水过多，腔静脉压增高进一步加重心力衰竭。羊水过多、心力衰竭进一步加速水肿进程。

胎儿宫内贫血、感染是引发胸腔积液的原因之一，严重贫血引发胎儿水肿，广泛的胎儿水肿未经治疗，死亡率可达 95%。而胎儿肺发育不良是胸腔积液的另一个并发症，它与积液的多少、产生时间和持续时间有关。单侧胸腔积液在孕 17～24 周即可出现明显的肺部受压，超声可以显示相应的异常声像图。

约 6% 伴有胸腔积液的胎儿是非整倍体,包括21-三体综合征、特纳综合征。原发性胸腔积液常为乳糜胸,可能与淋巴管形成障碍或完整性受损有关。

【鉴别诊断】

1. 同样出现在胸腔内的无回声,首先应与心包积液鉴别,尤其是少量胸腔积液,心包积液无论量多少,液体局限在心脏周围心包内,在双侧肺的内侧,不会出现在肺叶周围。而胸腔积液不局限,可以延伸到肺外周,即使是少量胸腔积液,仔细观察依然可见肺缘尖端位于液体中。

2. 先天性肺气道畸形的囊泡无回声通常位于病变肺组织内部,呈类圆形,周围有肺组织包绕;支气管囊肿表现为肺组织内或靠近肺门部的局限性无回声。

3. 先天性肺发育不全与继发于胸腔积液的肺发育不全很难区分。

4. 通过超声检查征象可初步判断胸腔积液是原发性还是继发性。支持 PFHT 的临床特征是孤立的单侧或双侧不对称胸腔积液;如果胎儿有水肿,胸腔积液多于其他部位的积液,多为双侧。其他征象有身体上部水肿更明显,羊水显著过多;无胎盘增厚,无其他回声异常。

5. 乳糜胸是单侧性胸腔积液最常见的原因。但非整倍体胎儿畸形尤其是 21-三体,单侧胸腔积液增加其风险。

6. 胸腔积液在先天性膈疝中并不少见,右侧膈疝合并胸腔积液的发生率比左侧高,胸腔积液可以通过缺损的膈肌与腹腔相通,同时出现胸腹水,要关注是否有孤立性膈疝可能。

7. 原发性胸腔积液与继发性胸腔积液鉴别诊断见表 5-5-1。诊断思路见图 5-5-3。

表 5-5-1 原发性与继发性胸腔积液超声鉴别要点

观察内容	原发性胸腔积液	继发性胸腔积液
发病时间	早、中孕期	中、晚孕期
发生部位	单侧或双侧,积液不对称	双侧,积液对称
多发浆膜腔积液	少见,或其余浆膜腔积液量明显低于胸腔	多发浆膜腔积液,伴广泛皮下水肿
胎儿水肿	双侧伴进行性羊水过多时可有	常有
合并畸形	不伴畸形,或非整倍体表型	常合并其他畸形
胸腔积液转归	部分可自然消失	因原发病转归而定

【预后评估】

原发性胸腔积液存在高度可变的临床过程,从自发消失和无后遗症的婴儿生存,到某些伴有压迫征象的胎儿或新生儿死亡。由于临床存在较大的变异性,如何选取最佳治疗节点与方案尚未统一。Aubar 对 64 篇描述 PFHT 的 208 个病例进行回顾分析,早在妊娠 13 周有部分 PFHT 被发现,而 3/4 的PFHT 是在妊娠中晚期发现的,发现 PFHT 的平均时间为妊娠 27.3 周(SD = 5.6)。PFHT 多双侧发生(74%);单侧时,左、右侧发生率相当(14% 比 11%)。72%(101/140)的病例被诊断为 PFHT 时,同时存在羊水过多。从其文献分析中可以看出,108 例选择超声检查者,其中 63 例(58%)因羊水过多检查,40

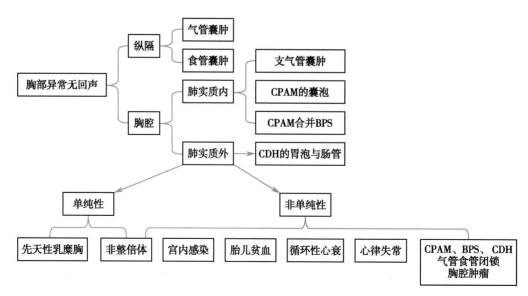

图 5-5-3 胸部异常无回声的诊断思维导图

CPAM:先天性肺气道畸形;BPS:支气管肺隔离症;CDH:先天性膈疝。

例（37%）为全身检查，5 例（5%）为其他病因检查，选择超声检查的病例一半以上是因为出现羊水过多才来就诊，不能客观反映 PFHT 发生的时间。在指定胎儿性别的情况下，男性（57%）和女性（43%）的患病率似乎没有显著差异。胎儿性别和胎龄对 PFHT 没有预后价值。而文献报道的病例中 57% 涉及水肿的病例，PFHT 始终是双侧的，并且经常伴有羊水过多（86%）。

总的来说，PFHT 的临床病程是不可预测的。即使初始积液很大，文献报道 22% 的病例发生自发性消退（表 5-5-2）。尽管如此，人们还是可以尝试确定 PFHT 自发消失的病例特征：诊断通常在中孕期早期（67%），多为单侧（65%），无羊水过多（69%），无积水（90%）。恶化的特征是大量的积液和双侧化。

表 5-5-2　文献报道的胎儿预后总结

临床结局	百分比 /%
产后死亡率	26
宫内死亡率	9
受益于治疗后	43
无治疗自愈	22

PFHT 总的胎儿死亡率为 34.8%（69/198），其中 1/4 死于子宫内，3/4 死于产后。有 4 个指标被发现对预测肺发育不良有价值（表 5-5-3）：双侧的积液，存在水肿，没有自发消退和早产。

表 5-5-3　未治疗 PFHT 的预后因素

预后因素	围生期死亡	新生儿存活	*P*
诊断时平均孕周（标准差）	28.25（4.79）	27.02（7.63）	NS
水肿 /%	76	24	<0.001
无水肿 /%	25	75	
白发消退 /%	0	100	<0.001
无自发消失消退 /%	51	49	
双侧积液 /%	47	53	<0.05
单侧积液 /%	23	77	
出生时的平均孕周（标准差）	31.97（4.04）	34.78（2.56）	<0.001

NS：无统计学意义。

根据文献报道可以得出结论，经胸腔穿刺后的临床结果是不确定的，在 29 例中有 16 例是有效的，以诊断为目的的胸腔穿刺术可以抽取胸腔积液，超过 80% 的淋巴细胞增多则被认为是原发性胸腔积液的特征，产前穿刺术有利于帮助改善新生儿呼吸状态。胸腔穿刺术的主要缺点是积液的快速再聚集。29 个胎儿中有 22 个（76%）有快速的再积水，其中 13 个有致命的结果。除了在怀孕期间经羊膜穿刺可能发生的典型并发症外，还有 1 例报道在经胸穿刺术后因脐带扭转导致胎儿死亡。值得注意的是反复胸腔穿刺术，可产生低蛋白血症，促进水肿的发展。

1986 年，Seeds 和 Bowes 首次提出利用胸膜分流术治疗 PFHT。目前最常用的胸膜分流技术是 Rodeck 等人描述的带套管的金属套管针穿过母体壁和胎儿胸壁，在肩胛骨底部尽可能靠近腋中线将双猪尾导管通过套管针管腔引入。使用短导管杆将远端导管环放置在胎儿胸腔内。然后将套管针轻轻抽出胎儿胸腔外，保留在羊膜腔内，然后使用长导入棒在羊膜腔中定位近端导管环。从而使导管在胸膜腔和羊膜腔之间建立了永久的联系。在近一半的病例中，仅放置一个胸膜分流导管就可以使 PFHT 完全恢复，获得一个良好的治疗结果。不到 1/4 的病例治疗结果不理想。治疗失败的病例中有导管移位、分流道梗阻、分流逆转、分流术导致产妇腹水。

对于水肿胎儿胸腔穿刺术治疗的结果比不干预治疗更糟糕，而胸膜分流术无论水肿存在与否，其治疗的预后要好。而胎儿窘迫需要及时纵隔减压，胸腔穿刺术足以使胎儿心律正常化。在这种情况下，笔者认为胸腔穿刺术比分流术更合适，分流术在急性胎儿窘迫的胎儿身上更难紧急使用。由于胸腔积液可能自发消退，在没有任何胎儿窘迫迹象的情况下，继续保守治疗。合理的方法是在发现积液 15 天后重复超声检查。文献显示，如果在第二次检查时发现积液消退，不需任何其他治疗干预，预后良好（复查病例中 100% 存活）。如果随访时胸腔积液恶化或预后不良（特别是有水肿），随访的过程将取决于妊娠期。如果存在不良预后因素（在没有胎儿窘迫的情况下），建议在 32 周前进行胸膜分流术。在分流失败的情况下，既往研究数据表明可以尝试重新放置。然而，在重复分流术失败的情况下，预后非常差，因为早产和肺发育不全的高死亡率阻碍了胎儿分娩。妊娠 32～37 周早产的死亡风险每周增加 1.3 倍（1.1～1.6）。与妊娠 35 周后出生的婴儿相比，妊娠 35 周前出生的婴儿死亡风险要高 3.6 倍（1.3～10.3）。因此，应该在可能的情况下避免早产。

（姜　凡）

参 考 文 献

1. OKA Y, RAHMAN M, SASAKURA C, et al. Prenatal diagnosis of fetal respiratory function: evaluation of fetal lung maturity using lung-to-liver signal intensity ratio at magnetic resonance imaging [J]. Prenat Diagn, 2014, 34(13): 1289-1294.

2. SIDDIQI T A, MEYER R A, KORFHAGEN J, et al. A longitudinal study describing confidence limits of normal fetal cardiac, thoracic, and pulmonary dimensions from 20 to 40 weeks' gestation [J]. J Ultrasound Med, 1993, 12(12): 731-736.

3. CHITKARA U, ROSENBERG J, CHERVENAK F A, et al. Prenatal sonographic assessment of the fetal thorax: normal values [J]. Am J Obstet Gynecol, 1987, 156(5): 1069-1074.

4. PERALTA C F, CAVORETTO P, CSAPO B, et al. Assessment of lung area in normal fetuses at 12-32 weeks [J]. Ultrasound Obstet Gynecol, 2005, 26(7): 718-724.

5. RASANEN J, HUHTA J C, WEINER S, et al. Fetal branch pulmonary arterial vascular impedance during the second half of pregnancy [J]. Am J Obstet Gynecol, 1996, 174(5): 1441-1449.

6. SIVAN E, ROTSTEIN Z, LIPITZ S, et al. Segmentary fetal branch pulmonary artery blood flow velocimetry: in utero Doppler study [J]. Ultrasound Obstet Gynecol, 2000, 16(5): 453-456.

7. LAUDY J A, DE RIDDER M A, WLADIMIROFF J W. Human fetal pulmonary artery velocimetry: repeatability and normal values with emphasis on middle and distal pulmonary vessels [J]. Ultrasound Obstet Gynecol, 2000, 15(6): 479-486.

8. SCHENONE M H, SAMSON J E, JENKINS L, et al. Predicting fetal lung maturity using the fetal pulmonary artery Doppler wave acceleration/ejection time ratio [J]. Fetal Diagn Ther, 2014, 36(3): 208-214.

9. KIM S M, PARK J S, NORWITZ E R, et al. Acceleration time-to-ejection time ratio in fetal pulmonary artery predicts the development of neonatal respiratory distress syndrome: a prospective cohort study [J]. Am J Perinatol, 2013, 30(10): 805-812.

10. TSAI A Y, LIECHTY K W, HEDRICK H L, et al. Outcomes after postnatal resection of prenatally diagnosed asymptomatic cystic lung lesions [J]. J Pediatr Surg, 2008, 43(3): 513-517.

11. LABERGE J M, FLAGEOLE H, PUGASH D, et al. Outcome of the prenatally diagnosed congenital cystic adenomatoid lung malformation: a Canadian experience [J]. Fetal Diagn Ther, 2001, 16(3): 178-186.

12. STOCKER J T, MADEWELL J E, DRAKE R M. Congenital cystic adenomatoid malformation of the lung. Classification and morphologic spectrum [J]. Hum Pathol, 1977, 8(2): 155-171.

13. SHEPARD T H, SHI M, FELLINGHAM G W, et al. Organ weight standards for human fetuses [J]. Pediatr Pathol, 1988, 8(5): 513-524.

14. WIGGLESWORTH J S, DESAI R. Use of DNA estimation for growth assessment in normal and hypoplastic fetal lungs [J]. Arch Dis Child, 1981, 56(8): 601-605.

15. KUNISAKI S M, BARNEWOLT C E, ESTROFF J A, et al. Large fetal congenital cystic adenomatoid malformations: growth trends and patient survival [J]. J Pediatr Surg, 2007, 42(2): 404-410.

16. ACHIRON R, STRAUSS S, SEIDMAN D S, et al. Fetal lung hyperechogenicity: prenatal ultrasonographic diagnosis, natural history and neonatal outcome [J]. Ultrasound Obstet Gynecol, 1995, 6(1): 40-42.

17. THILENIUS O G, RUSCHHAUPT D G, REPLOGLE R L, et al. Spectrum of pulmonary sequestration: association with anomalous pulmonary venous drainage in infants [J]. Pediatr Cardiol, 1983, 4(2): 97-103.

18. SAMUEL M, BURGE D M. Management of antenatally diagnosed pulmonary sequestration associated with congenital cystic adenomatoid malformation [J]. Thorax, 1999, 54(8): 701-706.

19. GAMILLSCHEG A, BEITZKE A, SMOLLE-JUTTNER F M, et al. Extralobar sequestration with unusual arterial supply and venous drainage [J]. Pediatr Cardiol, 1996, 17(1): 57-59.

20. BHIDE A, MURPHY D, THILAGANATHAN B, et al. Prenatal findings and differential diagnosis of scimitar syndrome and pulmonary sequestration [J]. Ultrasound Obstet Gynecol, 2010, 35(4): 398-404.

21. LOPOO J B, GOLDSTEIN R B, LIPSHUTZ G S, et al. Fetal pulmonary sequestration: a favorable congenital lung lesion [J]. Obstet Gynecol, 1999, 94(4): 567-571.

22. ADZICK N S, HARRISON M R, CROMBLEHOLME T M, et al. Fetal lung lesions: management and outcome [J]. Am J Obstet Gynecol, 1998, 179(4): 884-889.

23. NICOLINI U, CERRI V, GROLI C, et al. A new approach to prenatal treatment of extralobar pulmonary sequestration [J]. Prenat Diagn, 2000, 20(9): 758-760.

24. SALOMON L J, AUDIBERT F, DOMMERGUES M, et al. Fetal thoracoamniotic shunting as the only treatment for pulmonary sequestration with hydrops: favorable long-term outcome without postnatal surgery [J]. Ultrasound Obstet Gynecol, 2003, 21(3): 299-301.

25. HAYASHI S, SAGO H, KITANO Y, et al. Fetal pleuroamniotic shunting for bronchopulmonary sequestration with hydrops [J]. Ultrasound Obstet Gynecol, 2006, 28(7): 963-967.

26. BLUMENFELD Y J, BELFORT M A. New approaches to congenital diaphragmatic hernia [J]. Curr Opin Obstet Gynecol, 2020, 32(2): 121-127.

27. DOWNARD C D, JAKSIC T, GARZA J J, et al. Analysis of an improved survival rate for congenital diaphragmatic hernia [J]. J Pediatr Surg, 2003, 38(5): 729-732.

28. BAGOLAN P, CASACCIA G, CRESCENZI F, et al. Impact of a current treatment protocol on outcome of high-risk congenital diaphragmatic hernia [J]. J Pediatr Surg, 2004, 39(3): 313-318; discussion -8.

29. VAN MIEGHEM T, CRUZ-MARTINEZ R, ALLEGAERT K, et al. Outcome of fetuses with congenital diaphragmatic hernia and associated intrafetal fluid effusions managed in the era of fetal surgery [J]. Ultrasound Obstet Gynecol, 2012, 39(1): 50-55.

30. DONE E, GUCCIARDO L, VAN MIEGHEM T, et al. Prenatal diagnosis, prediction of outcome and in utero therapy of isolated congenital diaphragmatic hernia [J]. Prenat Diagn, 2008, 28(7): 581-591.

31. LUSK L A, WAI K C, MOON-GRADY A J, et al. Fetal ultrasound markers of severity predict resolution of pulmonary hypertension in congenital diaphragmatic hernia [J]. Am J Obstet Gynecol, 2015, 213(2): 216, e1-e8.

32. LAUDY J A, WLADIMIROFF J W. The fetal lung. 2: Pulmonary hypoplasia [J]. Ultrasound Obstet Gynecol, 2000, 16(5): 482-494.

33. GRAHAM G, DEVINE P C. Antenatal diagnosis of congenital diaphragmatic hernia [J]. Semin Perinatol, 2005, 29(2): 69-76.

34. JANI J, NICOLAIDES K H, KELLER R L, et al. Observed to expected lung area to head circumference ratio in the prediction of survival in fetuses with isolated diaphragmatic hernia [J]. Ultrasound Obstet Gynecol, 2007, 30(1): 67-71.

35. AUBARD Y, DEROUINEAU I, AUBARD V, et al. Primary fetal hydrothorax: A literature review and proposed antenatal clinical strategy [J]. Fetal Diagn Ther, 1998, 13(6): 325-333.

36. SEEDS J W, BOWES W A, JR. Results of treatment of severe fetal hydrothorax with bilateral pleuroamniotic catheters [J]. Obstet Gynecol, 1986, 68(4): 577-580.

37. RODECK C H, FISK N M, FRASER D I, et al. Long-term in utero drainage of fetal hydrothorax [J]. N Engl J Med, 1988, 319(17): 1135-1138.

38. 姜凡, 陈娜, 彭梅, 等. 正常胎儿胸腹纵径比、总肺面积和肺纵径与肺发育的相关性研究 [J]. 中华超声影像学杂志, 2011, 20(10): 864-866.

第六章 胎儿腹壁及腹腔异常

第一节 正常声像图

前腹壁和脐带的发育始于胚胎第三周末，即三层胚盘阶段（包括内胚层、中胚层和外胚层）。胚盘位于羊膜腔和卵黄囊之间，内胚层最靠近卵黄囊，呈管状，称原肠，外胚层靠近羊膜腔，与羊膜连续。随着胚胎的生长，胚盘头侧和双侧向腹侧卷曲，外胚层向内胚层卷曲。卵黄囊的一部分作为中肠（内胚层）并入胚胎，腹壁由中胚层（肌肉组织）和外胚层（皮肤）形成。

外胚层卷曲后，边缘形成脐环，包含尿囊、脐带血管、胚外体腔、卵黄管（卵黄囊蒂）及相关卵黄血管。随着羊膜腔迅速扩大，环的内容物被压缩和拉长，形成脐带。脐带上部含有卵黄囊蒂和脐带血管，近胚胎端，包含了残余的尿囊和一些肠祥。在腹腔的发育过程中，腹腔内的器官和腹腔本身的发育速度是不同的。当腹部内容物需要更多空间时，肠祥疝入脐带内的形成生理性中肠疝。到孕 12 周结束时，生理性中肠疝会迅速消失。此时羊膜腔扩张到与绒毛膜接触并融合的程度，绒毛膜腔闭塞，卵黄囊缩小消失。同时，尿囊、卵黄管和伴随的血管闭塞。之后，被羊膜覆盖的脐静脉和两条脐动脉留存为脐带。胚胎在上述发育过程中受某些因素影响，将发生各类腹壁畸形，一般来说，发生时间越早，结构异常越复杂，预后也越差。

早孕期评估腹壁最早在孕 7 周可以看到生理性中肠疝，孕 9～10 周更容易辨识，孕 10～11 周逐渐回纳至腹腔，孕 12 周，与生理性中肠疝相关的胎儿脐带插入部增厚现象逐渐消失。中孕期常规解剖检查应观察胎儿前腹壁和脐带。理想情况下，胎儿前腹壁应在横切面沿其全长进行连续扫查。此外，还应进行矢状面扫查。观察正常的轮廓和完整的皮肤。脐带腹壁入口应在脐孔水平横切面观察，注意膀胱及其他腹腔内器官的存在和相互空间关系，下肢至胎儿腹部及胸腹壁的空间关系。晚孕期由于胎体过大、胎儿体位、肢体遮挡等因素往往腹壁脐带插入部分显示困难，应等胎儿变化体位后多角度扫查，避免不必要的漏诊。另外腹壁皮肤下肌肉显示为极低回声带，易误诊为腹腔积液。

胎儿的腹腔脏器较多，包括肝脏、脾脏、胃泡、肾上腺、胆囊、肠管、胰腺、生殖道结构等，肾脏、输尿管、膀胱在泌尿系统章节评估。同时胎儿腹部脏器结构变异较大，畸形发生率高，检查时需全面细致。

1. **胃泡** 早孕期，最早在孕 8 周可以看见胎儿上腹部左侧无回声腔。到妊娠 11～14 周 99% 的胎儿胃泡可显示。妊娠 12 周后整个中肠进入腹腔内，孕 13～14 周肠显示率较孕 11～12 周更高。中孕期，腹围测量切面，可以显示胎儿肝脏、胃泡、脐静脉腹内段、门静脉左右支及脊柱的横切面。正常胃泡位于左侧，大小与孕周呈正相关性，但变化范围很大，大小明显受胎儿吞咽羊水及胃排空影响。因而不同胎儿个体差异很大，另外不同时间段差异亦明显。测量时应取最大长轴切面的最大长径，前后径为此切面上的垂直长径的最大径线，左右径为垂直于长轴切面的中部横断面的左右最大径线。中孕期胎儿胃内超声检查时可见团块回声，可呈低回声、稍高回声，可随胎儿运动发生移动。这种团块可能与吞咽羊水的性状有关，多为血性羊水或羊水内的沉积物积聚，勿误诊为胃内占位。

2. **脾脏** 高分辨率的超声仪可清晰显示脾脏，妊娠早期由胃背侧间充质细胞发育分化而来，是胎儿重要的造血器官，其位于左上腹，上方为膈肌，外侧为肋骨，内侧为胃泡，后方有膈肌和肾脏。回声与肝脏近似，大小与孕周呈正相关性。

3. **胰腺** 胰腺位于胃泡的后方，呈条带状稍高回声，较肝脏及左肾回声略高，大小与孕周呈正相关性，脾静脉和肠系膜上动脉的显示有助于辨别胰腺。

4. **肾上腺** 胎儿肾上腺位于双侧肾脏上极的

内前方,孕 20 周后可清晰显示,并与孕周呈正相关性,正常形态呈三角形或月牙形,中央的髓质为高回声,周边皮质为低回声。一侧或双侧肾脏缺失或异位、发育不良时,肾上腺往往发生形态改变,呈"平卧征"。

5. 胆囊 位于腹围切面略下方,正常位于脐静脉右侧。表现为泪滴状囊性结构,向盆腔侧略倾斜。最早可在孕 12~14 周观察到,可取胆囊最大长轴切面测量长度和宽度,并在垂直长轴切面测量厚度。胆囊的大小与孕周呈正相关性,但因胆囊具有收缩性,先天性变异很大,产前超声诊断胆道异常非常困难。中晚孕期超声发现胆囊不显示,多数在出生后为正常儿,但部分病例可能存在胆囊发育不良、缺如,或者先天性囊性纤维化、胆道闭锁。胆囊增大可在染色体异常胎儿发现,也可以是胆道闭锁所致,但单纯胆囊增大多数为正常变异。晚孕期胎儿胆囊内偶尔可见高回声,超声表现各不相同,通常认为是胆囊内结晶,没有临床意义,出生后常自行消失,超声随访即可。

6. 肠管 声像图表现为回声稍增强不规则区,随孕周的增加可逐渐区分小肠和结肠的回声差异。中晚孕期小肠位于腹部中央,升结肠、横结肠、降结肠环绕小肠,回声略低,偶见结肠袋。妊娠晚期尤其是分娩前,胎粪充盈结肠内往往呈稍高回声,可能与水分重吸收有关。中孕期胎儿肠管宽度小于 7mm,晚孕期应小于 18mm,但变异较大,怀疑肠管增宽时须密切超声随访。

第二节 脐 膨 出

【概述】

脐膨出(omphalocele)是产前最常见的腹壁缺损之一,是先天性腹壁发育不全,在正中线处脐带周围肌肉、皮肤缺损,致使腹膜及腹腔内器官一起膨出体外,疝内容物的表面覆盖一层很薄的膜,为部分羊膜和腹膜,在两层膜之间有华通胶(Wharton's jelly)。脐膨出的发生率为 1/5 000~1/4 000,男性较女性略多,比率约为 3:2。

【病理与临床】

脐膨出多为散发性,常与染色体异常有关。目前普遍接受的脐膨出形成的理论是胚胎发育不良和外胚叶板功能紊乱的结合。胚胎时期外胚层皮肤向中线包卷失败,腹壁中线缺损,腹腔脏器通过脐根部突入脐带内。如果外胚层和中胚层褶在胚胎第 4

周时沿中线融合失败,即可能产生脐膨出。如果融合失败发生在偏尾侧,即可能引起下腹部的脐膨出,可能伴有膀胱外翻。有研究认为,含肝脏的脐膨出的病理机制不同于仅含肠管的脐膨出,后者仅指继发于孕 12 周以后的初始体蒂的持续存在,由于中肠疝回纳腹腔内失败所致。而含有肝脏的脐膨出系由于在胚胎形成期一侧体褶的发育受阻而引起。大的脐膨出很可能由于胚胎形成时的较早期缺陷,小的脐膨出可能发生在稍晚期。病理上根据脐膨出及腹壁缺损大小,将脐膨出分为巨型和小型两种。

1. 巨型脐膨出 此种脐膨出是腹侧中胚层 4 个襞在胚胎 10 周前出现体层发育停顿所致。本型腹壁缺损宽,直径多大于 5cm 或膨出的囊内有超过 50% 的肝脏,腹腔容积极小,中肠全部膨出,肝脏、脾脏、胰腺、小肠、胃泡均可膨出(图 6-2-1)。

2. 小型脐膨出 本型脐膨出是腹壁体层在 10 周后发育停顿,故腹壁缺损小,直径小于 5cm,体腔发育已有一定容积,部分中肠已回纳入腹腔,并开始肠管的旋转,仅有肠管等内容物膨出(图 6-2-2)。

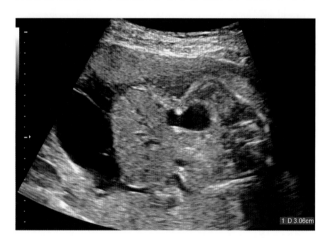

图 6-2-1 巨型脐膨出
腹壁缺损 3cm,膨出物为肝脏及部分胃泡。

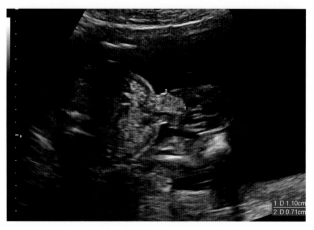

图 6-2-2 小型脐膨出
膨出物为肠管,范围较小。

脐膨出常合并其他结构畸形，多达 50% 的病例可能存在心脏、肾脏、胃肠道、面部、神经管、肢体缺陷。

另外，疝出的内容物与染色体的异常有关，含有肝脏的脐膨出较仅有肠管的脐膨出染色体异常的发生率低，但这两种情况染色体异常的发生率均较正常妊娠高。小型脐膨出主要与 18- 三体综合征、13- 三体综合征、三倍体综合征、Rlineey 综合征有关。脐膨出是预测非整倍体和其他结构缺陷的可靠指标之一。

【超声表现】

脐膨出前腹壁中线处脐根部皮肤强回声连续性中断、缺损，并可见一个向外膨出的包块；包块内容物依缺损大小而不同，缺损小者包块内仅含肠管等内容物，缺损大时，除了含有肠管外，还有肝脏、脾脏、胃泡等内容物；包块表面有一层线状强回声膜覆盖，为腹膜或羊膜和腹膜，且在两层膜之间为华通胶形成的网条状无回声，这是与腹裂畸形的主要鉴别点。当合并有大量腹水，肠管漂浮在腹水内时，易将此膜当作羊膜，腹水误为羊水，误认为肠管漂浮在羊水内，以致误诊为腹裂畸形，应注意仔细辨认；脐带入口往往位于包块的表面，可以是中央顶端，也可以偏于一侧，彩色多普勒血流显像有助于显示脐带血管是位于膨出包块中央顶端，还是位于包块一侧。

【相关异常】

脐膨出常合并其他结构异常，如心脏、肾脏、胃肠道、面部、神经管、肢体等缺陷及单脐动脉，故应仔细检查胎儿其他部位有无结构畸形。由于脐膨出常合并 18- 三体、13- 三体、三倍体等染色体异常，故超声发现脐膨出者，应建议进行染色体检查。

脐膨出使胎儿甲胎蛋白（AFP）大量渗漏至羊水中，测量母体 AFP 高于正常，但升高程度不如腹裂，因为脐膨出表面覆盖的膜，在一定程度上限制了 AFP 的渗漏。

【鉴别诊断】

脐膨出主要与腹裂鉴别：腹裂也是一种较常见的腹壁缺失，但属于非中线缺损。多数腹裂缺损偏右侧，表面无膜状物覆盖；脐根部正常（即脐带连接于脐孔处）。另外，腹裂缺损相对较小，突出物多为肠管，少有肝脏突出。同时，较易发生肠梗阻和肠管扩张，母体 AFP 也都有明显升高。

小的脐膨出与脐疝相鉴别：脐疝内也有肠管及大网膜，但脐疝预后极好，在绝大部分婴儿可自然回缩。二者之间鉴别要点为脐疝表面有皮肤及皮下脂肪覆盖，然而产前超声并不容易鉴别。

此外，须与脐膨出鉴别的还有体蒂异常、泄殖腔外翻、Cantrell 五联征、Beckwith-Wiedemann 综合征。体蒂异常和泄殖腔外翻多为巨大的腹壁缺损，大部分内脏突出体外且有脐带异常如脐带过短、单脐动脉，甚至无脐带。胎儿腹腔内脏（多为肝脏）与胎盘相贴，胎体活动极度受限，所以胎儿脊柱异常弯曲也较为常见。Cantrell 五联征的特点是上腹部脐膨出，以及胸骨、横膈膜前部、心包缺损及心脏疾病相关的缺损，常见的心脏畸形有房间隔缺损、室间隔缺损、法洛四联症。Beckwith-Wiedemann 综合征也称脐膨出 - 巨舌 - 巨体综合征，包括脐膨出、内脏肥大、巨舌症、重度新生儿低血糖。心脏异常比较常见，10% 患者可能发生恶性肿瘤，但该综合征没有必备的畸形，亦可以出现没有脐膨出、巨舌等症状。

偶尔，妊娠晚期胎儿腹部受挤压时，横切腹部声像图酷似巨大脐膨出，检查者对此应特别警惕。

【预后评估】

脐膨出预后很大程度上取决于合并畸形及其严重程度。单纯脐膨出未合并其他畸形、无染色体异常者，预后相对较好。其中，仅肠管膨出者预后最好，其死亡率为 10%，而肝脏膨出死亡率为 50%～60%。脐膨出合并其他部位异常，围生期死亡率达 80%。脐膨出合并染色体异常或严重心脏畸形，死亡率接近 100%。临床已发现小的脐膨出，特别是仅含肠管的脐膨出与染色体异常关系密切，有报道合并脐膨出的染色体异常中 87% 仅含肠管。而有肝脏膨出的大型脐膨出，较少有染色体异常。

由于脐膨出极易合并多发性畸形及染色体异常，产前超声发现脐膨出，应详细检查其他部位，并建议进行胎儿染色体检查。不管染色体正常与否，如缺损巨大，大部分肝脏都膨出体外，或合并其他畸形，有生机儿前应建议终止妊娠；对继续妊娠者，应行系列超声随访脐膨出大小变化、膜有无破裂，并监测胎儿生长发育等情况。产前应与儿外科医师一起会诊，安排分娩时间和分娩方式及产后手术计划。脐膨出的外科治疗主要包括腹壁缺损的闭合或采用不同的分期入路。手术方式的选择取决于缺损的大小、内脏突出的数量及是否存在相关的合并症，如心脏异常、肺发育不全或早产。

第三节 脐膨出 - 巨舌 - 巨体综合征

【概述】

脐膨出 - 巨舌 - 巨体综合征（exomph- alasmac-roglossia-gigantism syndrome，EMG syndrome），也称 Beckwith-Wiedemann 综合征（BWS），包括脐膨出、巨舌、巨体等，是一种先天性过度生长综合征。Beckwith 在 1963 年和 Wiedemann 在 1964 年首先对该综合征进行了详细的描述，其发病率约为 0.038%。

【临床表现】

典型的 BWS 包括巨舌，脐疝，内脏（肝、脾、胰、肾、肾上腺等）肥大，胚胎类肿瘤，偏身肥大（身体的一个或多个部分不对称）。肾上腺皮质增生，肾脏异常（结构异常、巨大肾、肾钙质沉着、晚发型髓质海绵肾），腭裂，胎盘间质发育不良，心脏肥大，心肌病（少见）等。

【超声表现】

1. 脐膨出的超声表现与一般脐膨出表现相似，主要是腹腔内容物向外膨出、表面有膜状物覆盖及脐带位于包块顶端。

2. 巨舌可在产前超声中发现，在胎儿颜面矢状切面显示舌巨大，向口腔外突出，位于上下唇的咬合连线之外。

3. 肝脏和肾脏增大，胎儿腹围明显大于相应孕周。

4. 胎儿心脏超声提示肺动脉狭窄、卵圆孔未闭。

5. 羊水过多。

【遗传学诊断】

BWS 的遗传学诊断较为复杂，主要与 11p15.5（4）（6）（7）印迹障碍有关，约一半的病例里，印迹中心 2（IC2）的母染色体甲基化丢失，印迹中心 1（IC1）的甲基化增加 5%。在 20% 的 BWS 病例中，可以发现染色体 11p15 的父系双染色体。在约 10% 的病例中，存在分离的周期蛋白依赖激酶抑制因子 1C（cyclin dependent kinase inhibitor 1C，*CDKN1C*）突变。

【鉴别诊断】

BWS 主要表现为过度生长，因此需与其他过度生长情况相鉴别，比如孕妇糖尿病、Sotos 综合征、Weaver 综合征及 Marshall Smith 综合征等，与 BWS 相比，这些其他过度生长状况通常与内脏肿大、大舌或脐膨出无关。

【预后评估】

本病新生儿死亡率约 21%，主要死于先天性心力衰竭。大部分患儿预后良好，与正常儿童相比，一般没有显著的智力和体格发育延迟，但部分 BWS 患儿可能因巨舌或听力障碍而存在语言问题。因此预后取决于合并畸形的严重程度和远期合并症。早期诊断 BWS 对父母咨询胚胎肿瘤发生的潜在风险、选择分娩方式，以及新生儿低血糖的预防至关重要。三维超声可为产前诊断咨询提供帮助。

第四节 Cantrell 综合征

【概述】

Cantrell 综合征是一种罕见、复杂的先天畸形，由 James R. Cantrell 在 1958 年首次报道，表现为 5 种畸形的完全或部分表达，因此又称之为 Cantrell 五联征，这 5 种畸形分别是腹壁（脐上腹壁缺损）、胸骨（胸骨裂及胸骨下段缺损）、膈肌（膈肌前部半月形缺损）、心包（心包壁层缺如且与腹腔交通）、心脏（异位心伴心脏畸形）异常。活产婴儿中 Cantrell 综合征的发生率为 5.5/100 万～1/6.5 万，男女比率为 1.35∶1。

【病理与临床】

病因尚不明确，一般认为是由于早期胚胎中胚层发育异常所致，胚胎早期前腹壁由腹壁的头、尾及两侧褶相互包卷融合而成，其融合点在脐部，若某个褶发育停顿或发育不良，则会引起 Cantrell 综合征的各种畸形。与血管发育不良、机械因素、羊膜破裂、牵拉和粘连，以及基因突变或妊娠 3 个月内病毒感染、胎儿期母亲服药等多因素均有相关联系。与家族遗传也有关联，有在同一个家族中发生或在三倍体胎儿中发生，尤其在 18- 三体及 X 连锁遗传胎儿中发生的相关报道，但由于病例罕见，大多数仍为散发。

【超声表现】

一般将 Cantrell 综合征分为三类：①完全型 Cantrell 综合征，5 种畸形同时存在，此型非常罕见；② Cantrell 综合征，4 种畸形（必须包括心内结构异常和腹壁缺损）；③不完全型 Cantrell 综合征，4 种畸形的不同组合（必须包括胸骨异常），此型较多见。

Cantrell 综合征最佳诊断孕周是 13 周前。胎儿心脏异位及脐上腹壁缺损是 Cantrell 综合征典型超声表现，通常 13 周前可以通过实时超声显示（心脏部分或全部异位于胸腔外，超声可见心脏在羊水中搏动，腹壁缺损可在脐带腹壁入口切面显示）。另外胸骨异常、心包缺损、膈肌缺损及心脏畸形在早孕期超声难以直观显示，产前超声发现胎儿同时表现为心脏异位及脐上腹壁缺损即可考虑为 Cantrell 综合征（图 6-4-1），尤其早孕期心包缺损及膈肌缺损难以明确诊断时更有临床诊断意义。CT 及 MRI 能更清楚地显示胸壁及腹壁缺损的范围和界限，结合胎儿超声心动图能更好地评价预后及确定出生后手术方案。

【相关异常】

大多数 Cantrell 综合征伴有其他异常，例如神经系统畸形、面部畸形、脊柱畸形、肢体畸形、脐带异常、肠旋转不良等程度不等的一系列问题，其中以神经系统畸形、脊柱畸形、脐带异常较为多见，早孕期常伴有颈项透明层增厚、颈部水囊瘤等软指标的异常。

【鉴别诊断】

1. **单纯胸外异位**　心、单纯脐膨出及单纯腹裂畸形　这些畸形没有 Cantrell 综合征的其他几种畸形。

2. **羊膜带综合征**　胎儿主要表现为缩窄环、截肢、水肿、不寻常位置的面裂、大的胸腹壁缺损及非中线部位的脑膨出，不明原因的前腹壁缺损上附着羊膜带提示羊膜带综合征；而 Cantrell 综合征胎儿无缩窄环、截肢、水肿、不寻常位置的面裂及羊膜带等表现。

3. **肢体 - 体壁综合征**　Cantrell 综合征主要表现为脐上高位的腹壁缺损及胸骨远端缺损或发育不良、心脏外翻、心包缺损及膈肌缺损；而肢体 - 体壁综合征一般表现为脐下低位腹壁缺损、腹部胎盘粘连、泌尿生殖系统异常、肛门闭锁、腰骶脊膜膨出及持续存在的胚外体腔等，可由此鉴别这两种先天畸形。

而伴发脊柱畸形、神经系统畸形、肢体畸形及脐带异常等，这些表现可能是 Cantrell 综合征及肢体 - 体壁综合征都可能具有的异常畸形。

【产前评估及预后】

由于 Cantrell 综合征畸形的广泛和复杂性及相关的高死亡率，因而早孕期超声筛查发现并诊断 Cantrell 综合征很有必要，为家庭提供了继续妊娠和终止妊娠知情并决定的机会，可减少孕妇较大月份引产。Cantrell 综合征可通过手术治疗存活，手术修复的主要目的：①纠正心脏畸形；②恢复心脏位置和解剖；③修复胸腹壁和膈肌缺损。患儿的预后主要取决于胸腹壁缺损范围的大小和缺损的严重程度；出生后的长期生存率取决于心内异常的严重程度；治疗效果取决于胸腹壁缺损的大小及心内结构异常的程度。手术修复的决策应经过全面的评估，得出最佳的治疗策略。

第五节　腹　裂

【概述】

腹裂（gastroschisis）是指脐旁腹壁全层缺损，伴腹腔内脏突出，也称内脏外翻。腹裂发生率为 1/3 000。

【病理与临床】

腹裂大部分为散发性，也有家族史报道，少有染色体异常，如有，通常为常染色体隐性遗传。腹裂是胚胎在腹壁形成过程中，由于某种因素的影响，头、尾两襞已于中央汇合，而两侧襞之一发育不全，致使腹壁在该侧脐旁发生缺损，形成腹裂畸形。也有作者认为腹裂的发生可能是脐静脉或肠系膜动脉受损，导致腹壁缺血造成腹壁缺损。

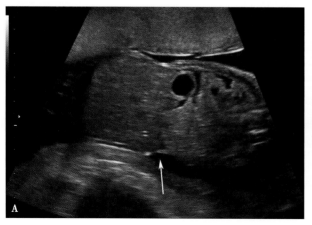
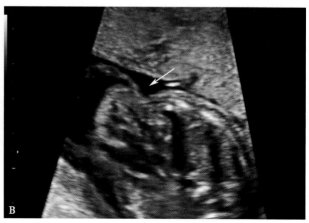

图 6-4-1　Cantrell 综合征

A. 巨型脐膨出，见较大腹壁缺损（箭头示）；B. 心脏部分位于胸腔外，见胸骨异常（箭头示）。

腹裂是腹壁全层完全性缺损，而脐带与腹壁相连处正常。在妊娠晚期缺陷直径常为 2～2.5cm，甚至小于 2mm。在大多数情况下，缺陷位于脐带的右侧（在远离胎儿胃的脐带的一侧），少数可位于左侧，有文献报道，164 例腹裂畸形中仅有 7 例（4.3%）位于脐带左侧。腹裂的脏器外翻主要是肠外翻，其他外翻的器官可能为膀胱、子宫、卵巢、胃、胆囊等。腹裂引起的肠动脉闭锁或狭窄约占 25%，肠缺血可能导致肠穿孔引起胎粪性腹膜炎。

肠系膜血管的受损可以导致肠管狭窄、闭锁和旋转异常，部分情况下由于腹裂裂口较小，加之肠管突出诱发的炎症反应，可引起机械性肠梗阻。此时腹腔内、外肠管均出现扩张，导致羊水过多，严重时可造成坏死性肠穿孔，还可诱发早产。

【超声表现】

随着超声检查者对该畸形认识的提高和仪器分辨力的改善，产前超声诊断腹裂畸形的灵敏度已达 85%～100%。影响产前超声诊断腹裂的主要因素有胎儿位置、母体肥胖、羊水多少，腹壁缺损的大小、外翻至腹壁外脏器成分的多少。

腹壁缺损通常位于脐根部的右侧，而脐根部的结构显示正常，通常位于突出内容物的左侧前腹壁。声像图上通常显示脐带入口右侧的腹壁皮肤强回声线连续性中断，并可测量回声中断的直径大小，一般为 2～3cm，少数腹壁缺损位于脐旁左侧腹壁。胃、肠等腹腔内脏器外翻至胎儿腹腔外，其表面无膜覆盖，在羊水内漂浮浸泡导致肠管壁增厚，管腔壁可有轻度扩张表现（图 6-5-1）。由于胃、肠等腹腔内容物外翻至腹腔外的羊水内，故腹腔内容物少，腹腔空虚，腹围小于相应孕周大小。彩色多普勒可观察腹腔外肠系膜血流，如果血管梗阻、肠管坏死

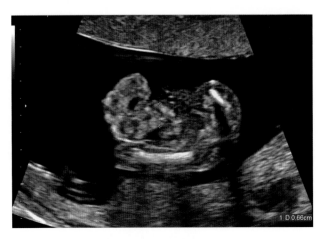

图 6-5-1 腹裂
腹壁缺损，肠管外翻漂浮在羊水内。

则不能显示肠系膜血流。外翻的肠管有时可见局部节段性扩张，管壁增厚，蠕动差，肠腔内容物多含致密低回声光点，这与继发的肠畸形有关，如肠闭锁、肠扭转、肠梗阻。当并发肠梗阻时，肠管明显扩张，出现羊水过多表现，同时羊水内有较多低回声光点翻动。当扩张的肠管突然消失时，提示有发生肠穿孔的可能。当外翻内容物仅为少量肠管且胎儿为正枕前位时，有时易将肠管误认为胎儿男性外生殖器，应特别注意鉴别。

【相关异常】

腹壁缺损使胎儿甲胎蛋白大量漏出，因此，母血实验室检查甲胎蛋白明显升高，这是诊断腹裂的一项指标。

腹裂合并其他先天畸形不常见，其他畸形如房间隔缺损、室间隔缺损、肾发育不全等可偶然与腹裂合并存在。

【鉴别诊断】

脐膨出为腹壁中线的缺损，脐带附着在膨出的包块表面，并且脐根部出现异常声像图表现，这是腹裂与脐膨出的主要鉴别点，同时脐膨出缺损的范围相对较大，同时膨出的包块表面有膜覆盖。

羊膜带综合征所导致的腹壁缺损也可以造成肠管暴露在外面，但腹壁缺损的部位并非固定在脐根部的右侧，同时，羊膜带综合征所造成的腹壁缺损通常较大，并经常合并其他多发的畸形，如头颅和面部的破损、胎体固定、脊柱异常弯曲及四肢畸形等，有时声像图上还可显示条索状的羊膜带回声。

体蒂异常和泄殖腔畸形也可出现腹壁缺损，但通常都较大，有时几乎整个腹前壁缺如，脐带异常或无脐带回声，翻出的内脏可与胎盘相贴并常常伴有脊柱异常、四肢畸形和生殖器畸形。

【预后评估】

随着外科手术技术的成熟，腹裂的预后总体来说是好的，产后腹壁修补的成功率也大大提高，有 90%～95% 的新生儿存活，死亡率已经低于 10%，死亡的主要原因是脓毒症及术中并发症。当腹壁突出物为肝脏时，死亡率会有所增高；当合并肠梗阻导致肠穿孔坏死时，后期可能并发短肠综合征。

腹裂的围生期发病率和死亡率不受分娩方式影响，且新生儿结局与进入羊膜腔内的小肠数量无关。据文献报道，腹裂的胎儿宫内病死率为 10.6%，胎儿窘迫发生率为 43%，早产发生率为 40%～67%，胎儿生长受限的发生率为 25%～48%。与腹裂有关的不良神经系统结局也有报道。

产前超声发现腹裂后，对于继续妊娠的孕妇，应该密切超声随访，观察有无节段性的肠管扩张，羊水有无短期内大量增加，并观察胎儿的各项生长发育指标进行综合评估。有学者研究发现，有肠梗阻的征象时，因其导致肠坏死穿孔的风险大大增加，因此建议考虑提前分娩，避免肠穿孔的发生。还有研究表明，合并羊水过多的新生儿预后明显差于羊水量正常者，因此对于诊断腹裂的孕妇，建议短期密切超声随访。

第六节　肢体-体壁综合征

【概述】

肢体-体壁综合征（limb body wall complex，LBWC）又称体蒂异常（body stalk anomaly），是腹壁缺损中罕见类型，发生率仅为（0.03～3.3）/10 000。此类畸形或将导致胎儿前三个月自发流产，故实际发病率可能被低估。孕妇血清甲胎蛋白通常升高，染色体核型正常。

【病理与临床】

LBWC 具有前侧腹壁大面积缺损、四肢畸形、脊柱后凸、颅面缺陷、脐带缺失或极短等多种复杂畸形，目前尚没有一种致病机制能解释其所有的异常，最为广泛的病因学说有三种：早期羊膜破裂，血管受损和早期胚胎发育不良。其中 Hartwig 等学者提出的早期胚胎发育不良是较为公认的理论。早期羊膜破裂理论的提出是由于羊膜破裂，胎儿从破口入羊膜腔外，胎儿因羊膜带束缚受压而活动受限并致多种畸形。血管受损理论指血管破裂中断影响胎儿正常供血，组织形态发育受损。胚胎发育不良理论指早孕期三胚层胚盘在三个轴向的错误折叠，导致体蒂形成失败，胚外体腔持续存在，脐带异常或缺如。

该病可分为两种类型：一种为胎盘颅骨粘连，一种为胎盘腹壁粘连。

【超声表现】

LBWC 的主要超声表现包括：

（1）较大腹壁或胸腹壁缺损，缺损部位位于胎儿脐带腹壁入口处，缺损面积常较大，肝脏、肠管等脏器疝出、外翻，于胎儿腹部探及膨出的包块，包块回声复杂，常与子宫壁或胎盘紧贴。

（2）脐带过短或脐带缺如。

（3）脊柱不同程度弯曲，包括严重的脊柱侧凸和脊柱裂。腹壁缺损合并脊柱侧凸时即可提示 LBWC。

（4）多数可见胎儿上半部分位于羊膜腔内，而翻出的内脏和下半部分常位于胚外体腔内。

（5）肢体异常包括足内翻、肢体缺失、少指/趾、并指/趾、骨关节弯曲等。

（6）颜面部及颅脑畸形，如唇裂、面裂、脑膨出、露脑畸形等，LBWC 合并的颅脑异常通常非常严重。

（7）常见颈项透明层增厚、单脐动脉。

（8）LBWC 也可合并内脏异常，合并心脏异常、肺发育不全、肾脏畸形、泌尿系统异常、膈肌缺如及肠道闭锁等内脏畸形均有过报道。

（9）胎儿 LBWC 染色体检查通常为正常染色体核型，认为常规染色体核型检查对该病的诊断意义不大，不建议常规使用。孕 14 周前 LBWC 的主要超声表现为胎儿的上半部分位于羊膜腔内，外翻的内脏和下半部分位于胚外体腔内；颈项透明层增厚；腹壁缺损，内脏外翻，严重脊柱侧凸，脐带过短或缺如等。孕中晚期时，LBWC 在脊柱方面的异常逐渐表现得非常突出。LBWC 的脊柱畸形主要包括严重的脊柱侧凸和闭合不全（图 6-6-1）。

大多数学者认同以有无颅面部畸形将 LBWC 分为两类（1993 年 Russo 等提出）。①有颅面部畸形：出现腹裂畸形、颅脑颜面畸形、羊膜粘连、上肢异常等，又称为胎盘颅脑粘连型，认为可能为早期羊膜破裂所致。有两个特征，一是伴面裂的脑膨出或露脑畸形，二是在胎盘和胎儿之间有羊膜带或较大面积的羊膜粘连。②无颅脑颜面畸形：不伴有头面部畸形，而只出现腹裂畸形；伴泌尿生殖系统异常、肛门闭锁及脊柱侧凸、骶尾部脊膜膨出、脐带极短、胚外体腔持续存在，又称胎盘腹壁粘连型，认为可能与胚胎包卷异常有关。两型均可伴有脊柱侧凸及肢体畸形。此种分型主要以是否存在颅面畸形作为标准，简单易行，得到较广泛应用。2007 年，Sahinoglu 等又将 LBWC 分为三种类型。Ⅰ型：以颅面部畸形为主，多无腹壁或胸腹壁缺损及内脏外翻，且脐带多正常；Ⅱ型：以脐上腹壁或胸腹壁缺损伴内脏外翻为主，有明显的脐带异常，脐带极短或脐带缺如；Ⅲ型：以脐下腹壁缺损伴内脏外翻为主，不伴胸壁缺损；这三种类型均可伴脊柱侧凸及肢体畸形等。

【鉴别诊断】

大多数 LBWC 病例在颈项透明层检查时间段可明确诊断。胎儿前腹壁大面积缺损，膨出物由羊膜覆盖，四肢存在畸形，脊柱后凸，脐带缺如或极短，胎儿固定在胎盘或子宫壁是其主要超声表现。

为了优化围生期管理，LBWC 需与其他存在腹壁缺损的疾病相鉴别，如羊膜带综合征、巨型脐膨出、巨大腹裂、泄殖腔外翻、Cantrell 五联征等。观

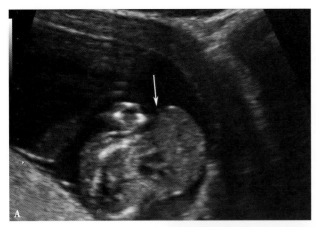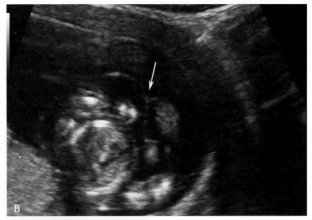

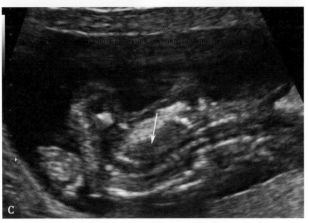

图 6-6-1 肢体 - 体壁综合征
A. 较大胸腹壁缺损（箭头示）；B. 内脏位于胚外体腔内（箭头示）；C. 脊柱侧凸（箭头示）。

察膨出物内容及有无羊膜覆盖、膨出物与脐孔的位置关系、是否合并其他部位畸形，着重寻找脐带，必要时改变检查体位来判断胎儿是否固定。

【预后评估】

体蒂异常为致死性疾病，预后极差，须及时终止妊娠。

第七节　膀胱外翻或泄殖腔外翻

【概述】

膀胱外翻和泄殖腔外翻是由于胚胎时期下腹壁闭合失败而导致的一组畸形。膀胱外翻是指膀胱前壁缺如，膀胱后壁暴露在羊水中，同时还表现为脐孔低、耻骨分离、外生殖器分辨不清等。泄殖腔外翻更为复杂，是罕见的一系列畸形组合，主要包括脐膨出（omphalocele）、膀胱外翻（bladder exstrophy）、肛门闭锁（imperforate anus）、脊柱畸形（spina anomaly），又被称为 OEIS 综合征。膀胱外翻活产儿患病率为 1/30 000，男女比例为 2∶1，泄殖腔外翻活产儿患病率为 1/400 000～1/200 000。

【病理与临床】

胚胎发育的第 4～7 周尿直肠隔形成，将泄殖腔分隔为位于背侧的肛直肠管和位于腹侧的尿生殖窦，同时位于前方的泄殖腔膜向会阴部退缩，泄殖腔膜上方双侧的中胚层嵴在中线处融合成生殖结节，随泄殖腔膜下降。尿直肠隔形成过程中，任何异常及尿生殖窦与直肠分离失败将形成永久的泄殖腔，当泄殖腔持续发育时导致中胚层增生发育，脐下腹壁和生殖结节形成失败。如果泄殖腔膜不向会阴部退缩，双侧的中胚层只能在其下方融合，泄殖腔膜就成了膀胱的前壁，在胚胎第 9 周时泄殖腔膜消失，膀胱后壁暴露，最后膀胱外翻，且膀胱被分为两半，并由肠黏膜分开，均有各自的输尿管开口。如果泄殖腔膜在泄殖腔被分为肛直肠管和尿生殖窦之前消失，则造成膀胱和直肠均暴露在外，形成泄殖腔外翻，其发生的时机决定了腹壁缺损的程度和泌尿生殖道受累的严重程度。

膀胱外翻除了膀胱后壁翻出外，还有耻骨联合分离、脐孔低、男性睾丸不完全下降、阴茎短小及尿道上裂，女性则有阴蒂裂。泄殖腔外翻比膀胱外翻复杂得多,除了涉及下泌尿道、下消化道严重外翻畸形和生殖器异常外,还可合并椎体异常、脊柱裂、泌尿生殖系统和胃肠系统的其他相关畸形及下肢缺陷。

膀胱外翻和泄殖腔外翻均呈散发性,文献中有膀胱外翻的家族性病例报道。泄殖腔外翻时母体血清甲胎蛋白升高,可达 10 倍中位数,乙酰胆碱酶也升高,但未达到神经管缺陷水平。

【超声表现】

膀胱外翻的声像图主要表现:①胎儿双肾及羊水量均正常,但动态观察始终无正常膀胱显示;②脐带腹壁插入位置低于正常,脐下腹壁缺损,可见外翻的膀胱从中膨出;③常伴骨盆骨骼和肌肉发育异常,表现为耻骨分离、髂骨翼增宽等;④外生殖器分辨不清,男性胎儿常合并睾丸不完全下降、阴茎短小、尿道上裂等畸形,女性胎儿则有阴蒂裂。

膀胱外翻所呈现的胎儿腹壁缺损如果不大,或者将外翻的膀胱误认为是生殖器,极易造成漏诊。骨盆骨骼和肌肉、生殖器的发育异常等表现也不易被超声所观察,这些都增加了产前诊断膀胱外翻的

难度,有研究提出,多次动态观察膀胱始终未显影而羊水量又正常者,都应该考虑到膀胱外翻的可能性。

泄殖腔外翻包括 4 种共有畸形:脐膨出、膀胱外翻、肛门闭锁、脊柱畸形。声像图主要表现:①复杂的脐下前腹壁缺损和下腹壁软组织包块,包块位置低、范围广,累及会阴部。"象鼻征"是 OEIS 综合征脐下腹壁膨出物伴外翻的特异性表现,"象鼻征"主要由膀胱之间的肠疝组成,异常暴露的肠管将膀胱分成两半,中间是肠黏膜,两侧是膀胱黏膜,并有各自的输尿管,其中肠管末端呈凸起的盲袋状。②盆腔内没有膀胱无回声显示,骶尾部软组织无"靶环征"显示。③脊柱异常:胚胎时期神经管与原始泄殖腔相邻,可致泄殖腔和神经管同时发育障碍,多表现为骶尾部闭合性脊柱裂、脊髓脊膜膨出、脊髓栓系、脊柱侧凸等。④外生殖器畸形:泄殖腔畸形多合并难以辨认的生殖器官,产前超声诊断困难,即使引产后单从大体标本也无法分辨胎儿性别,须经染色体核型检查证实(图 6-7-1)。

产前诊断泄殖腔外翻除了以上 4 种主要超声标准外,往往合并其他多部位畸形,包括下肢畸形、肾

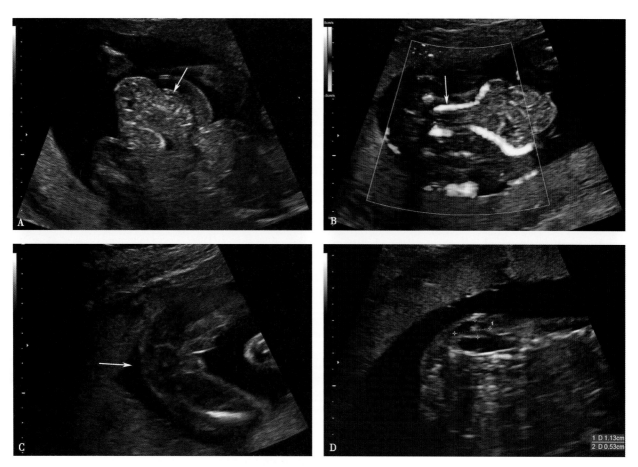

图 6-7-1　OEIS 综合征

A. 前腹壁缺损"象鼻征",异常暴露的肠管将膀胱分成两半,其末端呈凸起的盲袋状(箭头示);B. 双侧脐血管间未见膀胱(箭头示);C. 无"靶环征"显示(箭头示);D. 骶尾部脊髓脊膜膨出(见光标测量)。

脏异常、耻骨分离、心血管畸形、消化道畸形和单脐动脉等。

【相关异常】

膀胱外翻常伴骨盆骨骼和肌肉的发育异常及生殖器的异常，而泄殖腔外翻常与生殖器、神经管、胃肠道和心脏异常相关联。膀胱外翻和泄殖腔外翻不增加染色体异常或遗传综合征的发生率。

【鉴别诊断】

膀胱外翻需与脐尿管未闭破裂后膀胱脱垂鉴别，脐尿管未闭早期表现为脐带根部无回声与膀胱呈"沙漏"样或"哑铃"样交通，无回声形态不随孕期而变化，至晚孕期由于产尿量增加导致囊壁破裂，尿液及部分膀胱壁随破口脱出，此时超声表现类似膀胱外翻，但二者发病机制、预后均不同，鉴别要点在于脐尿管未闭的产前动态变化及不伴骨盆、生殖器的异常。

大型泄殖腔外翻伴有腹腔其他脏器如肝脏膨出、脊柱异常时需要与体蒂异常相鉴别。体蒂异常时胎儿腹侧往往与胎盘相贴，无正常脐带显示，胎儿体位不改变，同时脊柱异常表现为前凸和侧凸而不是脊柱裂。泄殖腔外翻与尿直肠隔序列征也有很多重叠的畸形，典型泄殖腔外翻同时有4种畸形时两者较易鉴别，而对于非典型泄殖腔外翻产前超声鉴别诊断比较困难，只有通过产后病理解剖确诊。

【预后评估】

所有膀胱外翻和泄殖腔外翻的患者在新生儿期都需要进行外科手术修复。膀胱外翻大多预后良好，存活率为95%。膀胱外翻的传统治疗主要集中在泌尿系统的重建，以保留肾功能和实现排尿控制，成年后男性的不孕症发生率很高，而女性则容易发生盆腔脏器脱垂。此外，本病患者膀胱癌的发生率也较高，约占膀胱外翻患者的4%。

以往泄殖腔外翻预后较差，致死原因主要为脓毒症、短肠综合征及其相关畸形，随着外科手术和医疗管理的改进，这些患者的存活率（83%～100%）得到显著提高，存活者的手术较为复杂，需要进行广泛的膀胱、肠道和生殖器的手术，患者的生活质量依赖于手术的成功性。

第八节　食　管　闭　锁

【概述】

食管闭锁（esophageal atresia，EA）指食管连续性中断或有狭窄，是新生儿严重的先天性畸形之一，

活产儿发生率为1/3 000～1/2 500，大多伴有气管食管瘘（tracheo esophageal fistula，TEF）。双胎中本病发生率比单胎发病率高3倍。该病无家族史，第二胎再发风险约为1%。

【病理与临床】

胚胎初期，食管与气管均由原始前肠发生，胚胎发育3～4周时气管食管隔将其分为前方的气管和后方的食管，若分隔过程发生紊乱未将前方的气管部分和后方的食管部分完全分开，则气管与食管间会形成不同形态的瘘管。胚胎5～6周原始食管内充满增殖的内胚上皮细胞，使管腔一度阻塞，若管腔再通重建过程受阻，则可形成食管闭锁。

先天性食管闭锁常与气管食管瘘同时存在，根据闭锁情况和是否存在气管食管瘘将食管闭锁分为5种类型。

Ⅰ型：单纯食管闭锁。此型食管上、下段互不相通，各成盲端而闭锁，不伴气管食管瘘，胃不充盈。此型较少见，约占7.7%。

Ⅱ型：食管闭锁伴上段气管食管瘘。此型上段食管与气管之间有瘘管相通，下段食管为盲端，胃不充盈。此型罕见，约占0.8%。

Ⅲ型：食管闭锁伴下段气管食管瘘。此型上段食管为盲端，下段食管与气管之间有瘘管相通，胃充盈良好。此型最多见，约占86.5%。此型依据上、下段食管距离分为两型，距离≥2cm为ⅢA型，距离<2cm为ⅢB型。ⅢA型食管因上下段距离较远手术吻合困难，ⅢB型食管手术吻合较易。

Ⅳ型：食管闭锁伴上、下段气管食管瘘。上、下段食管与气管间均有瘘管相通，胃充盈良好。此型罕见，约占0.7%。

Ⅴ型：单纯气管食管瘘，不伴食管闭锁。食管全程通畅，但食管前壁与气管相通形成气管食管瘘，胃充盈良好。此型较少见，约占4.2%。

【超声表现】

1. 正常食管超声特征　胎儿正常食管超声表现为管状强回声结构，管腔很细，管壁呈两条或多条平行强回声带，以胸段最易显示和辨认。正常食管管腔的大小与胎儿是否吞咽羊水有关，胎儿吞咽羊水时管腔较大，吞咽过后管腔变细。

2. 食管闭锁超声特征　由于超声不能直接显示闭锁段食管，因此食管闭锁的产前超声诊断是推断性的，而非直接征象。文献报道的胎儿食管闭锁产前诊断率约为44%，且多在孕30周以后发现，产前主要依赖羊水过多、胃泡不显示或小胃泡进行诊断。

（1）胃泡不显示或小胃泡：超声在妊娠早期即可探查到胎儿胃泡，正常情况下孕 14 周以后胃泡显示率达 100%。食管闭锁常导致胎儿胃泡无法显示，但由于气管食管瘘的存在和胃泡自身分泌作用，可出现小胃泡或胃泡大小正常。胎儿消化道存在充盈和排空的生理活动，因此超声检查必须注意鉴别生理性和病理性图像，其鉴别要点为对食管和胃泡反复动态观察，正常胎儿两次吞咽的时间一般间隔 20～30 分钟，胃泡排空时间为 40～50 分钟。因此食管检查应持续至少 30 分钟，胃泡检查至少 50 分钟，或 60～80 分钟后对这两个部位进行复查。如食管囊状扩张、小胃泡或胃泡持续不显示则考虑可能为食管闭锁。因此，观察胎儿胃泡形态学改变是诊断胎儿食管闭锁的要点之一，但不是特异性征象（图 6-8-1）。

（2）羊水过多：妊娠晚期羊水重吸收的主要途径为胎儿吞咽，当胎儿食管闭锁时羊水通过受阻，而反流至羊膜腔内，引起羊水过多。Brantberg 等报道晚孕期 95% 食管闭锁胎儿可出现羊水过多。但导致羊水过多的因素很多，如中枢神经系统异常、消化系统异常、母体糖尿病、胎儿感染、多胎妊娠等，因

此羊水过多不是食管闭锁的特异性征象。如果排除上述异常，晚孕期羊水过多可高度怀疑食管闭锁。

（3）近端食管囊状扩张——口袋征（pouch sign）：通常在晚孕期出现。妊娠晚期胎儿一次吞咽羊水量大，羊水对闭锁近端管壁形成较大压力，引起局部食管扩张呈"口袋"样，上端可与咽部无回声相通，下端为盲端，不吞咽时"口袋"逐渐缩小甚至消失，下一次吞咽时可再次出现。

（4）食管中断征：在食管长轴切面表现为食管壁多层强回声带连续性中断，但产前超声近一半病例无法显示此直接征象。

（5）气管食管瘘：在气管分支的冠状切面上，偶尔可以观察到下段食管与气管分叉处的连接关系，从而显示气管食管瘘。但此征象胎儿期显示率不高。

（6）胎儿生长受限（fetal growth restriction，FGR）：食管闭锁胎儿约 40% 发生 FGR。据估计，胎儿每天从吞咽的羊水中吸收 2g 左右的蛋白质，食管闭锁胎儿因吞咽障碍不能获得这部分营养，常在孕中晚期出现宫内发育迟缓。

【相关异常】

30%～70% 先天性食管闭锁合并其他先天性畸

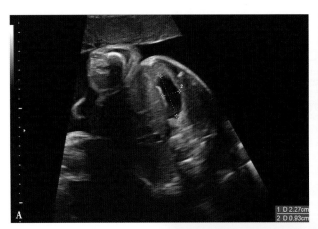

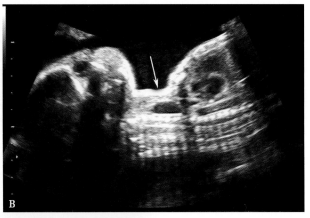

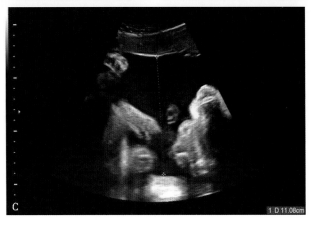

图 6-8-1 食管闭锁
A. 胃泡正常大小（光标所示）；B. 食管囊状扩张（箭头所示）；C. 羊水过多（光标所示）。

形,最常见的伴发畸形为心脏畸形(27.8%),其次为其他胃肠道畸形(22.6%)、泌尿生殖系统畸形(18.6%)、骨骼畸形(17.7%)。3%~4%可伴发染色体异常,以18-三体居多。

食管闭锁的预后取决于合并畸形的严重程度。不合并其他畸形的单纯食管闭锁并气管食管瘘修补术后存活率高于95%。

【鉴别诊断】

1. **先天性膈疝** 胸腔内可以看到胃泡、小肠甚至肝脏;心轴偏移,腹围缩小,还可以伴有羊水过多。

2. **吞咽异常导致胃泡小** 如中枢神经系统畸形、神经肌肉疾病及关节挛缩症;另外唇腭裂等,均可导致吞咽困难,胃泡难以显示。

【预后评估】

食管闭锁患儿出生后唾液不能下咽,易在吸气时溅入气道,引起吸入性肺炎,本病典型症状包括出生后口腔分泌物增多及白沫,喂水后出现呛咳及呕吐,吸痰后复见,伴随呼吸困难、发绀,甚至窒息、死亡。出生后应进行食管碘油造影,以明确诊断,及时手术治疗。

由于超声不能直接显示闭锁段食管,因此食管闭锁的产前超声诊断是推断性的,而非直接征象。但食管闭锁有其特征性产前超声表现,并随胎儿生长发育的时期不同而逐步显现。妊娠早中期显示胎儿小胃泡或胃泡不显示,中晚期结合近端食管囊状扩张、羊水过多、胎儿生长受限等声像图特征有助于识别食管闭锁,如联合出现则高度提示胎儿食管闭锁,应追踪观察,并结合产后CT、MRI、食管造影及手术结果等做出综合判断。

第九节 十二指肠狭窄或闭锁

【概述】

十二指肠狭窄(duodenal stenosis)和十二指肠闭锁(duodenal atresia)是一种罕见小肠梗阻畸形,发生率约为1.8/10 000,占小肠闭锁的1/3~1/2。

【病理与临床】

十二指肠狭窄或闭锁的病因尚不完全清楚。多数学者认为在胚胎11周时,因原始十二指肠上皮细胞迅速增生而阻塞的肠腔重建,该过程因某些原因受阻,使肠腔重建受障碍,导致十二指肠狭窄或闭锁,常见部位为十二指肠壶腹部周围。环状胰腺的压迫或肠扭转也可导致继发性十二指肠狭窄。

本病常伴有染色体异常,发生率高达50%左右,尤其与21-三体综合征关系密切,发生率约为30%。

十二指肠狭窄或闭锁包括7种类型。①闭锁Ⅰ型:此型最多见,为肠管腔内一个或多个隔,肠管连续性完整;②闭锁Ⅱ型:肠管盲端远端为一纤维条索;③闭锁Ⅲ型:闭锁的近端及远端肠管完全脱离,肠管连续性中断;④闭锁Ⅳ型:大段肠管腔闭锁,为隔膜脱垂到远端肠管所致;⑤狭窄Ⅰ型:隔膜型狭窄,中间有开口;⑥狭窄Ⅱ型:脱垂的隔膜,中间有一极小开口;⑦狭窄Ⅲ型:十二指肠某一段肠管狭窄。约20%的病例为环状胰腺所致。如因肠系膜血供受损造成十二指肠狭窄或闭锁的,往往还合并小肠其他部位的狭窄或闭锁。

临床十二指肠狭窄严重或闭锁的新生儿,在出生后不久即可发生频繁呕吐,量多,甚至呈喷射状,胎粪呈陶土色。狭窄较轻者,呕吐发生较晚,甚至在几年后才出现。

【超声表现】

1. 特征性表现为十二指肠球状扩张及胃泡明显扩张,为胎儿吞咽羊水后积聚在十二指肠所致。左侧为扩张的胃泡,偏右侧为扩张的十二指肠(图6-9-1)。仔细观察,扩张的胃泡及十二指肠之间有一长条形囊状结构相连,为幽门管扩张,两者间可见逆蠕动波。如为闭塞,扩张的十二指肠下方无含液体的肠腔。

2. 几乎每例患儿均可出现羊水过多。

3. 需要注意的是,胎儿可在宫内呕吐,胃内容物经食管反流入羊水中,使胃泡暂时性表现为正常大小。所以胃泡不大,但羊水过多时,不排除此病。

4. 胎儿20周之前,由于吞咽肌发育不全,所以吞咽活动较弱,胃泡及十二指肠扩张不明显。典型的十二指肠闭锁声像图往往出现在妊娠24周以后。

【相关异常】

仅30%~52%的病例为单纯十二指肠狭窄或闭锁。多数病例可合并其他畸形。常见的包括心血管系统畸形,如心内膜垫缺损、室间隔缺损等;骨骼系统畸形,如半椎体、骶骨发育不全、肋骨计数异常等;消化道其他部分异常,如肠旋转异常、食管闭锁等。约30%的病例合并21-三体综合征。

【鉴别诊断】

胃小弯角切迹特别明显时,某些冠状切面的声像图会出现"双泡"假象,但做连续横切面检查可发现两者间无长条形囊状结构相连。胆道囊肿、肝囊肿、肠系膜囊肿、肾囊肿等也会与扩张的十二指肠相混淆,仔细扫查时,两者间无长条形囊状结构相连。

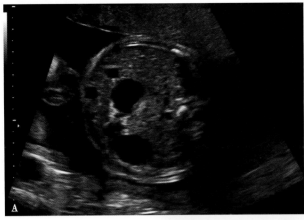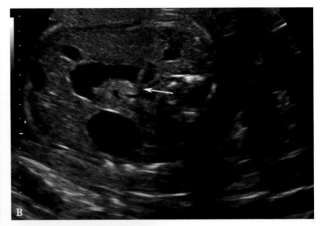

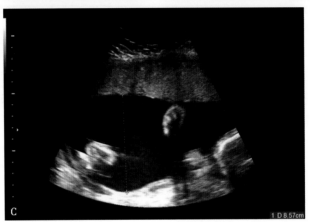

图 6-9-1 十二指肠闭锁

A."双泡征"；B.扩张的十二指肠及下方胰腺（箭头所示）；C.羊水过多（见光标测量）。

正常胎儿胃蠕动时，可暂时性形成"双泡征"，如若做稍长时间扫查，可消失。

"双泡征"不是十二指肠狭窄或闭锁特有的征象，是十二指肠梗阻的表现，常见的还包括环状胰腺、肠旋转不良、十二指肠前门静脉等。

【预后评估】

如果单纯性的十二指肠狭窄或闭锁预后较好，术后死亡率不超过 6%。伴发的并发症越多，越严重，则预后越差。在排除染色体异常的胎儿后，产后应早期进行手术治疗，避免呕吐、吸入性肺炎、电解质紊乱、脱水，甚至胃穿孔等。

产前发现十二指肠狭窄或闭锁，应仔细检查其他部位有无合并畸形，并应做染色体检查。

第十节 肠 梗 阻

【概述】

胎儿肠梗阻按病因分为两类，即内源性与外源性。内源性系由于肠管自身空化不全或停滞导致肠管狭窄、闭锁或隔膜形成所致的肠梗阻，包括十二指肠闭锁、空回肠闭锁、结肠闭锁等；外源性系肠管受压所致梗阻，包括肠旋转不良、环状胰腺、肠重复畸形、胎粪性腹膜炎等。超声诊断的肠道梗阻中以小肠梗阻最为常见，十二指肠梗阻次之，结肠梗阻和肛门直肠闭锁少见。

小肠梗阻发生率依次为远端回肠（35%）、近端空肠（30%）、远端空肠（20%）、近端回肠（15%）。小肠梗阻的主要原因是空肠闭锁和回肠闭锁，大多认为是胚胎发育过程中缺血使中肠发育受损，一般在晚孕期才能检出。小肠内径 24 周前不超过 4mm，24 周后不超过 7mm。

十二指肠梗阻（obstruction of duodenum）常见病因包括十二指肠狭窄或闭锁、先天性肠旋转不良、环状胰腺。十二指肠闭锁（duodenal atresia）是指十二指肠近端及远端部分闭锁，80% 的病例为十二指肠壶腹部尾侧完全闭锁，20% 的病例为十二指肠管腔内出现隔膜所致，可为完全闭锁或狭窄。

结肠梗阻在消化道闭锁与狭窄畸形中较为少见，占 5%～10%，儿外科统计的发病率为 1/20 000。肛门闭锁是一种较常见的畸形，70% 肛门闭锁是一组复合畸形中的一种超声表现，单纯性肛门闭锁漏诊率高。

先天性肠旋转不良（congenital intestinal malrotation）是指胚胎期以肠系膜上动脉为轴心的肠旋转不完全或异常而引起的肠系膜附着不全和肠管位置异常，可于出生前后任何阶段发生中肠扭转导致肠坏死，其中新生儿期肠旋转不良伴中肠扭转最多见。

环状胰腺（annular pancreas，AP）系胰腺头部组织呈环状或钳状包绕压迫十二指肠降段，造成十二指肠不同程度的不全梗阻。在新生儿期环状胰腺导致约 1% 的肠梗阻，并且占所有十二指肠梗阻的不到 5%。

胎儿肠重复畸形是指附着于肠系膜侧的、具有相同特性的球形或管形空腔肿物，是一种比较少见的先天性畸形，一半以上发生于小肠，尤其是回肠末端，其次为大肠、空肠、胃十二指肠。

胎粪性腹膜炎（meconium peritonitis，MP）是在胎儿期肠道穿孔，胎粪进入腹腔后引起的无菌性化学性腹膜炎，多发生在回肠。详见本章第十一节。

【病理与临床】

十二指肠闭锁分为四型：Ⅰ型，十二指肠隔膜型闭锁，肠管连续性不中断；Ⅱ型，十二指肠两端由纤维索带连接；Ⅲ型，十二指肠闭锁两端完全分离；Ⅳ型，十二指肠隔膜型闭锁，隔膜脱垂到远端肠腔内形成"风袋形"或多发膜性闭锁。

空回肠闭锁分为以下几类：Ⅰ型，黏膜缺陷导致梗阻，肌壁正常，肠系膜完整；Ⅱ型，一条纤维索连接两个闭锁的肠端，肠系膜完整；Ⅲa型，肠系膜中的"V"形缺损将肠道分成两个盲端；Ⅲb型，该型称为"苹果皮"或者圣诞树闭锁，两个完全分离的肠管盲端环绕肠系膜血管；Ⅳ型，为Ⅰ～Ⅲ型之间任何组合而成的多重梗阻。

环状胰腺分为完全型和不完全型，其中不完全型约占 75%；肠重复畸形分为囊肿型和管状型肠重复畸形，管状型肠重复畸形约占 18%，囊肿型肠重复畸形约占 82%。

Kamata 等将胎粪性腹膜炎分为三型：Ⅰ型为大量腹水型；Ⅱ型为巨大假性囊肿和中量腹水型；Ⅲ型为纤维粘连型。

【超声表现】

十二指肠梗阻的主要超声表现见本章第九节。二维超声产前检查发现"双泡征"后，应注意进一步探查是否存在环状胰腺。环状胰腺的超声表现为：胎儿胃及小肠扩张呈"双泡征"，中上腹腔肠系膜血管走行不规则，胰腺形态异常，十二指肠降部见强回声胰腺组织包绕，呈"钳夹"样。

单纯的肠旋转不良超声诊断非常困难，当合并其他异常如异构综合征或合并胎粪性腹膜炎时可能被发现，其特异性征象为"漩涡征"，即以肠系膜上动脉为轴心，肠腔螺旋样扭转，肠系膜及其血管相伴随而形成漩涡状；间接超声表现为"咖啡豆征"，即肠扭转发生闭襻不完全绞窄性梗阻时，闭襻肠曲明显扩大，内壁因水肿增厚而相互靠拢，形成一条致密的高回声带，形似咖啡豆。

管状型肠重复畸形在超声下可见肠系膜内出现一与肠管平行的管状回声，但由于此型与正常肠管的近端或者远端有开口，常有液体充盈，内透声较差，产前难以辨别。囊肿型肠重复畸形主要表现为下腹部囊性无回声区，多位于右下腹，壁厚，内透声好，形态不规则，与肠管关系密切，偶可见肠蠕动，囊壁上偶可见星点状血流信号。

小肠闭锁超声表现为胃增大、肠管扩张、肠管回声增强和羊水过多。扩张的肠管位于胎儿中腹部，呈多个相互连通的无回声区，超声随访过程中小肠直径进行性增大（图 6-10-1）。实时超声下见肠蠕动增强并可见逆蠕动，其远端的结肠、直肠因无内容物充填，结构显示不清。

结肠闭锁在产前很难明确诊断，结肠闭锁与其他低位肠闭锁超声表现相似，可见结肠扩张或者不扩张。结肠位于小肠的外周呈连续的管状结构，一般正常胎儿 24 周前结肠直径 <7mm，24 周后结肠直径 ≤18mm，超过此标准提示结肠扩张。结肠梗阻有时并不出现声像图改变。另外，结肠闭锁不影响胎儿吞咽羊水的功能，吞咽的羊水在结肠黏膜水平被重吸收，即使羊水增多也只是在妊娠晚期（图 6-10-2）。

肛门闭锁的超声表现为结肠扩张，扩张的结肠内多发点状强回声，至少两个正交的平面不能显示

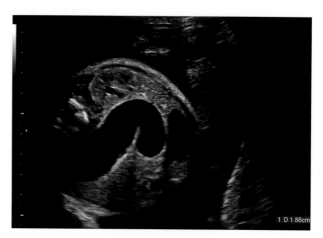

图 6-10-1 小肠闭锁
图中测量为近端扩张小肠内径，约 1.86cm。

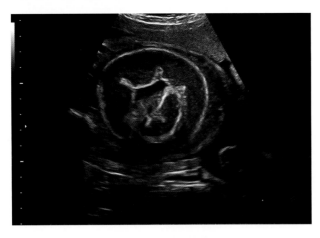

图 6-10-2　结肠闭锁

正常肛门的回声。根据声像图表现的不同将其分为四种类型：典型结肠扩张、不典型结肠扩张、结肠未见明显充盈、结肠"正常"充盈。肛门闭锁造成的梗阻可以表现为全结肠显著扩张，同时伴有小肠弥漫轻度扩张。但是，未显示结肠扩张不能排除肛门闭锁。

胎粪性腹膜炎的超声表现有腹水、肠管扩张、肠管强回声、羊水过多、腹腔钙化及假性囊肿；超声表现具有时限性，与其病理发展过程一致。早期超声检查表现为腹水、肠管回声增强；此后出现肠管扩张和局限性回声不均的囊性占位；后期可表现为腹腔钙化灶、假性囊肿等。

【相关异常】

十二指肠梗阻常伴有染色体异常，如 21- 三体综合征、18- 三体综合征、染色体微缺失或微重复，当十二指肠梗阻合并其他结构畸形时，染色体异常发生率显著高于单一消化道梗阻胎儿。

环状胰腺常合并其他先天畸形，发生率为 27.0%～67.5%，染色体异常发生率为 7.02%，其中 21- 三体综合征多见。

胎儿单纯小肠梗阻多为单发性，不合并其他器官系统畸形或者染色体异常，而多发肠梗阻胎儿往往存在家族遗传性。

约 2/3 的结肠闭锁为孤立性，1/3 合并其他畸形，常见合并畸形包括并指 / 趾、多指 / 趾、桡骨缺失、马蹄内翻足、眼畸形及心脏畸形。

肠闭锁和胎粪性腹膜炎应属于肠旋转不良伴中肠扭转的主要并发症。也有肠旋转不良伴中肠扭转合并腹裂、脐膨出或膈疝的病例报道。

肛门闭锁可以单独存在，但常合并其他畸形，如尿道、骨骼系统畸形，也可合并染色体异常，如 21- 三体综合征、18- 三体综合征等。

肠重复畸形常见并常伴 21- 三体综合征、肠旋转不良或心脏异常，并发症为肠梗阻、肠套叠、消化道溃疡及出血破裂致腹膜炎。

【鉴别诊断】

十二指肠闭锁应与胆总管囊肿相鉴别，腹腔右侧的胆总管囊肿张力不高，囊壁较光滑，胃泡与囊肿间似可见细管状结构相通，表现为假"双泡征"，超声检查时，应仔细辨认双泡之间的连续性。

空回肠闭锁注意与结肠扩张、输尿管扩张、腹内囊肿相区别。

胎儿先天性肠旋转不良伴中肠扭转需与肠套叠引起的肠道梗阻相鉴别，二者均可表现为环状包块伴肠管的扩张，但病变具体表现和病变位置有所不同：①肠套叠病变中心表现为同心圆形包块，而肠旋转不良伴中肠扭转的病变中心表现为旋涡状圆形包块；②肠套叠多发生于右中下腹，而肠旋转不良伴中肠扭转时的包块位于上腹部正中。

肠重复畸形囊肿位于肠管的肠系膜侧，因此较难与肠系膜囊肿鉴别，典型的肠系膜囊肿为多房性囊肿，囊肿较大，囊肿外周有正常或管径略细的肠管，囊肿与肠管互不相通。囊肿型肠重复畸形很难与腹腔囊肿鉴别，放大图像或采用高频探头扫查可显示囊壁较厚，与肠壁或胃壁回声相似，有时可见囊肿壁有蠕动变化，更支持肠重复畸形的诊断。

【预后评估】

在排除染色体异常和其他合并异常后，应密切监测，出生后尽早行手术治疗，单纯十二指肠闭锁整体生存率高，术后死亡率不超过 6%，除非合并严重胆道异常，十二指肠闭锁胎儿一般预后良好。

可疑小肠梗阻的胎儿染色体异常风险很低，并不需要特别建议染色体核型检查。大多数病例一出生即需要立即手术。由于后期常合并羊水过多，应注意早产风险。

单纯的胎儿肠旋转不良预后较好，多数因出生后肠梗阻才发现。先天肠旋转不良伴中肠扭转预后较差，可导致胎儿肠段坏死。

结肠梗阻胎儿预后与是否合并其他结构异常或伴有染色体异常有关。

第十一节　胎粪性腹膜炎

【概述】

胎粪性腹膜炎（meconium peritonitis，MP）是由于各种原因导致胎儿肠穿孔，胎粪经破孔溢出进入腹腔而引起的无菌性化学性腹膜炎症。胎粪性腹膜炎的发病率极低，在活产新生儿中约为 1/30 000。患儿出生后短期内即出现腹膜炎、肠梗阻症状，是新生儿常见的急腹症之一，病死率可高达 43.7%～59.6%。但是随着产前诊断和围生期管理水平的提高，本病近年来的存活率已逐渐上升至 80%～90%。目前胎粪性腹膜炎的产前诊断主要依靠超声检查，产前诊断率在 73.7%～92.7%。

【病理与临床】

孕 16 周时，正常胎儿肠道内的胎粪抵达回肠末端；孕 20 周时，胎粪充满整个肠道，可达直肠，因此超声诊断胎粪性腹膜炎常常在 20 周之后。导致胎粪性腹膜炎的肠穿孔部位多发生于回肠末端，也可发生于空肠和结肠。其常见病因主要包括：因先天畸形（如肠闭锁、肠狭窄、重复肠、Meckel 憩室）、肠粘连、肠扭转或肠套叠所致的肠梗阻，因肠壁肌薄弱或部分缺损、肠管神经支配紊乱、肠系膜血管栓塞等导致的肠管壁病变，宫内感染（巨细胞病毒、风疹病毒及人类微小病毒 B19 等）导致的肠壁血管炎、坏死穿孔，常染色体隐性遗传病中的囊性纤维化，以及不明原因的自发性肠穿孔（占 40% 以上）。

若在妊娠早期胎儿发生肠穿孔，则可能自行愈合。肠穿孔后消化酶引起的腹膜炎反应使大量纤维素渗出，导致腹膜广泛粘连进而将穿孔堵塞，腹腔渗出液及坏死组织可大部分被吸收。随着胰酶的产生和发挥作用溶解了肠腔内的胎粪，保持肠道通畅。但进入腹腔胎粪中含有的钙盐与腹膜炎性渗出物发生化学反应而沉淀，形成钙化灶。肠穿孔没被封堵或长时间才被封堵，则可有膜状物包裹部分肠袢，形成假性囊肿。如果肠穿孔发生在临近分娩时，肠穿孔未被封堵住，腹腔内充满了胎粪污染的腹水，导致弥漫性腹膜炎，并迅速发展为细菌性腹膜炎。由于肠梗阻或肠穿孔愈合后出现肠管狭窄影响到胎儿吞咽羊水，可导致孕妇羊水过多。胎儿期由于鞘突未闭，胎粪可流入外阴形成鞘膜积液或外阴水肿。

【超声表现】

1. 胎粪性腹膜炎产前超声表现的特点之一是多样性，基于肠穿孔出现的时间和严重程度不同，其声像图表现差异性大，其常见征象有：

（1）腹腔内钙化灶是其最特异性的声像表现。钙化常出现在腹膜的表面及脏器的包膜上，也可出现在男性胎儿阴囊的鞘膜表面。

（2）肠管扩张：若肠穿孔是由肠道梗阻如肠闭锁、肠扭转、肠套叠等引起的，声像图显示扩张的肠管。若肠穿孔是由于肠系膜缺血等所致，声像图上不显示肠管扩张。

（3）胎儿腹水：是由肠腔内容物的溢出及炎症反应的渗出液所致的。腹水常是胎儿胎粪性腹膜炎首先出现的体征。

（4）胎粪性假性囊肿：肠穿孔区域厚壁不规则囊性包块，囊壁可见钙化。包块体积可较大，也可多发。

（5）羊水过多：多由肠梗阻所致。

2. 胎粪性腹膜炎产前超声征象随胎儿腹部病理状况呈动态改变为其另一特点。胎儿肠穿孔初期，胎粪进入腹腔，可刺激腹膜产生炎性腹水，因此早期超声表现常为"胎儿腹水"。以后胎粪性腹水周围可形成纤维囊壁而出现假性囊肿。纤维素性粘连和钙盐沉积可能封闭肠穿孔，使腹水消失，代之以逐渐扩张的肠管，成为产前超声的最主要征象。

胎粪性腹膜炎的超声诊断标准为腹腔内钙化灶（排除肠管回声增强、胆囊结石、肝内钙化灶、肿瘤等可能），伴或不伴腹水、假性囊肿、肠管扩张及羊水过多等一个或多个超声表现（图 6-11-1、图 6-11-2）。

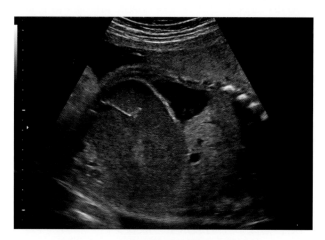

图 6-11-1 胎粪性腹膜炎肠管扩张及腹水

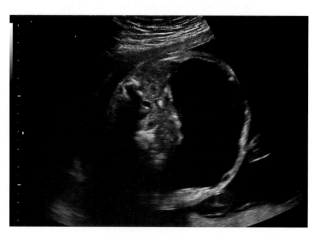

图 6-11-2 胎粪性腹膜炎腹腔钙化灶及假性囊肿

综合整个孕期的多次超声表现，按 Zangheri 等的分级体系，分为以下级别：0 级为单纯腹腔内钙化灶；1 级为腹腔内钙化灶伴 1 种相关异常超声表现，其中再分为腹腔钙化灶伴腹水（1A）、腹腔钙化灶伴假性囊肿（1B）、腹腔钙化灶伴肠管扩张（1C）；2 级为腹腔内钙化灶伴 2 种相关异常超声表现；3 级为腹腔内钙化灶伴 3 种或以上相关异常超声表现。多次超声检查分级不同者，按最后一次产前超声检查情况分级。

【鉴别诊断】

需与胎粪性腹膜炎鉴别的有以下几种情况：

1. **盆腹腔肿块** 胎粪性腹膜炎腹水周围形成纤维囊壁而出现假性囊肿者，应与腹腔内其他囊性包块相鉴别。例如女性胎儿的卵巢囊肿、肝囊肿、肾脏和肾上腺来源的囊肿、肠系膜囊肿等。这些囊肿一般囊壁光滑清晰，形态规则呈圆形或椭圆形，内透声好。而胎粪性腹膜炎形成的假性囊肿边界不清、形态欠规则，且其内囊液较稠厚，内透声差，可见点状回声。纤维粘连型胎粪性腹膜炎的包块一般呈强回声，边界极不清楚，内部钙化随孕周的增加而增多，这种类型的包块需与腹腔畸胎瘤、血管瘤、肝胚细胞瘤等相鉴别。

2. **肠管回声增强** 胎粪性腹膜炎声像图随病情发展变化较快，近期随访复查其声像图表现就可有所不同，并且强回声包块钙化程度会越来越明显。肠管强回声随着孕周的增加会减弱，且一般不出现腹水。

3. **腹腔内钙化点** 胎儿宫内感染尤其是巨细胞病毒、弓形虫感染的超声声像图也可表现为腹腔内钙化点、腹水等。与胎粪性腹膜炎鉴别较为困难。但宫内感染产生的腹水量一般较少。

【预后评估】

近年来，胎粪性腹膜炎的预后已明显改善，存活率可达 80%。产前诊断的胎粪性腹膜炎的病死率为 11%～14%，明显低于新生儿期诊断者（40%～50%）。大部分肠穿孔在出生前闭合，持续至出生后则预后较差。

产前及新生儿处理：产前诊断怀疑胎粪性腹膜炎者均应行胎儿染色体核型分析、基因芯片及弓形虫、风疹病毒、巨细胞病毒、疱疹病毒和其他病原（toxoplasma，rubella virus，cytomegalovirus，herpes virus and others，TORCH）检查。产前发现胎粪性腹膜炎者，孕期动态监测，分娩前行超声检查评估，分娩方式根据产科指征决定。出生后立即转入新生儿外科，予以禁食、全胃肠外营养，如出现肠梗阻或腹膜炎的表现（腹胀、胆汁性呕吐、生后无法正常排出胎粪、肛门指检有小结肠感），影像学检查考虑完全性肠梗阻或肠穿孔者，应行外科手术治疗。

第十二节 肠管回声增强

【概述】

胎儿肠管回声增强（fetal echogenicbowel）不是一种疾病而是一种声像图表现，指胎儿肠管（尤其是小肠）回声增强，其强度接近或高于骨回声，常见于中孕期胎儿的小肠和晚孕期胎儿的结肠。在中、晚孕期妊娠的发生率为 1%。多数胎儿随访结果最终正常，但也有相当一部分胎儿被证实存在异常，如染色体异常、消化道畸形、肠梗阻、胎粪性腹膜炎、囊性纤维病、羊膜腔内出血、宫内感染等。

【超声表现】

肠管回声增强可分为局灶性和多灶性。与胎儿肝脏相比确定是否回声增强，增强的肠管与胎儿髂骨回声相比，确定其强度分级。胎儿肠管强回声的发现率与很多因素有关，探头频率越高、超声仪的分辨率越高、胎儿面向探头、孕妇腹壁薄，发现肠管回声增强机会也高。当怀疑肠管回声增强时，建议选择较低超声探头频率（小于 5MHz）及较低的增益，以降低诊断的假阳性率。根据回声增强肠管与髂骨在图像内消失顺序确定二者强度关系，可分为三级：1 级，肠管回声低于髂骨回声；2 级，肠管回声等于髂骨回声；3 级，肠管回声高于髂骨回声。1 级肠管回声增强没有明显的临床意义，可能为一过性或生理性；2 级及以上的肠管回声增强与胎儿非整倍体染色体异常及某些围生期合并症、并发症有关。

【相关异常】

肠管回声增强可以在正常胎儿出现，发生率为 0.6%。与胎儿单倍体异常的关系：肠管回声增强者发生 13、18、21- 三体及性染色体异常的风险性增加。在孕 13～28 周的胎儿中，肠管回声增强的发生率为 0.6%～2.4%。在单倍体异常的胎儿中单纯肠管回声增强发生率约为 9%。与胎儿非染色体异常的关系：肠管回声增强者囊性纤维化、先天性感染、羊膜腔内出血、先天性肠管畸形及其他围生期并发症如宫内发育迟缓发生的风险性增高。最常见的为胎儿感染（巨细胞病毒、疱疹病毒、小细胞病毒、风疹病毒、水痘病毒及弓形虫等），其次为羊膜腔内出血（常由于羊膜腔介入操作或胎盘破裂所致）和先天性肠管畸形，尤其是上消化道畸形，囊性纤维化的发生率约为2%。

【鉴别诊断】

肠管强回声应与胎粪性腹膜炎鉴别，后者声像图变化迅速，数天后随访表现就有所不同，从游离腹水到形成稠厚局限性腹水、包裹性积液或形成不规则强回声包块，以后包块钙化程度逐渐变得越来越显著。但肠管强回声一般无上述变化（并发肠梗阻例外）且随着孕周增加，肠管强回声会变得越来越不明显。

【预后评估】

发现胎儿肠管回声增强后应注意检查胎儿的其他解剖结构，依据检查情况评估染色体异常的风险性，再考虑是否需要进行染色体检查。文献报道妊娠结局与回声强度级别无相关性，单纯性肠管回声增强胎儿预后良好，不建议进行介入性诊断，只需要在孕期内随访观察肠管强回声的变化情况即可。

第十三节 盆腹腔占位

【概述】

胎儿盆腹腔内出现非正常的回声结构，分为囊性及实质性。实质性占位通常与胎儿肿瘤相关，将在胎儿肿瘤相关章节讨论，本节着重讨论胎儿盆腹腔囊性病变。

胎儿盆腹腔囊性病变较常见，可能是正常的结构变异，也可以是病理性肿块，后者需要出生后手术治疗。准确的产前超声诊断可能非常困难，通过囊肿发生的部位及周边脏器组织结构，可能为诊断提供一些线索。另外胎儿MRI可能对囊肿的来源鉴别提供帮助，但作用仍十分有限。

胎儿盆腹腔囊性病变的种类繁多，常见的有卵巢囊肿、胆总管囊肿、肠重复囊肿、肠系膜大网膜囊肿。另外肝囊肿、脾囊肿、胰腺囊肿、肾上腺囊肿、生殖道积液、脐尿管囊肿等亦有相关报道。

1. 胆总管囊肿 胆总管囊肿又称先天性胆总管囊样扩张，亚洲人常见，发病率为1/5 000～1/4 000，欧美人罕见，发病率为1/20 000 000～1/100 000。胆总管囊肿分型：Ⅰ型，胆总管梭形扩张，为最常见的类型，占所有胆总管囊肿的85%～90%；Ⅱ型，胆总管十二指肠内或胰腺内憩室；Ⅲ型，胆总管末端囊肿；Ⅳ-A型，为肝内及肝外胆管多发囊肿；Ⅳ-B型，为肝外胆管多发囊肿；Ⅴ型（Carolis病），肝内胆管单发或多发囊肿。

胆总管囊肿的病因仍未明了，从胚胎早期发育畸形到先天性胆管壁薄弱合并胆道梗阻，再到胰胆"共同通道"学说，认为大部分胆总管囊肿患者存在胰腺管或胆管系统异常排列，胰腺管以一个异常的角度进入十二指肠壶腹部，从而胎儿期胰酶逆流至胆总管损伤胆总管壁。而Rustad和Lilly认为共同通道非常普遍，可见于多达50%的胆管紊乱患者，而这些患者不存在胆总管囊肿。另外有报道妊娠15周诊断胆总管囊肿，此时胰腺分泌功能尚未成熟。

胆总管囊肿超声表现为上腹部肝门区出现囊性包块，形状呈圆形或梭形，位于门静脉右前方，如显示与胆囊相通则有助准确判断。胆总管囊肿需与重复胆囊、胆囊折叠、十二指肠闭锁、肠系膜囊肿、肝囊肿相鉴别。

由于出生后大部分胆总管囊肿患儿会出现黄疸，长期存在必然会发生相关并发症如胆管炎、肝硬化、门静脉高压、胰腺炎、囊肿恶变等，因而无论何种类型均建议外科手术治疗。排除胆道闭锁，手术成功后，大部分患者远期预后非常良好。

2. 卵巢囊肿 卵巢囊肿是妊娠后期女性胎儿最常见的下腹部或盆腔囊肿，来源于卵巢卵泡，约占盆腹腔囊肿的20%，仅次于泌尿系囊肿。其原因尚不明确，很可能是由胎儿卵巢受胎儿促性腺激素、母亲雌激素和胎盘绒毛膜促性腺激素刺激造成的。

卵巢囊肿常表现为女性胎儿下腹部壁薄无回声的单纯性囊肿；也可以是复杂性囊肿，表现为内部杂乱回声、不均质、分隔、液面等征象，可能与囊肿出血扭转有关。卵巢囊肿产前超声并不能完全确诊，主要是与肠系膜囊肿、脐尿管囊肿、肠重复囊肿相鉴别，另外MRI可能对鉴别诊断有所帮助。

卵巢囊肿与非整倍体染色体异常关系不大，往往发生在妊娠中晚期，也有单纯性囊肿转变为复杂性囊肿。而产前卵巢囊肿存在40%的蒂扭转可能，为最常见的并发症。胎儿期约50%的卵巢囊肿出生后会自行消失，如持续存在则考虑到蒂扭转的风险，需外科手术治疗。

3. 肠重复囊肿 肠重复囊肿可发生在消化道任何部位，80%发生在腹腔，小肠重复最为多见，发病率为0.025%～1%。表现为圆形或者管状囊肿，可单发或多发，圆形囊肿难以和其他囊肿鉴别，如显示囊壁较厚或者蠕动改变，考虑肠重复囊肿可能性大；管状囊肿多与正常主肠管有通道，但产前超声难以判断，内常有沉积物积聚。MRI对鉴别诊断有一定的帮助。约1/3的病例中往往合并其他异常,因而产前超声需要系统排查合并其他异常的可能性。出生后多无临床症状,但也有引起疼痛、肠套叠、肠梗阻的可能性,因而建议在出生后 6 个月之内外科手术切除,远期预后良好。

【鉴别诊断】

胎儿盆腹腔囊性病变的鉴别诊断复杂广泛,因此需要系统性超声评估胎儿盆腹腔内正常解剖结构。正常的胃泡、胆囊和膀胱大小和位置各不相同,确定它们的位置关系是否正常十分重要。

胃肠道扩张表现的囊性结构,在右上腹出现并与胃泡相连续,呈"双泡征",考虑十二指肠梗阻。另外空回肠梗阻出现多个梭形囊腔,动态扫查可见与周边囊腔相通,还可以观察到肠管蠕动。

肾盂积水、肾囊肿、肾周尿性囊肿、输尿管积水均表现为囊性结构,通过对正常肾脏、膀胱的详细扫查,并通过彩色多普勒的显示,可以区分出邻近周边其他的囊性病变,如肾脏发育异常、严重积水,可无法探及正常肾脏回声。

【预后评估】

胎儿盆腹腔囊性病变因难以明确性质来源,因此产前超声以随访为主。如果胎儿生长发育良好、无羊水过多、未伴发肠梗阻等情况,不需特殊临床处理。如出现囊肿进行性增大,或者并发胎儿水肿、羊水过多、肠梗阻、压迫症状等其他情况,则需要结合儿外科意见适时终止妊娠。如果囊肿可能合并遗传综合征的风险则需要进一步排查。亦有报道宫内在超声引导下进行囊肿穿刺术以协助诊断及减轻压力,但基于目前超声分辨率的提高,以及介入穿刺的风险,这种操作病例目前不多。

第十四节 先天性脐尿管异常

【概述】

脐尿管(urachal)是胚胎期脐与膀胱顶部之间的管道,在胚胎发育过程中,脐尿管闭锁,成为脐正中韧带,如未能完全闭锁,就会导致或继发脐尿管囊肿(urachal cyst)、脐尿管窦道(urachal sinus)、脐尿管瘘(urachal fistula)、膀胱脐尿管憩室(vesico-urachal diverticulum)。

【病理与临床】

脐尿管壁由三层结构组成,由内到外分别为上皮层、结缔组织和平滑肌层。在胚胎期,脐尿管走行于腹膜与腹横筋膜之间由脂肪组织充填的间隙(也称 Retzius 间隙)内,连接尿囊与膀胱,属腹膜外

结构。尿囊是胚胎发育 3 周原始消化管尾段腹侧突向体蒂形成的盲端,妊娠 14 周时,尿囊退化,远端形成脐尿管,在妊娠第 4 个月或第 5 个月时,膀胱下降至盆腔,与此同时脐尿管逐步闭锁,形成脐正中韧带。当脐尿管闭锁不完全时,可导致多种脐尿管异常,可分为先天性和获得性病变。先天性脐尿管异常包括:①脐尿管瘘,即脐尿管两端完全未闭锁;②脐尿管窦道,即脐尿管仅脐端未闭锁;③脐尿管囊肿,即脐尿管两端闭锁,中间部分未闭;④脐尿管憩室,即脐尿管仅膀胱端未闭,形成膀胱顶部憩室。获得性病变包括继发性感染及肿瘤等。

【超声表现】

产前超声报道病例主要是脐尿管未闭合并尿囊囊肿(allantoic cyst with patent of urachus),也称为膀胱尿囊囊肿(vesico-allantoic cyst),即脐尿管两端完全未闭锁,膀胱与尿囊相通,发生率约为0.25/10 000。由于产前尿囊破裂或者产后断脐则形成脐尿管瘘。脐尿管囊肿偶有产前病例报道,脐尿管窦道及脐尿管憩室未见有产前相关报道。

膀胱尿囊囊肿超声表现为脐带根部近腹壁侧一无回声区,与膀胱相通,中间的通道为未闭的脐尿管,即呈典型的"沙漏样"表现,未闭的脐尿管及尿囊可随膀胱排尿状态发生大小的变化,随着妊娠孕周的增加,尿囊囊肿可随之增大甚至破裂消失。彩色多普勒可显示两根脐动脉沿膀胱两侧行走,经脐孔处继续沿囊肿行走(图6-14-1)。

【相关异常】

膀胱尿囊囊肿大部分为单纯性,出生后则形成脐尿管瘘,部分病例报道较大的囊肿破裂后可能会形成不同程度的膀胱外翻。另外往往合并脐膨出、肾盂积水、后尿道瓣膜等其他腹壁、泌尿系统异常,亦有报道合并心脏及其他异常。单纯膀胱尿囊囊肿与染色体关系不大,合并其他异常则增加染色体异常的概率。

【鉴别诊断】

既往报道单纯尿囊囊肿可不与膀胱相通,但出生后仍发现脐尿管未闭或其他脐尿管异常,因而产前超声发现尿囊囊肿未与膀胱明显相通时需密切随访。

另外膀胱脐尿管囊肿需与脐带假性囊肿及脐带水肿、脐膨出相鉴别。脐带假性囊肿来源为华通胶,为局部华通胶退行性变或水肿、液体积聚所形成的囊腔,囊内有黏液,无上皮,囊肿边界欠清楚、无张力,内有稀疏点状回声。

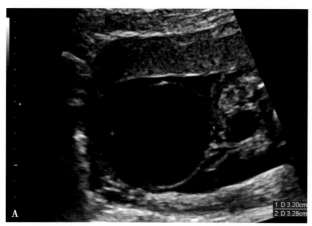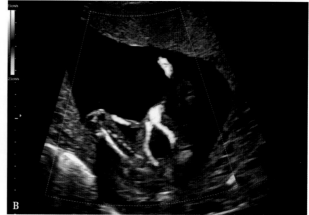

图 6-14-1 脐尿管未闭合并尿囊囊肿
A. 尿囊囊肿（光标所示）；B. 彩色多普勒显示脐动脉。

【预后评估】

膀胱脐尿管囊肿，出生后经外科手术治疗总体预后良好。合并其他异常及染色体异常则影响预后。另外未经治愈的脐尿管异常和产前未发现的脐尿管异常，出生后有合并感染、恶变的风险。

（刘 俊）

参 考 文 献

1. BLAZER S, ZIMMER E Z, GOVER A, et al. Fetal omphalocele detected early in pregnancy: associated anomalies and outcomes [J]. Radiology, 2004, 232 (1): 191-195.

2. KHAN F A, HASHMI A, ISLAM S. Insights into embryology and development of omphalocele [J]. Semin Pediatr Surg, 2019, 28 (2): 80-83.

3. HARTWIG N G, VERMEIJ-KEERS C, DE VRIES H E, et al. Limb body wall malformation complex: an embryologic etiology? [J]. Hum Pathol, 1989, 20 (11): 1071-1077.

4. RUSSO R, D'ARMIENTO M, ANGRISANI P, et al. Limb body wall complex: a critical review and a nosological proposal [J]. Am J Med Genet, 1993, 47 (6): 893-900.

5. GIBBIN C, TOUCH S, BROTH R E, et al. Abdominal wall defects and congenital heart disease [J]. Ultrasound Obstet Gynecol, 2003, 21 (4): 334-337.

6. FROLOV P, ALALI J, KLEIN M D. Clinical risk factors for gastroschisis and omphalocele in humans: a review of the literature [J]. Pediatr Surg Int, 2010, 26 (12): 1135-1148.

7. WILLIAMS D H, GAUTHIER D W, MAIZELS M. Prenatal diagnosis of Beckwith-Wiedemann syndrome [J]. Prenat Diagn, 2005, 25 (10): 879-884.

8. TORRES U S, PORTELA-OLIVEIRA E, BRAGA FDEL C, et al. When closure fails: what the radiologist needs to know about the embryology, anatomy, and prenatal imaging of ventral body wall defects [J]. Semin Ultrasound CT MR, 2015, 36 (6): 522-536.

9. SINGH A, SINGH J, GUPTA K. Body stalk anomaly: antenatal sonographic diagnosis of this rare entity with review of literature [J]. J Ultrason, 2017, 17 (69): 133-135.

10. CHEN C P, HSU C Y, WU P C, et al. Prenatal ultrasound demonstration of limb-body wall complex with megacystis [J]. Taiwan J Obstet Gynecol, 2011, 50 (2): 258-260.

11. CERVELLIONE R M, MANTOVANI A, GEARHART J, et al. Prospective study on the incidence of bladder/cloacal exstrophy and epispadias in Europe [J]. J Pediatr Urol, 2015, 11 (6): 337, e1-e6.

12. PHILLIPS T M. Spectrum of cloacal exstrophy [J]. Semin Pediatr Surg, 2011, 20 (2): 113-118.

13. MALLMANN M R, MACK-DETLEFSEN B, REUTTER H, et al. Isolated bladder exstrophy in prenatal diagnosis [J]. Arch Gynecol Obstet, 2019, 300 (2): 355-363.

14. WITTERS I, DEPREST J, VAN HOLE C, et al. Anogenital malformation with ambiguous genitalia as part of the OEIS complex [J]. Ultrasound Obstet Gynecol, 2004, 24 (7): 797-798.

15. KEPPLER-NOREUIL K, GORTON S, FOO F, et al. Prenatal ascertainment of OEIS complex/cloacal exstrophy - 15 new cases and literature review [J]. Am J Med Genet A, 2007, 143A (18): 2122-2128.

16. SRISUPUNDIT K, MAHAWONG P, CHAROENRATANA C, et al. Prolapsed bladder following rupture of patent urachal cyst, mimicking bladder exstrophy: a case report and literature review [J]. J Med Ultrason (2001), 2018, 45 (3): 529-533.

17. PIERRE K, BORER J, PHELPS A, et al. Bladder exstrophy: current management and postoperative imaging [J]. Pediatr Radiol, 2014, 44(7): 768-786; quiz 5-7.

18. RUBENWOLF P, THOMAS C, THUROFF J W, et al. Sexual function, social integration and paternity of males with classic bladder exstrophy following urinary diversion [J]. J Urol, 2016, 195(2): 465-470.

19. NAKHAL R S, DEANS R, CREIGHTON S M, et al. Genital prolapse in adult women with classical bladder exstrophy [J]. Int Urogynecol J, 2012, 23(9): 1201-1205.

20. JAYACHANDRAN D, BYTHELL M, PLATT M W, et al. Register based study of bladder exstrophy-epispadias complex: prevalence, associated anomalies, prenatal diagnosis and survival [J]. J Urol, 2011, 186(5): 2056-2060.

21. CENTINI G, ROSIGNOLI L, KENANIDIS A, et al. Prenatal diagnosis of esophageal atresia with the pouch sign [J]. Ultrasound Obstet Gynecol, 2003, 21(5): 494-497.

22. SASE M, MIWA I, SUMIE M, et al. Gastric emptying cycles in the human fetus [J]. Am J Obstet Gynecol, 2005, 193(3 Pt 2): 1000-1004.

23. BRANTBERG A, BLAAS H G, HAUGEN S E, et al. Esophageal obstruction-prenatal detection rate and outcome [J]. Ultrasound Obstet Gynecol, 2007, 30(2): 180-187.

24. HEMMING V, RANKIN J. Small intestinal atresia in a defined population: occurrence, prenatal diagnosis and survival [J]. Prenat Diagn, 2007, 27(13): 1205-1211.

25. SHAWIS R, ANTAO B. Prenatal bowel dilatation and the subsequent postnatal management [J]. Early Hum Dev, 2006, 82(5): 297-303.

26. ECKOLDT F, HELING K S, WODERICH R, et al. Meconium peritonitis and pseudo-cyst formation: prenatal diagnosis and post-natal course [J]. Prenat Diagn, 2003, 23(11): 904-908.

27. SALEH N, GEIPEL A, GEMBRUCH U, et al. Prenatal diagnosis and postnatal management of meconium peritonitis [J]. J Perinat Med, 2009, 37(5): 535-538.

28. SHYU M K, SHIH J C, LEE C N, et al. Correlation of prenatal ultrasound and postnatal outcome in meconium peritonitis [J]. Fetal Diagn Ther, 2003, 18(4): 255-261.

29. NAM S H, KIM S C, KIM D Y, et al. Experience with meconium peritonitis [J]. J Pediatr Surg, 2007, 42(11): 1822-1825.

30. TSAI M H, CHU S M, LIEN R, et al. Clinical manifestations in infants with symptomatic meconium peritonitis [J].

Pediatr Neonatol, 2009, 50(2): 59-64.

31. MIYAKE H, URUSHIHARA N, FUKUMOTO K, et al. Primary anastomosis for meconium peritonitis: first choice of treatment [J]. J Pediatr Surg, 2011, 46(12): 2327-2331.

32. ZANGHERI G, ANDREANI M, CIRIELLO E, et al. Fetal intra-abdominal calcifications from meconium peritonitis: sonographic predictors of postnatal surgery [J]. Prenat Diagn, 2007, 27(10): 960-963.

33. CHAN K L, TANG M H, TSE H Y, et al. Meconium peritonitis: prenatal diagnosis, postnatal management and outcome [J]. Prenat Diagn, 2005, 25(8): 676-682.

34. SINGER A, MAYA I, KOIFMAN A, et al. Microarray analysis in pregnancies with isolated echogenic bowel [J]. Early Hum Dev, 2018, 119: 25-28.

35. MASINI G, MAGGIO L, MARCHI L, et al. Isolated fetal echogenic bowel in a retrospective cohort: The role of infection screening [J]. Eur J Obstet Gynecol Reprod Biol, 2018, 231: 136-141.

36. RONIN C, MACE P, STENARD F, et al. Antenatal prognostic factor of fetal echogenic bowel [J]. Eur J Obstet Gynecol Reprod Biol, 2017, 212: 166-170.

37. GILBOA Y, KIVILEVITCH Z, KATORZA E, et al. Outcomes of fetuses with umbilical cord cysts diagnosed during nuchal translucency examination [J]. J Ultrasound Med, 2011, 30(11): 1547-1551.

38. PARADA VILLAVICENCIO C, ADAM S Z, NIKOLAIDIS P, et al. Imaging of the urachus: anomalies, complications, and mimics [J]. Radiographics, 2016, 36(7): 2049-2063.

39. MUGURUMA T, IWAMURA Y, AOYAMA K, et al. Two cases of left-sided gastroschisis: review of the literature[J]. Pediatr Surg Int, 2004, 20(6): 472-473.

40. BARISIC I, CLEMENTI M, HäUSLER M, et al. Evaluation of prenatal ultrasound diagnosis of fetal abdominal wall defects by 19 European registries[J]. Ultrasound Obstet Gynecol, 2001, 18(4): 309-316.

41. HUISMAN TA, KELLENBERGER CJ. MR imaging characteristics of the normal fetal gastrointestinal tract and abdomen[J]. Eur J Radiol, 2008, 65(1): 170-181.

42. BILARDOCM, KLEINROUWELERCE, PAJKRTE, et al. Characteristics and outcome and the omphalocele circumference/abdominal circumference ratio in prenatally diagnosed fetal omphalocele[J]. Fetal Diagn Ther, 2011, 30(1): 60-69.

43. PARIKH D, KHAN AR, GROVES R, et al. Congenital

anomalies are commonly associated with exomphalos minor[J]. J Pediatr Surg, 2006, 41（2）: 358-361.

44. MULLER F, AEGERTER P, BOUE A. Prospective maternal serum human chorionic gonadotropin screening for the risk of fetal chromosome anomalies and of subsequent fetal and neonatal deaths[J]. Prenat Diagn, 1993, 13（1）: 29-43.

45. OKAI T, BABA K, TAKETANI Y, et al. Fetal abnormalities: evaluation with real-time-processible three-dimensional US--preliminary report[J]. Radiology, 1999, 211（2）: 441-446.

46. BISCHOFF A, CALVO-GARCIA M A, BAREGAMIAN N, et al. Prenatal counseling for cloaca and cloacal exstrophy-challenges faced by pediatric surgeons[J]. Pediatr Surg Int, 2012, 28（8）: 781-788.

47. SALINAS-TORRES V M, SALINAS-TORRES R A, MARTINEZ-DE-VILLARREAL L E, et al. Prevalence, mortality, and spatial distribution of gastroschisis in Mexico[J]. J Pediatr Adolesc Gynecol, 2018, 31（3）: 232-237.

48. FRYBOVA BARBORA, VLK R, KOKESOVA A, et al. Isolated prenatal ultrasound findings predict the postnatal course in gastroschisis[J]. Pediatr Surg Int, 2015, 31（4）: 381-387.

49. STRINGEL G. Large gastroschisis: Primary repair with gore-tex patch[J]. J Pediatr Surg, 1993, 28（5）: 653-655.

50. REEFHUIS J, HONEIN M A. Maternal age and non-chromosomal birth defects, Atlanta--1968-2000: teenager or thirty-something, who is at risk?[J]. Birth Defects Res A Clin Mol Teratol, 2004, 70（9）: 572-579.

51. CORTEVILLE J E, GRAY D L, CRANE J P. Congenital hydronephrosis: correlation of fetal ultrasonographic findings with infant outcome[J]. Am J Obstet Gynecol, 1991, 165（2）: 384-388.

第七章　胎儿泌尿系统异常

第一节　正常声像图

【概述】

泌尿系统由肾、输尿管、膀胱及尿道组成，是体内重要的排泄系统。肾是具有排泄作用的主要器官。机体在新陈代谢过程中产生的废物，主要通过血液循环运至肾，通过滤过、重吸收和分泌等复杂的生理过程，形成尿液，经输尿管、膀胱和尿道排出体外。肾通过对尿生成过程的调节，改变水及无机离子的排出量，可维持机体的水和电解质平衡；通过排出氨和氢离子，可调节机体的酸碱平衡。另外，肾还能产生多种生物活性物质，如产生肾素，参与调节血压；产生红细胞生成素，促进红细胞生成；活化维生素 D_3 等。因此，泌尿系统参与维持机体内环境的相对稳定。

【病理与临床】

1. 泌尿系统组成

（1）肾：肾（kidney）呈豆形，其外侧缘隆凸，内侧缘中部凹陷。凹陷处称肾门（renal hilum），是肾血管、淋巴管、神经和输尿管出入之处。肾表面包有被膜，由致密结缔组织构成，又称肾纤维膜。在冠状剖面上，肾实质分为浅层的皮质和深层的髓质两部分。皮质（cortex）呈红褐色，颗粒状；髓质（medulla）色淡，内有 10～18 个肾锥体（renal pyramid）。锥体底部与皮质相连，顶部突入肾小盏（minor renal calice），称肾乳头（renal papilla）。肾乳头顶端有许多小孔，为乳头孔（papillary foramen），肾内产生的尿液经此孔排入肾小盏。伸入肾锥体间的皮质称肾柱（renal column）。每个肾锥体及其周围的皮质组成一个肾叶（renal lobe）。髓质的结构呈放射状伸入皮质，构成髓放线（medullary ray），髓放线之间的皮质称皮质迷路（cortical labyrinth）。每条髓放线及其周围的皮质迷路组成一个肾小叶（renal lobule），小叶之间有血管走行。

肾实质主要由许多弯曲的小管道组成，这些小管道与尿液形成密切相关，称泌尿小管（uriniferous tubule）。泌尿小管之间为少量结缔组织、血管及神经，称间质。泌尿小管由肾单位和集合管系构成。

肾动脉自肾门入肾后，分支走行于肾锥体之间，称叶间动脉（interlobar artery）。在皮质与髓质交界处，叶间动脉分支，呈弓状走行，称弓形动脉（arcuate artery）。弓形动脉分支成小叶间动脉（interlobular artery），呈放射状走行于皮质迷路内。小叶间动脉的终末支进入被膜，分支成毛细血管网，而后汇入静脉，此处静脉形如星状，故称星形静脉（stellate vein）。各级肾动脉与相应各级肾静脉伴行。

（2）输尿管：输尿管（ureter）管壁结构分为 3 层，由内向外依次为黏膜、肌层和外膜。黏膜常形成许多纵行皱襞，故管腔呈星形。近膀胱开口处的黏膜折叠成瓣，当膀胱充盈时，瓣膜受压封闭输尿管开口，以防止尿液倒流。黏膜上皮为变移上皮（transitional epithelium），有 4～5 层细胞，固有层为细密结缔组织。肌层主要由内纵、外环两层平滑肌组成。在输尿管下 1/3 段，肌层增厚为内纵、中环和外纵 3 层。外膜为疏松结缔组织，与周围结缔组织互相移行。

（3）膀胱：膀胱（urinary bladder）是贮存尿液的器官，其结构与输尿管相似，但肌层较厚。黏膜有许多皱襞，膀胱充盈时皱襞减少或消失。黏膜上皮为变移上皮。当膀胱空虚时，上皮有 8～10 层细胞，表层细胞大，呈立方形；膀胱充盈时，上皮变薄，仅有 3～4 层细胞，表层细胞变扁。电镜下，表层细胞游离面胞膜有内褶和囊泡，膀胱充盈时内褶可展平。细胞之间存在着广泛的紧密连接和桥粒，可防止尿液渗漏。固有层内有较多胶原纤维和弹性纤维。肌层由内纵行、中环行和外纵行 3 层平滑肌组成，中层环行平滑肌在尿道内口处增厚为内括约肌。外膜大部分为纤维膜，由疏松结缔组织构成，仅膀胱顶部为浆膜。

2. 泌尿系统的胚胎发育

（1）肾和输尿管的发生：泌尿系统和生殖系统的主要器官均起源于胚胎早期的间质中胚层。人胚第4周初，体节外侧的间介中胚层，随胚体侧褶的形成，逐渐向腹侧移动，并与体节分离，形成两条纵行的细胞索，称生肾索（nephrogenic cord），其头侧呈分节状，称生肾节（nephrotome）。第5周时，由于生肾索继续增生，从胚体后壁突向体腔，沿中轴线两侧形成左右对称的一对纵行隆起，称尿生殖嵴（urogenital ridge），是泌尿系统、生殖系统发生的原基。以后尿生殖嵴的中部出现一纵沟，将其分为外侧粗而长的中肾嵴（mesonephric ridge）和内侧细而短的生殖腺嵴（gonadal ridge）。

哺乳动物胚胎期先后形成3肾。按照它们出现的顺序，分别命名为前肾、中肾和后肾。前两者在胚胎期会退化，而后肾将发育成真正的肾。

1）前肾（pronephros）：发生于人胚第4周初，第7～14体节外侧的生肾节形成数条横行的上皮性小管，称前肾小管（pronephric tubule），其内侧端开口于胚外体腔，外侧端向尾部延伸，互相连接形成一条纵行的管道，称前肾管（pronephric duct）。前肾管与前肾小管构成前肾。前肾在人类无泌尿功能。前肾小管很快退化消失，但前肾管大部分保留，并向尾端延伸，开口于泄殖腔。

2）中肾（mesonephros）：发生于第4周末，当前肾小管退化时，中肾开始发生。首先在第14对体节外侧的生肾索和而后形成的中肾嵴内，从头端至尾端先后发生约80对横行小管，称中肾小管（mesonephric tubule）。当尾端的中肾小管形成时，头端的中肾小管已退化，因此，任何时候的中肾小管只会保持大约30对。中肾小管起初为泡样结构，后演变为"S"形小管，其内侧端膨大并凹陷形成双层杯状的肾小囊，内有从背主动脉分支而来的毛细血管球。肾小囊与毛细血管球共同形成肾小体；中肾小管的外侧端汇入正向尾侧延伸的前肾管，此时原来的前肾管改称中肾管（mesonephric duct）。中肾管及与其相连的中肾小管共同形成中肾。人胚的中肾在后肾出现之前可能有短暂的泌尿功能。后肾发生后，中肾小管大部分退化。在男性胚胎，中肾管演化为附睾管、输精管和射精管，部分未退化的中肾小管演变为睾丸输出小管。

3）后肾（metanephros）：是人体的永久肾，发生于第5周初，起源于输尿管芽及后肾组织。①输尿管芽（ureteric bud）是中肾管末端近泄殖腔处发出

的一个盲管并向胚体的背外侧和头侧方向伸长，长入中肾嵴尾端的中胚层内。输尿管芽反复分支，其主干形成输尿管，各级分支形成肾盂、肾大盏、肾小盏和集合小管。②生后肾组织（metanephrogenic tissue）又称生后肾原基（metanephrogenic blastema）。中肾嵴尾端的中胚层在输尿管芽的诱导下，形成许多密集的细胞团，呈帽状包围在输尿管芽末端的周围，形成生后肾组织。

生后肾组织内部的细胞团再由输尿管芽反复分支形成的集合小管盲端处演化为"S"形肾小管。肾小管一端与集合小管的盲端接通，另一端膨大并凹陷，形成肾小囊，毛细血管伸入囊中形成血管球，肾小囊与血管球共同组成肾小体。"S"形肾小管逐渐弯曲增长，分化成近端小管、细段和远端小管。肾小管和肾小体共同组成肾单位。

集合小管呈"T"形，并不断向皮质浅层生长并分支，陆续诱导生后肾组织不断地形成新的肾单位，因此，髓旁肾单位先发生，表浅肾单位后形成。生后肾组织的外周部分形成肾的被膜。出生后，集合小管停止分支，肾单位不再发生，肾的增大是由于肾单位的生长而不是数目的增多。

人胚3个月时，后肾已能分辨出皮质与髓质并具有微弱的泌尿功能。胎儿的尿液排入羊膜腔，构成羊水的主要成分。由于胚胎的代谢产物主要通过胎盘排至母血，故胎儿时期的肾几乎没有排泄代谢产物的作用。

肾的原始位置低，位于盆腔内。随着胎儿的生长及输尿管的伸展，在妊娠第6～9周，肾逐渐移至腰部，恰好位于肾上腺之下。肾上升的同时，也沿纵轴旋转，肾门从朝向腹侧转向内侧。这一上升的过程作用机制仍然不清楚，但推测与腰骶区域的生长分化有很大关系。随着肾的移动，在肾周边逐渐形成非永久性的动脉供应。这些动脉不会伴随肾上升而逐渐伸长，而是退化并被新的动脉所取代。最终出现的一对肾动脉是位于上腰部，由腹主动脉两侧发出，但有少数个体可存在进入肾下极的肾附属动脉。当这一上升过程出现异常时，则称为异位肾。如果完全不能上升，则形成盆腔异位肾；如果上升过快，则形成胸腔异位肾；如果肾在上升时因受阻于肠系膜下动脉而不能到达正常位置导致双肾的下极融合则形成马蹄肾，融合部分的肾下极横跨于腹主动脉腹侧。如果一侧肾与对侧肾融合并斜上升至对侧，则称为交叉异位肾。

（2）膀胱和尿道的发生：人胚第4～7周时，泄

殖腔被尿直肠隔分成两部分，即背侧的直肠和腹侧的尿生殖窦。膀胱和尿道均由尿生殖窦演变而来。尿生殖窦分为三段：①上段较大，发育为膀胱，其顶端与尿囊相连，位于膀胱与脐之间的尿囊部分缩窄，称脐尿管（urachus），胎儿出生前，脐尿管闭锁成纤维索，称脐中韧带。随着膀胱的扩大，输尿管起始部以下的一段中肾管逐渐并入膀胱，于是输尿管与中肾管分别开口于膀胱。由于膀胱各部分发育速度的差异，致使中肾管的开口下移到尿道起始部。②中端保持管状，在女性形成尿道的大部分，在男性形成尿道前列腺部和尿道膜部。③下段在女性形成尿道下段和阴道前庭，在男性形成尿道海绵体部。

如果上述肾发育过程紊乱或受损，可出现多种肾先天畸形，如：①多囊肾（polycystic kidney），肾单位和集合管未相通，尿液不能排出，肾单位则因尿液积聚胀大呈囊状；临床使用 potter 分类，将其分为四型：Ⅰ型，婴儿型多囊肾；Ⅱ型，多囊性肾发育不良；Ⅲ型，成人型多囊肾；Ⅳ型，梗阻性囊性肾发育不良。②单侧肾，因一侧输尿管芽未形成，该侧生肾索尾端失去输尿管芽的诱导作用，而导致该侧无肾；③双输尿管和双肾盂，由于两侧发育两个输尿管芽，形成两条输尿管和两个肾盂，但其肾多半相连。

胎儿新的肾单位一直在形成，直至孕 36 周。

妊娠 16 周以后，羊水主要来源于胎儿尿液。

【超声表现】

1. **胎儿肾脏** 经阴道用高分辨率超声探头检查，胎儿正常肾脏于孕 9 周即有可能显示，12 周时可观察到肾内部分结构，双肾表现为邻近胎儿脊柱的一对低回声结构，中央高回声为肾窦。经腹部用高分辨率超声探头检查，胎儿正常肾脏最早于妊娠 11 周可显示，有研究报道妊娠 14 周胎儿肾脏显示率可高达 95.54%，18 周以后能恒定显示。

随着胎儿继续发育，胎儿肾周围脂肪增加，胎儿肾更易辨认。妊娠 18～20 周，肾边缘及肾窦反射增强，在胎儿冠状和矢状切面上，胎儿肾表现为椭圆形，周边实质为低回声，中央肾窦为高回声，位于脊柱前方两侧，其上方为三角形低回声肾上腺，在上腹部横切面上呈条状低回声。妊娠 30 周以后，胎儿肾内部结构包括肾皮质、肾锥体、集合系统等均可准确分辨并确认。

超声检查示双肾位于腰椎两旁，呈椭圆形，肾实质为低回声，肾盂、肾盏、集合系统回声增强。孕 17～18 周之前，肾脏回声强于肝脏和胰腺。20 周开

始强回声减低后皮髓质分界逐步出现，孕末期更加明显。

胎儿肾在整个妊娠期不断生长、发育，其长径、宽径、厚径、周长、体积均随孕周的增大而增加，并且这些参数与孕龄呈线性增长关系。有学者指出，肾脏长度的毫米值粗略地相当于胎儿孕龄的周数。在整个妊娠期，胎儿肾脏周长与腹围的比值相对恒定，为 0.27～0.30。在除外如腹水等引起胎儿腹围增大的原因后，该比值增大，常提示胎儿肾脏增大；比值减小，提示肾脏偏小可能。但在肾发育不良、肾缩小时，肾脏皮髓质结构不清，回声与周围肠管回声接近，超声对肾的边缘显示较模糊，而且由于胎儿孕龄常不确切，胎肾大小测值的标准差又较大，在判断胎儿肾缩小或诊断肾发育不全要特别谨慎。这也是中孕期诊断胎儿肾发育不全相当困难的原因之一。部分病例在中孕期肾只是略小或大小正常，到晚孕期或出生后肾却明显缩小甚至消失，这也增加了胎儿肾发育不全产前诊断的难度。

胎儿肾盂前后径（antero-posterior diameter，APD）测量：胎儿脊柱 12 点或 6 点位置，肾脏横切面上测量肾盂最大前后径（图 7-1-1）。正常情况下，双侧肾脏可有轻度分离，中孕期其测值≤3mm。正常肾盂不需要测量。

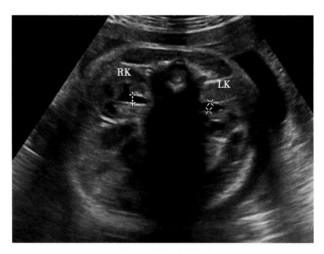

图 7-1-1 肾脏横切面测量肾盂最大前后径
RK：右肾；LK：左肾；测量光标示双侧肾盂最前后径。

2. **胎儿输尿管** 胎儿正常输尿管产前超声不能显示，如果产前超声明确显示胎儿输尿管，则常提示输尿管病理性扩张（如梗阻性病变、膀胱输尿管反流等）。

3. **胎儿膀胱** 胎儿膀胱经阴道超声最早孕 9 周可显示，经腹部超声孕 11 周可显示。孕 14 周胎儿膀胱显示率可达 100%。胎儿膀胱每隔 30～45 分

钟充盈和排空一次,因此超声检查常可发现其增大(充盈)或缩小(排空)。如果观察不到膀胱,建议半小时后复查,以排除生理性排空。孕 32 周时,胎儿膀胱容量最大可达 10ml,足月时可达 40ml。

胎儿膀胱超声表现为盆腔内直肠前方无回声区,彩色多普勒显示两侧脐动脉绕行。于脐动脉紧贴膀胱壁处测量壁厚度(图 7-1-2),正常不超过 2mm。

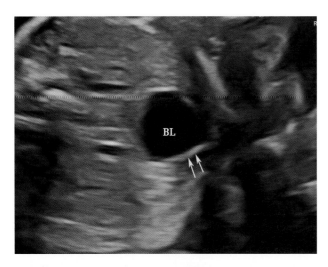

图 7-1-2 膀胱厚度
脐动脉紧贴膀胱壁处测量壁厚度(箭头),正常不超过 2mm。
BL:膀胱。

第二节 肾 缺 如

【概述】

肾缺如(renalagenesis)又称肾不发生(agenesis of kidney)。可发生在单侧或双侧,单侧肾缺如在活产儿中发生率约为 1:2 000,左侧缺如多见,男性多于女性。双侧肾缺如发生率约为 1:5 000。肾缺如为散发性,也可为常染色体隐性、显性及 X 连锁遗传。

【病理与临床】

由于一侧或双侧输尿管芽不发育或输尿管芽早期退化,不能诱导后肾原基使其分化为后肾,从而导致一侧或双侧肾缺如。

双侧肾缺如是泌尿系统最严重的畸形,为致死性畸形,导致羊水过少。由于羊水过少,胎儿受压及活动受限,可导致典型的 Potter 综合征,如耳低位、眼距过远、小颌畸形、扁平鼻、内眦赘皮、皮肤皱褶、四肢挛缩、足内翻畸形、短头畸形、肺发育不良等。此外,双肾缺如常合并其他畸形,其中心血管畸形有室间隔缺损、法洛四联症、左心发育不良综合征、大动脉转位、主动脉缩窄,非心血管畸形如人鱼序列综合征、桡骨缺如、尾部发育不全、膈疝、脑积水、神经管缺陷、小头畸形、前脑无裂畸形、脊髓脊膜膨出、气管食管瘘、十二指肠闭锁、肛门闭锁、脐膨出、食管闭锁、面裂畸形等。女性胎儿常合并双角子宫或单角子宫和阴道闭锁(Rokitansky-Kuster-Hauser 综合征),男性胎儿常合并精囊和输精管缺如。单肾缺如中,12% 的男性患者和 40% 的女性患者合并生殖器畸形。单侧肾缺如者,同侧肾血管亦缺如,而对侧肾代偿性增大。

【超声表现】

1. 单侧肾缺如 肾区未见肾脏组织回声,肾上腺"平躺"(图 7-2-1),彩色多普勒超声未见腹主动脉该侧肾动脉分支,而健侧肾动脉存在。对侧肾脏代偿性增大,膀胱显示,羊水量正常。

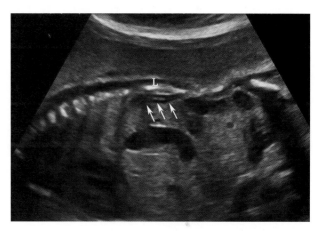

图 7-2-1 单侧肾缺如
左侧肾缺如,矢状切面显示同侧肾上腺"平躺";箭头示肾上腺。L:左侧。

诊断单侧肾缺如时,应特别仔细检查盆腹腔内,尤其是盆腔内有无异位肾的存在,在除外异位肾的情况下才能诊断单侧肾缺如。

单侧肾缺如可以是 VACTERL 综合征的一个表现,因此,检出单侧肾缺如时,应仔细检查胎儿其他结构。

新生儿期或小儿期诊断的单侧肾缺如,在胎儿期该侧肾不一定表现出缺如或严重发育不良,可能只比对侧肾略小,此类单侧肾缺如产前一般不能诊断,要出生后才能做出诊断。

大部分单侧肾缺如单独存在,不影响其他器官系统的发育。

2. 双侧肾缺如 胎儿双侧肾区、盆腔、腹腔其他部位及胸腔内均观察不到肾脏回声,双侧肾上腺"平躺",彩色多普勒超声未见腹主动脉双肾动脉分支,在盆腔两条脐动脉之间不能显示充盈的膀胱。60~90分钟以后再次检查,亦无膀胱充盈的证据。妊娠17周后出现羊水过少,由于16周之前肾产生的尿液不是羊水的唯一来源,因此16周之前,双侧肾缺如可不伴有羊水过少,也就是说16周之前羊水量正常也不能排除肾缺如,亦不能代表双肾正常。

【相关异常】

1. 最常见合并生殖系统畸形。

2. 肾缺如大部分为散发,合并染色体异常风险比较低,主要为18-三体综合征。

3. 大约10%病例合并遗传综合征,比较常见的有Fraser综合征和VACTERAL综合征。

(1)Fraser综合征:常染色体隐性遗传,主要表现为肾缺如、喉闭锁、隐眼、多指/趾等。

(2)VACTERAL综合征:脊柱畸形、直肠肛门闭锁、心脏畸形、气管食管瘘、肾脏畸形、肢体畸形等。

【鉴别诊断】

1. 孕周较小时,肾窝处肾上腺或肠管回声与肾脏相似,易误诊为双肾。

2. 进行性肾发育不良中孕期可表现为肾脏正常,但晚孕期或出生后呈肾缺如表现。

3. 需与异位肾鉴别。正常肾脏位置没有扫查到肾脏回声,需仔细查找整个盆腹腔及胸腔,排除异位肾后才能诊断肾缺如。异位肾合并发育不良时,肾脏体积小,无皮髓质结构,回声增强,可伴小暗区,与周围肠管回声相似,容易漏掉而误诊为肾缺如。

【预后评估】

双侧肾缺如为致死性畸形,出生后不能存活。单侧肾缺如不合并其他畸形者预后良好,可正常生存,预期寿命亦不会受到影响。但单侧肾发育不良者在成年后出现蛋白尿、高血压和肾功能不全的风险会增加。

既往生育过一胎孤立性双侧肾缺如且无家族史的孕妇,下一胎的再发风险为3%~4%。单侧肾缺如为多发畸形之一者,下一胎的再发风险为8%。有家族史者再发风险更高。

第三节 常染色体隐性遗传多囊肾病

【概述】

常染色体隐性遗传多囊肾病(autosomal reces-sivepolycystic kidney disease,ARPKD),多见于新生儿和婴幼儿,且极少存活至成年,因此又称婴儿型多囊肾病(Potter I型),是一种常染色体隐性遗传病,由6p21 *PKHD1* 基因突变引起,发病率为1/40 000~1/20 000,病变累及肾脏和肝脏的范围不同,临床症状出现的时间及严重程度亦有所不同,根据症状出现的时间可分为四个亚型,分别为胎儿型、新生儿型、婴儿型、幼年型。

【病理与临床】

ARPKD的双侧肾呈一致性增大,包膜光滑完整。剖检实质内集合管囊状扩张呈放射状排列,类似海绵断面。本病除肾受累外,常累及肝,表现为不同程度的门静脉周围纤维化和胆管发育不良,且肾与肝受累程度呈典型反比关系:肾囊性病变越严重,肝纤维化病变就越轻,但预后越差;肾囊性病变越轻,肝纤维化病变越严重,预后相对较好。

【超声表现】

1. 胎儿型ARPKD一般从妊娠24周开始出现双侧肾脏对称性、均匀性增大,可达正常肾的3~10倍,由于本病肾内囊肿极小,其囊壁提供了大量的超声反射界面,呈弥漫性回声增强,主要在肾髓质部分,皮质和髓质之间没有明显分界(图7-3-1),观察不到肾盂;典型的巨大肾脏往往出现在晚孕期或妊娠末期。

2. 观察不到膀胱。

3. 从妊娠16周开始,出现严重羊水过少。

【相关异常】

1. 单基因疾病,不增加染色体异常及遗传综合征风险。

2. 合并肝纤维化,肝纤维化程度与肾脏病变程度成反比,肾脏病变越严重,肝纤维化程度越轻。

3. 由于妊娠中晚期羊水过少,导致胎儿肺发育不良。

【鉴别诊断】

1. **常染色体显性遗传多囊肾病** 膀胱显示,羊水量正常,皮、髓质分界清晰,往往有家族史。

2. **Meckel-Gruber综合征** 双肾增大,观察不到膀胱,羊水过少。合并的畸形主要包括中枢神经系统畸形(枕部脑膨出、小头畸形、胼胝体缺失、Dandy-Walker综合征等)、轴后多指/趾等。基因突变位点为17q21-24及11q13,为常染色体隐性遗传病。

【预后评估】

1. 胎儿型及新生儿型因肺发育不良在新生儿期死亡。

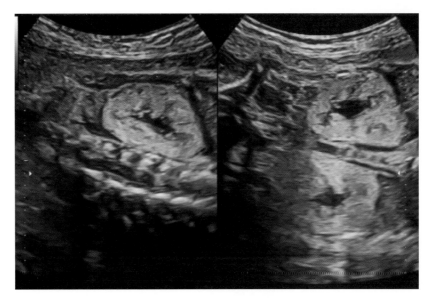

图 7-3-1　胎儿型 ARPKD
显示双侧肾脏对称性增大,回声增强,皮、髓质没有明显分界。

2. 婴儿型及幼年型临床表现为慢性肾衰竭、肝纤维化及门静脉高压,出现肾衰竭时需要做肾脏移植。

3. 本病为常染色体隐性遗传性疾病,若父母双方携带相关异常基因,再发风险率约为 25%。

第四节　常染色体显性遗传多囊肾病

【概述】

常染色体显性遗传多囊肾病（autosomaldominant polycystic kidney disease,ADPKD）,又称成人型多囊肾病（Potter Ⅲ型）,是一种常染色体显性遗传病,发病率约占 1/1 000 活产儿。目前研究认为本病有 3 个发病基因,90% 由于第 16 号染色体短臂上 *PKD1* 基因突变,1%～4% 与位于 4 号染色体的 *PKD2* 有关,*PKD3* 基因的确切部位尚不清楚。

【病理与临床】

本病的主要病理特征是肾单位的囊状扩张,肾增大。多在成年才开始出现临床症状,平均年龄约为 40 岁,主要表现为高血压和肾衰竭,但也可在小儿甚至胎儿期表现,此时仅有轻度肾疾病表现,明显与 ARPKD 小儿不同。ADPKD 患者父母有一方常有此病,因此,当怀疑 ADPKD 时,应对父母双方均进行检查,如一方患此病,则对本病的诊断很有帮助;如果双方均无此病,则 ADPKD 可能性不大。

【超声表现】

1. 本病与 ARPKD 相似,亦可表现为双侧肾脏轻度到中度增大,皮质回声增强,但与 ARPKD 不同的是,ADPKD 可较好地显示低回声肾髓质,且肾髓质无明显增大,皮、髓质分界清晰（图 7-4-1）。

2. 膀胱显示,羊水量可正常或略减少。

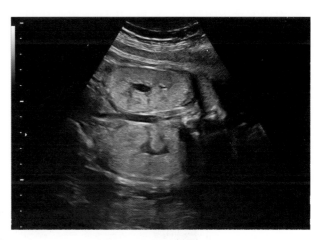

图 7-4-1　成人型多囊肾病

【相关异常】

ADPKD 为单基因遗传病,不增加染色体异常的风险。也可合并多囊肝,但胎儿期间诊断困难。

【鉴别诊断】

ARPKD 的双肾体积增大更明显,回声增强,皮质和髓质分界不清,膀胱不显示,羊水过少。不同遗传方式亦有助于鉴别诊断。

【预后评估】

ADPKD 多数在 30～50 岁开始出现临床症状,50 岁之后出现高血压和肾功能不全。本病再发风险约为 50%。在胎儿期发现预后差。

第五节　多囊性肾发育不良

【概述】

多囊性肾发育不良（multicystic dysplastic kidney, MCDK），即 Potter Ⅱ型。本病常为散发性，无遗传性，发病率占 1/5 000～1/1 000 活产儿，75%～80% 发生在单侧，少数发生在肾脏的一部分或双侧肾脏。MCDK 常单独发病，也可合并其他系统异常，如 Meckel-Gruber 综合征。

【病理与临床】

受累肾形态明显异常，丧失肾基本形态，由大小不等、数量不一的囊腔构成，多像一串葡萄。肾蒂血管发育不良，多数变细。输尿管发育不良、闭锁、缺如等，也可有输尿管盲端、扩张、中段闭锁等异常。肾盂也有发育不良、闭锁等改变。

正常肾发育依赖于输尿管芽与后肾原基之间的相互作用，如果胚胎发育早期发生肾梗阻性病变，干扰这一过程，即导致肾发育异常，异常程度取决于梗阻发生的时间和完全性。梗阻发生越早、越完全，对肾发育影响越大。典型 MCDK，由于早期输尿管完全闭锁，同时肾盂也常呈漏斗状闭锁，肾单位诱导停止，集合小管分化受损，导致几乎无正常肾单位发育，无尿液生成，集合小管增大，小管末端部分随意发育成一异常的囊腔。肾动脉常较细小或缺如。

【超声表现】

肾脏失去正常的形态，无肾基本形态，表现为多个大小不等、互不相通的囊泡，与回声增强的肾实质混合，观察不到正常的肾盂，肾脏的大小取决于囊泡的大小及数量（图 7-5-1，ER 7-5-1）。

ER 7-5-1　多囊性肾发育不良

1. 肾中央或囊与囊之间常可见团状或小岛样实质性组织，但肾周围无正常的肾皮质，亦不能显示正常的集合系统回声。

2. 如为双侧 MCDK，则常有羊水过少及膀胱不显示等特征。

3. 彩色多普勒显示肾内动脉分支紊乱，主肾动脉难显示，动脉频谱为高阻型频谱。

4. 由于肾小球的残余过滤功能，肾超声图像及其大小可在各次检查中出现明显不同。如果肾单位仍有残存功能，囊内的液体可逐渐增加而囊肿增大；如果这些有残余功能的肾单位被破坏或消失，囊内液体不但不增加，反而会再被吸收。因此，大多数病例在肾单位完全消失之前随孕周增加而增大，在肾单位完全消失后，肾逐渐缩小至完全消失。

5. 若梗阻发生于妊娠较晚时期（10 周后，38 周之前），MCDK 表现为非典型的肾盂积水形态。

【相关异常】

1. 一侧肾脏为 MCDK，对侧肾脏发育异常的风险增加，包括重复肾、肾盂输尿管连接部梗阻等。

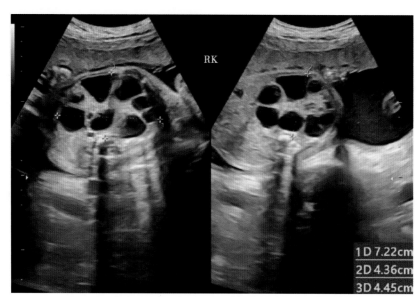

图 7-5-1　多囊性肾发育不良
右侧肾增大，失去正常形态，内见多个大小不等、互不相通的囊泡。RK：右肾。

2. 双侧 MCDK,染色体异常的风险增加,主要为 18- 三体综合征。

【鉴别诊断】

主要与肾盂积水鉴别。肾盂积水周边小囊为扩张的肾盏,均与肾盂相通,且肾脏的形态正常,周边有正常的肾皮质可进行区别。

【预后评估】

双侧 MCDK,因宫内羊水过少导致胎儿肺发育不良,多在新生儿期窒息死亡。单侧 MCDK,如果对侧肾发育良好,预后良好。

第六节 梗阻性囊性肾发育不良

【概述】

梗阻性囊性肾发育不良(obstructive cystic dysplastic kidney,OCDK)即 Potter IV 型,是由于早孕期严重的尿道梗阻所致的肾脏发育异常,多数发生在双侧肾脏。

【病理与临床】

梗阻性囊性肾发育不良由于妊娠早期发生泌尿道梗阻(主要为低位梗阻,多因肾盂与输尿管交界处狭窄及尿道闭锁或尿道瓣膜症等引起)导致的肾发育不良的肾脏囊性疾病。尿液排出受阻,泌尿系统尿量增多,肾单位受挤压致使输尿管、肾盂肾盏扩张,最终肾脏囊肿形成。因梗阻程度不同可出现不同程度的肾盂积水,轻度肾盂积水仅见肾盂扩张,中度时肾盏也随之扩张,重度时肾盂和肾盏融合,肾成为积水囊袋。

【超声表现】

1. 肾脏体积缩小,肾皮质内见囊性结构,正常皮质成分显示不清,肾实质回声增强(图 7-6-1)。

2. 膀胱壁增厚,羊水过少。

【相关异常】

无遗传性。

【鉴别诊断】

1. ADPKD ADPKD 和 OCDK 都表现为肾实质回声增强,皮质内见囊性结构,但 ADPKD 肾脏体积中度增大,羊水量正常,遗传模式有助于鉴别诊断。

2. 肾盂积水 肾盂积水的肾脏体积及回声正常,羊水量正常,而 OCDK 肾体积小,肾皮质回声增强,羊水过少。

【预后评估】

双侧病变者预后不良,与肾发育不良的严重程度有关,严重的病例由于胎儿肺发育不良,胎儿或新生儿期可能死于呼吸窘迫。存活者则发展为高血压及肾衰竭。单侧发病预后较好。

第七节 泌尿道扩张

泌尿道扩张包括肾盂扩张、肾盂输尿管扩张及膀胱扩张,可由泌尿道梗阻及非梗阻性原因等引起。常见的原因有肾盂输尿管连接部梗阻、膀胱输尿管连接部梗阻、重复肾、后尿道瓣膜、膀胱输尿管反流等。

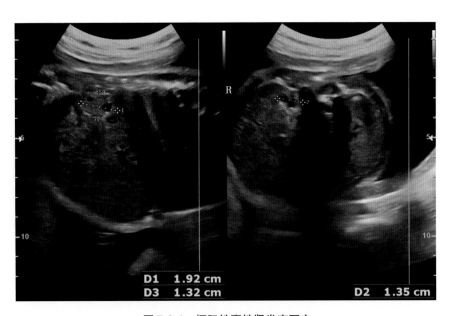

图 7-6-1 梗阻性囊性肾发育不良
双肾体积小,皮质内可见囊性结构,正常皮质成分显示不清,肾实质回声增强。

（一）肾盂扩张

【概述】

在活产儿中，肾盂扩张的发生率约 1/500，肾盂输尿管连接部梗阻（uretero pelvic junction obstruction，UPJO）是胎儿和新生儿肾盂扩张最常见原因，男性多于女性，左侧多于右侧，双侧约占 10%。

【病理与临床】

本病主要特征是尿液从肾盂流入输尿管处出现先天性梗阻，病理机制尚不清楚。最常见原因为肾盂输尿管连接处狭窄，占 85%～90%，狭窄段断面直径多为 0.5～2mm，少数可达 5～10mm，个别病例有多段间断狭窄。狭窄处平滑肌增厚、肌纤维排列紊乱、纤维组织增生。电镜研究认为狭窄段平滑肌细胞属于非收缩型平滑肌细胞，因而提出肾积水的发生是输尿管狭窄段失去蠕动功能所致的功能性狭窄理论。少见原因有迷走血管或束带压迫（约占 3%），肾盂输尿管连接处瓣膜梗阻（小于 1%），输尿管高位，输尿管起始部扭曲、折叠等。

【超声表现】

1. 双侧肾横切面测量肾盂前后径，中孕期 ≥4mm，晚孕期 ≥7mm，考虑为肾盂扩张（图 7-7-1）。

2. 肾盂扩张可以表现为一侧或双侧，轻度仅表现为肾盂扩张，中度肾盂积水表现为肾盂、肾盏扩张（图 7-7-2，ER 7-7-1）。重度肾盂积水表现为肾盏展平，肾实质变薄（图 7-7-3）。

3. 超声不能直接显示输尿管狭窄。

4. 羊水量多正常，部分病例表现为羊水量过多。

5. 严重梗阻可导致肾盏破裂，在肾周围形成尿性囊肿，而此时肾表现为回声增强。此种肾已无功能。

【相关异常】

1. 对侧肾脏异常的风险增加，包括肾发育不良、异位肾等。

2. 单独肾盂扩张，不增加染色体异常及遗传综合征的风险。

【鉴别诊断】

1. 单纯性肾囊肿与集合系统、肾盏不相通。其余部分肾脏皮质和髓质回声正常。

2. 多囊性肾发育不良肾脏体积往往较大，失去正常肾脏形态，且各囊泡间互不相通。

【预后评估】

本病预后取决于梗阻发生的时间、严重程度、单侧还是双侧，以及是否合并其他畸形。单纯性轻度肾盂扩张大部分预后良好，如果合并肾盂输尿管

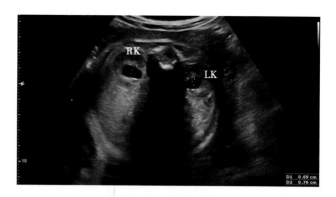

图 7-7-1 肾盂扩张
RK：右肾；LK：左肾。

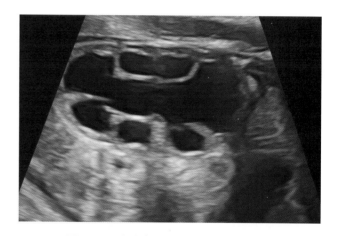

图 7-7-2 中度肾盂积水，肾盂、肾盏扩张

ER 7-7-1 肾盂、肾盏扩张，无实质变薄，输尿管扩张

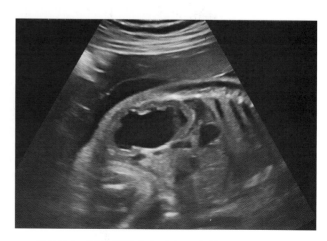

图 7-7-3 重度肾盂积水，肾盂、肾盏扩张，实质变薄

连接部梗阻或膀胱输尿管反流者出生后需要随访或者手术治疗。

（二）肾盂输尿管扩张

【概述】

肾盂扩张合并输尿管扩张主要是由于膀胱输尿管连接部梗阻、膀胱输尿管反流、异位输尿管开口或者输尿管疝等造成的梗阻。

膀胱输尿管连接部梗阻约占胎儿肾积水的10%，发生率在活产儿中约为1/6 500，男女之比为2:1。

膀胱输尿管反流在欧洲及非洲多见，在小儿人群中发病率为0.1%~1%，女性明显多于男性，男女之比为1:4，临床上常在患者出现多次泌尿道感染后得以诊断，占尿路感染患儿的12%~50%。本病胎儿期的发病情况不详，据报道，约占胎儿肾积水的20%，且在胎儿期80%为男性。

输尿管口囊肿与输尿管异位开口发生率尚不清，据估计约为1/9 000，多发生在重复肾、重复输尿管畸形中。重复输尿管口囊肿与输尿管异位开口女性多于男性3~4倍。10%~15%发生在双侧。在男性输尿管口囊肿中，40%仅有单一的集合系统而非重复肾。

【病理与临床】

膀胱输尿管连接部梗阻的主要病理改变是膀胱输尿管连接处狭窄或远端输尿管功能受损，导致狭窄以上输尿管扩张及肾积水。远端输尿管闭锁者少见。本病多为单侧梗阻，双侧梗阻者约占25%，常可合并其他异常，如膀胱输尿管反流、肾盂输尿管连接处梗阻、多囊性肾发育不良等。

输尿管口囊肿因输尿管开口狭窄，输尿管入膀胱段肌层薄弱，尿液排出不畅，致使输尿管黏膜下段逐渐膨大，突入膀胱内形成囊肿。囊肿远端有一狭窄的小孔，尿液先流入囊肿内，囊肿增大，然后再从小孔排出，囊肿变小，囊壁外层为膀胱黏膜所覆盖，内层为输尿管黏膜，其间为结缔组织，缺乏肌肉结构。绝大部分（80%以上）囊肿来自重复输尿管。囊肿一般较大，其上端与重复输尿管相通，重复输尿管与重复肾的上部分肾盂相通，仅10%~20%的输尿管口囊肿来自一条输尿管，其囊肿开口处在正常输尿管开口处，囊肿一般较小，其上方仅有一个肾。

输尿管异位开口是指输尿管没有进入膀胱三角区，其开口在膀胱三角区以外。开口位置男性与女性不同，男性开口可在后尿道、输精管、精囊、射精管、膀胱颈部、直肠等部位，末端有括约肌，无尿淋漓；女性开口可在尿道、阴道、子宫、直肠等部位，末端无括约肌，常出现尿淋漓。

【超声表现】

1. 输尿管扩张表现为管状、扭曲的无回声区，从肾盂输尿管连接部到膀胱后方，常合并同侧肾盂扩张（图7-7-4）。

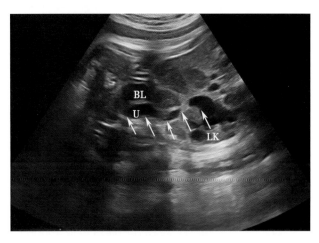

图7-7-4 输尿管扩张

输尿管扩张表现为管状、扭曲的无回声区（箭头），从肾盂输尿管连接部到膀胱后方。BL：膀胱；U：输尿管；LK：左肾。

2. 如发生在单侧，膀胱及羊水量正常。

3. 输尿管口囊肿表现为膀胱内囊性结构，有时可见其增大和缩小交替变化。膀胱排空后可将输尿管口囊肿误认为膀胱，而膀胱过度充盈时，输尿管口囊肿可被压迫而消失，因此，输尿管口囊肿显示率仅39%。

【相关异常】

单侧肾盂输尿管积水，对侧肾脏异常的风险增加。

【鉴别诊断】

1. 重复肾是一侧肾脏存在两个集合系统，分别连接两条输尿管。下肾盂的输尿管与膀胱接连部位正常，上肾盂的输尿管与膀胱连接的位置较低，异位输尿管开口形成膀胱内输尿管疝，重复肾常表现为一侧输尿管扩张合并上肾盂扩张，但不是所有的重复肾都出现输尿管扩张。

2. 双侧肾盂输尿管扩张需要与尿道梗阻进行鉴别，尿道梗阻除了双侧肾盂输尿管扩张外，还合并膀胱增大，羊水过少。

【预后评估】

单侧肾盂输尿管积水，预后较好，部分病例出生后需要手术治疗。

产前诊断的膀胱输尿管反流35%以上的病例反流在2岁内可自行消失，但需要预防性应用抗生素，如果儿童期反流未能得到有效控制，到成年可出现反流性肾病，导致肾衰竭。

（三）膀胱扩张（巨膀胱）

【概述】

胎儿巨膀胱是一个超声征象，产前超声检出率大约为0.06%，活产儿发生率为1/4 000～1/2 000。

巨膀胱发生的原因很多，可以是梗阻性或非梗阻性。梗阻性主要包括后尿道瓣膜（发生于男性胎儿）、尿道梗阻或闭锁、泄殖腔异常等；非梗阻性主要包括神经源性巨膀胱或者合并染色体异常。

胎儿巨膀胱可合并其他结构异常及部分复杂综合征，亦常合并肾功能不全及肺发育不全。

【病理与临床】

胎儿巨膀胱根据是否存在膀胱流出道梗阻可分为非梗阻性和梗阻性胎儿巨膀胱。

1. 非梗阻性胎儿巨膀胱

（1）神经源性：有一些胎儿巨膀胱可能是膀胱壁缺乏神经节细胞导致的慢性尿潴留所致的，常合并肾积水。巨膀胱 - 小结肠 - 肠蠕动不良综合征（mega-cystis-microcolon-intestinal hypoperistalsis syndrome，MMIHS）是一种少见的、最严重的功能性肠梗阻，是非常罕见的常染色体隐性遗传性疾病，1976年Berdon等首先报道。由于胃肠道发育不良、肠道短、小结肠及肠蠕动功能低下造成假性肠梗阻。膀胱扩张，上尿道张力低下，出现非梗阻性上尿道、膀胱扩张，肾盂积水。上述表现主要由胃肠道及泌尿道平滑肌张力低下所致。该病男女发病比例为1:4，目前还没有找到确切的遗传基因位点。

神经源性巨膀胱表现为膀胱增大，但排尿后缩小，与其他原因引起的膀胱增大比较，尸检时无下尿路梗阻。

（2）遗传性或染色体异常：有一些巨膀胱的病例有家族倾向，因此考虑存在遗传因素。这样的病例都预后不良，但不属于遗传性疾病。部分病例表明胎儿巨膀胱和染色体异常有关，尤其是21、18及13- 三体综合征。

（3）与其他先天畸形伴发：直肠反折是一种非常少见的胚胎源性的疾病，主要表现为肠梗阻、出血、瘘管、疼痛及腹部包块。美国学者Rauch等曾报道1例胎儿直肠反折致巨大膀胱及双侧肾盂积水。

胎儿梅干腹综合征（prune belly syndrome，PBS）又称梨状腹综合征，是一种罕见的先天异常，常为散发性，活产儿发生率为1/50 000～1/30 000。表现为腹壁菲薄扩张（平滑肌组织及结缔组织发育不全）、泌尿生殖系统畸形伴巨膀胱及肺发育不良，部分患儿有隐睾、肢体异常及心脏畸形。主要表现为腹壁肌肉发育不良、膀胱扩大及双侧隐睾三联征。

2. 梗阻性胎儿巨膀胱　巨膀胱多因尿道梗阻使尿液潴留于膀胱，造成膀胱异常扩张所致。在胎儿期及新生儿期尿道梗阻可继发于各种不同的病理过程。多发生于男胎，是儿童肾衰竭的常见原因。还有报道称尿道梗阻可导致阴道积液。

梗阻又可为完全性和部分性两种：①因尿道闭锁引起的完全性膀胱流出道梗阻最常发生于妊娠的前5个月，其羊水过少虽不明显，但仍为致命性畸形。膀胱流出道梗阻还可合并与羊水过少相关的肺发育不良及肾发育异常。表现为巨膀胱，膀胱破裂及膀胱破裂后尿液进入腹腔而形成的尿性腹水，是罕见的并发症。先天性后尿道狭窄和闭锁则表现为膀胱扩大、双肾盂肾盏扩张。②因后尿道瓣膜所致的膀胱流出道梗阻以部分性更多见，大约1/3可出现肾衰竭的症状，常在妊娠晚期发现。多散发，同代再发率低。

后尿道瓣膜仅发生于男性，是先天性下尿路梗阻的最常见原因，约占胎儿尿路梗阻的9%。其发病率为1/8 000～1/5 000。43%合并其他畸形，包括心脏畸形、肠旋转不良、肛门闭锁和膀胱直肠瘘。8%以上胎儿可有染色体畸形。后尿道瓣膜是后尿道内一软组织瓣膜，导致尿道梗阻，瓣膜可呈双叶状、隔状或仅为黏膜皱襞。本病病因不清，可能是多基因遗传，其发生可能是尿生殖膈分化不全所致。后尿道瓣膜在胚胎早期就已形成，因此，它不仅可引起泌尿系统发育异常及功能障碍，而且会影响胎儿多个系统。

由于后尿道瓣膜的阻挡，胎儿尿液不能排入羊膜腔而导致羊水过少，从而导致胎儿的一系列严重改变，包括肺发育不良、Potter面容、四肢挛缩等。由于后尿道瓣膜的梗阻，膀胱极度扩张及膀胱壁增厚、纤维化，最终导致肾积水。由于肾内压力的增高，集合系统受损。肾小管浓缩功能障碍，肾尿液生成增加，又加剧输尿管及膀胱的扩张，形成恶性循环，最终可导致瘢痕肾及肾衰竭。

【超声表现】

1. 孕11～13^{+6}周，膀胱矢状径线正常值小于7mm，妊娠早期时膀胱纵径持续≥7mm或妊娠中晚期时胎儿盆腔内巨大膀胱且持续观察45分钟以上不排空，即可诊断为巨膀胱（ER 7-7-2）。

2. 有时观察到膀胱颈及尿道近端扩张，呈"钥匙孔"样改变（图 7-7-5），由于膀胱内压力增加，双侧肾盂输尿管扩张（ER 7-7-3）。

ER 7-7-2　巨膀胱

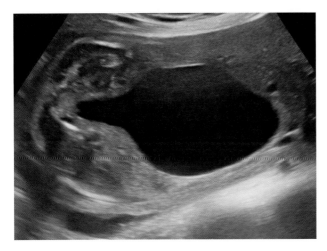

图 7-7-5　膀胱颈和尿道近端扩张,呈"钥匙孔"改变

ER 7-7-3　后尿道瓣膜

3. 有时观察到腹壁菲薄,缺乏腹壁肌肉层,膀胱显著增大,占据腹腔大部分,膈肌上抬,称为梅干腹综合征。中孕期起羊水减少直至羊水过少(图 7-7-6)。

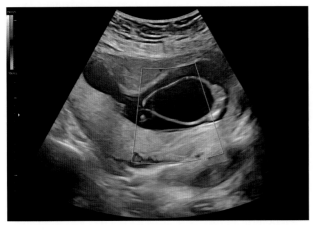

图 7-7-6　梅干腹综合征

4. 尿道不完全梗阻,比如后尿道瓣膜,羊水量正常或减少。

5. 妊娠早期尿道闭锁时,双肾皮质回声增强,皮质周围小的囊性结构、膀胱、输尿管、肾盂扩张,严重羊水过少,最后发展为梗阻性囊性发育不良肾。

【相关异常】

1. 染色体异常的风险相对较高,常见的有 18-三体综合征、13- 三体综合征、21- 三体综合征,占 8%～20%。

2. 遗传综合征的风险相对较高,如 MMIHS。

【鉴别诊断】

胎儿巨膀胱主要需与胎儿腹腔肠系膜囊肿、卵巢囊肿、先天性巨结肠等鉴别。根据胎儿下腹部横切面显示腹腔内巨大囊性无回声区,两侧见脐动脉绕行可判断为胎儿巨膀胱(即使是单脐动脉时亦较容易判断)。

多种不同的病因可引起巨膀胱,且不同病因所致的胎儿肾功能损害及预后不同,产前鉴别巨膀胱病因对胎儿的预后评估和干预有着不可估量的作用。

产前超声发现巨膀胱后,观察有无"钥匙孔"征,测量膀胱壁厚度,观察胎儿性别,并着重观察胎儿肾脏及输尿管,有无肾积水、肾皮质变薄、肾实质回声增强、肾脏内有无囊肿等。同时仔细扫查胎儿头颅、颜面部、脊柱、胸腹部及内脏器官和肢体等结构。并观察胎盘、脐带、羊水等附属结构有无异常。

后尿道瓣膜产前超声主要表现为巨膀胱、膀胱壁进行性增厚及"钥匙孔"征、羊水过少,严重者可导致输尿管扩张及肾积水。

梅干腹综合征产前超声表现为胎儿腹壁菲薄膨隆,巨大膀胱占据整个腹腔,膀胱壁菲薄,未见明显"钥匙孔"征,膈肌上抬,胸廓狭小,羊水过少。

MMIHS 产前超声主要表现为巨膀胱、膀胱壁菲薄、"钥匙孔"征不明显(有时可有)、肠管或胃泡扩张、羊水正常或过多。

后尿道瓣膜与严重的膀胱输尿管反流都表现为膀胱扩张及肾盂输尿管扩张,但后尿道瓣膜的特征性表现还包括膀胱壁增厚及尿道近端扩张。

【预后评估】

预后取决于造成膀胱扩张的原因,如果孕 24 周前出现双侧肾脏回声增强及羊水过少,预后差。

大多数胎儿巨膀胱是由后尿道瓣膜及尿道闭锁引起的,伴随进行性肾功能不全、羊水过少及由此导致的肺发育不全,有较高的发病率及死亡率,在妊娠中期即可通过超声及 MRI 技术得出一个较准确的检查,但大多预后不良,因此大部分病例选择终止妊娠。少数病例为单纯的巨膀胱而不合并其他畸形,可综合观察胎儿其他症状及尿液情况,若无显著异常,可动态观察,有自行缓解的可能。如因尿路梗阻引起的单纯膀胱增大及羊水过少,但化验证明肾功能正常的胎儿，也可使用尿路支架的方法解除梗阻，产后新生儿肾脏功能、血肌酐及肾清除率水平均正常，预后较好。对于父母急切盼望生育的珍贵儿，可在适宜的条件下行膀胱羊膜腔分流术及膀胱镜解除胎儿膀胱压力，可提高围生儿的生存率。但是幸存的新生儿的远期慢性肾衰竭的发病率仍然值得进一步探讨。

整个泌尿道扩张随访和预后可参照 2018 年《中国儿童先天性肾积水早期管理专家共识》（表 7-7-1～表 7-7-3）。

表 7-7-1　产前尿路扩张分级系统

指标	正常	UTD A1	UTD A2 ~ A3
APD（16～27 孕周）	<4mm	4～<7mm	≥7mm
APD（≥28 孕周）	<7mm	7～<10mm	≥10mm
肾盏扩张	无	中央扩张或无	外周扩张*
实质厚度	正常	正常	异常
实质表现	正常	正常	异常
输尿管	正常	正常	异常
膀胱	正常	正常	异常
羊水减少	无	无	无法解释#

APD 指肾盂前后径；UTD 指尿路扩张分级系统，UTD 分级系统将产前胎儿肾积水分为 UTD A1 低风险组和 UTD A2～A3 高风险组，该分级系统是基于最关注的特征，如 APD 轻度增宽列入轻度危险级别，但如果出现输尿管扩张则列入中重度危险级别。* 肾盏扩张在早孕期较难区分中央型或外周型扩张；# 羊水减少常被认为是泌尿生殖系统造成的。

表 7-7-2　UTD 分级系统的超声指标

超声参数	评价和 / 或结果	备注
肾盂前后径值	单位 mm	横断面时测量中央肾盂的最大直径
肾盂扩展		
中央型（肾大盏）	是 / 否	
外周型（肾小盏）	是 / 否	
肾实质厚度	正常 / 异常	主观评价
肾实质表现	正常 / 异常	评价回声、皮髓质交界处或实质囊肿
输尿管	正常 / 异常	输尿管扩张即被认为是异常的，生后一过性输尿管可见是正常的
膀胱	正常 / 异常	评价膀胱厚度，是否存在输尿管口囊肿或扩张的后尿道

表 7-7-3　先天性肾积水 UTD A1 ~ A3 级随访方案

随访时期	UTD A1	UTD A2 ~ A3
胎儿期	孕 32 周前诊断为 UTD A1 者，32 周后复查 1 次 B 超，若缓解，则可停止随访	首诊 4～6 周后复查 B 超
出生后	若未缓解，需要出生后至少复查 2 次 B 超，复查时间为：① >48 小时至 1 个月；② 1～6 个月之后	>48 小时至 1 个月行 B 超检查
其他	必要时密切关注	专家咨询，例如肾脏科、泌尿科专家

第八节　重　复　肾

【概述】

重复肾（duplex kidney）是指一个肾脏有两个肾盂，分别连接两条输尿管。发生率为 0.4%～4%，往往有家族史。83%～90% 的病例为单侧，85% 的病例上肾盂扩张，24%～47% 的病例存在输尿管口囊肿。

输尿管口囊肿（ureteroceles）与输尿管异位开口（ectopicureter openning）发生率尚不清，据估计约为 1/9 000。多发生在重复肾、重复输尿管畸形中。重复输尿管口囊肿与输尿管异位开口女性多于男性 3～4 倍，10%～15% 发生在双侧。在男性输尿管口囊肿中，40% 仅有单一的集合系统而非重复肾。

【病理与临床】

重复肾的形成由胚胎时期输尿管芽顶部分化即将完成时，其主干出现分裂所致。重复肾包括一组泌尿系统异常，部分或完全肾脏集合系统重复、肾盂重复、肾实质重复及输尿管重复。临床上，很多重复肾病例无任何症状，往往由于其他原因进行泌尿系统检查时才被发现。有症状的重复肾是因为存在泌尿系统梗阻如其中一条输尿管为盲端、狭窄或存在括约肌功能不全等，造成该条输尿管扩张，并引起同侧肾盂扩张。大多数情况下，重复肾下肾盂的输尿管与膀胱连接正常，而上肾盂的输尿管与膀胱连接部位很低，位于膀胱后方，有些甚至与尿道相连。由于该输尿管常常存在狭窄或反流而引起输尿管扩张，并继发上肾盂扩张。

【超声表现】

1. 病变侧肾常增大，集合系统一分为二，位于上部者常积水，下部呈正常强回声而无分离，部分病例下部集合系统亦可轻度分离（ER 7-8-1）。上部肾盂积水严重者，肾皮质可明显变薄而表现为较大囊肿声像，下部肾及集合系统则明显下移且显示困难，此时，应根据输尿管是否扩张，有无输尿管口囊肿或异位开口进行分析。

ER 7-8-1 重复肾

2．输尿管下段梗阻严重者，可出现上部肾囊状发育不良，常表现为 Potter Ⅱ型和Ⅳ型发育不良。当上部肾出现典型 Potter Ⅱ型发育不良时，肾上部表现为较大的多囊性改变，而下部正常肾下移且相对较小。当上部囊性发育不良逐渐吸收消失后，下部正常肾上移到正常部位，且可表现为正常形态和正常大小，就好像多囊性发育不良肾又变成正常形态的肾一样。

3．输尿管可表现为不同程度的扩张。超声可沿输尿管走行方向从扩张的肾盂开始向下追踪到膀胱或膀胱后方，扩张的输尿管常表现为蛇形弯曲状，上方与肾上部扩张的肾盂相通，下方则可突出于膀胱内形成输尿管口囊肿，或走行于膀胱后方达尿道水平，形成异位开口或盲端（ER 7-8-2）。

ER 7-8-2 重复肾输尿管扩张

4．输尿管口囊肿表现为膀胱内囊性结构，偶尔可见其有规律地增大和缩小交替变化。当输尿管口囊肿特大时，可引起双侧肾积水，或囊肿疝入尿道引起膀胱出口梗阻，导致双侧肾积水。输尿管口囊肿也可双侧发生，膀胱内出现 2 个囊肿声像（ER 7-8-3）。有时，膀胱排空后可将输尿管口囊肿误认为膀胱，而当膀胱过度充盈时，输尿管口囊肿可被压迫而消失，因此，输尿管口囊肿显示率不高，仅 39%。

ER 7-8-3 输尿管口囊肿

【相关异常】

一般不合并其他部位异常，也不合并染色体异常。

【鉴别诊断】

本病产前与先天性巨输尿管、膀胱输尿管连接处狭窄及膀胱输尿管反流的区别有时较困难，常到产后才能区分。后者在产前超声检查时均无双肾盂膀胱增大、膀胱壁增厚、后尿道扩张、输尿管口囊肿或异位开口等声像特征。

重复肾还应与非重复肾的肾盂扩张及输尿管扩张鉴别，关键点在于明确肾内肾盂数目。非重复肾的肾盂扩张只有一个肾盂，且位于肾脏中央，而重复肾的扩张肾盂往往在肾脏上方，下方还见另一个正常大小的肾盂。如果膀胱内见小囊泡，重复肾的可能性更大。

【预后评估】

大多数情况下，输尿管口囊肿对分娩时间、分娩方式及分娩医院无特殊要求，但是当输尿管口囊肿较大或者脱垂到后尿道引起膀胱流出道梗阻时，超声监测羊水量很重要。如果孕 32 周前出现羊水过少或无羊水，应用药物促进胎肺成熟，提早分娩。

部分病例产前超声仅发现肾积水，但是找不出积水的原因，很多出生后超声检查发现输尿管口囊肿或输尿管异位开口。如果诊断不够明确时，应进行排尿期膀胱尿路造影（voiding cystourethrography，VCUG）。

产前诊断本病者预后良好，产后仅 35% 婴儿出现输尿管口囊肿或异位开口的临床症状或体征。手术治疗效果良好。如果肾上部功能良好，输尿管口囊肿可经尿道进行穿刺治疗，但此法可增加尿液反流的危险。

无输尿管、肾盂扩张的重复肾不会对身体造成严重影响，也可无任何症状。如有输尿管狭窄或反流者，即便是双侧性，预后也往往较好，因为重复肾还存在另一条正常输尿管。对产前已被诊断者，产后应及时做出适当处理，如预防泌尿道感染等，还应详细检查明确重复肾输尿管扩张的严重程度，以便进行更详细的分类，制订更恰当的治疗方案。由于本病往往有家族史，因此对家族中的其他成员也应检查有无重复肾患者，以尽可能在症状出现之前做出诊断和必要的处理。

第九节 肾脏回声增强

【概述】

不论在正常胎儿还是在有潜在疾病的胎儿中，很少有数据可以用来评估胎儿肾实质回声增强的发病率。De La Vega 和 Torres（2005）在一项产前就被确诊为患有胎儿疾病的回顾性调查中发现，在 7 714 例超声检查中发现 13 例肾脏回声增强，比例为 0.16%。肾实质回声增强在儿童中是一种常见的变异，它经常会伴随肾病综合征、肾小球肾炎和肾发育不良等情况。早产儿中肾实质回声增强的情况较多见。肾实质回声增强是一个较主观的评价指标，然而，如果肾的亮度比肝强的话就要考虑肾回声增强。

【病理与临床】

胎儿双肾回声增强是由于发育异常的肾实质内存在多发微小囊肿，超声波在囊肿间发生反射而形成。其原因包括常染色体遗传、泌尿系梗阻、非整倍体疾病、病毒感染、肾脏的正常变异，以及少见的钙、磷代谢异常等，上述情况为何导致肾实质回声增强仍未知。

肾回声增强已经成为诊断一些胎儿疾病的软指标，因为肾实质回声增强经常会伴随肾发育不良、染色体异常、成人型和婴儿型多囊肾、Pearlman 综合征、Beckwith-Wiedemann 综合征、巨细胞病毒感染等情况。

【超声表现】

肾实质的回声强于肝脏的回声，即可认为肾回声增强（图 7-9-1）。

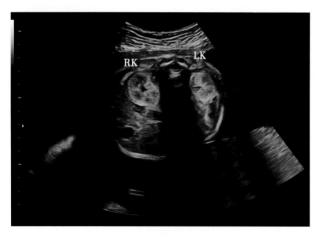

图 7-9-1　双肾回声增强
RK：右肾；LK：左肾。

在单纯性肾脏回声增强中，产前可仅仅表现为肾脏回声增强，伴或不伴肾脏囊性病变，羊水量可正常或异常，肾脏体积可增大、减小或正常。如果有病因引起，则有相应的超声表现。

1. 如果病因为非整倍体，例如 13- 三体，则超声表现有脑室扩张、全前脑、胼胝体发育不全、唇裂或腭裂、全前脑的系列面部畸形、室间隔缺损等心脏畸形等。

2. 如果病因为巨细胞病毒感染，超声检查应特别注意是否有颅内钙化、肠管回声增强、腹腔积液、水肿或心脏扩大等情况。

3. 如果胎儿存在肾发育异常并伴随肾回声增强（包括不同部位输尿管的严重闭塞），这可能是由于肾功能不全所致的肾实质回声增强，超声上有相应的肾脏异常表现（ER 7-9-1）。

ER 7-9-1　后尿道瓣膜双肾回声增强

4. 多囊肾肾脏回声增强，但肾脏增大，同时可能缺乏正常的肾脏结构，并伴有严重的羊水过少情况。

【相关异常】

合并其他畸形的肾脏回声增强的胎儿往往合并严重的异常，如尿道下裂、全前脑、胼胝体缺失、脊柱裂等。合并异常较多见的为泌尿生殖系统、神经系统、骨骼系统、消化系统等，其他包括膈疝、肺囊腺瘤样病变、单脐动脉、颈项透明层增厚、宫内生长受限等。泌尿生殖系统中最多见的是肾积水、尿道下裂、巨膀胱等；消化系统常见的为食管闭锁、十二指肠梗阻等；神经系统常见的为全前脑、胼胝体缺失等；肌肉骨骼系统常见的为脊柱裂、半椎体等。

如前所述，如果双肾回声增强，有相对明确病因，则有相应异常。例如：

1. 非整倍体尤其 13- 三体，有心脏、面部及颈部、颅脑、腹部等异常。

2. 巨细胞病毒感染，有颅脑、肠管、腹腔、心脏等异常。

3. 泌尿系统发育异常，有肾脏、输尿管等异常。

4. 多囊肾，有肾脏异常。

5. 除非整倍体与双肾回声增强相关外，近年来发现染色体微小异常也与双肾回声增强相关，17 号染色体微缺失，该缺失区域涉及 HNF1B、ACACA 等多个基因，常见的 HNF1B 基因突变可引起 10% 左右的泌尿系统畸形。17q12 微缺失综合征是一种常染色体显性遗传疾病，大多数是新发突变造成的，约 30% 来源于亲代遗传，通常与肾囊肿和糖尿病综合征相关，其临床表型谱较广，部分胎儿产前可仅表现为肾脏大小正常伴实质回声增强，因此产前不能忽视单纯性肾脏回声增强（ER 7-9-2、ER 7-9-3）。

ER 7-9-2　双肾回声增强——右肾

ER 7-9-3　双肾回声增强——左肾

【鉴别诊断】

产前发现胎儿肾脏回声增强时，要注意观察肾脏的大小、皮髓质回声、羊水量变化，需要留意其他一些潜在异常，是否合并肾外畸形，有助于鉴别诊断。

肾脏回声增强可能是一种正常变异，可能不存在潜在病因。肾脏回声增强的鉴别诊断主要包括巨细胞病毒感染、非整倍体，尤其是 13- 三体综合征和其他染色体异常，如部分 10- 三体综合征，以及成人和婴儿型多囊肾和肾发育不良造成的继发性尿道梗阻。

【预后评估】

双肾回声增强的胎儿预后与是否存在羊水过少有密切关系。如果羊水正常且没有合并其他异常，预后较好，但可能会存在非致命性肾病。如果双肾回声增强合并羊水过少，则存活率极低。

第十节　膀　胱　外　翻

【概述】

膀胱外翻（bladder exstrophy）是以膀胱黏膜裸露为主要特征的综合畸形。本病极罕见，发病率为 1/40 000～1/25 000，男女比例约为 2∶1。其胚胎发生复杂，影响因素较多。一般认为，泄殖腔膜过大使将要发育成为腹部肌和膀胱前壁肌层及浆膜层的间质细胞移行障碍、骨盆发育异常、耻骨分离等与本病发生有关。

【病理与临床】

膀胱外翻是一种综合性的复杂畸形，由泌尿系统畸形、骨骼肌肉畸形、肛门畸形等构成。其主要特征是下腹壁大面积缺损为膀胱后壁所代替，膀胱前壁缺损，后壁膨出，其边缘与腹壁皮肤融合，膀胱黏膜长期暴露而肥厚、水肿。耻骨分离，耻骨联合增宽，脐带插入口明显下降，低于两髂嵴连线。生殖系统在男性尿道背侧裂开，阴茎海绵体过度分裂，阴茎变短。在女性可见尿道背裂、阴蒂分离。

【超声表现】

如果产前超声检出羊水正常，且显示出正常形态的肾回声，但不能显示正常充盈的膀胱时，应高度怀疑本病的可能。仔细探查有时可发现脐带插入口下移及下腹壁缺损征象，表现为低位脐膨出，脐带插入部常位于膨出包块的上部，此种脐膨出形态不规则，表面覆盖有膀胱壁回声，而表现为薄带状的低回声包绕在包块的前下部（ER 7-10-1）。但由于膀胱后壁膨出与腹壁皮肤融合，超声有时难以分辨，膨出不明显时难以检出腹壁缺损。

ER 7-10-1　膀胱外翻

【预后评估】

产前超声怀疑膀胱外翻时，应仔细观察腹部膨出包块表面回声、包块形态及其与脐带插入口的位置关系、胎儿外生殖器，如果外生殖器辨认不清，应建议孕妇行胎儿染色体检查确定胎儿性别。胎儿膀胱外翻对孕妇分娩无特殊要求，但应选择在有泌尿外科的医院分娩，以利产后处理。

出生后手术治疗，新生儿手术的目的在于关闭膀胱，保护上尿路，并为稍后的功能重建做准备。男性的二期手术选择在 1 岁左右，目的在于优化生殖器结构和功能，增加膀胱输出口的阻力来刺激膀胱的生长。4 岁时行三期功能重建手术，使患儿能控制排尿。

本病长期随访结果良好，呈散发性，再发危险性极低。

第十一节　马　蹄　肾

【概述】

两侧肾的上极或下极相融合，形成马蹄肾（horseshoe kidney），发病率为 1/1 000～1/500，男女比例为 4∶1。马蹄肾发生在胚胎早期，是两侧肾胚胎在脐动脉之间被紧挤而融合的结果。

【病理与临床】

在胚胎发育 4～6 周，后肾组织相互靠近，此时很多影响因素均可导致其下极相融合。脐动脉或髂动脉的轻微变化可引起正在移行的肾方向改变，从而发生两肾的融合。不管其形成机制如何，肾的融合总发生在旋转之前，因此，肾和输尿管常朝向前。

【超声表现】

1. 双肾横切面，肾盂角变小。在双肾横切面上，经过双侧肾盂长轴的直线交角为肾盂角。Cho等的研究发现马蹄肾，肾盂角在中孕期平均为116°，晚孕期为110°；正常胎儿中孕期为172°，晚孕期为161°；他们研究认为肾盂角＜140°强烈提示马蹄肾畸形可能。

2. 肾下极横切面显示并确认双肾下极在腹中线连续显示有诊断价值。

3. 冠状切面显示双肾下极相连，表现为双肾融合部肾组织共同形成"U"字形（图7-11-1，ER 7-11-1）。

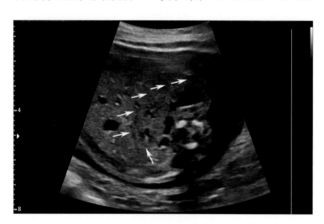

图 7-11-1　马蹄肾（箭头所示）

ER 7-11-1　马蹄肾

【预后评估】

单纯马蹄肾可无临床症状，大部分于成年体检时才发现，但马蹄肾发生肾积水、肾结石、感染的概率增大。当合并其他畸形时，染色体异常的风险增高，预后取决于合并畸形的严重程度和染色体是否异常。

18-三体常合并马蹄肾畸形，也有特纳综合征、9-三体合并马蹄肾畸形的报道。

（王军梅）

参 考 文 献

1. 高英茂，李和. 组织学与胚胎学 [M]. 2版. 北京：人民卫生出版社，2010.

2. 李胜利，罗国阳. 胎儿畸形产前超声诊断学 [M]. 2版. 北京：科学出版社，2017.

3. 中国医师协会超声医师分会. 中国产科超声检查指南 [M]. 北京：人民卫生出版社，2019.

4. 严英榴，杨秀雄，沈理. 产前超声诊断学 [M]. 北京：人民卫生出版社，2005.

5. 姚俊，夏正坤. 儿童肾囊性疾病的诊治 [J]. 国际儿科学杂志，2017，1（44）：41-43.

6. 上海市医学会儿科学分会肾脏学组，上海市医学会小儿外科学分会，复旦大学附属儿科医院，等. 中国儿童先天性肾积水早期管理专家共识 [J]. 中国实用儿科杂志，2018，33（2）：81-88.

7. 李春玲，刘云，杨坡，等. 胎儿肾脏回声增强的产前超声诊断及染色体结果分析 [J]. 中国超声医学杂志，2020，36（5）：448-450.

8. 吴婷，刘秀凤，乔宠. 胎儿巨膀胱的产前诊断及预后 [J]. 国际妇产科学杂志，2008，35（4）：294-296.

9. 殷林亮，邓学东，潘琦，等. 产前超声在胎儿巨膀胱病因鉴别中的临床应用 [J]. 中华超声影像学杂志，2016，25（5）：422-427.

10. 陈华娟，程红，黄春荣，等. 胎儿巨膀胱 - 小结肠 - 肠蠕动迟缓综合征超声表现 1 例 [J]. 中华超声影像学杂志，2010，19（10）：877.

第八章 胎儿骨骼系统异常

第一节 正常声像图

【概述】

骨骼系统超声检查显示为强回声，超声是了解胎儿骨骼发育的主要检查手段。骨骼肌肉发育异常经常同时累及全身多个部位，产前超声检查评价胎儿肌肉骨骼发育是否正常需要观察胎儿全身结构。在胎儿截肢畸形时，病变累及局部。超声观察胎儿骨骼系统，需要全面、有序、分步、多角度多切面动态扫查，包括胎儿头部（头颅骨骼，下颌）、脊柱及胸廓、胎儿四肢（长骨及肢端）、骨骼的骨化、关节活动情况等。三维超声的表面成像和骨骼透明成像为胎儿骨骼系统异常的诊断也提供了很多信息。

【超声表现】

精确孕龄的确定及胎儿生长径线的测量，根据孕妇末次月经或者早孕期超声胚胎或胎儿生长径线的测量确定孕周。胎儿生长径线的测量包括双顶径、头围、腹围。长骨的长度主要包括股骨、胫骨、腓骨、肱骨、桡骨、尺骨。

1. 四肢

（1）长骨的形态及回声：长骨的形态及回声包括长骨的长度、形态（直、弯曲还是成角），回声的强度；长骨表现为长条状强回声（图 8-1-1）。超声需要观察双侧股骨、胫骨、腓骨，腓骨位于内侧，胫骨和腓骨等长或者胫骨略长于腓骨；还要观察双侧肱骨、桡骨、尺骨，尺骨位于小指侧，桡骨位于拇指侧，尺骨略长于桡骨。

将胎儿生长径线与同孕周正常值范围进行比较，发现是否存在全部或局部肢体短小。整个孕期，股骨的长度与足底的长度基本相等。当头围大于同孕周第 95 百分位数，同时长骨长度小于第 5 百分位数或低于同孕周平均值 3 个标准差（-3SD）时，应高度怀疑骨发育不良的可能。

（2）干骺端形态：胎儿时期干骺端骨骺未骨化，

超声声像图上表现为低回声（图 8-1-2）。

（3）手及脚：早孕期末期开始掌骨及指骨开始骨化，中孕期早期开始距骨及趾骨开始骨化。如果胎儿体位、孕妇腹壁厚度、羊水量等多种条件许可，中孕期超声检查能够观察手掌及足底形态大小，如

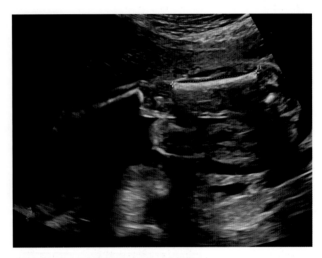

图 8-1-1　胎儿股骨切面
FL：股骨。

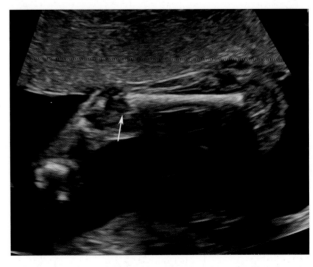

图 8-1-2　干骺端表现为骨骼末端低回声（箭头）

果条件允许,观察手指及足趾的数目。观察有无马蹄内翻足或摇椅足,有无畸形手、裂手裂脚畸形等。足底的长度与股骨长度基本一致(图8-1-3)。

(4)四肢关节:正常妊娠,胎儿关节呈自然伸展或弯曲状态,活动自如。胎儿发生关节异常的妊娠时间跨度很大,多数发生在孕12周到孕30周。注意四肢有无异常的姿势,有无关节挛缩、屈曲或转位,主要是肘关节、腕关节(图8-1-4)、膝关节、踝关节(图8-1-5)。

2. 脊柱和胸廓

(1)脊柱:超声扫查详细检查胎儿脊柱技术要求高,并且需要胎儿有合适的体位。由于早孕期及中孕期的早期骶尾部脊柱未骨化,并且孕周过大胎儿体位不易变换,观察脊柱困难,检查胎儿脊柱合适的孕周在18～24周。三维超声渲染成像能够获

得二维超声难以得到的切面,为观察脊柱结构提供更多的信息。

胎儿脊柱有三个骨化中心,一个是偏前方的椎体,另外两个是两侧椎弓。椎体背部左右两侧椎弓是椎板和椎弓根之间的连接,位于中央的棘突在胎儿时期未骨化,超声不显示,三个骨化中心中央是椎管。观察脊柱需要矢状切面、冠状切面及横切面。

1)矢状切面:观察前方的椎体、后方两侧的椎弓,呈两条平行排列的串珠状骨化中心,从颈椎、胸椎、腰椎、汇合在骶尾椎,一一对应,脊柱完整连续,正常生理弯曲存在,脊柱表面的皮肤及皮下组织完整,了解有无脊柱连续性中断、骨化异常及脊柱异常弯曲(图8-1-6)。腰骶部脊柱正中矢状切面,显示脊髓圆锥下缘,在中孕后期位于腰2至腰3水平(图8-1-7)。

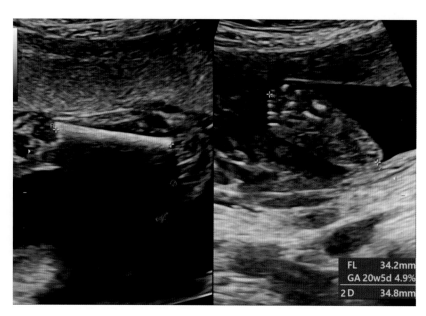

图 8-1-3 胎儿足底长度与股骨长度(FL)基本一致

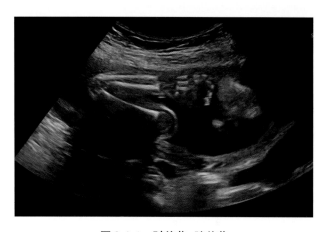

图 8-1-4 肘关节、腕关节

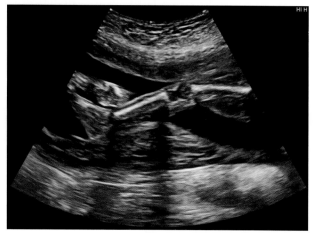

图 8-1-5 膝关节、踝关节

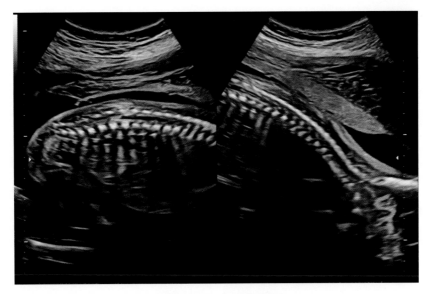

图 8-1-6 脊柱矢状切面

2）冠状切面：超声从腹侧向背侧扫描，显示一条（椎体）、两条（两侧椎弓）或三条（椎体及椎弓）骨化中心，平行排列，于骶尾部聚合（图 8-1-8）。孕 18

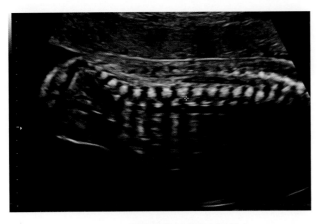

图 8-1-7 脊髓圆锥下缘（光标处）

周以后，两侧髂骨内侧的椎弓椎体已经骨化。冠状切面是了解脊柱有无侧凸及评估严重程度的重要切面，冠状切面无法了解脊柱表面的皮肤情况。

3）横切面：从颈椎开始动态扫查，一直到骶尾椎，横切面均呈闭合的三角形，三角形的顶指向前方，脊柱表面的皮肤覆盖完整。不同部位的椎体形态有所不同，颈椎呈四边形，胸椎和腰椎呈三角形，骶椎是平的（图 8-1-9）。

（2）胸廓：四腔心切面观察肋骨形态、长短、心胸比例。肋骨呈长条状强回声，肋间肌基本相等。背侧起自脊柱，呈自然弧形向前方包绕，正常情况下，肋骨包绕 2/3 的胸腔（图 8-1-10）。胎儿仰卧位的胸腹部正中矢状切面观察胸廓形态及胸廓腹部交界处有无明显凹陷（图 8-1-11）。三维超声骨骼成像能够更详细直观地观察肋骨。

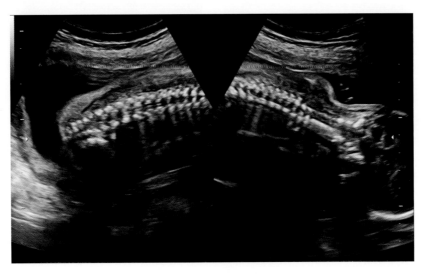

图 8-1-8 脊柱冠状切面

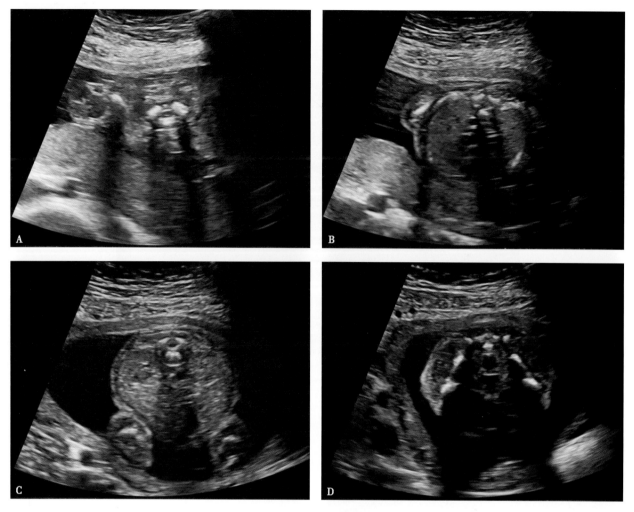

图 8-1-9 脊柱横切面
A. 颈椎横切面；B. 胸椎横切面；C. 腰椎横切面；D. 骶椎横切面。

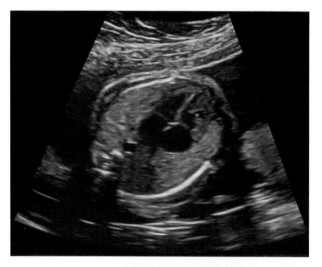

图 8-1-10 正常胸廓横切面

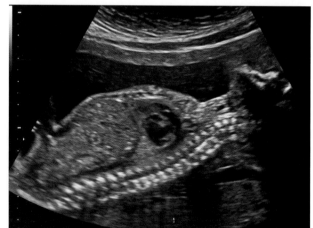

图 8-1-11 正常胸廓矢状切面

3. **头颅** 头面部形态：经侧脑室切面（图 8-1-12）及经小脑横切面（图 8-1-13）观察头颅的大小及形态，正常呈椭圆形，头颅环状强回声完整，骨化正常。面部正中矢状切面观察前额、鼻部及下颌，观察有无前额隆起、鼻梁扁平、小颌畸形等（图 8-1-14）。需要注意，正常妊娠中晚期，由于胎儿头颅声影的影响，近场颅内结构显示不清。

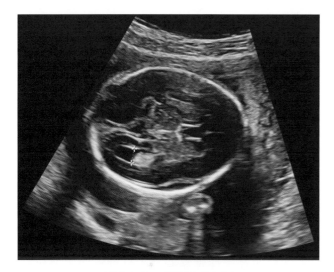

图 8-1-12 经侧脑室切面
光标：侧脑室后角测量。

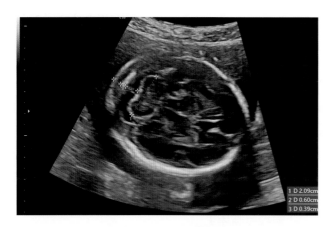

图 8-1-13 经小脑横切面

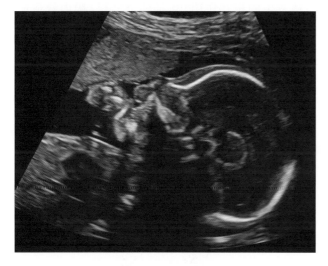

图 8-1-14 面部正中矢状切面

【相关异常】

胎儿骨骼系统发育异常会合并胎儿水肿及其他器官系统的异常，发现骨骼系统畸形需要了解胎儿有无胸腔积液、腹水及皮肤水肿等。

随着计算机技术的发展，三维超声可以获取和

存储多个二维切面，重建三维图像并且能够显示任意切面，进行实时或离线分析。三维超声能够获得传统二维超声难以观察的切面，不仅能够渲染表面成像观察肢体的姿势，三维骨骼成像技术将骨化的骨骼单独显示出来，产生类似 X 线图像，从任意切面、任意角度进行观察（图 8-1-15）。

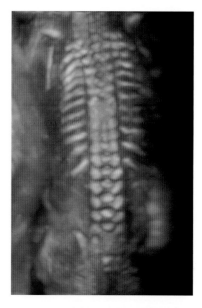

图 8-1-15 脊柱及肋骨三维骨骼成像

三维超声除了观察骨骼系统以外，还可以观察头面部有无异常，比如特殊头型、面部中部发育不良、小颌畸形、低位耳等。虽然三维超声有其特有的优势，但不可取代二维超声，两者互为补充。

（任芸芸）

第二节 骨骼系统发育异常

一、骨骼系统发育异常总论

【概述】

先天性骨骼系统发育异常是影响全身骨及软骨发育的一组异常，表现为骨的形态、大小、完整性异常，主要分为两大类：累及全身骨骼系统的骨发育不良性疾病；局限性骨骼发育畸形，包括残肢畸形、脊柱畸形等。发病率很低，为（21～47）/100 000 活产儿，致死性骨骼发育异常的发生率约为 0.95/10 000。有研究发现，23% 的骨发育异常死胎或死产，32%在出生后一周内死亡，占围生儿死亡率的 9/1 000。骨发育障碍是指单个或一组骨骼发育异常，比如多指。骨缺失是继发性骨骼畸形。有些骨骼发育异常产前超声检查有所发现，产前超声诊断仍然是产前

筛查胎儿骨骼系统发育异常的常见手段。但由于骨骼发育异常种类繁杂，并且发病率低，缺乏特征性超声表现，同一类型骨骼系统发育异常临床表现差别很大，并且不同类型之间临床表型有很多重叠，产前超声精准诊断这些疾病很困难。产前超声检查判断胎儿骨骼系统发育异常是否是致死性，准确性可以达到 90% 以上，但精准正确诊断只有 30%～50%，分子遗传学是诊断骨骼系统发育异常的"金标准"。产前超声诊断的重点在于鉴别是致死性还是非致死性骨骼发育畸形，判断预后及决定分娩方案等。对于不确定的病例，超声检查缩小可能的诊断范围，以便进一步选择适当的检查，包括分子遗传学检查。根据基因检查结果及遗传方式，评估下次妊娠复发的风险。精准诊断尚需要侵入性产前诊断、基因检测及产后 X 线检查和尸解，包括软骨和骨的病理学分析等。

在过去的几十年中，骨骼系统发育异常的疾病分类经历数次更新。随着分子遗传学的快速发展，骨骼发育异常的分类从基于临床 - 影像 - 病理，到基于分子遗传学。最新 2019 年分类版本包括 461 个疾病名称及 437 个已知基因，461 种疾病中大约有 100 种在产前有所表现，约 50 种为围生期致死性。根据分子表型、临床特征、X 线特点将骨骼发育异常分为 42 个组。

造成胎儿骨骼系统发育异常的原因很多，但约 90% 缺乏已知的高危因素。内因包括染色体异常及单基因疾病，约占新生儿遗传病的 5%。随着分子遗传技术的发展，可以发现很多骨骼系统发育畸形的遗传学基础，遗传方式多种多样，包括常染色体显性遗传、常染色体隐性遗传、体细胞嵌合体、代谢印迹错误、X 性连锁遗传等。随着分子遗传学的发展，大约 160 种骨发育不良有可以识别的遗传缺陷，多数是单基因疾病。有些病例为基因突变或常染色体隐性遗传。造成骨骼系统发育异常的外界因素包括有害物质的暴露等，包括孕妇有 1 型或 2 型糖尿病或苯丙酮尿症，服用华法林、苯妥英等（表 8-2-1）。了解家族史及孕妇病史将为诊断提供一定的信息。

常见的致死性骨骼发育不良性疾病主要包括致死性骨发育不良（thanatophoric dysplasia，TD，也称致死性侏儒）、成骨发育不全Ⅱ型（osteogenesis imperfecta type Ⅱ，OI Ⅱ）、软骨发育不全（achondroplasia）、先天性低磷酸酯酶症（congenital hypophosphatasia）、致死性短肋多指综合征（lethal short-rib polydactyly syndrome）、弯肢发育异常（campomelic dysplasia），以及点状软骨发育不良（chondrodysplasia punctate）等。其中，产前最常见的骨骼发育不良是成骨发育不全Ⅱ型、致死性骨发育不良、软骨发育不全Ⅱ型、软骨发育不良（hypochondroplasia），前三种是致死性骨发育不良，大约占 40%。

【病理与临床】

骨发生来源于成簇的间充质细胞通过黏附分子表达发生的相互作用，包括两个过程：膜内骨形成

表 8-2-1　与胎儿骨骼系统发育异常有关的因素

潜在病因	胎儿骨骼系统异常	其他超声发现
父母有常染色体显性疾病，有不同程度的表型		
成骨发育不全Ⅰ/Ⅳ型	长骨轻度短，有些弯曲	
孕妇服药史		
华法林	肢体肢根型短，骨骺点状，脊柱排列紊乱，面中部发育不良，鼻梁低平，鼻子小	肾脏、心脏、中枢神经系统异常
苯妥英	骨骺点状	小颌畸形，唇裂，心脏畸形
甲氨蝶呤	长骨肢中型短，头颅低矿化，并指/趾，缺指/趾，马蹄内翻足，小颌畸形	中枢神经系统畸形
酒精	长骨短，前臂缺失，轴前多指，缺指/趾，点状骨骺	胎儿生长受限，心脏畸形
孕妇合并症		
胰岛素依赖性糖尿病	股骨发育不全，常不对称	脊柱短/尾部退化
重症肌无力	多发关节挛缩	胎动减少
系统性红斑狼疮	肢体短，骨骺点状，鼻梁低平	
孕妇甲状腺功能减退	肢体短，骨骺点状，鼻梁低平，点状脊柱、手及足	

及软骨内骨形成。膜内骨形成发生在间充质细胞直接分化为骨细胞时，负责颅骨、锁骨、耻骨等结构的骨化。软骨内骨形成包括骨形成的软骨前体，间充质细胞分化为软骨细胞，这些软骨细胞选择性位于生长板，形成将来发育成骨的软骨板，四肢骨骼及躯干骨骼发育为软骨内骨化，沿着骨骼长轴及末端软骨的骨化最终决定一个人的身高。膜内骨形成与软骨内骨形成之间的相互作用需要细胞增殖和凋亡之间精密复杂的平衡作用，最终决定了骨骼的生长。如果骨骼形成过程中出现障碍，将会造成骨发育异常。骨骼从早孕期开始按照一定顺序骨化：枕骨、上颌骨、下颌骨、长骨。长骨骨干从 8 周开始骨化，锁骨、肩胛骨、肋骨、远端指 / 趾从 10 周开始骨化，胸椎、腰椎、掌骨、跖骨从 11 周开始骨化，颈椎及骶尾椎从 15 周开始骨化，距骨和跟骨从 22～24 周骨化，骨骺从 31 周开始骨化，腕骨出生后骨化。大约在孕 20 周超声或 X 线可以观察到继发性（骨骺）骨化中心。

骨发育不良主要包括三个方面，即骨发育不良、软骨发育不良及骨发育障碍，三者之间难以区分。骨发育异常是指骨密度和骨矿化异常；软骨发育异常是指软骨发育异常导致骨短小；骨发育障碍是指局灶性骨发育异常；脊柱胸廓发育障碍是指脊柱和肋骨局灶性异常。成纤维细胞生长因子（fibroblast growth factor，FGF）突变造成原发性软骨发育异常，包括软骨发育不全、致死性骨发育不良、软骨发育不良等。脯氨酸 -3- 羟化酶复合物作用于骨及软骨的纤维胶原，造成骨软骨发育不良。

基因决定胎儿的生长发育，在所有骨骼都有特定基因的表达，但在不同部位受影响的严重程度有所不同。骨骼的发育及成熟过程涉及了多个基因，FGF 基因突变引起原发性软骨发育异常，包括软骨发育不良、致死性骨发育不全 Ⅰ 型和 Ⅱ 型、等。FGF 通过激活成纤维细胞生长因子受体（fibroblast growth factor receptor，FGFR）1～4 及酪氨酸激酶，介导细胞反应。一旦配体与细胞外 FGFR 区域结合，就会诱导受体二聚作用，导致 FGFR 细胞质区域的酪氨酸残基磷酸化，触发级联反应，激活细胞内通路导致骨形成。基因突变导致激活受体，增加 FGR 信号通路，引起四肢骨骼生长板的增生减少，结果造成软骨发育不全的短肢表现。在同样的 FGFR3 基因不同的位点其他酪氨酸激酶 - 激活突变可导致长骨短的不同基因分型，包括致死性骨发育不良和软骨发育不良。

【超声表现】

虽然骨化持续发生在整个妊娠期，但骨骼系统在孕 12 周基本形成，在早孕期末期及中孕期早期超声检查能够发现很多骨骼系统发育异常，主要包括严重的骨骼系统发育畸形及肢体缺失畸形。产前超声检查有可能发现胎儿骨骼系统异常，详见表 8-2-2。由于胎儿骨骼系统异常发生率很低，部分极低，产前鉴别诊断非常困难。

胎儿骨骼系统的发育是一个连续性的过程，骨骼系统异常在不同孕周表现亦不相同，比如颅缝早闭，苜蓿叶样头型在孕 16～18 周前不明显，到了晚孕期才有所表现。由于骨骼骨化程度在不同孕周不同，因此某些超声诊断特征在特定孕周不明显。非致死性骨骼系统发育畸形，比如软骨发育不良、先天性脊椎骨骺发育不良，孕 18 周以后才可能观察到长骨长度小于第 5 百分位数。因此，除了需要了解骨骼系统发育异常的声像图特征外，还需要知晓超声异常观察的孕周。

1. 超声观察的内容

（1）根据末次月经或早孕期超声测量确定孕周。胚胎顶臀长在 84mm 以内则根据胚胎顶臀长的测量估算孕周，顶臀长大于 84mm 则根据双顶径估算孕周。

（2）早孕期颈项透明层测量。部分骨骼系统发育异常在孕 11～13^{+6} 周胎儿颈项透明层增厚，原因可能如下：①由于胸廓狭小导致纵隔受压，淋巴回流受阻；②严重的病例由于肢体骨折造成胎动减少，淋巴回流减慢；③由于胶原合成异常造成皮肤成分和弹性异常，颈项透明层增厚。

（3）当常规超声检查发现胎儿股骨或肱骨长度小于平均值的 3 个标准差，头围大于第 75 百分位数时，应高度怀疑有骨发育不良的可能，还需要了解以下超声指标：胎儿头颅（双顶径、枕额径、头围）、头颅骨化程度，下颌骨、锁骨、肩胛骨、腹围、肱骨、桡骨、尺骨、手、股骨、胫骨、腓骨、足；对照相应孕周正常值范围，判断长骨短是哪种类型。肢体短有很多种类型，大致分为：①肢根型，即肢体近端部分短（股骨、肱骨）；②肢中型，即肢体中间部分短（桡骨、尺骨、胫骨、腓骨）；③肢端型，即肢体末端部分短（手、脚）；④短肢，即肢体的所有节段都短。

（4）长骨的形态：骨骼系统异常时常常首先发现长骨短，根据生长曲线或脐动脉多普勒参数与胎儿生长受限进行鉴别，羊水穿刺胎儿染色体核型及微阵列分析除外染色体异常。需要观察长度骨化程

表 8-2-2 产前有可能发现的胎儿骨骼系统异常

无手足畸形（acheiropodia）
软骨发育不全（achondroplasia）ⅠB 型
软骨发育不全Ⅱ型
软骨发育不良（hypochondroplasia）
肩下颌综合征（acromandibular syndrome）
Apert 综合征
窒息性胸廓发育不良（asphyxiating thoracic dysplasia）
骨发育不全症（atelosteogenesis）1，2，3 型
Barnes 综合征
短指 B 型（brachydactyly type B）
婴儿骨皮质增生症——产前型（Caffey disease）
弯肢发育异常（campomelic dysplasia）
CHILD 综合征
点状软骨发育不良（chondrodysplasia punctata）——肢根型
点状软骨发育不良——Conradi-Hunerman 型
颅骨锁骨发育不良（cleidocranial dysplasia）
Desbuquois 发育不良
骨畸形发育不良（diastrophic dysplasia）
缺指 / 趾综合征（brachydactyly syndrome）
Ehlers-Danlos 综合征 7B 型
Ellis-van Creveld 综合征
局灶性股骨发育不良伴或不伴面部异常（focal femoral hypoplasia with/without unusual facies）
细骨发育不良（gracile bone dysplasia）
低磷酸酯酶症（hypophosphatasia）——产前致死型
Kniest 发育不良
Larsen 综合征
致死性扁平椎体发育不良（lethal platyspondylic dysplasia）——Torrance 型
干骺端软骨发育不良（metaphyseal chondrodysplasia）——McKusik 型
变形骨发育不良（metatropic dysplasia）
黏脂贮积症（mucolipidosis）Ⅱ型
多发性颅缝早闭综合征（multiple synostosis syndrome）
Nail-Patella 综合征
Neu-Laxova 综合征
OSMED 发育不良
opsismo 发育不良（opsismodysplasia）
成骨发育不全（osteogenesis imperfecta）Ⅱ型及Ⅲ型
耳腭指综合征（oto-palato-digital syndrome）2 型
Pfeiffer 综合征
假性骨畸形发育不良（pseudodiastrophic dysplasia）
Roberts-SC 海豹肢畸形（Roberts-SC phocomelia）
Sedaghatian 型脊柱干骺端发育不良（Sedaghatian-type spondylo-metaphyseal dysplasia，SSMD）
Schneckenbecken 发育不良
短肋多指综合征（short rib-polydactyly syndrome，SPR）2、3、4 型
先天性脊椎骨骺发育不良（spondyloepiphyseal dysplasia congenita）
脊椎胸廓发育不良（spondylothoracic dysplasia）
Stuve-Wiedemann 综合征
致死性骨发育不良（thanatophoric dysplasia）1 型和 2 型
胫骨 - 缺指综合征（tibia-ectrodactyly syndrome）
半肢畸形（hemimelia）2 型
未分类骨发育不良

度、骨化中心，长骨形态是直的还是弯曲，单侧还是双侧，长骨有无缺失；干骺末端的形态（钉形还是不规则形），以及有无点状强回声；长骨的回声（骨化正常还是骨化不良）；四肢姿势有无异常。这些表现与潜在的病因密切相关，产前与长骨异常有关的常见骨骼系统发育畸形见表 8-2-3。

表 8-2-3 产前与长骨异常有关的常见骨骼系统发育畸形

超声表现	常见骨骼系统发育异常
长骨轻度 / 中度短	胎儿生长受限，小于胎龄儿
骨骼缺失	Roberts 综合征
肢根型短更加明显	骨畸形发育不良，先天性脊椎骨骺发育不良，窒息性胸廓发育不良，软骨发育不良，肢根型点状软骨发育不良
肢中型（桡骨 / 尺骨，胫骨 / 腓骨）短	软骨外胚层发育不良综合征（Ellis-van Creveld 综合征），口面指综合征
所有长骨都短	软骨发育不全Ⅰ型及Ⅱ型，致死性骨发育不良，成骨发育不全Ⅱ、Ⅲ、Ⅳ型，低磷酸酯酶症，软骨发育不良
低骨化	成骨发育不全Ⅱ、Ⅲ型，低磷酸酯酶症
干骺端扩展	Kneist 综合征
骨骺点状	肢根型点状软骨发育不良，Conradi Hunermann 综合征，X 连锁点状软骨发育不良，华法林综合征，孕妇系统性红斑狼疮及其他自身免疫性疾病
晚孕期短肢明显	软骨发育不良，软骨发育低下

（5）手及足：超声观察手指和足趾有时很困难，但手指和足趾有无异常对于正确诊断提供帮助。仔细观察有无多指（轴前、轴后、轴中）、并指 / 趾、缺指 / 趾、手指弯曲，以及有无马蹄内翻足或摇椅足。与手及足异常有关的骨骼发育畸形见表 8-2-4。

（6）头颅：超声观察有无小头及大头，头颅骨骼的形状及骨化，当近场颅内结构清晰显示或探头加压时头颅容易变形，要怀疑有骨化不良的可能。颅缝早闭会引起头颅形态异常。额缝早闭造成三角形头；矢状缝早闭造成枕额径增加，形成舟状头；冠状缝早闭形成尖头形；冠状缝、人字缝早闭造成枕额径短，形成短头畸形，多见于 18- 三体及 21- 三体。冠状缝、矢状缝早闭形成尖头型；人字缝、冠状缝、矢状缝早闭形成苜蓿叶状头型，见于致死性骨发育不良Ⅱ型；单侧冠状缝或人字缝早闭造成斜头型。头偏大多见于软骨发育不良及致死性骨发育不良。与头颅异常有关的骨骼系统发育畸形见表 8-2-5。

表8-2-4　与手及足异常有关的骨骼发育畸形

超声表现	常见骨骼发育异常
多指/趾	窒息性胸廓发育不良,软骨外胚层发育不良综合征(Ellis-van Creveld综合征),短肋多指综合征
并指/趾	Apert综合征
多指/趾合并并指/趾	短肋多指综合征,口面指综合征
缺指/趾	De Lange综合征,Roberts综合征
短指(三叉戟手)	软骨发育不良,肢端肢中发育不良,致死性骨发育不良
马蹄内翻足	骨畸形发育不良,短指发育不良,Kneist综合征
"搭便车"的拇指及足趾	骨畸形发育不良

表8-2-5　与头颅异常有关的骨骼系统发育畸形

超声表现	常见骨骼发育异常
重度低骨化	成骨发育不全ⅡA/C型,软骨发育不全Ⅰ型,低磷酸酯酶症
轻度低骨化	成骨发育不全ⅡB型、Ⅷ型,颅骨锁骨发育不良
颅缝早闭	致死性骨发育不良Ⅱ型,Apert综合征,颅缝早闭综合征
头相对较大	致死性骨发育不良,软骨发育不良,软骨发育不全Ⅰ型
头进行性小	肢根型点状软骨发育不良

表8-2-6　与面部异常有关的骨骼系统发育异常

超声表现	常见骨骼发育异常
前额隆起	软骨发育不良,致死性骨发育不良,肢端肢中发育不良
小颌畸形	先天性脊椎骨骺发育不良,Sticklers综合征,短指发育不良,骨畸形发育不良,Kneist综合征
唇裂	短肋多指综合征——Beemer-Langer型,Verma-Naumoff综合征,软骨外胚层发育不良综合征(Ellis-van Creveld综合征),Roberts综合征
鼻骨缺失/鼻梁低平	肢根型点状软骨发育不良
面中部发育不良	肢根型点状软骨发育不良,Kneist综合征
鼻子小	肢根型点状软骨发育不良,Kneist综合征
白内障	肢根型点状软骨发育不良

表8-2-7　与胸部异常有关的骨骼系统发育异常

超声表现	常见骨骼系统发育异常
短或无锁骨	颅骨锁骨发育不良,Melnick-Needles综合征,致密性成骨发育不全症
肩胛骨小	短指发育不良
胸廓短	先天性脊椎骨骺发育不良,Stickler综合征,Kneist综合征
严重胸廓小和/或狭窄合并短肋,胸廓呈"香槟酒"软木塞样	致死性骨发育不良,短肋多指综合征,窒息性胸廓发育不良,软骨发育不全,成骨发育不全ⅡA/C型
中重度胸廓小	窒息性胸廓发育不良,偶尔软骨发育不良和软骨外胚层发育不良
肋骨短、直	致死性骨发育不良,短肋多指综合征,窒息性胸廓发育不良,软骨发育不全Ⅱ型,软骨外胚层发育不良
肋骨骨折或呈串珠样	成骨发育不全ⅡA/C/B型,软骨发育不全Ⅰ型
肋骨缺失或排列紊乱	Jarcot-Levine综合征,脊椎肋骨发育不良,短指发育不良(偶尔11根肋骨)

（7）面部：很多骨骼发育畸形与面部异常有关，结合使用二维超声及三维超声，观察切面包括矢状切面、冠状切面及横切面。常见的面部异常包括前额膨出，鼻梁扁平，眼间距宽，唇裂和/或腭裂，小颌畸形或下颌后缩，面中部发育不良等。与面部异常有关的骨骼系统发育异常见表8-2-6。

（8）胸部：横切面、矢状切面、冠状切面观察有无胸廓狭小，横切面测量胸廓横径或胸围，小于正常值的第5百分位数时及心胸比例增大时有肺发育不良的风险；矢状切面显示小的胸廓及明显凸起的腹部。观察肋骨、锁骨及肩胛骨的大小、形态及有无骨折对诊断骨骼发育不良有帮助。颅骨锁骨发育不良（cleidocranial dysplasia）时出现锁骨缺失或发育不良，肩胛骨缺失是弯肢发育异常（camptomelic dysplasia）的特征之一。与胸部异常有关的骨骼系统发育异常见表8-2-7。

（9）脊柱：超声观察有无异常弯曲，椎体的大小及形态，骨化程度。当椎体高度明显小于椎间盘高度时，应高度怀疑扁平椎。椎体骨化中心缺失提示有软骨发育不良的可能。在矢状切面及冠状切面观察椎体骨化中心排列是否规则。与脊柱异常有关的骨骼系统发育畸形见表8-2-8。

表 8-2-8　与脊柱异常有关的骨骼系统发育畸形

超声表现	常见骨骼系统发育异常
椎体低骨化	软骨发育不全 I 型
半椎体	脊椎肋骨发育不良
椎体排列紊乱	Jarcot-Levine 综合征,脊椎肋骨发育不良,部分点状软骨发育不良,节段性发育不良
脊柱短	先天性脊椎骨骺发育不良
扁平椎体	软骨发育不良,骨畸形发育不良,假性软骨发育不良,脊椎骨骺发育不良,脊柱干骺端发育不良,致死性骨发育不良

（10）盆腔：盆腔的形态对于评价骨发育不良很重要，例如肢体 - 盆腔发育不良（limb-pelvic hypoplasia），股骨发育不全 - 面部异常综合征（femoral hypoplasia-unusual face syndrome）（髋臼发育不良，髂骨基底部狭窄合并垂直的坐骨轴，闭孔大），软骨发育不良（圆形髂骨，无扩张，髋臼上缘宽且水平，坐骨切迹小）。用二维超声评价盆腔很困难，三维超声会提供一定的帮助。

（11）其他器官系统：有些骨骼系统发育异常合并胎儿水肿，一些遗传综合征除了骨骼系统异常外，常合并其他器官系统的异常，见表 8-2-9。

表 8-2-9　骨骼系统异常合并其他器官系统异常

超声表现	常见骨骼系统异常
水肿	短肋多指综合征,软骨发育不全 I 型
中枢神经系统畸形	短肋多指综合征,致死性骨发育不良 II 型,偶尔软骨发育不良
心脏畸形	短指发育不良,软骨外胚层发育不良,短肋多指综合征,Roberts 综合征
泌尿系统畸形	窒息性胸廓发育不良,短肋多指综合征
前腹壁异常	短肋多指综合征——Beemer-Langer 型
生殖器异常	短指发育不良,短肋多指综合征

（12）胎儿运动：病理状态时，上肢内屈肌强于外展肌，双上肢表现为屈曲，放置在胸前。下肢肌肉外展肌强于内屈肌，下肢表现为过度伸展，呈剪刀样交叉。严重的关节挛缩常合并染色体异常和遗传综合征。

（13）羊水量：致死性骨骼系统发育异常由于胸廓受压及胎儿运动减少，影响胎儿吞咽羊水，晚孕期常合并羊水过多。

2. 评价骨骼系统发育畸形是否为致死性

（1）头颅、长骨及脊柱孕 12 周已经开始骨化，头颅骨化不良也是判断骨骼发育不良是否是致死性的一个重要指标。严重的骨骼系统发育不良早孕期即可诊断，一般来说，越早发育，骨骼发育不良预后越差。因此，大多数早孕期发现的都是致死性骨骼发育不良。

（2）股骨长 / 腹围比例小于 0.16，与孕周无关。

（3）三维超声或 MRI 测量肺体积：一侧或双侧肺体积小于同孕周第 5 百分位数是预测骨发育异常是否是致死性的较为敏感的指标。但由于胎动、肋骨声影、羊水过少、孕妇肥胖等对超声的影响，以及与 MRI 相比，超声对于肺和肝软组织之间分界的分辨力较差，均造成超声测量的误差。MRI 能对超声有一定的补充，但由于孕周较小时胎动较多，MRI 不适合用在孕 18～20 周前。

（4）四腔心切面：胸围面积或周长小于同孕周第 5 百分位数，两侧肋骨包绕范围小于胸廓周长的 70%。

（5）胸围 / 腹围比例小于 0.6，与孕周无关。

（6）躯干矢状切面，胸廓前后径明显小。躯干冠状切面胸廓呈钟形。

（7）有无羊水过多：致死性骨骼系统发育不良常合并羊水过多。

还有其他的影像学检查可以进一步评估异常，如 CT、MRI 等。

超声检查发现胎儿骨骼系统异常可考虑使用 CT 进一步评估。近年来低剂量 CT 在产前胎儿骨骼系统畸形方面的诊断有其特殊优势，三维螺旋 CT 的优势在于能够观察整个胎儿，无传统 X 射线的孕妇骨骼的叠加影响，观察胎儿脊柱、骨盆和不同部位的骨化中心更有优势。三维渲染成像能够显示胎儿全身骨骼详细结构，重建图像可以进行后处理，评价胎儿局部骨骼结构，可以作为超声的辅助检查手段。

在确定胎儿体位后，最多使用 30 次扫描进行检查，聚焦在要检查的骨骼部分，减少整体照射量。但由于 CT 的放射性对胎儿造成的危害，妊娠期使用 CT 的安全性一直有争议。建议在中晚孕期超声怀疑胎儿骨骼系统发育异常但无法确诊时才使用 CT。检查前和孕妇及家属充分沟通，权衡 CT 检查的优势与胎儿接受放射性影响之间的利弊后可以考虑使用，CT 的另一个局限性是准确观察肢端及评价骨化程度比较困难。

另外，MRI 在观察胎儿骨骼系统方面有其特有的优势，观察的视野范围较大，软组织对比较强，观察软骨更为细致，还可以了解肺的发育情况。目前

MRI 在诊断胎儿骨骼系统畸形方面的价值还有待于进一步证实。

【预后评估】

骨骼系统发育不良致死的原因是胸廓狭小，新生儿缺乏足够的气体交换。近年来，国外有报道垂直可扩张假体钛肋骨（vertical expandable prosthetic titanium rib，VEPTR）器械治疗，用来扩张胸廓，改善肺功能，促进肋骨和脊柱的生长发育，降低婴幼儿死亡率。

有研究在产前及产后使用干细胞移植治疗骨骼系统发育畸形，干细胞具有多分化潜能，可以分化成骨细胞及软骨细胞。目前研究只是处于初步阶段，在治疗骨骼发育畸形及其他疾病方面有一定前景。

二、常见骨骼系统发育异常

（一）成骨发育不全Ⅱ型（osteogenesis imperfecta type Ⅱ，OI Ⅱ）

【概述】

成骨发育不全又称"脆骨病"，是由于Ⅰ型胶原（collagen type Ⅰ，COL1）合成缺陷的一组异质性疾病，具有不同严重程度的骨折易感性，发病率为 $1/20\,000 \sim 1/15\,000$，是表现型和分子类型多种多样的一组遗传性全身性结缔组织病，表现为骨骼脆性增加和骨骼变形。严重程度差别很大，从没有骨折、症状很轻，到胎儿宫内骨折，甚至围生期死亡。除了骨骼系统异常以外，还可以合并肺功能不良、头面部异常、蓝巩膜、牙本质发育不全、韧带及皮肤过度松弛、听力受损、心脏功能异常等。以往认为成骨发育不全是由于Ⅰ型胶原合成缺陷引起的常染色体显性遗传骨发育异常，近十几年来，新的致病基因（主要是隐性）的发现支持主要与胶原相关的病理生理学。

【病理与临床】

骨、皮肤、肌腱、巩膜、牙釉质等细胞外基质中含有丰富的Ⅰ型胶原蛋白，开始在内质网形成Ⅰ型前胶原蛋白，经过翻译后修饰形成Ⅰ型胶原蛋白，很多不同的蛋白及基因参与了这个过程。Ⅰ型胶原分子由三条多肽链：两条 α1（由 *COL1A1* 基因编码）和一条 α2（由 *COL1A2* 基因编码）组成三螺旋结构，每第三个位置都有一个甘氨酸残基，三条链才能正确缠绕。与成骨发育不全相关的最典型的序列异常是甘氨酸残基上的点突变，造成胶原蛋白基因本身的结构或数量改变，大约 90% 的成骨发育不全是由于 *COL1A1* 和 *COL1A2* 基因突变引起的。两条 α 链中哪一条受影响、三螺旋中发生取代的位置、哪个氨基酸取代甘氨酸等决定了成骨发育不全的临床表现从很轻到致死性。由于基因型 - 表现型之间的相关性很弱，无法明确预测特定甘氨酸突变所引起的表型改变。一些不编码胶原蛋白的基因也与成骨发育不全的发病机制有关，由于翻译后修饰、Ⅰ型胶原细胞内转运或者与成骨细胞分化及功能有关的基因缺陷引起，突变基因包括 *LEPRE1*、*CRTAP*、*SERPINH1*、*IFITM5* 等。

成骨发育不全时由于骨骼有机物及矿物质成分的改变，骨骼的生物力学行为也发生改变。与正常骨骼相比，成骨发育不全的骨骼更硬，骨皮质厚度及骨小梁数量更低，当受到外力变形时更容易发生骨折。由于其他器官也有成纤维细胞，合成异常的Ⅰ型胶原，成骨发育不全影响全身器官（例如眼睛、肺、心脏瓣膜）。

1979 年 Sillence 等基于临床表现和 X 线特征将成骨发育不全分为 4 种类型：检测胶原缺陷显示Ⅰ型胶原结构正常，量较少；Ⅱ型为致死型、Ⅲ型为严重型、Ⅳ型为中度严重，Ⅱ型又分为 A、B、C 三个亚型。Sillence 分类主要描述病变的严重性及临床表现的不同，但即使是严重的成骨发育不全也可以不合并Ⅰ型胶原的基因突变。2004 年 *Lancet* 发表一篇文章，提出"扩大的 Sillence 分类"，将成骨发育不全扩大为 7 种类型，新增加的 V 型原来分类为Ⅳ型，但不合并 *COL1A1/2* 基因突变。Ⅵ型原来分类为Ⅳ型，但没有 *COL1A1/2* 基因突变，电泳实验中无异常的Ⅰ型胶原。编码软骨关联蛋白（cartilage-associated protein，CRTAP）的基因突变丧失部分功能形成成骨发育不全Ⅶ型，*CRTAP* 基因突变完成丧失功能形成致死性成骨发育不全，*CRTAP* 基因突变的类型影响成骨发育不全的严重程度。2007 年，Cabral 等提出常染色体隐性致死性及由于编码脯氨酰 -3- 羟化酶（prolyl-3-hydroxylase）的 *LEPRE1* 基因突变造成严重的成骨发育不全为Ⅷ型（表 8-2-10）。遗传模式有常染色体显性遗传、常染色体隐性遗传、X 连锁遗传。增加的分类主要基于遗传学标准，临床表现及 X 线特征与Ⅱ～Ⅳ型难以区别。最新的分类根据在线的人类孟德尔遗传（Online Mendelian Inheritance in Man，OMIM），将成骨发育不全分为 20 型。

成骨发育不全 X 线表现为弥漫性骨质疏松，颅骨骨形成延迟，骨骼呈波纹状，椎体塌陷，肋骨骨折，管状骨皮质薄，骨骼弯曲变形。成骨发育不全骨骼脆性增加及骨量减少导致反复发生骨折。脊柱、长骨、肋骨变形使得活动受限及引起呼吸系统并发症。成骨发育不全是系统性结缔组织疾病，骨

表 8-2-10　由 Rauch(2004)及 Cabral(2007)提出扩大 Sillence 分类法

Sillence 分类	临床症状的严重程度	典型表现	基因	遗传形式	机制
Ⅰ型	轻 - 无残疾	身高正常或轻度矮,蓝巩膜,无牙本质发育不全	*COL1A1/2*	AD	Ⅰ型胶原量减少
Ⅱ型	围生期致死性	多个长骨或肋骨骨折,严重变形,长骨宽,头颅骨骼密度低,黑巩膜	*COL1A1/2*	AD*	Ⅰ型胶原折叠、分泌、矿化
Ⅲ型	严重残疾	身材很矮,面部呈三角形,严重驼背,灰巩膜,牙本质发育不全	*COL1A1/2*	AD	Ⅰ型胶原折叠、分泌、矿化
Ⅳ型	中度残疾	身材中等矮,轻中度驼背,灰或白巩膜,牙本质发育不全	*COL1A1/2*	AD	Ⅰ型胶原折叠、分泌、矿化
Ⅴ型	中度残疾	身材轻中度矮,桡骨头脱位,骨间膜钙化,白巩膜,无牙本质发育不全	*IFITM5*	AD	细胞外基质矿化
Ⅵ型	中重度残疾	身材中度矮,驼背,骨组织中类骨质聚集,鱼鳞模式骨分层,白巩膜,无牙本质发育不全	*SERPINF1*	AR	细胞外基质矿化
Ⅶ型	中度残疾	身材轻度矮,股骨肱骨短,髋内翻,白巩膜,无牙本质发育不良	*CRTAP*	AR	翻译后修饰及纤维胶原折叠
Ⅷ型	重度残疾 - 围生期致死性		*LEPRE1*	AR	翻译后修饰及纤维胶原折叠

AD:常染色体显性遗传;AR:常染色体隐性遗传。*1984 年,成骨发育不全Ⅱ型放射学亚分类,分为 A、B、C 三类,均合并身材矮小,多发性长骨骨折。A 类:宽的肋骨,多发性骨折,肋骨呈连续性串珠状,股骨严重变形。B 类:正常或薄的肋骨,有一些骨折,不连续串珠状肋骨,股骨有些变形。C 类:肋骨厚薄不一,不连续串珠状肋骨,肩胛骨和坐骨畸形,细长弯曲的长骨。

Ⅰ、Ⅳ、Ⅴ、Ⅵ、Ⅶ型产前均缺乏特异性表现。按临床正常严重程度排序:Ⅱ型 >Ⅷ型 >Ⅲ型 >Ⅵ、Ⅴ、Ⅵ、Ⅶ型 >Ⅰ型。

骼系统以外的症状主要出现在有Ⅰ型胶原表达的组织,或者症状为骨骼异常的继发性改变,包括蓝巩膜、牙齿异常、关节过度松弛、听力受损、肌肉萎缩、心血管并发症、肺及呼吸系统疾病。

【超声表现】

成骨发育不全ⅡA 型表现为不对称型长骨严重短小,多处骨折,长骨成角弯曲(图 8-2-1),长骨长度随着妊娠的进展增长越来越慢。头颅骨化不良,颅

内结构清晰(图 8-2-2)。用探头稍微用力加压,可见胎头变形,长骨后方无声影,头围多数正常。肋骨由于多处骨折呈薄的串珠状,胸廓发育不良,心胸比例明显增大(图 8-2-3),手正常。ⅡB 型下肢表现更明显,较少的串珠状肋骨,头颅骨化差。ⅡC 型骨骼较细,多处骨折,肋骨呈较细的串珠状,头颅骨化差。

一小部分Ⅲ型病例中孕期或晚孕期出现长骨短,少数出现骨折、肋骨薄、头颅骨化不良。

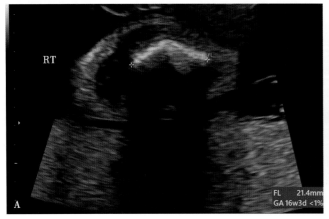
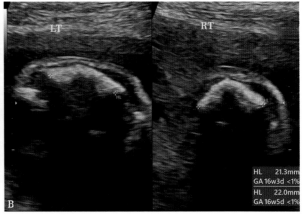

图 8-2-1　成骨发育不全Ⅱ型长骨

A. 孕 24^{+1} 周,股骨长(FL)21mm,成角弯曲(骨折);B. 同一病例,肱骨长(HL)21~22mm,成角弯曲。RT:右下肢;LT:左下肢。

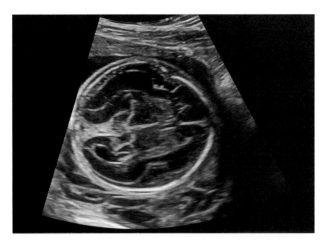

图 8-2-2　成骨发育不全 II 型，头颅骨化不良，颅内结构清晰

I 型症状轻微，缺乏显著的骨骼系统畸形，但椎体骨折会导致轻微驼背，蓝巩膜。II、III、IV 型胶原结构改变。II 型多个肋骨骨折导致肺发育不良，是围生期致死性畸形。III 型临床表现进行性加重，为儿童中最严重的类型，身材很矮，由于多处骨折导致脊柱和肢体变形、呼吸困难，肺功能不良常是 III 型患者死亡原因。IV 型临床症状中度，正常巩膜，

患者有轻中度的身材矮。V 型中重度骨骼脆性，常染色体显性遗传，儿童早期出现骨间膜钙化，导致手活动严重受限，继发性桡骨头脱位。VI 型临床症状中重度，骨组织中类骨质聚集、骨化紊乱，导致骨分层，呈鱼鳞样。VII 型为常染色体隐性遗传，突变基因位点位于 3p22-24.1，除了骨折以外，严重短肢、髋内翻。

【相关异常】

蓝巩膜，牙釉质发育异常，关节过度伸展，智力正常。

【鉴别诊断】

Bruck 综合征以前称为成骨发育不全合并关节挛缩，骨质疏松假性胶质瘤综合征（osteoporosis-pseu-doglioma syndrome）以往又称眼型成骨发育不全。全身性骨纤维发育不良（panostotic fibrous dysplasia）是多骨纤维发育不良（polyostotic fibrous dysplasia）的极端形式，全身骨骼受累。高磷酸酯酶症具有很高的磷酸酯酶活性，低磷酸酯酶症临床表现差别很大，从骨骼完全未骨化胎儿围生期死亡到成年时才出现病理性骨折。鉴别诊断见表 8-2-11。

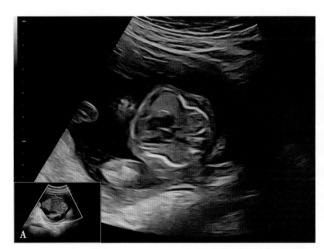
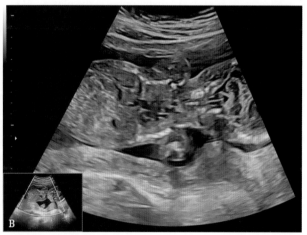

图 8-2-3　成骨发育不全 II 型，胸廓狭小
A. 肋骨成角弯曲；B. 同一病例冠状切面胸廓狭小，呈钟形。

表 8-2-11　类似成骨发育不全的骨骼系统异常

疾病名称	骨折／变形的严重程度	特点	遗传方式	基因缺陷
Bruck 综合征	中重度	先天性关节挛缩	AR	末端肽赖氨酸羟化酶缺乏
骨质疏松假性胶质瘤综合征	中度	先天性盲	AR	LRP5
多骨纤维发育不良	重度	所有骨骼呈囊性毛玻璃样改变	无（体细胞突变）	GANS
高磷酸酯酶症	重度	碱性磷酸酶活性增高，骨干宽，头颅增厚	AR	TNFRSF11B
低磷酸酯酶症	轻 - 重度	碱性磷酸酶活性降低	AR, AD	ALPL

AD：常染色体显性遗传；AR：常染色体隐性遗传。

【预后评估】

成骨发育不全Ⅱ型具有致死性，任何孕周发现都建议终止妊娠。Ⅲ型出生后出现脊柱及长骨骨折，导致身高较矮和脊柱后侧凸，行走困难，常合并肺部并发症及牙齿发育不良，并且随着年龄的增长而加重。Ⅳ、Ⅴ、Ⅵ、Ⅶ型临床表现轻于Ⅲ型，Ⅰ型临床症状最轻，出生后会有蓝巩膜，部分患者出现传导性听力受损，可以独立行走，但由于扁平椎及驼背会出现进行性身高降低。

出生后成骨发育不全的治疗效果目前均不够理想，基于患者的年龄、成骨发育不全的类型及严重程度，Ⅰ型随访，Ⅲ型及Ⅳ型主要是支持及对症处理，包括物理治疗、康复治疗、骨科手术等，目的是最大限度地减少骨折的发生及残疾的发生，恢复运动功能。二磷酸盐具有抑制破骨细胞的功能，减少骨吸收，是治疗成骨发育不全的主要药物。骨髓干细胞治疗成骨发育不全有可能成为将来的一种有效治疗手段。

（二）致死性骨发育不良

【概述】

致死性骨发育不良（thanatophoric dysplasia，TD）是常见的致死性骨骼系统发育畸形之一，发病率为1/50 000～1/20 000，有两种不同的表型，即Ⅰ型和Ⅱ型。大多数致死性骨发育不良为散发，表现为严重短肢，躯干长度正常，胸廓狭窄，扁平椎体，皮肤皱褶，低张力。50%的病例头围增大，鼻梁低平。骨化正常，无骨折。产前超声发现取决于分型（Ⅰ型及Ⅱ型）。Ⅰ型约占80%，表现为长骨呈"电话筒"样弯曲，骨骺增宽，扁平椎。Ⅱ型由于颅缝早闭出现"苜蓿叶"样头型。"苜蓿叶"样头型是由于冠状缝和人字缝早闭，头颅为了适应大脑的生长向外隆起形成的特殊头型。

【病理与临床】

致死性骨发育不良遗传模式是常染色体显性遗传，但所有病例均无家族史，是由于4p16.3位点上成纤维细胞生长因子受体3（fibroblast growth factor receptor 3，FGFR3）的新发基因突变，激活FGFR3酪氨酸激酶造成。由于在精子发育过程中DNA复制错误，致死性骨发育不良突变来源有父系偏倚，与父方年龄大有关，下次妊娠复发的风险约为2%。致死性骨发育不良Ⅰ型是由于FGFR3基因上三个突变（R248C、Y373C及S249C）中的一个。FGFR3基因上单个突变K650E引起致死性骨发育不良Ⅱ型。FGFR3是骨骼发育过程中FGR信号通路中的关键成分，在长骨的软骨生长板表达。FGR信号通路在大脑皮质及脑部其他区域调节细胞增殖和凋亡中起着重要作用。致死性骨发育不良除了骨骼系统异常外，常合并脑部异常，包括大头、海马回发育不良、齿状回发育不良、多小脑回、颞叶肥大、颞叶脑回异常等。部分病例合并脑积水、小脑皮质异常、胼胝体发育不良或部分缺失等。

【超声表现】

致死性骨发育不良超声表现为严重短肢，短指，胸廓狭小，扁平椎体，躯干长度正常，肋骨短，腹部突起。羊水过多，软组织增厚，肢体与躯干呈90°，一部分病例头较大。Ⅰ型表现为股骨、肱骨严重短，弯曲，呈"电话筒"样，骨骺较宽，形态呈杯状（图8-2-4）。扁平椎体，肋骨很短，躯干正中矢状切面显示胸廓狭小，胸骨下缘与腹部交界处有明显凹陷（图8-2-5、图8-2-6）。头大，前额隆起，鼻梁低平，头颅形态正常，无明显的颅缝早闭。Ⅱ型由于冠状缝、矢状缝及人字缝早闭，颞叶隆起，呈苜蓿叶样头型，股骨短的严重程度不如Ⅰ型，长骨形态无明显弯曲，椎体长度正常。有报道致死性骨发育不良Ⅱ型早孕期表现为颈项透明层增厚，侧脑室扩张，小脑延髓池增宽等。致死性骨发育不良孕13周即表现为长骨缩短，孕18周后虽然头围一直在增大，但长骨长度增加很少。Ⅰ型与Ⅱ型之间临床表现有很多相似之处，有时难以严格区分。从临床实用的角度来说，严格区分两种亚型意义不大，因为都是新发的常染色体显性突变导致的致死性骨发育不良。

【相关异常】

合并的脑部异常包括颞叶发育不良，大头，脑室扩张，前脑无裂畸形，脑膨出，胼胝体缺失，脑干发育不良，大脑皮质发育不良等。颞叶向头尾、内上、中间侧面等各个方向扩张，导致脑部呈结节状。致死性骨发育不良胎儿在妊娠18周甚至在更早孕周就会出现颞叶发育不良，其他脑部异常包括皮质多小脑回、神经元异位，锥状束发育不良等。由于枕骨大孔狭窄造成的脑脊液回流受阻引起脑积水。

【鉴别诊断】

其他致死性骨骼发育异常，包括软骨发育不全、成骨发育不全Ⅱ型，在软骨发育不全，还有小颌畸形及骨骼骨化不良，骨折在成骨发育不全中比较多见。有些少见的遗传综合征，比如Pfeiffer综合征、Crouzon综合征也会有苜蓿叶样头型，但缺乏短肢畸形。

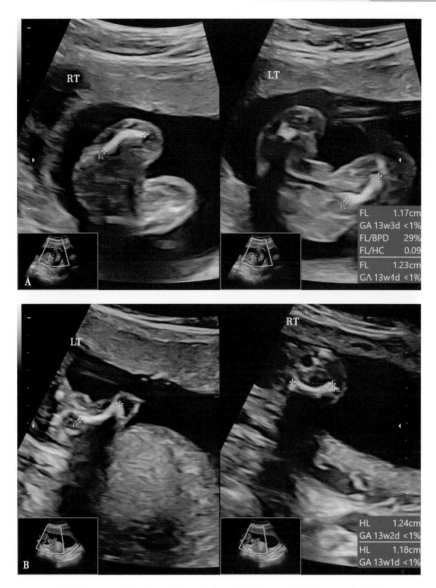

图 8-2-4 致死性骨发育不良，股骨、肱骨短，呈"电话筒"样弯曲

A. 孕 17^{+3} 周，股骨长（FL）12mm；B. 同一病例，肱骨长（HL）12mm。RT：右下肢；LT：左下肢。

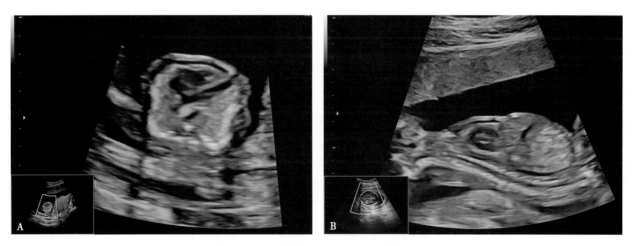

图 8-2-5 致死性骨发育不良，胸廓狭小

A. 胸廓横切面，心胸比例增大；B. 矢状切面，胸廓狭小。

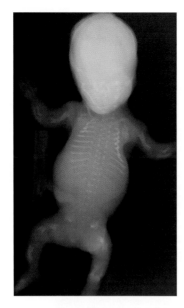

图 8-2-6 致死性骨发育不良 X 线表现
同一病例引产后 X 线图像,胸廓狭小,股骨、肱骨短并弯曲。

【预后评估】

由于胸廓狭小,严重肺发育不良,致死性骨发育不良预后差。日本一项研究发现,73 例致死性骨发育不良中,15 例终止妊娠,4 例胎死宫内,51 例活产,3 例失访。51 例活产中,25 例未治疗,2 天内死亡,2 例 7 天内死亡,围生儿死亡率 56%。活过新生儿期的 24 例婴儿均接受治疗,其中 16 例生存期≥1 年。致死性骨发育不良的两种类型都是基因突变引起的,下次妊娠复发概率很低。

(三)软骨发育不全

【概述】

软骨发育不全(achondroplasia)发病率为 1/50 000~1/40 000 活产儿,是致死性骨骼系统发育异常。

【病理与临床】

根据不同的组织病理学及放射学特点,软骨发育不全分为两种类型,即Ⅰ型和Ⅱ型。Ⅰ型约占 20%,为常染色体隐性遗传病,是一种软骨内骨化及膜骨化异常,特点是头颅和脊柱部分性或完全性缺乏骨化中心,短肢,多个肋骨骨折。基于遗传学特点的不同,Ⅰ型又分为ⅠA(或 Houston-Harris 型)及ⅠB 型(或 Parenti-Fraccaro 型)。ⅠA 型生长板软骨细胞胞质内空泡形成,内有细胞内酸性希夫(Schiff)阳性包涵体,这些包涵体是软骨发育不全ⅠA 型的特征性改变。ⅠA 型为常染色体隐性遗传病,研究表明是由于甲状腺激素受体耦合子 11(thyroid hormone receptor interactor 11,TRIP11)基因的突

变,这个基因编码 Golgi 微球结合蛋白 210(Golgi microtubule-binding protein 210,GMAP-210),是多种蛋白有效糖基化和细胞运输必需的。ⅠB 型为常染色体隐性遗传病,是由于畸形发育不良硫酸盐转运蛋白(diastrophic dysplasia sulfate transporter,DTDST)基因突变造成的。ⅠB 型是Ⅱ型胶原减少,纤维在软骨基质内以奇特的方式排列,围绕软骨细胞形成一条或多条环。Ⅱ型或 Langer-Saldino 型,大约占 80%,为常染色体显性遗传病,是软骨内骨化异常,为新的显性突变,是由于Ⅱ型胶原 α1(collagen type Ⅱ alpha 1,COL2A1)基因突变,造成Ⅱ型胶原含量明显降低,Ⅰ型及Ⅲ型胶原增加。病理上软骨细胞排列紊乱,呈不规则分布。临床表现严重程度较Ⅰ型轻,不同程度的头颅及脊柱骨化,肋骨骨折不明显。

【超声表现】

Ⅰ型长骨极短,弯曲(图 8-2-7、图 8-2-8),头不对称增大,头颅、脊柱及骨盆骨化不良,清晰显示颅内结构,肋骨较薄,肋骨多处骨折,由于胸廓狭小,造成腹部膨出。躯干较短(图 8-2-9),面部扁平,小颌畸形。部分病例早孕期常合并颈项软组织增厚及弥漫性水肿(图 8-2-10),胎动减少,常出现羊水过多。Ⅱ型症状较轻,出现异常的孕周较Ⅰ型晚,头颅骨化正常。常合并羊水过多。两种类型都缺乏椎体骨化,通常骶尾椎更加明显(图 8-2-11)。ⅠA、ⅠB 和Ⅱ型软骨发育不全的影像学及组织病理学特征见表 8-2-12,在临床工作中,三者之间表型有重叠。一般来说,Ⅱ型软骨发育不全骨骼病变的严重程度较轻,长骨短的程度较轻,骨轮廓无或很少锯齿状。Ⅱ型股骨长度/宽度比例比ⅠA 型及ⅠB 型更接近正常。

【预后评估】

由于严重的骨骼发育不良,以及胸廓发育不良导致的肺发育不良,软骨发育不全是致死性骨骼系统发育畸形,死胎、死产或在围生期死亡,一旦明确诊断,任何孕周都建议终止妊娠。

(四)软骨发育不良

【概述】

软骨发育不良(hypochondroplasia)约占侏儒症的 90%,发病率为 1/30 000~1/25 000 活产儿,与儿童时期死亡期增加及腰椎管狭窄、非特异性关节病变有关。有两种类型的软骨发育不良:纯合子型和杂合子型。前者由于严重肺发育不良,具有致死性,很罕见,为常染色体隐性遗传病,孕妇夫妻双方均为软骨发育不良时才可能发生,发生的概率为 25%。

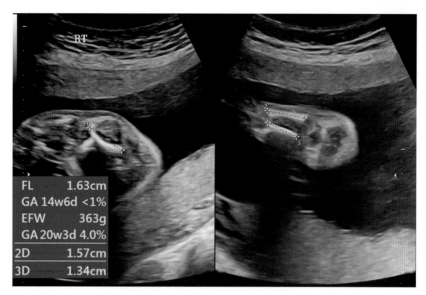

图 8-2-7 软骨发育不全（下肢长骨）

孕 24^{+6} 周，股骨长 16mm，胫骨长 16mm，腓骨长 13mm，弯曲。

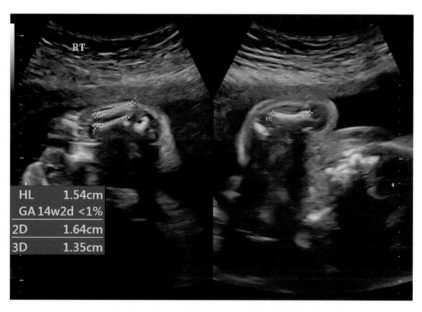

图 8-2-8 软骨发育不全（上肢长骨）

孕 24^{+6} 周，肱骨长 15mm，尺骨长 16mm，桡骨长 14mm。

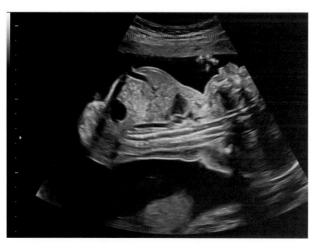

图 8-2-9 软骨发育不全，胸廓狭小，躯干较短

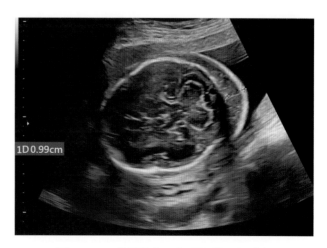

图 8-2-10 软骨发育不全，颈项软组织增厚

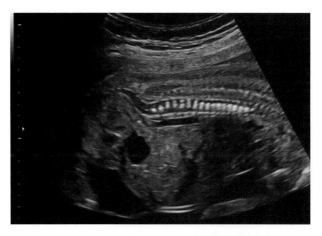

图 8-2-11 软骨发育不全，骶尾椎骨化差

growth factor receptor，FGFR)，都是细胞表面受体，影响细胞增殖。*FGFR3* 位于染色体 4p16.3，由细胞外 3 个免疫球蛋白样区域、跨膜区及细胞内酪氨酸激酶组成，不仅在生成软骨的软骨细胞表面比较多见，在颅缝、睾丸及脑中也有表达。正常情况下，*FGFR3* 是沉默的，但不同的成纤维细胞生长因子（fibroblast growth factors，FGFs）作为配体与 FGFR3 结合，导致受体的二聚化、酪氨酸激酶的转磷酸化和反式活化，以及细胞内信号的传导。

97% 软骨发育不良的基因突变位点在染色体 4p16.3 位点的 *FGFR3* 基因中两种致病变异的其中之一，即 C.1138 G>A 转化和 C.1138 G>C 转化，两种突变都导致了位于蛋白跨膜区域密码子 380 位残基（p.Gly380arg）精氨酸取代甘氨酸 95% 的软骨发育不良基因突变为前者。*FGFR3* 导致软骨细胞增殖期缩短，末端分化加速，下调软骨细胞增殖。*FGFR3* 突变与生长板功能之间有直接关系，这个因子是生长板的软骨细胞增殖和分化的下调因子，突变激活了受体，阻止 FGF 与受体结合，影响软骨内骨化造成软骨生成障碍，但膜性骨形成速度正常。骨由软骨发育形成，四肢长骨、头颅及椎体受到影响。软骨发育不良基因突变分析发现几乎所有的突变来自父方染色体。FGF 受体突变激活的父性起源归因于阳性的选择，以及发生突变的细胞克隆扩增，

后者是常染色体显性遗传病，如果夫妻双方有一人为软骨发育不良，胎儿 50% 的概率发生，但大于 90% 病例是由于基因突变造成的，突变基因来自父方，与父方年龄较大有关。软骨发育不良外显率 100%，表现为长骨不对称型短，尤其肢根型（肱骨、股骨）短肢为主，造成身材较矮。软骨发育不良产前诊断困难，有的病例晚孕期出现长骨较短，有文献报道，超过 10% 在出生时漏诊。出生后患儿可以存活，智力正常。本节讨论的是杂合子型软骨发育不良。

【病理与临床】

人类有 4 种成纤维细胞生长因子受体（fibroblast

表 8-2-12 软骨发育不全 IA、IB、II 型影像学和组织病理学特征

特点	IA 型 （Houston-Harris 型）	IB 型 （Parenti-Fraccaro 型）	II 型 （Langer-Saldino 型）
影像学特征			
头颅	骨化较差	不同程度骨化 ± 后部缺陷	正常骨化
椎体	未骨化	未骨化或很少骨化	不同模式骨化及未骨化
肋骨	短，杯状，多发骨折	短，杯状，无骨折	短，无骨折
锁骨	短，宽	稍长	正常
髂骨	小，拱形，钝齿形	钝齿形，发育不良	发育不良，载形
长骨	长骨极短，干骺端扩张不规则，股骨、桡尺骨明显。楔形股骨合并干骺端突起	上肢和下肢短于 IA 型，腓骨未骨化	长骨很短、宽、弯曲，干骺端杯状扩张，不成比例长腓骨
组织学特征			
骨骺软骨细胞	排列密集，圆形，有扩张的腔隙	排列疏松，腔隙未扩张，细胞质被胶原蛋白围绕	排列紧密，腔隙扩张
软骨细胞包涵体	有	无	无
生长板	紊乱，肥大软骨细胞扩张在初级及次级骨小梁中	同 IA 型	同 IA 型

并在精原干细胞群内富集。突变细胞随着时间的延长越来越多，高龄父方有突变基因的精子，受精后可能发生软骨发育不良，有些男性也会出现不止一个软骨发育不良后代的现象。有学者研究男性随年龄增加的 DNA 基因突变发现，每增加一岁，软骨发育不良基因突变频率增加 3.3%。有研究显示软骨发育不良的复发率为 0.23%。软骨发育不良是少数所谓复发性、常染色体显性、男性倾向、父方年龄效应，即 RAMP（recurrent，autosomal dominant，male biased，paternal age effect disorders）疾病中的一种。其他疾病包括 Apert 综合征、Noonan 综合征等。

软骨发育不全（achondroplasia）、软骨发育不良（hypochondroplasia）、致死性骨发育不良都来源于 4p16.3 的 FGFR3 基因突变，表现为异常的软骨内骨化，骨膜骨化不受影响。与三种异常有关的突变是引起 FGFR3 不依赖配体激活的功能获得性突变，造成长骨短及其他骨骼的发育异常，均是常染色体显性遗传。软骨发育低下临床症状较软骨发育不良轻，头围正常大小，缺乏神经系统并发症。致死性骨发育不良是临床表现最严重的一种类型。

软骨发育不良的骨骼病理学研究发现细胞排列正常，软骨内骨化降低，造成骨膜骨延伸到生长板以外，造成长骨短，骨的末端呈凹形。椎弓根短及腰椎椎弓根之间的距离缩小。部分病例可能合并枕骨大孔狭窄，引起颈髓受压，出生后可能会出现枕颈部疼痛、共济失调、失禁，甚至窒息、猝死等。枕骨大孔狭窄还会造成颈静脉孔受压，颅内静脉压增高，脑脊液回流到矢状窦减少，产生交通性脑积水等。头面部骨发育异常可能会造成咽鼓管狭窄，耳部感染致听力受损等。软骨发育不良是进行性疾病，临床表现会随着时间进展进一步加重。新生儿骨龄较延迟，到青春期，骨龄成熟加速，接近实际年龄。软骨发育不良患者会出现腰椎过度前突，椎管退行性变引起椎骨狭窄，导致神经根受压时常需要手术治疗。纯合子型软骨发育不良是致死性，临床表现类似致死性骨发育不良。

【超声表现】

超声表现均描述的是杂合型软骨发育不良。

软骨发育不良影响全身骨骼。胎儿在早孕期及中孕期早期生长发育正常，多数发生在孕 26～28 周后，尤其在晚孕期更加明显，表现为肢根型短，即股骨及肱骨轻度短于正常，位于同孕周第 1 至第 5 百分位数，但形态及回声正常（图 8-2-12、图 8-2-13），造成产前诊断很困难。有些病例中股骨比肱骨短得更加明显。由于颅底部软骨发育缺陷会引起面中部发育不良，其他表现包括头围较大，前额凸出，鼻梁扁平（图 8-2-14），指/趾骨短，手指间分得较开，手指呈"三叉戟"形。躯干长度一般正常，有时会合并腰椎过度前倾。由于头围偏大，股骨偏短，有学者提出使用双顶径/股骨长度比值或者头围/股骨长度比值来诊断软骨发育不良。超声动态随访胎儿生长径线，如果双顶径头围径线为正常生长曲线，股骨和肱骨长度越来越偏离正常范围的下限，则需要考虑有软骨发育不良的可能。由于软骨发育不良

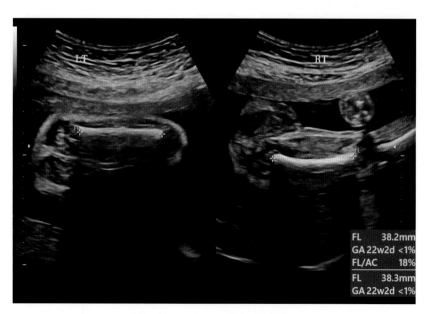

图 8-2-12　软骨发育不良（股骨）
孕 27^{+2} 周，股骨长 38mm。

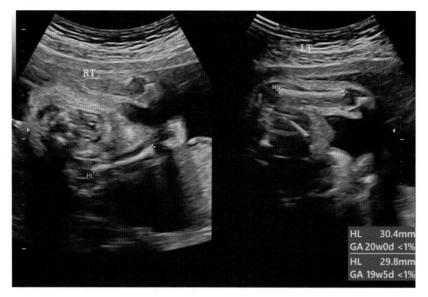

图 8-2-13　软骨发育不良（肱骨）
孕 27^{+2} 周，肱骨长 30mm。

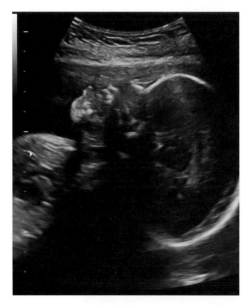

图 8-2-14　软骨发育不良面部（正中矢状切面）
前额凸出，鼻梁低平。

超声表现不典型，并且绝大多数病例为散发基因突变，无家族史，软骨发育不良产前诊断很困难，在孕 20～24 周，长骨长度处于正常范围下限或接近正常范围。必要时建议脐血穿刺或羊水穿刺做基因检测。如果夫妻双方有一人软骨发育不良，可以做第三代试管婴儿，或者早孕期绒毛活检除外胎儿软骨发育不良。

【鉴别诊断】

1. **软骨发育低下**　临床发育表现和软骨发育不良很相似，表现为肢体短小，腰椎前突，但严重程度比较轻。由于产前超声表现很轻微，缺乏特征性超声表现，产前及出生后婴儿期诊断非常困难。突

变发生频率较高的位点在 *FGFR3* 的外显子 13 密码子 540 酪氨酸激酶区域，但只有 70% 的临床诊断病例有已知基因突变。有报道家族病例与 4 号染色体无关，因此临床症状与遗传学检查结果不完全一致。

2. **胎儿生长受限**　由于软骨发育不良主要在中孕期晚期及晚孕期表现为股骨长度短于正常，主要需要和胎儿生长受限进行鉴别。胎儿生长受限时，除了股骨长度短于正常外，还会合并其他生长径线，包括双顶径、头围、腹围小于正常，羊水少等，脐动脉多普勒指标也会为鉴别诊断提供帮助。

3. **非整倍体异常**　主要是 21- 三体。21- 三体胎儿除了股骨和肱骨偏短以外，整体偏小，并且常合并其他异常，比如心脏畸形（室间隔缺损、心内膜垫缺损、法洛四联症等）、鼻骨不显示等，羊水穿刺胎儿染色体核型分析能明确诊断。

几种常见骨发育畸形鉴别诊断见表 8-2-13。

【预后评估】

纯合子型软骨发育不良是致死性的，杂合子型软骨发育不良智力一般正常，远期预后包括颈髓受压、脑积水、椎管狭窄、肺功能受限、反复中耳炎、听力受损、胸腰部驼背等。由于并发症，患者平均寿命比正常人少 4～10 年。如果夫妻双方其中一人是软骨发育不良，下次妊娠再发的风险为 50%；两个均是软骨发育不良，再发的风险为 75%。有研究显示，如果夫妻双方正常，本次妊娠是由于基因突变引起，下次妊娠再发的风险与一般人群相比有所增加，但仍然远低于 1%。

表 8-2-13　常见骨发育畸形的超声鉴别诊断

鉴别点	成骨发育不全ⅡA/C型	成骨发育不全ⅡB型	成骨发育不全Ⅲ型	低磷酸酯酶症	致死性骨发育不良	软骨发育不全	软骨发育不良
股骨长度（≤20周）	<3rd	5th	5th	<3rd	<3rd	<3rd	正常
股骨长度（>20周）	<3rd	<5th	<5th	<3rd	<3rd	<3rd	25周增长慢
头围	正常	正常	正常	正常	>95th	相对大	相对大
腹围	正常	正常	正常	正常	正常	相对大	正常
前额凸起	−	−	−	−	+	−	+
椎体骨化不良	−	−	−	−	−	+	−
手指短/三叉戟手	−	−	−	−	+	−	+
胸廓小	+	轻度	−	+	+/−	+	+/−
肋骨	串珠状	偶尔串珠状	正常		短	短	−
羊水过多	+	−	−	+/−	+	+	+/−
头颅骨化不良	+	轻度	−	+	−	−	−
肢体骨折	+	+	+（常局限于股骨）	+/−	−	−	−

+：有；−：无；3rd：第三百分位；5th：第五百分位；95th：第95个百分位。

（五）点状软骨发育不良

【概述】

点状软骨发育不良（chondrodysplasia punctata，CDP）发病率大约为 1/100 000 活产儿，因为往往漏诊轻型患者，所以难以得到精确的发病率。1976 年 Sheffield 等首次报道 23 例患者具有特征性的临床和影像学特征。点状软骨发育不良包括了骨骼局部骨化异常的一组遗传学上异质性疾病，由于软骨内骨形成过程中异常钙沉积，影像学上表现为软骨内异常的斑点状回声，斑点可以继发于骨骺生长板软骨的过早钙化，包括脊柱、坐骨、耻骨、长骨骨骺、髌骨、腕骨和跗骨，也可以发生在一般不会发生钙化的软骨区域，比如肋骨末端及气管。点状软骨发育不良的临床表现还包括面中部发育不良、肢根型短肢，但临床症状及严重程度差别很大。

【病理与临床】

点状软骨发育不良是病因很复杂的一组疾病的共同特征，不是一个诊断。很多疾病中会出现这种影像学改变，根据病因，2003 年 Wessels 等根据不同病因（表 8-2-14），将点状软骨发育不良分为三大类。

第一类是先天性代谢异常，又进一步分为：过氧化物酶功能障碍；影响胆固醇生物合成；其他先天性代谢异常。过氧化物酶是真核细胞中存在的膜结合细胞器，哺乳动物细胞过氧化物酶基质中包含正常脂代谢及其他正常生长发育所需要的 70 多种酶。过氧化物酶蛋白及胆固醇是软骨形成的基础，代谢异常将导致点状软骨发育不良，在软骨内骨形成过程中钙沉积的原因尚不明。肢根型点状软骨发育不良及 Zellweger 综合征是由于过氧化物酶功能异常引起的。肢根型点状软骨发育不良患者血清中缩醛磷脂（plasmalogen）水平降低，长链脂肪酸水平正常。Zellweger 综合征是由于过氧化物酶家族几个基因突变引起的，常合并多发性畸形及特征性面部异常，囟门宽，双侧颞骨狭窄，低张力，耳聋，视网膜病变，髓鞘缺失及神经元移行缺陷、肝肾囊肿等。钙化点主要在下肢，包括膝盖及骨盆软骨。胆固醇是生长发育过程中重要的元素，胆固醇代谢异常常导致多系统异常，是点状软骨发育不良的另一个因素。

第二类是维生素 K 代谢紊乱影响胎儿骨形成导致点状软骨发育不良、肢根型点状软骨发育不良、短指/趾、上颌鼻发育不良（Binder 综合征）。华法林是一种抗凝剂，主要用来预防和治疗血栓，有胚胎毒性的风险，主要造成胎儿鼻骨发育不良及骨骼系统发育异常，包括短肢、短指/趾及骨骺点状。维生素 K 环氧还原酶复合物 1 是维生素 K 重吸收必需的酶，华法林通过抑制这种酶起作用，导致维生素 K 缺乏，维生素 K 依赖性酶的功能降低。维生素 K 作为羧化酶的辅酶，其功能在于激活凝血因子、凝血抑制剂及其他几种蛋白，包括骨钙素、基质-Gla 蛋白和骨膜蛋白，这三种蛋白参与骨骼和牙齿的矿化。维生素 K 缺乏导致 Gla 蛋白羧化不足，从而造成钙异常沉积，软骨生长异常。另一种依赖

表 8-2-14　点状软骨发育不良的病因分类

分类	基因	位点	遗传方式
Ⅰ型：先天性代谢异常			
ⅠA型：过氧化物酶功能障碍			
肢根型 CDP1	PEX7	6q22-24	AR
肢根型 CDP2	DHAPAT	1q42	AR
肢根型 CDP3	AGPS	2q31	AR
Zellweger 综合征	PEX1	7q21	AR
	PEX2	8q	
	PEX3	6q	
	PEX5	12p13.3	
	PEX6	6p21.1	
	PEX10	1p36	
	PEX12	7q11.2	
	PEX13	2p15	
Ⅱ型：维生素 K 代谢紊乱			
华法林胚胎毒性			
家族性多凝血因子缺乏	VKORC1	16p11.2	AR
	GGCX	2p12	AR
孕妇维生素 K 缺乏			
暴露于苯妥英			
Keutel 综合征	MGP	12p13.1-p12.3	AR
CDP X 连锁隐性 /Brachytelephalangic（短指骨型）	ARSE	Xp22.3	XLR
Ⅲ型：染色体异常			
不明原因			
CDP 胫骨 - 掌骨型			AD
斑纹骨干发育不良			AR?
Astley-Kendall 发育不良			AR
Pacman 发育不良			AR?

CDP：点状软骨发育不良；AR：常染色体隐性遗传；AD：常染色体显性遗传；XLR：X 连锁隐性；？表示可能。

维生素 K 的酶是芳香硫酸酯酶 E（arylsulfatase E，ARSE），这种酶是骨和软骨生长发育必需的，缺乏将导致 X 连锁隐性遗传点状软骨发育不良。

第三类胎儿染色体异常，包括 18- 三体、21- 三体及 Turner 综合征。

还有一部分病例不明原因，包括胎儿酒精综合征，有孕妇自身免疫性疾病包括混合型结缔组织病、系统性红斑狼疮、干燥综合征胎儿发生点状软骨发育不良的报道，有可能自身免疫性疾病孕妇合并维生素 K 代谢紊乱。

根据点状软骨发育不良的临床表现分为肢根型及非肢根型。肢根型点状软骨发育不良是过氧化物酶功能障碍引起的。非肢根型点状软骨发育不良又称为 Conradi-Hunermann 综合征。

【超声表现】

正常胎儿骨骺为长骨两端无回声。在一部分正常胎儿，孕 29 周时在股骨远端有骨化，1～2 周后胫骨近端有骨化，一直在晚孕期或近预产期时才能发现肱骨近端骨骺骨化，骨化中心为单个。随着妊娠进展，骨化中心向周围软骨骨骺放射性扩大，直到出生后骨化过程完成。在正常胎儿，产前超声观察不到其他长骨骨骺的骨化。

点状软骨发育不良的特征性表现是骨骺过早骨化，骨化中心散在分布。肢根型点状软骨发育不良主要表现为股骨及肱骨中等短，常常是肱骨短得更加明显，其他长骨短得不明显（图 8-2-15）。骨骺扩大，多个散在分布骨化中心（图 8-2-16）。面部异常，包括前额较高，面中部较平，鼻梁低平（图 8-2-17），

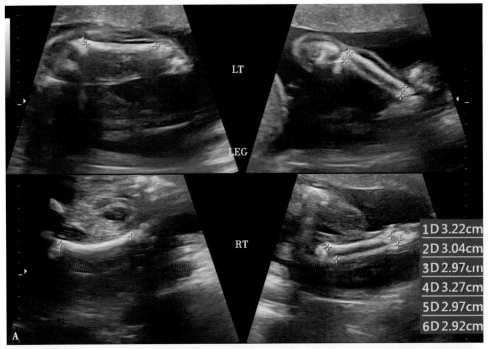

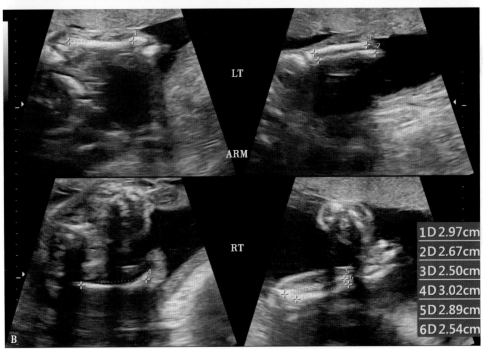

图 8-2-15　点状软骨发育不良（四肢长骨长度）

A. 孕 22⁺⁶ 周，左侧股骨长 32mm，左侧胫骨长 30mm，左侧腓骨长 30mm，右侧股骨长 33mm，右侧胫骨长 30mm，右侧腓骨长 29mm；B. 同一病例，左侧肱骨长 30mm，左侧尺骨长 27mm，左侧桡骨长 25mm，右侧肱骨长 30mm，右侧尺骨长 29mm，右侧桡骨长 25mm。LT：左侧肢体；RT：右侧肢体；LEG：下肢；ARM：上肢。

白内障，关节挛缩，生长发育受限。大约 10% 的病例合并先天性心脏病，包括肺动脉梗阻、肺动脉和主动脉钙化等。非肢根型临床表现较轻，表现为骨骺钙化呈长条形，面部改变相似。胫骨 - 掌骨型点状软骨发育不良除了面中部扁平外，主要表现为胫骨和桡骨弯曲，第二、三掌骨缩短。华法林等对胎儿的毒性作用常造成指 / 趾骨严重短。

【鉴别诊断】

主要与其他骨骼系统发育异常进行鉴别。点状软骨发育不良主要表现为长骨骨骺部位多个散在强回声。肢根型点状软骨发育不良表现为肱骨及股骨中度短。

【预后评估】

产前超声检查发现点状软骨发育不良，需要做

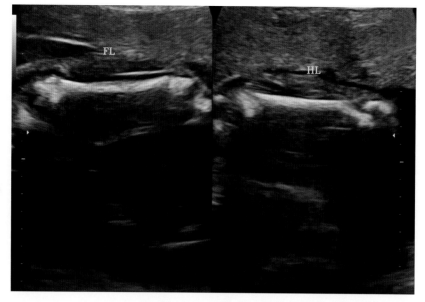

图 8-2-16　点状软骨发育不良，长骨两端骨骺宽大，见粗大钙化斑

FL: 股骨长；HL: 肱骨长。

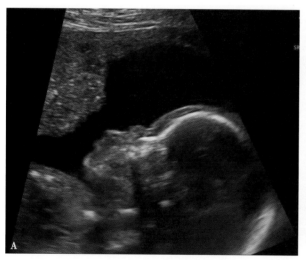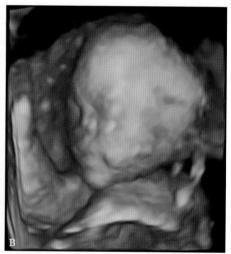

图 8-2-17　点状软骨发育不良，前额较高，面中部较平，鼻梁低平

羊水穿刺遗传学检测。预后取决于病因。有的病例会胎死宫内，或出生后很快死亡，存活下来的多合并严重的残疾及智力障碍，大多数在 10 岁前死亡。点状软骨发育不良出生后临床症状包括呼吸困难、智力障碍、癫痫、白内障、听力障碍、关节挛缩、鱼鳞病等，有的病例还合并先天性心脏病。Zellweger 综合征会有严重的低张力，出生后婴儿由于肝肾病变，会出现进行性肝肾衰竭。

（任芸芸）

第三节　脊柱畸形

先天性脊柱形包括由各种因素导致的胎儿脊柱椎体发育不良，椎体形成障碍导致半椎体、蝴蝶椎、冠状椎体裂、椎体融合畸形等。椎体异常的发生率在活产儿中占（0.5～1）/1 000，胸段占 60%，胸腰椎占 20%，腰椎占 11%，腰骶椎占 5%。先天性椎体畸形可以单发，也可多种椎体畸形同时存在。合并肋骨畸形时引起胸廓畸形，进而导致肺发育不良，患儿出生后则可能出现呼吸窘迫而死亡，另外 20%～40% 合并泌尿生殖系统的异常，10%～15% 合并先天性心脏病。

胚胎发育时，神经系统最早位于胚盘外胚层头端，呈扁圆形，并逐渐向尾端生长延长形成神经板，同时尾侧正中线上形成一条增厚区，称原条。大约受精后第 18 天，神经板中央沿长轴下陷形成神经沟，沟两侧边缘隆起部分称神经褶。随后两侧神经褶继续生长并向中线靠拢，在相当于枕部体节的部位首先愈合，神经沟便开始形成了管状，愈合过程继续向头、尾两端进展，神经管也随着不断延长，在头尾两端各有一开口通向羊膜腔，分别称为前神经孔和后神经孔。前神经孔最早于受精后的第 24 天闭合，第 26 天（相当于末次月经后 5 周半）后神经孔闭合，完整神经管形成。神经管随后衍化成脑和脊髓，管腔衍化成脑室系统和脊髓的中央管。神经管尾部（后神经孔）闭合不良将会导致神经板外露而形成脊柱裂，而神经管尾部闭合不良发生的时间越早，脊柱裂发生的节段也相对越高，预后越差。

胚胎在第 6 周时，各个脊椎间叶细胞形成软骨化中心，此时出现 4 个软骨化中心，包括椎体 2 个（位于脊索两侧），左右椎弓各 1 个。胚胎第 7~8 周时，椎体软骨化中心逐渐增大融合形成 1 个软骨性椎体。胚胎第 9 周时，软骨性椎体由于骨膜血管的进入而产生前后切迹。血管进入软骨后，在腹侧和背侧形成血池，使软骨性椎体出现前后 2 个骨化中心，很快又融合成 1 个骨化中心。此时，左右软骨性椎弓各出现 1 个骨化中心。这 3 个骨化中心被称为初级骨化中心。骨化中心随着胚胎的发育，在胸腰椎交界处椎体内最先形成，然后以此处为中心，逐渐向两极处的脊柱头侧和尾侧方向发展并逐渐骨化，而骶尾椎的骨化则开始较晚，这整个发育过程中一旦受到各种因素的影响对椎体的骨化发展造成障碍，则有可能导致半椎体、蝴蝶椎、冠状椎体裂等椎体畸形。由于脊柱的椎骨发育早期是在中胚层，所以起源于中胚层的各系统及器官如心血管系统、泌尿系统均可能出现异常。

胎儿脊柱在超声图像上可见 3 个骨化中心，1 个位于椎体，另外 2 个位于双侧椎弓根与椎弓板连接处。胎儿正常脊柱的超声声像图表现如下：

（1）脊柱矢状切面：脊柱呈两行排列整齐的串珠状平行高回声带，从枕骨延续至骶尾部并略向后翘，最后融合在一起。在腰段膨大，两高回声带增宽，两高回声带之间为椎管，其内有脊髓、马尾等。此切面可显示出脊柱的全长及其表面皮肤的覆盖情况。

（2）脊柱冠状切面：在近腹侧的冠状切面上可见整齐排列的 3 条平行高回声带，中间一条反射回声来自椎体，两侧的来自椎弓骨化中心。在近背侧的冠状切面上，脊柱仅表现为由椎弓骨化中心组成的两条平行高回声带，中央的椎体骨化中心不显示。

（3）脊柱横切面：在此切面上脊柱表现为 3 个高回声骨化中心，呈"品"字排列，位于背部两侧高回声骨化中心为椎弓板，呈"八"字形排列，位于前方

中间的高回声骨化中心为椎体。

在孕 25 周前，远端骶椎及尾椎可显示尚未完整的骨化，这是脊柱骨化过程中可出现的正常变异声像图改变。在孕 16 周后，脊柱尾端的骨化速度是每 2~3 周形成 1 个椎体，了解这一骨化规律，对于神经管缺陷高危或者是骶椎发育不良需要进一步复查的胎儿具有重要的参考意义。

一、脊柱裂

详见第二章第四节。

二、椎体畸形

按照 Winter 分型，椎体畸形分为三型：Ⅰ型（椎体形成障碍），包括半椎体、蝴蝶椎、冠状椎体裂；Ⅱ型（椎体分节不良），包括双侧分节不良的阻滞椎即融合椎畸形和单侧分节不良的椎体骨桥；Ⅲ型（混合障碍），同时有形成障碍和分节不良的多发椎体异常。

（一）半椎体

【概述】

半椎体（hemivertebra）是指一侧椎体（可以是左侧、右侧、腹侧、背侧）形成失败所致的椎体畸形，由半个椎体、单一椎弓根和半椎板组成，主要表现为半个椎体发育，另半个不发育、缺失，多数合并脊柱侧凸或后凸，是先天性脊柱侧凸最常见的原因之一，最常见于胸椎和腰椎。半椎体邻近的椎体常表现为一侧代偿性增大及不同程度的脊椎侧凸畸形，甚至影响心脏和肺部的发育，多发的半椎体畸形常合并其他椎体畸形，如蝴蝶椎、融合椎及脊柱裂、肋骨畸形等，早期即可引起严重脊柱侧凸及胸腹腔畸形，自然发展预后较差。半椎体畸形是椎体畸形中发生率最高的一种椎体异常，在活产儿中的发生率为（1~10）/10 000，甚至更高，男女发病率无明显差异。本病通常为散发性，大部分病例伴有其他结构异常，包括心脏、颅骨、肾脏和其他骨骼异常，或者作为先天性综合征的一部分表现。

【病理与临床】

半椎体通常被认为是椎体、椎弓根的发育过程中发生异常所致，而部分学者认为是脊柱的节间动脉形成异常所致。部分研究认为孕初期服用药物如沙利度胺（反应停）、洛伐他汀等是本病的危险因素。非孤立性的半椎体多与染色体异常有关，如 7q36 末端缺失。根据受累椎体的数量，半椎体可分为单发型和多发型两种类型。根据相邻椎体是否融合，将

半椎体分为以下三种类型：完全分节型，半椎体有上下两个椎间盘；部分分节型，半椎体上下只有一个椎间盘，另外一侧与相邻椎体融合；未分节型，半椎体同时与上下椎体融合。

【超声表现】

1. 脊柱矢状切面可见病变椎体回声模糊或缺失，后侧半椎体时可见脊柱后凸（图8-3-1）。

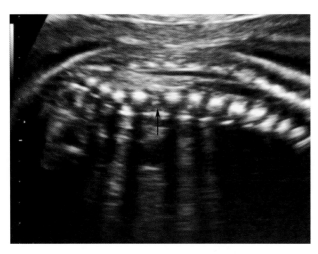

图 8-3-1　半椎体矢状切面
箭头所指处病变椎体回声模糊。

2. 脊柱冠状切面可见病变椎体呈圆形、卵圆形、楔形或三角形，比正常椎体小，左、右半椎体可见脊柱侧凸或成角畸形；局部椎弓不对称（图8-3-2）。

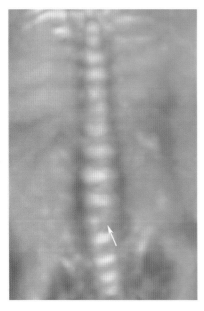

图 8-3-2　半椎体冠状切面
箭头所指病变椎体呈椭圆形，较上、下椎体小。

3. 横切面显示椎体变小，呈楔形、形态不规则或边缘模糊。在矢状面及冠状面发现椎体异常时，横切面为进一步帮助诊断半椎体的重要切面。

4. 根据半椎体的发育情况，脊柱常伴有不同程度的侧凸。

5. 矢状面及冠状面有时可显示病变椎体相邻椎间隙增宽或变窄。

【相关异常】

大部分病例合并其他结构异常，包括心脏、颅骨、肾脏和其他骨骼异常，或作为其他综合征的一部分出现，如 VATER 综合征（脊柱异常、肛门闭锁、气管食管瘘和肾异常）、VACTERL 综合征（VATER综合征合并心脏和肢体异常）、Jarcho-Levin 综合征（脊柱肋骨发育不良）和 Klippel-Feil 综合征。

【鉴别诊断】

1. **蝴蝶椎**　蝴蝶椎是椎体的两个软骨化中心融合异常所致，形成左右两个骨块，形似蝴蝶的两翼而得名，而半椎体是一侧椎体形成异常，超声下表现为椎体变小，见一不规则骨块。

2. **椎体融合畸形**　主要表现为在冠状面、矢状面和横断面下相邻椎体椎间隙消失，呈融合状，但半椎体可以合并椎体融合。

3. **先天性脊柱侧凸**　尽管半椎体常导致脊柱侧凸，但脊柱侧凸并不一定有半椎体，其病因是多种的。

【预后评估】

半椎体的预后取决于累及椎体的数量和严重程度及合并相关异常的严重程度。在出生后大多需要进行手术矫正，因为它们的存在可能导致脊柱侧凸或后凸畸形。一旦产前超声疑似半椎体，应对胎儿各器官系统进行仔细评估，尤其是评估有无合并其他骨骼、心脏、泌尿生殖系统和胃肠异常。当发现多发椎体畸形，或合并其他器官系统异常时，预后较差，通常建议终止妊娠。如果发现一个或几个椎体的半椎体，一般建议保守治疗或手术矫正，但半椎体的治疗方案目前依然存在争议。

（二）蝴蝶椎

【概述】

蝴蝶椎（butterfly vertebra）是由椎体的两个骨化中心部分或完全融合失败所致的，是椎体的矢状缺损，又名矢状椎体裂。由于本病在 X 线片上表现为某一椎体中间见裂隙，形成左右两个尖端相对的楔形骨块，形似蝴蝶的两翼，故称为蝴蝶椎。本病是一种罕见的先天性椎体畸形，发病率未知，通常是偶然发现的。

【病理与临床】

本病主要是在胚胎发育过程中椎体的两个骨化

中心融合失败所致的,可为部分融合失败,也可为完全融合失败。蝴蝶椎的两侧楔形骨块通常是对称的,也可以不对称,具有完整的后弓和椎弓根。Katsuura 等在一项系统综述中表明,61% 的蝴蝶椎患者发生在单个椎体,39% 发生在多个椎体,最常见于胸腰椎(T_{11}、L_1)。孤立性蝴蝶椎非常罕见,常伴有其他脊柱畸形,包括脊椎侧凸、脊柱后凸、脊柱裂等,并且过半数的病例与综合征或其他系统异常相关,尤其是发生在多个椎体的蝴蝶椎,以脊柱肋软骨发育不全最为常见。

【超声表现】

1. 矢状切面病变椎体多呈前窄后宽的楔形,多发者可见脊柱后凸。

2. 冠状切面可见病变椎体呈两个尖端相对的楔形或三角形,状如蝴蝶的两翼,邻近椎体可增大,向病变椎体中央变细部凸出,三维超声能较好地显示蝴蝶椎的整体观(图 8-3-3)。

3. 横切面显示椎体中部矢状裂缝,椎体分离成左右两部分,呈楔形,两个骨块大多对称,有时也可见其中一个发育不良(图 8-3-4)。

4. 常合并有其他椎体畸形,如半椎体、脊髓纵裂等。

5. 可合并手指畸形,如多指、并指、短指畸形等。

【相关异常】

70% 的蝴蝶椎患者常有其他脊柱异常,如脊柱侧凸、脊柱后凸、脊柱裂、脊髓纵裂等,以脊柱侧凸最多见。此外,本病常伴有其他器官系统的异常,

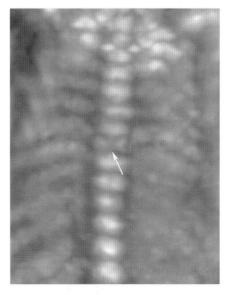

图 8-3-3　三维超声自由解剖成像显示脊柱冠状面
第 7 胸椎(T_7)分为左右两个尖端相对的楔形(箭头),状如蝴蝶的两翼。

包括肌肉骨骼系统(肋骨融合或异常、手指畸形等)、颅面系统(下颌畸形、腭裂等)、神经系统(脊柱裂、脊髓纵裂等)、心血管系统(肺静脉狭窄、主动脉缩窄、右位心等)、泌尿生殖系统(隐睾、马蹄肾、肾发育不良等)、胃肠系统(胆道闭锁、肛门闭锁等)等。过半数的病例合并综合征,常见的有 Alagille 综合征、Jarcho-Levin 综合征和 Crouzon 综合征。

【鉴别诊断】

主要与半椎体鉴别,半椎体是一侧椎体形成异常,超声下表现为一侧的不规则骨块,而本病是椎

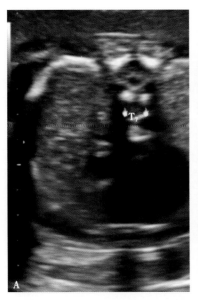
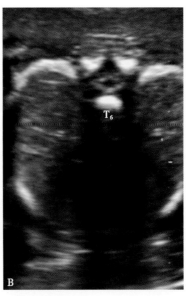

图 8-3-4　二维超声横切面蝴蝶椎
A. 横切面显示第 7 胸椎椎体中部矢状裂缝,椎体分离成左右两部分,呈楔形(见图示);B. 相邻第 6 胸椎横切面的正常声像图。

体的两个骨化中心融合异常所致的，形成左右两个楔形骨块，多对称，形似蝴蝶的两翼。

【预后评估】

孤立性蝴蝶椎可考虑出生后进行椎体融合术，预后取决于病变的严重程度。若合并其他畸形，出生后的预后很差，通常建议终止妊娠。

（三）冠状椎体裂

【概述】

冠状椎体裂（coronal cleft vertebra）是残存的脊索累及椎体腹背侧骨化中心的正常融合所致的，可累及一个或多个椎体，常见于胸椎和腰椎。科恩等报道本病的发病率约5%，男性的患病风险明显高于女性。本病多为一种正常变异，在出生后几个月内消失，在肛门闭锁、脊髓发育不良和钙化性软骨营养不良的患者发生率高。

【病理与临床】

本病的文献报道非常少，其发病机制并不明确，主要是脊索的持续性存在影响椎体骨化中心的融合，但Tanaka等学者的研究并不支持脊索理论，因为其研究没有观察到脊索存在的任何证据。多数学者认为这是椎体骨化的一种正常变异，没有任何临床意义，甚至部分观点认为使用"裂"一词并不恰当，因为研究表明这并非真正意义上的裂，而是在椎体两个骨化中心之间的中央血管周围的一层正常软骨组织，这可能在产前超声或X线片上显示椎体似有裂隙，被分成前后两部分。

【超声表现】

1．矢状切面显示椎体回声不连续，分离成前后两部分，多呈椭圆形，多发者可见脊柱后凸（图8-3-5）。

2．冠状切面显示病变椎体回声模糊。

3．横切面显示病变椎体呈前、后两部分，中间可见冠状裂隙。

【相关异常】

本病与Larsen综合征等有关，且在肛门闭锁、脊髓发育不良和骨发育不良的患者中发生率高。

【鉴别诊断】

主要与蝴蝶椎鉴别，蝴蝶椎是椎体的矢状缺损，形成左右两个楔形骨块，而本病为椎体的冠状裂，在矢状面和横断面上呈前后两个骨块。

【预后评估】

冠状椎体裂是一种正常的发育变异，多发的冠状椎体裂可能导致脊柱后凸，染色体变异、肛门闭锁、脊髓发育不良和钙化性软骨营养不良患者发生率高，是染色体变异、发育异常的"软指标"。因此，在发现冠状椎体裂时，应综合考虑是否合并其他发育异常，为患者解释利害关系，避免出现不必要引产。

（四）椎体融合畸形（vertebral fusion deformity）

【概述】

椎体融合是一种椎体分节不良引起的椎体畸形，在脊柱胚胎发育过程中，因为发育成椎间盘的间叶组织发生障碍而出现软骨化直至骨化，形成了椎体间的融合，可累及两个或者多个节段，可以单侧融合，也可以四周融合，前者称单侧椎体分节不全，后者又称阻滞椎，是指受累部位除椎体显示完全骨性融合外，椎板、棘突也相互融合。主要发生在颈椎和腰椎，主要表现为椎间隙消失，二维超声和三维超声都可以很好地观察和发现。

【超声表现】

1．矢状切面显示≥2个椎体连在一起，未见明显椎间隙（图8-3-6）。

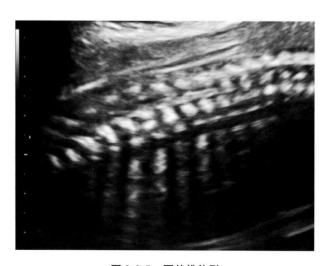

图8-3-5　冠状椎体裂

在矢状切面显示椎体分离成前后两部分，中间可见裂隙。

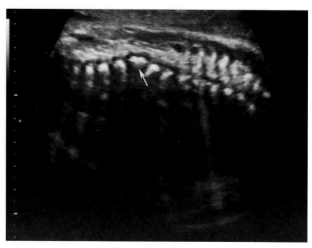

图8-3-6　脊柱矢状面示椎体融合

箭头所指处2个椎体连在一起。

2．冠状切面也可显示≥2个椎体连在一起，未见明显椎间隙。

3．横切面在沿胎儿脊柱上下连续扫查时病变椎体处未见明显椎间隙。

4．三维超声声像图显示较大椎体为≥2个椎体部分或完全融合而成（图8-3-7）。

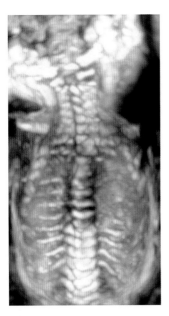

图8-3-7　三维超声声像图显示第1胸椎至第5胸椎多个椎体融合

（五）先天性脊柱侧凸

【概述】

先天性脊柱侧凸（congenital scoliosis）是由于脊椎异常引起的脊柱侧凸，占脊柱畸形的10%。先天性脊椎发育异常如先天性半椎体、楔形椎体、椎弓及其附属结构的发育不全均可引起脊柱侧凸，其在活产儿中的患病率为（0.5～1）/1 000。本病在女性中更常见，男女比例约为1:1.5。

【病理与临床】

先天性脊柱侧凸多为偶发性，少数因为遗传异常和环境因素所致。导致本病的椎体异常大致分为三类：椎体形成障碍、分节障碍和混合型障碍。椎体形成障碍主要指椎体畸形，包括楔形椎体、半椎体和蝴蝶椎。椎体分节障碍是指椎体间的异常融合，包括椎体阻滞（阻滞椎）和单侧椎体分节不全。椎体混合型障碍是指既有椎体形成障碍，也有分节障碍，难以单独归类。

【超声表现】

导致本病的这些畸形通常在孕20～28周时被发现，最早可在12周左右就可以被产前超声诊断。三维超声有助于显示椎体的形态、大小及椎间隙等结构，

三维超声容积对比成像（volume contrast imaging, VCI）的自由解剖成像（Omni View）模式可根据脊柱的曲度变化而调整观察的角度和曲度，减少脊柱曲度对图像质量的影响，对椎体、椎间隙及连接的肋骨情况观察更为直接（图8-3-8）。

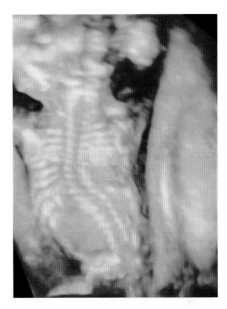

图8-3-8　三维超声容积对比成像的自由解剖成像直观地显示出脊柱侧凸

【相关异常】

30%～60%的先天性脊柱侧凸伴有骨骼和非骨骼异常，包括脊柱、肋骨等骨骼异常，也可合并心脏和泌尿生殖系统等异常。蝴蝶椎常伴有其他椎体畸形、脊髓纵裂，并与Alagille综合征等有关。冠状椎体裂与Larsen综合征有关，并有报道其与多种骨发育不良有关。

【鉴别诊断】

半椎体、蝴蝶椎、冠状椎体裂、椎体融合畸形的鉴别诊断见表8-3-1。

【预后评估】

本病的预后及是否需要手术矫治取决于脊柱侧凸的角度，以及椎体异常的部位、类型及严重程度等多种因素。若脊柱侧凸引起胸廓畸形从而导致心肺发育不良者，或合并染色体异常、遗传综合征者，预后差。在骨骼成熟期前且没有其他临床异常（曲度<20°），则可以每隔3～6个月观察患者脊柱侧凸的进展。超过75%的先天性脊柱侧凸畸形会继续进展，64%～84%未经治疗的患者在10岁后侧凸角度>40°。如果脊柱侧凸超过40°，且曲度进展，或伴有单侧椎体分节不全（伴或不伴对侧半椎体）者通常需要手术治疗，特别是5岁以下的儿童。通常认为早期预防性干预是首选。

表 8-3-1　常见椎体异常的鉴别诊断

特点	半椎体	蝴蝶椎	冠状椎体裂	椎体融合畸形
胚胎发育	半个椎体发育,另半个不发育、缺失	左右两个椎体软骨中心联合发生异常	残存的脊索累及椎体腹背侧骨化中心正常融合	椎体分节不良
超声表现				
矢状切面	椎体回声模糊或缺失	椎体多呈前窄后宽的楔形	椎体回声不连续,分离成前后两部分,多呈椭圆形	≥2个椎体连在一起,未见明显椎间隙
冠状切面	椎体呈圆形、卵圆形、楔形或三角形	椎体呈两个尖端相对的楔形或三角形,状如蝴蝶的两翼	椎体回声模糊	≥2个椎体连在一起,未见明显椎间隙
横切面	椎体变小,呈楔形、形态不规则或边缘模糊	椎体中部矢状裂缝,椎体分离成左右两部分,呈楔形	椎体呈前后两部分,中间可见裂隙	上下连续扫查时病变椎体处未见明显椎间隙
合并异常	不同程度的脊椎侧凸及胸腹腔畸形	常伴有其他椎体畸形	易出现在肛门闭锁、脊髓发育不良和钙化性软骨营养不良患者	可累及两个或者多个椎体节段

三、尾部退化综合征

【概述】

尾部退化综合征(caudal regression syndrome, CRS)又称骶尾退化综合征或骶尾发育不全,是指骶骨和腰椎完全或部分发育不全,常常累及下肢及相对应的脊髓节段,常伴骨骼、神经系统、泌尿生殖系统、胃肠道等发育异常,是一种罕见的先天性畸形,人群中发病率为(0.1~0.4)/10 000,在活产儿中约1/10 000,男女比例为3:1。

【病理与临床】

目前来说,人们对尾部退化综合征的发病机制知之甚少,可能是遗传和环境因素相互作用,导致胚胎发育28天前脊索复合体在成熟过程中发生中断,以致胎儿骶尾部的脊髓及脊椎发育障碍。尾部细胞坏死、血管破裂及组织缺乏是尾部退化的关键。遗传因素包括 *HLBX9*、*CYP26A1*、*Wnt3a* 基因突变等,环境因素主要是母体糖尿病、早期毒素接触、某些感染因子、维A酸水平过高等。研究表明妊娠糖尿病是本病的重要危险因素,母亲糖尿病使本病的患病风险增加将近200倍。

根据临床表现,本病主要分为以下5种类型:Ⅰ型,完全或部分性骶骨发育不全;Ⅱ型,完全性骶骨发育不全,伴有一定程度的腰椎发育不全,髂骨和最低位椎骨相连;Ⅲ型,完全性腰骶部(腰椎和骶骨)发育不全,最低位椎体的尾部终板位于髂骨或髂关节上;Ⅳ型,尾部软组织完全融合、未分离;Ⅴ型,单一的股骨和胫骨,即人鱼序列综合征(并腿畸胎或

美人鱼综合征),但此型具有争议性。

【超声表现】

尾部退化综合征超声图像特征为胎儿骶骨缺失,两侧髂骨翼相距很近,呈特征性的"盾牌征",多合并椎骨和下肢异常,脊柱的连续性突然中断,双下肢"青蛙征"和双脚姿势异常。

早孕期由于胎儿骶骨的骨化不全,很难对尾部退化综合征做出诊断。顶臀长短和卵黄囊的形态异常是尾部退化综合征早期超声图像表现,但不具有特征性。

【相关异常】

母亲糖尿病可能影响到肌醇和花生四烯酸的代谢,同时升高细胞内的葡萄糖水平,导致胚胎组织摄取细胞内钠离子浓度下降。上述两个因素均可能会引起胚盘卷折障碍,影响到后肠与尾部神经管的闭合障碍,病变涉及远端脊椎、肛门直肠、肾及生殖系统等。

【鉴别诊断】

尾部退化综合征需与人鱼序列综合征相鉴别,见表8-3-2。

【预后评估】

尾部退化综合征是一种与多种畸形相关的闭合性脊柱畸形,其预后取决于脊髓缺陷的严重程度及相关畸形,绝大部分存活者均需要进行泌尿系及外科矫正手术。由于病因不可逆,治疗是一种很大的挑战,只能尽可能使患儿达到正常状态,需要多学科协作帮助患儿有更高的生活质量。

表 8-3-2 尾部退化综合征与人鱼序列综合征的鉴别

鉴别点	人鱼序列综合征	尾部退化综合征
下肢	并腿畸形	双下肢,发育不良
肾脏异常	双肾缺如或双肾多囊性发育不良	非致死性肾脏异常
羊水量	羊水极度减少或无羊水	羊水多或正常
脊柱畸形	脊柱下段缺失	脊柱下段缺失
腹部血管	畸形粗大的血管起自高位腹主动脉	腹部无畸形粗大的血管
脐动脉	单脐动脉	双脐动脉
肛门	无肛门	肛门闭锁

（骆迎春）

第四节 四肢畸形

胎儿肢体畸形的种类繁多,文献中对肢体畸形的分类也有许多种,胚胎学分类是依据畸形的不同而定义肢体异常,而畸形学方法则是根据外观的严重程度对肢体缺陷进行分类,但至今仍不存在十分理想的分类系统。本节主要参考欧洲先天性畸形监测系统（European Surveillance of Congenital Anomalies, EUROCAT）的肢体畸形分类,以及 Gold 等学者于 2011 年提出的关于肢体缺陷的解剖学分类方法,将四肢畸形分为肢体横形肢体缺陷、纵形肢体缺陷、中间型肢体缺陷、裂手/足畸形、先天性马蹄内翻足、多指/趾、并指/趾等类型。染色体异常、单基因病变、血管阻塞、母亲疾病、药物及环境致畸因素的接触均可能与胎儿肢体畸形有关,多数病例被认为是发生在胚胎早期血管损伤的继发性疾病。

一、横形肢体缺陷

【概述】

横形肢体缺陷（transverse limb defects）是指一个或多个肢体在某个平面发生截断,其远端肢体缺失,以末端肢体横向缺失最为常见,缺损末端大多伴有软组织构成的结节状残肢小块（nubbins）。若肩关节或髋关节平面发生截断,呈"截肢状"（amputation）畸形,则为肢体完全缺失（limb complete absence）,有学者认为它属于特殊类型的横形肢体缺陷。横形肢体缺陷是一种罕见的先天性畸形,发生率为（3.5～6.9）/10 000,产前检出率约为 55%。通常为单侧发病,多为偶发性,复发的风险非常低。

【病理与临床】

在大多数情况下,很难确定缺陷的确切病因,一般认为与胎儿早期严重缺氧、羊膜带、血管损伤、孕妇吸烟、空气污染、服用支气管扩张药及非甾体抗炎药,以及染色体、基因异常有关,也有报道指出多胎妊娠、孕妇严重偏头痛或西班牙裔是发生本病的危险因素。

按照截断平面的不同又可将肢体横形缺陷分为上肢缺陷和下肢缺陷,前者的截断平面包括上臂、前臂近端、腕部、掌指关节和手指,后者的缺损平面包括大腿、小腿近端、踝部、跖趾关节和脚趾。

【超声表现】

1. 肢体完全缺失表现为上肢或下肢整条肢体完全缺失,在肩关节以远的上臂、前臂、手及其内的骨骼或髋关节以远的大腿、小腿、足及其内的骨骼均缺失,呈"截肢状",缺损末端一般不伴残肢小块。

2. 横形肢体缺陷在截断平面以上的肢体可显示,末端可光滑或凹陷,也可见结节状残肢小块,其远端肢体不显示。

（1）截断平面位于上臂（多为肱骨远端）,超声仅显示缺损平面以上的上臂及其内残存肱骨,远侧肢体缺如。

（2）肘关节水平发生截断,超声可显示完整的肱骨和上臂,但前臂及手缺失（图 8-4-1）。

（3）前臂水平发生截断（多为近端 1/3 处）,则可显示上臂、部分前臂及其内骨骼,而手腕、手及其内的骨骼均缺失而不显示,缺损末端常可见几个微小的结节样残肢小块。

（4）手掌水平发生截断,超声可显示上臂、前臂及其内骨骼,腕关节存在,其远端缺失或可见少许残存的掌骨强回声,手指及指骨均缺失,仅可见彼此分开的几个结节样残肢小块,通常还可见一小块指甲。

（5）手指水平缺损,超声显示部分指骨（多为拇指和小指）发育不良,仅显示一节或两节指骨强回声,部分指骨（多为第 2～4 指）缺如被结节状残肢小块代替（图 8-4-2、图 8-4-3）。

（6）下肢部分缺失的表现与上肢类似,表现为在截断平面以下的肢体缺失而不显示。

【相关异常】

据报道约 29.5% 的横形肢体缺失合并其他结构畸形,如羊膜带相关的肢体缺损常合并有脑膨出、腹裂等。

【鉴别诊断】

1. 胎儿肢体位于超声远场并被胎体或胎头遮

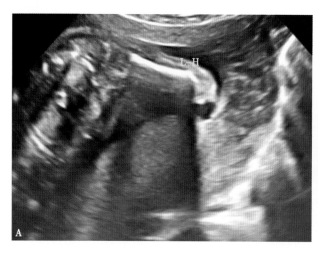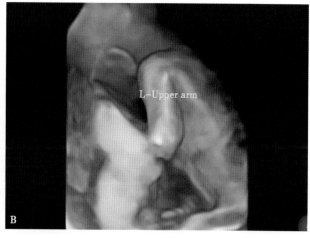

图 8-4-1　左上肢横形缺陷

A. 左上肢于肘关节水平截断, 左前臂完全缺如, 仅显示上臂; B. 三维成像图。L-H: 左侧肱骨; L-Upper arm: 左上臂。

挡时, 可造成部分肢体难以显示而导致肢体缺失的假象, 可通过调整探头观察角度、位置或等胎儿肢体活动变换位置后再进行仔细观察加以鉴别诊断。

2. 应与海豹肢畸形相鉴别, 后者亦可表现为四肢部分或完全缺失, 但手足存在, 直接连于躯干或残存肢体末端。

3. 产前超声诊断手指、足趾缺如较困难。

【预后评估】

横形肢体缺陷的预后取决于肢体缺陷的严重程度, 以及是否合并其他畸形和畸形的严重程度, 单纯横形肢体缺陷预后好, 部分病例可选择安装假肢改善生活质量。

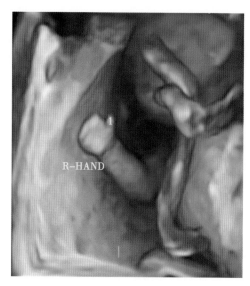

图 8-4-2　手指横形缺陷

右手三维表面成像, 见第 2~5 手指于掌指关节水平截断, 第 2~5 手指完全缺如, 仅见发育不良的拇指 (只有 1 节指)。R-HAND: 右手; 1 表示第 1 指 (拇指)。

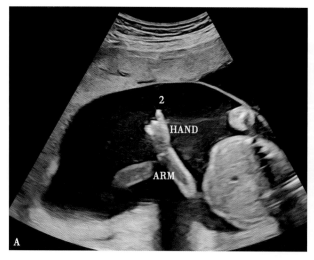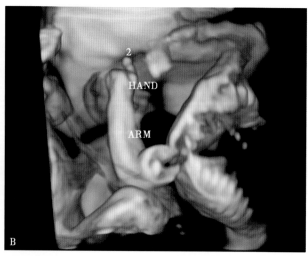

图 8-4-3　手指横形缺陷

A. 手冠状切面, 第 1、3~5 手指于掌指关节水平完全截断, 仅见第 2 指 (部分掌骨亦不显示); B. 三维表面成像。HAND: 手; ARM: 前臂; 2 表示第 2 指。

二、纵形肢体缺陷

【概述】

纵形肢体缺陷（longitudinal limb defects）是指与肢体长轴平行的骨骼缺失或发育不全，而缺损远端的结构存在，形态可正常或不正常。纵形肢体缺陷的发病率较横形肢体缺陷低，约 2.8/100 000。本病可单独发生，亦可合并其他畸形，或为遗传综合征的一种表现。

【病理与临床】

纵形肢体缺陷原因不明，可能是长骨的胚胎发育过程停滞，导致外胚层顶端肢芽发育受影响。同时也与孕初期服用药物如沙利度胺（反应停）、可卡因、丙戊酸及华法林等药物及染色体或基因异常有关，孕期 X 线辐射、装修污染及苯、汞、铅等重金属接触史可增高发生的风险。

Gold 等学者将纵形肢体缺陷分为轴前、中央、轴后和混合型纵形缺损 4 种解剖类型。

1. 轴前缺损通常发生在肢体的内侧，主要是桡骨/胫骨、第 1～3 指/趾的缺失或发育不良。

2. 中央缺损主要是最靠近人体中轴线的骨骼缺失或发育不良，主要是第 2～4 指/趾。

3. 轴后缺损通常发生在肢体的外侧，包括尺骨/腓骨、第 3～5 指/趾的缺失或发育不良。此外，有学者认为并腿畸形属于特殊类型的下肢轴后缺损，有的则认为其属于无法明确分类的其他类型。

4. 混合型缺损同时存在轴前和轴后纵形肢体缺损，如海豹肢畸形。

纵形肢体缺陷的种类繁多，分类方法亦不统一。在临床实际工作中，通常是根据缺失或发育不良的骨骼进行命名，相比上述解剖分型更贴近临床需要，也便于理解记忆。

【超声表现】

1. 先天性桡骨发育不全或缺如

（1）桡骨完全缺如：前臂冠状切面和横切面上均只能显示一根长骨回声，手呈直角或接近前臂桡侧表面，呈"钩状手"姿势，又称桡侧球棒手（radial club hand）（图 8-4-4、图 8-4-5）。

（2）桡骨发育不全或部分缺如：超声显示桡骨明显缩短，桡骨远端明显短于尺骨，失去正常尺桡骨远端基本齐平的两骨声像特征。可合并第 1 指骨/掌骨及部分腕骨发育不良或缺如。

2. 尺骨发育不全或缺如

（1）尺骨完全缺如：前臂仅显示外侧桡骨强回声，尺骨侧未见明显骨骼声像，多发生在右侧，常伴第 4～5 指骨/掌骨发育不良或缺如。

（2）尺骨发育不全或部分缺如：前臂虽存在两根长骨强回声，但尺骨明显缩短，前臂细小、短缩并向尺侧倾斜；桡骨头脱位，前臂旋转功能受限，可同时有腕骨缺如。

3. 胫骨发育不全或缺如 又称胫侧半肢畸形。

（1）胫骨完全缺失：横断面及冠状面上小腿内侧骨骼空虚，仅显示偏外侧一根长骨强回声；小腿短缩及弯曲畸形，伴有膝关节异常。

（2）胫骨发育不全或部分缺如：超声显示小腿内侧胫骨远端发育不良、明显缩短，小腿短缩、足内翻、外踝突出。

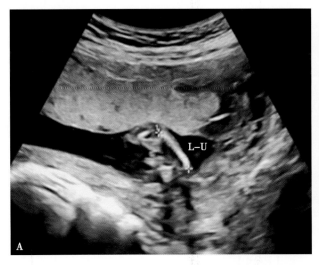 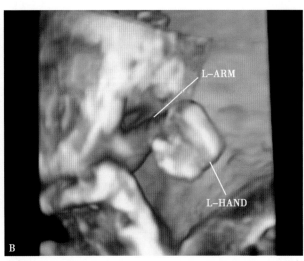

图 8-4-4 左侧桡骨完全缺如（孕 19 周）

A. 左侧前臂冠状面仅见一根长骨（尺骨）回声，桡骨完全缺如；B. 左侧前臂及手的三维表面成像，左手姿势异常，呈"钩状"。L-U：左侧尺骨；L-ARM：左前臂；L-HAND：左手。

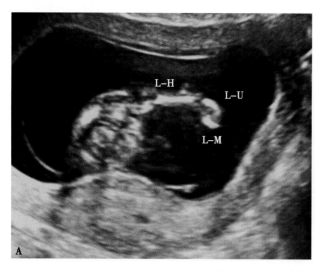
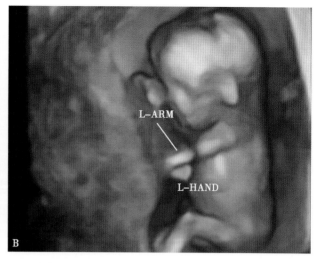

图 8-4-5　左侧桡骨完全缺如（孕 14 周）

A. 左上肢冠状面显示前臂仅见尺骨声像；B. 胎儿左侧面三维成像，显示左手姿势异常。L-H：左侧肱骨；L-U：左侧尺骨；L-M：左手掌骨；L-ARM：左前臂；L-HAND：左手。

4. 先天性腓骨缺如或发育不全　又称腓侧半肢畸形。

（1）腓骨完全缺如：小腿切面仅可见内侧胫骨回声，外侧腓骨缺如，胫骨可正常，也可以缩短或弯曲，可伴第 5 趾骨 / 跖骨缺如。

（2）腓骨发育不全或部分缺如：小腿可见两根长骨，但外侧腓骨明显缩短，可伴足内翻、足下垂。

5. 手 / 足骨骼纵形缺陷　腕骨、跗骨、掌骨或跖骨缺如或发育不全，指或趾可正常或异常。

6. 并腿畸形（sirenomelia）　又称人鱼序列综合征或美人鱼综合征，以双下肢融合伴复杂的内脏组合畸形为特征，属于多系统综合征。根据 Foerster 分类，主要分为以下 3 种类型：①双足并腿畸胎，即双下肢融合，但双足存在；②单足并腿畸胎，即双下肢融合，仅可见单一胎足；③无足并腿畸胎，即双下肢融合，胎儿无足。

根据下肢融合骨骼的不同，在 Tocker 和 Heifetz 分类中又将其细分为以下 7 个亚型：Ⅰ型，成对的股骨、胫骨、腓骨；Ⅱ型，单一的融合的腓骨；Ⅲ型，腓骨缺如；Ⅳ型，股骨部分融合、单一腓骨；Ⅴ型，股骨部分融合、腓骨缺如；Ⅵ型，单一股骨和胫骨；Ⅶ型，单一股骨，胫骨、腓骨缺如。

7. 混合型纵形缺陷　主要是海豹肢畸形。完全型海豹肢畸形患儿没有臂和 / 或腿，手和足直接连在躯干上。部分型海豹肢畸形可表现为上臂或大腿缺失，前臂及手或小腿及足直接连于躯干，也可表现为前臂或小腿缺失，手或足直接连于上臂或大腿。未分类型海豹肢畸形肱骨近段缺失，桡骨缺失，肱骨近段缺失，尺桡骨融合，肱骨部分缺失并与尺桡骨融合。

【相关异常】

肢体的纵形缺陷常合并其他异常，报道合并其他畸形率为 12%～83%，伴有的综合征包括 18- 三体综合征、心手综合征（Holt-Oram syndrome）、血小板减少无桡骨综合征（thromobocytopenia and absent radi-isyndrome）、腓骨发育不全 - 短指综合征（fibularhypoplasia andcomplex brachydactyly/Du Pan syndrome）、VATER 综合征、Roberts-SC 海豹肢畸形等。

【鉴别诊断】

1. 主要是各类与纵形肢体缺陷相关的综合征的鉴别诊断，但产前鉴别各类型十分困难。

2. 与肢体横形缺陷鉴别。肢体纵形缺陷主要是与肢体长轴平行的骨骼缺失或发育不全，远端结构存在，而肢体横形缺陷主要是在肢体某个平面发生截断，远端结构不显示，截断末端伴或不伴结节样残肢小块。

【预后评估】

纵形肢体缺陷常合并相关的异常综合征，需要进一步检查心脏的结构、血小板及染色体或基因检测以排除之，胎儿预后取决于缺损的严重程度及是否合并其他畸形。

三、裂手 / 足畸形

【概述】

裂手 / 足畸形（split hand/foot malformation）又称手足分裂综合征，是指一组以手 / 足分裂成两部分为特征的疾病，是一种严重的先天性畸形，包括一系列表型，从正中第3指/趾的轻微缩短到完全缺如，严重者第2～4指/趾均缺如。主要特征是手/足中央纵向裂缝或缺陷形成，以及指骨、掌骨和趾骨的发育不全，常伴有其他手指畸形，如并指、屈指畸形。因本病外观奇特，又将其形象地称为"龙虾爪"畸形。本病在活产婴儿中的发病率约为1/18 000，在所有四肢畸形中占8%～17%，男性患病风险略高于女性，可单独存在，但大多表现为综合征的一部分。

【病理与临床】

裂手/足畸形主要受遗传因素影响，与基因的微缺失、微重复或突变相关，常见的遗传模式主要有常染色体显性、隐性和X连锁隐性遗传。

裂手/足畸形主要有典型和不典型两种类型，典型裂手/足畸形表现为正中指/趾骨和掌/趾骨缺如，中央可见深"V"形的纵向缺陷，将手/足分为两部分，在活产儿中占1/90 000，并且具有家族倾向，通常以常染色体显性方式遗传。非典型病变的特征是中央多根指/趾骨和掌/趾骨缺失而形成底部较宽的"U"形纵向缺陷，仅可见拇指和小指，在活产儿中占1/150 000。

【超声表现】

1. **典型裂手/足畸形** 主要表现为手/足冠状切面见正中第3指/趾和掌/趾骨缺如，呈较深的"V"形纵向缺陷，"V"形顶点朝向近心端（腕/踝部），开口朝向远心端，手/足被分为两部分，残余手指/足趾可融合呈并指/趾畸形或发育不良而长短不一。

2. **非典型裂手/足畸形手/足** 冠状切面见中央多根指/趾和掌/趾骨缺如（第2～4指/趾和掌/趾骨），呈较宽的"U"形纵向缺陷，仅可见拇指和小指声像，手/足外观似"龙虾爪"样，三维超声可更为直观地显示该特征。

【相关异常】

本病多作为综合征的一部分出现，相关的综合征主要有缺指/趾-外胚叶发育不良-唇腭裂综合征（EEC综合征）、胫骨发育不良-缺指/趾综合征、缺舌-缺指/趾综合征、泪腺-耳-眼-指综合征（莱-霍综合征）等。

【鉴别诊断】

1. **与末端横形肢体缺陷鉴别** 末端横形肢体缺陷通常是截断平面远端的肢体缺失，有时可见结节样残肢小块，但手/足中央无"V形""U形"缺陷，无"龙虾爪"特征性外观。

2. **与手指纵形肢体缺陷相鉴别** 手指纵形缺

陷主要是第1～5指/趾的缺失或发育不良，手/足中央亦无"V形""U形"缺陷。

【预后评估】

无论何种类型的裂手/足畸形，通常需要外科手术治疗，其预后取决于畸形的复杂程度。

四、先天性马蹄内翻足

【概述】

先天性马蹄内翻足（congenital clubfoot）是最常见的肢体畸形之一，是一种足部和脚踝的结构性畸形，伴有后足跖屈、足跟内翻，以及前足内收和旋后。其发病率有种族差异，在活产儿中的发病率为（1～3）/1 000，我国发病率约为1/1 000，男女发病比例为2.5∶1，60%～70%为双侧发病。多单独存在（50%～70%），也可以是其他畸形综合征的一种表现（30%～50%），如肌肉骨骼系统疾病、关节弯曲综合征、遗传综合征等。

【病理与临床】

先天性马蹄内翻足的病因不明确，大多为特发性，也与染色体异常（4p缺失、18q缺失、13-三体或21-三体综合征）、遗传综合征有关。先天性马蹄内翻足的主要畸形在于跟骨和其他跗骨之间关系异常，主要累及的跗骨有距骨、跟骨、舟骨及骰骨，从而导致前足内收、跟骨内翻，足底和踝跖屈。本病的产前超声检出率大约为60%，并且存在10%～20%的假阳性。

【超声表现】

1. 超声在显示小腿骨骼长轴切面的同时可显示出足底尤其是前足足底平面，即足底和胫、腓骨长轴可在同一切面内显示，这是超声诊断马蹄内翻足的重要依据（图8-4-6A、B）。

2. 足内翻姿势固定，在整个扫查过程中持续存在，并且不随胎足运动而改变。

3. 轻型足内翻前足内收内翻轻，前足足底平面不完全与小腿骨骼长轴切面平行，此型易漏诊。

4. 三维超声可较好地显示小腿、足跟与前足的空间位置关系，可直观地观察足内翻的情况（图8-4-6C、D）。

5. 由于产前超声诊断马蹄内翻足存在一定假阳性，在扫查时应尽量使胎足远离子宫壁，多切面动态观察，避免足内翻的假象。部分病例需产后才能确诊（图8-4-6E）。

【相关异常】

30%～50%的先天性马蹄内翻足伴发其他结构

畸形或遗传异常，包括中枢神经系统和脊柱异常（52%），其他肌肉骨骼异常（28%），以及胸部异常（12%）。伴发其他异常时，多为其他畸形综合征的一种表现，如肌肉骨骼系统疾病、关节弯曲综合征、遗传综合征、染色体综合征等。因此，当疑诊本病时，应对全身各器官系统尤其是神经肌肉骨骼进行详细检查。

【鉴别诊断】

需要与正常胎儿足受子宫的限制与压迫时，使胎足一过性处于内翻姿势相鉴别。因晚孕期孕周过

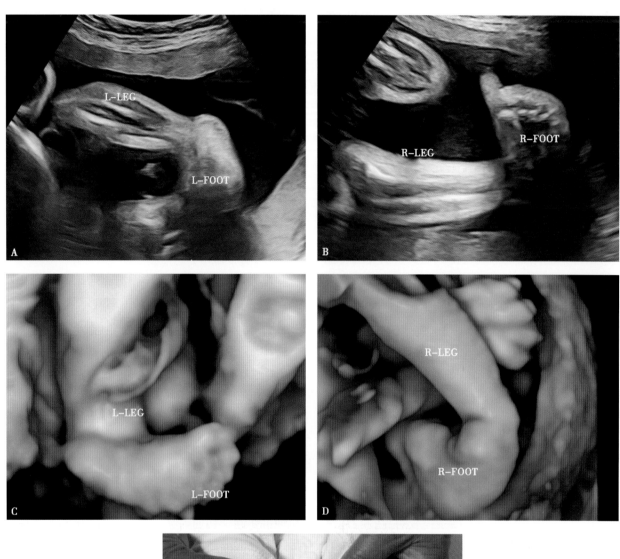

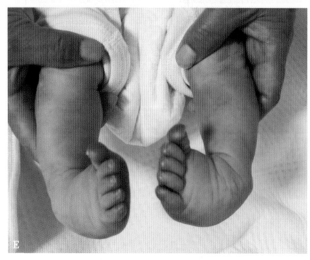

图 8-4-6 双足内翻（孕 33 周）

A、B. 分别为左、右侧足内翻的二维声像，冠状切面下，足底平面和胫、腓骨长轴可同时显示；C、D. 分别为左、右侧足内翻的三维表面成像图；E. 出生后双下肢正面观，证实双足内翻。L-LEG：左小腿；L-FOOT：左足；R-LEG：右小腿；R-FOOT：右足。

大、羊水相对较少时，易导致假阳性诊断，此时应等待胎儿足运动后或离开子宫壁的压迫后再观察。

【预后评估】

马蹄内翻足畸形的严重程度各不相同，因此采取的治疗措施各异。如果只是单纯姿势异常，通常不需要治疗。孤立性马蹄内翻足，需要石膏矫正法矫治，效果不佳者需要采取外科手术治疗，但预后较好。如果是合并其他畸形或染色体异常的复杂病例，其预后与伴发畸形的严重程度有关。

五、多指/趾

【概述】

多指/趾（polydactyly）是指手/足出现一个或多个额外的指/趾，其内可能含有指/趾骨，也可能不含骨骼而仅有软组织，是最常见的一种先天性肢体畸形，包括一系列表型谱，从指/趾外侧皮肤的微小软组织突起到发育不良的指/趾，再到完整的手指/足趾。本病在活产儿中的发病率为（0.3～3.6）/1 000，一般人群患病率为（1.6～10.7）/1 000，男性的患病风险是女性的 2 倍。根据《中国出生缺陷防治报告（2012）》，多指/趾是我国围生期第二大出生缺陷，发病率仅次于先天性心脏病，约为16.73/10 000。一般来说，上肢受累多于下肢，右手受累多于左手，左足受累多于右足。大多数情况下都为孤立性病变，少数与遗传综合征有关。

【病理与临床】

根据额外指/趾的位置将多指/趾分为：轴前型，位于四肢的桡骨或胫骨侧，即第 1 指/趾；轴后型，位于尺侧或腓骨侧，即第 5 指/趾；中央型，位于掌中央第 2～4 指/趾甚至掌骨。其中以轴前型和轴后型多指/趾最为常见，中央型多指/趾相对罕见。

轴前型多指/趾主要是拇指/踇趾的复制产生，中央型多指/趾主要由拇指/踇趾分裂产生，轴后型多指/趾主要有两种产生机制：可能来自肢体大量多余的细胞；环境及随机因素。临床上多为散发病例，单侧多见，家族性发病多为双侧对称型。

【超声表现】

由于胎儿手常处于握拳或半握拳状态且一侧常被胎体遮挡，胎足运动或被遮挡等因素，导致产前超声对于胎儿手指/足趾畸形的检出率并不高。通常情况下，胎儿手指需在手指伸展的冠状切面、胎足在足底冠状切面下观察最佳，辅以横断面。通常在拇指/踇趾或小指/趾外侧见额外的指/趾，少数位于第 2 或第 3 或第 4 指/趾侧方甚至手掌，多为一根，也可以为多根。额外指/趾的声像特点取决于其表型，可表现为指/趾外侧皮肤的软组织突起，其内可无骨骼，可有指/趾甲，也可见发育不良的指/趾骨强回声（1～2 节），也可表现为一根完整的手指/足趾，内有完整的指/趾骨（图 8-4-7）。

【相关异常】

本病多为孤立性病变，但少数为综合征的一种表现，其相关的综合征多达 100 余种。主要有 18-三体综合征、Meckel-Gruber 综合征、糖尿病性胚胎病、小头-小颌-并指/趾综合征（Smith-Lemli-Opitz 综合征）、尖头多指并趾畸形（Carpenter 综合征）、格雷

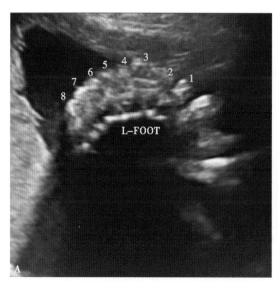
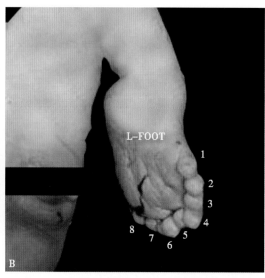

图 8-4-7　左足多趾

A. 左足切面见 8 个脚趾声像，且均有骨骼强回声；B. 引产后标本大体观，证实多趾。L-FOOT：左足；1～8 表示脚趾数量。

格头多指 / 趾综合征（Greig cephalopolysyndactyly syndrome）。

【鉴别诊断】

主要是与多指 / 趾相关综合征的鉴别。

【预后评估】

单纯多指 / 趾预后好，可通过手术切除额外的指 / 趾，一般不影响手指 / 足趾功能。若伴有其他畸形，其预后取决于相关畸形的严重程度。

六、并指 / 趾

【概述】

并指 / 趾（syndactyly）是指手指 / 足趾之间发生部分或全部融合，融合部分呈"蹼状"，故又称蹼指 / 趾，是最常见的一种先天性肢体畸形之一。其融合的严重程度差异较大，可以仅为皮肤软组织融合，也可以是指 / 趾骨发生融合，甚至进一步累及掌 / 跖骨。轻微并指 / 趾只能通过指 / 趾间褶皱的变化和皮纹学特征的改变来识别。本病的发病率为（3～10）/10 000，男女发病比例为 2:1。它可以是孤立性病变，也可与全身综合征相关。

【病理与临床】

大多数并指 / 趾类型属于常染色体显性遗传病，其融合程度相对较轻，但不同病例间表型差异性较大；极少数为常染色体隐性和 X 连锁隐性遗传病，常染色体隐性遗传的并指 / 趾类型较为严重，但不同病例间表型的一致性高。大约半数为双侧发病，足部受累较手部常见。

【超声表现】

并指 / 趾的产前超声诊断困难，其超声特点与表型的严重程度相关，主要表现为手指 / 足趾部分或完全融合不分开，轻微者指 / 趾间仅有软组织相连，也可表现为指 / 趾骨强回声相连，指 / 趾融合数量为 2～5 个，严重者甚至可见掌 / 跖骨强回声相连。当多个指 / 趾融合时，其在冠状切面下呈"手套样"。

【相关异常】

与并指 / 趾相关的综合征多达 300 余种，主要有羊膜带综合征、波伦综合征（Poland 综合征）、Apert 综合征、Seathre-Chotezen 综合征、Carpenter 综合征等。

【鉴别诊断】

由于胎手常呈握拳或半握拳状态、胎体遮挡、晚孕期胎儿较大等因素，产前超声很难对手 / 足进行连续完整的评估，尤其是手指，因此对于并指 / 趾的产前诊断较困难，尤其是轻微并指 / 趾。

【预后评估】

其预后取决于指 / 趾的严重程度，以及是否合并其他畸形及其严重程度，主要采取手术治疗，手术时机一般在出生后 6 个月至 2 岁之间。

（骆迎春）

参 考 文 献

1. KRAKOW D, LACHMAN R S, RIMOIN D L. Guidelines for the prenatal diagnosis of fetal skeletal dysplasias [J]. Genet Med, 2009, 11（2）: 127-133.

2. MORTIER G R, COHN D H, CORMIER-DAIRE V, et al. Nosology and classification of genetic skeletal disorders: 2019 revision [J]. Am J Med Genet A, 2019, 179（12）: 2393-2419.

3. NOEL A E, BROWN R N. Advances in evaluating the fetal skeleton [J]. Int J Womens Health, 2014, 6: 489-500.

4. PAJKRT E, CHITTY L S. A sonographic approach to the prenatal diagnosis of skeletal dysplasias [J]. Prenat Diagn, 2019, 39（9）: 701-719.

5. MILKS K S, HILL L M, HOSSEINZADEH K. Evaluating skeletal dysplasias on prenatal ultrasound: an emphasis on predicting lethality [J]. Pediatr Radiol, 2017, 47（2）: 134-145.

6. PERALTA C F, CAVORETTO P, CSAPO B, et al. Lung and heart volumes by three-dimensional ultrasound in normal fetuses at 12-32 weeks' gestation [J]. Ultrasound Obstet Gynecol, 2006, 27（2）: 128-133.

7. TEELE R L. A guide to the recognition of skeletal disorders in the fetus [J]. Pediatr Radiol, 2006, 36（6）: 473-484.

8. NELSON D B, DASHE J S, MCINTIRE D D, et al. Fetal skeletal dysplasias: sonographic indices associated with adverse outcomes [J]. J Ultrasound Med, 2014, 33（6）: 1085-1090.

9. VICTORIA T, ZHU X, LACHMAN R, et al. What Is New in Prenatal Skeletal Dysplasias? [J]. AJR Am J Roentgenol, 2018, 210（5）: 1022-1033.

10. FORLINO A, MARINI J C. Osteogenesis imperfecta [J]. Lancet, 2016, 387（10028）: 1657-1671.

11. MAROM R, RABENHORST B M, MORELLO R. Osteogenesis imperfecta: an update on clinical features and therapies [J]. Eur J Endocrinol, 2020, 183（4）: R95-R106.

12. SAWAI H, OKA K, USHIODA M, et al. National survey of prevalence and prognosis of thanatophoric dysplasia in Japan [J]. Pediatr Int, 2019, 61（8）: 748-753.

13. VANEGAS S, SUA L F, LOPEZ-TENORIO J, et al. Achondrogenesis type 1A: clinical, histologic, molecular, and prenatal ultrasound diagnosis [J]. Appl Clin Genet, 2018, 11: 69-73.

14. ORNITZ D M, LEGEAI-MALLET L. Achondroplasia: Development, pathogenesis, and therapy [J]. Dev Dyn, 2017, 246(4): 291-309.

15. TAKEDA K, KOU I, MIZUMOTO S, et al. Screening of known disease genes in congenital scoliosis [J]. Mol Genet Genomic Med, 2018, 6(6): 966-974.

16. XUE X, ZHAO S. Posterior hemivertebra resection with unilateral instrumented fusion in children less than 10 years old: preliminary results at minimum 5-year follow-up [J]. J Orthop Surg Res, 2018, 13(1): 240.

17. JOHAL J, LOUKAS M, FISAHN C, et al. Hemivertebrae: a comprehensive review of embryology, imaging, classification, and management [J]. Childs Nerv Syst, 2016, 32(11): 2105-2109.

18. WAX J R, WATSON W J, MILLER R C, et al. Prenatal sonographic diagnosis of hemivertebrae: associations and outcomes [J]. J Ultrasound Med, 2008, 27(7): 1023-1027.

19. BASUDE S, MCDERMOTT L, NEWELL S, et al. Fetal hemivertebra: associations and perinatal outcome [J]. Ultrasound Obstet Gynecol, 2015, 45(4): 434-438.

20. SONG Y Q, CHEN M, YANG Z L, et al. Prenatal diagnosis of hemivertebrae--A likely association with 7q deletion [J]. Taiwan J Obstet Gynecol, 2016, 55(1): 112-116.

21. VARRAS M, AKRIVIS C. Prenatal diagnosis of fetal hemivertebra at 20 weeks' gestation with literature review [J]. Int J Gen Med, 2010, 3: 197-201.

22. RIDLEY L J, XIANG H, HAN J, et al. Animal signs in Radiology: method of creating a compendium [J]. J Med Imaging Radiat Oncol, 2018, 62 Suppl 1: 7-11.

23. KATSUURA Y, KIM H J. Butterfly Vertebrae: A Systematic Review of the Literature and Analysis [J]. Global Spine J, 2019, 9(6): 666-679.

24. YOUSSEF A, ZAGONARI S, SALSI G, et al. Prenatal diagnosis of isolated butterfly vertebra [J]. Ultrasound Obstet Gynecol, 2014, 44(6): 725-726.

25. WEI Q, CAI A, WANG X, et al. Value of 3-dimensional sonography for prenatal diagnosis of vertebral formation failure [J]. J Ultrasound Med, 2013, 32(4): 595-607.

26. MACKEL C E, JADA A, SAMDANI A F, et al. A comprehensive review of the diagnosis and management of congen-ital scoliosis [J]. Childs Nerv Syst, 2018, 34(11): 2155-2171.

27. WEISS H R, MORAMARCO M. Congenital Scoliosis (Mini-review)[J]. Curr Pediatr Rev, 2016, 12(1): 43-47.

28. GIAMPIETRO P F, RAGGIO C L, BLANK R D, et al. Clinical, genetic and environmental factors associated with congenital vertebral malformations [J]. Mol Syndromol, 2013, 4(1/2): 94-105.

29. BIRNBAUM K, WEBER M, LORANI A, et al. Prognostic significance of the Nasca classification for the long-term course of congenital scoliosis [J]. Arch Orthop Trauma Surg, 2002, 122(7): 383-389.

30. BOUCHAHDA H, EL MHABRECH H, HAMOUDA H B, et al. Prenatal diagnosis of caudal regression syndrome and omphalocele in a fetus of a diabetic mother [J]. Pan Afr Med J, 2017, 27: 128.

31. WARNER T, SCULLEN T A, IWANAGA J, et al. Caudal Regression Syndrome-A Review Focusing on Genetic Associations [J]. World Neurosurg, 2020, 138: 461-467.

32. BEDARD T, LOWRY R B, SIBBALD B, et al. Congenital limb deficiencies in Alberta-a review of 33 years (1980-2012) from the Alberta Congenital Anomalies Surveillance System (ACASS)[J]. Am J Med Genet A, 2015, 167A(11): 2599-2609.

33. GOLD N B, WESTGATE M N, HOLMES L B. Anatomic and etiological classification of congenital limb deficiencies [J]. Am J Med Genet A, 2011, 155A(6): 1225-1235.

34. SAEED F, PARAMASIVAM G, WIECHEC M, et al. Fetal transverse limb defects: case series and literature review [J]. J Clin Ultrasound, 2011, 39(8): 454-457.

35. STOLL C, CALZOLARI E, CORNEL M, et al. A study on limb reduction defects in six European regions [J]. Ann Genet, 1996, 39(2): 99-104.

36. STOLL C, WIESEL A, QUEISSER-LUFT A, et al. Evaluation of the prenatal diagnosis of limb reduction deficiencies. EUROSCAN Study Group [J]. Prenat Diagn, 2000, 20(10): 811-818.

37. GARDINER D M, HOLMES L B. Hypothesis: terminal transverse limb defects with "nubbins" represent a regenerative process during limb development in human fetuses [J]. Birth Defects Res A Clin Mol Teratol, 2012, 94(3): 129-133.

38. WERLER M M, YAZDY M M, MITCHELL A A, et al. Descriptive epidemiology of idiopathic clubfoot [J]. Am J Med Genet A, 2013, 161A(7): 1569-1578.

39. SHARON-WEINER M，SUKENIK-HALEVY R，TEPPER R，et al. Diagnostic accuracy，work-up，and outcomes of pregnancies with clubfoot detected by prenatal sonography [J]. Prenat Diagn，2017，37（8）：754-763.

40. VIARIS DE LE SEGNO B，GRUCHY N，BRONFEN C，et al. Prenatal diagnosis of clubfoot：Chromosomal abnormalities associated with fetal defects and outcome in a tertiary center [J]. J Clin Ultrasound，2016，44（2）：100-105.

41. BAR-HAVA I，BRONSHTEIN M，ORVIETO R，et al. Caution：prenatal clubfoot can be both a transient and a late-onset phenomenon [J]. Prenat Diagn，1997，17（5）：457-460.

42. KERET D，EZRA E，LOKIEC F，et al. Efficacy of prenatal ultrasonography in confirmed club foot [J]. J Bone Joint Surg Br，2002，84（7）：1015-1019.

43. SOCIETY FOR MATERNAL-FETAL M，MCKINNEY J，RAC M W F，et al. Congenital talipes equinovarus（clubfoot）[J]. Am J Obstet Gynecol，2019，221（6）：B10-B12.

44. GURRIERI F，EVERMAN D B. Clinical，genetic，and molecular aspects of split-hand/foot malformation：an update [J]. Am J Med Genet A，2013，161A（11）：2860-2872.

45. GUERO S，HOLDER-ESPINASSE M. Insights into the pathogenesis and treatment of split/hand foot malformation（cleft hand/foot）[J]. J Hand Surg Eur Vol，2019，44（1）：80-87.

46. SOCIETY FOR MATERNAL-FETAL M，RAC M W F，MCKINNEY J，et al. Polydactyly [J]. Am J Obstet Gynecol，2019，221（6）：B13-B15.

47. MALIK S. Polydactyly：phenotypes，genetics and classification [J]. Clin Genet，2014，85（3）：203-212.

48. MALIK S，ULLAH S，AFZAL M，et al. Clinical and descriptive genetic study of polydactyly：a Pakistani experience of 313 cases [J]. Clin Genet，2014，85（5）：482-486.

49. HOLMES L B，NASRI H，HUNT A T，et al. Polydactyly，postaxial，type B [J]. Birth Defects Res，2018，110（2）：134-141.

50. SPRINGETT A，WELLESLEY D，GREENLEES R，et al. Congenital anomalies associated with trisomy 18 or trisomy 13：A registry-based study in 16 European countries，2000-2011 [J]. Am J Med Genet A，2015，167A（12）：3062-3069.

51. BARISIC I，BOBAN L，LOANE M，et al. Meckel-Gruber Syndrome：a population-based study on prevalence，prenatal diagnosis，clinical features，and survival in Europe [J]. Eur J Hum Genet，2015，23（6）：746-752.

52. ADAM M P，HUDGINS L，CAREY J C，et al. Preaxial hallucal polydactyly as a marker for diabetic embryopathy [J]. Birth Defects Res A Clin Mol Teratol，2009，85（1）：13-19.

53. NOWACZYK M J M，WASSIF C A. Smith-Lemli-Opitzsyndrome [M]//ADAM M P，MIRZAA G M，PAGON R A，et al. GeneReviews® [Internet]. Seattle（WA）：University of Washington，Seattle，1993-2022.

54. CHANDRA S R，DARYAPPA M M，MUKHEEM MUDABBIR M A，et al. Pallister-Hall Syndrome [J]. J Pediatr Neurosci，2017，12（3）：276-279.

55. 赵庆红，石华，胡佳琪，等. 71 例胎儿先天椎体畸形的超声诊断分析 [J]. 中华全科医师杂志，2018，17（3）：218-220.

56. 周昌荣，栗河舟，杨坡，等. 尾部退化综合征的产前超声诊断价值分析 [J]. 中国超声医学杂志，2018，34（4）：369-371.

57. 陈佩文，陈欣林，杨小红，等. 尾部退化综合征产前超声诊断并文献复习 [J/CD]. 中华医学超声杂志（电子版），2011，8（7）：1535-1542.

58. 李胜利，罗国阳. 胎儿畸形产前超声诊断学 [M]. 2 版. 北京：科学出版社，2017.

59. 迟娇，周启昌. 并腿畸形的发病机制和产前诊断研究进展 [J]. 医学临床研究，2014，31（10）：2064-2068.

第九章　产科彩色多普勒超声

第一节　母胎血液循环系统的特点

胎儿的生长发育依赖于正常的母胎循环系统。广义的母胎循环包括4部分：子宫-胎盘、胎儿-胎盘、胎儿体循环和羊水循环。其中子宫-胎盘、胎儿-胎盘和胎儿体循环尤为重要，简称为母胎血液三循环。

子宫-胎盘、胎儿-胎盘循环合称胎盘循环，是母胎血液三循环的起点和终点。胎儿、母体具有两个互不相混的血液循环系统，但可以进行物质交换，这个重要的环节由胎盘循环完成。

一、胎盘

胎盘是母胎血液三循环的枢纽。

（一）胎盘的形成

在受孕后第7天，由受精卵分裂而成的胚泡开始植入子宫内膜中，在此过程中，细胞不断分裂，胚泡内层细胞发育为胚胎，而外层细胞分化为滋养细胞。滋养细胞增生分化为两层：内层细胞不融合称为细胞滋养层，外层细胞互相融合形成合体滋养层。随后，细胞滋养层局部细胞增殖并伸入合体滋养层内，使得滋养层表面形成许多突起，即绒毛，随着胚胎发育，经历3个阶段。①初级绒毛干：由合体滋养层和细胞滋养层构成。②次级绒毛干：胚外中胚层迁入绒毛干；绒毛干末端细胞滋养层细胞增殖，穿出合体滋养层，抵达蜕膜后增殖、扩展，使绒毛膜与子宫蜕膜紧密连接。③三级绒毛干：绒毛干内胚外中胚层分化为血管、结缔组织；绒毛干发出分支，形成多而细小的游离绒毛。绒毛干之间存在间隙，称为绒毛间隙。

锚定于子宫基底蜕膜的绒毛，因血供充足，生长茂密，形成丛密绒毛膜，它与子宫基蜕膜组成胎盘。而与包蜕膜相邻的绒毛血供不足，逐渐退化、消失，称为平滑绒毛膜。

（二）胎盘的结构

胎盘呈圆形或椭圆形，中间厚，边缘薄，直径15～20cm，厚2.5～3cm；胎盘重量为500～600g，为胎儿体重的1/7～1/6。分为胎儿面和母体面，胎儿面光滑、被覆羊膜，脐带附着于中心或稍偏；母体面粗糙，即剥脱后的基蜕膜。

胎盘的垂直切面结构见，脐血管分支于丛密绒毛膜的结缔组织中，绒毛膜发出40～60根绒毛干，绒毛干又发出许多细小的游离绒毛（数量可达7万，面积4～14m^2），绒毛干末端固定于基蜕膜上。脐血管分支沿绒毛干进入绒毛内，形成毛细血管网（图9-1-1），将胎儿血液送至所在的绒毛间隙，再进入血窦与母体血液完成物质交换。母体远端螺旋动脉灌注绒毛间隙。

二、子宫-胎盘循环

子宫-胎盘循环是胎盘循环的母体端，由基蜕膜、绒毛间隙、胎盘隔、螺旋动脉喷入绒毛间隙中形成的血池共同构成。

早期妊娠末，绒毛外滋养细胞侵袭螺旋动脉的肌层，使其开口于基蜕膜，同时血管中层逐渐退化，末端形成漏斗状结构，产生循环压力差，使得母体动脉血通过子宫螺旋动脉（80～100条）相对低压的绒毛间隙，相邻绒毛间隙中的血液可互通。

胎盘循环功能处于正常状态下，通常绒毛间隙中的含血量约为150ml，血流量为500～600ml/min。在绒毛间隙中的母体血液每分钟可替换3～4次。

子宫-胎盘循环的途径是：母体动脉血从子宫螺旋动脉喷射入绒毛间隙，在此与绒毛内毛细血管的胎儿血完成物质交换后，回流至子宫静脉，返回母体。

目前，临床多通过彩色多普勒超声定量监测子宫-胎盘循环，也有研究采用磁共振技术检测子宫-胎盘循环的状态。使用多普勒超声可获得子宫动脉

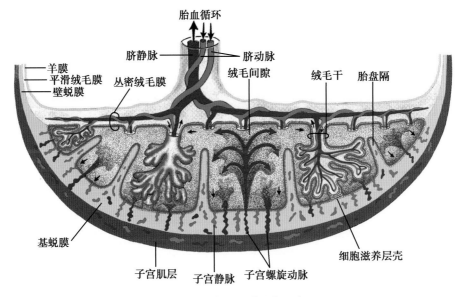

图 9-1-1　胎盘组织学结构示意图

↑示血流方向；红色示富含营养和氧的血；蓝色示含代谢废物和二氧化碳的血。引自李继承，曾园山. 组织学与胚胎学 [M]. 9 版. 北京：人民卫生出版社，2018.

频谱图，子宫动脉频谱主要反映子宫 - 胎盘循环中胎盘端的血流状态，同时也受到母体自身循环状态变化的影响。正常子宫动脉频谱特征是高流量低阻力，搏动节律与母亲心率相同。正常妊娠状态下，为满足胎儿不断生长发育需要，子宫 - 胎盘循环的供血量随孕周增加而增加，子宫动脉多普勒血流参数则表现为随孕周的增加而下降（详见本章第二节）。

三、胎儿 - 胎盘循环

胎儿 - 胎盘循环是胎盘循环的胎儿端。

（一）胎儿 - 胎盘循环的途径

胎儿静脉血经脐动脉及其分支流入绒毛毛细血管，与绒毛间隙的母体血进行物质交换，成为含氧动脉血后经脐静脉回流到胎儿。

因此，在胎儿 - 胎盘循环中，脐动脉的功能是运送胎儿静脉血流向胎盘，主要反映胎儿 - 胎盘循环中胎盘端的血流状态，同时也受胎儿体循环状态变化的影响。正常妊娠状态下，通过多普勒检测显示脐动脉近胎盘端频谱特点是高流量低阻力，搏动节律与胎儿心率一致。

由于胎儿 - 胎盘循环中，脐静脉的功能是运输含氧动脉血至胎儿，所以脐静脉主要反映胎儿 - 胎盘循环中胎儿端的血流状态，同时也受胎盘自身循环状态变化的影响。因此在临床实践中分析脐静脉频谱搏动时，要特别注意脐静脉在胎儿 - 胎盘循环中血流动力学特点。

（二）胎盘循环的物质交换

胎儿与母体的血液分别在各自的封闭管道内循环，互不相混，二者在胎盘内进行物质交换的结构，称为胎盘膜或胎盘屏障，母胎间物质交换和代谢主要有 4 种方式：简单扩散、易化扩散、主动运输和内吞作用。①简单扩散主要是生命基本物质，如氧、水及电解质等；②易化扩散主要是胎儿营养物质中的葡萄糖类；③氨基酸和维生素等以主动运输方式通过胎盘膜；④与免疫有关的大分子物质如抗体等可通过主动运输或内吞作用摄入。

另外，胎盘的屏障功能，可以阻止部分有害物质进入胎儿体内。尽管如此，孕妇服用药物仍可能会对胎儿产生不良影响，药物分子量小于 600 可以扩散方式通过胎盘屏障进入胎儿循环，分子量 1 000 可由主动输运方式或胞饮通过胎盘屏障，进入胎儿循环。

四、胎儿体循环

胎儿体循环也称为胎儿循环或胎儿自身循环，其中与慢性缺氧密切相关的是胎儿脑循环和心脏循环。

（一）早孕期胎儿循环的发育过程

妊娠早期，超声胚胎学可通过多普勒技术，经腔内超声系统地显示胎儿体循环的发育过程。

胚胎发育第 3 周末：彩色多普勒血流图可见原始心管产生。

胚胎发育第 4 周：原始心管循环开始，血流图可见胎心搏动呈红、蓝两色交替闪烁出现，频谱图为收缩期单峰样，无舒张期血流。

胚胎发育第 5 周：胚胎自身循环形成，绒毛血管与原始心管相连续，胚胎内见到主动脉和颅内血流的彩色血流显像。频谱图显示原始心管及主动脉两个方向的血流信号。

胚胎发育第 8 周：彩色血流图显示胎儿主动脉分支、左右两侧颅内的血流，频谱图为收缩期单峰频谱。

胚胎发育第 9 周：四腔心的轮廓显现，大脑 Willis 环血流信号显示。

胚胎发育第 10 周：四腔心及大血管结构可见，脐动脉频谱图为收缩期单峰频谱，可无舒张期血流。静脉导管频谱图可无 a 波。

胚胎发育第 12 周：彩色血流显像胸主动脉、腹主动脉、髂血管、肾血管、肝内的血分支可显示。脐动脉频谱图为收缩期单峰频谱，静脉导管频谱图可无 a 波。

（二）胎儿体循环的解剖特点

从解剖结构上，二维超声可以观察胚芽到足月胎儿的演变，彩色多普勒超声能够显示从原始心管的形成到整个胎儿循环系统的建立，频谱多普勒超声可监测胎儿循环状态的变化。从胚胎发育第 8 周起，除了卵圆孔、静脉导管和动脉导管开放，胎儿循环基本结构与成人没有本质的区别。与成人一样，血液经左心房、二尖瓣进入左心室，再由左心室经主动脉瓣射入主动脉；右心房的血液经三尖瓣进入右心室，再由右心室经肺动脉瓣射入肺动脉。

但从循环血流动力学上讲，卵圆孔、静脉导管和动脉导管构成了胎儿体循环的解剖学特点（图9-1-2）。

1. 卵圆孔位于左、右心房之间，卵圆孔的瓣膜开向左心房。由于下腔静脉在右心房的开口正对卵圆孔，使从脐静脉来的高含氧量的血大部分通过卵圆孔流入左心房，再通过二尖瓣进入左心室，血氧分压可以保持在 3.07～3.33kPa（23～25mmHg）。左心室射出的血通过主动脉瓣和升主动脉优先供应给头颈部、上肢动脉及冠状动脉，少量的血液进入降

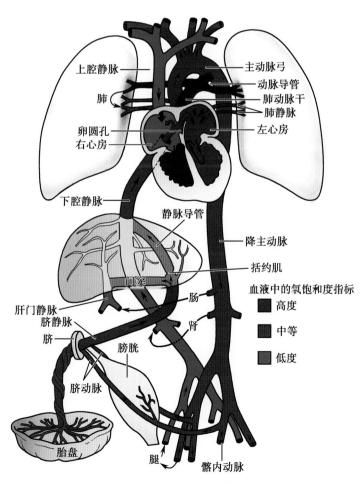

图 9-1-2 正常胎儿循环系统变化图解
引自李继承，曾园山. 组织学与胚胎学 [M]. 9 版. 北京：人民卫生出版社，2018.

主动脉（详见第四章）。冠状动脉发自主动脉瓣的上方，有左、右两条。冠状静脉大部分的血液回流到冠状静脉窦，注入右心房。

2.动脉导管位于主动脉与肺动脉之间，其血流方向是从肺动脉流经动脉导管至降主动脉。来自下腔静脉的血液到达右心房后，少部分与来自上腔静脉的血混合后经三尖瓣到右心室，右心室射出不足10%的血经双侧肺动脉分支到达肺脏，90%以上的血液流经肺动脉主干后通过开放的动脉导管至降主动脉（详见第四章）。大部分进入到降主动脉的血液由髂外动脉分出的双侧脐动脉运送到低血管阻力的胎盘，少部分的血液供应给胎儿下半身的躯干和肢体。

3.静脉导管（ductus venosus，DV）是胎儿肝内的一段静脉管道，其远端与脐静脉相连，近端汇入下腔静脉。血氧交换在胎盘完成以后，含氧血经过脐静脉从脐孔处进入胎体，入肝脏后，60%的血液经静脉导管血汇入下腔静脉，与来自下半身的静脉血混合后，共同流入右心房。剩余的40%汇入门静脉，进入肝脏内逐段分支，最后由肝静脉回流至下腔静脉（详见第四章）。随着孕周增加，静脉导管可以调节流向肝脏、心脏的血流比例；另外，在发生缺氧情况下，胎儿有自身调节功能，优先保证心脏和脑部的血供，静脉导管起到重要作用。

五、羊水循环

羊水的来源：①羊膜上皮细胞的分泌；②胎儿排尿。妊娠早期，羊水主要来源于前者；妊娠12周起，肾脏开始产生尿液，尿液排入羊膜囊，形成羊水，至妊娠20周后，胎儿排尿成为羊水的主要来源途径。

羊水的吸收途径有：①胎盘及脐带表面的羊膜吸收；②胎儿体表吸收；③胎儿吞咽羊水。

第二节　母胎循环的血流动力学

产前多普勒监护是临床产科不可缺少的检查手段，也是目前常规产科检查项目，多普勒监测，对胎盘功能不全所导致的胎儿慢性缺氧、慢性心力衰竭有重要意义。了解组织胚胎学胎盘、解剖学胎盘和母胎循环的特点，有助于我们进一步理解母胎循环的血流动力学生理变化和病理改变，从而建立母胎循环的多向性临床思维，使高危妊娠的筛查、诊断、监护和干预进入一个新的阶段。

一、母胎循环血流动力学的生理性变化

子宫-胎盘-胎儿是一个相互影响、相互作用的整体。评估母胎血流动力学改变，要建立多向性母胎循环思维。

不同母胎血管的多普勒血流参数，主要反映该血管远端循环阻力，同时可受到该血管近端血流状态改变的影响。例如：脐动脉主要反映胎儿侧胎盘循环状态；大脑中动脉主要反映胎儿局部脑循环状态；中心静脉系统（下腔静脉、静脉导管、肝静脉等）主要反映胎儿心脏功能及中心静脉压顺应性的改变；子宫动脉主要反映子宫-胎盘循环的状态。

（一）脐动脉

脐动脉近端连接胎儿，远端连接胎盘，从血流动力学上，脐动脉主要反映胎儿-胎盘循环中胎盘端的血流状态，同时也受胎儿体循环变化的影响。

早孕期，随着螺旋动脉的重铸和远端绒毛的发育，脐动脉远端的胎盘阻力逐渐减低。脐动脉多普勒频谱表现为，从最初的收缩期单峰无舒张期血流，逐渐演变至出现舒张期血流。

为满足胎儿生长发育的需要，胎盘的三级绒毛数量、吸收面积逐渐增加，胎盘阻力进一步减小，因此自妊娠16周起，脐动脉舒张期血流明显增加，并随孕周增加而增多，使得整个中晚孕期的脐动脉多普勒频谱呈现低阻力、高流量波形。

由于脐动脉远端的胎盘阻力，脐动脉不同位置的多普勒血流参数值存在差异。从近胎儿腹壁段、游离段到近胎盘段，脐动脉舒张期血流逐渐增加，多普勒参数搏动指数（pulsatility index，PI）、阻力指数（resistance index，RI）和收缩期-舒张期比值（systolic-diastolic ratio，S/D）逐渐降低。

在正常妊娠状态下，这种差异通常较小且在临床实践中没有显著性。值得注意的是，在病理产科测量位置不同，会影响高危妊娠的早期发现、诊断。

为了多普勒测量的可重复性，2013年国际妇产科超声学会（ISUOG）推荐：单胎在脐带游离段测量，双胎分别在脐带胎儿腹部插入部测量。

（二）大脑中动脉

大脑中动脉（middle cerebral artery，MCA）运送80%以上的脑血流量，反映胎儿自身循环中脑循环的血流动力学状态。胎儿脑循环的自动调节从胎儿期直到出生后。颈内动脉颅内段延续为MCA，MCA向外侧沿着大脑外侧裂走行，分为4个节段（M1，M2，M3，M4），并向纹状体、豆状核、内囊发出

分支。MCA 是大脑动脉环的重要组成。大脑动脉环，即颅底动脉环又称 Willis 环，是由大脑前动脉（anterior cerebral artery，ACA）第 1 段（A1 段）、前交通动脉（anterior communicating artery，ACoA）、大脑中动脉的第 1 段（M1 段）、大脑后交通动脉（posterior communicating artery，PCoA）和大脑后动脉（posterior cerebral artery，PCA）第 1 段（P1 段）组成的一个环状结构，位于大脑底部，蝶鞍上方，环绕视交叉、灰结节和乳头体等结构。大脑中动脉示意图见图 9-2-1。

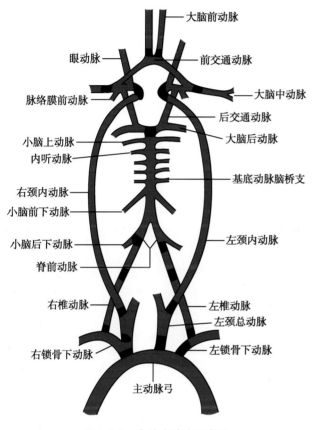

图 9-2-1 大脑中动脉示意图

目前，临床可通过多普勒检测胎儿脑血管的血流动力学状态。MCA 是胎儿期最易获取的脑血管，也是检查者加压后，血流动力学变化敏感的胎儿血管之一。

颅前窝、颅中窝间的蝶骨大翼是获取 MCA 的二维解剖标志。

首先放大胎儿颅底丘脑和蝶骨翼水平横切面，然后采用彩色多普勒血流显像显示胎儿大脑动脉 Willis 环结构，最后调整探头显示 MCA 长轴的近端和远端（沿大脑脚的前外侧缘向前外侧走行至眼眶外侧缘），使其全程走行和声束平行。

在产科常规胎儿血管检查时，MCA 多普勒频谱取样点位于 M1 节段——MCA 近端 1/3 段，即

Willis 环的起始端，因为在这个部位血管管径相对恒定，多普勒检测的可重复性最好，受胎儿行为学变化影响最小。

胚胎脑循环的整个血管内表面覆盖血管内皮细胞，受血管内皮生长因子（vascular endothelial growth factor，VEGF）的调节。

孕 8 周可探测到颅内 MCA 及椎动脉彩色血流信号。孕 9～10 周，可出现间断性舒张期血流。孕 11 周起，舒张末期的血流可持续存在。

在正常妊娠状态下，相对脐动脉来说，胎儿脑循环通常是高阻循环。在整个心动周期中持续前向血流，舒张期血流随孕周逐渐增加。孕 34 周后，为适应胎儿出生后的变化，脑血流增加引起 MCA 阻力进一步降低。孕 36 周后，由于胎儿肺血管床的血管收缩，引起生理性血流再分布，使 MCA 舒张期血流进一步增加。因此，在孕 34～36 周后，孤立性发现 MCA 阻力下降，要慎重诊断胎儿慢性缺氧，通常需要通过多血管间验证异常血流动力学状态的存在。目前，国际指南推荐晚孕期判断胎儿急性缺氧，最经济和敏感的方法是胎心宫缩图（cardiotocography，CTG）监护。

（三）静脉导管

1. **解剖特点** 静脉导管（DV）长 1～2cm，内径约 2mm，位于胎儿肝左、右叶之间，起自脐门静脉窦，经膈下前庭，止于右心房下腔静脉入口处，血流方向朝向卵圆孔。由于入口窄且入口周围有平滑肌纤维束，出口宽，呈喇叭样管状结构，可以保证血流快速射入卵圆孔，确保脐静脉内富氧血充分供应胎儿的颅脑和心脏。DV 特殊的解剖学结构决定了整个妊娠期的血流动力学特点和病理情况下分流调节作用。其血流动力学：来自胎盘的富氧血通过 DV 回流至右心房后，通过卵圆孔直接入左心房和左心室，经主动脉再供应颅脑和心脏等重要器官，同时 DV 入口处的括约肌能调节 DV 内血流流量和速度。

2. **测量位置** 早孕期在胎儿正中线矢状切面检测；中晚孕期常在腹横切面显示沿脐静脉入肝，分出门静脉左支和 DV，可见 DV 连于门静脉窦与下腔静脉之间。

3. **血流图和频谱采集** 彩色血流显像血流方向是向心的，可观察到伴有彩色混叠的高速湍流，颜色明亮。血流速度高于脐静脉和肝内静脉。

DV 的血流速度可反映脐静脉与右心房间的压力差，在胎儿静脉中流速最高。收缩期峰值流速为 40～80cm/s。

DV 多普勒频谱呈三相波型：第一波为心室收缩期，S 波；第二波为心室舒张期，D 波；第三波为心房收缩期，a 波。与下腔静脉和肝静脉的三相波型不同的是：DV 心房收缩期 a 波为正向血流（图 9-2-2），这是由于 DV 和其他中心静脉一样，在把血液输送到胎儿心脏的同时，把心脏搏动波传向周围。心房收缩的搏动波先沿着下腔静脉传到 DV，但由于 DV 内压力高于右心房压力，所以正常妊娠状态下，DV 心房收缩期 a 波无反向血流。这个血流动力学特点能够帮助我们理解，当右心房压力升高时，尤其在中孕期和晚孕期，在心室舒张末期 DV 的心房收缩波 a 波可出现消失或反向。

在 DV 的特征频谱中，通过心室收缩期峰值流速（S）、心室舒张期峰值流速（D）、心房收缩期峰值流速（a）获得 DV 血流参数：时间平均最大流速（T_{max}），DV 阻力指数（DV-RI）亦称前负荷指数，DV 搏动指数（DV-PI），DV 速度指数（DV-VI），静脉峰值流速指数（PVIV），心室收缩期血流峰值 / 心室舒张期血流峰值 S/D，心室收缩期血流峰值 / 心房收缩期血流峰值（S/a）。其中 DV-PI 是最常用的静脉导管血流参数。

DV-PI 随胎儿孕周的增长而下降，a 波则逐渐升高。这些血流参数的规律性变化与胎盘的阻力逐渐降低和心脏收缩、舒张功能及顺应性改变有关，可反映右心室的生理状态，从而推断出与右心室前负荷、心肌顺应性和右心室舒张末压的改变，以及胎儿脐静脉与心房的压力阶差的改变。

（四）子宫动脉

妊娠期母体血流动力学会发生一系列显著变化，其中子宫动脉作为母体与胎儿之间输送营养物质和排出代谢产物的重要"桥梁"，是子宫 - 胎盘循环最重要的组成。

子宫动脉血流动力学主要反映子宫 - 胎盘循环中胎盘端的血流状态，同时也受到母体自身循环状态变化的影响。

子宫动脉为子宫的主要供血血管（图 9-2-3），多数起源于髂内动脉前干，其次为阴部内动脉及臀下动脉；在子宫畸形时，常伴有子宫动脉起源异常。

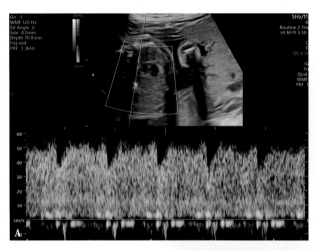
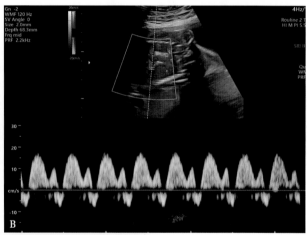
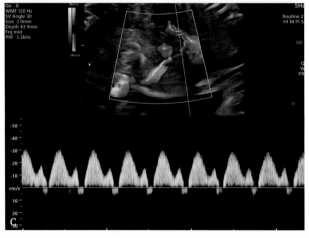

图 9-2-2　静脉导管、肝静脉及下腔静脉频谱图

A. 静脉导管频谱图；B. 肝静脉频谱图；C. 下腔静脉频谱图。静脉导管、肝静脉和下腔静脉频谱呈三相波型，第一相 S 波对应心室收缩期，第二相 D 波对应舒张早期，第三相 a 波对应舒张末期或者心房收缩期。

子宫动脉沿骨盆侧壁走行 3～4cm 处，穿过子宫阔韧带基底，在宫颈外侧约 2cm 处，跨过输尿管末端的前上方，之后于宫颈内口水平抵达子宫，分为上、下两支，分别沿宫体和宫颈走行。上支较粗，沿子宫侧壁迂曲上行，称宫体支。宫体支入子宫肌层形成第一级分支弓形动脉，环绕子宫分布，供应子宫肌层的外 1/3。弓形动脉穿过肌层后发出第二级分支放射动脉，后者在内膜再分支为子宫内膜基底动脉、螺旋动脉（终末支）。基底动脉供养内膜基底层，不受激素水平的影响；螺旋动脉伸入子宫内膜的功能层，其管径受卵巢激素水平的影响而变化。妊娠后，螺旋动脉将发生一系列生理变化以适应胚胎生长发育的需要。

1. 妊娠对子宫动脉的影响 非妊娠期，子宫动脉多普勒特征为高阻力、低舒张期血流，表现为收缩期波形急剧升高后下降，伴有舒张早期切迹。妊娠期，子宫动脉多普勒特征为随妊娠进展，阻力逐渐下降。这种变化是由于滋养细胞侵及蜕膜层内螺旋动脉远端，使其重铸，管径不断增粗、管腔扩大，进而血流增快，阻力降低而发生的。

2. 胎盘形成的位置 对子宫动脉的影响多项研究表明，胎盘附着的位置，会让近侧、远侧的子宫动脉阻力产生明显差异，这种差异在早孕期尤为明显，主要表现为：①近胎盘侧的子宫动脉阻力明显低于远侧；②随孕周增加，近胎盘侧子宫动脉的 PI 值降低更加明显。胎盘位置会影响母体血流动力学变化，尤其对早孕期的母体子宫动脉。

Faber 等的研究提出，由于胎盘滋养细胞侵蚀造成胎盘近侧及远侧子宫动脉阻力之间的明显差异，近胎盘侧子宫动脉阻力较对侧明显下降。Poon 等人也指出胎盘侧子宫动脉的阻力指数比非胎盘侧更低，但 PI 值在胎盘侧和非胎盘侧均随着孕周增加而降低，最低的 PI 可能最好地反映了滋养细胞的侵蚀程度。在 2019 年，我国学者宋文龄等人发表的前瞻性研究显示，早孕期胎盘主要附着位置影响左右侧子宫动脉 PI：测量胎盘侧子宫动脉 PI，胎盘主要位于子宫左侧和右侧没有显著差异，双侧胎盘侧子宫动脉 PI 参考值都可以接受；非胎盘侧左侧子宫动脉 PI 高于右侧，有显著差异，因此推测非孕期子宫动脉 PI 左侧高于右侧。这可能由于绒毛外滋养细胞侵袭不足和子宫螺旋动脉异常重铸引起胎盘内血流动力学改变，导致母体双侧子宫动脉生理性变化不同步，最先受到影响而阻力降低的是胎盘侧子宫动脉 PI，而非胎盘侧血流动力学在早孕期受到的影响较小，所以早孕期非胎盘侧的子宫动脉血流动力学仍能保持非妊娠期的生理特征，这一发现为进一步在早孕期预测早发子痫前期提供重要的前瞻性实验基础。但随着妊娠进展，双侧子宫动脉阻力进一步降低，在中孕期和晚孕期胎儿所需的氧和营养物质不断增加，因此来自母体子宫动脉的血流量生理性增加。通过母体 - 胎盘 - 胎儿循环进行物质交换，经脐带运输到胎儿体内，正常子宫动脉呈低阻高血流量状态，舒张早期切迹随孕周增加逐渐消失，且胎盘侧子宫动脉的 PI 值仍低于非胎盘侧。

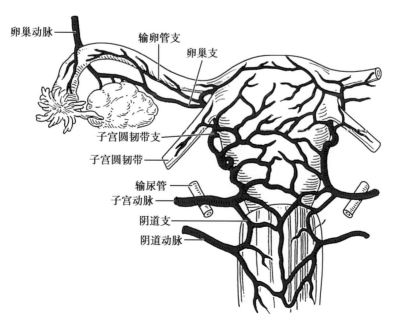

图 9-2-3 子宫动脉解剖示意图

（引自：刘树伟，李瑞锡. 局部解剖学 [M]. 8 版. 北京：人民卫生出版社，2013.）

应用超声多普勒检测子宫动脉血流是一种无创便捷的产前检查母胎血流动力学改变的方法，它可以通过监护子宫动脉频谱反映子宫胎盘血流动力学变化，动态评价子宫 - 胎盘循环状况。

二、母胎循环血流动力学的病理性改变

如前所述，子宫 - 胎盘 - 胎儿是一个整体，不同病理因素可导致母胎三循环血流动力学不同类型、形式异常。而与病理产科高危因素相关的多向性血流动力学思维可以全面、完整地评价母胎三循环的血流动力学病理性改变。

当胎儿宫内慢性缺氧时，首先出现动脉频谱的改变，随着缺氧的加重，静脉频谱发生改变。动静脉频谱异常越明显，胎儿或新生儿预后越差。评价宫内胎儿安危时，综合多血管血流参数判断是反映母胎血流状态最有效方法之一。值得注意的是，到目前为止，国际指南指出宫内监护胎儿急性缺氧最敏感的方法是基于计算机辅助的 CTG 监护。而多普勒检测母胎血流动力改变是评价胎儿慢性缺氧的无创检测方法。

（一）脐动脉

脐动脉是了解胎盘功能的重要指标，其近端收集胎儿血液，反映胎儿体循环变化；其远端运送胎血至胎盘，反映胎盘端的血流状态。

常见引起脐动脉多普勒异常的病理改变有：

1. 胎盘远端绒毛发育不全所致胎盘功能不足　胎盘阻力升高，每个心动周期进入绒毛间隙进行血氧交换的胎血减少，从而导致胎儿生长受限，多普勒表现为脐动脉阻力升高。

2. 子宫 - 胎盘血管灌注不良病变导致的胎盘功能不足　因为远端螺旋动脉异常重铸，引起子宫动脉阻力升高，从而导致子宫 - 胎盘灌注不良，后继发胎盘端脐动脉阻力上升，最后导致胎儿有效血氧交换的循环血量减少。

3. 引起胎盘三级绒毛内肌性小动脉闭塞的疾病　会造成脐动脉舒张末期血流渐进性减少、消失，最后进展为舒张末期血流反向（reversed end-diastolic flow）。研究显示 70% 以上胎盘动脉闭塞时，脐动脉循环可出现舒张末期血流反向，是胎盘受损的晚期表现，也是胎儿 - 胎盘循环失代偿后的血流特征。及时发现脐动脉舒张末期血流消失（absent end-diastolic flow）和反向可以降低围生期死亡率。

持续低氧状态下，胎儿自身循环血流重新分布，优先向心、脑、肾上腺等重要脏器供血，而流向胎儿外周循环和胎盘循环的血流减少，这种胎儿血流再分布的现象称为脑保护效应和心保护效应，是胎儿慢性缺氧代偿期胎儿循环的重要血流特征，通常是最早出现的胎儿血流动力学改变。

2019 年美国放射学会的《产科多普勒超声操作和临床干预指南》强调：对于评估胎盘状况，无论是脐动脉的序贯定量分析，还是波形定性分析，脐动脉多普勒检测是一个相对粗略的指标，只有在大量的胎盘三级绒毛动脉阻塞时脐动脉才会出现异常。对受检孕妇和胎儿进行量表评估母胎高风险因素，母胎循环血流动力学的多普勒检查对低危人群没有意义。通常针对高危妊娠和病理产科实施多血管多普勒联合检查，综合分析及时发现母胎三循环的异常改变，减少因测量不规范、诊断不明确而导致的非必要临床干预。

经高危妊娠量表评估并筛选出的低危人群，单独使用脐动脉筛查胎儿生长受限是不够的，不能够实现临床早期发现、早期干预的管理目标。对于经过产科临床筛选出的高危妊娠，母胎多血管的联合检测可区分胎盘功能不全引起的胎儿生长受限和小于胎龄儿中的健康小样儿。

（二）大脑中动脉

正常胎儿脑循环呈高阻状态，当胎儿慢性缺氧时，会出现脑保护效应，引起脑部血管扩张，血流增加，阻力下降，针对胎儿生长受限、Rh 同种免疫溶血性疾病和细小病毒 B19 感染等病理产科的临床管理，常常采用 MCA 来评价这些胎儿的宫内状态。现分述如下：

1. 慢性缺氧胎儿　其血红蛋白通常正常。脑血管扩张和脑血流量增多，导致 MCA 血流增加和随后的舒张期血流增加。研究显示，脑 - 胎盘比（cerebroplacental ratio，CPR）（MCA-PI/UA-PI）< 1.08 或 MCA-RI/UA-RI < 1.0 时，提示胎儿存在脑保护效应。

2. 同种免疫溶血性疾病胎儿　其血红蛋白减少，血液黏滞性减低和心输出量增加，引起大脑中动脉收缩期峰值流速（MCA-PSV）加快，因此 MCA-PSV 升高是胎儿贫血的重要血流动力学特征。在红细胞同种免疫和其他原因引起的胎儿贫血中，高危胎儿 MCA-PSV 超过 1.5 倍 MoM 值，灵敏度为 100%，这一点对胎儿贫血具有重要的临床价值，被认为是 20 世纪产科超声学界的重要发现。但是特别强调的是，前提是在具有胎儿贫血的高危因素的人群。并不是所有 MCA-PSV 升高都是由同种免疫溶血性疾病所致。在进行首次胎儿 MCA-PSV 检查前，产科

医师应进行相关高危因素的评估和滴度检测。

3. 某些先天性心脏病胎儿 此类胎儿脑循环阻力较低,如完全型大动脉转位、左心发育不良综合征等心脏结构异常时 MCA-PI 减低(详见第四章)。

(三)静脉导管

生理状态下约 60% 的脐静脉血经 DV 分流汇入下腔静脉,而在缺氧、缺血和应激状态下,中心静脉压力增高,DV 被动扩张,可增加分流至 70%～90% 入右心房。

胎儿慢性缺氧,发生心脑保护效应时,DV 对血流量发挥调节作用,可影响胎儿的生长发育。DV 分流增加,肝血流量减少,肝血流灌注不足影响胎儿腹围的正常增长,造成腹围比头围更明显小于正常。如缺氧状况无法纠正,长期宫内缺氧还会导致肾脏灌注下降,造成羊水过少,同时下肢血流减少,股骨发育减慢。

相关异常有:

1. 早孕期 DV 的 a 波反向,注意可能与染色体异常有关;有研究显示 PI 值增高可能与早孕期的胎儿先天性心脏病有关。

2. 中孕期胎儿贫血,一般使用 MCA-PSV 评估,受贫血影响 DV 血流动力学也会改变,但其改变大小与贫血程度无关。

3. 同种免疫性溶血性贫血可影响静脉回流和心房的压力,DV 血流代偿性增加,血流速度明显增加。

另外,脐带绕颈通常不会引起胎儿血流动力学改变。但脐带过短、血流障碍,尤其是血栓形成可导致胎儿脐动脉血流异常,双脐动脉可呈单脐样改变,DV 血流也会相应出现异常。

(四)子宫动脉

子宫动脉连接母体 - 胎盘循环,主要反映子宫 - 胎盘循环中胎盘端的血流状态,同时也受到子宫动脉近端的母体自身循环病理改变的影响。

当绒毛外滋养细胞侵袭不足,螺旋动脉重铸不完全时,可引起子宫动脉阻力升高,发生子宫 - 胎盘灌注不足,从而引起妊娠期高血压、子痫前期、子痫等。这其中子痫前期是全球孕妇和围生儿病死率升高的主要原因。

子痫前期(preeclampsia,PE)是指既往血压正常的女性中,在妊娠 20 周后新发高血压合并蛋白尿,或者高血压合并终末期器官功能障碍,伴或不伴蛋白尿,是一种多系统进展性的疾病。

在 PE 出现之前的妊娠早期,子宫螺旋动脉无重铸或重铸不完全,引发血流阻力升高,导致胎盘灌注不足、胎盘缺氧状态和胎盘缺血再灌注损伤等,缺血的胎盘可向母血中释放多种因子,改变母体内皮细胞功能,导致 PE 发生。

一些权威组织将 PE 分为早发型(< 34 孕周)和晚发型(≥34 孕周),早发型 PE 和晚发型 PE 是胎盘灌注不足的病理改变程度不同所致。早发型 PE 严重的血管结构和功能损伤引起胎盘血流动力更早发生改变,诱发母体的血氧供应与胎儿生长发育所需失衡,平衡被打破后母胎随即出现不同程度的与 PE 相关的临床症状,相对晚发型 PE,早发型 PE 具有发生早、进展快且预后差的临床特点。

PE 不仅在孕期和分娩期对妇女和胎儿的健康构成重大威胁,还会增加母亲和儿童患心血管疾病的远期风险;国际母胎医学界将其视为极为关注的母婴公共卫生健康问题之一。早期预测和及时干预是改善 PE 预后的关键。

早期预测和预防是改善 PE 妊娠结局的重要措施。在 Poon 等学者研究中证实了在孕 11～14 周子宫动脉 PI 值增高的孕妇,易发展为 PE,尤其是早发型 PE。筛查方法最好用子宫动脉血流参数 PI 最低值,因其预测妊娠期高血压疾病的灵敏度较高。2019 年中国学者通过前瞻性研究发现胎盘侧子宫动脉 PI 值预测早发型 PE 灵敏度和特异度均高于双侧子宫动脉均值,二者有显著差异。舒张早期切迹(notch)在早孕期早发型 PE 的预测中没有临床意义。推测胎盘血管重铸形成母胎间桥接时,微血管生成障碍和钙化硬化的血管使平滑肌细胞不能完全消失,血管腔扩张受限、血流阻力升高导致了胎盘灌注不足,继而出现胎盘母体面灌注不足,胎儿面供血不足和回流障碍等,血流动力学异常可以通过胎盘影像和子宫动脉等多血管检测而发现。影像学上最早表现的是胎盘侧子宫动脉 PI 值异常,而非胎盘侧血流动力学在早孕期受到的影响较小,因为早孕期胎儿生长发育的血氧需求相对中晚孕期小,分子水平的调控能够引起胎盘侧灌注不足的功能学异常,但不足以引起非胎盘侧和胎儿自身血流动力学改变。因此在临床中,早孕期常不能够发现胎盘血管结构重铸异常引起的血流动力学改变,以及这些变化对胎儿循环和生长的影响,通常都要等到孕 20 周甚至更晚才能检测到胎儿自身循环的血流动力学异常。

孕 22 周后,子宫动脉出现舒张早期切迹、PI 值升高提示子宫 - 胎盘循环异常。多发生于妊娠期高血压疾病、妊娠期糖尿病等病理情况下,可以导致胎儿宫内缺氧、流产、死产等不良结局。影响子宫动脉的母体因素包括非洲裔、PE 的病史、PI 值升高相关；而母体体重指数的增加与 PI 值降低相关。

三、产科多普勒频谱分析的原则

中国母胎血流研究领域著名学者吕国荣提出产科多普勒频谱分析应遵循以下原则。

（一）系统性评价的原则

常规产科多普勒超声检查往往关注胎儿 - 胎盘循环血流动力学变化，以及母体 - 胎盘循环的改变，往往忽略了这两个循环和胎儿自身循环的整体性，以及三者内在联系和影响。不同部位血管的血流动力学频谱，只是反映局部血流循环状态，例如单独检测脐动脉评价的仅是胎儿 - 胎盘循环状态，主要反映胎盘阻力的改变，而不是全面评价母胎循环状态。因此，评价宫内胎儿安危时，必须进行系统检测，母胎多血管联合检查以综合判断宫内胎儿情况。研究表明，静脉频谱的改变晚于动脉频谱改变，越多的动静脉频谱异常，胎儿预后和新生儿结局越差。

（二）动态性评价的原则

通常血流动力学频谱变化越大，其功能、结构损害可能越明显，且具有进展性，尤其是结构损害，

随着时间越长，改变越明显。因此产科多普勒超声检查应有动态监测的观念。

血流动力学改变可分为四期：多普勒静止期、血流再分布早期、血流再分布进展期和失代偿期（表 9-2-1）。对于中晚孕期高危胎儿，若血流动力学无异常，建议每 2～3 周进行 1 次多普勒超声检测；若血流动力学频谱异常，建议每周 2～3 次检测；若出现脑保护效应，建议每天进行 1 次检测。每次检测一般选择脐动脉、大脑中动脉、静脉导管和子宫动脉。

（三）具体情况具体分析的原则

先天性右心室梗阻性病变或者房室瓣畸形胎儿静脉导管 a 波消失或反向，胎儿染色体异常或先天性心脏病可导致脐动脉 PI 升高，胎儿左心梗阻性病变引起大脑中动脉 PI 降低，这些胎儿自身疾病可能引起检测血管血流动力学异常而引起误判。因此，产科多普勒超声检查和诊断分析时必须注意具体问题具体分析。

（四）注意结合临床或其他检查结果综合判断的原则

产科多普勒超声检查可以出现假阳性结果，需要特别注意检测的规范化，在分析时要注意结合CTG 监护、羊水指数、胎儿生长曲线等多项检查进

表 9-2-1　胎儿慢性缺氧引起血流再分布的不同时期血流动力学特点

胎儿血管	多普勒静止期	血流再分布早期	血流再分布进展期	失代偿期
大脑中动脉 M2 段	= ↓	↓	↓	↑
大脑中动脉 M1 段	= ↓	↓	↓	↑
大脑前动脉	= ↓	↓	↓	↑
大脑后动脉	= ↓	↓	↓	↑
颈内动脉	= ↓	↓	↓	↑
颈总动脉	= ↓	↓	↓	↑
主动脉	= ↑	↑	↑（ADF）	↑（ADF）
脐动脉	= ↑	↑	↑（ADF）	↑（ADF）
肾动脉	= ↑	↑	↑	↑
髂外动脉	= ↑	↑	↑	↑
肺动脉瓣	=	↑	↑	↑
主动脉瓣	=	↓	↓	↑
二尖瓣	=	=	=	↑
三尖瓣	=	=	=	↑
下腔静脉	=	=	↑ =	↑
静脉导管	=	=	↑ =	↑（RDF）
脐静脉	=	=	=	↑（搏动性改变）

=：无变化；箭头 ↓ 和 ↑ 所示代表阻力指数（RI）或搏动指数（PI）降低和升高。ADF：舒张末期血流消失；RDF：舒张末期血流反向。

行综合监护，尤其在孕 34 周后。34 周后胎儿监护应以 CTG 监护为主导，CTG 是目前胎儿急性缺氧最敏感的监护方法。

第三节 产科多普勒评估的临床价值

近年来，一些国家和地区发布了不同版本产科多普勒超声临床应用指南，其中操作规范基本一致，而在具体疾病应用推荐等级、对监测结果的解读及干预、临床监护模式上不尽相同。操作规范化是产科多普勒应用的前提，因此母胎血管（如子宫动脉、大脑中动脉、静脉导管、脐动脉、脐静脉等）血流检测的操作都要遵循标准化的原则。

在诊断胎儿慢性宫内缺氧、胎儿心力衰竭方面，产科多普勒超声有着重要的临床价值，因此标准化的操作流程意义重大，只有标准化采集血流图和频谱图，才能获得可重复性的血流参数，对这样能够真实反映母胎血流动力学状态的参数进行解读，才能够为病理产科提供有价值的参考信息，才能够辅助临床早期发现和及时干预。因此，本节重点介绍产科多普勒超声的规范化操作。

一、产科多普勒超声的基本规范

（一）设备选择

采用中高档彩色多普勒超声诊断仪，可配有频谱多普勒和彩色多普勒。最好配有产科专用软件或母胎血流监护软件。连续多普勒一般不需配备，但在检测高速血流（主动脉狭窄、三尖瓣反流）时仍有必要采用。

关于产科多普勒超声安全性，国际妇产科超声学会实践指南指出：为确保产科多普勒超声使用的安全，和其他产科超声检查一样，胚胎和胎儿不能暴露在有害超声能量下，尤其在妊娠早期。产科多普勒检查应遵循"ALARA"（as low as reasonably acceptable）原则，采用尽可能低的能量输出超声，尽可能短的检查时间。产科多普勒超声检查时热指数（thermal index，TI）≤1.0，检查时间一般为 5~10 分钟，最长不能超过 60 分钟。

（二）检查前准备及影响因素

应在孕妇及胎儿静息状态下检查，检查时孕妇呼吸平稳，禁止 Valsalva 动作。切勿操作时间过长，以免妊娠子宫长时间压迫下腔静脉引起孕妇静脉回流障碍。

若进行长时间的结构筛查，频繁的探头滑动可能引起胎儿刺激和惊吓，继而导致产科多普勒检查出现假阳性改变，因此遵循多普勒评价优先检查的原则。

另外，孕妇使用的药物可能影响胎儿血流动力学改变，如吲哚美辛类药物、与一氧化氮相关药物和降压类药物等。

（三）基本操作规范

1. 脉冲多普勒超声

（1）多普勒声束的入射角度应尽可能与血流方向平行。如声束与血流入射角为 10° 和 20°，流速误差分别为 2% 和 6%。角度校正本身也可能存在误差。因此，通过角度校正的流速应在诊断报告中注明声束入射角度。

（2）脉冲多普勒检测时应用较大的多普勒取样容积，以确保获得整个心动周期的最大流速。当周围血管对其有干扰时，缩小取样门可优化频谱。取样容积高度可以调节，其宽度不能调节。

（3）脉冲多普勒超声的穿透力和分辨力可以通过改变探头频率进行调节。

（4）壁滤波器可消除血管壁运动产生的噪声。为消除外周血管壁的低频噪声，一般设置为尽可能低的频率（≤50~60Hz）。

（5）多普勒扫描速度应设置到较快的水平，以使频谱的每个波形能够清晰显示。最好每屏能显示 4~6 个（不能超过 10 个）完整心动周期的波形。当胎心率为 110~160 次 /min 时，扫描速度一般应设为 50~100mm/s。

（6）脉冲重复频率（pulse repetition frequency，PRF）的调节应根据所检查血管的流速进行相应调整。低速血流适用低 PRF 可确保准确测量，如果高速血流使用低速 PRF 会出现混叠。PRF 调整原则：频谱波形占多普勒显示屏高度约 75%。

（7）多普勒测量值应具有可重复性。如果测量值之间存在明显差异，可间歇性延长监护时间进行重复取样，并首先检查操作者技术层面上有无存在明显问题。诊断报告一般应取最接近预期值的测量值。

（8）在获取多普勒频谱时，灰阶或彩色血流图是冻结的，只有重新进行灰阶或彩色血流显示才能确认取样门是否处于正确位置，因此为了提高多普勒测量质量，应不断更新灰阶或彩色血流显示以保证取样位置的准确性。

（9）外放多普勒频移声音可辨识二维图像冻结时频谱取样位置是否正确，及时矫正偏移。

（10）多普勒增益的调节应使多普勒频谱清晰显示，同时没有背景噪声。

2. 彩色多普勒超声

（1）彩色多普勒超声的总能量输出比灰阶超声更高。通过缩小彩色血流框面积可提高彩色血流分辨力。改变彩色血流框的大小和深度后，机械指数（mechanical index，MI）和热指数（thermal index，TI）会相应改变。

（2）增大彩色血流框，会延长仪器成像时间，使帧频降低。因此彩色血流框应尽可能小地包含目标血流区域。

（3）PRF 应当调节至能真实显示所检查血管的流速。PRF 过高，低速血流不能显示。PRF 过低，高速血流会产生混叠，不能正确显示血流方向。

（4）与灰阶超声一样，彩色多普勒超声的分辨力和穿透力可以通过超声频率调节。频率调节应正确显示血流信号。

（5）增益调节原则：不出现噪声和伪像，噪声和伪像表现为屏幕背景上随机显示的杂乱的彩色信号，不能检出有效血流频谱。

（6）滤波器应调整至目标血流区域内无背景噪声。

（7）声束入射角度影响彩色血流显示，应调整探头与目标血流区的入射角度以获得较好的彩色血流显像。

（四）基本操作要点

1. 取样点　取样容积放置于测量位置彩色血流最明亮处的管腔中央。

2. 测量　建议选取 4～6 个波形一致的频谱（最多不要超过 10 个），频谱边缘清晰，无背景噪声。自动测量或手动测量应包绕所有频谱图信息以获得血流参数。自动测量值明显低于手动测量值，但更接近于目前临床参考值。通常采用自动测量，手动测量也可接受。

3. 常规检查　频谱采用经腹部超声，在孕妇、胎儿静息状态下进行。可建议待检孕妇休息 15 分钟后实施检查。

4. 检查方法　应与参考值建立的检查方法一致。

（五）多普勒参数选择

常用的指标有收缩期 - 舒张期比值（S/D）、阻力指数（RI）、搏动指数（PI），这三个参数随着血管阻力增高而增加。PI 反映了整个心动周期血流变化和检测血管下游血流的阻力；而 S/D 及 RI 仅反映收缩期峰值及舒张末期血流，若两个频谱的 S 值和 D 值相同，但频谱宽窄面积不同，得到的 S/D、RI 值相同，不能真实反映血管阻力情况，而 PI 值不同，可以更好地反映血管阻力。因此产科多普勒超声检查推荐使用 PI（表 9-3-1）。

二、产科多普勒超声的规范化操作

推荐遵循 2019 年《中国产科超声检查指南》产科多普勒超声操作规范。

（一）脐动脉

【临床价值】

脐动脉反映胎儿 - 胎盘循环状态，正常脐动脉呈低阻循环，随孕周增加舒张末期血流量增多。脐动脉舒张末期血流消失或反向是胎盘损害的晚期表现，与 70% 以上的胎盘动脉闭塞相关，通常发生在

表 9-3-1　胎龄与搏动指数关系一览表

胎龄 / 周	游离圈脐动脉	静脉导管	动脉导管	大脑中动脉	降主动脉
18～19	1.64±0.52	1.00±0.32	2.93±0.92	1.93±0.48	2.12±0.78
20～21	1.40±0.48	0.65±0.38	3.10±0.58	1.89±0.46	2.17±1.22
22～23	1.25±0.48	0.59±0.42	2.99±0.76	2.00±0.38	1.93±0.80
24～25	1.19±0.42	0.61±0.32	3.09±0.74	1.93±0.48	2.29±0.64
26～27	1.21±0.44	0.58±0.20	2.97±0.62	2.25±0.50	1.95±1.74
28～29	1.10±0.44	0.68±0.32	2.93±0.54	2.27±0.64	2.08±0.86
30～31	1.12±0.46	0.63±0.40	3.20±0.26	2.29±0.56	2.13±0.94
32～33	1.13±0.66	0.48±0.18	3.55±0.68	2.25±0.66	2.16±0.54
34～35	1.06±0.40	0.57±0.22	3.58±0.60	1.89±0.64	2.15±0.28
36～37	0.80±0.38	0.48±0.38	3.13±0.36	1.83±0.35	1.97±0.30
38～39	0.86±0.28	0.30±0.58	2.72±0.55	1.59±0.36	1.94±0.33

严重的胎儿生长受限和羊水过少病例中。疑似胎儿生长受限的孕妇进行脐动脉多普勒血流检查可以降低围生期死亡率和减少不必要的产科临床干预。

2019年美国放射学会《产科多普勒超声指南》特别指出：脐动脉多普勒检测是一个相对粗略评价胎盘状况的血流参数，只有在大量的胎盘三级绒毛动脉阻塞时，脐动脉才会出现异常，因此检测脐动脉血流对低危孕妇没有临床意义。但对具有高危因素的病理产科来说，在慢性缺氧时，通常最先发生血流动力学改变的是大脑中动脉，这一点无论是产科医师还是超声医师都要特别注意，尤其是在临床管理和干预的目标是早期发现、早期诊断时，临床往往需要采用多血管的定量连续监护才能早期观察到这种现象。针对高危妊娠的干预，在孕32周后脐动脉频谱的定性分析更重要，在孕32周前脐动脉监测的定量分析有利于早期发现和严密监护。目前，我国指南建议临床干预时机可参考：脐动脉舒张末期血流反向时，脐动脉监测不超过孕32周，出现脐动脉舒张末期血流消失时，脐动脉监测不超过孕34周，脐动脉PI值升高可监护至孕37周。

产科医师可根据高危妊娠量表评估并筛选出脐动脉检测的主要适应证：①母体疾病，如妊娠期高血压疾病、糖尿病等；②胎儿疾病，如胎儿生长受限、胎儿先天性心脏病、胎儿贫血、复杂双胎（双胎输血综合征、双胎选择性生长受限等）、胎儿水肿、充血性心力衰竭、宫内感染、胎儿心律失常、肿瘤（胎儿、胎盘、子宫）、胎儿其他结构异常等；③临床情况，如胎动减少、妊娠期流血、羊水过多或过少、过期妊娠、不良产科病史、腹水待查等；④监护情况，如胎心监护异常（≤34孕周）、生物物理评分异常等。其中妊娠期高血压疾病、胎儿生长受限、双胎、胎儿贫血、胎儿畸形和先天性心脏病是最常见的监护指征。

【血流图和频谱图采集】

1. **血流图**　声束与脐血管平行，取样容积同时置于游离脐带圈部位的脐动脉和脐静脉上（图9-3-1）。

2. **频谱图**　选取4~6个波形一致的脐动脉频谱，脐动脉在基线上，脐静脉在基线下，频谱边缘清晰，无背景噪声（图9-3-2）。

3. **测量位置**　脐动脉多普勒采集角度为0°，取样容积放置于游离段脐带。《中国产科超声检查指南》建议单胎测量位置为游离段，双胎测量位置为近腹壁插入段。自动测量或手动测量包绕所有频谱图信息获得血流参数。

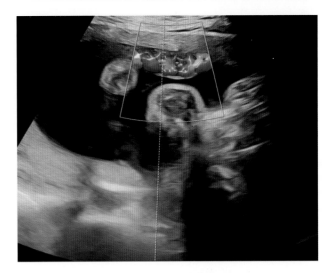

图9-3-1　胎儿脐动脉血流图

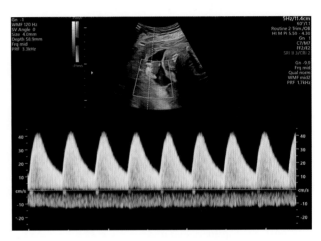

图9-3-2　胎儿脐动脉频谱图采集

【参考值】

通常对脐动脉频谱形态的定量分析采用PI值进行评价（表9-3-2）。

【注意事项】

1. 连续监护时应固定位置测量。

2. 根据测量部位和孕周所对应的参考值范围对测量结果进行解读。

3. 妊娠晚期，孕28周后脐动脉游离段S/D=3.0不能作为S/D升高的参考值（表9-3-3）。

4. 对频谱形态的定性分析，需要特别注意频谱形态是否存在舒张末期血流间断消失（间消）、消失或反向。

5. 孕16周前，脐动脉可无舒张末期血流，不要过早检测脐动脉。

（二）大脑中动脉

【临床价值】

大脑中动脉（MCA）反映胎儿脑循环状态。正常胎儿脑循环呈高阻循环。对于持续缺氧，由于脑

表 9-3-2　不同孕周脐动脉搏动指数(PI)正常值

孕周	2.5th%	5th%	10th%	25th%	50th%	75th%	90th%	95th%	97.5th%
19	0.97	1.02	1.08	1.18	1.30	1.44	1.57	1.66	1.74
20	0.94	0.99	1.04	1.14	1.27	1.40	1.54	1.62	1.70
21	0.90	0.95	1.00	1.10	1.22	1.36	1.49	1.58	1.65
22	0.87	0.92	0.97	1.07	1.19	1.32	1.46	1.54	1.62
23	0.84	0.89	0.94	1.04	1.15	1.29	1.42	1.50	1.58
24	0.81	0.86	0.91	1.00	1.12	1.25	1.38	1.47	1.55
25	0.78	0.83	0.88	0.97	1.09	1.22	1.35	1.44	1.51
26	0.76	0.80	0.85	0.94	1.06	1.19	1.32	1.41	1.48
27	0.73	0.77	0.82	0.92	1.03	1.16	1.29	1.38	1.45
28	0.71	0.75	0.80	0.89	1.00	1.13	1.26	1.35	1.43
29	0.68	0.72	0.77	0.86	0.98	1.10	1.23	1.32	1.40
30	0.66	0.70	0.75	0.84	0.95	1.08	1.21	1.29	1.37
31	0.64	0.68	0.73	0.82	0.93	1.05	1.18	1.27	1.35
32	0.62	0.66	0.70	0.79	0.90	1.03	1.16	1.25	1.32
33	0.60	0.64	0.68	0.77	0.88	1.01	1.14	1.22	1.30
34	0.58	0.62	0.66	0.75	0.86	0.99	1.12	1.20	1.28
35	0.56	0.60	0.64	0.73	0.84	0.97	1.09	1.18	1.26
36	0.54	0.58	0.63	0.71	0.82	0.95	1.07	1.16	1.24
37	0.53	0.56	0.61	0.69	0.80	0.93	1.05	1.14	1.22
38	0.51	0.55	0.59	0.68	0.78	0.91	1.04	1.12	1.20
39	0.49	0.53	0.57	0.66	0.76	0.89	1.02	1.10	1.18
40	0.48	0.51	0.56	0.64	0.75	0.87	1.00	1.09	1.17
41	0.47	0.50	0.54	0.63	0.73	0.85	0.98	1.07	1.15

引自：中国医师协会超声医师分会 . 中国产科超声检查指南 [M]. 北京：人民卫生出版社，2019：157.

保护效应引起 MCA 血流增加，反映在多普勒超声上，表现为舒张末期流速增加，大脑中动脉搏动指数（MCA-PI）下降，脑 - 胎盘比（MCA-PI/UA-PI）<1.08 可提示胎儿存在脑保护效应。在慢性缺氧时，MCA 血流动力学改变发生在其他胎儿动脉血流改变之前，因此在孕 32 周前，不能仅依据首次 MCA 血流参数改变来进行临床干预，这会带来不必要的早产，多血管监测对于临床干预的时机选择更有帮助。如果检查条件允许，应对这部分胎儿实施严密的动态血流动力学监护。对于晚孕期未分娩的胎儿生长受限（FGR），建议在孕 32 周后，实施 MCA 联合基于计算机分析的电子胎心监护进行宫内监护。当 MCA-PI 下降后又升高，提示脑血管自主调节功能丧失，脑保护现象消失而进入失代偿阶段，使围生儿死亡风险增加。

当 MCA-PI 值低于相同孕周平均 PI 值的两个标准差时，提示胎儿慢性缺氧。在临床工作中，部分胎儿在 MCA-PI 下降时，脐动脉 PI 值可维持在正常范围。因此病理产科的高危监护，尤其是住院患者，建议采用多血管的连续血流动力学监护。使用单一血管（如脐动脉）独立的定性评估，不能满足对病理产科的高危胎儿宫内状态的全面分析。在我国住院患者如果发生不明原因胎死宫内，往往引发医疗纠纷。因此，我国《胎儿生长受限专家共识（2019 版）》推荐：如发现 FGR 胎儿脐动脉舒张末期血流消失或反向，则建议转诊至有 FGR 监护和诊治经验的中心进行进一步的检测。

对于同种免疫溶血性疾病，胎儿血红蛋白的减少可引起大脑中动脉收缩期峰值流速（MCA-PSV）加快。对于胎儿贫血的高危患者可从中孕期开始每

表 9-3-3　不同孕周脐动脉收缩期与舒张期血流速度比值（S/D）正常值

孕周	2.5th%	5th%	10th%	25th%	50th%	75th%	90th%	95th%	97.5th%
19	2.73	2.93	3.19	3.67	4.28	5.00	5.75	6.26	6.73
20	2.63	2.83	3.07	3.53	4.11	4.80	5.51	5.99	6.43
21	2.51	2.70	2.93	3.36	3.91	4.55	5.22	5.67	6.09
22	2.43	2.60	2.83	3.24	3.77	4.38	5.03	5.45	5.85
23	2.34	2.51	2.72	3.11	3.62	4.21	4.82	5.22	5.61
24	2.25	2.41	2.62	2.99	3.48	4.04	4.63	5.02	5.38
25	2.17	2.33	2.52	2.88	3.35	3.89	4.45	4.83	5.18
26	2.09	2.24	2.43	2.78	3.23	3.75	4.30	4.66	5.00
27	2.02	2.17	2.35	2.69	3.12	3.63	4.15	4.50	4.83
28	1.95	2.09	2.27	2.60	3.02	3.51	4.02	4.36	4.67
29	1.89	2.03	2.20	2.52	2.92	3.40	3.89	4.22	4.53
30	1.83	1.96	2.13	2.44	2.83	3.30	3.78	4.10	4.40
31	1.77	1.90	2.06	2.36	2.75	3.20	3.67	3.98	4.27
32	1.71	1.84	2.00	2.29	2.67	3.11	3.57	3.87	4.16
33	1.66	1.79	1.94	2.23	2.60	3.03	3.48	3.77	4.06
34	1.61	1.73	1.88	2.16	2.53	2.95	3.39	3.68	3.96
35	1.57	1.68	1.83	2.11	2.46	2.87	3.30	3.59	3.86
36	1.52	1.64	1.78	2.05	2.40	2.80	3.23	3.51	3.78
37	1.48	1.59	1.73	2.00	2.34	2.74	3.15	3.43	3.69
38	1.44	1.55	1.69	1.95	2.28	2.67	3.08	3.36	3.62
39	1.40	1.51	1.64	1.90	2.23	2.61	3.02	3.29	3.54
40	1.36	1.47	1.60	1.85	2.18	2.56	2.96	3.22	3.48
41	1.33	1.43	1.56	1.81	2.13	2.50	2.90	3.16	3.41

引自：中国医师协会超声医师分会. 中国产科超声检查指南 [M]. 北京：人民卫生出版社, 2019: 159.

周检测 MCA-PSV，严重贫血时行宫内输血。MCA-PI 值不能作为评估胎儿贫血的指标。

慢性缺氧时可伴有 PSV 升高，但 PSV 升高不能独立预测缺氧，因此在首次发现 PSV 升高时，要首先采用多血管间验证排除假阳性，再进一步结合临床，识别胎儿溶血或者慢性缺氧的高危因素来明确诊断。MCA 检测的适应证与脐动脉相同，应该注意以下情况：①宫内胎儿安危的检测；②胎儿贫血，尤其是溶血性贫血；③复杂双胎及其并发症的管理；④胎儿先天性心脏病脑血流因素的评估。

【血流图和频谱图采集】

1. 血流图　放大胎儿颅底丘脑和蝶骨翼水平横切面，彩色多普勒血流显像显示 Willis 环，调整探头至动脉走行和声束平行，可显示 MCA 长轴的近端和远端（图 9-3-3）。

2. 频谱图　选取 4～6 个波形一致的 MCA 频谱，MCA 频谱在基线上，频谱边缘清晰，无背景噪声（图 9-3-4）。

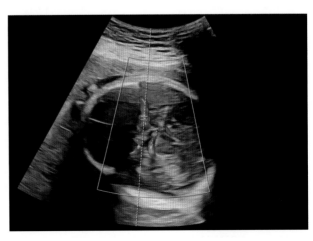

图 9-3-3　胎儿大脑中动脉血流图

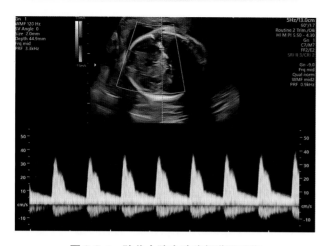

图 9-3-4　胎儿大脑中动脉频谱图采集

3. **测量位置**　取样容积通常放置于靠近探头侧 MCA 起始端上方近 1/3 段，MCA 多普勒采集角度为 0°。自动测量或手动测量包绕所有频谱图信息获得血流参数。

【参考值】

通常对 MCA 频谱形态的定量分析采用 PI 值（表 9-3-4）和 PSV（表 9-3-5）进行评价。

【注意事项】

1. 测量时避免探头过度对胎头加压，避免胎动和宫缩等。

2. MCA 在多血管监测中敏感性最高，容易受到胎儿行为变化影响，因此在母胎血流监护时，作为首选。

3. 常规检测时，若频谱显示 MCA 舒张末期血流消失，要与病理性改变相鉴别。应首先优化频谱显像：降低速度标尺，加大多普勒增益，调整多普勒扫描速度。随后检测胎儿脐动脉、静脉导管血流是否正常。同时注意是否存在胎儿呼吸样运动、胎儿心律失常、胎儿短暂性心内血流异常和胎儿打嗝等。可通过多血管间验证检测的综合分析判断进行鉴别。

表 9-3-4　不同孕周大脑中动脉搏动指数（PI）正常值

孕周	5th%	10th%	25th%	50th%	75th%	90th%	95th%
20	1.162	1.227	1.344	1.486	1.644	1.800	1.901
21	1.213	1.278	1.396	1.540	1.699	1.855	1.956
22	1.263	1.330	1.450	1.595	1.755	1.913	2.015
23	1.313	1.381	1.503	1.651	1.813	1.973	2.075
24	1.360	1.430	1.554	1.705	1.870	2.033	2.137
25	1.405	1.476	1.603	1.757	1.926	2.091	2.197
26	1.445	1.517	1.648	1.805	1.978	2.147	2.255
27	1.478	1.553	1.686	1.848	2.024	2.198	2.309
28	1.504	1.580	1.717	1.883	2.064	2.243	2.357
29	1.521	1.599	1.739	1.909	2.095	2.278	2.395
30	1.527	1.607	1.750	1.924	2.115	2.303	2.424
31	1.521	1.603	1.749	1.926	2.122	2.316	2.440
32	1.503	1.586	1.734	1.915	2.115	2.314	2.441
33	1.472	1.555	1.705	1.889	2.093	2.296	2.426
34	1.427	1.511	1.662	1.848	2.055	2.260	2.393
35	1.369	1.453	1.604	1.791	1.999	2.207	2.342
36	1.300	1.382	1.532	1.718	1.927	2.136	2.272
37	1.219	1.300	1.448	1.632	1.839	2.048	2.184
38	1.129	1.208	1.352	1.532	1.736	1.943	2.078
39	1.032	1.108	1.246	1.421	1.620	1.823	1.956
40	0.931	1.002	1.134	1.302	1.494	1.691	1.821
41	0.827	0.894	1.018	1.177	1.360	1.548	1.674

引自：中国医师协会超声医师分会. 中国产科超声检查指南 [M]. 北京：人民卫生出版社, 2019: 161.

表 9-3-5　不同孕周大脑中动脉收缩期峰值
流速均值及 1.5MoM

孕周	大脑中动脉 /（cm·s⁻¹）	
	均值	1.5MoM
14	19.3	28.9
15	20.2	30.3
16	21.1	31.7
17	22.1	33.2
18	23.2	34.8
19	24.3	36.5
20	25.5	38.2
21	26.7	40.0
22	27.9	41.9
23	29.3	43.9
24	30.7	46.0
25	32.1	48.2
26	33.6	50.4
27	35.2	52.8
28	36.9	55.4
29	38.7	58.0
30	40.5	60.7
31	42.4	63.6
32	44.4	66.6
33	46.5	69.8
34	48.7	73.1
35	51.1	76.6
36	53.5	80.2
37	56.0	84.0
38	58.7	88.0
39	61.5	92.2
40	64.4	96.6

引自：中国医师协会超声医师分会. 中国产科超声检查指南 [M]. 北京：人民卫生出版社，2019：162.

4．MCA-PI 值与母体血浆葡萄糖浓度呈正相关，与胎儿心率呈负相关。

（三）静脉导管

【临床价值】

在整个心动周期，静脉导管呈前向血流，多普勒频谱反映右心房的压力和右心室的生理状态。静脉导管血流监测对新生儿酸中毒和不良结局有一定预测价值。当静脉导管血流动力学异常改变时，通常代表胎儿心肌损伤和右心室前负荷增加导致的心室舒张末期压力增加，与新生儿死亡率增加有关。

目前我国 FGR 指南指出孕 32 周前最佳的宫内监护方案是静脉导管联合基于短变异的电子胎心监护，以此综合结果来考虑终止妊娠的时机。

检查适应证同脐动脉，其他的适应证包括：①评估先天性心脏病右心室功能情况。胎儿中心静脉循环多普勒波形反映右心室的生理状态，可以推断出右心室前负荷、心肌顺应性和右心室舒张末压等变化。②早孕期 a 波反向是胎儿染色体异常和先天性心脏病的早期筛查指标。中孕期静脉导管血流异常可以预测胎儿宫内状态，也是新生儿并发症的主要心血管预测指标。③预测分娩。a 波消失或反向是决定分娩最有用的参数之一。④胎儿炎症反应综合征亦可表现静脉导管 a 波消失。

【血流图和频谱图采集】

1．血流图　声束与血流方向夹角 < 30°，取样容积为 2mm，置于静脉导管峡部（图 9-3-5）。

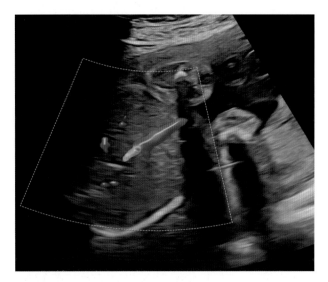

图 9-3-5　胎儿静脉导管血流图

2．频谱图　选取 4～6 个波形一致的静脉导管频谱，频谱边缘清晰，无背景噪声（图 9-3-6）。胎儿静脉导管频谱为三相波型：第一波为 S 波，第二波为 D 波，第三谷为 a 波。S 波对应心室收缩期，D 波相对应舒张早期，第三相的最低点 a 波对应舒张末期或者心房收缩期。

3．测量位置　测量位置为静脉导管的起始端、远离右心房侧。早孕期常采用胎儿正中矢状切面，中孕期和晚孕期多采用腹围横切面。自动测量或手动测量包绕所有频谱图信息获得血流参数。

【参考值】

通常对静脉导管频谱形态的定量分析采用静脉导管搏动指数（DV-PI）进行评价（表 9-3-6）。

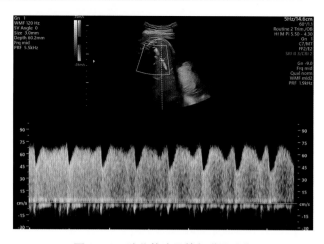

图 9-3-6 胎儿静脉导管频谱图采集

表 9-3-6 不同孕周静脉导管搏动指数（DV-PI）正常值

孕周	5th%	10th%	25th%	50th%	75th%	90th%	95th%
21	0.32	0.38	0.47	0.57	0.68	0.77	0.83
22	0.32	0.38	0.47	0.57	0.68	0.77	0.83
23	0.32	0.38	0.47	0.57	0.68	0.77	0.83
24	0.32	0.38	0.47	0.57	0.68	0.77	0.83
25	0.32	0.37	0.47	0.57	0.67	0.77	0.83
26	0.31	0.37	0.46	0.57	0.67	0.77	0.82
27	0.31	0.36	0.46	0.56	0.67	0.76	0.82
28	0.31	0.36	0.45	0.56	0.66	0.76	0.81
29	0.30	0.35	0.45	0.55	0.65	0.75	0.81
30	0.29	0.35	0.44	0.54	0.65	0.74	0.80
31	0.28	0.34	0.43	0.53	0.64	0.73	0.79
32	0.28	0.33	0.42	0.53	0.63	0.73	0.78
33	0.27	0.32	0.41	0.52	0.62	0.72	0.77
34	0.26	0.31	0.40	0.51	0.61	0.71	0.76
35	0.25	0.30	0.39	0.50	0.60	0.70	0.75
36	0.24	0.29	0.38	0.49	0.59	0.69	0.74
37	0.23	0.28	0.37	0.48	0.58	0.67	0.73
38	0.22	0.27	0.36	0.46	0.57	0.66	0.72
39	0.21	0.26	0.35	0.45	0.56	0.65	0.71

引自：中国医师协会超声医师分会. 中国产科超声检查指南 [M].
北京：人民卫生出版社，2019：165.

【注意事项】

1. 对频谱形态的定性分析，在早孕期观察是否存在 a 波反向，中晚孕期观察是否存在 a 波消失或反向。

2. 勿将肝静脉、下腔静脉的右心房收缩波叠加在静脉导管频谱中。

（四）脐静脉

【临床价值】

孕 15 周起脐静脉呈持续单向血流。胎儿呼吸样运动或发生病理情况时脐静脉出现搏动，如严重的胎儿生长受限。定性评价脐静脉血流可通过有无持续血流或搏动。检查适应证同脐动脉，还应特别注意脐静脉是否扩张、走行异常，静脉导管是否畸形等情况。

【血流图和频谱图采集】

1. **血流图** 开大取样容积分别放置于游离段和腹内段血管管腔中央。

2. **频谱图** 脐静脉游离段和腹内段频谱图在胎儿静息态下为连续平直的前向血流（图 9-3-7、图 9-3-8）。要注意频谱形态，如观察是否存在搏动。

3. **测量位置** 测量包括游离段和腹内段。游离段脐静脉血流与多普勒取样线之间的夹角尽可能接近 0°，腹内段脐静脉与多普勒取样线之间的夹角 <30°。

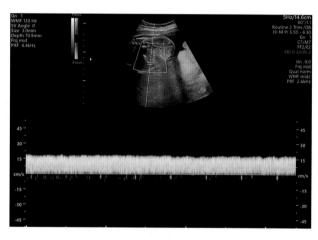

图 9-3-7 胎儿脐静脉腹内段频谱图采集
胎儿静息态脐静脉腹内段血流频谱连续平直。

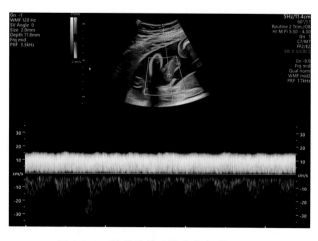

图 9-3-8 胎儿脐静脉游离段频谱图采集
开大取样容积置于胎儿脐静脉管腔中央，多普勒采集角度 0°，胎儿静息态脐静脉游离段血流频谱连续平直。

【注意事项】

1. 脐静脉频谱图可与脐动脉一同采集，通常脐动脉频谱位于基线上方，脐静脉频谱位于基线下方。

2. 静息态采集频谱图，避免胎儿呼吸样运动和母体呼吸对频谱形态的影响。

（五）子宫动脉

【临床价值】

子宫动脉多普勒测量评价子宫-胎盘循环，随孕周增加其阻力逐渐下降，这是由于滋养细胞侵袭母体螺旋小动脉所致，这些母体螺旋小动脉最大限度地扩张，最小程度地应答交感神经和副交感神经系统的调节，确保整个孕期子宫血流量的持续增加。母体出现妊娠合并症或并发症时，例如螺旋小动脉重铸不足，可引起子宫动脉阻力升高，发生子宫-胎盘灌注不足，尤其是妊娠期高血压疾病。早孕期子宫动脉切迹不能独立预测早发型子痫前期，可联合其他参数预测。孕 22 周后子宫动脉波形出现切迹、阻力指数升高提示子宫循环异常。中孕后期、晚孕期的异常子宫循环应当注意存在并发症的风险。相关的妊娠并发症包括胎儿生长受限、子痫前期、早产和临产时胎儿状态不良等。

主要适应证有：①预测子痫前期。预测早发型子痫前期的价值大于晚发型子痫前期。②母体血清学筛查异常时，如甲胎蛋白、抑制素和绒毛膜促性腺激素升高，游离雌三醇降低等，需要检查子宫动脉血流频谱。若合并子宫动脉多普勒异常，此与子痫前期、胎儿生长受限和胎死宫内显著关联。③母体疾病，包括妊娠期高血压疾病、糖尿病、慢性肾病、贫血、肥胖等。④超声检测母体血管内皮功能受损。上述异常也常合并有母体血管内皮功能受损。

【血流图和频谱图采集】

1. **血流图** 早孕期经腹或经腔内，彩色血流速度为 30～40cm/s，探头置于旁侧子宫下段。中孕期经腹部超声，彩色血流成像显示子宫动脉自髂内动脉发出后与髂内动静脉交叉（图 9-3-9）。随孕周增加，大多数子宫发生右旋，因此右侧子宫动脉较左侧更偏向侧方。

2. **频谱图** 早孕期脉冲多普勒速度为 80～100cm/s，低滤波 50～100Hz，取样容积 2mm，峰值流速大于 60cm/s。选取 4～6 个波形一致的子宫动脉频谱，频谱边缘清晰，无背景噪声（图 9-3-10）。双侧子宫动脉应当分别测量并记录，要注意频谱形态，观察是否有舒张早期切迹。

3. **测量位置** 子宫动脉血流与多普勒取样线

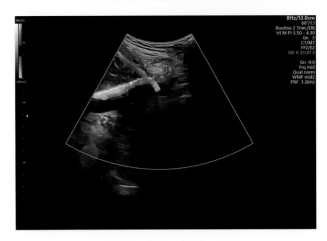

图 9-3-9 母体子宫动脉血流图

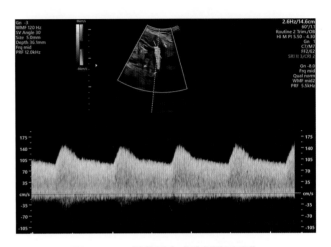

图 9-3-10 母体子宫动脉频谱图采集

之间的夹角 <30°，测量位置跨过髂内动静脉上方子宫动脉主干，取样容积放置于子宫动脉主干起始部管腔中心。自动测量或手动测量包绕所有频谱图信息获得血流参数。

【参考值】

通常对子宫动脉频谱形态的定量分析采用子宫动脉 PI 值进行评价（表 9-3-7）。

【注意事项】

1. 孕妇在检测子宫动脉前应休息 15 分钟。

2. 子宫动脉测量应在孕妇静息、无宫缩状态下进行。

产科多普勒超声检测对于评价胎盘功能和胎儿宫内状态具有重要的临床价值，近年来欧洲和加拿大产科多普勒相关指南相继发布。目前我国多数医院也将其作为常规产科检查项目。进行产科多普勒超声检查时应注意把握以下几个原则：①系统性评估。整体评估母体-胎盘循环、胎儿-胎盘循环和胎儿自身循环的血流动力学变化，以及这三个循环之间的内在联系及相互影响。②多普勒操作规范。多普勒规范化的应用可重复性好，可信度高。③多普勒参数选择。相对于 RI 和 S/D，PI 测值更稳定而且在频谱出现舒张期血流消失和反向时不会无限大；同时 PI 包含整个心动周期所有最大峰值流速的信息，频谱信息更全面。④产科多普勒超声辅助诊断

系统。通过智能软件处理诊断性试验的产科多普勒参数可以便捷、高效地分析并判断血流动力学变化的临床意义。

第四节　母胎血流监护

自国家卫生健康委员会在全国范围内开展出生缺陷干预项目以来，我国产前超声诊断水平得到全面提高，更多家庭从关注生育权向重视优生优育权转变，这种变化促进了我国基础性孕产妇保健向预防性母婴保健过渡，也推动了我国围生医学和胎儿医学的发展。

在这个重要的转型时期，一个不容忽视的现状引起越来越多的产科医师和产科超声医师的关注：胎儿畸形发病率为 4%～6%，经过系统产前畸形筛查和诊断后，在 94%～96% 没有明显出生缺陷的庞大的妊娠群体中，依然存在着 10%～20% 的高危妊娠，其死亡率明显高于正常妊娠。快速发展的产前超声技术能为她们做些什么？这既是一个新的挑战，也是现代产科多普勒超声监护技术为病理产科带来新医学关怀的契机。同时，有研究显示，高危妊娠的发病率正在由过去的 11% 逐渐增加到现在的 19%～22%，仍有进一步上升的趋势。因此，对高危孕妇及高危儿的产前多普勒检查和监护在国际围生医学、胎儿医学和超声医学等多学科领域引起广泛关注。

产科多普勒超声的无创监测，对于评价胎盘功能和胎儿宫内状态具有重要的临床价值。目前我国很多医院将其作为常规产科检查项目，同时面临以下有待解决的问题：

（1）系统性：常规产科多普勒检查或是着眼于胎儿 - 胎盘循环血流动力学的变化，或是着重于子宫 - 胎盘循环的改变，忽略了子宫 - 胎盘循环、胎儿 - 胎盘循环和胎儿自身循环（尤其是胎儿脑循环和心脏循环）的整体性，以及这三个循环之间的内在联系及相互影响。然而，面对病理产科的高危孕妇群体，产科医师和超声医师需要建立母胎循环的多向性思维，采用母胎三循环进行综合和系统的评估体系，仅仅检测单一血管，孤立地定性评价某一循环状态，不能满足病理产科对高危胎儿宫内状态全面分析的临床需求。

（2）智能便捷的辅助评价软件系统：血流参数收缩期 - 舒张期比值（S/D）、搏动指数（PI）及阻力指数（RI）测值随孕周增加而变化，数据量大，且不便

表 9-3-7　不同孕周子宫动脉搏动指数（PI）正常值

孕周	5th%	50th%	95th%
11	1.18	1.79	2.70
12	1.11	1.68	2.53
13	1.05	1.58	2.38
14	0.99	1.49	2.24
15	0.94	1.41	2.11
16	0.89	1.33	1.99
17	0.85	1.27	1.88
18	0.81	1.20	1.79
19	0.78	1.15	1.70
20	0.74	1.10	1.61
21	0.71	1.05	1.54
22	0.69	1.00	1.47
23	0.66	0.96	1.41
24	0.64	0.93	1.35
25	0.62	0.89	1.30
26	0.60	0.86	1.25
27	0.58	0.84	1.21
28	0.56	0.81	1.17
29	0.55	0.79	1.13
30	0.54	0.77	1.10
31	0.52	0.75	1.06
32	0.51	0.73	1.04
33	0.50	0.71	1.01
34	0.50	0.70	0.99
35	0.49	0.69	0.97
36	0.48	0.68	0.95
37	0.48	0.67	0.94
38	0.47	0.66	0.92
39	0.47	0.65	0.91
40	0.47	0.65	0.90
41	0.47	0.65	0.89

引自：中国医师协会超声医师分会. 中国产科超声检查指南 [M]. 北京：人民卫生出版社，2019：166.

于产前超声医师记忆，如果只为临床医师提供这些具体测值也很难为临床产科医师实际掌握和应用；多普勒的操作如果没有经过规范的培训，即使反复连续测量，更多的测值和参数的提供会让临床更难以准确评价母胎多普勒监测的临床价值。

（3）灵敏的多普勒参数选择：国内胎儿多普勒参数多为 S/D、RI，国外尤其在欧洲的胎儿医学中心多使用 PI，三个血流参数监护意义相同，都反映血管远端的阻力状态，都随着血管前向阻力增加而升高，但不同多普勒指标对同一频谱反映的信息不同。常规产科多普勒检测可以使用以往熟悉的 S/D，病理产科的连续监测需要使用敏感的血流参数 PI。

（4）多普勒操作规范：尽管国际相关指南中关于产科多普勒超声的标准化测量规则是基本一致的，但实际临床工作中，往往由于多普勒临床应用没有质控和规范化培训，取样部位、测量方法等的可重复性存在较大差异，使临床医师在参考多普勒血流参数时，产生不同程度的不确定性和可信度不稳定。产科多普勒超声检查和其他产前超声检查一样，采用标准化的多普勒血流操作规范是临床应用的前提。因此，产科多普勒在临床应用的第一步是多普勒操作技术的规范化。

近 10 年来，很多国家发布了有关产科多普勒超声临床指南。一方面，在这些指南中关于多普勒的操作规范基本相同，但另一方面，对多普勒在产科具体临床应用，因证据等级不同，各指南临床推荐等级也不一致，这就使临床医师依据不同相关指南，采用的相应临床筛查、监护和干预不同，患者的预后和医疗安全也很不相同。每一个医疗体系，在制定和发布自己国家指南时，除了医学因素，还要考虑社会因素，其中医疗保险和临床经济学是常常需要计划在内的。自 2000 年起，相关产科多普勒指南和共识，主要分为两类，一类提倡早期、全程、连续的母胎循环的监护；另一类临床花费最少，主张把改善预后定义为突破性治疗效果。只有建立在这种定义下的改善预后，筛查和监护才是值得推荐的，相反就会一定程度限制临床推荐等级。同时，值得我们更多关注和思考的是，我国需要一个什么样的产科多普勒超声的监测方法和临床指南来指导临床和改善预后呢？一个符合目前国情和规范化的病理产科多普勒超声的监护方法，可以为病理产科的早期诊断和治疗提供参考依据；降低不明原因胎死宫内的发生率；对可能延长宫内妊娠时间的患者减少不必要的临床干预，降低此类患者因多种慢性致病

因素所致的不良妊娠结局的发生率。母胎血流监护不仅可以监测病理产科住院患者治疗期间血流动力学的转归，还可为胎儿宫内治疗提供术前评估和术后监护，也能够为高危患者的门诊随诊提供实时的监护信息。

一、母胎血流监护 BFS 技术

【概述】

母胎血流监护（blood flow in surveillance，BFS）是一项采用脉冲多普勒和彩色多普勒技术针对病理产科的母体和胎儿进行多血管超声血流监护方法，简称为"BFS"。这项技术的倡导者瑞典 Saemundur-Gudmundsson 教授和他带领的团队自 20 世纪 90 年代开始，30 年来一直致力于母胎血流监护的研究和在斯堪的纳维亚地区的应用。

自 2008 年以来，我国学者在原有 BFS 技术基础上深度研究，通过 10 余年病理产科的高危监护，建立了基于计算机辅助的 BFS 系统，同时推进原有 BFS 方法学的进步，尤其通过选取脐动脉膀胱水平腹内段双侧监测，对解决病理产科监护的关键技术取得重要突破，另外提出了双侧大脑中动脉 PI 和 PSV 同步比对监护方法，增加了对高危妊娠胎儿颅脑和母体髂窝水平的监测等辅助 BFS 方法，建立了与母胎血流动力学相关的病理产科并发症同步监护的技术特点，有助于病理产科早期发现相关并发症，使医患沟通和临床处理又向前迈进一步。

BFS 遵循标准化的操作规则，在多普勒标准频谱切面上获取母胎多血管的血流动力学参数（PI），其中包括母体双侧子宫动脉（R-AU、L-AU）、脐动脉（UA）、脐静脉（UV）、静脉导管（DV）、大脑中动脉（MCA）和大脑大静脉（VCM）等。再通过 BFS 软件智能分析频谱图波形信息和胎儿生存环境母体-胎盘-胎儿循环血流动力学状态，获得脐动脉血流分级（blood flow classification，BFC）、子宫动脉评分（uterine artery score，UAS）、胎盘评分（placental score，PLS）等。综合评价胎盘功能，监测胎儿是否可以得到足够的营养及氧气，判断是否有宫内慢性缺氧，判定胎儿有无慢性右心衰竭，并结合产科临床症状、体征，基于计算机分析的电子胎心监护等检查共同评估胎儿宫内安危状况。

【病理与临床】

1. **病理生理**　胎儿正常生长依赖于子宫-胎盘循环、胎儿-胎盘循环和胎儿自身循环的正常血流动力学状态。滋养层细胞在妊娠期中期开始侵蚀胎

盘下血管,动脉血管开放形成没有收缩能力的血池。当侵蚀过程发生障碍导致胎盘内血流减少、子宫动脉供血不足,引起母体 - 胎盘循环障碍时,可出现特征性的子宫动脉波形:舒张期血流减少和舒张早期切迹。这种改变与妊娠晚期并发症相关,例如子痫前期和胎儿生长受限等。胎盘三级绒毛血管分支发育不良时胎盘血管阻力增加,脐血管阻力升高出现胎儿 - 胎盘循环障碍,这种胎盘功能不足使进入胎盘绒毛血氧交换的胎儿血流量减少,可导致胎儿生长受限、羊水过少和缺氧。

缺氧持续存在诱发心、脑保护效应,使胎儿循环血流重新分布形成了缺氧的代偿期,这种代偿性血流重新分布现象受多种机制调节:低氧血症,或合并高碳酸血症均可导致脑血管发生改变。此时血液优先向心、脑、肾上腺等重要脏器供应,其他脏器血流减少。肝血流减少可出现腹围比头围明显减小,下肢血流减少可出现股骨发育小于正常孕周。

慢性缺氧进一步加重可引起失代偿的表现,脐动脉舒张期血流消失、反向;大脑中动脉血流阻力进一步下降,血管扩张使得经上腔静脉回流至右心房的血流量增加,胎儿心功能受损加重,中心静脉压、静脉导管和脐静脉压力升高,出现胎儿右心衰竭。胎儿 PO_2 下降,脑保护效应消失,脑血管可出现双相调节,这可能造成脑水肿。因此慢性缺氧诱发的胎儿自身循环障碍时序性变化可表现为:缺氧代偿期(早期:血流再分布)—缺氧失代偿期(晚期:慢性心力衰竭)。

在不同病理情况下,子宫 - 胎盘循环、胎儿 - 胎盘循环和胎儿自身循环的血流动力学变化不同,母胎三循环间的相互影响使多普勒频谱呈时序性变化。临床工作中,随着母体疾病进展及个体化治疗,母胎血流监护结果往往发生相应变化,因此在监护过程中要参考疾病进程、治疗方案来进一步评判。

2. **监护指征** 母胎血流监护(BFS)主要应用于病理产科的高危监护。

监护指征包括妊娠期高血压疾病、妊娠期糖尿病、胎儿生长受限、双胎输血综合征、双胎选择性胎儿生长受限、双胎生长不一致、胎儿心律失常、胎儿溶血、宫内感染、结缔组织病和先天性心脏病等,其中妊娠期高血压疾病、胎儿生长受限、复杂双胎和先天性心脏病是最常见的监护指征。

临床准确筛选监护指征是提高 BFS 阳性率的必要条件。在未进行临床量表评估筛选时,不能区分低危及高危妊娠,BFS 可以帮助筛查、识别血流

动力学异常相关的高位妊娠。

3. **监护时间** 通常在孕 20～34 周。常规监护时间一般选择在胎儿系统排畸超声之后,孕 22 周以后开始。

对于单绒毛膜双胎孕 16 周进行 BFS,间隔 2 周复查 1 次。对于具有胎儿溶血和早发胎儿生长受限等高危因素的病理产科孕妇,监护时间可从孕 20 周开始。孕 32 周后,可采用 BFS 和基于计算机分析的电子胎心监护联合监护模式。

【超声应用】

1. **多普勒参数的选择** 搏动指数(PI)是 BFS 的监护指标和评分依据。

常见的产科多普勒指标包括以下 3 个参数:①收缩期 - 舒张期比值(S/D)= 收缩期峰值流速(S)/ 舒张末期流速(D);②阻力指数(RI)=(S − D)/S;③搏动指数(PI)=(S − D)/ 时间平均最大流速(TaMv)。

三个参数监护意义相同,都随着血管前向阻力增加而升高,远端阻力越大参数测值越高。但不同多普勒指标对同一频谱反映的信息不同。相对于 RI 和 S/D,PI 测值更稳定,PI 和阻力呈线性关系;同时 PI 的计算公式包括 TaMv,TaMv 不是平均血流速度(Vm),TaMv 计算的是整个心动周期所有最大峰值流速的积分,因此 PI 更能代表一个多普勒频谱的整体情况。另外,根据 RI 和 S/D 的计算公式可推导出 RI 和 S/D,无多普勒角度依赖性,但是目前没有文献报道可从计算公式推导出 PI 且无角度依赖性,因此在测量 PI 时,要调整声速和血流的方向,尽量接近 0° 最能反映实际血流速度和相关血流动力学状态。此外,还需要注意,由于上述原因,病理产科连续监护时,出现远端阻力升高,与前次监护参数对比 PI 测值升高,而 S/D 可能较前次出现下降,所以常规产科多普勒超声检测时,不能通过使用单一血管参数孤立地分析 S/D 下降与临床转归的关联。

2. **母胎血流监护的基本操作规范**

(1)基本规则

1)取样点:取样容积放置于测量位置彩色血流最明亮处的管腔中央。

2)测量:选取 4～6 个波形一致的频谱,自动测量 PI 值。

3)常规监护频谱:应在孕妇平稳状态(孕妇呼吸均匀,无宫缩,无仰卧位综合征)和胎儿处于静息态下进行。

(2)母胎血流监护规则

1)大脑中动脉:大脑中动脉血流与多普勒取样

线之间的夹角尽可能接近 0°，常规监护靠近探头侧大脑中动脉起始部上方。病理监护双侧大脑中动脉并分侧记录在病历中。

2）脐动脉：脐动脉血流与多普勒取样线之间的夹角尽可能接近 0°，常规监护测量位置为游离段。病理监护测量位置为近胎儿腹壁插入段和膀胱水平腹内段及游离段。

3）静脉导管：静脉导管血流与多普勒取样线之间的夹角 <30°，测量位置为静脉导管起始部，远离右心房侧。

4）子宫动脉：子宫动脉血流与多普勒取样线之间的夹角 <30°，测量位置为髂内动脉分支跨过髂外血管上方，双侧子宫动脉主干起始部。

5）脐静脉：测量位置为胎盘端、腹内段和游离段，游离段和胎盘端脐静脉血流与多普勒取样线之间的夹角尽可能接近 0°，腹内段脐静脉与多普勒取样线之间的夹角 <30°。

（3）辅助监护切面

1）羊水测量切面：采用 Phelan AFI 法，要求在二维和彩色血流显像下测量。

2）腹水切面：采用 X-Plane 法，通过横纵切面交叉确定腹水范围和深度，有无双侧髂窝积液、肝肾隐窝和脾肾隐窝积液。

3）四腔心切面：观察有无心胸比例异常、房室瓣反流、心包积液和胸腔积液等。

4）侧脑室水平横切面：观察双侧脑室和周围结构有无胎儿颅内出血。

5）胎盘切面：胎盘检查的重点是全胎盘动图留存，建立连续胎盘动态影像病例。

二、母胎血流监护血流图和频谱图的采集和分析

（一）大脑中动脉

【血流图和测量位置】

为了减少胎儿运动态和宫缩等因素对胎儿脑血流动力学的影响，母胎血流监护中大脑中动脉（MCA）是最先检查的血管，也就是 MCA 优先监护原则。MCA 多普勒采集角度为 0°，取样容积放置在 MCA 起始部上方血管中央。需要分别测量近场和远场的双侧 MCA（图 9-4-1），并分别记录测值。双侧 MCA 比对监护可以早期发现病理产科胎儿颅内并发症。

【正常频谱图特征】

MCA 频谱中，舒张期血流随孕周增加缓慢升高。孕 21～34 周 MCA 血流图为高阻层流频谱；峰值流速随孕周增加逐渐升高；孕 30 周前 MCA-PI 值随孕周增加逐渐升高，孕 32 周后 PI 值随孕周增加明显降低，孕 34 周后肺循环血管床阻力升高，MCA 舒张期血流明显增加（图 9-4-2），尤其在孕 36 周后，提示随着孕周增加胎儿循环血流重新分布，可能是为了代偿胎儿血氧浓度的进行性降低，胎儿脑循环血流量增加，血流阻力降低。

【异常频谱图特征和临床意义】

异常的 MCA 频谱与胎盘功能减退、胎儿生长受限、早产、胎儿溶血、胎儿贫血、急诊剖宫产和宫内感染等相关。对于具有胎儿溶血高危因素的胎儿，胎儿 -PSV 升高是胎儿溶血的监测指标。

胎儿慢性缺氧时，胎儿舒张期血流明显增加，PI 值则降低，血流图为低阻性频谱。这种改变常见于胎儿生长受限、胎儿贫血、感染和胎盘功能减退

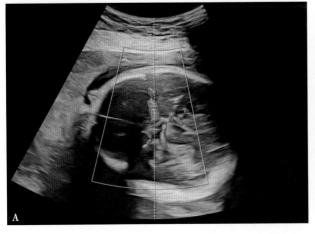
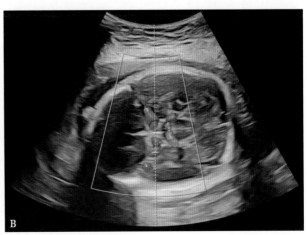

图 9-4-1 双侧胎儿大脑中动脉血流图采集

手法调整声束分别与近场（图 A）和远场（图 B）大脑中动脉平行，测量位置在双侧 MCA 起始部。

等病理妊娠。可伴有羊水过少。大脑中动脉 PI/脐动脉 PI 比值＜1.08 提示出现脑保护效应（图 9-4-3）。超过 34 周后，脑 - 胎盘比与不良结局的相关性差，尤其是对生长受限胎儿。晚孕期胎儿生长受限常常表现为脐动脉 PI 值正常，这些动脉和静脉系统血流动力学再出现严重进展的情况并不多见（急性胎盘早剥是例外），同时要考虑到 MCA 在孕 34～36 周生理性血流调节现象，因此临床应该慎重使用多普勒管理孕 34 周以后的高危胎儿，有指南推荐胎儿宫缩图（CTG）监护是晚孕期胎儿急性缺氧敏感又便捷的监护方法。

在病理产科实施母胎血流监护过程中，发生慢性缺氧心脑保护效应的胎儿，MCA-PI 下降而后又升高，可伴有或不伴有 MCA-PSV 升高，呈双相改变，提示可能由于胎儿 PO_2 下降到相同孕周 2～4 个标准差时，PI 值降至 MCA 调节的最低点，血管调节

失代偿后 PI 值开始升高，这可能反映脑水肿形成，与预后不良相关，应给予严密监护，及时医患沟通并知情告知。有研究显示对缺氧的胎儿建议孕妇吸氧，虽然不影响胎盘循环的多普勒参数，但是可能部分纠正脑循环的状态，而且对吸氧具有阳性反应的胎儿预后良好，相反可能由于胎盘功能严重障碍胎儿 PO_2 不能改善，胎儿预后差。MCA 舒张末期血流反向可能是胎儿死亡前终末期血流动力学改变之一。

对于重度子痫前期的高危胎儿特别要注意颅内出血的发生，在监护双侧 MCA-PI 和 MCA-PSV 变化的同时，留存双侧脑室水平横切面，必要时行磁共振成像进一步检查颅内出血情况。

胎儿颅内出血包括室管膜下出血、侧脑室出血、脑实质出血、蛛网膜下腔出血和硬膜下出血，存在诱因的颅内出血占 44%，这些诱因是子痫前期、胎

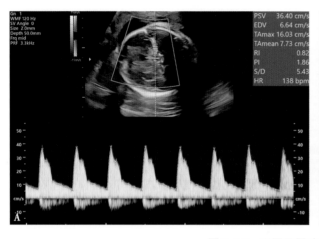
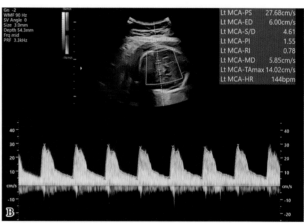

图 9-4-2　不同孕周胎儿大脑中动脉频谱图

A. 孕 20 周正常胎儿 MCA 频谱图，为高阻性层流频谱；B. 孕 34 周正常胎儿 MCA 频谱图，舒张期血流随孕周逐渐增加，阻力逐渐降低。

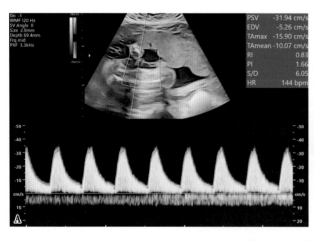
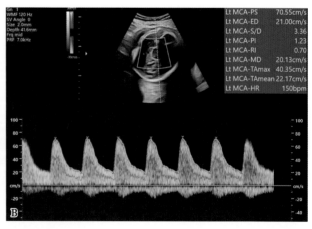

图 9-4-3　胎儿脑保护效应

孕 26 周不均称型 FGR 大脑中动脉 PI/脐动脉 PI 为 0.74 提示出现脑保护效应。A. 孕 26 周不均称型 FGR 脐动脉频谱图；B. 同一胎儿大脑中动脉频谱图。

盘早剥、双胎输血综合征、严重的胎儿生长受限、同种免疫性血小板减少症、先天性感染等。妊娠期高血压疾病并发胎儿硬膜下出血，MCA 具有特征性频谱（图 9-4-4）：患侧 MCA 表现为阻力升高，舒张期血流消失或反向；健侧 MCA-PI 和 MCA-PSV 异常升高。这种频谱改变是因为胎儿颅内压急性升高诱发颅内出血，引起了妊娠期高血压疾病中慢性缺氧胎儿的脑保护效应失代偿，脑血管调节能力消失，可导致宫内死亡。

胎儿颅内出血可导致不同程度的脑损伤，影响神经系统发育，产前诊断硬膜下出血的预后不良，建议终止妊娠，如继续妊娠需要连续评估病情进展。病理产科通过母胎血流监护联合磁共振的临床应用，能够更早地发现和诊断妊娠期高血压疾病并发的胎儿急性硬膜下出血，使临床明确诊断和处理又向前迈进一步。

（二）脐动脉

【血流图和测量位置】

脐动脉多普勒采集角度为 0°。常规产科脐动脉检测单胎测量位置为游离段，双胎测量位置为近腹壁插入段。母胎血流监护测量位置为近胎儿腹壁插入段（图 9-4-5）和脐动脉膀胱水平腹内段双侧（图 9-4-6）分别测量并记录，以及脐带胎盘插入段（图 9-4-7）和游离段。

2015 年我国学者选取脐动脉膀胱水平腹内段双侧监测病理产科，是解决母胎血流监护关键技术的一次重要突破。

【正常频谱图特征】

早孕期脐动脉舒张期血流缺失，在中孕早期开始出现舒张期血流，舒张期血流随孕周增加逐渐增加（图 9-4-8），胎盘阻力也随之下降，胎儿 - 胎盘循环阻力降低后 PI 值减低。

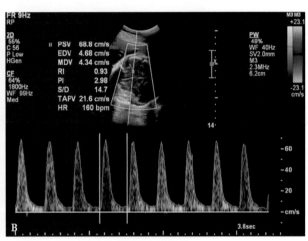

图 9-4-4　妊娠期高血压疾病并发胎儿急性硬膜下出血大脑中动脉特征性频谱图

A. 患侧大脑中动脉表现为阻力升高，舒张期血流消失并间歇反向；B. 健侧大脑中动脉 PI 和 PSV 异常升高。

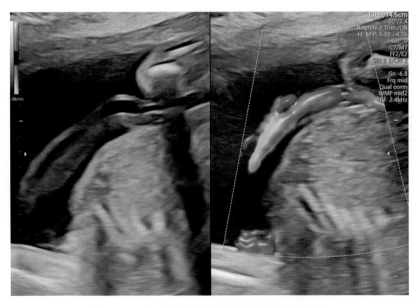

图 9-4-5　脐动脉近胎儿腹壁插入段血流图采集

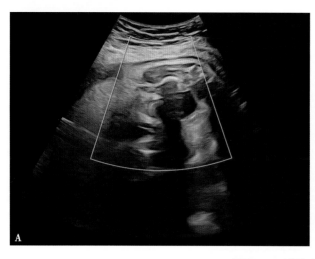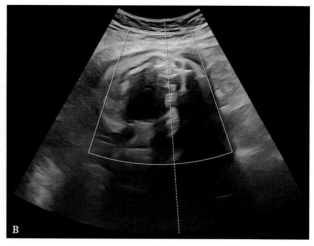

图9-4-6　脐动脉膀胱水平血流图

A. 膀胱水平双侧脐动脉腹内段血流图；B. 分别测量并记录。

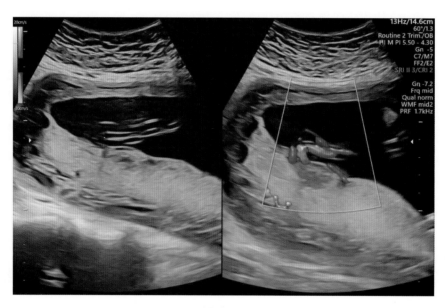

图9-4-7　脐动脉近脐带胎盘插入段血流图采集

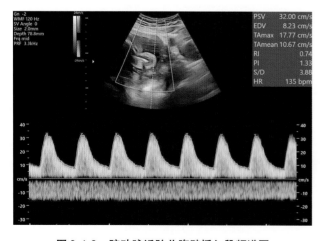

图9-4-8　脐动脉近胎儿腹壁插入段频谱图

声束与脐血管平行，取样容积同时置于近胎儿腹壁插入段部位的脐动脉和脐静脉上。正常胎儿 UA 频谱图：孕 20 周至孕 34 周阻力逐渐下降的低阻性层流频谱。

【异常频谱图特征和临床意义】

常规监护脐动脉 S/D 高于第 95 百分位数为异常。母胎血流病理监护脐动脉 PI 值升高，脐动脉 PI 值大于 2 个标准差是胎儿 - 胎盘循环阻力升高的表现（图 9-4-9），胎盘常常出现三级绒毛小动脉发育不良或闭塞。异常升高的 PI 值可引起胎儿早产、胎儿生长受限、急诊剖宫产和新生儿重症监护等情况。脐动脉频谱图异常的终末表现为：舒张末期血流消失和反向（图 9-4-10）。舒张末期血流反向是胎儿 - 胎盘循环严重不足的特征性频谱改变，多数情况下胎儿处于或接近缺氧的失代偿阶段。孕 34 周后，出现脐动脉舒张末期血流消失或反向，应考虑急诊剖宫产。

病理状态下，多血管间验证需要进一步确认脐动脉血流状态时，在同一血管不同节段的监测是关键环节，笔者通过 10 余年病理产科监护发现：膀胱水平腹内段双侧脐动脉的对比监测对于全面判断脐动脉血流动力学状态十分必要，可由此确定双脐动脉的监护模式。

此外，脑-胎盘比低于第 5 百分位数，提示出现血流再分布的脑保护效应。高危妊娠胎儿出现单脐动脉时，可采用脑-胎盘比连续监护，常规产科多普勒超声检查不能仅依据单脐动脉血流参数定量判断胎儿-胎盘循环状态。

双脐动脉连续监护过程中，如果发现双脐动脉呈单脐样改变，要特别注意脐动脉血栓形成，以及其他胎儿血管尤其是静脉导管血流的异常，监护模式应转变为双脐动脉单脐样监护。

（三）静脉导管

【血流图和测量位置】

静脉导管多普勒采集角度为 <30°，腹围水平横切面上取样容积放置于远离右心房侧，静脉导管的起始部（即峡部）（图 9-4-11），这一点非常重要。对常规

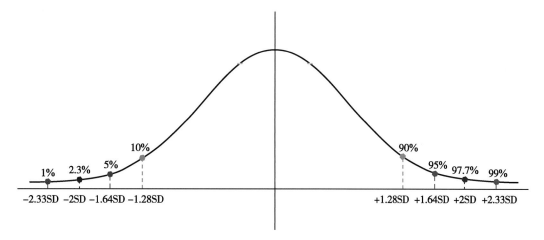

图 9-4-9　参数使用百分位数和标准差（SD）转换示意图
吉林大学第一医院产科张丽颖绘制

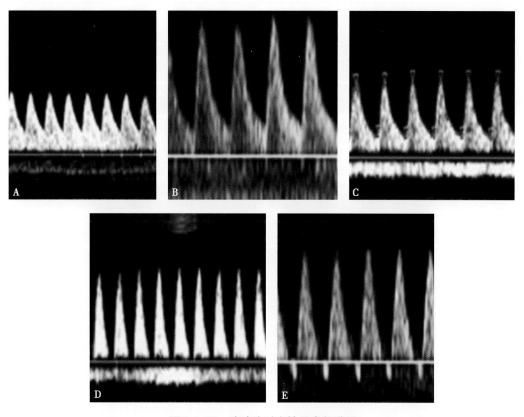

图 9-4-10　脐动脉时序性异常频谱图
A. 孕 29 周脐动脉正常频谱；B. 孕 29 周不均称型 FGR 胎儿脐动脉 PI 增高 >2SD；C. 孕 29 周不均称型 FGR 胎儿脐动脉 PI 进一步增高 >3SD，但仍存在舒张期血流；D. 脐动脉舒张末期血流消失；E. 脐动脉舒张末期血流反向。

静脉导管检测和低危孕妇的检查，取样容积的错位带来的测量误差不会有明显差异，但是病理产科监护测量位置和角度的误差会直接影响结果的判断。

【正常频谱图特征】

正常胎儿静脉导管频谱为经典三相波：心室收缩波 S 波、心室舒张波 D 波和心房收缩波 a 波。胎儿静脉导管的 S 波、D 波、a 波随孕周增长而升高，PI 值则随孕周增加而降低（9-4-12）。

【异常频谱图特征和临床意义】

中晚孕期胎儿右心房压力改变早期静脉导管 PI 值大于 2 个标准差为异常，静脉导管频谱终末表现为：a 波消失或反向（图 9-4-13）。静脉导管 PI 值升高、a 波消失和反向与胎儿染色体异常、先天性心脏病、心律失常、结构异常、胎儿贫血、胎儿生长受限和急诊剖宫产等相关。目前指南推荐孕 32 周前脐动脉出现舒张末期血流消失或反向，静脉导管 a 波

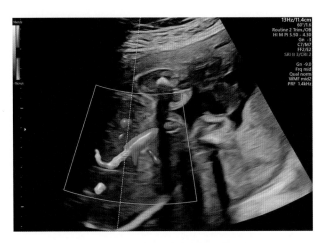

图 9-4-11 胎儿静脉导管测量位置血流图

取样容积为 2mm，置于静脉导管峡部，声束与血流方向夹角 <30°。

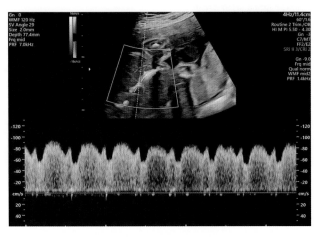

图 9-4-12 胎儿静脉导管频谱图

正常胎儿静脉导管频谱图：孕 20 周至孕 34 周频谱 DV-PI 阻力逐渐下降。

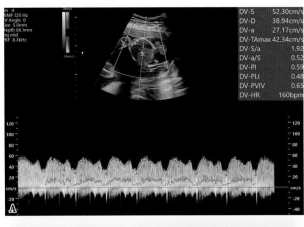

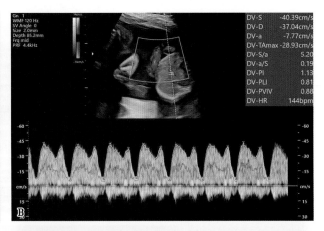

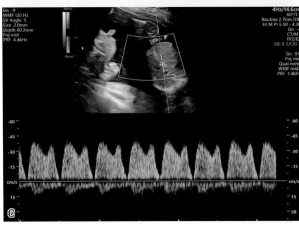

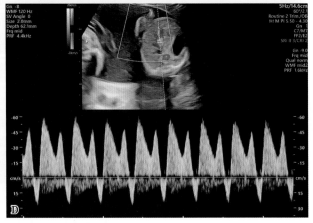

图 9-4-13 胎儿静脉导管时序性异常频谱图

A. 孕 22^(+4) 周静脉导管正常频谱；B. 孕 23^(+2) 周静脉导管 PI 增高 >2SD；C. 静脉导管 a 波消失；D. 静脉导管 a 波反向。

消失或反向可考虑监护终止。

胎儿慢性缺氧失代偿的表现：脐动脉舒张末期血流反向；大脑中动脉血流量增加，大脑中动脉 PI 值进一步降低，静脉导管血流增加，回流至右心房的血液流量增加，加重胎儿心功能的受损，胎儿出现右心衰竭。心输出量下降、心房收缩代偿性增加，增强的心房收缩波及静脉系统扩张所致的顺应性降低引起反向搏动波增强，表现为下腔静脉心房收缩期血流进一步减少，静脉导管 a 波消失或反向，以及脐静脉出现异常搏动。

慢性缺氧时，胎儿不同血管调节能力有差别，从而代偿不同。母胎三循环即子宫 - 胎盘循环、胎儿 - 胎盘循环和胎儿自身循环的血流动力学变化不同，三者之间相互影响使母胎多普勒频谱呈时序性变化，通常动脉系统早于静脉系统，静脉系统内静脉导管可早于脐静脉。这是由于心脏的搏动性，每个心动周期，搏动波在动脉的传导方向和血流方向一致，可加速血液正向流动；而在静脉内搏动波的传导方向与血流方向不一致，反向传导的结果引起

下腔静脉和静脉导管血流改变，在心房收缩期出现流速减慢或反向。

由于每个胎儿心脏代偿能力不同，母胎血流监护需要个体化监护，综合判断并随着治疗的进展密切随诊，以确定监护终止时间。

（四）脐静脉

【血流图和测量位置及正常频谱图特征】

母胎血流监护脐静脉多普勒采集角度为 0°，取样容积分别放置于腹内段、游离段和胎盘端。正常脐静脉的胎盘端、游离段和腹内段血流图在胎儿静息态下为连续平直的血流频谱（图 9-4-14）。

【异常频谱图特征和临床意义】

胎儿脐静脉变化反映胎儿右心功能和三尖瓣功能的改变，提示胎儿自身循环系统血流动力学异常。当右心衰竭、大量三尖瓣反流、胎儿先天性心脏病、染色体异常和宫内缺氧等情况发生时，脐静脉游离段和腹内段出现异常搏动，可提示影响胎儿心功能或胎儿心功能受损。与脐动脉伴行的脐静脉运输富氧血液至胎儿，因此脐静脉主要反映胎儿 - 胎盘

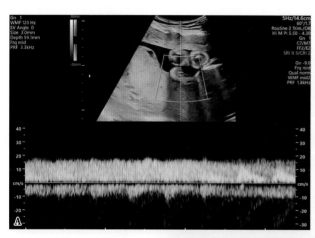
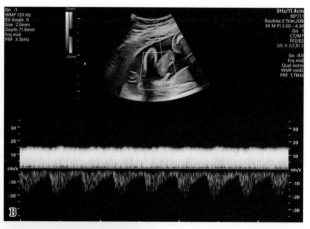
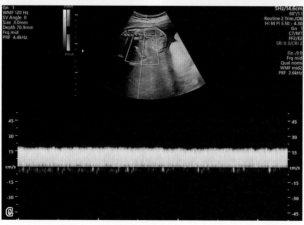

图 9-4-14 胎儿脐静脉的胎盘端、游离段和腹内段的频谱图

A. 开大取样容积置于胎儿胎盘端脐静脉管腔中央，多普勒采集角度 0°，胎儿静息态脐静脉腹内段血流频谱连续平直；B. 胎儿静息态脐静脉游离段血流频谱连续平直；C. 胎儿静息态脐静脉腹内段血流频谱连续平直。

循环中胎儿端的血流状态,同时也受到近端胎盘自身循环状态变化的影响。在病理产科高危胎儿出现脐静脉频谱搏动时,要根据脐静脉在胎儿-胎盘循环中血流动力学特点,具体分析脐静脉搏动的起源。

在病理监护时,尤其是单胎监护,静脉导管异常或脐动脉血流异常后出现的脐静脉搏动提示与胎儿循环终末阶段有关,脐静脉搏动可呈单峰样、双峰样(图9-4-15)。常规产科多普勒超声检查中孤立的脐静脉搏动需要多血管间进一步验证。

(五)子宫动脉

【血流图和测量位置】

子宫动脉多普勒采集角度为<30°。中孕期的母胎血流监护与早孕期检测子宫动脉预测早发型子痫前期取样位置不同。中孕期病理产科监护,在超声彩色血流图切面,取样容积放置于髂内动脉分支跨过髂外血管上方,子宫动脉主干起始部管腔的中央(图9-4-16)。双侧子宫动脉通常是母胎血流监护最后检查的血管,孕妇休息后检查可避免孕妇运动对子宫动脉血流参数的影响。

【正常频谱图特征】

妊娠早期,母体双侧子宫动脉大多存在舒张早期切迹,频谱图呈高阻层流频谱。随着孕周增加,子宫动脉舒张期血流逐渐增加,频谱波形平滑,晚孕期通常不伴有舒张早期切迹。孕20～34周子宫动脉频谱图为低阻层流频谱(图9-4-17)。PI值随孕周增加逐渐降低。

【异常频谱图特征和临床意义】

孕20～34周子宫-胎盘循环阻力升高时,可出现子宫动脉舒张早期切迹(图9-4-18),PI值升高可不伴有或伴有舒张早期切迹(图9-4-19、图9-4-20)。其中高阻性频谱特征常与早发型子痫前期和子宫动脉供血不足相关。子痫前期为妊娠期特发疾病,是孕产妇和围生儿死亡的主要原因之一。有研究显示对早期发现子宫动脉特征性频谱改变的孕妇实施小剂量阿司匹林治疗可以降低发病率和改善预后。子宫动脉血流图异常改变还与早产、胎儿生长受限、急诊剖宫产和蛋白尿等有关。母胎血流监护病理产科住院患者,可通过子宫动脉观察临床管理后子宫-胎盘循环的转归。

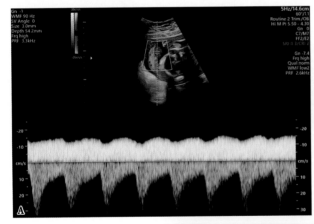
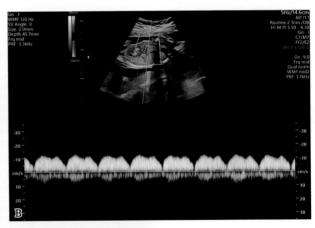
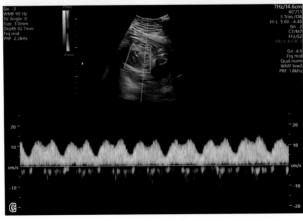

图9-4-15　胎儿脐静脉游离段和腹内段异常频谱图

A.胎儿静息态脐静脉游离段频谱连续单峰样搏动;B.胎儿静息态脐静脉腹内段频谱双峰样搏动;C.脐静脉腹内段频谱双峰样搏动。

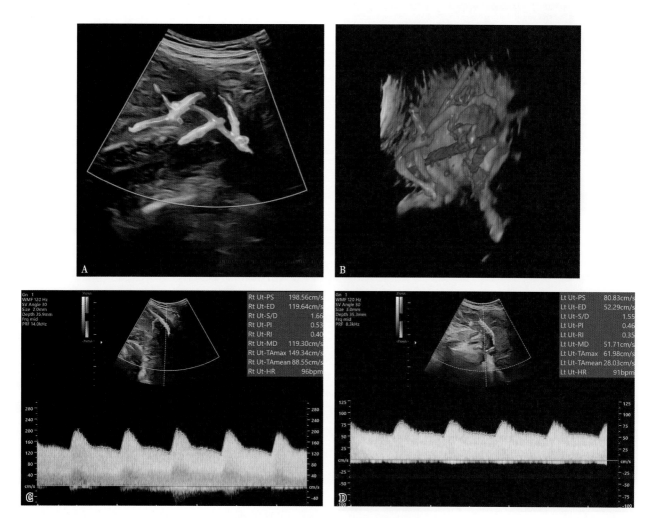

图 9-4-16 双侧母体子宫动脉频谱图

A. 子宫动脉血流图；B. 子宫动脉三维血流图，显示母体髂内动脉分支子宫动脉跨过髂外动脉；C、D. 分别记录右侧和左侧子宫动脉 PI 和有无切迹，通常测量位置在子宫动脉跨过髂外血管上方子宫动脉主干近端、分支之前，声束与血流方向夹角 <30°。

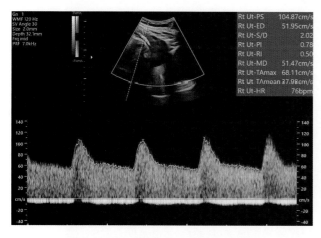

图 9-4-17 正常母体子宫动脉频谱图

孕 23 周，低阻层流频谱，通常不伴有舒张早期切迹，PI 值随孕周增加逐渐降低。

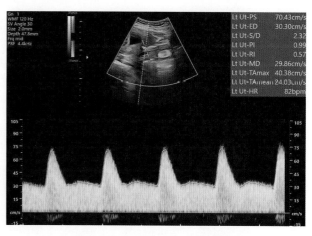

图 9-4-18 子宫动脉异常频谱图

孕 31 周子宫动脉 PI 值正常，伴有舒张早期切迹。

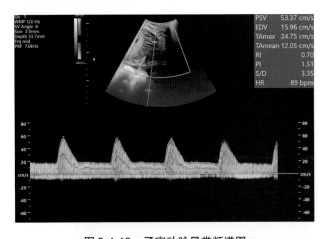

图 9-4-19 子宫动脉异常频谱图
孕 30^{+3} 周子宫动脉 PI 值明显升高，同时不伴有舒张早期切迹。

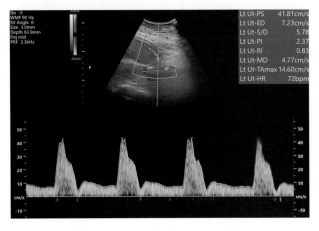

图 9-4-20 子宫动脉异常频谱图
孕 31^{+4} 周子宫动脉 PI 值明显升高，同时伴有舒张早期切迹。

三、辅助监护切面采集和分析

辅助监护切面的确立，是母胎血流监护针对病理产科的并发症，进行的针对性高危监护筛查，这一方法学特点有效地补充了传统产科多普勒检查和原有母胎血流监护技术，使母胎血流监护成为一个以多普勒超声监护为主，同步监测相关病理产科并发症的融合宫内监护技术，有助于评价母胎血流动力学的同时，早期发现相关并发症。

1. **羊水测量** 母胎血流监护羊水监测的方法是，单胎采用 Phelan AFI 法四象限之和，在胎儿静息态快速存取四个象限羊水切面后统一测量。为准确区分羊水池和脐带界限，尤其是孕妇腹壁过厚或羊水过少时，测量时采用彩色多普勒成像（图 9-4-21）。双胎监护采用最大羊水池深度，当双胎之一胎死宫内（减胎或自然死亡），转为羊水指数法连续记录存活胎羊水动态变化。

2. **腹水切面** 采用 X-Plane 法扇扫探查有无腹水，在双侧髂窝旁矢状切面测量，大量腹水时增测肝肾隐窝和脾肾隐窝液性暗区。妊娠期高血压疾病并发低白蛋白血症，要注意双侧髂窝是否存在液性暗区并记录腹水量的变化（图 9-4-22），为临床医师全面评价子痫前期母体腔隙状态提供更多参考。

子痫前期孕妇受损肝脏细胞合成功能降低，出现蛋白尿，导致大量蛋白丢失，使血浆总蛋白、白蛋白下降，血管内胶体渗透压下降，导致母体组织间

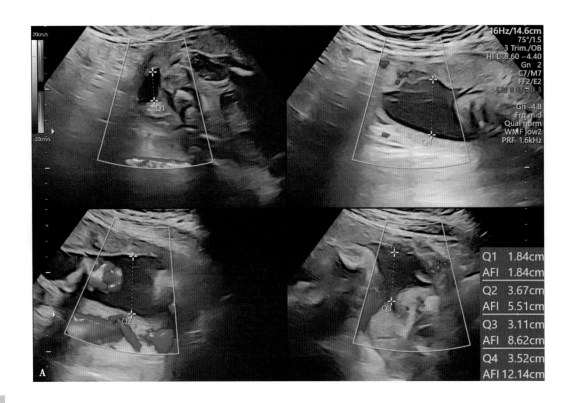

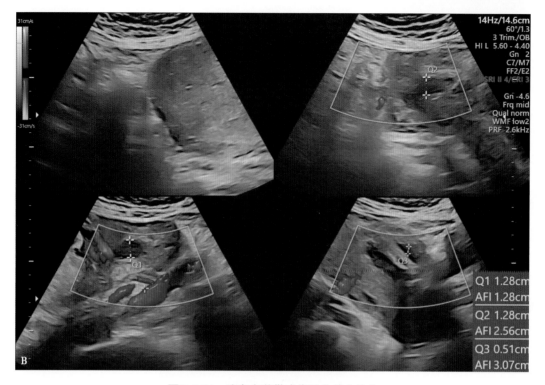

图 9-4-21 彩色多普勒成像胎儿羊水分布

A. 胎儿静息态四个象限羊水正常切面；B. 羊水过少的彩色多普勒成像清晰区别羊水池（测量光标）和脐带边界。

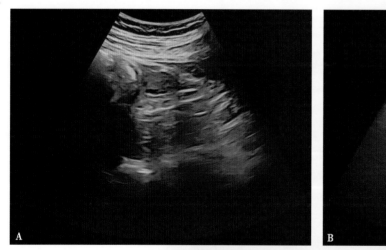

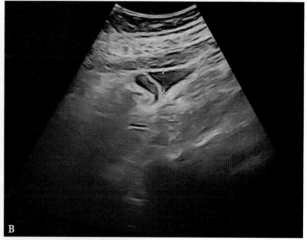

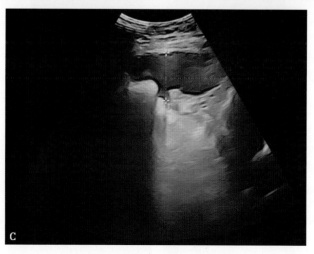

图 9-4-22 孕妇髂窝旁矢状切面

A. 正常的髂窝；B. 髂窝少量液性暗区，孕妇腹水切面采集时确定髂窝液性暗区（测量光标）位置后在旁矢状切面测量；C. 髂窝大量液性暗区（测量光标）。

隙水肿、胸腔积液、腹水、肺水肿、心力衰竭；胎盘血流量不足，胎儿对氧及营养物质的摄取和代谢产物排出体外受限，可引起宫内死亡。大量蛋白流失可使母体 IgG 流失，胎儿黏膜抗体减少，出生后新生儿因免疫力降低，患病率升高。因此，对病理产科增加腹水切面的监测有助于为临床早期提供母体评价的参考。这也是自 2014 年母胎血流监护在我国病理产科临床监护实践中的一个重要技术进步。

3. 四腔心切面 当母胎血流监护异常，尤其是胎儿静脉导管 PI 升高时，需进一步观察有无心胸比例异常、三尖瓣反流、二尖瓣反流（图 9-4-23）、心包积液和胸腔积液等胎儿心力衰竭的超声征象（详见第四章）。

4. 侧脑室水平横切面 观察有无室管膜下出血、侧脑室出血、脑实质出血、蛛网膜下腔出血和硬膜下出血，并记录与病理产科高危因素相关的胎儿颅内出血的急性发生过程（图 9-4-24）。病理产科并发胎儿颅内出血，既需要评价病理产科的母体相关情况，也需要评估颅内出血的预后，需启动多学科团队（multi-disciplinary team，MDT）模式，由产科超声、儿科、新生儿科、小儿神经内科、神经外科和母胎医学医师联合进行神经系统评估和预后咨询。

5. 胎盘切面 既往临床采用 Grannum 分级法进行胎盘分级，这是超声影像学下的胎盘分级，与胎盘血流动力学功能异常不相关。妊娠期高血压疾病，尤其是重度子痫前期患者的胎盘实质内常出现云团状改变（图 9-4-25）。

母胎血流监护的胎盘检查重点是全胎盘动图留存，建立连续胎盘动态影像病例，胎盘切面强调对胎盘基底层和边缘的动态连续记录，有助于疑似胎盘早剥的诊断和鉴别诊断。

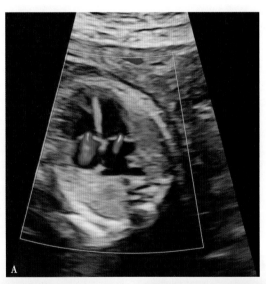

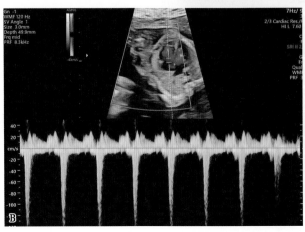
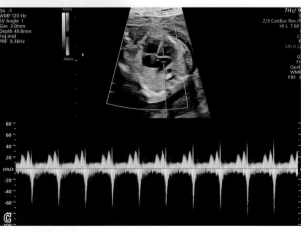

图 9-4-23 心尖四腔心切面显示房室瓣反流
A. 三尖瓣和二尖瓣反流彩色血流图；B. 三尖瓣反流频谱图；C. 二尖瓣少量反流。

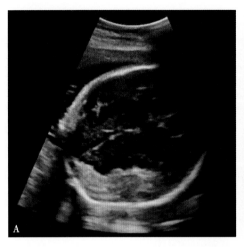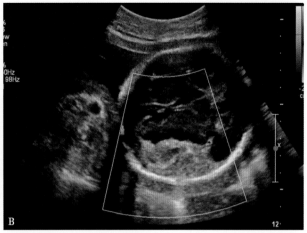

图 9-4-24　妊娠期高血压疾病并发胎儿急性硬膜下出血

A. 早发子痫前期住院患者行母胎血流监护, 第二天发生胎儿左侧急性硬膜下出血: 胎儿侧脑室水平横切面显示远场胎儿左侧额顶部不均质强回声, 边缘不规则, 左侧大脑半球明显受压, 向中线移位; B. 左侧额顶部不均质强回声内 CDFI 未探及血流信号。

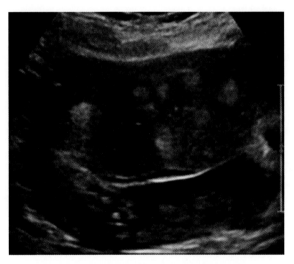

图 9-4-25　孕 29⁺ 周重度子痫前期胎盘图像

I 级胎盘实质内出现多处云团状中强回声光团。

四、基于计算机辅助的母胎血流监护系统

母胎血流监护 (BFS) 通过标准化操作规则, 采集母胎循环的血流图和频谱图后, 根据获得的 PI 值和血流波形特征, 通过计算机辅助的统整封包软件进行数据后处理和分析。BFS 采用计算机辅助评估母体 - 胎盘 - 胎儿循环网络血流动力学的生理和病理变化。基于计算机辅助的 BFS 系统提供了一个智能化母胎血流动力学完整分析平台, 推进临床产科医师和超声医师对病理产科的筛查 (图 9-4-26) 和监护 (图 9-4-27), 以及提供临床干预后的高危妊娠母胎循环状况的转归。

预后: 孕 39 周择期剖宫产, 娩出一男活婴, 新生儿 Apgar 评分 1 分钟 10 分, 5 分钟 10 分, 新生儿状态良好。

母胎血流监护系统的特点: 为了便捷地应用规范化的 BFS 技术, 自 2008 年开始我国学者自主研发"计算机辅助的母胎血流监护系统"。这是一个专门针对高危妊娠和病理产科 (图 9-4-28), 监护评估胎盘功能和胎儿安危的产前多普勒超声计算机辅助监护系统。它的特点是: ①具有规范的胎儿多普勒检查流程; ②智能化的母胎循环疾病辅助诊断平台; ③母胎多普勒产前监护的专用超声报告方案; ④自动化地指示母胎三循环参数异常; ⑤对血流监护危急值的警示标注。

预后: 在最后一次高危监护 38 天后孕 39⁺² 周择期剖宫产, 娩出一男活婴, 新生儿 Apgar 评分 1 分钟 9 分, 5 分钟 10 分, 新生儿状态良好。

BFS 系统通过连续、动态、全程、完整体统地评价母体、胎儿血流动力学多普勒指标和胎盘羊水变化进程, 反映胎盘功能及胎儿宫内安危的转归 (图 9-4-29); 通过辅助监护切面, 建立了与母胎血流动力学相关的病理产科并发症的同步监护思维和技术特点。为产科医师、超声医师和新生儿科医师构建多学科交流平台, 直观的曲线变化使临床医师和患者更容易理解超声频谱参数的意义, 动态观察正常和异常胎儿循环、胎盘循环、羊水循环随孕周连续变化的趋势 (图 9-4-30), 认识这种变化的多样性和母胎三种循环间的相互影响 (图 9-4-31), 改变以往对多普勒参数变化的单向认知, 建立一种多向性的母胎循环网络思维 (图 9-4-32)。

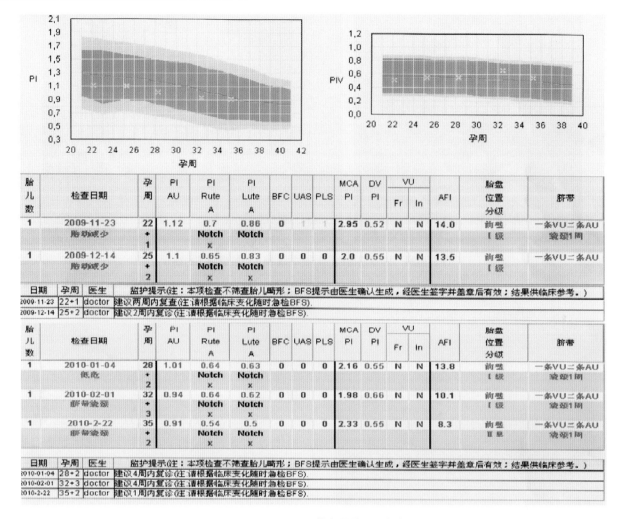

胎儿数	检查日期	孕周	PI AU	PI Rute A	PI Lute A	BFC	UAS	PLS	MCA PI	DV PI	VU Fr	VU In	AFI	胎盘位置分级	脐带
1	2009-11-23 胎动减少	22 + 1	1.12	0.7 Notch x	0.86 Notch	0			2.95	0.52	N	N	14.0	前壁 I级	一条VU二条AU 绕颈1周
1	2009-12-14 胎动减少	25 + 2	1.1	0.65 Notch x	0.83 Notch x	0	0	0	2.0	0.55	N	N	13.5	前壁 I级	一条VU二条AU 绕颈1周

日期	孕周	医生	监护提示(注:本项检查不筛查胎儿畸形;BFS提示由医生确认生成,经医生签字并盖章后有效;结果供临床参考。)
2009-11-23	22+1	doctor	建议两周内复查(注 请根据临床变化随时急检BFS).
2009-12-14	25+2	doctor	建议2周内复诊(注 请根据临床变化随时急检BFS).

胎儿数	检查日期	孕周	PI AU	PI Rute A	PI Lute A	BFC	UAS	PLS	MCA PI	DV PI	VU Fr	VU In	AFI	胎盘位置分级	脐带
1	2010-01-04 低危	28 + 2	1.01	0.64 Notch x	0.63 Notch x	0	0	0	2.16	0.55	N	N	13.8	前壁 I级	一条VU二条AU 绕颈1周
1	2010-02-01 脐带绕颈	32 + 3	0.94	0.64 Notch x	0.62 Notch x	0	0	0	1.98	0.66	N	N	10.1	前壁 I级	一条VU二条AU 绕颈1周
1	2010-2-22 脐带绕颈	35 + 2	0.91	0.54 Notch x	0.5 Notch x	0	0	0	2.33	0.55	N	N	8.3	前壁 II级	一条VU二条AU 绕颈1周

日期	孕周	医生	监护提示(注:本项检查不筛查胎儿畸形;BFS提示由医生确认生成,经医生签字并盖章后有效;结果供临床参考。)
2010-01-04	28+2	doctor	建议4周内复诊(注 请根据临床变化随时急检BFS).
2010-02-01	32+3	doctor	建议4周内复诊(注 请根据临床变化随时急检BFS).
2010-2-22	35+2	doctor	建议1周内复诊(注 请根据临床变化随时急检BFS).

图 9-4-26 母胎血流筛查监护:胎动减少

监护时间:孕 22^{+1}~35^{+2} 周。

监护指征:胎儿系统超声后,孕妇自觉胎动减少。

胎儿系列生长超声提示:胎儿大小与早孕期超声核对孕周相符。

计算机辅助的母胎血流监护系统显示:连续 5 次(历时 92 天)高危筛查监护记录。

监护结果:子宫动脉评分(UAS)为 0 分、血流分级(BFC)为 0 级、胎盘评分(PLS)为 0 分,提示子宫 - 胎盘 - 胎儿循环状态未见明显异常。

(引自:宋文龄,卢奕南,李辉,等. 母胎血流监护软件 V1.0. 中国版权中心,2008.)

预后:因孕妇妊娠期高血压疾病合并重度子痫、低蛋白血症、大量腹水,于最后一次监护 2 天后孕 33 周剖宫产,新生儿 Apgar 评分 1 分钟 8 分,5 分钟 9 分,出生体重 1 360g,新生儿随即转入新生儿科进一步治疗。

预后:因孕妇重度子痫前期、妊娠期糖尿病、妊娠合并低蛋白血症,于最后一次监护 2 天后孕 31^{+1} 周择期剖宫产,娩出一女性活婴,新生儿 Apgar 评分 1 分钟 8 分,5 分钟 9 分,出生体重 1 190g,新生儿随即转入新生儿科进一步治疗。

预后:最后一次监护 3 天后,孕妇于孕 30^{+1} 周胎心宫缩图(CTG)5 分时,出现胎死宫内,引产。

预后:妊娠期高血压疾病合并重度子痫前期,并发胎儿急性颅内出血。多学科团队(MDT)会诊后,家属和孕妇选择放弃治疗引产,胎儿体重 1 200g。

【评估预后】

BFS 异常与胎儿窘迫所致的急诊剖宫产、新生儿期的重症监护、胎儿生长受限、早产的发生率之间存在强相关性,因此 BFS 是通过评分来提示高危因素对母儿损害的严重程度。综合其他临床监测指标,较早实施临床干预以改善预后。

临床上,BFS 主要有两方面的应用:①病理产科的高危监护,最常见的监护指征有妊娠期高血压疾病、胎儿生长受限(详见第十章)、复杂双胎和先天性心脏病等;②宫内治疗的术前评价和术后评估。

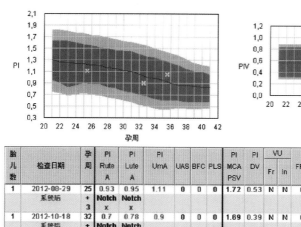
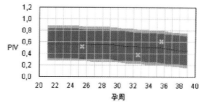

胎儿数	检查日期	孕周	PI Rute A	PI Lute A	PI UmA	UAS	BFC	PLS	PI MCA PSV	PI DV	VU Fr	VU In	FFC	AFI	胎盘分级	脐带绕颈	BPS	AS 右髂	AS 左髂	医生
1	2012-08-29 系统后	25 +3	0.93 Notch x	0.95 Notch x	1.11	0	0	0	1.72	0.53	N	N	0	16.5	I级		8			
1	2012-10-18 系统后	32 +4	0.7 Notch x	0.78 Notch x	0.9	0	0	0	1.69	0.39	N	N	0	12.2	I级		8			
1	2012-11-07 IVF	35 +4	0.68 Notch x	0.6 Notch x	1.06	0	0	0	1.72	0.62	N	N	0	13.4	II级		8			

注：本项检查不筛查胎儿畸形；请根据病情变化密切随诊BFS；BFS提示由医生确认生成，经医生签字并盖章后有效；结果供临床参考。

图 9-4-27 母胎血流监护：体外受精（IVF）胎儿

高危监护时间：孕 $25^{+3}\sim35^{+4}$ 周。

监护指征：IVF 珍贵儿，胎儿系统超声后常规筛查监护。

胎儿系列生长超声提示：胎儿大小与孕周相符。

计算机辅助的母胎血流监护系统显示：连续 3 次（历时 71 天）高危儿监护记录。

监护结果：UAS 0、BFC 0、PLS 0，提示子宫 - 胎盘 - 胎儿循环状态未见明显异常。

（引自：宋文龄，卢奕南，杨瀛涛. 母胎血流监护软件 V2.0. 中国版权中心，2010.）

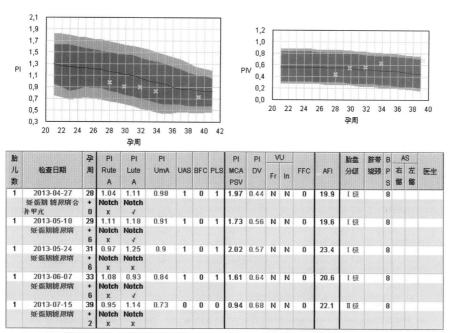

胎儿数	检查日期	孕周	PI Rute A	PI Lute A	PI UmA	UAS	BFC	PLS	PI MCA PSV	PI DV	VU Fr	VU In	FFC	AFI	胎盘分级	脐带绕颈	BPS	AS 右髂	AS 左髂	医生
1	2013-04-27 妊娠期糖尿病合并甲亢	28 +0	1.04 Notch x	1.11 Notch x	0.98	1	0	1	1.97	0.44	N	N	0	19.9	I级		8			
1	2013-05-10 妊娠期糖尿病	29 +6	1.11 Notch x	1.18 Notch √	0.91	1	0	1	1.73	0.56	N	N	0	19.6	I级		8			
1	2013-05-24 妊娠期糖尿病	31 +6	0.97 Notch x	1.25 Notch x	0.9	1	0	1	2.02	0.57	N	N	0	23.4	I级		8			
1	2013-06-07 妊娠期糖尿病	33 +6	1.08 Notch x	0.93 Notch √	0.84	1	0	1	1.61	0.64	N	N	0	20.6	I级		8			
1	2013-07-15 妊娠期糖尿病	39 +2	0.95 Notch x	1.14 Notch x	0.73	0	0	0	0.94	0.68	N	N	0	22.1	II级		8			

注：本项检查不筛查胎儿畸形；请根据病情变化密切随诊BFS；BFS提示由医生确认生成，经医生签字并盖章后有效；结果供临床参考。

图 9-4-28 母胎血流监护：妊娠期糖尿病

高危监护时间：孕 $28^{+0}\sim33^{+6}$ 周。

监护指征：妊娠期糖尿病。

胎儿系列生长超声提示：胎儿大小与孕周不符，由妊娠 29 + 周升至 35 + 周。

计算机辅助的母胎血流监护系统显示：连续 4 次（历时 41 天）高危监护记录。

监护结果：①胎儿 - 胎盘循环和胎儿循环，BFC 0，显示为蓝色；大脑中动脉搏动指数（MCA-PI）显示为蓝色；静脉导管搏动指数（DV-PI）显示为蓝色，提示胎儿宫内状态良好，胎儿心功能未见明显异常；②母体 - 胎盘循环，UAS 1，提示子宫动脉供血未见明显异常；③胎盘循环，PLS 1，提胎盘功能未见明显异常；④BPS（胎儿生物物理评分）正常 8 分。

（引自：宋文龄，杨瀛涛. 母胎血流监护软件 V3.0. 中国版权中心，2013.）

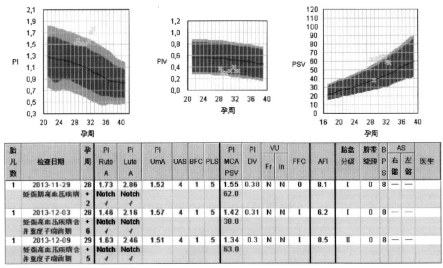

胎儿数	检查日期	孕周	PI Rute A	PI Lute A	PI UmA	UAS	BFC	PLS	PI MCA PSV	PI DV	VU Fr	VU In	FFC	AFI	胎盘分级	脐带缠颈	BPS	AS 右髂	AS 左髂	医生
1	2013-11-29	28	1.73	2.86	1.52	4	1	5	1.55	0.38	N	N	0	8.1				—	—	
妊娠期高血压疾病		+	Notch	Notch					62.0							0	8			
2			√	√																
1	2013-12-03	28	1.46	2.16	1.57	4	1	5	1.42	0.31	N	N	I	6.2	I			—	—	
妊娠高血压疾病合并重度子痫前期		+	Notch	Notch					38.0							0	8			
6			√	√																
1	2013-12-09	29	1.63	2.46	1.51	4	1	5	1.34	0.3	N	N	I	8.5	II			—	—	
妊娠高血压疾病合并重度子痫前期		+	Notch	Notch					63.0							0	8			
5			√	√																

注：本项检查不筛查胎儿畸形；请根据病情变化密切随诊BFS；BFS提示由医生确认生成，经医生签字并盖章后有效；结果供临床参考。

图 9-4-29　母胎血流监护：重度子痫前期

病理监护时间：孕 28^{+2}～32^{+5} 周。

监护指征：重度子痫前期。

胎儿系列生长超声提示：胎儿生长受限（FGR）可能，建议母胎血流监护。

计算机辅助的母胎血流监护系统显示：连续 7 次（历时 31 天）病理产科监护记录。

监护结果：①胎儿 - 胎盘循环和胎儿循环，BFC 1～2，评分异常显示为红色；MCA-PI 持续 3 天正常后逐渐降低，显示由正常蓝色变为异常红色，大脑中动脉收缩期峰值流速（MCA-PSV）先升高—降低—再升高，DV-PI 未见明显异常，提示胎儿宫内慢性缺氧代偿期，胎儿心功能未见明显异常。②母体 - 胎盘循环，UAS 3～4，评分异常显示为红色，提示子宫动脉供血不足，经临床对症治疗后略有改善。③胎盘循环，PLS 5，评分异常显示为红色，提示胎盘功能减退。④其他，孕 30^{+5} 周孕妇出现单侧少量髂窝积液，孕 32^{+1} 周大量髂窝积液，提示腹水，与重度子痫前期，出现低蛋白血症相关。BPS（胎儿生物物理评分）正常 8 分。

（引自：宋文龄，杨瀛涛. 母胎血流监护软件 V3.0. 中国版权中心，2013.）

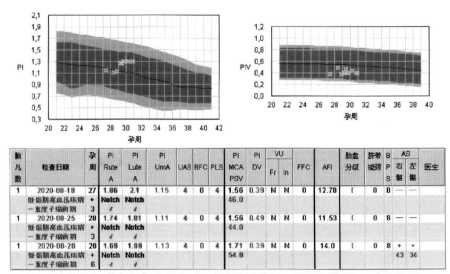

胎儿数	检查日期	孕周	PI Rute A	PI Lute A	PI UmA	UAS	BFC	PLS	PI MCA PSV	PI DV	VU Fr	VU In	FFC	AFI	胎盘分级	脐带缠颈	BPS	AS 右髂	AS 左髂	医生
1	2020-08-18	27	1.86	2.1	1.15	4	0	4	1.56	0.39	N	N	0	12.78	I			—	—	
妊娠期高血压疾病—重度子痫前期		+	Notch	Notch					46.0							0	8			
3																				
1	2020-08-25	28	1.74	1.81	1.11	4	0	4	1.56	0.49	N	N	I	11.53	I			—	—	
妊娠期高血压疾病—重度子痫前期		+	Notch	Notch					44.0							0	8			
3																				
1	2020-08-28	28	1.69	1.99	1.13	4	0	4	1.71	0.39	N	N	I	14.0	I			+ 43	+ 34	
妊娠期高血压疾病—重度子痫前期		+	Notch	Notch					54.0							0	8			
6																				

注：本项检查不筛查胎儿畸形；请根据病情变化密切随诊BFS；BFS提示由医生确认生成，经医生签字并盖章后有效；结果供临床参考。

图 9-4-30　母胎血流监护：重度子痫前期

病理监护时间：孕 27^{+3}～30^{+6} 周。

监护指征：重度子痫前期，妊娠期糖尿病。

胎儿系列生长超声提示：FGR 可能，建议母胎血流监护。

计算机辅助的母胎血流监护系统显示：连续 8 次（历时 24 天）病理产科监护记录。

监护结果：①胎儿 - 胎盘循环和胎儿循环，BFC 0，持续正常显示为蓝色；MCA-PI 持续正常显示为正常蓝色，DV-PI 正常，提示胎儿 - 胎盘循环未见明显异常，胎儿心功能未见明显异常。②子宫 - 胎盘循环，UAS 4，评分异常显示为红色，提示子宫动脉供血不足，子宫 - 胎盘循环障碍，经临床对症治疗后略有改善。③胎盘循环，PLS 4，评分异常显示为红色，提示子宫 - 胎盘循环功能减退。④其他，孕 28^{+6} 周孕妇出现双侧髂窝积液，提示腹水，与孕妇重度子痫前期，出现低蛋白血症相关。BPS（胎儿生物物理评分）正常 7～8 分。

（引自：宋文龄，杨瀛涛. 母胎血流监护软件 V4.0. 中国版权中心，2015.）

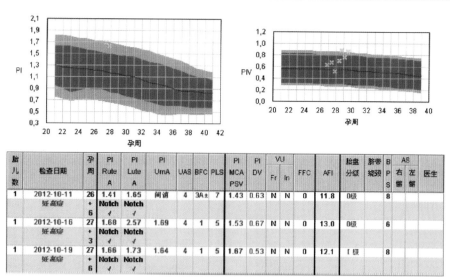

胎儿数	检查日期	孕周	PI Rute A	PI Lute A	PI UmA	UAS	BFC	PLS	PI MCA PSV	PI DV	VU Fr	VU In	FFC	AFI	胎盘分级	脐带绕颈	B P S	AS 右髎	AS 左髎	医生
1	2012-10-11 妊高症	26 +6	1.41 Notch √	1.65 Notch √	闻涛	4	3A±	7	1.43	0.63	N	N	0	11.8	0级		8			
1	2012-10-16 妊高症	27 +3	1.68 Notch √	2.57 Notch √	1.69	4	1	5	1.53	0.67	N	N	0	13.0	0级		6			
1	2012-10-19 妊高症	27 +6	1.66 Notch √	1.73 Notch √	1.64	4	1	5	1.67	0.63	N	N	0	12.1	I级		8			

注:本项检查不筛查胎儿畸形;请根据病情变化密切随诊BFS;BFS提示由医生确认生成,经医生签字并盖章后有效;结果供临床参考。

图 9-4-31　母胎血流监护:妊娠期高血压

病理监护时间:孕 26+6～29+5 周。

监护指征:妊娠期高血压。

胎儿系列生长超声提示:FGR 可能,建议母胎血流监护。

计算机辅助的母胎血流监护系统显示:连续 8 次(历时 20 天)病理产科监护记录。

监护结果:①胎儿 - 胎盘循环和胎儿循环,BFC 3A-1-3A,评分异常显示为红色;MCA-PI 显示为异常红色;DV-PI 显示为正常—升高—a 波反向;脐静脉出现搏动;提示胎儿宫内慢性缺氧失代偿期,胎儿心功能渐失代偿。②子宫 - 胎盘循环,UAS 4,评分异常显示为红色,提示子宫动脉供血不足,经临床对症治疗后略有改善。③胎盘循环,PLS 7,评分异常显示为红色,提示胎盘功能减退。④其他,BPS(胎儿生物物理评分)6～8。

(引自:宋文龄,卢奕南,杨瀛涛. 母胎血流监护软件 V2.0. 中国版权中心,2010.)

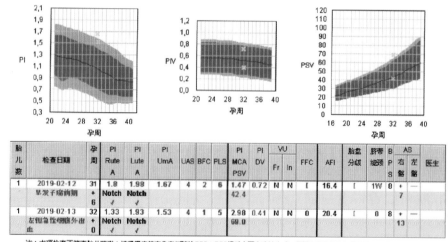

胎儿数	检查日期	孕周	PI Rute A	PI Lute A	PI UmA	UAS	BFC	PLS	PI MCA PSV	PI DV	VU Fr	VU In	FFC	AFI	胎盘分级	脐带绕颈	B P S	AS 右髎	AS 左髎	医生
1	2019-02-12 早发子痫前期	31 +6	1.8 Notch √	1.98 Notch √	1.67	4	2	6	1.47 42.4	0.72	N	N	I	16.4	I	1W	8	+ 7	—	
1	2019-02-13 左侧急性硬膜外出血 0	32 +0	1.33 Notch √	1.93 Notch √	1.53	4	1	5	2.98 69.0	0.41	N	N	0	20.4		0	8	+ 13		

注:本项检查不筛查胎儿畸形;请根据病情变化密切随诊BFS;BFS提示由医生确认生成,经医生签字并盖章后有效;结果供临床参考。

图 9-4-32　母胎血流监护:早发子痫前期并发胎儿左侧急性硬膜下出血

病理监护时间:孕 31+6～32+0 周。

监护指征:早发子痫前期。

胎儿生长超声提示:胎儿体重低于相同孕周第 1 百分位数,FGR 可能,建议母胎血流监护。

计算机辅助的母胎血流监护系统显示:连续 2 次(历时 2 天)病理产科监护记录。

监护结果:①胎儿 - 胎盘循环和胎儿循环,BFC 1～2,评分异常显示为红色;第一天大脑中动脉 PI/ 脐动脉 PI 比值为 0.88 提示出现脑保护效应;第二天右侧 MCA-PI 突然异常升高,PSV 升高显示为异常红色,患侧左侧 MCA 阻力异常升高且舒张期血流消失并间歇性反向;DV-PI 正常;提示胎儿宫内慢性缺氧代偿期,胎儿心功能未见明显异常,胎儿宫内状态异常左侧急性硬膜下出血。②子宫 - 胎盘循环,UAS 4,评分异常显示为红色,提示子宫动脉供血不足,子宫 - 胎盘循环障碍。③胎盘循环,PLS 5,评分异常显示为红色,提示胎盘功能减退。④其他,孕 31+6 周孕妇右侧少量髂窝积液,与孕妇住院后诊断妊娠期高血压疾病合并重度子痫前期,出现低蛋白血症相关。BPS(胎儿生物物理评分)正常 8 分。

(引自:宋文龄,杨瀛涛. 母胎血流监护软件 V4.0. 中国版权中心,2015.)

BFS 采用规范化的监护流程、灵敏的监测指标、自动化的评分系统和智能化的辅助诊断平台，无创观察母胎血流动力学变化，是评价胎盘功能和胎儿宫内慢性缺氧的新方法，形成了母胎循环的多向性思维，建立了与母胎血流动力学相关的病理产科并发症的同步监护思维和技术特点。《妇产科学（第 8 版）》（人民卫生出版社，2013 年出版）收录"母胎血流监护"，经过 10 余年的研究和发展，BFS 成为继胎儿系统排畸超声后另一项产前超声的主要技术，是病理产科高危监护的重要监护方法，也是胎儿宫内治疗的基础工作之一。

（宋文龄）

参 考 文 献

1. GUDMUNDSSON S, KORSZUN P, OLOFSSON P, et al. New score indicating placental vascular resistance [J]. Acta Obstet Gynecol Scand, 2003, 82（9）: 807-812.

2. LI H, GUDMUNDSSON S, OLOFSSON P. Clinical significance of uterine artery blood flow velocity waveforms during provoked uterine contractions in high-risk pregnancy [J]. Ultrasound Obstet Gynecol, 2004, 24（4）: 429-434.

3. TURAN S, TURAN O M. Harmony Behind the Trumped-Shaped Vessel: the Essential Role of the Ductus Venosus in Fetal Medicine [J]. Balkan Med J, 2018, 35（2）: 124-130.

4. SONG W L, ZHAO Y H, SHI S J, et al. First trimester Doppler velocimetry of the uterine artery ipsilateral to the placenta improves ability to predict early-onset preeclampsia [J]. Medicine（Baltimore）, 2019, 98（16）: e15193.

5. SAEMUNDSSON Y, JOHANSSON C, WENLING S, et al. Hepatic venous Doppler in the evaluation of fetal extra-systoles [J]. Ultrasound Obstet Gynecol, 2011, 37（2）: 179-183.

6. CONTRO E, MARONI E, CERA E, et al. Unilaterally increased uterine artery resistance, placental location and pregnancy outcome [J]. Eur J Obstet Gynecol Reprod Biol, 2010, 153（2）: 143-147.

7. ABALOS E, CUESTA C, GROSSO A L, et al. Global and regional estimates of preeclampsia and eclampsia: a systematic review [J]. Eur J Obstet Gynecol Reprod Biol, 2013, 170（1）: 1-7.

8. VAYSSIERE C, SENTILHES L, EGO A, et al. Fetal growth restriction and intra-uterine growth restriction: guidelines for clinical practice from the French College of Gynaecologists and Obstetricians [J]. Eur J Obstet Gynecol Reprod Biol, 2015, 193: 10-18.

9. ACOG Practice bulletin no. 134: fetal growth restriction [J]. Obstet Gynecol, 2013, 121（5）: 1122-1133.

10. AMERICAN INSTITUTE OF ULTRASOUND IN M. AIUM practice guideline for the performance of obstetric ultrasound examinations [J]. J Ultrasound Med, 2010, 29（1）: 157-166.

11. GARDOSI J, MADURASINGHE V, WILLIAMS M, et al. Maternal and fetal risk factors for stillbirth: population based study [J]. BMJ, 2013, 346: f108.

12. MEHER S, DULEY L, HUNTER K, et al. Antiplatelet therapy before or after 16 weeks' gestation for preventing preeclampsia: an individual participant data meta-analysis [J]. Am J Obstet Gynecol, 2017, 216（2）: 121-128, e2.

13. ROBERGE S, NICOLAIDES K, DEMERS S, et al. The role of aspirin dose on the prevention of preeclampsia and fetal growth restriction: systematic review and meta-analysis [J]. Am J Obstet Gynecol, 2017, 216（2）: 110-120, e6.

14. TARZAMNI M K, KEFAYATI M, MALEKI M, et al. Placental laterality and uterine blood flow at 20-40 weeks' gestation in low-risk pregnancies [J]. J Obstet Gynaecol, 2016, 36（1）: 24-30.

15. MATEVOSYAN N R. Predictive accuracy of the first trimester Doppler scan: a meta-study [J]. Wien Med Wochenschr, 2015, 165（9/10）: 199-209.

16. KUC S, WORTELBOER E J, VAN RIJN B B, et al. Evaluation of 7 serum biomarkers and uterine artery Doppler ultrasound for first-trimester prediction of preeclampsia: a systematic review [J]. Obstet Gynecol Surv, 2011, 66（4）: 225-239.

17. ANANTH C V, KEYES K M, WAPNER R J. Pre-eclampsia rates in the United States, 1980-2010: age-period-cohort analysis [J]. BMJ, 2013, 347: f6564.

18. VELAUTHAR L, PLANA M N, KALIDINDI M, et al. First-trimester uterine artery Doppler and adverse pregnancy outcome: a meta-analysis involving 55, 974 women [J]. Ultrasound Obstet Gynecol, 2014, 43（5）: 500-507.

19. PAPAGEORGHIOU A T, YU C K, CICERO S, et al. Second-trimester uterine artery Doppler screening in unselected populations: a review [J]. J Matern Fetal Neonatal Med, 2002, 12（2）: 78-88.

20. POON L C, STABOULIDOU I, MAIZ N, et al. Hypertensive disorders in pregnancy: screening by uterine artery Doppler at 11-13 weeks [J]. Ultrasound Obstet Gynecol,

2009，34（2）：142-148.

21. WAGNER P，EBERLE K，SONEK J，et al. First-trimester ductus venosus velocity ratio as a marker of major cardiac defects [J]. Ultrasound Obstet Gynecol, 2019, 53（5）: 663-668.

22. ABDEL-FATTAH S A，SOOTHILL P W，CARROLL S G，et al. Middle cerebral artery Doppler for the prediction of fetal anaemia in cases without hydrops: a practical approach [J]. Br J Radiol, 2002, 75（897）: 726-730.

23. TEIXEIRA L S，LEITE J，VIEGAS M J，et al. Ductus venosus Doppler velocimetry in the first trimester: a new finding [J]. Ultrasound Obstet Gynecol，2008，31（3）: 261-265.

24. AXT-FLIEDNER R，DILER S，GEORG T，et al. Reference values of ductus venosus blood flow velocities and waveform indices from 10 to 20 weeks of gestation [J]. Arch Gynecol Obstet，2004，269（3）: 199-204.

25. AXT-FLIEDNER R，WIEGANK U，FETSCH C，et al. Reference values of fetal ductus venosus，inferior vena cava and hepatic vein blood flow velocities and waveform indices during the second and third trimester of pregnancy [J]. Arch Gynecol Obstet，2004，270（1）: 46-55.

26. BARTHA J L，ILLANES S，ABDEL-FATTAH S，et al. Comparison of different reference values of fetal blood flow velocity in the middle cerebral artery for predicting fetal anemia [J]. Ultrasound Obstet Gynecol，2005，25（4）: 335-340.

27. BULLOCK R，MARTIN W L，COOMARASAMY A，et al. Prediction of fetal anemia in pregnancies with red-cell allo-immunization: comparison of middle cerebral artery peak systolic velocity and amniotic fluid OD450 [J]. Ultrasound Obstet Gynecol，2005，25（4）: 331-334.

28. CLERICI G，LUZIETTI R，DI RENZO G C. Monitoring of antepartum and intrapartum fetal hypoxemia: pathophysi-ological basis and available techniques [J]. Biol Neonate，2001，79（3/4）: 246-253.

29. COSMI E，DESSOLE S，URAS L，et al. Middle cerebral artery peak systolic and ductus venosus velocity waveforms in the hydropic fetus [J]. J Ultrasound Med, 2005, 24（2）: 209-213.

30. DEREN O，ONDEROGLU L. The value of middle cerebral artery systolic velocity for initial and subsequent manage-ment in fetal anemia [J]. Eur J Obstet Gynecol Reprod Biol，2002，101（1）: 26-30.

31. DETTI L，MARI G，AKIYAMA M，et al. Longitudinal assessment of the middle cerebral artery peak systolic veloc-ity in healthy fetuses and in fetuses at risk for anemia [J]. Am J Obstet Gynecol，2002，187（4）: 93793-9.

32. GOTSCH F，ROMERO R，KUSANOVIC J P，et al. The fetal inflammatory response syndrome [J]. Clin Obstet Gynecol，2007，50（3）: 652-683.

33. HOFSTAETTER C，HANSMANN M，EIK-NES S H，et al. A cardiovascular profile score in the surveillance of fetal hydrops [J]. J Matern Fetal Neonatal Med，2006，19（7）: 407-413.

34. KISERUD T. Hemodynamics of the ductus venosus [J]. Eur J Obstet Gynecol Reprod Biol，1999，84（2）: 139-147.

35. KONTOPOULOS E V，QUINTERO R A，CHMAIT R H，et al. Percent absent end-diastolic velocity in the umbilical artery waveform as a predictor of intrauterine fetal demise of the donor twin after selective laser photocoagulation of communicating vessels in twin-twin transfusion syndrome [J]. Ultrasound Obstet Gynecol，2007，30（1）: 35-39.

36. MACIULEVICIENE R，GAURILCIKAS A，SIMANA-VICIUTE D，et al. Fetal middle cerebral artery Doppler velocimetry in cases of rhesus alloimmunization [J]. J Matern Fetal Neonatal Med，2008，21（6）: 361-365.

37. MARI G，ABUHAMAD A Z，COSMI E，et al. Middle cerebral artery peak systolic velocity: technique and vari-ability [J]. J Ultrasound Med，2005，24（4）: 425-430.

38. MARI G，DETTI L，OZ U，et al. Accurate prediction of fetal hemoglobin by Doppler ultrasonography [J]. Obstet Gynecol，2002，99（4）: 589-593.

39. MARI G，HANIF F. Fetal Doppler: umbilical artery，middle cerebral artery，and venous system [J]. Semin Perinatol，2008，32（4）: 253-257.

40. MOISE K J，JR. The usefulness of middle cerebral artery Doppler assessment in the treatment of the fetus at risk for anemia [J]. Am J Obstet Gynecol，2008，198（2）: 161，e1-e4.

41. 严英榴，杨秀雄，沈理. 产前超声诊断学 [M]. 2 版. 北京：人民卫生出版社，2012：510-512.

42. 吕国荣. 胎儿颅脑和心脏畸形超声诊断 [M]. 北京：北京大学医学出版社，2010：215-412.

43. 中国医师协会超声医师分会. 中国产科超声检查指南 [M]. 北京：人民卫生出版社，2019：157-166.

44. TIMOR-TRITSCH I E，MONTEAGUDO A，PILU G，et al. 胎儿颅脑超声 [M]. 3 版. 吴青青，姜玉新，主译. 北京：人民卫生出版社，2018：398-416.

45. 谢红宁. 妇产科超声诊断学 [M]. 北京：人民卫生出版社，2005.

46. 李胜利, 罗国阳. 胎儿畸形产前超声诊断学 [M]. 2 版. 北京: 科学出版社, 2017: 971-1042.

47. NORTON M E, SCOUTT L M, FELDSTEIN V A. CALLEN 妇产科超声学 [M]. 6 版. 杨芳, 栗河舟, 宋文龄, 主译. 北京: 人民卫生出版社, 2019: 771-787.

48. ENTEZAMI M, ALBIG M, GASIOREK-WIENS A, et al. 胎儿异常超声诊断图谱 [M]. 李辉, 李胜利, 宋文龄, 主译. 济南: 山东科学技术出版社, 2009: 295-300.

49. 李胜利. 胎儿畸形产前超声诊断学 [M]. 北京: 人民军医 出版社, 2004: 613-633.

50. 薛社普, 俞慧珠, 叶百宽, 等. 协和人体胚胎学图谱—— 中国人胚胎发生发育实例图解 [M]. 北京: 中国协和医科 大学出版社, 2009: 75-129.

51. 林谋斌, 张忠涛. 基于现代精细解剖的腹盆腔外科指 导: 膜解剖的求源与思辨 [M]. 北京: 人民卫生出版社, 2019: 21-25.

52. 肖波. 神经病学 [M]. 4 版. 北京: 人民卫生出版社, 2019: 54-93.

第十章　胎儿生长受限

第一节　概　　论

胎儿生长受限（fetal growth restriction，FGR）又称为宫内生长受限（intrauterine growth restriction，IUGR），指胎儿未能达到遗传生长潜能，预测体重低于相同孕周的第 10 百分位数或者腹围低于相同孕周的第 10 百分位数。发生率为 3%～7%，围生儿死亡率是正常胎儿的 4～6 倍，占我国围生儿死亡总数的 42.3%。严重 FGR（severe FGR）指预测体重低于相同孕周第 3 百分位数，并与重要的胎儿期和围生期发病率及死亡率相关。孕 32 周以前发生的 FGR 为早发 FGR，孕 32 周以后发生的 FGR 为晚发 FGR。

小于胎龄儿（small for gestational ageinfant，SGA）指预测体重低于相同孕龄第 10 百分位数，SGA 包含了健康小样儿，这部分 SGA 只是生理上的小，各器官可无结构异常及功能障碍，无宫内缺氧表现，约占 SGA 的 40%。因此不是所有预测体重低于相同孕龄第 10 百分位数者均为病理性的生长受限。低出生体重儿（low birth weight infant，LBW）指足月胎儿出生时的体重小于 2 500g，出生体重小于 1 500g 的新生儿称为极低出生体重儿（very low birth weight infant，VLBW），出生体重小于 1 000g 早产儿称为超低出生体重儿（extremely low birth weight infant，ELBW）。

【病理与临床】

胚胎学上通常将胎儿生长发育分为三个阶段。孕 17 周前为第一阶段，主要完成细胞增殖，所有器官的细胞数目都增加。孕 17～32 周为第二阶段，主要是细胞继续增殖并增大。孕 32 周后为第三阶段，主要是细胞肥大增生，胎儿特征性表现为糖原和脂肪沉积。临床根据 FGR 发生的时间、出生体重及病因，分为以下三类：

1. 内因性均称型 FGR　一般发生在孕 17 周前的第一阶段。属原发性 FGR，病因包括基因或染色体异常、病毒感染、接触放射性物质及其他有毒物质等。因体重和身长、头围和腹围均生长受限，故称为均称型。其特点是：体重、身长、头径、腹围相称，但均小于相同孕龄第 10 百分位数。新生儿外观多无营养不良表现，器官分化和成熟度与孕龄相符。由于受孕时或胚胎早期受到生长受限因素的作用，FGR 严重，所有器官的细胞数量均减少，脑重量减轻，神经元功能不全、髓鞘形成迟缓。新生儿多有神经发育障碍，常遗留智力障碍。胎盘小，重量减轻，出生缺陷发生率高，围生期发病率和死亡率高，预后不良。

2. 外因性不均称型 FGR　一般胚胎早期生长发育受限不明显，生长受限常在中孕期或晚孕期逐渐表现出来，如妊娠期高血压疾病等所致的慢性胎盘功能不全和胎儿慢性缺氧，属继发性 FGR。此类新生儿外观常呈营养不良，发育不匀称，与头围相比腹围更小，故称为不均称型。胎儿常存在宫内慢性缺氧及代谢障碍。各器官细胞体积缩小，尤以肝脏为著。胎盘体积小和形态学异常较多见，胎盘功能下降，伴有缺血再灌注损伤的病理改变，常有梗死、钙化和血栓形成，进一步加重胎儿宫内慢性缺氧，持续的宫内生长环境的不良使胎儿在分娩期间对缺氧的耐受力下降，可导致新生儿脑神经受损。

3. 外因性均称型 FGR　为上述两型的混合型。其病因有母儿双方因素，多因缺乏重要生长因素，如叶酸、氨基酸、微量元素或有害药物影响所致，致病因素在整个妊娠期间均产生影响。特点是：新生儿身长和体重、头围和腹围均小于相同孕龄，外观有营养不良表现。各器官细胞数目均减少，器官体积缩小，肝脏受损严重，脑细胞数也明显减少。新生儿的生长与智力发育常可受到影响。

【病因学】

FGR 的病因学复杂，常见高危因素有以下 3 个方面，即母体、胎儿、胎盘和脐带因素（表10-1-1），但仍有40%的FGR病因不明。

表 10-1-1　胎儿生长受限的常见病因

病因分类	主要病因
母体因素	营养不良； 妊娠合并症：孕前合并发绀型心脏病、慢性肾病、慢性高血压、糖尿病、甲状腺疾病、自身免疫性疾病（如系统性红斑狼疮、抗磷脂抗体综合征）等； 妊娠并发症：子痫前期、妊娠期肝内胆汁淤积等多胎妊娠
胎儿因素	遗传学异常：染色体疾病、基因组疾病、单基因疾病等； 结构异常：先天性心脏病、腹壁裂等
胎盘、脐带因素	胎盘异常：轮廓状胎盘、胎盘血管瘤、绒毛膜下血肿、小胎盘、副胎盘等； 脐带异常：单脐动脉、脐带过细、脐带扭转、脐带打结等
其他因素	宫内感染（风疹、巨细胞病毒、弓形虫、梅毒等）、环境致畸物、药物的使用和滥用（烟草、酒精、可卡因、麻醉剂等）等

母体因素：母体血糖水平与胎儿出生体重呈正相关，孕妇偏食或妊娠剧吐，以及蛋白质、维生素及微量元素等摄入不足可导致严重的营养不良；引起子宫和胎盘血流灌注不足的妊娠并发症与合并症，如妊娠期高血压疾病、妊娠期肝内胆汁淤积症等，妊娠合并症如自身免疫性疾病、抗磷脂抗体综合征、心脏病、肾炎、贫血、甲状腺功能亢进等。此外还有孕妇吸烟、酗酒、滥用药物、接触放射线或有毒物质、孕期应用苯妥英钠、华法林等情况，均可使胎盘灌注不足和血流量减少。

胎儿因素：调节胎儿生长的物质减少可引起胎儿内分泌代谢异常，如生长激素、胰岛素样生长因子等。染色体（21、18 或 13- 三体综合征、Turner 综合征）或基因异常。宫内感染巨细胞病毒通过介导凋亡增加和胎盘血管生成影响胎儿生长，其他相关病毒还有风疹病毒、水痘 - 带状疱疹病毒、人类免疫缺陷病毒（HIV）和梅毒螺旋体等。细菌感染包括衣原体、李斯特菌、结核病等。寄生虫感染最常见的是弓形虫病和疟疾等均可致 FGR。FGR 胎儿发生先天性畸形者可达 5% 以上。多胎妊娠也是 FGR 的常见因素。

胎盘和脐带因素：胎盘形态学异常，如小胎盘、帆状胎盘、轮廓状胎盘、副胎盘等可出现子宫 - 胎盘

血流灌注减少和胎儿血供不足。脐带因素有脐带畸形，单脐动脉、脐带过细（尤其近脐带根部过细）、脐带扭转打结等。

FGR 最常见的原因是胎盘功能不全。胎盘灌注不足引起胎盘功能减退在重度子痫前期表现尤为明显，这是由于早孕期母体螺旋动脉重塑不足导致子宫 - 胎盘循环的阻力升高和血流量灌注量降低，胎盘产生的血管活性物质，如血管内皮生长因子（vascular endothelial growth factor，VEGF）和胎盘生长因子（placental growth factor，PlGF）减少，引起血管平滑肌收缩，形成高阻低流的子宫 - 胎盘循环不能够满足胎儿不断生长发育所需要的有效血氧交换，持续不能达到正常生长潜能的胎儿出现不同程度的宫内生长受限。

正常胎盘的血氧交换能力随孕周增加，早孕期胎盘和胎儿重量相近，这可能是临床难以在孕 14 周前通过超声生长参数发现 FGR 的胎盘生理基础。中孕期胎儿的体重逐渐超过胎盘重量，足月时新生儿体重可达胎盘重量的 7 倍。而病理因素导致的单位体积胎盘血流灌注量持续减少，可不同程度影响胎儿生长速率，FGR 胎儿可发生慢性缺氧、慢性心力衰竭，甚至宫内死亡。这个过程是动态变化的，对母胎的不良影响是逐渐显现的，临床往往要到中孕期以后才能观察到。因此，仅仅通过生长超声评估胎儿大小来筛查 FGR 是不够的，还应该增加病因学的筛查，以提高 FGR 的产前诊断率并提早诊断时机。

2019 年中国学者发表"早孕期胎盘侧子宫动脉搏动指数预测早发子痫"的前瞻性研究发现：早孕期胎盘位置影响双侧子宫动脉搏动指数（PI），早孕期胎盘侧子宫动脉预测早发型子痫前期的灵敏度和特异度均高于双侧子宫动脉 PI 均值和非胎盘侧子宫动脉 PI，有显著性差异，并且推测是由于绒毛外滋养细胞侵袭不足和子宫螺旋动脉异常重铸引起胎盘内血流动力学病理生理改变，最早表现的是胎盘侧子宫动脉 PI 异常，而非胎盘侧血流动力学在早孕期受到的影响较小。因为早孕期胎盘和胎儿重量基本相等，胎儿生长发育的血氧需求相对中晚孕期小，早孕期的胎盘功能还能够代偿胎儿生长需要，所以分子水平的调控虽引起早孕期胎盘侧子宫动脉灌注不足的功能学异常，但不足以引起非胎盘侧和胎儿自身血流动力学改变。因此在临床中常常在早孕期不能够发现胎盘血管重铸异常引起的血流动力学改变对胎儿自身的影响，通常都要等到孕 20 周甚至更晚才能检测到胎儿自身循环的血流动力学异常。

第二节 筛查和诊断

胎儿生长受限（FGR）的实质是病理性因素导致遗传生长潜能低下，增高了胎儿不良妊娠结局的风险。文献报道 FGR 产前检出率为 12%～50%，总检出率为 31%。FGR 死胎发生率约为 16.7%。产前检出的 FGR 死胎发生率为 9.7%，产前没有检出的 FGR 死胎发生率为 18.2%。因此为了改善 FGR 胎儿的预后，需要具有针对性的临床管理方法来加强 FGR 的筛查和诊断及监护。

《胎儿生长受限专家共识（2019 版）》指出：FGR 是导致围生儿患病和死亡的重要原因，还可能带来远期的不良结局，包括儿童期的认知障碍及成人期疾病（如肥胖、2 型糖尿病、心血管疾病、卒中等）的发生风险增高。科学预防生长受限，对生长受限进行早期筛查、诊断和宫内监护，以及适时终止妊娠尤为重要。

【联合筛查】

为提高早孕期筛查 FGR 的准确性，需要进行联合筛查，包括母体平均动脉压，母体血清生物标志物如妊娠相关血浆蛋白 A（pregnancy associated plasma protein-A，PAPP-A）、胎盘生长因子（PIGF）以及超声检查。由于胎盘功能障碍是 FGR 的常见病因之一，近年来有研究利用二代测序和组学技术研究胎盘，进一步揭示 FGR 的发病机制，有助于发现新的生物标志物。PAPP-A 是早孕期筛查 21- 三体的血清学标志物，也可与严重 FGR 有关。FGR 早孕期可检测出低 PAPP-A 和低 PIGF。中孕期预测 FGR 使用四联试验，即筛查 21- 三体综合征的四联试验：甲胎蛋白（AFP）、抑制素 A、游离雌三醇（uE$_3$）和人绒毛膜促性腺激素（hCG）。晚孕期预测 FGR 检测与血管生成有关的生物标志物，低 PIGF 和高循环抗血管生成可溶性 fms 样酪氨酸激酶 -1（sFlt1）与 FGR 有关。

FGR 孕妇血清生物标志物筛查可用于整个妊娠期，同时需要结合高危因素和超声检查结果共同预测 FGR。严重 FGR 在早孕期多普勒超声检查子宫动脉和早期胎盘形态学评价，可发现绒毛膜退行性改变，胎盘结构异常，小而厚，脐带插入部异常等超声征象。在孕 11～13^{+6} 周进行系统颈项透明层（NT）超声检查时，可采用三维超声成像并计算早孕期胎盘体积和分布，通过胎盘形态学超声评估早孕期胎盘可能成为预测严重 FGR 的研究方向。采

用孕妇宫高估测胎儿体重的传统筛查方法灵敏度较低，可通过 I 级生长超声评估胎儿大小。在检查条件不完备的地区，描绘宫高曲线图有助于发现 SGA 胎儿。

【病因筛查】

FGR 病因筛查的第一步是对孕妇详细采集病史，梳理罹患 FGR 的危险因素，进行风险评估。通过评估量表筛查 FGR 的高危因素（固定因素和动态因素），基本信息应包括母体年龄 ≥40 岁、初产妇、体重指数 <20kg/m^2 或 >25kg/m^2、2 次妊娠间隔过短、药物滥用、吸烟、子宫畸形、每天高强度运动等。不良妊娠史包括 FGR 妊娠史、子痫前期史、胎盘早剥史和死胎死产史等。妊娠合并症和并发症包括糖尿病合并血管病变、肾功能中重度受损（尤其是合并高血压）、抗磷脂综合征、慢性高血压、严重的慢性贫血、严重的早孕期出血史等。

系统筛查出 FGR 的高风险人群可采用风险分层管理，指导宫内监护方法的选择和使用。为没有进行过 FGR 风险评估的人群提供母胎多血管的多普勒超声检测，可以帮助临床医师在此类人群中筛查胎盘功能不全和胎儿慢性缺氧的潜在 FGR 高危孕妇，明确诊断并给予必要的宫内监护和干预，使临床处理又向前迈进一步。

FGR 的预后取决于病因，因此寻找病因至关重要。近 20 年来，国际上关于 FGR 病因筛查的临床价值存在两种观点。一种观点是把改善预后定义为有效治疗 FGR，只有建立在这种定义下的改善预后，筛查才是有临床意义的，换句话说如果不能有效地治疗 FGR，不能产生突破性的药物或基因等治疗方法，就会在一定程度上限制 FGR 筛查和监护方法的临床推荐等级；另一种观点是近年来更多的大样本前瞻性研究和指南推荐建立和优化 FGR 筛查方法学，推动宫内监护方法的临床应用，可促进 FGR 诊断、监护和治疗学的发展与进步，也就是说，对于目前干预不能治愈的疾病，监护是临床管理的重要方法。

【超声筛查】

超声筛查主要方法是在早孕期超声核对孕周、生长超声、系统排畸超声和母胎血流监护。一般来说，理想的超声筛查 SGA 模式：孕 9 周前顶臀长超声核对孕周；孕 11～13^{+6} 周早孕期筛查超声；孕 22 周系统排畸超声。在孕 22 周左右就可以发现严重 FGR 的病理性生长速度减慢，同时进行相关病因学筛查，最常见的高危因素是胎盘功能不全，通过产

科多普勒超声（详见本章第三节和第九章）进一步明确病因学诊断。

1. 核对孕周　对于所有产科医师和产前超声医师来说，核对孕周是每项妊娠检查的最首要和最基本的工作。早孕期采用顶臀长评估孕龄最准确。目前，美国妇产科医师学会（American College of Obstetricians and Gynecologists，ACOG）推荐超声在孕 9 周前测得的顶臀长推算出的孕周与末次月经推算的孕周（辅助生育技术计算的孕周）相差大于 5 天，或者孕 9～13^{+6} 周两者相差大于 7 天时，应采用超声检查顶臀长获得的孕周作为孕龄。孕 14 周起需要采用多项生物参数——双顶径（BPD）、头围（HC）、腹围（AC）、股骨长度（FL）综合确定孕龄。通过早孕期超声获得的孕龄一经确定一般情况下不再调整，并以此为依据推算系统 NT 超声检查时间。中孕期和晚孕期生长超声主要用于监测胎儿生长趋势和速率的变化，指导 FGR 临床监护和管理。晚孕期生长超声不能用于修改早孕期超声核对后确定的孕龄和预产期。

2. 系列生长超声　超声筛查 SGA 采用 I 级生长超声。中孕期和晚孕期胎儿系列生长超声测量双顶径、头围、腹围、股骨长度绘制每个胎儿的生长曲线，通过生长曲线评估生长趋势和生长速率的变化。孕妇腹壁透声差、胎儿体位和羊水等因素可能影响胎儿体重的评估，生长超声测量双顶径、头围、腹围、股骨长度预测胎儿体重误差可达 20% 以上。由于超声存在这类测量误差，推荐严重 FGR 生长超声最小间隔至少 2 周，多数情况是每隔 3～4 周进行生长超声预测体重。

临床评估胎儿大小的生长曲线包括非定制的生长曲线、半定制生长曲线和定制的生长曲线。非定制的生长曲线有传统的 Hadlock 胎儿生长曲线（表 10-2-1）、世界卫生组织胎儿生长曲线、INTERGROWTH-21st 胎儿生长曲线（表 10-2-2）；半定制胎儿生长曲线有张军教授等基于中国人群校正的生长曲线（表 10-2-3）；定制的生长曲线有美国国家儿童健康与人类发展研究所（National Institute of Child Health and Human Development，NICHD）胎儿生长曲线、GROW 生长曲线和中国南方人群胎儿生长曲线等。目前已知一些生理因素会影响胎儿的生长和出生体重，如母亲的身高和体重、种族、产次、胎儿性别等，父方影响因素较小。我国 FGR 共识建议，在现有条件下，选择基于中国人群数据的胎儿生长曲线，可以提高中国人群产前筛查 SGA 的准确

度，减少给孕妇和家人带来的不必要忧虑及晚孕期不必要的临床干预。

3. 判断 FGR 类型　均称型 FGR 和不均称型 FGR 的超声表现如下：

（1）均称型 FGR：①持续性小胎，表现为双顶径、头围、腹围、股骨长度均逐渐落后于正常值，且各生长参数均相称性降低；②内因性均称型 FGR 通常没有明确的胎儿多普勒血流变化，没有子宫 - 胎盘循环不良的血流证据；③外因性均称型 FGR 可伴有子宫胎盘供血不足的多普勒血流异常。

表 10-2-1　Hadlock 不同孕周胎儿估测体重参考标准

单位：g

孕周	主要百分位数				
	第 3	第 10	第 50	第 90	第 97
14	70	77	93	109	116
15	88	97	117	137	146
16	110	121	146	171	183
17	136	150	181	212	226
18	167	185	223	261	279
19	205	227	273	319	341
20	248	275	331	387	414
21	299	331	399	467	499
22	359	398	478	559	598
23	426	471	568	665	710
24	503	556	670	784	838
25	589	652	785	918	981
26	685	758	913	1 068	1 141
27	791	876	1 055	1 234	1 319
28	908	1 004	1 210	1 416	1 513
29	1 034	1 145	1 379	1 613	1 724
30	1 169	1 294	1 559	1 824	1 649
31	1 313	1 453	1 751	2 049	2 189
32	1 465	1 621	1 953	2 285	2 441
33	1 622	1 794	2 162	2 530	2 703
34	1 783	1 973	2 377	2 781	2 971
35	1 946	2 154	2 595	3 036	3 244
36	2 110	2 335	2 813	3 291	3 516
37	2 271	2 513	3 028	3 543	3 785
38	2 427	2 686	3 236	3 786	4 045
39	2 576	2 851	3 435	4 019	4 294
40	2 714	3 004	3 619	4 234	4 524

表 10-2-2　INTERGROWTH-21st 胎儿生长曲线

单位: g

孕周	主要百分位数				
	第 3	第 10	第 50	第 90	第 97
22	463	481	525	578	607
23	516	538	592	658	695
24	575	602	669	751	796
25	641	674	756	858	913
26	716	757	856	980	1 048
27	800	849	969	1 119	1 202
28	892	951	1 097	1 276	1 375
29	994	1 065	1 239	1 452	1 569
30	1 106	1 190	1 396	1 647	1 783
31	1 227	1 326	1 568	1 860	2 016
32	1 357	1 473	1 755	2 089	2 266
33	1 495	1 630	1 954	2 332	2 529
34	1 641	1 795	2 162	2 583	2 800
35	1 792	1 967	2 378	2 838	3 071
36	1 948	2 144	2 594	3 089	3 335
37	2 106	2 321	2 806	3 326	3 582
38	2 265	2 495	3 006	3 541	3 799
39	2 422	2 663	3 186	3 722	3 976
40	2 574	2 818	3 338	3 858	4 101

表 10-2-3　中国人群不同孕周的胎儿估测体重参考标准

单位: g

孕周	主要百分位数						
	第 3	第 5	第 10	第 50	第 90	第 95	第 97
24	505	526	558	673	788	821	842
25	589	614	652	786	920	958	983
26	683	712	756	911	1 067	1 111	1 139
27	787	820	870	1 049	1 228	1 279	1 312
28	899	937	995	1 199	1 404	1 462	1 500
29	1 021	1 063	1 129	1 361	1 593	1 659	1 702
30	1 150	1 198	1 273	1 534	1 796	1 870	1 918
31	1 287	1 341	1 424	1 717	2 010	2 093	2 147
32	1 430	1 490	1 583	1 908	2 233	2 426	2 385
33	1 578	1 644	1 746	2 105	2 464	2 566	2 632
34	1 729	1 802	1 913	2 306	2 700	2 811	2 884
35	1 881	1 960	2 081	2 509	2 937	3 058	3 137
36	2 032	2 117	2 248	2 710	3 172	3 303	3 388
37	2 179	2 271	2 411	2 907	3 402	3 543	3 634
38	2 321	2 418	2 568	3 096	3 624	3 773	3 870
39	2 454	2 557	2 715	3 274	3 832	3 990	4 093
40	2 577	2 685	2 851	3 437	4 023	4 190	4 297
41	2 687	2 799	2 973	3 584	4 195	4 368	4 481

（2）不均称型 FGR: ①渐进性小胎,表现为头围、腹围和股骨长度低于同孕龄第 10 百分位数,腹围小于头围,其超声主要特点为胎儿腹围相对于其他生长测量指标更为落后,生长参数间存在差异。②胎儿心脏轻度扩大,心包积液,三尖瓣反流,二尖瓣反流;肠管回声增强或小肠扩张。可发生颅内出血,注意脑室系统动态监测,必要时 MRI 联合监测。③羊水过少。主要由于胎儿血流重分布,为保障重要脏器血液灌注,肾脏血流量减少,尿液生成不足导致羊水量下降。④胎盘梗死、早剥或胎盘体积小。⑤母胎多普勒血流监测异常。多首先发现子宫 - 胎盘循环障碍。⑥母体腹水,表现为低白蛋白腹水。

4. 系统排畸超声 FGR　胎儿需要行产科系统排畸超声进行,尤其是胎儿超声心动图筛查胎儿先天性心脏病,要注意观察有无合并心脏畸形、小的室间隔缺损或其他静脉系统的异常。注意微小结构异常的存在,尽管如此产前不能全部发现此类畸形。22% 患有结构异常的胎儿也患有 FGR,如无脑儿或骨骼发育不良等。

【诊断标准】

FGR 是一种胎儿生长发育异常的临床表现。每一个 FGR 可潜在一个已知或未知的病因。在超声筛查出的体重低于相同孕周第 10 百分位数的胎儿中,临床需要进一步明确相关病因,可做出 FGR 的临床诊断。

生长受限诊断的重要前提是早孕期准确核实孕周。准确核实孕周对于筛查 SGA 或诊断 FGR 都至关重要。早孕期根据孕妇月经史、辅助生殖技术的相关信息,通过末次月经和第一次准确的超声检查等信息综合判断是否存在纠正预产期的指征,确定后的孕龄和预产期清楚地记录在病历中,可随时作为中孕期和晚孕期与孕龄相关检查和临床处理的依据。单独使用末次月经的信息确定孕龄和预产期是不充分的,最好使用经过准确的早孕期超声和末次月经核对或纠正过的孕周计算预产期和作为诊断 FGR 孕龄依据。目前,在病理产科通过早孕期校正孕周 + 生长超声 + 母胎血流监护联合筛查 FGR,可在孕 20～26 周超声诊断早发 FGR。

《胎儿生长受限专家共识（2019 版）》推荐：核对孕周后超声提示预测体重低于相同孕周第 10 百分位数的胎儿，需寻找引起 FGR 的病理因素：详细询问病史，检查母体合并症或并发症，筛查胎儿遗传因素或结构异常及感染与胎盘病理因素等。无论是遗传疾病还是宫内感染都可通过羊膜腔穿刺进行产前诊断。脐血穿刺还可以直接判断胎儿血液的酸碱状态。如发现存在相关的病理因素，则可以考虑临床诊断 FGR。

【鉴别诊断】

1. FGR 与 SGA 中的健康小样儿相鉴别。SGA 中有 40% 是生长速率稳定的持续性小胎，多普勒血流监护没有明显异常，不伴胎儿畸形和遗传性疾病，其围生儿常无不良结局。而 FGR 因未达到应有的生长潜能生长速度渐进性下降，可同时伴有母胎多普勒血流异常，预后不良。两者最好的鉴别方法就是进行 FGR 病因学筛查。

2. 因均称型 FGR 的主要特点是胎儿各主要生长径线如头围、腹围、股骨长度均低于相同孕龄的第 10 百分位数且均匀相称，所以此类生长受限需特别注意与 SGA 中健康小样儿相鉴别。

3. 在病因学筛查中，母胎多普勒检查有助于发现胎盘功能不全引起的血流动力学改变。

4. 本章着重于讨论单胎妊娠出现因胎盘病理而导致的生长受限，而双胎妊娠中单绒出现选择性宫内生长受限（selective intrauterine growth restriction，sIUGR），或者双绒发生双胎生长不一致，由于病因不同，诊断标准、监护时间和间隔、临床处理及预后都有不同。详见双胎和多胎妊娠。

第三节 宫 内 监 护

终止妊娠在某些情况下可以缓解和治疗妊娠相关的合并症和并发症，但是妊娠的重要目的是优生，维持可持续的妊娠状态，合理延长胎儿在宫内的时间，对于孕 30 周前胎儿的预后尤为重要。宫内监护是胎儿生长受限（FGR）的重要临床管理方法，通过有效的宫内监护延迟分娩的主要目的是：避免死亡（孕 24～26 周），获得生存能力（孕 26～28 周），避免发病率升高（孕 28～30 周），提高胎儿成熟度（孕 >30 周）。

临床监护方法主要包括计数胎动、超声和电子胎心监护，评估内容包括胎儿生长趋势、母胎多普勒血流监测、羊水量和生物物理评分等。目前超声

是最方便的系统监护 FGR 的生长和胎盘功能的方法，尤其是对早发 FGR。宫内监护的同时需要详细评估监护延迟分娩和医源性早产的利弊，宫内每延迟一天都可能降低新生儿死亡率，把胎儿窘迫作为分娩时机，则需要告知存在宫内死亡的风险。在严重 FGR 和极早产的病例中需要建立早期干预的个体化管理方案。在一些比较复杂的情况下，最佳分娩方式可在胎儿医学专家参与的多学科病例讨论后决定。

【多普勒监护】

产科多普勒技术是 FGR 胎儿宫内最常用的无创监护方法之一。子宫动脉血流正常妊娠期典型表现是低阻型，反映了滋养细胞对子宫螺旋动脉的充分浸润。子痫前期的 FGR 病理状态下可检测出高阻的子宫动脉搏动指数（PI），子宫动脉 PI 升高通常是子宫 - 胎盘循环灌注不足的胎盘功能不全最早期的多普勒异常发现，这种特征性多普勒表现最早出现在早孕期胎盘侧子宫动脉，对于预测早发型子痫前期有重要的临床价值。脐动脉和大脑中动脉异常，可提示生长受限胎儿慢性缺氧，也是早期多普勒预警征象。脐动脉舒张末期血流消失和反向是胎儿晚期损害的征象。静脉导管和下腔静脉血流异常与更严重的胎儿损害有关。孕 27 周以后，静脉导管血流异常成为新生儿并发症的主要心血管预测指标。生长受限胎儿孕周超过 34 周后，这些严重的慢性缺氧进展的血流变化很少见。晚孕期生长受限胎儿脐动脉血流频谱可正常。孕 34 周后脑 - 胎盘比（cerebroplacental ratio，CPR）与不良预后无明显相关。多数严重的生长受限胎儿，动静脉多普勒的时间序列性恶化早于生物物理评分的降低，脐动脉舒张末期血流消失或反向提示胎儿死亡的风险增高。采用脐动脉检测 FGR 后胎儿死亡率下降了 29%。孕 32 周前母胎血流动力学改变常早于胎心宫缩图（CTG）异常。因此在孕 20～34 周多普勒监护对 FGR 的临床管理尤为重要。

母胎多血管的宫内监护可以为病理产科提供更全面的母胎循环障碍的信息，尤其对于住院患者的连续监护有助于临床判断母胎疾病相互影响的程度和在治疗期间的转归。多普勒血流监护主要包括母体双侧子宫动脉（UtA）、脐动脉（UA）、脐静脉（UV）静脉导管（DV）、大脑中动脉（MCA）（详见第九章第三节）。也有研究将主动脉弓峡部血流和三尖瓣血流作为监护指标。

一旦诊断 FGR，应开始定期宫内监护。建议每

2 周行超声监测胎儿生长情况,同时进行羊水和脐动脉血流监测,脐动脉多普勒显示 PI 值大于两个标准差以上,需要每周至少进行两次多普勒检查和定期的 CTG 监护。多普勒超声多血管检测血流动力学参数(子宫动脉、脐动脉、脐静脉、大脑中动脉、静脉导管),可评价与血流动力学相关的胎盘功能和胎儿状态,可识别和监护胎盘功能不全所致的 FGR。我国有学者采用母胎血流监护(详见第九章第四节),通过规范化的多普勒操作规则和超声切面采集高危妊娠的母体和胎儿多血管的血流图和频谱图,标准化获得 PI 参数并应用计算机辅助诊断系统分析胎儿生存环境母体 - 胎盘 - 胎儿循环状态(图 9-4-29),综合评价胎盘功能及监测胎儿宫内状态(慢性缺氧和慢性心力衰竭),建立了与母胎血流动力学相关的病理产科并发症的同步监护方法,有助于病理产科早期发现相关并发症(图 9-4-30),使医患沟通和临床处理又向前迈进一步。

目前较为理想的 FGR 监测方案是综合评估,即联合多普勒超声、羊水量、生物物理评分(biophysical profile,BPP)、电子胎心监护和胎儿生长趋势等多个指标,评估胎儿宫内安危。《胎儿生长受限专家共识(2019 版)》推荐:对于孕 24~28 周或估测体重为 500~1 000g 的胎儿,在出现明确的脐动脉多普勒血流异常(舒张末期血流消失或反向),如果孕妇和家属要求积极救治,则建议在具备一定的极低出生体重儿救治能力的医疗中心进行产前监护和分娩。在病情稳定的情况下,基层医院可以和转诊中心协调沟通,争取宫内转运的机会。对于孕 28~32 周的 FGR,如脐动脉血流出现异常(舒张末期血流消失或反向)同时合并静脉导管 a 波异常(消失或反向),建议尽快完成糖皮质激素促胎肺成熟后,积极终止妊娠。如果是单纯脐动脉舒张末期血流反向,而没有其他胎儿窘迫的证据(如异常电子胎心监护图形、静脉导管 a 波异常等),可期待妊娠至少孕 32 周。对于孕 32~34 周的 FGR,如存在单纯的脐动脉舒张末期血流消失,而没有其他胎儿窘迫的证据(如异常电子胎心监护图形、生物物理评分 <4 分、静脉导管 a 波异常等),可期待妊娠至少孕 34 周。

【羊水动态监测】

在高危妊娠的病理产科羊水监护中通常采用 Phelan AFI 法(详见第九章第四节)。在胎儿静息态快速存取四个象限羊水切面后统一测量,计算羊水指数。当孕妇腹壁过厚或羊水过少时,为准确区分羊水池和脐带界限,测量时采用彩色多普勒成像。

【母体腹水动态监测】

子痫前期的 FGR 孕妇可出现肝脏功能受损,血浆总蛋白、白蛋白下降。胎儿代谢的有害物质不能排出母体外,可导致胎儿组织器官功能障碍,发生胎死宫内。孕妇肾小球通透性增强,形成蛋白尿,大量蛋白丢失,引起血管内胶体渗透压下降,出现组织水肿和腹水,形成肺水肿,是子痫前期孕妇并发心力衰竭的原因之一。

通过 X-Plane 法扇扫探查有无腹水,确定腹水后选择髂窝旁矢状切面常规测量。妊娠期高血压疾病的监护要注意双侧髂窝是否存在液性暗区并记录腹水量的变化(详见第九章第四节)。

【胎儿生长受限的治疗原则】

FGR 的治疗原则是:积极寻找病因,改善胎盘循环,加强胎儿监测,适时终止妊娠。确定 FGR 的病因是治疗的关键。

对于子痫前期高危孕妇,孕 16 周前预防性口服阿司匹林,除可预防子痫前期外,也可以预防 FGR。大多数国家和国际指南建议口服 100~150mg 阿司匹林,其他可能改善胎盘功能和神经保护的新药还在研究中。低分子量肝素(low molecular weight heparin,LMWH)是妊娠期常用的预防血栓和治疗静脉栓塞的药物。肝素对子宫 - 胎盘循环的影响尚不清楚。

宫内治疗方法有限,FGR 分娩时机的选择尤为重要,需要综合考虑 FGR 的病因、监测指标异常情况、孕周和新生儿重症监护的救治。存在染色体异常或合并严重先天性畸形者,一经确诊应尽早终止妊娠。《胎儿生长受限专家共识(2019 版)》推荐 FGR 分娩时机的选择:FGR 出现单次胎儿多普勒血流异常不宜立即终止妊娠。应考虑完善对胎儿健康情况的系统评估,密切随访病情的变化。如胎儿监护情况良好,可期待至孕 37 周以后分娩。孕 34 周以上的 FGR 胎儿,如果出现停滞生长超过 2 周、羊水过少(最大羊水池深度 <2cm)、BPP<6 分、无应激试验频发异常图形或明确的多普勒血流异常,可考虑积极终止妊娠。对于孕 37 周以上的 FGR,可以考虑积极分娩终止妊娠。如果继续期待观察,需要和家属沟通期待观察与积极分娩的利弊。对于预计在孕 34 周之前分娩的 FGR,建议产前使用糖皮质激素;对于孕 34~37 周,预计 7 天内有早产风险,且孕期未接受过糖皮质激素治疗者,也建议产前使用糖皮质激素。对于孕 32 周之前分娩的 FGR,应使用硫酸镁保护胎儿和新生儿的中枢神经系统。如

果新生儿重症监护技术水平不足,应鼓励宫内转运。

分娩时的孕龄和出生体重是围生儿结局的决定因素。孕龄小于 29 周,体重低于 800g 的胎儿预后较差。因此推迟分娩时间会造成新生儿发病率和死亡率的升高,但也会降低死胎的风险。临床可根据个体病因、生长受限程度、孕龄等因素综合考虑,制定应对方案。孕 30～32 周出现脐动脉舒张末期血流反向提示预后不良,可能导致提前分娩。孕 32 周之前出现脐动脉舒张末期血流反向,RCOG 建议静脉多普勒异常可用于分娩时机的确定。一旦确定分娩计划,研究显示孕 24 周以上,体重大于 500g 的胎儿,经过完成类固醇治疗后存活率增高。

FGR 本身并不是剖宫产的绝对指征,FGR 胎儿对缺氧耐受性差,可适当放宽剖宫产指征。存在脐动脉血流异常(舒张末期血流消失或反向)时,建议剖宫产终止妊娠。FGR 胎儿存在出生缺陷或胎龄过小生后难以存活者,可经阴道分娩。为了及时发现胎儿缺氧,建议分娩过程中持续监测胎心率。

【预后评估】

FGR 胎儿可发生胎死宫内,多达 50% 的宫内胎儿死亡病例与 FGR 有关。脐动脉舒张末期血流消失或反向,静脉导管异常增加了胎儿不良预后的发生,也与自发性早产和医源性早产的增加有关。FGR 胎儿因病理产科高危因素相关的胎儿相关并发症如子痫前期并发低白蛋白血症、胎儿黏膜抗体减少、新生儿免疫力降低致患病率增高。并发胎儿颅内出血需要评价病理产科的母体相关情况,也需要评估颅内出血的预后,需启动多学科团队(MDT)会诊,后期可有认知延迟、大脑性瘫痪、智力障碍、神经系统障碍、行为异常等表现,需由产科超声、儿科、新生儿科、小儿神经内科、神经外科和母胎医学医师联合进行神经系统评估和预后咨询。

早发和严重 FGR 胎儿生后高达 25% 会出现支气管肺发育不良、脑室出血、坏死性肠炎和败血症,新生儿期可能出现窒息、低体温、低血糖、红细胞增多症、感染等,新生儿发病率和死亡率增高。儿童母胎多普勒血流检测异常的生长受限胎儿中,常视为宫内疾病的宫外延续。FGR 患儿学龄期可出现学习困难及自我管理能力、创造力和语言能力障碍等额叶受损的特异性表现。

不同临床类型 FGR 的近期和远期预后不同:①内因性均称型 FGR 的新生儿身材矮小发育不全,外观无营养不良;可伴有先天畸形;脑重量轻,常有脑神经发育障碍或智力障碍。②外因性不均称型

FGR 的新生儿特点为头大,外观呈营养不良,发育不均称;易发生低血糖,可有脑神经受损。③外因性均称型 FGR 的新生儿外表有营养不良表现,可伴智力发育障碍。

20 世纪 90 年代后,FGR 与成年期代谢病和心血管疾病之间的关系越来越多地被关注,但目前仍不能解释胎儿疾病和成人疾病之间的内在关系。FGR 患儿成年后高血压、冠心病、2 型糖尿病、脑卒中的发病率为正常儿的 2 倍。

(宋文龄)

参 考 文 献

1. ACOG Practice bulletin no. 134: fetal growth restriction [J]. Obstet Gynecol, 2013, 121 (5): 1122-1133.

2. VAYSSIERE C, SENTILHES L, EGO A, et al. Fetal growth restriction and intra-uterine growth restriction: guidelines for clinical practice from the French College of Gynaecologists and Obstetricians [J]. Eur J Obstet Gynecol Reprod Biol, 2015, 193: 10-18.

3. Committee Opinion No 700: Methods for Estimating the Due Date [J]. Obstet Gynecol, 2017, 129 (5): e150-e154.

4. GARDOSI J, MADURASINGHE V, WILLIAMS M, et al. Maternal and fetal risk factors for stillbirth: population based study [J]. BMJ, 2013, 346: f108.

5. SONG W L, ZHAO Y H, SHI S J, et al. First trimester Doppler velocimetry of the uterine artery ipsilateral to the placenta improves ability to predict early-onset preeclampsia [J]. Medicine (Baltimore), 2019, 98 (16): e15193.

6. ABALOS E, CUESTA C, GROSSO A L, et al. Global and regional estimates of preeclampsia and eclampsia: a systematic review [J]. Eur J Obstet Gynecol Reprod Biol, 2013, 170 (1): 1-7.

7. BHIDE A, ACHARYA G, BILARDO C M, et al. ISUOG practice guidelines: use of Doppler ultrasonography in obstetrics [J]. Ultrasound Obstet Gynecol, 2013, 41 (2): 233-239.

8. ROBSON S C, SIMPSON H, BALL E, et al. Punch biopsy of the human placental bed [J]. Am J Obstet Gynecol, 2002, 187 (5): 1349-1355.

9. HERNANDEZ-ANDRADE E, FIGUEROA-DIESEL H, JANSSON T, et al. Changes in regional fetal cerebral blood flow perfusion in relation to hemodynamic deterioration in severely growth-restricted fetuses [J]. Ultrasound Obstet Gynecol, 2008, 32 (1): 71-76.

10. HABEK D，HODEK B，HERMAN R，et al. Fetal biophysical profile and cerebro-umbilical ratio in assessment of perinatal outcome in growth-restricted fetuses [J]. Fetal Diagn Ther，2003，18（1）：12-16.

11. BELLOTTI M，PENNATI G，DE GASPERI C，et al. Simultaneous measurements of umbilical venous，fetal hepatic，and ductus venosus blood flow in growth-restricted human fetuses [J]. Am J Obstet Gynecol，2004，190（5）：1347-1358.

12. 段涛，杨慧霞，胡娅莉，等. 胎儿生长受限专家共识（2019版）[J/CD]. 中国产前诊断杂志（电子版），2019，11（4）：78-98.

13. 中国医师协会超声医师分会. 中国产科超声检查指南 [M]. 北京：人民卫生出版社. 2019.157-166

14. TIMOR-TRITSCH I E，MONTEAGUDO A，PILU G，et al. 胎儿颅脑超声 [M]. 吴青青，姜玉新，主译. 3 版. 北京：人民卫生出版社，2018：398-416.

15. 谢幸，孔北华，段涛. 妇产科学 [M]. 9 版. 北京：人民卫生出版社，2018.

16. 吕国荣. 胎儿颅脑和心脏畸形超声诊断 [M]. 北京：北京大学医学出版社，2010：215-412.

17. NORTON M E，SCOUTT L M，FELDSTEIN V A. CALLEN 妇产科超声学 [M]. 6 版. 杨芳，栗河舟，宋文龄，主译. 北京：人民卫生出版社，2019：771-787.

18. 严英榴，杨秀雄，沈理. 产前超声诊断学 [M]. 北京：人民卫生出版社，2003：510-512.

19. 李胜利，罗国阳. 胎儿畸形产前超声诊断学 [M]. 2 版. 北京：科学出版社，2017：971-1042.

第十一章 多胎妊娠

多胎妊娠(multiple pregnancy)是指一次妊娠宫腔内同时有两个或两个以上胎儿的妊娠。一次娩出两个以上新生儿为多胎。多胎的原因可以是单卵性、多卵性或混合性。人类的多胎妊娠中以双胎多见，三胎少见，四胎或四胎以上罕见，目前的记录是九胎。出生的三胎及三胎以上的多胎，不仅小于其预期的孕龄，也常常比双胎或单胎分娩更早。

近20年，由于辅助生育技术的广泛应用，多胎妊娠发生率明显增高。而临床医师也随之面临着多胎妊娠带来的包括早产、生存率下降、发育受限、结构异常和非整倍体染色体异常等一系列问题。

多胎妊娠的自然丢失率较高，即在孕15周内超声检查为多胎妊娠，但后期检查发现仅有一个胎儿：当双胎妊娠的诊断在孕10周之前做出时，其中一个胎儿的丢失率为71%，在孕10~15周做出时，其丢失率为62%。出现这种情况时母体的甲胎蛋白(AFP)或乙酰胆碱酯酶可能会升高。如果双胎妊娠在15周之后出现一胎死亡，死亡的胎儿往往发展为纸样胎儿，表现为胎儿被压扁、浸软，液体大量丧失，变为扁平状、残缺状。由于经辅助生育技术后多胎妊娠增加，相应"减胎"手术应用的增加也使纸样胎儿相应增加。

多胎妊娠的早产风险随妊娠数量的增长相应增加：双胞胎、三胞胎、四胞胎和五胞胎的早产发生率分别为57%、93%、96%和100%。极低出生体重儿(very low birth weight infant, VLBW)(出生体重<1 500g)的发生率随着妊娠数量的增长相应增加：双胞胎、三胞胎、四胞胎、五胞胎及以上出现VLBW的概率分别为10%、37%、67%和88%。出生时胎龄不足32周的婴儿比例也随着妊娠数量的增长相应增加：双胞胎、三胞胎、四胞胎及五胞胎分别为11%、41%、70%和92%。

多胎妊娠中先天性异常的发生率要比单胎妊娠更高，且双胎间的异常通常是不一致的。双胎妊娠中的多数先天性异常未发现有染色体异常的证据，即使像唇腭裂之类有较强遗传学病因的异常，在同卵双胎中也不一定会同时发生。这种多胎中异常和不一致发生率增加有可能是因为胎盘形成不佳(如脐带帆状附着、单脐动脉)或者因为不相等的分裂。

脐带异常包括单脐动脉、脐带螺旋过少、脐带螺旋过多、边缘性脐带插入、脐带帆状插入等。双胎妊娠中脐带帆状附着约为单胎妊娠的9倍，边缘性脐带插入约为单胎妊娠的2倍。上述两种脐带发育异常在单绒毛膜胎盘的发生率约为双绒毛膜胎盘的2倍。帆状脐带插入脐带会于胎膜走行一段距离再插入胎盘实质内，这一段在胎膜中走行的血管很容易受压，形成血栓或者出现破裂。如果血管是在宫颈内口上方的胎膜内走行，就形成血管前置，在分娩过程中很容易破裂导致大出血。脐带的附着异常可能会影响胎儿的生长发育，导致胎儿发育异常和生长受限，在分娩时也容易发生脐带脱垂。

多胎妊娠也容易引起母体并发症，如羊水过多、前置胎盘、子痫前期、胎盘早剥、早产、宫缩乏力及产后出血等。其中宫缩乏力和产后出血最可能的原因是多胎妊娠使子宫过度膨胀，而羊水过多最常由于双胎输血综合征引起，也有可能是由于胎儿或者胎盘的异常。

规范化开展多胎妊娠(主要是双胎妊娠)的超声诊断及监测，对其病情的发展变化进行动态追踪和评估，可以使临床医师能早期发现和诊断胎儿发育异常，及时采取干预措施，最大限度地减少不良结局的发生。早孕期超声检查除确定胎儿数目外，还要对双胎妊娠的绒毛膜性做出诊断，这决定了整个妊娠期超声监测和临床治疗的策略。单绒毛膜双胎所特有的并发症包括双胎反向动脉灌注综合征、选择性宫内生长受限、双胎输血综合征、双胎贫血-红细胞增多序列征、连体双胎等。产前超声是诊断多胎妊娠最重要的手段。超声能提高多胎妊娠的诊断率，帮助判断绒毛膜性，帮助治疗和处理多胎妊娠的并发症，通过监测孕妇宫颈长度预测早产。

三维、四维超声新技术也逐渐应用于多胎妊娠诊断：在绒毛膜性判断上，妊娠中晚期采用三维超声测量双胎间分隔膜厚度判断绒毛膜性的灵敏度、特异度及准确率均高于二维超声；在双胎畸形，特别是连体双胎畸形上，有研究利用胎儿三维超声骨骼成像技术通过滤去软组织信号，留下骨骼组织，应用这项技术诊断并腿畸形胎儿下肢骨骼畸形。在羊水过少或几乎无羊水的情况下，可以较好地显示并腿畸形的异常股骨、胫骨、腓骨与异常的足。三维超声正交多平面显像也被用于评估连体双胎及其相关畸形。可以预见，未来由三维超声联合 MRI 创建出连体双胎的解剖建模和血管模型可以用于预先评估器官融合的程度及产后成功分离的可能性。在胎儿附属结构诊断上，有研究表明应用 HDLive Silhouette（煊影成像）模式提高脐血管边缘剪影分辨效果，增强脐血流成像立体感及边界，可以使胎盘、脐血管及脐血流更加生动逼真地显像，可形象地观察双胎儿脐带有无缠绕、打结，还可观察双胎儿胎盘脐带插入口距离。

对双胎妊娠应进行规范化的孕期监护。孕 14 周前在产科门诊就诊的双胎妊娠，必须通过超声检查明确绒毛膜性质。产科门诊建卡后，按照高危妊娠进行管理，并统一由胎儿医学门诊联合超声科进行妊娠期随访。双绒毛膜双胎超声检查频次：孕 28 周前为每 4 周 1 次，孕 28～34 周为每 3 周 1 次，孕 34 周后为每周 1 次。单绒毛膜双胎超声检查频次：孕 16 周开始每 2 周 1 次，孕 34 周后为每周 1 次。如果出现并发症，检查频次根据临床需求增加次数。因孕周等原因使绒毛膜性判断不清的双胎妊娠按照单绒毛膜双胎原则处理。

双胎妊娠的超声检查内容：①估计孕周。自然妊娠的双胎通过较大胎儿的顶臀长（crown-rump length，CRL）计算孕周，辅助生殖技术的双胎通过取卵日或胚胎移植日计算孕周。②确定绒毛膜性及羊膜性。③标注双胎儿。同一孕妇不同时期检查时对胎儿标注的一致性。④孕 11～13^{+6} 周筛查。行双胎儿颈项透明层（nuchal translucency，NT）及早孕期胎儿结构筛查，可能发现某些胎儿严重结构异常。检查内容：判断绒毛膜性，观察胎盘及羊水情况，标注双胎儿位置，测量顶臀长及胎儿 NT 厚度，观察胎心搏动。⑤中孕期胎儿结构筛查。推荐孕 20～24 周进行胎儿超声结构筛查，条件允许的情况下可

进行胎儿超声心动图检查。常规测量数据包括双顶径、头围、腹围、股骨长度、胎盘、羊水、宫颈长度及脐动脉血流频谱。⑥动态监测双胎妊娠血流状况及生长指标。评估双胎妊娠除常规的超声检查外，应根据需要测量脐动脉、大脑中动脉及静脉导管血流频谱，估计双胎儿体重。复杂性双胎应依据病情严重程度增加超声检查频率。

双胎妊娠属于高危妊娠，对于不具备处理高危妊娠的医院，一旦超声检查发现可疑或确定并发症，应及时将孕妇转诊至产前诊断中心、母胎医学中心或胎儿医学中心进行专业的咨询与管理。双胎妊娠超声检查转诊指征包括：①无法确定双胎绒毛膜性及羊膜性；②双胎生长不一致，包括顶臀长差异≥10%、NT 差异≥20%、体重差异≥25% 或一胎生长受限；③脐动脉血流异常；④羊水量异常，包括羊水过多（羊水最大深度＞8cm）或羊水过少（羊水最大深度＜2cm）；⑤胎儿大脑中动脉血流异常；⑥胎儿畸形；⑦双胎之一死亡；⑧单绒毛膜单羊膜囊双胎；⑨其他异常。

明确无并发症双胎妊娠终止妊娠的时机：双绒毛膜双胎于孕 37～38 周终止，单绒毛膜双羊膜囊双胎可以在严密监测下于孕 36～37 周终止，单绒毛膜单羊膜囊双胎的分娩多在孕 32～34 周。对于孕中晚期外院转诊、绒毛膜性不详的双胎妊娠，以单绒毛膜双胎处理。

双胎妊娠的发生率随着辅助生殖技术的发展及高龄孕妇的增多呈逐年上升趋势。因此对双胎妊娠进行规范化管理尤为重要。应以从事胎儿医学亚专科的产科医师为主体，结合生化筛查、临床遗传、超声影像、新生儿科、新生儿外科等相关专业人员建立一支专业的胎儿医学团队，对相关人员进行专业知识的培训及规范化培训。实行双胎妊娠门诊 - 住院一体化管理模式，以提高多胎妊娠的诊治水平。

第一节　多胎妊娠胚胎发生

【概述】

双胎的胚胎发生分为两种。一种是双卵孪生，即双胎来自两个受精卵。双卵孪生占双胎的大多数，他们有各自的胎膜和胎盘，性别相同或不同，相貌和生理特性的差异和一般的兄弟姊妹是一样的。另一种是单卵孪生，即一个受精卵发育为两个胚胎，这种孪生儿的遗传基因完全一样，性别相同，相貌、体态和生理特征也极为相似。单卵孪生的成因可能

是：①从受精卵发育出两个胚泡。它们分别植入，两个胎儿有各自的羊膜腔和胎盘。②一个胚泡内出现两个内细胞群，各发育为一个胚胎，它们位于各自的羊膜腔内，但共享一个胎盘。③一个胎盘上出现两个原条与脊索，诱导形成两个神经管，发育为两个胚胎，孪生儿同位于一个羊膜腔内，也共享一个胎盘（图 11-1-1）。

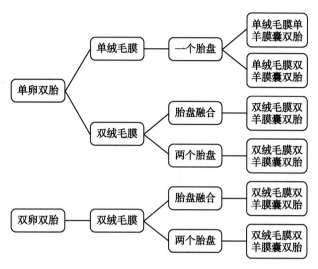

图 11-1-1 双胎妊娠的不同分类

【病理与临床】

从受精到受精后 8 天的期间称为腔隙前期。受精后，合子发育成胚泡，一个扁平的小囊含 107～256 个细胞。受精后第 6～7 天发生胚泡植入，大多数情况下，胚泡是定向的，胚极黏附在子宫内膜上形成植入剂，若植入时胚泡旋转，那么胚泡和植入极就不完全相同，将发生异常的脐带附着。在随后几天，滋养细胞进行性地侵入子宫内膜上皮，同时增生形成双层，内层起初不接触母体组织，由细胞滋养细胞组成。外层朝着母体组织，通过邻近的细胞滋养细胞的融合转化为合体滋养细胞。

受精后第 8～13 天称为腔隙期，在受精后第 8 天，合体滋养细胞群里出现小泡，小泡生长并融合，形成一个腔隙系统。腔隙被称为小梁的合体滋养细胞分开。受精后 12 天，胚泡深深植入，子宫上皮紧贴在植入部位上面。受精后 13 天，细胞滋养细胞伸入小梁，并达滋养细胞壳，与子宫内膜接触。

受精后第 12～28 天为早绒毛期。在早绒毛期，细胞滋养细胞侵入小梁，滋养细胞芽进入腔隙形成初级绒毛。随后从原始绒毛膜板的间叶衍化的细胞侵入绒毛使其转变为二级绒毛。受精后第 18～20 天，最早的胎儿毛细血管在绒毛内出现。绒毛间质中毛细血管的出现标志着最初的三级绒毛发育。

约 70% 的双胎为双卵（dizygotic，DZ）受精，即在一次排卵周期里有两个卵细胞分别受精。约 30% 的双胎为单卵（monozygotic，MZ）受精，即在一次排卵周期里有一个卵细胞受精，随后分裂为两个独立的个体。如果受精卵于受精后 3 天以内发生分裂，则形成双绒毛膜囊双胎（约占 30%），如果受精卵于受精后的 4～8 天发生分裂，则形成单绒毛膜双羊膜囊双胎（占 60%～65%），如果受精卵于受精后的 8～12 天发生分裂，则形成单羊膜囊双胎（占 5%～10%），如果受精卵于受精后的 13 天后发生分裂，则形成连体双胎（约占 <1%）。

除了常见的单卵受精和双卵受精外，临床也报道过其他罕见的变异。一种变异类型为卵细胞和极体分别与两个不同的精子受精，因此双胎有相同的母系遗传的影响和两个不同的父系遗传的影响。这种双胎的遗传构型介于单卵双胎与双卵双胎之间，在双胎中发生率低于 1%。另一种罕见的变异为同期复孕，即两个卵子与两个来自不同父系的精子受精，如果是异期复孕，是指受精发生在不同的时间，导致双胎的孕龄不同。

（罗　红）

第二节　双胎绒毛膜性和羊膜性的判断

【概述】

多胎妊娠中包绕胎儿的绒毛膜数量称为绒毛膜性。单绒毛膜妊娠仅有一个绒毛膜囊，双绒毛膜妊娠有两个绒毛膜囊，三绒毛膜妊娠有三个绒毛膜囊。

多胎妊娠中包绕胎儿的羊膜数量称为羊膜性。单羊膜囊妊娠仅有一个羊膜囊（所有胎儿共用一个），双羊毛膜妊娠有两个羊膜囊，三羊膜囊妊娠有三个羊膜囊。

双胎可分为单绒毛膜单羊膜囊双胎、单绒毛膜双羊膜囊双胎、双绒毛膜双羊膜囊双胎。三胎可以是任何单卵双胎和双卵双胎即绒毛膜的组合，即三绒毛膜三羊膜囊三胎、双绒毛膜三羊膜囊三胎、单绒毛膜三羊膜囊三胎、单绒毛膜双羊膜囊三胎和单绒毛膜单羊膜囊三胎。对三胎及三胎以上的多胎绒毛膜命名，通常首先写绒毛膜和羊膜的总数，如有共用绒毛膜的再在后面描述，如三绒毛膜四羊膜囊四胎，其中胎儿 1 和胎儿 2 为单绒毛膜双羊膜囊。

超声检查是产前确定双胎绒毛膜性和羊膜性的有效工具。执行超声检查的最佳时间是 7 周后的妊娠早期（灵敏度≥98%），妊娠中期（灵敏度≥90%）的精度较低但可接受。绒毛膜性的超声评估在妊娠中期更为困难，不太准确，特别是在羊水过少的情况下。

【病理与临床】

绒毛膜（chorion）由滋养层和衬于其内面的胚外中胚层组成。胚胎早期，整个绒毛膜表面的绒毛均匀分布；之后，由于包蜕膜侧的血供匮乏，绒毛逐渐退化、消失，形成表面无绒毛的平滑绒毛膜。基蜕膜侧的血供充足，该处绒毛反复分支，生长茂密，称为丛密绒毛膜，它与基蜕膜一起组成胎盘。羊膜（amnion）为半透明薄膜，羊膜腔内充满羊水，胚胎浸泡在羊水中生长发育。随着胚胎的发育增长及羊膜腔的不断扩大，羊膜、平滑绒毛膜和包蜕膜进一步凸向子宫腔，最终与壁蜕膜融合。在双卵双胎，两个胎儿有各自独立的胎膜和胎盘，但有时也会因两个胚胎在子宫的植入部位很近而使两个胎盘及两个绒毛膜相互融合。单卵双胎是一个早胚一分为二的结果，分离最早发生于受精卵分裂为两个细胞时，多见于胚泡早期，偶尔也会发生于原条形成期。根据两个单胚分离的时间不同，两者与胎盘和胎膜的关系也不同。如果在卵裂早期分裂，两胎儿就会有各自独立的胎盘、绒毛膜囊和羊膜囊。如果在胚泡早期的内细胞群分裂为二，两个胎儿就会共用一个胎盘和一个绒毛膜囊，但具有各自独立的羊膜囊。如果在原条形成期分离，两个胎儿就会共用一个胎盘、一个绒毛膜囊和一个羊膜囊。

【超声表现】

早孕期是评价双绒毛膜性和羊膜性的最佳时期，超声诊断主要根据妊娠囊、羊膜囊和卵黄囊的数目（表11-2-1，图11-2-1、图11-2-2）。如果经腹部检查图像显示不确切，可选择经阴道超声检查。

表11-2-1 早孕期超声判断双胎绒毛膜性和羊膜性

绒毛膜性及羊膜性	妊娠囊	卵黄囊	胚胎	羊膜囊
双绒毛膜双羊膜囊	2	2	2	2
单绒毛膜双羊膜囊	1	1或2	2	2
单绒毛膜单羊膜囊	1	1或2	2	1

中晚孕期确定绒毛膜性包括观察胎儿性别、胎盘隆起和分隔膜的特征。

如果两个胎儿的性别不同或是两个独立的胎盘，那么可以确定是双绒毛膜双羊膜囊双胎（图11-2-3）。如果两个胎儿性别相同且只有一个胎盘，那么胎盘

的类型可能会是双绒毛膜双羊膜囊双胎、单绒毛膜双羊膜囊双胎、单绒毛膜单羊膜囊双胎或单绒毛膜连体双胎，这时就需要评估双胎儿间分隔膜的超声特征。

如果插入胎盘处两个羊膜间沟槽变厚，形成"λ"征或"双胎峰"，出现这种征象可能是双绒毛膜双羊膜囊胎盘。如果插入胎盘处羊膜较薄、纤细并且清

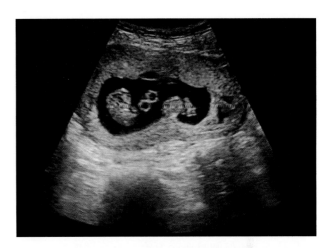

图11-2-1 单绒毛膜双羊膜囊双胎
孕9+周，一个孕囊里查见两个卵黄囊。

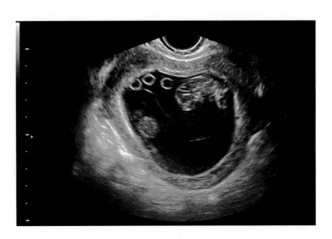

图11-2-2 单绒毛膜三羊膜囊三胎
孕10周，一个孕囊里查见三个卵黄囊。

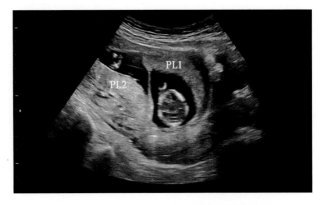

图11-2-3 孕13+周，双绒毛膜双羊膜囊双胎
可见两个独立的胎盘（PL1、PL2）

楚地显示，称为"T"征，出现这种征象可能是单绒毛膜双羊膜囊胎盘。

另外，羊膜厚度及羊膜层次也有助于判断绒毛膜性。

羊膜厚度测量方法如下：①二维超声，孕妇取仰卧位，常规扫描双胎间分隔膜，选取距绒毛膜板1cm以内的部位，放大图像并测量分隔膜厚度，重复3次，取平均值。②三维超声，选取距绒毛膜板1cm以内的分隔膜处，尽量使声束的方向与分隔膜垂直，使用三维表面成像模式，调整取样框使之包括分隔膜及周围部分羊水，嘱咐孕妇屏住呼吸后启动自动容积按钮，完成容积数据采集。重建分隔膜三维立体图，从多个角度观察分隔膜并寻找最佳测量部位，然后将测量游标放在分隔膜的两侧垂直测量其厚度，重复测量3次，取平均值。

有研究表明利用2mm或2mm以上的隔膜厚度作为截断值，预测单绒毛膜和双绒毛膜双胎准确性分别是82%和95%。最靠近胎盘的隔膜厚度测量重复性最高，但测量隔膜厚度也有显著的变异，特别是在中晚孕期时。计算羊膜层次对双胎绒毛膜性

的预测准确率也可达90%以上，如果看见两层羊膜就诊断为单绒毛膜囊妊娠，如果看见两层以上就可预测为双绒毛膜囊妊娠。

多个超声指标联合应用可提高预测绒毛膜性质的准确性（图11-2-4、图11-2-5）。

【鉴别诊断】

少数情况下，一个单绒毛膜胎盘可出现分叶，或有一个副胎盘，从而表现得类似两个单独的胎盘。只有一个胎盘的双胎出现一胎宫内死亡时，因死亡一胎羊水过少，羊膜紧贴于胎儿身体时也很难评估绒毛膜数量。看不到隔膜不一定就是单羊膜囊双胎，如孕妇肥胖、仪器分辨率、检查者经验等都有可能是影响因素。之前超声检查有隔膜随后检查未见分隔要考虑双羊膜囊内出现宫内羊膜破裂，引起的原因可能有羊膜穿刺术的损伤、感染、羊膜发育不良等。

【预后评估】

超声检查是确定双胎妊娠诊断的唯一安全可靠的方法。通过超声波检查可以确定绒毛膜性和羊膜性，这是至关重要的。研究表明，未知绒毛膜性孕妇剖宫产、产后出血、围生儿不良预后发生率明显

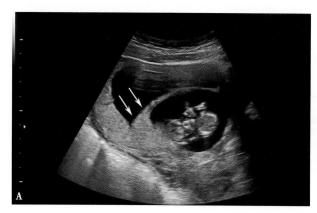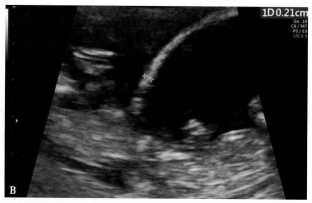

图 11-2-4　孕 12 周，双绒毛膜双羊膜囊双胎
A. 双胎儿间查见隔膜（箭头），隔膜与胎盘连接处呈"λ"征；B. 隔膜较厚，约 2.1mm。

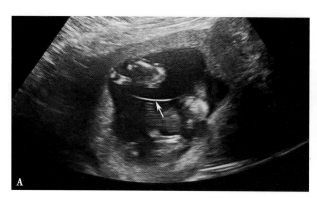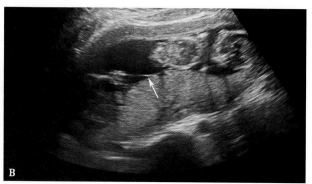

图 11-2-5　孕 13 周，单绒毛膜双羊膜囊双胎
A. 双胎儿间查见纤细隔膜（箭头）；B. 隔膜与胎盘连接处呈"T"征（箭头）。

高于已知绒毛膜性孕妇。绒毛膜性不仅决定不同的双胎妊娠结局，而且与非整倍体风险评估有关。运用不同绒毛膜性进行双胎早期唐氏筛查风险计算，血清生化指标及风险值会发生显著变化，应按照孕妇真实情况详细描述双胎绒毛膜性，避免错误风险计算及漏筛情况的发生。在临床中，单绒毛膜双胎较双绒毛膜双胎具有更高的围生期发病率和病死率，易发生双胎输血综合征、双胎反向动脉灌注等严重并发症。因此明确双胎的绒毛膜性对于产前咨询及临床干预有重要的指导作用。

（罗　红）

第三节　无　心　胎　儿

【概述】

无心胎儿又称为双胎反向动脉灌注（twin reversed arterial perfusion，TRAP）综合征，是一种罕见的单绒毛膜双胎的并发症，在单绒毛膜双胎中发生率约为 2.6%，再发风险约为 1/10 000。TRAP 是双胎输血综合征中特殊的一种：双胎儿中一胎心脏缺失或无功能（"无心胎儿"），倚靠另一胎儿（"泵血儿"）通过胎盘脐动脉 - 脐动脉、脐静脉 - 脐静脉之间的血管吻合向其逆向供血。无心胎儿通常有一个发育不良的心脏，上半身和头部。泵血胎儿通常有心力衰竭及早产的风险。Benedetti 在 1533 年首次描述了 1 例 TRAP 病例，Lehr 和 Dire 在 1978 年首次对 1 例产前诊断的 TRAP 进行了报道。随着辅助生殖技术的推广及妊娠期超声检查的普及，TRAP 的发病率逐年增高。1953 年相关研究资料表明每 35 000 例妊娠中发生 1 例 TRAP，而到 2015 年已增长为每 9 500～11 000 例妊娠中发生 1 例 TRAP。

【病理与临床】

目前对于 TRAP 形成较为广泛认可的理论是"反向动脉灌注"理论。该理论对 TRAP 形成的解释为：在早期胚胎发生的过程中，两个胚胎之间形成了比较大的血管吻合，因此两个胚胎之间的血液循环就通过这个大的血管吻合进行交通。因两个胎儿间的动脉压是不一致的，其中动脉压较高的胎儿（"泵血儿"）就会将血液反向灌注到动脉压低的胎儿（"无心胎儿"）。由于无心胎儿的血管也不直接与胎盘血管相连，因此其生长发育所需要的营养物质和氧都只能来自泵血儿。

在正常的胎儿血液循环中，胎盘血液通过脐带流向胎儿。80% 的胎盘血液通过静脉导管流入下腔静脉汇入右心房，通过卵圆孔进入左心房，再通过主动脉提供全身血液循环。主动脉远端分为左、右髂总动脉，每条动脉分为髂内和髂外分支。脐动脉将血液从髂内动脉输送回胎盘。

在 TRAP 综合征中，泵血儿维持上述正常的胎儿血液循环模式。在此之外，其心脏血液输出的一部分通过胎盘动脉 - 动脉吻合支到达受血儿的脐动脉血管，并最终进入受血儿的血液循环系统，从而在这对双胞胎中产生"反向"循环。胎盘血管吻合在单卵双胞胎中很常见，然而仅凭借吻合支并不能形成 TRAP，由于无心胎儿缺乏一个能提供血液正向流动和高循环系统压力的有功能的心脏，因此泵血儿的血液才能顺利通过动脉血管吻合。

来自泵的不平衡血管灌注导致受体双胞胎中各种结构异常的发展。通过泵血儿髂动脉将混合或中等氧合血液灌注到受体双胞胎的下半部分躯体，但是其上半部躯体和头部的灌注较差。受血儿较远端部分的组织坏死闭塞毛细血管，没有循环回静脉系统的机制。进入受血儿下肢的血液循环通过主动脉的分叉到对侧的髂动脉，最后进入脐带返回到泵血儿体内。灌注组织的静脉回流受阻可引起胎儿上半部分组织团块的"生长"，因为一旦下腔静脉和导管静脉闭塞，就没有返回到泵的机制，团块水肿，在超声下测量到团块增大。

陈欣林等人对 6 例 TRAP 娩出的胎盘进行了胎盘血管铸型，发现 6 例病例的泵血儿和无心胎儿均在脐带根部有表浅粗大的吻合血管（动脉 - 动脉、静脉 - 静脉吻合），其发现证实无心胎儿的循环与代谢是完全依赖于泵血儿的，也与"反向动脉灌注"理论相符合。该研究也发现无心胎儿与泵血儿间的胎盘血管铸型是不一样的，如果无心胎儿脐血管有自己的绒毛干，那么泵血儿的预后就比较好。另外还有理论认为"反向动脉灌注"并不能完全解释无心胎儿心脏的表现，而 TRAP 最重要的缺陷是无心胎儿的心脏在胚胎发育期出现异常，使心脏未正常发育，无心脏或仅仅存在无功能的心脏残腔。具体哪一种原因是最主要的致病因素，还需要更多的研究来证明支持。

无心胎儿可根据其异常发育的程度进行分类。最常见的是无头无心畸胎，这种胎儿的胸腔器官及头部缺失。其他较罕见的有：无躯干无心畸胎（只有头部存在），无定形无心畸胎（无定形的组织团块），部分头无心畸胎（可有部分发育的头部和大脑，躯干和四肢可能存在）。继发于血液灌注不足及心脏活动在受体儿中停止时间的长短，从而形成这些不同类型的畸形。

提示泵血胎儿预后不良的因素有：①双胎儿染色体异常。TRAP 双胎胎儿中无心畸胎胎儿染色体异常多以非整倍体出现，且 50% 为单脐动脉，泵血儿染色体异常的发生率约为 10%。孕期有必要对泵血儿及无心畸胎胎儿进行染色体核型分析。②泵血儿心脑功能异常。由于 TRAP 双胎儿间的血管吻合使泵血儿处于血流高负荷状态，易发生心功能不全、心力衰竭而致颅脑损伤。③泵血儿羊水量多或过少，双胎脐带间发生缠绕。羊水过多时泵血儿发生早产可能性大，羊水过少会影响泵血儿双肺及其他脏器的发育。④无心畸胎胎儿生长发育速度快。无心畸胎胎儿生长发育速度慢可能会发生宫内血流自然阻断，泵血儿预后好，而无心畸胎胎儿生长发育速度快，则提示泵血儿预后不良。

对于 TRAP 伴有预后不好指征的胎儿，可选择产前干预、分娩或者是期待疗法。由于无心胎儿是不能存活的，所以治疗主要是为了改善泵血胎儿的预后。曾经使用过的方法包括抽取羊水以缓解羊水过多的症状，剖宫产取出无心胎儿或在无心胎儿脐带注入乙醇等硬化剂。对于孕 18~27 周的胎儿，目前的治疗方式是无心胎儿脐带闭塞（如激光凝固术、射频消融术、胎儿镜下脐带结扎术），目前研究数据仅限于短期结果，术后泵血胎儿存活率在 80%~90%，但长期预后数据较少。有小样本研究显示，早孕期胎儿激光射频消融在技术上是可行的，但术后泵血胎儿死亡率较高。无心胎儿与泵血胎儿的染色体核型可能存在不一致，当泵血儿存在染色体核型异常或致死性结构畸形时，TRAP 胎儿基本失去治疗意义。

TRAP 选择在孕 34~36 周时生产。此范围内的具体分娩时间取决于患者的临床情况，以及泵血胎儿是否有并发症（这种情况下分娩时间会提前）。如果存在先露异常、不正常的胎儿心率模式、胎儿生物物理评分降低、单羊膜囊双胎、前置胎盘等情况则需要进行剖宫产。

【超声表现】

由于泵血胎儿的围生期死亡率可高达 55%，因此早期诊断非常重要，临床医师可根据诊断采取预防措施以提高围生期生存率。Lehr 和 DiRe 在 1978 年首次描述了产前超声诊断无心畸胎的表现。10 年之后，Pretorius 等在 1988 年描述了彩色多普勒超声在诊断无心畸胎中的应用，并首次记录了体内

反向动脉灌注的模式。20 世纪 90 年代，Langlotz、halev、Zucchini 等多人研究表明经阴道多普勒超声检查可以更早地诊断出无头无心畸形。2001 年，Bonilla-Musoles 等研究表明三维超声的应用可以更精确地确定胎儿畸形的程度。

产前诊断 TRAP 综合征主要依据特征性的超声表现。早孕期超声的进展使越来越早的 TRAP 综合征得以诊断，据文献报道目前最早可在孕 11 周诊断。TRAP 只发生在单绒毛膜双胎中，因此早孕期判断绒毛膜性非常重要。多数 TRAP 发生在双胎妊娠，发生于三胞胎中的 TRAP 诊断较困难，三胎中的 TRAP，仍为胎盘间异常的血管交通吻合、一胎儿为无心胎儿，在早孕期间确定绒毛膜性可提高三胎 TRAP 的诊断率，避免漏、误诊。在单绒毛膜双胎妊娠的情况下发现胎儿严重畸形时，应怀疑 TRAP 的产前诊断。超声提示可能为该诊断的特征包括：双胎儿生长不一致，双胎之一未见明显的胎心搏动，头部、躯干和上肢显示不清，下肢变形，明显的弥漫性皮下水肿，身体上部的异常囊性结构。心脏活动的存在并不能排除诊断，因为它可能是由原始心管或者泵血胎儿心脏搏动传导引起的。

泵血儿超声检查方法：①以双顶径、头围、腹围、股骨长度、肱骨长度综合评估超声孕周；②对泵血儿的解剖结构、心脏大小及心功能行系统超声检查；③心功能检查主要记录心胸比例，二、三尖瓣有无反流，静脉导管有无"a"波反向，腹内、外段脐静脉有无搏动征，脐动脉及大脑中动脉血流流速曲线特点；④监测泵血儿生长发育速度、心功能，观察胎儿附属结构、脐带及羊水量。

无心胎儿超声检查方法：①观察无心畸胎胎儿体内及脐动脉血流方向及频谱特征，记录胎儿脐动脉搏动指数（umbilical artery-pulsatility index，UA-PI）；②观察胎儿全身皮肤、头颈部、胸腹腔及脏器、四肢、脊柱、心脏结构及原始心血管等结构有无异常；③测量胎儿生长参数：对有完整腹部的胎儿测量腹围；有下肢的胎儿测量股骨长度；有上肢的胎儿测量肱骨长度；综合评估胎儿超声孕周，同一胎儿每次复查评估指标一致。

双胎儿附属结构检查方法：①二维及彩色多普勒超声观察胎儿脐带在胎盘的附着部位、两根脐带附着处有无血流及血流连续关系。脐带发育的异常，特别是帆状脐带插入，很多都会对 TRAP 综合征的发生产生影响。②观察羊膜腔中有无羊膜带；单羊膜囊双胎注意观察双胎间有无脐带缠绕。③测

量羊水最大深度及羊水指数估算羊水量。

1. **无心胎儿** 在单绒毛膜双胎中，如果一个胎儿在解剖学上正常，另一个缺少明显的心脏结构或心脏活动时，就应怀疑有 TRAP 综合征的可能。无心胎儿异常程度各不相同：可以从一个发育良好的下肢、骨盆和腹部的胎儿到一个不容易辨认为胎儿的组织块。颅脑可能缺失或出现缺陷，如无脑或前脑无裂畸形。此外，还可能存在肢体缺陷、腹前壁缺损，肺、肾、脾或肝缺失。除了心脏缺失或无功能外，无心胎儿特征性表现包括头部、躯干和上肢的大量水肿高达 70% 的无心胎儿的脐带只有两根血管。

根据形态学特点，无心畸胎可分为以下四类：①无头无心畸胎，发生率为 60%～70%，是 TRAP 最常见类型，胎儿胸部以上均未发育（无头、无胸、无肺、无心脏），腹腔内可有发育不完全的各种脏器，有发育不全的下肢；②无躯干无心畸胎，发生率约为 5%，仅见胎儿头部发育，与胎盘相连，亦可由颈部与脐带相连；③无定形无心畸胎，发生率为 25%，胎儿上半部分身体结构难以辨认，仅见一无规则形态的团块，内部无内脏器官结构声像特征，部分无心畸胎儿可显示某些内脏器官，如肝脏、肠道回声等，脐带附着在团块皮肤表面部位；④部分头无心畸胎（图 11-3-1），胎儿无心脏，有部分颅骨，面部发

育不全，可出现无眼、小眼、独眼畸形等，可有躯干、肢体的发育，常伴有严重的水肿及水囊瘤形成。

上述分类在以往是被广泛使用的，但上述分类是在没有产前诊断的年代，基于产后胎儿形态进行分类的，只是对无心畸胎进行了较为精确的形态学描述，但是对预后的估计并没有价值，并且对于临床处理最佳手段的选择也没有参考意义。而随着现代超声仪器的广泛应用，在产前通过超声可以对胎儿进行诊断并对预后进行估计，那么推荐使用可对胎儿预后进行评估，根据无心畸胎的大小进行分类的评估系统。

2. **泵血胎儿** 泵血胎儿可出现高输出性心力衰竭的迹象：羊水过多，心脏扩大，心包和胸腔积液，腹水和三尖瓣反流。TRAP 综合征中泵血胎儿心力衰竭的发展与无心胎儿和泵血胎儿尺寸比例相关。当这个比值超过 0.70（即无心胎儿估计体重为泵血胎儿的 70% 或更大）时，泵血胎儿发生心力衰竭的可能性为 30%，而当这个比值小于 0.70 时泵血胎儿发生心力衰竭的可能性为 10%。

多数泵血儿结构正常，少数泵血儿可合并有室间隔缺损，二尖瓣、三尖瓣关闭不全，永存左位上腔，脑积水，全身水肿、淋巴水囊肿、脉络丛囊肿等畸形，产前超声应对泵血儿进行系统筛查。

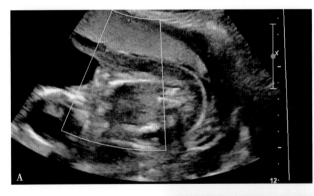
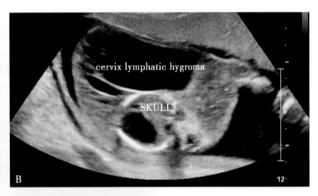
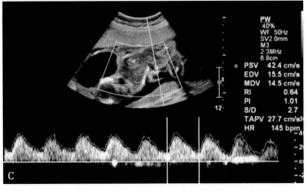

图 11-3-1 部分头无心畸胎

A. 胎儿胸腔未见胎心结构及心脏活动；B. 胎儿前胸无裂畸形，颈部淋巴水囊瘤；C. 无心畸胎脐带可探及动脉血流频谱朝向
无心畸胎体内。SKULL：头骨；cervix lymphatic hygroma：颈部淋巴水囊瘤。

产前干预后对于存活的原泵血胎儿应加强超声检查，因产前干预会增高胎儿并发症的发生率。Herrera 等报道 1 例 32 岁的初产妇，在孕 18 周时发现有 TRAP 综合征并进行了胎儿镜下的激光电凝术，在孕 26 周行超声检查时，发现胎儿肠管扩张及较为典型的"漩涡征"，超声诊断考虑肠扭转。孕 29 周时因胎膜早破发生早产并对新生儿进行了急诊手术，术中可见小肠中段梗阻及坏死、肠扭转。

3. 彩色多普勒超声 彩色多普勒对诊断 TRAP 综合征起决定性的作用。无心胎儿脐带可探及动脉血流频谱朝向无心胎儿体内（而非远离）；彩色多普勒已被用于追踪胎儿血管及显示双胎儿间的动脉 - 动脉吻合。

【相关异常】

50% 的无心畸胎儿存在染色体异常，以非整倍体常见，而泵血儿的染色体核型多正常。

【鉴别诊断】

TRAP 综合征须与以下情况鉴别诊断：双胎之一死亡，双胎之一发育异常。

确认 TRAP 综合征，首先是单绒毛膜双胎，其次是有从泵血胎儿到受血胎儿的血液循环，并且超声持续监测下受血胎儿长大。早孕期常规二维超声检查 TRAP 易误诊为双胎之一死胎，但动态追踪观察，怀疑为死胎者下肢有活动现象，可随孕周增大胎体逐渐增大，彩色多普勒超声显示胎体和脐带内有血流信号，则可确诊为 TRAP 综合征。

1. 双胎之一死亡 成形后宫内死亡的胎儿一般骨骼和内脏都分化较好，软组织水肿进展也较为缓慢。超声显示双胎死亡或双胎中一胎死亡不能完全排除 TRAP 综合征。

2. 双胎之一发育异常 单绒毛膜双胎发生胎儿结构异常的概率是单胎妊娠的 2～3 倍，如胎儿肢体短缺、肠道闭锁、心脏畸形等，其原因可能与单绒毛膜双胎之间的异常血管连接有关。卵裂球不对称分裂、体细胞嵌合、表观遗传学修饰等机制，可以解释很多单绒毛膜双胎中一胎畸形的发生。

【预后评估】

最初研究人员试图通过观察无心畸胎的结构来预测泵血胎儿的结局。Healey 在 1994 年回顾性分析了 184 例病例并描述了与围生期死亡高风险相关的因素，包括无躯干无心畸形和耳朵、喉、气管、胰腺、肾组织及小肠是否存在。然而这些因素与泵血胎儿预后之间并没有明显的相关性，反倒是无心畸胎与泵血胎儿的相对大小起着更为明显的作用。因

此，Moore 等人在 1990 年提出了双胎儿体重比作为预后因素。他们报告说，如果该比率大于 70%，早产的发生率为 90%，羊水过多的发生率为 40%，泵血胎儿充血性心力衰竭的发生率为 30%。与之相比，如果该比率小于 70%，早产的发生率为 75%，羊水过多的发生率为 30%，泵血胎儿充血性心力衰竭的发生率为 10%。他们的数据进一步表明，当双胎体重比小于 50% 时，结局明显好得多，在这种情况下，早产发生率仅为 35%，羊水过少发生率仅为 18%，而充血性心力衰竭发生率为 0。然而，他们的结果是基于产后测量的，因此在产前诊断时只有有限的产前价值，因为诊断时子宫内无心畸胎的大小可能与分娩时的大小明显不同。例如，流向无心畸胎的血流经常发生血流减少或自行阻断，导致其收缩并大大降低产后体重。另外由于无心畸胎的无定形结构，其产前体重的估计可能非常不准确，使得产前双胎儿体重比的误差也增加。

彩色多普勒超声的应用使泵血胎儿及无心胎儿间的血流动力学能够被测量和分析。也使得近来更多利用这种技术来尝试对 TRAP 预后的预测。1989 年 Sherer 等人研究发现灌注阻力（resistance to perfusion）增加，泵血胎儿与无心胎儿之间的阻抗指数明显不同。收缩 / 舒张比的微小差异与泵血胎儿的不良结局有关。同样，1999 年 Brassard 等分析了 9 例泵血胎儿与无心胎儿的脐动脉搏动指数（PI）。他们的结果表明，无心畸胎与泵血胎儿相比，如果代表着更高的舒张末期血流速度的 PI 值更低，则与预后不良有关，因为它反映了大量血液流入无心畸胎体内。2001 年，Dashe 等指出，双胎间妊娠结局因双胎之间的阻力指数（RI）的差异而各异。双胞胎之间的 RI 差异可能近似于泵血胎儿输送至无心畸胎的血流量。如果 RI 差异小，则表示双胎的血流量差异很小，这提示双胎间有大的动脉 - 动脉吻合，那么泵血胎儿会给无心胎儿输送较大量的血液，使泵血胎儿出现心力衰竭的风险增加。在他们观察到的病例中，3 例预后很差的病例中，双胎间 RI 的差异都是 <0.05，而另外 3 例预后较好的病例中，双胎间 RI 的差异都是 >0.20。不过由于研究都是个案性质的，因此仍需要更多的研究来验证这些多普勒指标在预测胎儿预后的有效性。

目前，大家比较公认的预测胎儿预后的较重要指标包括无心畸胎的大小及泵血胎儿的心血管系统情况。除此之外，超声监测下无心畸胎大小的变化也是预测预后的重要指标。这是因为如果无心畸胎

长大得特别快，预示着泵血胎儿的心脏负荷会明显增加。另一方面，如果无心畸胎出现变小的情况，那么供应其的血流会减少，提示泵血胎儿心脏负荷会减轻。

为了评估无心畸胎对泵血胎儿心血管状态的影响，应使用二维及彩色多普勒两种超声检查方式。首先，应用二维超声寻找发现泵血胎儿早期心血管系统恶化的体征，尤其是羊水过多、心脏长大和心包积液。其次，应用彩色多普勒超声检查三尖瓣关闭不全、静脉导管反流、脐静脉搏动及大脑中动脉血流。这些超声特征中任何一个的出现都提示泵血胎儿的预后不良。

较差预后的相关指征如下：①无心畸胎/泵血胎儿体重比>0.70，体重估计公式为体重(g)=(−1.66×最长径)+(1.21×最长径²)；②羊水过多(羊水最大垂直深度≥8cm)；③泵血儿脐动脉舒张末期血流消失或反向，脐静脉搏动性血流，静脉导管血流频谱反向；④无心胎儿/泵血胎儿相对比值增加(无心畸胎/泵血胎儿相对比值≥1.0)，测量可以用胎儿最大线性长度，或者胎儿腹围；⑤泵血胎儿水肿；⑥单羊膜囊双胎(有脐带缠绕的风险)。

TRAP综合征预后差，超声可早期诊断TRAP并对其预后进行评估，还可对相关并发症进行监测，为临床医师提供关键证据。对于要求继续妊娠的TRAP，建议每周1次监测超声，观察泵血胎儿是否有水肿的征象，并且通过彩色多普勒测量脐静脉、脐动脉及静脉导管血流频谱。如果泵血胎儿出现水肿前征象(如出现腹水或胸腔积液等)，那么建议每周2次监测超声。胎儿超声心动图是评估泵血儿心脏功能不全的重要方法。

胎儿MRI可进一步确诊超声发现的TRAP病例，发现和诊断其合并的其他先天畸形，还可提供对超声的补充诊断信息，如心脏负荷过重、慢性缺氧及颅内损伤等。MRI软组织分辨率高，大视野及多平面成像，对中枢神经系统细微结构的显示优于超声，能监测泵血胎儿的不良颅内反应，如颅内出血、脑部破坏性改变、脑穿通性囊肿形成等。

对于满足一条或多条较差预后的相关指征，而孕妇有强烈意愿继续妊娠的TRAP病例，超声可以辅助临床医师进行宫内治疗干预，包括治疗前评估、治疗中监测及治疗后随访。治疗前的超声重点观察双胎儿的位置，以及无心胎儿血供和双胎儿间动脉吻合情况，以便临床医师选择宫内治疗的方式。如果选择激光治疗，需在超声引导下使胎儿镜进入无

心胎儿腹腔内脐孔后方，然后在胎儿镜直视下使用激光凝固无心胎儿的脐带，或使用双极电凝钳钳夹脐带使其凝固。如果选择射频消融治疗，需在超声引导下使穿刺针进入羊膜腔内，使用射频消融阻断无心胎儿血供。术中超声需仔细观察无心胎儿的血流是否已被完全阻断。术后应观察胎盘有无出血，泵血胎儿的一般情况及无心胎儿的血供情况，有少数术中被阻断的无心胎儿有可能会出现血管复通。目前研究报道，实施了宫内治疗后的泵血胎儿的生存率为80%～90%。

(罗　红)

第四节　双胎胎儿生长受限

【概述】

胎儿生长受限(fetal growth restriction，FGR)，也称宫内生长受限(intrauterine growth restriction，IUGR)，是指因存在病理因素(母体、胎儿、胎盘等)，胎儿无法达到其生长潜能，表现为宫内发育指标低于同孕龄胎儿，出现胎儿血流动力学异常。FGR是一种常见的妊娠并发症，其新生儿无论足月或早产，死亡率与患病率均显著升高，且远期不良结局如儿童时期的认知障碍、成人时期疾病等发生风险增加。双胎妊娠的FGR与单胎妊娠的FGR诊断与处理方式类似，本节不再赘述。本节主要针对双胎妊娠的并发症之一选择性胎儿生长受限，进行着重讨论。

选择性宫内生长受限(selective intrauterine growth restriction，sIUGR)是单绒毛膜双胎较常见的并发症，主要表现为两个胎儿体重差异较大，其单绒毛膜双胎中的发生率为10%～15%。sIUGR传统的定义为双胎之一体重低于同龄胎儿的第10百分位数，且双胎之间体重差异>25%。Asma等研究利用Delphi法，建立了单绒毛膜和双绒毛膜双胎妊娠sIUGR的一致定义。双胎之一的胎儿估测体重小于第3百分位数，可作为单绒毛膜或双绒毛膜双胎妊娠sIUGR的诊断依据。或者，以下四项至少包含两项：①双胎之一的胎儿估测体重小于第10百分位数；②双胎之一的腹围小于第10百分位数；③胎儿估测体重不一致性达25%或以上；④双胎最小者的脐动脉频谱PI值超过第95百分位数，将表明单绒毛膜双胎妊娠合并sIUGR。此外，诊断双绒毛膜双胎妊娠，需要以下三项至少包含两项：①双胎之一的胎儿估测体重小于第10百分位数；②胎儿估测

体重不一致性达 25% 或以上；③双胎最小者的脐动脉频谱 PI 值超过第 95 百分位数。

sIUGR 有着较高的死胎、流产及早产的发生率，且新生儿发生脑损伤的风险也较高，是影响胎儿生命质量的严重并发症。单绒毛膜双胎 sIUGR 的发生与供应两个胎儿的胎盘面积比例不均衡及不同类型血管吻合模式不同有关，其中血管吻合模式不同会造成临床过程和结局的显著差异；此外，宫内感染、染色体异常也可以表现为 sIUGR。需要注意的是，双绒毛膜双胎也可发生 sIUGR，其发生的原因通常认为是一个胎儿的胎盘功能不全，与孕前和妊娠期高血压疾病相关。单绒毛膜双胎 sIUGR 的自然病程及转归呈多样性，其临床处理较棘手，临床咨询往往也更困难，本节主要讨论单绒毛膜双胎 sIUGR 的有关问题。

【病理与临床】

1. 病理生理学改变

（1）胎盘因素

1）胎盘份额及边缘性脐带入口：两胎儿间的胎盘份额分配不均或种植部位不当致使两部分胎盘发生不均衡生长，是导致 sIUGR 发生的主要原因。有研究表明胎盘不一致程度与胎儿体重不一致程度呈正相关。单绒毛膜双胎共用一个胎盘，当双胎间胎盘份额比≥1.5 时，即定义为胎盘份额不均。在单绒毛膜双胎中异常的脐带插入，如球拍状及帆状的脐带插入均是双胎胎盘份额不均及胎儿体重不均的高危因素。sIUGR 双胎中常能发现小胎儿合并帆状胎盘的脐带插入，占有小份额的胎盘。异常的脐带插入往往造成相应区域的胎盘灌注减少，进而使脐带插入异常儿后续血供及营养供给滞后，发育迟缓。有报道发现，73.9% 的 sIUGR 患儿存在脐带的边缘插入或帆状脐带胎盘入口，导致静脉回流及有效胎盘面积的减少，而加速 sIUGR 的发生。此外，单绒毛膜双胎脐带插入的位置亦可影响早期胎盘绒毛血管的形成，与胎盘份额的分配紧密相关。故目前认为，对于孕 18～20 周单绒毛膜双羊膜囊双胎，通过超声检查脐带的附着位置，可较好地评估胎盘共享程度。

2）胎盘灌注不足：胎盘灌注不足是两胎儿间发育不一致的另一重要原因，滋养细胞侵袭能力低下可使该位置的绒毛发生萎缩或退化，导致胎儿摄取的氧和营养物质不足，进而导致 IUGR 的发生。生长发育不一致的单绒毛膜双胎中，胎盘病理检查可发现胎盘血管血栓形成、胎盘局灶性小叶梗死、螺

旋动脉的粥样硬化、胎盘血肿和绒毛周围纤维素样沉积，这些因素均可引起胎盘灌注不足。通过测定子宫螺旋动脉血流动力学指数可评估滋养细胞对螺旋动脉的侵袭情况，进而衡量其胎盘灌注及功能。

除了滋养细胞侵袭能力下降导致胎盘灌注不足外，血管生成相关因子对胎盘血管重铸的影响亦可能参与了 sIUGR 的疾病进程。研究显示，相比体重均衡组双胎，sIUGR 孕妇血清抗血管生成因子水平在中孕后期明显升高，胎盘血管生成因子水平明显降低；小胎儿胎盘中抗血管生成因子水平明显升高。推测 sIUGR 双胎可能处于低血管生成的状态，尤其在小胎儿区域胎盘处，胎盘低灌注进一步减少，加重了两胎儿发育的不一致程度。

（2）胎盘间血管吻合：约 95% 单绒毛膜双胎的胎盘存在血管吻合，主要包括三种类型，即动脉-动脉（A-A）、静脉-静脉（V-V），以及动脉-静脉（A-V）/静脉-动脉（V-A）吻合。其中，V-V 及 A-A 位于胎盘浅部，允许两胎儿间血流双向流动，A-V/V-A 主要位于绒毛小叶深部，仅允许血流单向流动并且普遍存在于单绒毛膜双胎胎盘中。血管吻合的存在，决定了 sIUGR 不同的预后。

大胎儿通过血管吻合向小胎儿输送氧和营养，一方面对小胎儿的体重起到补偿作用，减小胎儿间的体重差异；另一方面，延长小胎儿的宫内生存时间，这可能也是 sIUGR 中小胎儿舒张期血流消失或反向的潜伏期较单胎长的原因之一。血管吻合的存在导致胎儿间血流动力学平衡的不稳定尤其是当有粗大的 V-V 存在时，一旦失衡则引起急性胎儿间血流灌注，可导致胎儿宫内死亡或神经系统损伤。

（3）氧化应激：越来越多的研究认为，氧化应激可能是 sIUGR 发病的重要病因之一。平衡的氧化应激是维持正常妊娠的必要条件，而过度的氧化应激则引起诸多产科并发症，如子痫前期、IUGR、胎儿畸形等。目前发现的与氧化应激相关的因子主要包括胰岛素样生长因子、核因子 E2 相关因子等。sIUGR 中小胎儿的脐血流血供下降，继而出现胎盘低灌注、缺氧及营养供应不足，处于慢性过度氧化应激的状态。

（4）表观遗传：近年来表观遗传被用于解释双胎间发育的差异。最近一项关于 sIUGR 双胎胎盘甲基化谱的研究提示，sIUGR 双胎较正常对照双胎处于全基因组低甲基化状态。sIUGR 双胎中小胎儿区域胎盘中以 SLC19A1、LRAT 这两个与叶酸转运及维生素 A 代谢相关的基因启动子区甲基化修饰变

化最为明显，提示甲基化修饰在 sIUGR 双胎发育中起功能性调节的作用。此外，印记基因在胎盘中表达丰富，其甲基化修饰与胎儿及胎盘发育相关，其亲代印记的方式不同，对胚胎的发育有着不同影响。根据"亲子冲突假说"，母源表达的印记基因过度表达常抑制胎儿及胎盘的发育，表达减少则易出现过度生长，较常见的有 CDKN1C、PHLDA2 等；相应的，父源表达的印记基因表达则促进胎儿及胎盘的发育，较常见的有 IGF-2、KCNQ1OT1、Peg3 等。胎盘或胎儿中印记基因的表达异常都会干扰胎儿间对母体营养及资源的分配，影响胎儿代谢器官如胰腺、肌肉、脂肪细胞和下丘脑发育程度，进而造成双胎间的发育不一致。

2. sIUGR 临床分型　Gratacós 等根据生长受限胎儿脐动脉舒张期血流频谱的特点，将 sIUGR 分为3 型。Ⅰ型：舒张末期血流频谱正常；Ⅱ型：持续性舒张末期血流消失或反向；Ⅲ型：间歇性舒张末期血流消失或反向。

Ⅰ型：sIUGR 的特点是小胎儿脐动脉舒张末期血流正常。这种类型表现为两种胎盘特征的变量组合，即胎盘份额差异较小和 / 或大量血管吻合。70%的Ⅰ型 sIUGR 胎盘上存在多个 A-A 吻合，这会导致大量双向胎儿血流进行交换。来自大胎儿的血流会减少小胎儿因胎盘份额不足而产生的影响。胎儿体重差异会比预想的要小很多。Ⅰ型 sIUGR 临床预后最好，小胎儿虽有生长受限，但病情出现恶化（如脐血流缺失或反向）的情况较少见。通常情况下，小胎儿宫内状态稳定，呈线性生长发育曲线，且无宫内恶化迹象。直到妊娠晚期脐动脉舒张末期血流几乎不会发生改变。发生胎死宫内的风险为 2%～4%，发生神经系统损伤的风险不超过 5%。

Ⅱ型：sIUGR 的特点是脐动脉舒张末期血流持续性缺失或反向。与Ⅰ型相比，Ⅱ型小胎儿的胎盘份额通常较小，而且胎盘吻合血管的数目和直径也要小得多，这就阻止了Ⅰ型中的大胎儿血流对小胎儿的补偿作用，使妊娠的演变更倾向于受严重胎盘不一致的影响。因此，导致 90% 的小胎儿都会发生静脉导管的多普勒异常或胎儿生理指标异常，有 70%～90%的Ⅱ型 sIUGR 会在孕 30 周之前出现胎儿宫内情况恶化，最终可能发生胎儿宫内死亡或脑损伤。

Ⅲ型：sIUGR 的特点是脐动脉舒张末期血流间歇性缺失或反向。这种多普勒模式是单绒毛膜双胎所特有的，常提示胎盘存在大的 A-A 吻合。在单绒毛膜双胎中，脐动脉多普勒波形的改变受三个因

素影响，即胎儿体重不一致、血管吻合 A-A 直径较大、胎盘脐带插入点之间距离较小。98% 的Ⅲ型存在直径大于 2mm 的 A-A 吻合，两胎儿的血液从不同方向流向共同的 A-A 吻合，血流的平衡点受到双胎外周血管压力差值及心动周期的影响，稳定性较差，容易出现双胎间急性输血。由于大胎儿向小胎儿输送血液，长期处于高心输出量状态，其患有远期心脏系统疾病的概率要高于其他类型。同时，当发生双胎间急性输血时，小胎儿会面临高血容量导致的死亡风险，而大胎儿将面临低血容量导致的突然死亡或缺血性神经损伤风险。目前大多数文献表明，当胎盘存在大的 A-A 吻合、胎儿估测体重差异程度变大、脐带附着距离短等，提示胎儿不良结局风险增高。总体而言，Ⅲ型的预后明显优于Ⅱ型，Ⅲ型 sIUGR 在多数情况下，小胎儿可期待到孕 32～34 周，但由于较大直径的 A-A 吻合，大胎儿向小胎儿体内输血的发生往往较为大量而突然，因此，具有不可预测性，这些病例的管理可能最具挑战性。

近期文献报道，双胎之一选择性生长受限根据诊断的孕周不同，还可将其分为早发型和晚发型，孕 24 周之前发现 sIUGR 为早发型，孕 24 周之后为晚发型；如果妊娠 20 周时体重差异 <20%，但在孕 26 周后初次诊断的出生体重差异≥25% 的病例，归为晚发型 sIUGR，这类病例胎儿预后较好。并且研究指出，与单绒毛膜双胎妊娠晚发型 sIUGR 相比，早发型 sIUGR 更为常见，且与围生儿结局有关。临床脐动脉多普勒Ⅱ型和Ⅲ型的发病率在早发型 sIUGR 更为常见，合并双胎输血综合征在早发型 sIUGR 比晚发型更常见，根据使用的诊断标准不同，发病率也有所不同，这支持使用标准化的国际诊断标准进行统一分类，但目前该分类方法还未达成共识，临床上仍以脐动脉多普勒的分型作为临床干预治疗及预后的评判标准。

3. 临床干预　Ⅰ型 sIUGR 大多采取期待治疗，对于Ⅱ型和Ⅲ型，若超声监测未观察到宫内恶化迹象，可行期待治疗。期待治疗期间进行动态超声检查，重点监测胎儿生长速度及胎儿静脉导管多普勒频谱等。如果胎儿已有存活能力，还应进行胎心监测，以及时发现宫内恶化迹象。临床上提示胎儿宫内情况恶化的主要指标包括：①小胎儿静脉导管搏动指数超过第 95 百分位数或升高 2 个标准差；②孕24 周前，小胎儿生长速度显著减慢，即腹围小于同孕龄 2 个标准差或 14 天，且伴有脐动脉多普勒异常；③发病孕周 <24 周；④两胎儿体重差异超过 35%；

⑤小胎儿发生羊水过少。

sIUGR 中Ⅰ型的治疗应以期待治疗和密切随访为基础，以排除进展为Ⅱ型多普勒模式。建议每周进行超声和多普勒监测，重点监测胎儿生长速度及胎儿静脉导管多普勒频谱等。可在 34～36 周进行选择性分娩。

Ⅱ型、Ⅲ型的临床处理将取决于胎龄和是否存在胎儿恶化。由于脐动脉多普勒不指示胎儿恶化，因此不能用作监测参数。在临床上，静脉导管多普勒已被用于胎儿监护，作为胎儿严重恶化的预测指标。治疗的选择包括期待治疗及宫内治疗。如果确定了期待治疗的方案，可以每周评估静脉导管多普勒，当静脉导管搏动指数升高到第 95 百分位数以上时，建议进一步后续随访。达到生存能力后，胎儿生理活动评估和胎心监护可纳入随访方案。总之，应根据孕周、胎心情况、多普勒情况、新生儿救治能力等综合判断分娩时机。大多数Ⅲ型 sIUGR 胎儿的健康情况在孕 32～34 周之前仍然保持稳定，但存在胎儿突然死亡的风险和存活胎儿脑损伤的风险。当家属要求期待治疗时，随访频率与Ⅱ型 sIUGR 一致。建议不超过孕 34 周分娩。对 sIUGR 而言，宫内治疗指征的确立较为困难。作出决定时应考虑下面 3 个因素：①胎儿宫内死亡或脑损伤的风险；②家属的意愿；③医疗技术水平。在此基础上制订个体化的治疗方案。

目前，常用的宫内治疗方案为选择性减胎术。选择性减胎的目的是主动减去濒死的小胎儿，从而保护大胎儿。目前，临床上采用脐带双极电凝或经胎儿腹部脐血管射频消融术及脐带结扎术，手术方式的选择与孕周大小密切相关，需要制订个体化方案。Ⅱ型和Ⅲ型 sIUGR 病例进行减胎治疗后，大胎儿存活率可达 87.0%～93.3%。与选择性减胎术相比，选择性胎盘血管交通支激光凝固术最大优点是并没有直接牺牲掉小胎儿，可能提高双胎的总体生存率。与双胎输血综合征相比，sIUGR 病例在进行胎儿镜治疗时，受到操作空间和可视度的制约，操作难度较大。此外，穿刺操作还会增加胎膜早破、绒毛膜羊膜炎及绒毛膜羊膜分离等并发症的发生率。有研究显示，Ⅱ型 sIUGR 经胎儿镜治疗后，大胎儿生存率为 69.3%，小胎儿生存率为 39.5%，平均分娩孕周为 32 周。对于Ⅲ型 sIUGR，由于胎盘的血管交通支粗大，在行激光凝固术时，操作难度较高且有血管破裂出血的风险，12.5% 的病例还需再次手术，术后小胎儿的死亡率可达 60%～80%，大胎儿

的死亡率达 15%～30%。因此，对于Ⅲ型 sIUGR，宫内干预方式更倾向于选择性减胎术。

总之，对于 sIUGR 的临床管理，建议综合胎儿头部、腹部及股骨的测量参数评估双胎中两个胎儿的生长情况。若两个胎儿体重相差≥25%，推荐将其转诊至三级胎儿医疗中心进行评估。双绒毛膜双胎妊娠合并 sIUGR 应按照单胎妊娠生长受限模式进行随访，根据其严重性，推荐每 2 周进行 1 次胎儿多普勒检查。单绒毛膜双胎妊娠合并 sIUGR 管理的指导证据有限，推荐至少每周进行 1 次胎儿多普勒检查。若孕 26 周前存在双胎之一宫内死亡的重大风险，可考虑行选择性减胎术。

【超声表现】

1. 评估胎儿宫内生长发育的生物测量指标 目前有单一的体重估测指标或腹围指标，也有联合体重估测和腹围指标，三种临床分型共同表现为双胎之一体重低于第 10 百分位数和双胎之间体重差异≥25%[计算方法为（大胎儿体重－小胎儿体重）/大胎儿体重×100%]。体重相差 20% 是区别不良预后风险增加的临界值。

2. 脐带异常 通常会有脐带边缘插入或帆状插入（图 11-4-1、图 11-4-2）。

3. 羊水量 通常两个胎儿都在正常范围，以最大羊水池深度作为检测指标。

4. 脐动脉频谱波形表现 Ⅰ型特点是较小胎儿的脐动脉多普勒舒张末期血流持续存在，Ⅱ型特点是脐动脉舒张末期血流持续性缺失或反向，Ⅲ型脐动脉舒张期血流间歇性缺失或反向（图 11-4-3～图 11-4-5）。

5. 大脑中动脉（MCA）血流频谱 MCA 舒张期血流可以用来评价胎儿在宫内缺氧的状态，频谱搏动指数（PI）的降低反映了 sIUGR 胎儿慢性缺氧过程的"脑保护效应"，产前评估 sIUGR 胎儿 MCA-PI 可较好地预测新生儿代谢性酸中毒，但不能单独用于决定胎儿的分娩时机。一项前瞻性研究发现，脑-胎盘血流比[CPR＝（MCA-PI）/（UA-PI）]诊断脐动脉舒张期正向的 FGR 胎儿宫内缺氧比单独应用 MCA-PI 灵敏度更高，其 CPR＜1 作为 sIUGR 胎儿产前监测补充指标，并可作为决定分娩时机的参考（图 11-4-6、图 11-4-7）。

6. 静脉导管血流频谱 反映胎儿心脏舒张功能，其 a 波的减低、缺失和反向是胎儿心脏功能逐渐减低的一个重要参考指标，也是决定分娩的重要参考依据（图 11-4-8～图 11-4-11）。

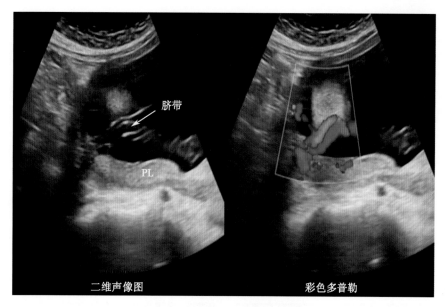

二维声像图   彩色多普勒

图 11-4-1   双胎之一脐带边缘插入
PL: 胎盘。

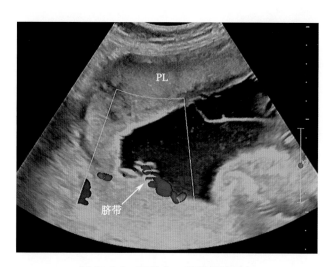

图 11-4-2   双胎之一脐带帆状插入
PL: 胎盘。

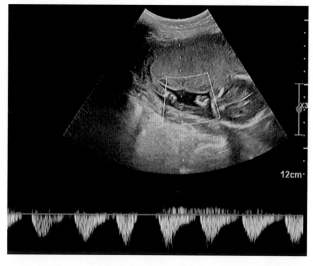

图 11-4-4   Ⅱ型脐动脉舒张末期血流持续性缺失或反向

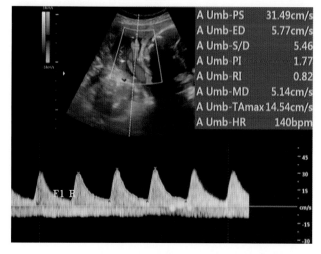

图 11-4-3   Ⅰ型脐动脉多普勒舒张末期血流持续存在
F1 R: 胎儿 1 (右侧一个)。

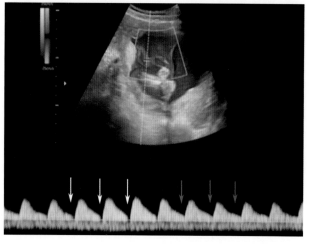

图 11-4-5   Ⅲ型脐动脉舒张末期血流间歇性缺失或反向
白色箭头示舒张末期血流缺失, 红色箭头示舒张末期血流存在。

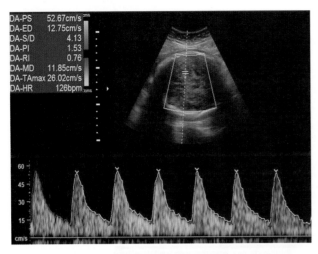

图 11-4-6　正常大脑中动脉频谱多普勒呈高阻频谱

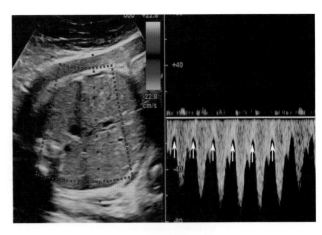

图 11-4-9　静脉导管 a 波减低

箭头所示为 a 波。

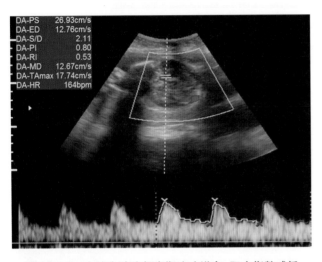

图 11-4-7　大脑中动脉舒张期流速增高，阻力指数减低

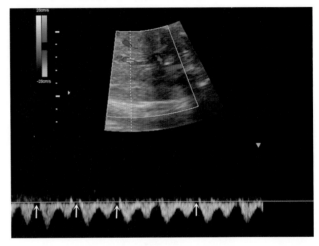

图 11-4-10　静脉导管 a 波缺失

箭头所示为 a 波。

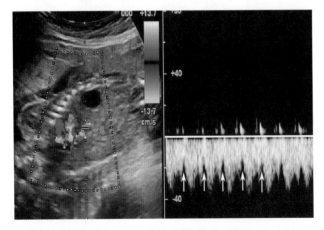

图 11-4-8　正常静脉导管血流频谱

箭头所示为 a 波。

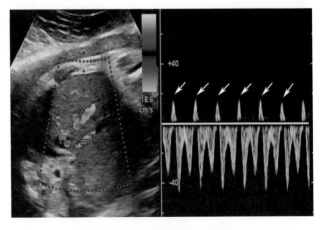

图 11-4-11　静脉导管 a 波反向

箭头所示为 a 波。

7. 胎儿合并其他结构异常　由于 sIUGR 胎儿合并全身结构异常和染色体异常的风险均增高，因此产前超声发现 sIUGR 时，建议对胎儿进行详细的结构筛查，当发现结构异常或超声软指标异常时，建议介入性产前诊断、胎儿核型分析及染色体微阵列检查。胎盘和脐带异常（如胎盘绒毛膜血管瘤、胎盘绒毛发育不良、脐带帆状或边缘附着等）也是引起 sIUGR 的常见病因，因此胎盘和脐带也是扫查

的重点。感染性因素占 sIUGR 病因的 5%～10%，在发现有特定接触史的 sIUGR 时，应仔细筛查有无感染相关超声特征，如各器官内钙化灶、软化灶等。

【超声筛查及预测】

1. **超声早期预测** 推荐单绒毛膜双胎在妊娠早期联合颈项透明层（NT）严重不一致，CRL 相差 ≥10mm，妊娠 16 周腹围差异 ≥16mm，一胎脐带边缘插入、帆状插入等综合预测 sIUGR 的发生。

虽然目前对上述指标的早期预测价值存在争议，但仍为临床提出警示。推荐单绒毛膜双胎在条件允许时，于孕 11～13^{+6} 周联合 NT、胎儿鼻骨、静脉导管血流频谱等共同评估 21- 三体综合征的发生风险，并尽可能发现部分严重的先天结构异常，同期确定孕龄并进行胎儿标记。

推荐单绒毛膜双胎自孕 16 周始至少 2 周进行 1 次超声检查，尽可能详细评估胎儿各项生长发育指标，视个体情况适当改变超声检查频率。应用至少两项指标（头围、腹围、股骨长等）评估双胎体重差异[双胎体重差百分比 =（大胎儿体重 − 小胎儿体重）/ 大胎儿体重 ×100%]，当双胎体重差百分比大于 20% 时，建议及时转诊至有资质的胎儿医学中心进一步评估监测。自孕 20 周始监测脐动脉搏动指数、大脑中动脉收缩期峰值流速等。于孕 18～22 周行详细的超声结构筛查，条件允许时可行胎儿系统超声及胎儿心脏超声。

2. **超声监测** 从超声诊断 sIUGR 开始，每周进行 1 次超声多普勒检查，检查项目包括脐动脉血流频谱、大脑中动脉搏动指数及收缩期峰值流速和静脉导管血流频谱，评估分型，注意有无变化。每 2 周评估胎儿生长发育情况、胎儿估测体重差异变化、羊水量等指标。对于 Ⅱ 型和 Ⅲ 型 sIUGR，注意观察是否发生胎儿宫内情况恶化，以增加监测频率，或尽早选择宫内干预及终止妊娠。对于晚发型 sIUGR，需重视大脑中动脉血流峰值速度的监测。对于一胎宫内死亡的病例，每 2～4 周行 1 次超声检查，评估胎儿生长情况、大脑中动脉收缩期峰值流速，结合胎心监护评估胎儿贫血情况。

【相关异常】

sIUGR 的主要风险之一是较小胎儿宫内死亡，一旦小胎儿死亡，大胎儿通过吻合血管灌注给小胎儿，有 15%～20% 的病例报告了较大胎儿随之发生死亡，20%～30% 的幸存者合并了严重的神经损伤。所以，神经损伤的一个主要因素被认为是在子宫内存在急性胎儿 - 胎儿输血事件，特别是在存在大的

A-A 吻合口的情况下。这个因素也可以解释 Ⅲ 型 sIUGR 正常胎儿高达 20% 发生肥厚型心肌病样改变，而 Ⅰ 型、Ⅱ 型只有 2.5%。

胎儿生长受限（FGR 或 IUGR）根据其发生时间、胎儿体重及病因分为 3 类：

1）内因性均称型 IUGR 属于原发性胎儿生长受限，一般发生在胎儿发育的第一阶段，因胎儿在体重、头围和身长三方面均受限，头围与腹围均小，故称均称型。其病因包括基因或染色体异常、病毒感染、接触放射性物质及其他有毒物质。其特点：体重、身长、头径相称，但均小于该孕龄正常值。外表无营养不良表现，器官分化或成熟度与孕龄相符，但各器官的细胞数量均减少，脑重量轻，神经元功能不全和髓鞘形成迟缓；胎盘小，但组织无异常。胎儿无缺氧表现。胎儿出生缺陷发生率高，围生儿死亡率高，预后不良。产后新生儿经常会出现脑神经发育障碍，伴小儿智力障碍。

2）外因性不均称型 IUGR 属继发性胎儿生长受限，胚胎早期发育正常，至妊娠晚期才受到有害因素影响，如合并妊娠期高血压疾病等所致的慢性胎盘功能不全。其特点：新生儿外表呈营养不良或过熟儿状态，发育不均称，身长、头径与孕龄相符而体重偏低。胎儿常有宫内慢性缺氧及代谢障碍，各器官细胞数量正常，但细胞体积缩小，以肝脏为显著。胎盘体积正常，但功能下降，伴有缺血缺氧的病理改变，常有梗死、钙化、胎膜黄染等，加重胎儿宫内缺氧，使胎儿在分娩期对缺氧的耐受力下降，易导致新生儿脑神经受损。出生后躯体发育正常，易发生低血糖。

3）外因性均称型 IUGR 为上述两型的混合型。其病因有母儿双方因素，多因缺乏重要生长因素，如叶酸、氨基酸微量元素或有害药物影响所致，在整个妊娠期间均产生影响。其特点：新生儿身长、体重、头径均小于该孕龄正常值，外表有营养不良表现。各器官细胞数目减少，导致器官体积均缩小，肝脾严重受累，脑细胞数也明显减少。胎盘小，外观正常。胎儿少有宫内缺氧，但存在代谢不良。新生儿的生长与智力发育常常受到影响。

上述分类方法有助于病因学的诊断，但对于胎儿预后结局的改善和临床治疗的评估并无明显帮助，许多 IUGR 胎儿并不适合这种分类而且难以划分。不均称型 IUGR 可表现为胎儿的腹围相对于其他生长测量指标更为落后，通常考虑为胎盘疾病、母体疾病所致。均称型 IUGR 胎儿生长测量的各条

径线均落后于正常值，通常需要考虑的病因有孕龄评估是否正确、非整倍体、遗传方面的疾病、药物毒物接触史，这种均称型 IUGR 的胎儿有时很难和健康的小于胎龄儿（SGA）区别。

国际上对 IUGR 的定义并没有统一的"金标准"。SGA 指出生体重或胎儿估测体重小于相应孕周标准体重的第 10 百分位数或低于其平均体重 2 个标准差，虽然生长指标小，但是身体功能正常，其生长特征主要取决于种族及父母遗传因素影响。SGA 与 IUGR 有部分重叠，但并非所有的 SGA 均为 IUGR，而 IUGR 也并非均表现为 SGA，还包括了部分估测体重或腹围超过相应孕龄第 10 百分位数，甚至超过第 90 百分位数，但生长却未达到其遗传潜能的胎儿。在临床上很难将两者完全区别开来，故将 SGA 胎儿列为可疑 IUGR。

SGA 可分为 3 种情况：①正常的 SGA（normal SGA），即胎儿结构及多普勒血流评估均未发现异常；②异常的 SGA（abnormal SGA），指存在结构异常或者遗传性疾病的胎儿；③宫内生长受限（IUGR），指无法达到其应有生长潜力的 SGA。严重的 IUGR 被定义为胎儿的体重小于第 3 百分位数，同时伴有多普勒血流的异常。低出生体重儿被定义为胎儿分娩时的体重小于 2 500g。

【诊断与鉴别诊断】

1. **诊断标准**　现有的 sIUGR 研究中诊断标准尚未统一，Khalil 等利用 Delphi 法对 72 位专家的意见进行汇总评估而得出一个目前最新的诊断标准：①双胎中一胎估测的胎儿体重（EFW）小于同孕龄胎儿的第 3 百分位数。②以下 4 项中至少包含 2 项：双胎中一胎 EFW 小于相应孕周正常胎儿的第 10 百分位数；双胎中一胎腹围小于同孕龄胎儿的第 10 百分位数；两胎儿 EFW 差异≥25%；小胎儿的脐动脉搏动指数大于第 95 百分位数。当出现 EFW 差异≥20% 时，应警惕有出现 sIUGR 的可能，孕期应增加对胎儿生长发育的监测，根据国际妇产科超声学会发表的双胎妊娠指南，当双胎中一胎的 EFW 小于第 10 百分位数，EFW 不一致大于 25% 时，即诊断为 sIUGR。孕 20 周前的 EFW 由 Warsof 等人的公式导出，孕 20 周或 20 周后的 EFW 由 Hadlock 等人的公式导出，生长评估使用 STORK 生长图。

2. **鉴别诊断**　sIUGR 的主要表现是双胎之间大小差异，需要与伴有大小差异的双胎并发症进行鉴别。

（1）双胎输血综合征（twin-twin transfusion syn-drome，TTTS）：主要鉴别点为羊水量差异，即 TTTS 的受血儿羊水最大深度 >8cm，同时供血儿羊水最大深度 <2cm，而 sIUGR 未生长受限胎儿羊水正常。

（2）双胎贫血 - 红细胞增多序列征（twin anemia-polycythemia sequence，TAPS）：主要鉴别点是超声多普勒检查提示双胎大脑中动脉收缩期峰值流速差异。当同时伴有双胎大小或羊水不一致时应考虑的其他疾病包括子宫胎盘发育异常，先天性异常（如双胎之一肾脏发育不全），脐带异常，以及宫内感染。双胎之一胎膜早破也会引起羊水不一致。

（3）双绒毛膜双胎发育不一致（growth discordance in dichorionic twins）：指发生在双绒毛膜双胎妊娠中且两胎儿间的估测体重差异≥25%，可发生在妊娠任何阶段，病因与单胎生长受限类似，是由小胎儿自身因素（染色体、基因、胎盘功能等）所致。妊娠早期的绒毛膜性鉴定，是两者进行鉴别的主要手段。但是在未确认绒毛膜性之前的双胎发育不一致，应按 sIUGR 进行监测和治疗。

（4）双胎之一发育异常。胎儿发育异常包括结构异常和染色体异常，常可以表现为生长受限，在超声检查过程中，出现与 sIUGR 相似的胎儿估测体重差异，详细的系统超声检查可以对结构异常的胎儿做出诊断，必要时可进行分子遗传学检查帮助明确诊断。

【预后评估】

主要根据 sIUGR 的分类及胎儿和母体血管多普勒情况进行预后评估。

Ⅰ型：A-A 吻合多，小胎儿脐动脉舒张末期血流存在，两个胎儿仅出现体重差异，预后最好。较小胎儿通常保持稳定，呈线性增长曲线，没有恶化迹象。妊娠晚期诊断时的脐动脉多普勒模式很少改变，可行期待治疗。因此，一旦病例被分为Ⅰ型，通常在分娩前仍属于这一类型，建议于孕 34～36 周计划分娩，存活率 >90%，宫内死亡率为 2%～4%，相关的神经损伤报道不到 5%。在 39 对Ⅰ型双胎中，存活双胎中的实质脑损伤为零。

Ⅱ型：A-A 吻合少，小胎儿严重胎盘灌注不良，较早出现持续性脐动脉舒张末期消失或反向，预后差，宫内死亡率为 20%～30%，对于Ⅱ型 sIUGR 而言，若超声监测未观察到宫内恶化迹象，可行期待治疗，不建议超过孕 32 周终止妊娠。如坚持要求延长孕周，必须充分交代胎儿可能出现的风险及不良预后。

Ⅲ型：因为粗大的 A-A 吻合，若两胎儿血压有变化就引起输血，小胎儿出现间歇性脐动脉舒张期改变，预后不确定，死亡风险达 10%～20%，存活的较大胎儿有高风险，可有相关神经系统并发症（可达 20%），建议孕 32～34 周适时终止妊娠。

（孙立涛）

第五节　双胎输血综合征

【概述】

双胎输血综合征（twin-twin transfusion syndrome，TTTS）是由单绒毛膜双胎间血液不平衡灌注所致，从而引起一系列病理生理变化及临床症状，是单绒毛膜双胎妊娠最严重的并发症，若不及时干预，其病死率高达 80%～100%，即使存活，仍然存在较高的心血管系统及神经系统后遗症风险。TTTS 的总体发生率为（1～3）/10 000。单绒毛膜双羊膜囊双胎是 TTTS 高危人群，有 8%～10% 的单绒毛膜双羊膜囊双胎合并 TTTS。TTTS 的发病机制尚不明确，但主要与单绒毛膜双胎共用一个胎盘，在胎盘层面有大量的血管吻合有关。

【病理与临床】

TTTS 通常的发病孕周为 15～26 周，由于羊水增多，孕妇常常表现为进行性加重的腹胀，有时会伴有宫缩。孕妇往往以腹胀就诊，但孕周较小者则可能无明显临床表现，且部分病例起病隐匿，容易被忽略。

TTTS 的发病机制可概括为解剖基础改变和病理生理改变。解剖基础改变包括胎盘血管吻合和血管分布类型、胎盘的分配不均衡及脐带附着异常等；病理生理改变包括血管因子变化和血容量变化。

1. 解剖学及病理生理学改变

（1）解剖学改变

1）血管吻合：单绒毛膜双胎共用一个胎盘，几乎所有的单绒毛膜双胎中均存在血管吻合，包括静脉 - 静脉（V-V）、动脉 - 动脉（A-A）、动脉 - 静脉（A-V）/ 静脉 - 动脉（V-A）吻合。V-V、A-A 吻合支在胎盘表面存在双向的血流交换；而 A-V/V-A 吻合位于胎盘深处，其交通支通常很丰富，血流交换总体维持平衡则不会发生 TTTS，当双侧胎儿血流交换不平衡时，造成一个胎儿持续向另外一个胎儿输血，由此引起一系列的病理生理变化，进而发生 TTTS，出现供血儿因失血引起低血容量，出现少尿、羊水过少、胎儿生长受限等；而受血儿因受血引起高血容量，出现多尿、羊水过多、心力衰竭、水肿等。虽然双胎间存在血管吻合是 TTTS 的解剖学基础，但是单绒毛膜双胎几乎均存在血管吻合，而其中仅有 5%～15% 最终发展为 TTTS，说明 TTTS 的发病机制还与多种因素有关。

2）血管分布类型：双胎胎盘不同的血管分布类型与 TTTS 的发生发展有关。De Paepe 等将单绒毛膜双胎胎盘表面的血管分布分为分散型、特殊型和混合型 3 种类型。分散型，即胎盘表面的血管为均匀、分散的分支，管径由粗到细逐渐递减；特殊型，即胎盘表面的血管从脐带根部发出较稀疏、单一的分支，管径无明显变化；混合型，即同时存在分散型和特殊型 2 种类型。研究发现，特殊型和混合型在 TTTS 双胎胎盘表面血管分布中更为常见，其发生率为 9/15；与受血儿相比，特殊型和混合型的血管分布更常见于供血儿，发生率分别为 5/15 与 13/15，故推测胎盘表面血管分布类型对于 TTTS 的发生发展也存在潜在的影响。

3）胎盘分配不均衡：胎盘分配不均衡是引起 TTTS 的另一危险因素。Benirschke 等提出双胎胚胎发育早期的绒毛树可能优先与其中一个胎儿的脐带连接，优先与绒毛树连接的胚胎有可能会生长出更大的心脏，从而具有更大的每搏输出量和心输出量，使绒毛树生长更为健壮，具有较大的胎盘，可获得更多的营养。胎盘分布不均常引起双胎生长不一致，因此，胎盘分布不均在伴有双胎生长不一致的 TTTS 中更为常见。

4）脐带异常：脐带边缘附着、帆状胎盘是 TTTS 的高危因素，并会增加 TTTS 的严重程度。双胎妊娠合并脐带异常的风险是单胎妊娠的 8 倍，并且脐带异常在单绒毛膜双胎中更为常见。帆状胎盘对胎儿的发育存在许多不利的影响，如严重的胎儿生长受限、小于胎龄儿甚至胎死宫内，所以 TTTS 患者有时还会合并胎儿生长受限。

与非 TTTS 双胎相比，TTTS 双胎间常伴有动脉 - 静脉吻合及静脉 - 静脉吻合，动脉 - 动脉吻合较为少见。TTTS 胎盘多为特殊型血管分布，并且常伴有脐带异常（如帆状胎盘）。上述解剖学改变是目前公认的 TTTS 发生的危险因素，然而并不是所有 TTTS 均有以上改变，还应有其他的病理生理改变。

（2）病理生理学改变

1）双胎间血容量变化：双胎间血液不平衡灌注最终导致双胎血容量的不均衡分布亦是 TTTS 的病因之一。TTTS 双胎间血液由供血儿流向受血儿，导致供血儿血容量减少、血压降低。此时，供血儿

肾素 - 血管紧张素系统被激活，导致体内释放更多的血管活性介质，使血管广泛收缩，从而维持其外周血压的稳定。供血儿体内循环血容量减少会引起肾灌注不足，加之抗利尿激素升高，引起尿量减少，最终导致羊水过少。如供血儿肾灌注持续不足，尿量生成不断减少，羊水生成严重不足，最终导致供血儿被羊膜囊包裹，固定悬挂在宫腔一侧，似"贴附儿"，甚至胎死宫内。相反，受血儿体内血容量及肾血流增加，肾素 - 血管紧张素系统被抑制，通过增加尿液产生来对抗血容量的增加，使羊水生成增加，导致羊水过多。同时，静脉内压力升高会引起受血儿血管内血流向周围组织流动及淋巴管功能性障碍，最终导致胎儿水肿；严重时，受血儿可因循环负荷过重发生胸腔积液、心包积液、腹水和心力衰竭等。双胎间肾素 - 血管紧张素系统的不同反应，即供血儿体内肾素及血管紧张素分泌增多，受血儿则相应减少，最早可见于孕 18 周，被认为是 TTTS 的病因之一。

2）双胎间心血管系统调节机制：双胎间血流动力学不均衡引起受血儿血容量增多及心脏的负荷增加，心房的过度扩张刺激心房钠尿肽（atrial natriuretic peptide，ANP）的释放，心室容量负荷增加引起脑钠肽（brain natriuretic peptide，BNP）分泌增加。心房钠尿肽和脑钠肽都具有较强的利尿及舒张血管功效，会加剧受血儿尿量的产生，最终导致羊水过多。TTTS 孕妇循环系统中具有比非 TTTS 者更高浓度的心房钠尿肽和脑钠肽，而高浓度的心房钠尿肽及脑钠肽与受血儿的心功能障碍密切相关，故可作为心脏早期危害的标志物。

2. **临床分期** 目前对 TTTS 最广泛应用的分类是 Quintero 分期系统（表 11-5-1），此分类方法是基于脐动脉、脐静脉和静脉导管的二维超声和多普勒

超声表现提出的一种描述 TTTS 严重程度的标准化方法，尽管 Quintero 分期不能总是准确预测 TTTS 的预后或后续进展，但仍是首选的分期系统。美国费城儿童医院（Children's Hospital of Philadelphia，CHOP）提出了一个主要基于受血胎儿心功能的评分系统，即 CHOP 评分。分级越高，胎儿心功能越差，预后越差。CHOP 评分的主要评估指标包括受血儿是否有心室肥厚、心脏扩张、右心室流出道狭窄，彩色多普勒是否有三尖瓣反流、静脉导管反流等（表 11-5-2）。

为了促进早期识别羊水异常和其他并发症，单绒毛膜双胎建议从孕 16 周开始，每 2 周进行 1 次超声检查直至分娩。双胎顶臀长差异、颈项透明层增宽、静脉导管 a 波倒置或异常等指标与 TTTS 发病风险相关，故单绒毛膜妊娠孕 14 周前出现上述指标异常应进行每周 1 次超声检查。此外，TTTS 病例与帆状脐带入口、供血儿胎盘回声增强有关，羊膜隔折叠表现的双胎与 TTTS 发展有关，上述超声指标可能提高 TTTS 的诊断率，但不推荐作为常规超声筛查。

3. **治疗选择** 目前对 TTTS 的治疗手段涉及非干预性和干预性。非干预性手段为期待治疗；干预性手段包括羊水减量术、胎儿镜介导下胎盘交通血管激光凝固术及必要时选择性减胎术等。期待治疗适用于早期 TTTS 病情可能挽回时，美国母胎医学会也推荐临床对 Quintero I 期 TTTS 胎儿采取期待治疗，期待治疗过程中进行超声追踪观察。羊水减量术是目前最常应用的治疗方式，可减轻羊膜腔的压力达到延长妊娠的目的，同时可降低 TTTS 胎儿血管床静脉压，潜在地促进胎盘血液循环，缓解羊水过多导致的母体压迫症状，降低胎膜早破和早产等风险，提高胎儿存活率，改善妊娠结局。但是，羊水减量术无法从根本上改变 TTTS 双胎之间血流交通的存在，容易再次发生羊水过多，通常需多次穿刺，重复操作会增加未足月胎膜早破、早产、子宫破裂、感染、胎儿死亡等并发症，目前仅适用于 Quintero I 期压迫症状明显，或是无法进行胎儿镜介导下胎盘交通血管激光凝固术（fetoscopic laser photocoagulation，FLP）的 TTTS 患者。FLP 是通过胎儿镜上的激光纤维选用适当的功率凝固胎盘血管交通支，阻断胎盘间血液的分流，从而在根本上治疗 TTTS。对于 Quintero II 期及 II 期以上的孕 16～26 周的 TTTS，应首选 FLP 治疗。FLP 治疗后的 TTTS 患儿，其预后明显好于反复的羊水减量术，FLP 治疗后的一胎存活率在 76% 左右，明显高于羊水减量

表 11-5-1 Quintero 分期系统

分期	羊水过多/过少	供血儿膀胱不充盈	CADs	水肿胎	胎死宫内
I 期	+	−	−	−	−
II 期	+	+	−	−	−
III 期	+	+	+	−	−
IV 期	+	+	+	+	−
V 期	+	+	+	+	+

CADs 指极度多普勒血流频谱异常（critically abnormal Doppler），至少符合以下其中一项，一是脐动脉舒张期末血流消失或反向，二是静脉导管 a 波反向，三是脐静脉血流搏动。

术的 56%；同时，神经系统后遗症的发生率也有所降低，且术后平均分娩孕周（孕 33 周）也晚于羊水减量术后（孕 29 周）。目前，FLP 治疗 TTTS 的指征为 Quintero Ⅱ～Ⅳ 期。FLP 治疗 TTTS 的最佳孕周为孕 16～26 周。近年来，国内已有多个胎儿医学中心开展了胎儿镜激光术治疗，结果提示，接受 FLP 治疗的 TTTS 患者术后至少一胎存活率为 60.0%～87.9%，两胎存活率为 51.5%，平均分娩孕周为孕 33～34 周。

表 11-5-2　胎儿心功能 CHOP 评分系统

变量	参数	标准	评分
供血儿	脐动脉频谱	正常	0
		舒张末期血流降低	1
		舒张末期血流消失/反向	2
受血儿	心肌厚度	正常	0
		超过正常值 2 个标准差	1
	心胸面积比	≤1/3	0
		>1/3 且 <0.5	1
		≥0.5	2
	心脏收缩功能	胎儿心室短轴缩短率≥0.3	0
		0.2<胎儿心室短轴缩短率<0.3	1
		胎儿心室短轴缩短率≤0.2	2
	三尖瓣反流	无反流	0
		反流面积与右心房面积比值≤0.25	1
		反流面积与右心房面积比值>0.25	2
	二尖瓣反流	无反流	0
		反流面积与左心房面积比值≤0.25	1
		反流面积与左心房面积比值>0.25	2
	三尖瓣舒张期频谱	双峰	0
		单峰	1
	二尖瓣舒张期频谱	双峰	0
		单峰	1
	静脉导管	正向	0
		a 波减低	1
		a 波达基线或反向	2
	脐静脉频谱	无搏动	0
		搏动	1
	右心室流出道	肺动脉内径>主动脉内径	0
		肺动脉内径=主动脉内径	1
		肺动脉内径<主动脉内径	2
		右心室流出道梗阻	3
	肺动脉反流	无	0
		有	1

0～5 分为 1 级，6～10 分为 2 级，11～15 分为 3 级，16～20 分为 4 级。

【超声表现】

目前 TTTS 诊断主要依靠超声诊断，尚无早期预测 TTTS 的指标。超声诊断依据如下：

1. 单绒毛膜双胎是诊断 TTTS 的前提，只有两胎儿循环间存在交通血管，两胎儿间发生输血，TTTS 才能发生。

2. 出现双胎羊水过多 - 过少序列征（twin oligo polyhydramnios sequence，TOPS），即一胎儿出现羊水过多（孕 20 周前羊水最大深度 >8cm，孕 20 周后羊水最大深度 >10cm），同时另一胎儿出现羊水过少（羊水最大深度 <2cm）（图 11-5-1）。

3. 供血胎儿羊膜腔内羊水很少、胎儿甚小、心脏小，可见较小膀胱，其形态尚属正常，通常紧贴于子宫前壁或侧壁，胎动少，表现为"贴附儿"（图 11-5-2～图 11-5-4）。

4. 受血胎儿羊膜腔内羊水过多、胎儿较大，心脏扩大，常发生心功能不全，膀胱较大，约 1/4 胎儿发生水肿，有 10%～25% 胎儿发生胸腔积液、腹腔积液或心包积液（图 11-5-5～图 11-5-9）。

5. 双胎间双顶径相差 >5mm，头围相差 >5%，腹围相差 >20mm，两胎儿体重相差大于 20%。

6. 两脐带直径及脐血管数有差异，受血儿脐带数目多为正常，供血儿脐带数目一般为单脐动脉，脐带附着部位可不相同，供血儿脐带常位于边缘，也可两个脐带附着处极近，彩色多普勒显示两者之间有异常血管交通。

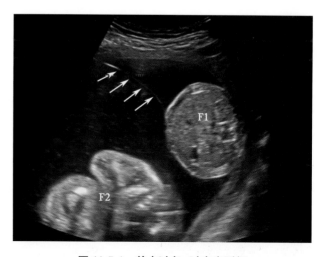

图 11-5-1　羊水过多 - 过少序列征

双胎羊水悬殊明显，胎儿 2（F2）羊水过多；胎儿 1（F1）羊水过少。箭头示羊膜分隔。

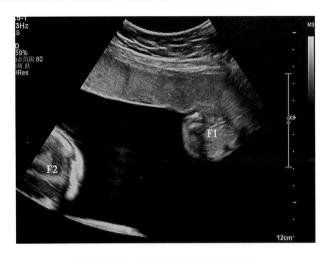

图 11-5-2　"贴附儿"横切面声像图

胎儿1(F1)示供血儿羊膜腔内羊水很少,紧贴于子宫前壁,表现为"贴附儿"。胎儿2(F2)为受血儿。

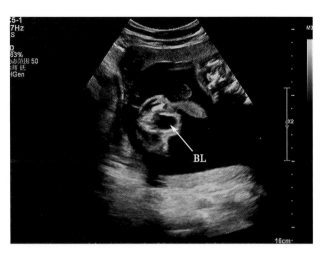

图 11-5-5　受血儿膀胱充盈(本图是图 11-5-4 双胎之一)
BL: 膀胱

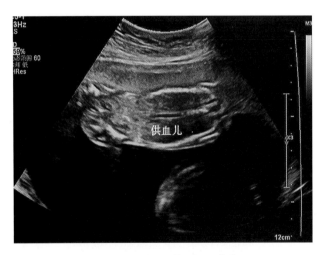

图 11-5-3　"贴附儿"纵切面声像图

供血儿羊水很少,贴附于子宫前壁。

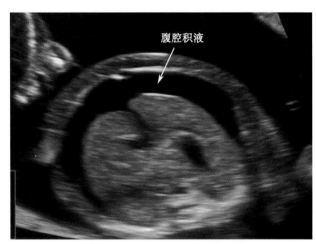

图 11-5-6　受血儿出现腹腔积液

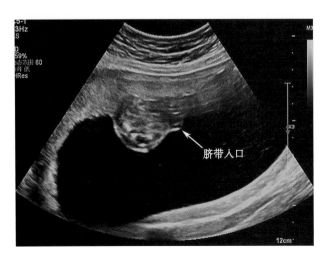

图 11-5-4　供血儿膀胱未显示

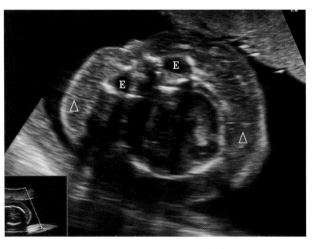

图 11-5-7　受血儿头皮水肿
E: 眼睛;△: 水肿的皮肤。

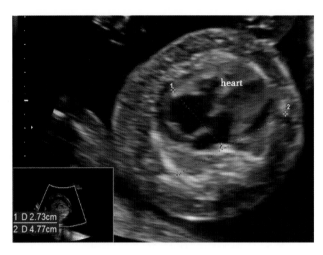

图 11-5-8　受血儿心胸比增大
heart：胎儿心脏

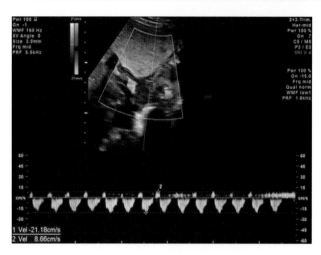

图 11-5-10　供血儿脐动脉频谱
舒张末期血流反向。1：收缩期；2：舒张末期。

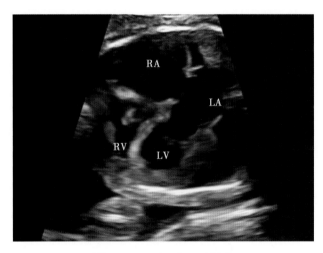

图 11-5-9　受血儿心脏扩大
RA：右心房；RV：右心室；LA：左心房；LV：左心室。

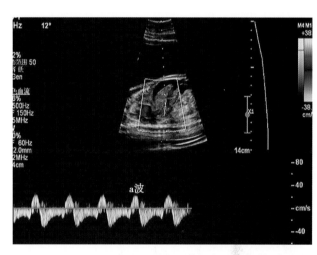

图 11-5-11　供血儿静脉导管频谱，静脉导管 a 波反向

7. 频谱多普勒显示供血儿脐动脉舒张末期血流消失或反向，较重者静脉导管舒张末期血流 a 波减低或反向，脐静脉出现动脉性血流搏动；受血儿因心功能情况而出现不同的脐动脉、脐静脉及静脉导管表现，二尖瓣、三尖瓣出现反流。当动脉 - 动脉吻合时，受血儿脐动脉、脐静脉血流与正常胎儿相反（图 11-5-10～图 11-5-12）。

8. TTTS 也常合并其他畸形，如心血管等畸形。

【相关异常】

TTTS 患儿脑损伤、神经系统损伤发生率明显增高。长期慢性肾脏血流灌注不足所引起的肾脏缺血缺氧性损伤可导致 TTTS 供血胎儿发生肾皮质坏死、肾皮质纤维化、急性肾衰竭、永久性肾小管功能障碍等肾脏疾病。

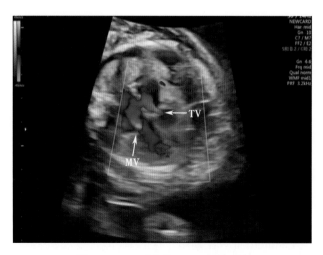

图 11-5-12　受血儿二、三尖瓣反流
MV：二尖瓣；TV：三尖瓣。

【鉴别诊断】

1. **选择性胎儿宫内生长受限(sIUGR)** sIUGR是单绒毛膜双胎常见的并发症,主要表现为双胎之一生长受限伴或不伴胎儿血流异常。主要鉴别点为羊水量差异,即 TTTS 的受血儿羊水最大深度 >8cm,同时供血儿羊水最大深度 <2cm,而 sIUGR 未生长受限胎儿羊水正常。但需要注意的是,临床可见部分 sIUGR 后期发展成为 TTTS,甚至部分同时存在,需要严密监测。

2. **双胎贫血-红细胞增多序列征(twin anemia-polycythemia sequence,TAPS)** TAPS 主要表现为单绒毛膜双胎大脑中动脉收缩期峰值流速差异,也是胎盘表面血管交通支异常血液交换所致。主要鉴别点是超声多普勒检查提示双胎儿大脑中动脉收缩期峰值流速差异,同时没有羊水过多过少序列。当双胎大小或羊水不一致时应考虑的其他疾病包括子宫胎盘发育异常、先天性异常(如双胎之一肾脏发育不全)、脐带异常及宫内感染。双胎之一胎膜早破也会引起羊水不一致。

3. **双胎之一胎膜早破** 双胎早产、流产、胎膜早破发生率高于单胎。一胎胎膜早破后可出现破水侧胎儿羊水过少,主要鉴别点为阴道流液病史,且不伴随对侧胎儿羊水过多,同时可结合子宫颈阴道液生化检查进行鉴别,如胰岛素样生长因子结合蛋白-1(insulin like growth factor binding protein-1,IGFBP-1)检测等。

4. **双胎之一或双胎胎儿结构畸形** 双胎妊娠中泌尿系统畸形、消化系统畸形发生率较单胎高,特别是单绒毛膜双胎,泌尿系统畸形和消化系统畸形容易合并一侧或双侧胎儿羊水过多或羊水过少。主要依靠超声检查进行鉴别,如上消化道畸形引起的羊水过多可能出现胎儿胃部特殊影像学表现,泌尿系统畸形引起的羊水过少则表现为无尿征象。但单绒毛膜双胎妊娠一胎消化系统畸形合并另一胎儿泌尿系统畸形发生率极低。

【预后评估】

TTTS 属于单绒毛膜双胎特有并发症,一旦发生,围生儿死亡率极高。目前尚缺乏有效预测 TTTS 的方法,规范化超声检查是早期发现 TTTS 的最佳方法。FLP 是治疗 TTTS 的最有效方法,能够有效提高 Quintero Ⅱ~Ⅳ期胎儿存活率,但其技术要求高,仅能在部分胎儿医学中心开展,即使存活,新生儿也存在一定神经系统后遗症风险。同时,良好的妊娠结局还和术前有效评估、术后严密监测和处理、适时终止妊娠及当地新生儿治疗水平有关。一旦发现 TTTS,应尽早结合实际情况制订个体化、综合性治疗方案,对于缺乏宫内干预手段的医疗单位则提倡早期转诊,从而有效改善妊娠结局。

(孙立涛)

第六节 双胎贫血-红细胞增多序列征

【概述】

双胎贫血-红细胞增多序列征(twin anemia-polycythemia sequence,TAPS)是由于供血者与受血者之间通过少量微小的血管吻合支进行缓慢的输血,逐渐导致供体贫血和受体红细胞增多,是发生在单绒毛膜双胎妊娠中胎儿间慢性输血的一种胎儿并发症。TAPS 于 2006 年由 Robyr 等在激光治疗双胎输血综合征(TTTS)的术后病例中首次发现,2007 年 Lopriore 等首次对该病进行了报道并命名。TAPS 可自发于单绒毛膜双胎中,也可以在 TTTS 激光治疗后出现,其中自发性 TAPS 与医源性 TAPS 所占比例大致相同。总体胎儿生存率在 82% 左右。

【病理与临床】

双胎之间不平衡的输血可导致多种并发症,TAPS 是其中之一,人们对 TAPS 的认识仅十余年,它是指双胎之间存在慢性的和缓慢的血液传输,以双胎之间明显的血红蛋白差异为特征,而没有双胎羊水过多-过少序列。

1. 病理生理

(1)血管吻合:TAPS 的发病机制是基于其独特的血管构造,主要特征是胎盘内存在少量的血管吻合支,使受体胎儿与供体胎儿之间存在缓慢的血液传输,这些吻合血管内血液传输量为 5~15ml/24h,随着病情进展,双胎之间逐渐出现血红蛋白差异。TAPS 的胎盘都存在少量非常细小的、血液单向流动的 A-V 吻合支,导致双胎间发生慢性输血,血管直径 <1mm。A-A 吻合支的血液流动是双向的,可以使双胎之间的血容量大致处于平衡状态,因而可以限制 TTTS 和 TAPS 的发展,但是 A-A 吻合支在 TAPS 病例中出现的概率较小,即使存在管腔直径也相当小(直径 <1mm)。由于双胎之间的血液传输非常缓慢,病情持续时间长,可以引发机体的代偿机制,两胎儿有充足的时间进行血流动力学调节,避免像 TTTS 一样引起肾素-血管紧张素系统失衡而发生双胎羊水过多-过少序列。A-A 吻合普遍存

在于正常单绒毛膜双胎胎盘中,其双向血流的特点通常被认为对单绒毛膜双胎并发症的发生起保护性作用;而在 TAPS 胎盘中 A-A 吻合支的数目明显减少,仅存在于 10%～20% 的 TAPS 胎盘中,且平均只有 3～4 个(正常单绒毛膜双胎平均血管吻合支为 8 个),这种保护作用不足,也可能是 TAPS 发生的另一原因。此外,有研究发现,TAPS 胎盘中的 A-A 吻合支直径明显小于正常单绒毛膜双胎,不能完全代偿由 A-V 吻合导致的血液失衡。原发性 TAPS 胎盘中几乎不存在 V-V 吻合,其作用机制有待进一步探究。

(2)胎盘分配:TAPS 病例中,可以是供体胎儿胎盘比例大、受体胎儿胎盘比例小(图 11-6-1),也可以是相反情况。总之,影响胎儿生长发育的关键因素不是胎盘分配比例,而是双胎之间的血液传输。相对较大比例的胎盘可以使 TAPS 的贫血胎儿得以幸存。研究显示,65% 的供血儿有较大的胎盘份额,而 90% 的供血儿体重却较轻,提示供血儿在慢性输血的同时还伴有蛋白等其他营养物质的流失。此外,TAPS 胎盘的另一显著特点是颜色差异,供血儿胎盘的母体面颜色苍白,而受血儿的颜色暗红。这种颜色差异可能与两胎儿血红蛋白水平差异相关。

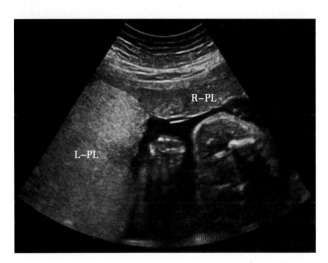

图 11-6-1 TAPS 供体胎儿胎盘比例大,受体胎儿胎盘比例小
L-PL:供体胎儿胎盘;R-PL:受体胎儿胎盘。

(3)脐带帆状附着:Lanna 等研究发现,TAPS 中脐带帆状附着的发生率较正常单绒毛膜双胎增高。

(4)分子生物学水平研究进展:在 TAPS 两胎儿胎盘组织中 CAIX、LC3 Ⅰ/Ⅱ 及 LAMP1/2 等因子的表达水平差异明显,提示 TAPS 的疾病进展可能与缺氧及自噬等相关分子生物学水平的功能改变相关,但仍有待进一步研究。

2. 临床诊断

(1)产前诊断标准:主要根据大脑中动脉收缩期峰值流速(MCA-PSV)。2006 年 Robyr 等人首次提出 TAPS 的诊断标准:供体胎儿的 MCA-PSV > 1.5MoM,而受体胎儿的 MCA-PSV < 0.8MoM。而 Slaghekke 等人则表示,有一些产后确诊的 TAPS 病例,受体胎儿的 MCA-PSV 值处于 0.8～1.0 之间,所以他们认为受体胎儿的诊断临界值应该为 MCA-PSV < 1.0MoM,供体胎儿依旧为 MCA-PSV > 1.5MoM。这一标准对于贫血和红细胞增多症的诊断具有很好的灵敏度和特异度,且被证实是一个具有临床意义的非侵入性方法。近年来 Fishel-Bartal 等人的研究认为红细胞增多症胎儿的 MCA-PSV 测量值与正常双胞胎的胎儿之间并没有差异,而是双胞胎之间 MCA-PSV 值较大的差异与血细胞比容大的差异之间有很强相关性。所以他们认为应该将双胞胎之间 MCA-PSV 的差异作为产前诊断标准(MCA-PSV > 0.5MoM)。

有 40%～63% 的 TAPS 病例都未在产前被诊断出来,而是在出生后被发现的,由此提出了 TAPS 的产后诊断标准。经过一系列的研究和探索,现在认为双胎之间血红蛋白差异是一个更具逻辑性和实用性的标准,根据病例对照研究得出的标准就是双胎之间的血红蛋白差异 > 80g/L。出生时血红蛋白之间的较大差异(> 80g/L)也可见于急性围生期 TTTS。有两个标准可以区别两者,第一个标准是 TAPS 的供体网织红细胞计数增加(是由于贫血导致的红细胞生成增加)。双胞胎之间网织红细胞计数的比率 > 1.7 即能诊断 TAPS。而急性围生期 TTTS,从供体胎儿到受体胎儿之间的血液传输过程很快,所以,供体胎儿的网织红细胞呈持续减低状态。第二个标准是,TAPS 病例在产后,如果将彩色的染剂注入胎盘,会发现胎盘的表面依然残存有细小的血管吻合支(直径 < 1mm)。如果不能实现每次测量网织红细胞计数,而且往胎盘里注入染色剂实现起来也有困难,TAPS 双胎在出生时皮肤颜色的差异(贫血胎儿呈苍白色,红细胞增多症胎儿呈充血样)可以用来鉴别诊断;另外,TAPS 胎盘的母体面也有明显的颜色差异,有研究采用数字图片计算胎盘两部分之间的颜色差值比,但还需要对更多的有或无 TAPS 的胎盘进行研究,以确定这种方法是否有助于鉴别 TAPS 和急性围生期 TTTS。

产前分期可分为五期。1 期:供体胎儿 MCA-PSV > 1.5MoM 和受体胎儿 MCA-PSV < 1.0MoM,没有其他异常表现;2 期:供体胎儿 MCA-PSV > 1.7MoM

和受体胎儿 MCA-PSV<0.8MoM，没有其他异常表现；3 期：MCA-PSV 表现为 1 期或 2 期，同时出现供体胎儿心功能异常；4 期：供体胎儿水肿；5 期：其中一个胎儿宫内死亡或双胎宫内死亡。

（2）围生期管理：治疗方法有保守治疗、选择性减胎、胎儿镜下激光治疗、供体胎儿子宫内输血和受体胎儿宫内血液置换。但是，TAPS 最佳管理办法还未得到共识。

供体胎儿的宫内输血疗法可以经血管，也可以腹腔内注射。腹腔内注射以减慢红细胞进入胎儿血液循环，防止供体胎儿循环中输入的血液快速丢失。而且，可能导致受体胎儿出现红细胞增多症高黏滞综合征的副作用。为了降低红细胞增多症血液黏滞的风险，把供体胎儿的宫内输血疗法和受体胎儿的血液置换疗法结合起来，具有更好的疗效。由于 TAPS 双胎的血液循环是相通的，因此他们的血细胞是完全一样的。如果将受体胎儿的血液作为贫血胎儿输血的血液来源，那么治疗效果要远优于外源性血液，这种方法的主要优点是避免供体胎儿暴露和血源性感染，近年来就有报道这样的病例。

TAPS 唯一的病因疗法就是胎儿镜下激光凝固疗法，但是大多数胎盘表面的血管吻合支都非常细小，很难在胎儿镜下看到，所以激光治疗时发现和操作都很困难。有学者建议，可以把整个分解区的血管都凝结，但是这样也不可能完全消除吻合支残留的风险。

（3）产前管理建议：在没有明确的最佳管理方法情况下，每一个决策都应该在综合评估各种因素之后作出，包括 TAPS 的分期、孕周，以及各种宫内干预法的可行性。TAPS 1 期，可能还有 2 期，只需进行严密的监测。如果病情迅速进展到 2 期或 3 期，则该考虑干预治疗。如果孕周小于 28 周，激光治疗可以进行的话，首先考虑激光治疗，因为它是唯一的病因疗法，可以延长孕期。如果激光治疗无法实现，且孕周小于 32 周，则考虑宫内输血。如果需要进行多次的宫内输血，或者受体有严重的红细胞增多症，那么受体还需进行宫内血液置换疗法。这些产前管理流程对当前的实际应用是否有利，以及是否可以改善预后，都有待进一步证实。

【超声表现】

1. 受体胎儿的 MCA-PSV<1.0MoM，供体胎儿 MCA-PSV>1.5MoM 为常用的产前超声诊断标准。双胎之间 MCA-PSV 差异>0.5MoM 的诊断价值需要进一步研究证实[计算方法：双胎之间 MCA-

PSV 差异=（供体胎儿 MCA-PSV−受体胎儿 MCA-PSV）/供体胎儿 MCA-PSV]。

2. 一些自发性的 TAPS 病例的胎盘厚度和回声存在明显的差异。出现这种差异的原因可能是胎盘存在水肿，再加上贫血部分的胎盘具有独特的回声，而红细胞增多症的胎盘表现正常。

3. TAPS 的另一个超声特征性表现是受体胎儿的肝脏回声呈"星空样"，是把清晰可见的肝门静脉比作星星，把回声稍低的肝实质比作天空，在肝实质的背景下，肝门静脉管壁依稀可见，即"星空肝"（图 11-6-2）。"星空肝"最常见于急性肝炎，心力衰竭也会出现这种特征性的表现。对于以上这些 TAPS 的诊断性产前超声表现，需要进一步研究去探求其有效性和意义。

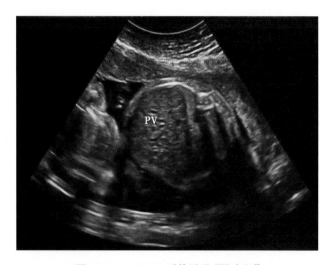

图 11-6-2　TAPS 受体胎儿"星空肝"
肝门静脉呈高亮回声，似星星；肝实质回声较低，似天空。PV：肝门静脉。

TAPS 越早诊断预后越好，建议对于所有的单绒毛膜双胎都应进行常规的 MCA-PSV 测量，以及时发现 TAPS。

【相关异常】

血液方面的并发症常见于 TAPS 的供体和受体胎儿，分别需接受输血和换血治疗。TAPS 的受体胎儿可能会出现红细胞增多症高黏滞综合征，导致皮肤坏疽和多个肢体的缺血。另外，受体胎儿发生血小板减少症的风险增加，这可能是由于组织缺氧继发的生产受损和脾血流缓慢造成的，受体胎儿在出生时的血小板计数与红细胞增多症的严重性呈负相关。另外，TAPS 供体胎儿的血红蛋白水平越低，则其白蛋白水平和总蛋白质水平也越低。表明双胎间的输血过程不仅涉及红细胞，也与蛋白质和白蛋白有关。TAPS 双胎之间慢性的输血会导致短暂的肾功能不全，Verbeek 等人发现 TAPS 供体胎儿体内的肌酐水平要高于受体胎儿，这可能是肾脏长期低灌注导致的。但是，供体胎儿是否会发生永久性的肾损伤和长期的肾脏并发症是未知的。理论上，供体胎儿长期严重的贫血和受体胎儿红细胞增多会导致脑损伤，已有一些关于 TAPS 胎儿严重脑损伤个案报道。

【鉴别诊断】

1. **选择性胎儿宫内生长受限（sIUGR）** sIUGR 与 TAPS 都没有羊水过多 - 过少序列表现，鉴别点主要为 MCA-PSV 的差异，同时结合胎盘内部回声及厚度差异来鉴别。

2. **双胎输血综合征（TTTS）** 主要鉴别点为羊水量差异，同时结合胎儿 MCA-PSV 和胎盘厚度及内部回声差异来鉴别。

【预后评估】

由于供体胎儿血红蛋白水平减低，会出现肾功能不全；受体胎儿由于血液黏滞会出现肢体缺血；供体胎儿长期严重贫血和受体胎儿红细胞增多会导致脑损伤。

TAPS 幸存儿神经发育的远期结局还未明确，严重的远期疾病，例如双侧耳聋和痉挛性麻痹的病例，近来已有报道。Slaghekke、van Klink 等人发现，TAPS 幸存儿发生神经发育损伤和轻到中度智力延迟的发生率分别为 9% 和 17%，损伤在供体和受体胎儿之间并没有差异。TAPS 的损伤率与 TTTS 的孩子在激光治疗后的损伤率相当。出生孕周越小、体重越低，则预后越差。迄今为止，还缺少关于 TAPS 双胎妊娠的儿童和青少年在神经病学、运动和认知方面的研究报告。

（孙立涛）

第七节 连体双胎

【概述】

连体双胎（conjoined twins）是身体融合的双胞胎，被认为是胚胎异常发育的结果。其发病罕见，发病率从 1.5/50 000 到 1/500 000 不等，男女发病率约为 3∶1。连体双胎一般发生于单绒毛膜单羊膜囊双胎，大约 5% 的单绒毛膜单羊膜囊双胎是连体的。值得注意的是新近文献报道单绒毛膜双羊膜囊也可以发生连体双胎，但发生极其罕见。连体双胎的同一身体部位相互融合，但融合的程度和部位是可变的。连体双胎的发生原因不清，其发生是随机事件，

与母亲的年龄和产次无关。可能与环境、辐射、基因突变、胚胎细胞分裂时缺氧、低温或卵子衰老等因素相关。

【病理与临床】

连体双胎一般发生在单卵双胎妊娠中，个别案例报道了寄生连体双胎发生在双卵双胎。目前有关连体双胎的形成有两种假说：一种是大多数学者倾向的胚胎学上的胚盘分裂理论，认为单卵双胎受精超过第 13 或第 14 天的原条期，在胚盘分开后，倘若胚盘上两个发育中心没有完全分开，使两胚胎具有共同的中间区域，两胚胎的一部分联合，即形成先天性连体畸形，具有同一的遗传特征。另一种融合理论，两个或两个以上的囊胚部分融合，使本已完全分离的胚胎具有共同的中间区域，从而促使连体畸形的形成。单绒毛膜单羊膜囊型的单卵双胎最有可能导致连体双胎，这种分裂根据胚盘两部分分离是否均等，可将连体双胎分为对称性连胎和不对称性连胎，后者两胎大小不等，排列不对称，小的一胎称为寄生胎。

对称性连体双胎通常根据其附着部位进行分类（图 11-7-1，表 11-7-1）。常见的有腹部连胎、胸部连胎、头部连胎、坐骨连胎、臀部连胎等。其中胸腹部连胎最常见，占报道病例的 38%～73%，臀部连胎占报道病例的 18%～28%，坐骨连胎占报道病例的 6%～11%，头部连胎约占报道病例的 2%。

表 11-7-1　连体双胎的分类（Spencer, 2000 Winkler, 2008）

分类		亚类	胚胎发生	连体部位
对称性连胎	腹部连胎		腹脊 - 喙端	胸腔到梅克尔憩室
	胸部连胎		腹脊 - 喙端	胸腔到梅克尔憩室
	头部连胎		腹脊 - 喙端	头部到脐部
	坐骨连胎		腹脊 - 尾端	骨性骨盆
	颅部连胎		背脊	颅骨
	脊柱连胎		背脊	脊柱
	臀部连胎		背脊	骶骨
不对称性连胎	寄生式连胎	双面畸胎 双头畸胎 双胸畸胎	腹脊 - 侧索	头部到骨盆（侧方）

1. 对称性连体双胎

（1）腹部连胎：胎儿于腹部相连，从下胸部到腹股沟。常共用肝脏、胆道系统和胃肠器官。少见共用供血系统或心肌组织。

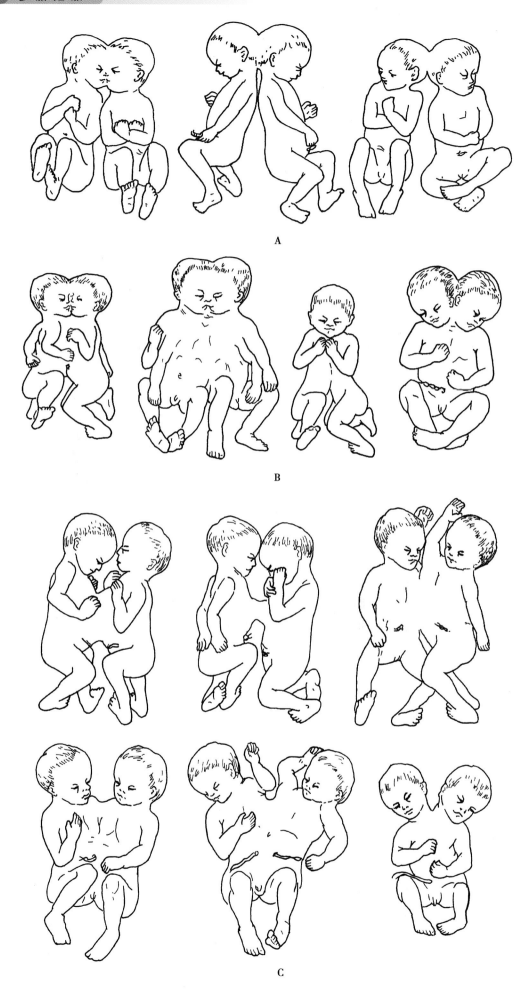

A

B

C

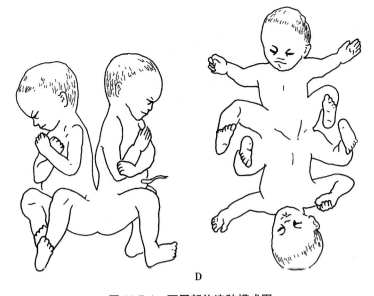

D

图 11-7-1 不同部位连胎模式图

A、B. 头部连胎；C. 胸部连胎，腹部连胎；D. 坐骨连胎。

引自严英榴，杨秀雄. 产前超声诊断学. 2 版. 北京：人民卫生出版社，2012.

（2）胸部连胎：胎儿腹侧上胸部相连，通常涉及胸骨、膈肌和腹壁的一部分。胸部连胎常与腹部连胎共享的器官相似，单凭外观很难鉴别。不同之处在于心脏的共享程度，任何心脏组织的共享，即使是一条血管，也可以将其分类为胸部连胎。此类双胎常以一定角度融合，而不是直接面对面融合。

（3）头部连胎：胎儿头骨融合，他们可能有一个共同的前向面部或两个在垂直轴上旋转 90°的面部。常合并融合的胸腔，但他们有独立的气管，每个气管连接一个肺脏。通常头部连胎有两个心脏，以及共同的上消化道系统，然后是独立的回肠末端和结肠。此类连胎在出生后一般不能存活。

（4）坐骨连胎：双胎主要在骨盆连接，但可能广泛地连接到颅骨和膈肌。可腹侧融合也可背侧融合。盆腔器官通常表现出复杂的解剖结构，最明显的是泌尿生殖系统，通常共用一个膀胱或子宫，每个胎儿平等分配。下肢的数目从两条到四条不等。三条下肢坐骨连胎是最常见的形式，常伴有第三条下肢畸形。10% 的坐骨连胎可能患有先天性心脏病。

（5）颅部连胎：是一种罕见的连胎，占所有连体双胎的 2%～6%。双胎常在颅骨处连接，但枕骨大孔、颅底或面部是分离的。根据连接部位可分为颞骨连胎、顶骨连胎和枕骨连胎。除了软脑膜外，脑动脉通常是分开的，颅静脉、硬脑膜和脑脊膜常共用，上矢状窦在双胎中均不存在，常被完全或不完全的静脉窦所取代。双胎之间的大部分血管共享主要在静脉系统，因此静脉共享程度是决定分离可能

性的最重要因素之一。脑组织共享的程度会影响预后，因为分离过程可能导致永久性残疾。此类连胎往往有正常的四肢。

（6）脊柱连胎：是所有连体双胎中最罕见的，典型的脊柱连胎在脊柱处表现为背侧融合，共用脊髓使得手术分离不可能实现。此类双胎通常有独立的四肢，以及独立的面部、胸部和胃肠器官。

（7）臀部连胎：仅在骶骨和尾骨处的背侧连接，他们中的大多数也存在相连的脊髓。脊髓融合程度是决定分离手术是否可行的主要因素。此类双胎常共用一个肛门，可共有或分别有直肠。据报道，15%的臀部连胎共用一个膀胱和尿道。

2. 非对称性连体双胎 非对称性连体双胎一般都是寄生式连胎，此类连胎特点是从膈肌延伸到骨盆的侧向水平，有不同程度的胸部和颅骨受累。事实上，所有的寄生式连胎都有一个共同的肝脏和膈肌。如果胸部是融合的，一般有心脏融合，但呼吸系统和上消化道是分离的。由于寄生式连胎变异性高，常进一步分为以下几类：

（1）双面寄生式连胎：此类连胎最广泛，除了两个分开的面部朝向相反的方向外，他们共用一个头颅和躯干。双面寄生式连胎常伴有心脏畸形和神经管缺损。

（2）双头寄生式连胎：此类连胎有独立的头和面部，融合开始于胸部水平。尽管共用一个心脏，但有两套大血管。由于存在广泛的心脏融合和复杂的泌尿生殖系统，双头寄生式连胎的预后与双面寄

生式连胎一样差。

（3）双胸寄生式连胎：一般来说，此类连胎大多远端融合，头部和胸部分离。有独立的心脏，但常存在心脏异常。上消化道系统通常是分开的，最终形成一个相连的远端空肠。此类连胎有一些手术分离成功的报道。双胸寄生式连胎的预后在很大程度上取决于融合的程度，但采用现代外科技术，仍优于上述其他类型的寄生式连胎。

【超声表现】

目前，超声检查由于其无创性和安全性使其成为早期宫内检查的首选方法。通常用于连体双胎妊娠的产前诊断，可在孕 12 周时进行，在孕 20 周时进行详细的扫查可以合理地评估融合的程度和是否合并其他畸形。当胎儿活动少，姿势固定，不能分离时建议联合经阴道超声和三维超声检查进行多切面扫查。如仍不能确定，要让孕妇定期随访，孕 10 周前可以有假阳性结果，但一般孕 11～12 周均能对连体双胎做出诊断（图 11-7-2～图 11-7-4）。

超声检查如果发现双胎妊娠，两个胎儿之间未见羊膜分隔，仅显示一个胎盘、一个羊膜囊，则应警惕连体双胎的可能性，应仔细扫查两胎儿相接触的部位是否存在融合。

对称性连体双胎的超声表现包括：①在检查过程中胎儿的位置基本相同，活动后也不改变；②身体和皮肤轮廓不可分离，并且在相同的解剖水平；③处于相同水平的一个或两个胎头，胎儿活动后胎头相对位置亦不会发生明显改变；④仅有一条脐带，但脐带内血管增多，有三条以上。

此外，大多数连体双胎都是腹侧融合，这会导致脊柱过度伸展。羊水过多是已知连体双胎最常见的并发症，约 50% 的连体双胎伴发羊水过多（图 11-7-5、图 11-7-6）。头部连胎的超声表现见图 11-7-7。

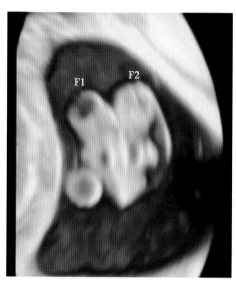

图 11-7-4　早孕期连胎三维图（与图 11-7-3 为同一病例）
F1：胎儿 1；F2：胎儿 2。

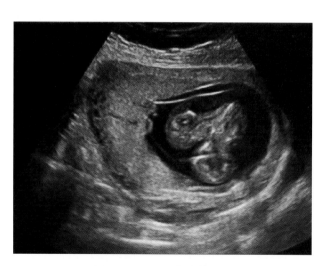

图 11-7-2　早孕期胸部连胎

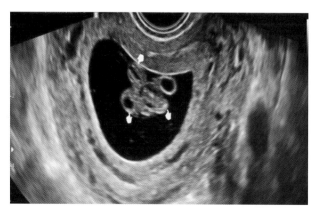

图 11-7-3　早孕期二维图显示两胚芽融合（见光标）

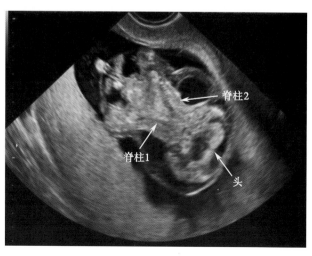

图 11-7-5　头胸和腹部连胎
双胎头胸腹部相连，可见两个脊柱回声。

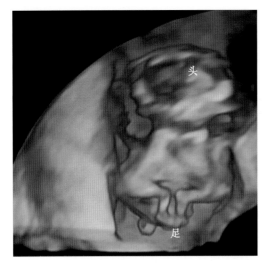

图 11-7-6　头胸和腹部连胎三维图（与图 11-7-5 为同一病例）

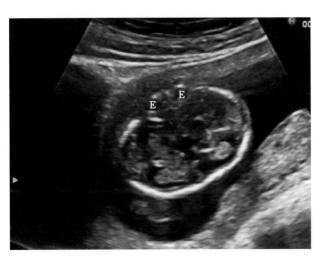

图 11-7-7　头部连胎
胎儿头骨融合，双胎共用前向的面部。E：眼睛。

不对称性连体双胎的超声表现包括：两胎儿大小不一；排列不一；一个胎儿各器官可正常发育，而另一较小的寄生胎多数发育不全，四肢短小或缺如，多数内脏和器官缺失。

一般在正常发育的胎儿某一部位形成另一寄生胎体，但不形成完整器官，大小常小于正常胎儿。有时寄生胎在声像图上类似一肿物样回声。

双胎大小不一致时，不能排除连体双胎的诊断，尤其是腹部及背部寄生胎，较小的寄生胎可能漏诊或误诊，应提高警惕。

【相关异常】

连体双胎合并其他畸形发生率较高，常合并先天性心脏畸形、脐膨出、神经管缺陷、面裂畸形、肛门闭锁、膈疝等。当连体双胎确诊后，应对胎儿进行系统的筛查，确定双胎之间的联合部位及程度，并了解血管交通。

【鉴别诊断】

严重的连体双胎因大部分组织融合，早孕期有可能酷似单胎妊娠，应注意仔细扫查。对于融合部位局限且较小者，以及腹部或背部寄生胎可能造成漏诊，应连续顺序追踪扫查并扩大扫查范围以减少漏诊。中晚孕期连体双胎要注意观察胎儿融合的器官，判断连体双胎的类型，评估胎儿的预后。对于超声不能确定是否存在连体双胎者应加强随访，必要时联合 MRI 等其他影像技术，力求产前确诊。

【预后评估】

连体双胎一旦明确诊断，须对孕妇和家属详细并准确地解释畸形的程度和继续妊娠的风险，以及出生后的分离手术和可能出现的后果，从而决定是终止妊娠还是继续妊娠。连体双胎选择继续妊娠时，大约 1/2 胎儿最终宫内死亡。大多数连体双胎会发生早产，40%～60% 为死胎，35% 在生后 24 小时内死亡。如未诊断或者在孕 24 周之后发现连体双胎，引产过程中会出现难产和子宫破裂，可能需要剖宫取胎，晚孕期选择分娩方式为剖宫产。出生存活者在新生儿期手术存活率为 50%，出生 4 个月以后手术可以提高生存率。总之，连体儿能够存活者，应进行分离手术。

（孙立涛）

参 考 文 献

1. KHALIL A，BEUNE I，HECHER K，et al. Consensus definition and essential reporting parameters of selective fetal growth restriction in twin pregnancy: a Delphi procedure [J]. Ultrasound Obstet Gynecol, 2019, 53（1）: 47-54.

2. KHALIL A，RODGERS M，BASCHAT A，et al. ISUOG Practice Guidelines: role of ultrasound in twin pregnancy [J]. Ultrasound Obstet Gynecol, 2016, 47（2）: 247-263.

3. BUCA D，PAGANI G，RIZZO G，et al. Outcome of monochorionic twin pregnancy with selective intrauterine growth restriction according to umbilical artery Doppler flow pattern of smaller twin: systematic review and meta-analysis [J]. Ultrasound Obstet Gynecol, 2017, 50（5）: 559-568.

4. PATEL S，QUINTERO R A，KONTOPOULOS E V，et al. Abnormal umbilical artery Doppler findings in the recipient twin before laser surgery for twin-twin transfusion syndrome [J]. J Ultrasound Med, 2015, 34（5）: 843-846.

5. MURGANO D，KHALIL A，PREFUMO F，et al. Outcome of twin-to-twin transfusion syndrome in monochorionic monoamniotic twin pregnancy: systematic review and meta-

analysis [J]. Ultrasound Obstet Gynecol, 2020, 55（3）: 310-317.

6. MIAN A, GABRA N I, SHARMA T, et al. Conjoined twins: From conception to separation, a review [J]. Clin Anat, 2017, 30（3）: 385-396.

7. ESPINOZA A F, BELFORT M A, SHAMSHIRSAZ A A, et al. Association between impedance to blood flow in umbilical arteries and infant survival in twin-to-twin transfusion syndrome [J]. Ultrasound Obstet Gynecol, 2020, 55（4）: 489-495.

8. TOLLENAAR L S, SLAGHEKKE F, MIDDELDORP J M, et al. Twin anemia polycythemia sequence: current views on pathogenesis, diagnostic criteria, perinatal management, and outcome [J]. Twin Res Hum Genet, 2016, 19（3）: 222-233.

9. WATAGANARA T, RUANGVUTILERT P, SUNSANEEVI-THAYAKUL P, et al. Three-dimensional ultrasound for prenatal assessment of conjoined twins: additional advantages? [J]. J Perinat Med, 2017, 45（6）: 667-691.

10. 徐金玉, 吴青青. ISUOG 临床应用指南: 双胎妊娠超声诊断规范解读 [J/CD]. 中华医学超声杂志（电子版）, 2017, 14（5）: 334-341.

11. KHALIL A, BEUNE I, HECHER K, et al. Consensus definition and essential reporting parameters of selective fetal growth restriction in twin pregnancy: a Delphi procedure[J]. Ultrasound Obstet Gynecol, 2019, 53（1）: 47-54.

12. 蒋晨昱, 鲍晨怡, 刘兴会. 胎儿生长受限的诊治 [J]. 实用妇产科杂志, 2020, 36（3）: 170-173.

13. 赵建林, 漆洪波. 美国妇产科医师协会"胎儿生长受限指南（2019）"解读 [J]. 中国实用妇科与产科杂志, 2019, 35（10）: 1123-1125.

14. 张志涛, 刘彩霞, 尹少尉, 等. 选择性胎儿宫内生长受限诊治及保健指南（2020）[J]. 中国实用妇科与产科杂志, 2020, 36（7）: 618-625.

15. 朱琳玲, 杨心运, 陈璐, 等. 双胎选择性宫内生长受限发病机制的研究进展 [J]. 现代妇产科进展, 2018, 27（8）: 628-631.

16. 刘真, 杨慧霞, 孙瑜. 单绒毛膜性双胎选择性胎儿生长受限研究进展 [J]. 中国妇产科临床杂志, 2020, 21（3）: 329-331.

17. 中华医学会围产医学分会胎儿医学学组, 中华医学会妇产科学分会产科学组. 双胎妊娠临床处理指南（第二部分）: 双胎妊娠并发症的诊治 [J]. 中华围产医学杂志, 2015, 18（9）: 641-647.

18. 夏秋玲, 黄帅, 漆洪波. 美国母胎医学会"双胎输血综合征临床指南 2013 版"要点解读 [J]. 中国实用妇科与产科杂志, 2015, 31（9）: 794-798.

19. 黄帅, 漆洪波. 双胎输血综合征的诊治 [J]. 实用妇产科杂志, 2020, 36（3）: 173-176.

20. 刘娜, 王晓东, 余海燕. 双胎输血综合征的诊治及争议 [J]. 实用妇产科杂志, 2019, 35（10）: 743-746.

21. 郭咏冰, 孙瑜, 杨慧霞, 等. 双胎输血综合征发病机制研究进展 [J]. 中华围产医学杂志, 2017, 20（8）: 607-610.

第十二章　常见染色体异常及遗传综合征

染色体是组成细胞核的基本物质，是遗传物质的载体。染色体异常包括染色体数目异常和结构异常。染色体异常在新生儿中的发生率约为0.9%，在胚胎中的发生率约10%～15%。染色体异常是妊娠失败的主要原因，至少95%的染色体异常胎儿在足月前丢失。流产胚胎的染色体异常情况往往与活产婴儿不同，因为较为严重的异常导致胚胎早期停止发育，而不严重的异常则引起轻微的表型，胎儿可存活至晚孕期甚至出生。

胎儿染色体异常往往表现为胎儿多器官、多系统结构异常，但亦有很多染色体异常在胎儿期并不表现任何形态或结构异常。确诊胎儿染色体数目及结构异常主要通过绒毛活检、羊膜腔穿刺、脐静脉穿刺、胎儿组织活检等方式获取胎儿细胞或组织进行染色体核型分析；近年来，某些新的分子诊断技术逐渐成熟并被引入临床实践中，如染色体微阵列分析（chromosomal microarray analysis，CMA）正被广泛应用于胎儿染色体异常的产前诊断中。

遗传综合征是由潜在遗传原因导致的、与遗传病理学相关的一组病症，根据其遗传病因，主要分为染色体病、基因组病及单基因病。染色体病是由染色体数目异常或结构畸变所致的疾病，如21号染色体三体引起的唐氏综合征（Down syndrome，DS）；基因组病，包括一系列常规染色体检查无法识别的、基因组结构重排导致的染色体（微）缺失/（微）重复综合征，如5号染色体短臂部分缺失引起的猫叫综合征（cri-du-chat syndrome，CdCS）；单基因病，指由于染色体上某一等位基因发生变异所导致的疾病，如努南综合征（Noonan syndrome）。值得注意的是单基因病并非都由单一基因引起，一个基因上不同位点的突变或者不同基因发生变异可以导致相同的表型，某些遗传综合征可以由不同基因变异所导致，如阿拉日耶综合征（Alagille syndrome）。

胎儿遗传综合征常常表现为胎儿多器官、多系统畸形。随着分子诊断技术在产前诊断中的应用日趋广泛，胎儿遗传综合征无论是在产前还是产后都更容易诊断。通过核型分析、染色体微阵列及测序等方式可以对遗传综合征进行诊断。但获得胎儿基因结果的经济成本和时间成本仍然是阻碍产前影像检查中发现异常并确诊遗传综合征的主要因素。

随着超声医学的迅速发展、超声设备分辨率的提高及对疾病认识的深入，尤其是遗传学超声（genetic ultrasound）的发展，通过对胎儿结构异常、各器官的比例关系、细微表型的观察及对某些特征性征象的系统研究，超声在产前筛查和诊断胎儿染色体异常及遗传综合征方面成为可能。

在本章节我们将概述产前超声筛查可能检出的胎儿畸形与染色体异常和遗传综合征的关系，并对由产前影像学可能检测到的胎儿常见染色体异常和遗传综合征进行回顾概述。本章节列举胎儿染色体异常和遗传综合征并非详尽无遗，但希望能够列举超声工作者常遇到的胎儿染色体异常和遗传综合征相关的畸形谱，帮助超声医师更好地在产前筛查中识别异常胎儿，发挥产前超声筛查及超声诊断的重要作用。

第一节　产前超声筛查胎儿主要结构畸形与染色体异常

染色体异常及患遗传综合征的胎儿常常合并结构畸形，特别是中枢神经系统异常、颜面部异常、淋巴水囊瘤、膈疝、心脏缺陷、消化道异常、泌尿生殖系统异常、非免疫性胎儿水肿及肢体异常等。目前，产前超声检查作为胎儿遗传病和染色体非整倍体的筛查工具，在早孕期和中孕期较易发现胎儿明显的结构畸形。虽然这些异常并不都是染色体异常的表现，但许多严重畸形与染色体异常有密切关系。产前超声发现胎儿明显结构异常时，首先应考虑胎儿是否有染色体异常及遗传综合征。

一、胎儿主要结构畸形数与染色体异常及遗传综合征的关系

许多产前超声研究表明，主要的染色体异常及遗传综合征常常表现为胎儿多发性结构畸形。产前超声检出的胎儿畸形部位越多，其患染色体异常的可能性越大。染色体异常的危险性随超声检出的畸形部位数的增加而增加。因此，产前超声检出胎儿某一畸形时，应对胎儿进行全面仔细的检查，如果发现合并有其他畸形时，其患染色体异常的可能性会高于单一畸形。

研究表明，胎儿多发畸形与染色体异常明显相关，胎儿各种结构畸形单独出现与多发畸形同时存在时，其染色体异常发生率不同。除颈项透明层增厚、淋巴水囊瘤、十二指肠闭锁单独出现时其染色体异常发生率较高外，其他结构畸形单独出现时其染色体异常发生率比多发畸形时低得多。

二、胎儿主要结构畸形种类与染色体异常及遗传综合征的关系

胎儿不同类型的结构畸形可以出现在某种特定的染色体异常，而某种特定染色体异常又可表现不同类型的结构畸形，但每一种特定的染色体异常总是对应着某种或某几种结构畸形。常见的染色体异常有其特有的畸形谱。

产前超声检查容易发现，与胎儿染色体异常及遗传综合征高度相关的结构畸形，主要有以下几种：①颈部水囊瘤；②十二指肠闭锁；③心脏畸形；④先天性膈疝；⑤脐膨出；⑥全前脑；⑦中枢神经系统异常；⑧泌尿生殖系统异常；⑨胎儿水肿；⑩面部异常。对以上病种分别叙述如下：

1. 颈部水囊瘤（cervical cystichygroma，CCH） 胎儿颈部水囊瘤是一种淋巴系统异常，是指由于局限性或弥漫性淋巴管畸形导致淋巴管阻塞扩张所形成的水囊状淋巴管瘤，是早孕期胎儿颈项透明层（nuchal translucency，NT）筛查中最常见的超声异常。早孕期发生率约为 1:285，在自然流产人群中发生率约为 1:750。超声表现为胎儿颈部后方或侧后方皮下出现液性囊腔，腔内伴或不伴分隔（图 12-1-1）。这种皮下水肿可沿着胎儿上背部延伸至尾部。早孕期出现颈部水囊瘤提示胎儿非整倍体染色体异常风险高达 50%，常见的非整倍体为 Turner 综合征、21- 三体综合征（trisomy 21 syndrome）和 18- 三体综合征（trisomy 18 syndrome）。而在合并颈部水囊瘤的整

倍体胎儿中，50%～60% 在妊娠中后期发现胎儿严重结构异常。目前数据表明，NT 增厚和颈部水囊瘤（无论分隔存在与否）的胎儿患非整倍体染色体异常的风险都很高，产前超声发现两者异常时，应该建议进行介入性产前诊断。

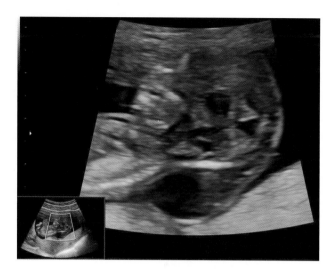

图 12-1-1 Turner 综合征胎儿孕 12^{+4} 周正中矢状位
显示颈项透明层增厚和颈部水囊瘤。

2. 十二指肠闭锁（duodenal atresia） 十二指肠闭锁通常在孕 20～24 周超声检查时，发现典型的双泡征（double bubble sign）（为扩张的胃和近端十二指肠液性暗区）和羊水过多时被诊断，其与 21- 三体综合征高度相关。产前诊断的十二指肠闭锁胎儿中，大约 1/3 合并 21- 三体综合征。十二指肠闭锁也是新生儿消化道梗阻的主要原因。

3. 心脏畸形（cardiac malformations） 产前超声检查发现胎儿心脏畸形时，胎儿染色体异常风险大幅升高。据报道，心脏异常胎儿发生非整倍体的风险高达 22%～32%。心脏异常的类型不同，胎儿发生染色体异常的风险也不同。心脏发育不良、房室隔缺损（atrioventricular septal defect，AVSD）、法洛四联症（tetralogy of Fallot，ToF）和右心室双出口的胎儿非整倍体风险高于单纯室间隔缺损（ventricular septal defect，VSD）和瓣膜狭窄。

胎儿心脏异常与部分染色体异常及遗传综合征密切相关。40%～50% 的 21- 三体综合征胎儿存在心脏异常，主要是房室隔缺损、室间隔缺损或房间隔缺损（atrial septal defect，ASD）。值得注意的是，产前超声检查中上述异常的差异性大。DeVore 的研究显示，76% 的 21- 三体综合征胎儿存在非特异性的心脏超声征象，如三尖瓣反流、心包积液和左右心比例异常，而仅仅只有 9% 的胎儿合并特征

性的房室隔缺损。在18-三体综合征胎儿中，超过90%合并心脏异常，包括房室隔缺损（图12-1-2）、室间隔缺损、动脉导管未闭（patent ductus arteriosus，PDA）、法洛四联症、右心室双出口（double outlet of right ventricle，DORV）和大动脉转位（transposition of great arteries，TGA）等。在13-三体综合征（trisomy 13 syndrome）胎儿中，超过80%合并心脏异常。在一些单基因所致遗传综合征中，也常合并心脏异常，如努南综合征（Noonan syndrome）。

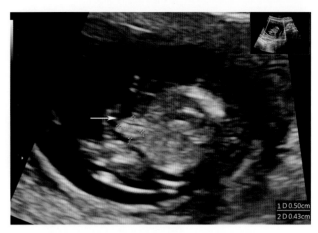

图12-1-3　Turner综合征胎儿早孕期腹部横切面
显示脐膨出（箭头），内容物可见肠管组织。

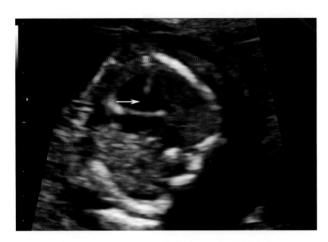

图12-1-2　18-三体综合征胎儿胸部横切面
显示房室隔缺损（箭头），心内十字交叉消失。

4. 先天性膈疝（congenital diaphragmatic hernia，CDH）　先天性膈疝是因膈肌先天发育缺陷导致腹腔脏器疝入胸腔的一种胎儿异常。先天性膈疝胎儿的非整倍体风险增高，发生率可高达34%。其中以18-三体综合征最常见，其次还有13-三体综合征、21-三体综合征、Turner综合征和其他染色体异常。

5. 脐膨出（omphalocele）　脐膨出是由于正中腹壁缺陷导致腹腔脏器从脐带根部疝出到体外的一种胎儿异常，其表面有包膜覆盖（图12-1-3）。约有60%的脐膨出病例具有潜在的染色体异常，最常见为18-三体综合征和13-三体综合征，其次还有21-三体综合征、Turner综合征和三倍体（triploidy）。轻度脐膨出（仅肠管膨出）发生染色体异常的风险明显高于重度脐膨出（包括肝脏和肠管膨出），前者非整倍体染色体异常发生率高达87%，而后者仅为9%。

6. 全前脑（holoprosencephaly）　全前脑是一种大脑中线结构发育异常的畸形，是由于前脑（又称胚胎前脑）在发育过程中未能完全分开而不能形成正常的脑中线结构。胚胎期颜面部发育与前脑发育同步，因此全前脑常常与颜面部中线结构异常一

起发生。根据解剖结构的异常程度，全前脑分为三型：无叶型、半叶型和分叶型。无叶型或半叶型全前脑胎儿发生非整倍体染色体异常的概率为50%～60%，最常见的为13-三体综合征或变异型13-三体综合征（占50%～75%），其次还有18-三体综合征（约39%合并全前脑）。当全前脑合并其他异常时，胎儿非整倍体染色体异常风险更高。

7. 中枢神经系统异常　多种中枢神经系统异常增高胎儿非整倍体染色体异常的风险。

（1）侧脑室扩张（ventriculomegaly，VM）：指侧脑室后角宽度≥10mm（图12-1-4），在产前超声检查中比较常见。有研究发现侧脑室后角宽度10～12mm者预后与脑室正常者相同，故建议分为轻度（10～12mm）、中度（13～15mm）和重度（>15mm）。即使是轻度扩张，胎儿非整倍体染色体异常风险也增高。Sohl等进行的大样本研究发现，3.8%的轻度侧脑室扩张合并胎儿染色体异常，其中以21-三体综合征最多；核型正常、非整倍体及21-三体综合征胎儿发生轻度侧脑室扩张的概率分别是0.5%、6.8%及5.5%。中、重度侧脑室扩张胎儿合并其他异常甚至染色体异常的风险较轻度者显著增高，最常见的是21-三体综合征，其次是18-三体综合征、13-三体综合征等。

（2）脑积水（hydrocephalus）和脊柱裂（spina bifida）：脑积水和脊柱裂亦与胎儿染色体异常相关，主要为18-三体综合征、13-三体综合征及三倍体。Kolble等收集了107例中枢神经系统异常胎儿进行研究，发现脑积水、脊柱裂及脑积水合并脊柱裂胎儿的非整倍体发生率分别为3%、33%及8%。另一篇文献报道，38例18-三体胎儿中，19%合并神经管缺陷，8%合并侧脑室扩张或脑积水。

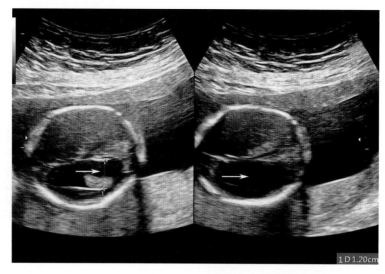

图 12-1-4　21- 三体综合征胎儿孕 18^{+4} 周头部横切面
显示轻度侧脑室扩张（箭头）。

（3）Dandy-Walker 综合征（Dandy-Walker syndrome，DWS）：该综合征也增高胎儿非整倍体染色体异常的风险。Dandy-Walker 综合征是指第四脑室囊性增大，小脑幕向上移位，伴有小脑蚓部的部分性或完全性发育不全（图 12-1-5）。Dandy-Walker 综合征合并染色体异常的风险很高，在 18- 三体综合征和 13- 三体综合征中高达 35%。与之相关的遗传综合征包括 Aicardi 综合征、Meckel-Gruber 综合征、Joubert 综合征等。

（4）胼胝体发育不全（agenesis of corpus callosum，ACC）：通过超声检查发现由胼胝体和透明隔腔组成的复合体缺如，即可诊断，其分为完全型和部分型两种，可合并其他超声异常如空洞脑（非对称性枕角扩大）。大约 20% 的产前诊断胼胝体缺如的胎儿为非整倍体染色体异常，主要以 18- 三体综

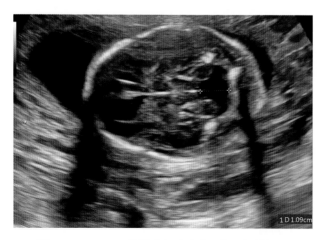

图 12-1-5　13- 三体综合征胎儿中孕期头部横切面
显示颅后窝池增宽（光标），小脑蚓部缺失，考虑 Dandy-Walker 综合征。

合征、8- 三体综合征及 13- 三体综合征为主。

8. 泌尿生殖系统异常（genitourinary abnormalities）　与胎儿染色体异常相关，其中尿道膀胱梗阻（urethrovesical obstruction）（膀胱出口梗阻）胎儿患有非整倍体染色体异常的风险最高，主要以 18- 三体综合征和 13- 三体综合征为主。但是近端尿路异常胎儿发生非整倍体的概率不大，单侧肾脏异常如肾盂输尿管连接处梗阻和多囊性肾发育不良并不增高胎儿患非整倍体的风险。

9. 胎儿水肿（fetal hydrops）　是指在胎儿体内发生病理性液体积聚，可在产前通过超声检查发现，超声表现为至少两处胎儿体腔异常积液。超声特征包括腹腔积液、心包积液、胸腔积液、羊水过多、胎盘增厚和皮下水肿。根据病因将其分为免疫性及非免疫性两类。非免疫性胎儿水肿（nonimmune hydrops fetalis，NIHF）占胎儿水肿的 85%~90%，病因复杂，可因诸多母体和胎儿因素引起。胎儿染色体异常是 NIHF 的常见病因之一，占 16%~20%，在早期诊断或并发其他结构性异常的病例中，阳性率更高。最常见的染色体异常包括 Turner 综合征（45,X）、21- 三体、18- 三体、13- 三体和三倍体。NIHF 与非整倍体相关性随孕周变化，早孕期诊断的 NIHF 与非整倍体相关性最高，中孕期诊断的 NIHF 与非整倍体的相关性高于晚孕期诊断的 NIHF。

胎儿水肿合并淋巴水囊瘤又称作淋巴管扩张症，其预后不良。淋巴管扩张症也与非整倍体相关，尤其是 Turner 综合征，大约 2/3 的 Turner 综合征胎儿合并淋巴管扩张症。

10. 面部异常　面部异常在染色体异常的胎儿中

也较为常见,比如小颌畸形(micrognathia)(图 12-1-6)、前额倾斜、扁平状脸和下颌后缩(retrognathia)。眼睛异常如眼距过窄(orbital hypotelorism)、眼距过宽(orbital hypertelorism)、小眼畸形(microphthalmia)、无眼畸形(anophthalmia)和独眼畸形(cyclopia),亦与胎儿染色体异常有关。尤其合并其他异常时,胎儿非整倍体的风险更高。Lehman 等对 38 例 18- 三体胎儿进行超声特征的研究发现,53% 的病例存在面部异常,其中 29% 为面部轮廓异常。

唇 / 腭裂(cleft lip/palate)也与胎儿染色体异常如 13- 三体综合征和 18- 三体综合征相关,合并其他异常时,胎儿染色体异常风险增高。Nyberg 等研究报道,单侧唇裂、单侧唇腭裂、双侧唇腭裂和中央型唇腭裂胎儿发生非整倍体的概率分别为 0%、32%、59% 和 82%。

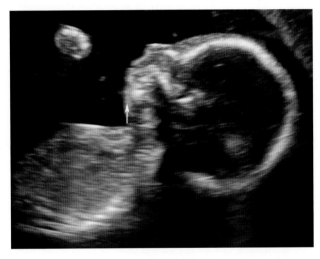

图 12-1-6　18- 三体综合征胎儿中孕期面部轮廓
显示小颌畸形(箭头)。

第二节　胎儿染色体异常相关超声指标

除了上述讨论列举的主要结构畸形外,许多早中孕期的超声征象都与胎儿染色体异常相关。这些超声征象也被称作微小指标(minor markers)或软指标(soft markers),它们本身不属于结构异常,除了与胎儿非整倍体染色体异常相关,通常不具有明显的临床意义。

一、胎儿头面部

1. 脉络丛囊肿(choroid plexus cysts)　侧脑室、第三脑室、第四脑室内均有脉络丛。产前超声主要显示侧脑室内的脉络丛,呈均匀强回声。正常胎儿

在孕 16 周前,脉络丛占据整个侧脑室。此时,在侧脑室切面观察脉络丛要优于双顶径切面。脉络丛囊肿通常在孕 16～23 周之间诊断,表现为脉络丛内部的无回声囊性结构(图 12-2-1),一般呈圆形或椭圆形,可单侧出现或双侧对称性存在;可单发,亦可多发。囊肿直径为 3～16mm。脉络丛囊肿在孕 24 周前可能为生理性的,95% 以上在孕 26 周后可以自然消失,其对胎儿结构和神经发育无不良影响。

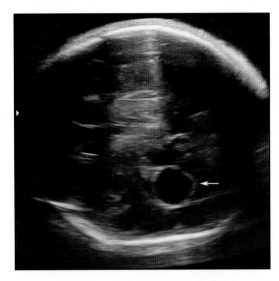

图 12-2-1　胎儿晚孕期头部横切面
显示胎儿右侧脉络丛囊肿(箭头)。

脉络丛囊肿在染色体正常的胎儿中发生率为 1%～2%。21- 三体综合征胎儿脉络丛囊肿的发生率与一般人群相近。因此,脉络丛囊肿不被认为是评估胎儿 21- 三体综合征的超声指标。相反,脉络丛囊肿与胎儿 18- 三体综合征风险增高相关。据报道 30%～50% 的 18- 三体综合征胎儿产前可检出脉络丛囊肿。孤立性的脉络丛囊肿只会轻微增高胎儿非整倍体的风险。然而,当脉络丛囊肿合并其他非整倍体超声指标时,胎儿患 18- 三体综合征的风险将增加 20 倍。Gupta 等人的研究表明,当脉络丛囊肿合并其他结构异常时,胎儿患 18- 三体综合征的风险为 1:3。因此当发现胎儿脉络丛囊肿时,应该针对性地对其他 18- 三体综合征超声特征进行评估。

除脉络丛囊肿外,产前超声还检出胎儿其他结构畸形时,应进行胎儿染色体核型分析。另外,有专家建议当检出单独的脉络丛囊肿时,应在孕 22 周左右或 4 周后复查,主要检查胎儿心脏是否有畸形,尤其是否有室间隔缺损。复查的另一个原因是观察脉络丛囊肿是否消失,如果消失可明显减轻孕妇的焦虑情绪。

2. 颅后窝池增大 颅窝池是小脑及小脑蚓部的后方与枕骨内面之间的无回声区。颅后窝池在经小脑横切面上测量，要求切面上同时显示小脑半球与透明隔腔，且两侧小脑半球对称，测量小脑蚓部的后缘与枕骨内面之间的距离即为颅后窝池大小。颅后窝池正常<10mm，≥10mm应考虑颅后窝池增大。

颅后窝池是否作为胎儿染色体异常评估的独立超声指标，单纯颅后窝池增大是否需要进行胎儿染色体检查，目前还存在争议。有学者研究妊娠早期颅后窝池的大小与胎儿染色体异常的关系，发现在所有61例非整倍体胎儿中，颅后窝池大小均正常。但Chen等研究发现，在妊娠晚期19例18-三体胎儿中6例有颅后窝池增大，Chen等认为产前检出颅后窝池增宽结合胎儿宫内生长受限或羊水过多，应行遗传咨询并仔细检查有无其他合并畸形，以及进行胎儿染色体核型分析。

但值得注意的是，产前超声发现颅后窝池增大，应对脑内结构进行仔细检测，如小脑蚓部是否有发育不全、有无脑积水等，还应仔细检查有无其他合并畸形，这将明显影响胎儿预后。

3. 鼻骨发育异常（nasal hypoplasia） 鼻骨发育异常包括鼻骨缺失（图12-2-2）和鼻骨发育不良。无鼻骨被认为是缺失，长度<2.5mm为发育不良。超声检查鼻骨常用矢状切面，超声检查中探头应与鼻的方向呈水平位。超声图像中可见鼻骨为一条位于鼻前皮肤下方且与其平行的高回声线，并与鼻前皮肤形成一个"等号"。产前超声检查应从多切面检查鼻骨，尤其是冠状切面的鼻后三角。仅靠一个切

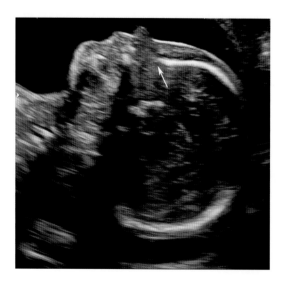

图12-2-2 21-三体综合征胎儿中孕期正中矢状切面
显示胎儿鼻骨缺失（箭头）。

面诊断容易造成误诊、漏诊，应至少在两个切面扫查发现鼻骨发育异常才可诊断胎儿鼻骨发育异常。

鼻骨发育异常与非整倍体染色体异常具有相关性，其中最常见的是21-三体综合征。2003年，一项纳入5 532例胎儿的研究发现，70%的21-三体综合征胎儿存在鼻骨缺失，而整倍体胎儿只有0.2%存在鼻骨缺失。2005年的一项前瞻性队列研究对鼻骨评估整合常规早孕期唐氏筛查[颈项透明层（NT），游离β亚基人绒毛膜促性腺激素（free β-hCG），妊娠相关血浆蛋白A（PAPP-A）]的实用性进行了研究。结果显示，结合鼻骨评估的筛查方法将胎儿21-三体综合征的检出率提高到90%，而假阳性率降低到2.5%。

值得注意的是，鼻骨缺失存在种族或民族差异性。在一项研究中，纳入5 851例胎儿并获得了鼻骨超声切面图，结果表明在染色体正常的胎儿中，高加索人鼻骨缺失发生率为2.2%，非裔加勒比人为9.0%，亚洲人则为5.0%。为了使假阳性率降到最低，并给后期进行产前保健的孕妇提供可选择的筛查方法，有学者将注意力由早孕期胎儿鼻骨评估转移到中孕期。

2006年，Odibo等评估了中孕期鼻骨发育不良作为胎儿非整倍体染色体异常筛查的超声指标的效能，发现单独使用时鼻骨发育不良筛查胎儿21-三体综合征的灵敏度为23%~64%、特异度为57%~99%，联合其他超声指标（颈褶厚度、股骨和肱骨长度、脉络丛囊肿、肠管回声增强），则显著提高了灵敏度和特异度。近来不少研究显示，使用不同孕周鼻骨长度MoM值能提高筛查胎儿21-三体综合征的特异度。有研究表明鼻骨长度低于0.75倍MoM值是鼻骨发育不良的最佳定义，其筛查胎儿21-三体综合征的灵敏度为49%，特异度为92%。虽然鼻骨发育不良的最佳截断值尚未确定，但该超声指标仍是早孕期和中孕期筛查胎儿21-三体综合征的最佳超声指标之一。

4. 鼻前皮肤厚度（prenasal thickness） 2005年，Maymon等从21-三体综合征患儿皮肤缺乏弹性、相对松弛推断，提出测量鼻前皮肤厚度（图12-2-3）作为妊娠中期评估21-三体综合征的超声指标。胎儿鼻前皮肤的测量应取胎儿面部侧面正中矢状位切面，测量额鼻角与皮肤外缘的距离。研究显示，21-三体综合征胎儿的鼻前皮肤厚度比正常胎儿明显增厚，同时使用鼻骨和鼻前皮肤厚度，21-三体综合征的检出率为70%，而单独使用鼻骨，21-三体综合征

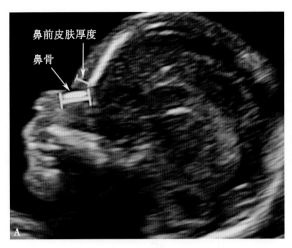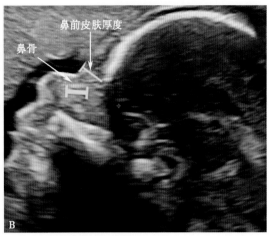

图 12-2-3　中孕期正中矢状切面测量胎儿鼻前皮肤厚度与鼻骨长度
A. 正常胎儿；B. 21- 三体综合征胎儿。

的检出率为 43%。另外有研究评估鼻前皮肤厚度 /
鼻骨长度比值，当该比值超过第 95 百分位数时，胎
儿 21- 三体综合征的检出率为 100%，假阳性率为
5%。有研究应用接收者操作特征曲线分析发现，鼻
前皮肤厚度 / 鼻骨长度比值≥0.76 时，胎儿 21- 三体
综合征的检出率为 80%，假阳性率为 5%。但临床
中使用的鼻前皮肤厚度最佳截断值还未统一，仍有
待确定。

5. **额上颌角**（front maxillary facial angle，
FMF）　2007 年，Sonek 等人基于 21- 三体综合征儿
童及成人的扁平状面部特征，建议将早孕期胎儿额
上颌角作为筛查胎儿染色体异常的一项超声指标。
额上颌角指前额外表面到上颌骨最前端的连线与
上颚上表面的延长线所构成的角，其测量应在胎儿
面部侧面正中矢状切面进行（图 12-2-4）。与正常胎
儿相比，21- 三体综合征胎儿的额上颌角显著增大。
将额上颌角纳入早孕期筛查中，当假阳性率为 5%
时，21- 三体综合征的检出率可从 90% 提高到 94%。

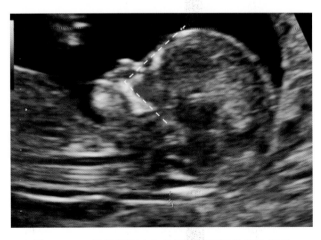

图 12-2-4　早孕期正中矢状切面测量胎儿额上颌角

二、胎儿颈部

1. **颈项透明层**（nuchal translucency，NT）**增
厚**　1992 年，Nicolaids 和他的团队首次提出"颈项
透明层"。颈项透明层是指胎儿颈部皮下的无回声
带，位于皮肤高回声带与深部软组织高回声带之间。
这是早孕期尤其在早孕后期，所有胎儿均可出现的
一种超声征象。

测量 NT 的最佳孕期为孕 11～13 周，45mm≤顶
臀长（CRL）≤84mm，测量皮肤与颈椎上的软组织
之间距离最宽的透明带。需要特别注意的是 NT 测
量的技术要求严格，只有准确的测量才能达到良好
筛查效果。准确的 NT 测量须满足以下重要条件：
①胎儿图像应该占据屏幕的 75%，且只显示胎儿头
颈部和上胸部；②测量平面必须取胎儿正中矢状切
面；③胎儿颈部必须保持自然屈曲状态，不能过度
伸展或屈曲；④必须同时显示胎儿皮肤内缘、皮肤
外缘和羊膜等三条超声线；⑤测量游标应水平放置
在无回声区的内缘，且与胎儿纵轴垂直；⑥应在 NT
最宽处测量。

目前大部分研究使用 NT≥3mm 为异常标准。
NT 增厚与多种胎儿异常相关，包括：①染色体异常
及遗传综合征，最常见的染色体异常为 21- 三体综
合征。此外三倍体、13- 三体综合征、18- 三体综合
征、Turner 综合征等亦常出现 NT 增厚。早孕期可
出现 NT 增厚的遗传综合征主要有 Noonan 综合征、
Smith-Lemli-Opitz 综合征、Joubert 综合征、Apert 综
合征、Fryns 综合征等。②先天性心脏畸形，既可
发生在染色体异常胎儿中，亦可发生在染色体正常
的胎儿中。在染色体正常的胎儿中，先天性心脏结

构畸形最常合并 NT 增厚。Hyett 等发现 NT 增厚，心脏及大血管结构畸形发生率增高，并建议将早孕期 NT 测量作为胎儿先天性心脏病早期筛查指标。③其他畸形，如膈疝、前腹壁缺损、胎儿运动障碍性综合征等亦可出现 NT 增厚。

虽然目前 NT 测量已经广泛应用于胎儿非整倍体染色体异常的产前筛查中。非整倍体染色体异常胎儿 NT 增厚的病理机制目前仍不清楚。可能的机制包括心脏功能减退或循环功能受损，皮内胶原和透明质酸增多，颈静脉 - 淋巴系统回流功能障碍和胸腔压力增大。

大量研究证实，NT 增厚与胎儿非整倍体染色体异常相关，主要为 21- 三体综合征。目前常用 NT 值、血清学标志物妊娠相关血浆蛋白 A（PAPP-A）和人绒毛膜促性腺激素（hCG）进行早孕期联合筛查胎儿非整倍体染色体异常。这种早孕期联合筛查方法筛查胎儿 21- 三体综合征，灵敏度达 80%～91%，特异度为 91%～96%。与 21- 三体相比，早孕期联合筛查其他非整倍体染色体异常的检出率偏低。一项针对非整倍体筛查的大型多中心临床试验招募了超过 30 000 名妊娠妇女进行研究。结果显示，使用早孕期联合筛查或淋巴水囊瘤超声筛查，胎儿非整倍体染色体异常（除外 21- 三体综合征）的检出率为 78%，假阳性率为 6%。

即使胎儿染色体正常，也常常伴随胎儿结构畸形或流产、死胎等不良妊娠结局。对于所有早孕期或中孕早期超声发现有 NT 增厚、囊肿、水肿的胎儿，应进行介入产前诊断检查。

2. 颈褶（nuchal fold，NF）增厚　1985 年，Bena-cerraf 及其同事首次描述了颈褶增厚与胎儿 21- 三体综合征的关系，提出将 NF 作为中孕期筛查 21- 三体综合征的超声指标。NF 增厚与颈后软组织增厚相关，是 21- 三体综合征新生儿的特征性表现之一。

测量 NF 通常在孕 15～21 周，测量切面取胎头横切面双顶径水平，然后将探头向尾端倾斜直到显示小脑和枕骨。将标尺放在颅骨外缘和皮肤外缘即可测得 NF 值（图 12-2-5）。胎儿颈部过仰或超声探头过度用力挤压孕妇腹部会导致测量值偏大。目前主要以 NF≥6.0mm 为异常标准。有研究报道，采用该截断值时的阳性似然比高达 94.7。NF 作为超声指标，其假阳性率非常低（0.1%～1.3%），使得它成为胎儿 21- 三体综合征最具特异性的中孕期超声指标之一。NF 值随孕周的增加而增加，许多学者利用孕周特异性参考值将 NF 测量扩展至孕 24 周。值得

关注的一点是，一些 21- 三体综合征胎儿增厚的 NF 可能随着孕周增大而完全消退，因此有学者认为后续超声检查增厚的 NF 是否消退是不必要的，甚至会提供错误的信息。

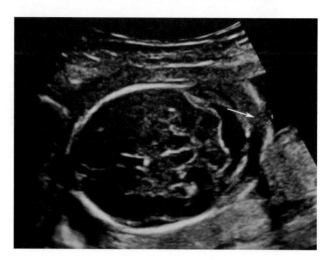

图 12-2-5　中孕期经小脑横切面测量颈褶（箭头）

三、胎儿胸部

1. 胸腔积液（pleural effusion）　胸腔积液（包括胸膜腔积液和乳糜胸）也与胎儿非整倍体染色体异常相关，特别是 Turner 综合征、21- 三体综合征和 13- 三体综合征。有文献报道，在 82 例孤立性胸膜腔积液胎儿中，4.9% 患有 21- 三体综合征。另一项研究发现在 153 例只有胸腔积液的胎儿中，有 8 例（5.2%）患有 21- 三体综合征，1 例 Turner 综合征，由此计算出单独胸腔积液胎儿非整倍体染色体异常的危险性为 5.9%。因此只有胸腔积液的胎儿亦是进一步行胎儿染色体核型分析的指征。

2. 心内强回声灶（echogenic intracardiac focus，EIF）　心内强回声灶是在中孕期最常见的超声软指标，正常胎儿发生率为 3%～5%。EIF 被认为是乳头肌和腱索的微钙化及纤维化，在胎儿心腔内发现同骨骼回声强度相当的区域时即可诊断为 EIF（图 12-2-6），90% 出现在左心室内。右心室或同时两室内检出相对较少。EIF 最好在心尖四腔心切面观察，但必须在两个不同的心脏切面上确认后才能诊断。基于病理学和长期随访研究结果，孤立性 EIF 与心脏结构异常或心肌功能障碍无关。

从目前的研究来看，虽然 EIF 可能与 21- 三体综合征有关，但在低危人群中发现孤立性 EIF 胎儿患 21- 三体综合征的综合风险不会增加，进行超声动态观察和产后随访即可。高危人群合并 EIF 发生

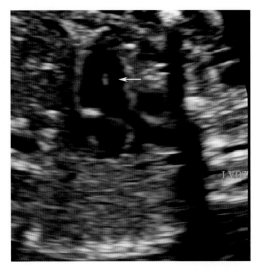

图 12-2-6　21- 三体综合征胎儿心尖四腔切面
显示左心室内强回声灶（箭头）。LVOT：左心室流出道。

染色体异常和心脏畸形的风险增加，建议进行产前咨询及进一步检查。

3. 静脉导管多普勒频谱静脉导管（ductus veno-sus，DV） 是胎儿时期特有的血管，它将含氧丰富的静脉血从脐静脉分流到右心房，然后经过卵圆孔到左心，最终进入胎儿体循环。正常静脉导管频谱为三相正向脉冲血流频谱。然而，在心脏畸形和非整倍体染色体异常胎儿的静脉导管频谱中，可观察到心房收缩期 a 波消失或倒置。1998 年，Matias 等人研究发现在 63 例染色体异常胎儿中有 57 例（90.5%）出现了 a 波消失或反向，证实了早孕期静脉导管频谱可用于筛查胎儿非整倍体染色体异常。静脉导管多普勒频谱联合 NT 值筛查 21- 三体综合征的效果优于单独使用这两项指标。

在 NT 及染色体均正常的胎儿中，早孕期静脉导管血流频谱异常与胎儿不良妊娠结局相关，如先天性心脏病和胎儿生长受限。但是由于早孕期用多普勒超声探测如此细小的胎儿血管（直径约 2mm）的技术难度较大，目前在胎儿异常筛查中难以推广应用。

4. 三尖瓣反流（tricuspid regurgitation） 三尖瓣反流被认为是早孕期筛查胎儿非整倍体染色体异常的另一个超声指标。测量三尖瓣反流时应取心尖四腔心切面，声束与室间隔平行，用脉冲多普勒频谱进行血流成像。反向血液时相至少超过心室收缩期的 1/2 且流速大于 60cm/s 即可诊断为三尖瓣反流。

Falcon 等人研究显示，74% 的 21- 三体综合征胎儿出现明显的三尖瓣反流，而仅有 6.9% 的正常胎儿出现。在早孕期血清学与 NT 的联合筛查中再加入三尖瓣反流这个指标，可将 21- 三体综合征的检出率从 91% 提高到 96%（假阳性率设定为 3%）。但是由于三尖瓣反流测量技术难度大，且需要对有经验的超声医师进行胎儿超声心动图专项培训，因此限制了其在普通人群筛查中的应用推广。

5. 迷走右锁骨下动脉（aberrant right subclavian artery，ARSA） 右锁骨下动脉起源于头臂干的第一分支，而头臂干是主动脉弓发出的第一分支。迷走的右锁骨下动脉异常起源于主动脉弓的第四分支。通常在胎儿心脏的三血管 - 气管切面观察，彩色多普勒显示从主动脉发出的第四分支血流流向胎儿右侧。2005 年，Chaoui 等发现 35.7% 的 21- 三体综合征胎儿存在 ARSA。Scala 等人针对 ARSA 和 21- 三体综合征的关系进行了系统回顾，分析发现 ARSA 在整倍体胎儿中的发生率为 1.02%，而在 21-三体综合征中为 23.64%。然而 ARSA 是最近报道的新超声征象，目前相关研究较少，需要更多前瞻性研究探讨其与染色体异常发生的相关性，验证其作为超声筛查指标的临床意义。

四、胎儿腹部

1. 肠管回声增强（hyperechoic bowel） 也称为有回声肠管或发亮肠管，为一种非特异性的超声征象，在常规中孕期超声检查中检出率为 0.2%～1.8%。该超声征象的诊断有一定的主观性，当胎儿肠管回声与周围的骨骼，尤其是髂骨翼相比相当时，即可诊断为肠管回声增强。肠管回声增强分为三级，1 级为肠管回声大于肝脏回声但小于髂骨回声，2 级为肠管回声等于髂骨回声，3 级为肠管回声大于等于髂骨回声。1 级没有明显临床意义，2 级及以上发生染色体异常及胃肠道畸形风险增加。

1990 年，Nyberg 首次报道了肠管回声增强与非整倍体染色体异常的关系，在 94 例 21- 三体综合征胎儿中，7% 发生肠管回声增强。21- 三体综合征是最常见的与肠管回声增强相关的染色体异常，除此之外还包括 18- 三体综合征、13- 三体综合征、三倍体和 Turner 综合征。与其他超声指标一样，当同时发现其他超声异常时，肠管回声增强对非整倍体染色体异常的预测价值有极大的提高。

当排除了胎儿非整倍体染色体异常，肠管回声增强胎儿应考虑以下情况，包括胎儿吞咽了血性羊水、囊性纤维化、先天性感染、严重的胃肠道疾病。此外，孤立性的肠管回声增强与不良妊娠结局（如胎儿生长受限和胎死宫内）有关。

2. **肾盂扩张（pyelectasis）**　在中孕期超声检查时，1%～3% 的正常胎儿可出现肾盂扩张。孕 32 周之前胎儿肾盂的前后径超过 4mm 即可诊断肾盂扩张。测量肾盂前后径时应取胎儿腹部横切面且脊柱置于 12 点或 6 点位置，以确保最大准确性。1990 年，Benacerraf 等证实胎儿肾盂扩张与 21- 三体综合征相关，25% 的 21- 三体综合征胎儿存在肾盂扩张，而整倍体胎儿仅为 2.8%。后续的研究也证实了这种相关性，但灵敏度很低（17%～25%），假阳性率为2%～3%。目前研究显示，孤立性肾盂扩张对低风险人群可能不会有实质性影响，不能成为侵入性产前诊断的独立指征。

有肾盂扩张的胎儿有条件者应做系统产前超声筛查以除外合并胎儿结构畸形，若肾盂扩张合并其他超声软指标或者合并胎儿结构畸形，应建议行产前诊断，排除非整倍体染色体异常。胎儿出生后应密切随访泌尿系统功能，绝大多数肾盂扩张胎儿预后良好。

3. **单脐动脉（single umbilical artery，SUA）**　正常脐带内含三条血管，一条静脉和两条动脉，血管周围包绕着华通胶。SUA 相对常见，在单胎活产婴儿中发生率为 1%，多胎妊娠中为 0.8%，染色体异常的新生儿为 6.1%～11.3%。SUA 发生的可能原因是单条尿囊动脉的持续存在，或一条脐动脉先天性发育不全或血栓性萎缩。在产前超声检查中，胎儿骨盆横切面是显示脐动脉的最佳平面，脐动脉位于膀胱两侧。采用彩色或能量多普勒成像，当显示一侧脐动脉的腹腔内段缺失时，即可诊断为 SUA。另外，脐带游离段横切面只显示两条血管可协助诊断 SUA。

SUA 与胎儿常见非整倍体染色体异常具有显著相关性，其中 13- 三体综合征和 18- 三体综合征最常受累，而 21- 三体综合征很少出现单脐动脉。孤立性 SUA 并不增加胎儿患非整倍体染色体异常的风险，而当合并其他结构异常时，SUA 与胎儿染色体异常具有显著相关性。因此，发现 SUA 时需要做更详细和针对性的检查，以发现其他非整倍体超声指标。只有 SUA 而不伴有其他结构异常的胎儿不应作为产前胎儿染色体检查的指征，但应视为"高危"妊娠进行严密的产科评价和随访观察，因为这些胎儿早产、体重低的危险性增加。

4. **胎儿胃（fetal stomach）**　胎儿胃内充盈时，经阴道超声在孕 12 周时就可以观察到胎胃。如果孕 18 周后超声仅显示一很小的胃或不能观察到胃图像，其患胎儿染色体异常的危险性明显增加（分

别 4% 和 38%），同时也明显增加胎儿其他结构畸形、产前产后死亡的发生率。然而妊娠较早时期的这些发现其预后意义尚不十分清楚，需要更多前瞻性研究探讨其与染色体异常发生的相关性，验证其作为超声筛查指标的临床意义。

5. **胆囊（gallbladder）**　经阴道超声在孕 14 周时就可检出胎儿胆囊。中孕期超声发现胎儿胆囊增大时，其患染色体异常的危险性增加，主要为 18- 三体综合征和 13- 三体综合征。但文献报道中有胆囊增大的染色体异常胎儿均伴有其他畸形，如果仅发现胎儿胆囊增大而不伴其他畸形，胎儿可能无明显异常。

五、胎儿肢体

1. **股骨偏短（femoral shortening）/肱骨偏短（humeral shortening）**　21- 三体综合征患者一般身材矮小，胎儿似乎亦有股骨和肱骨的缩短，尤其在中孕早期。对于中孕期胎儿股骨偏短和肱骨偏短，目前存在多种定义，包括双顶径 / 股骨长度（BPD/FL）和双顶径 / 肱骨长度（BPD/HL）比值大于相应孕周 1.5 倍 MoM 值；FL 和 HL 的观察值 / 预期值（O/E）比值分别小于等于 0.91 和 0.89；FL 和 HL 的测量值小于相应孕周第 5 百分位数。无论使用哪种定义，测量胎儿股骨和肱骨时，长骨纵切面应水平放置，避免产生测量偏倚而变短。

Lockwood 等人以 BPD/FL 比值大于相应孕周 1.5 倍 MoM 值为标准研究中孕期胎儿，结果发现诊断 21- 三体综合征的灵敏度为 50%，假阳性率为 7%。Bcnaceraff 等研究了肱骨长度在检测中孕期 21- 三体综合征胎儿的价值，使用肱骨长度 O/E 比值 <0.90 作为肱骨缩短的判断标准，结果有 50% 的 21- 三体综合征得以检出，假阳性率约为 6.25%。2009 年，Gray 等的研究证明，肱骨偏短的最佳定义为肱骨长度低于相应孕周第 5 百分位数，此定义筛查效能最高，其阳性似然比高达 25。

然而，孤立性股骨偏短筛查效能并不高，阳性似然比仅为 1.2～1.5。Nyberg 等研究发现股骨偏短合并肱骨偏短时，胎儿 21- 三体综合征的风险增加 11 倍，其假阳性率比单纯股骨偏短或肱骨偏短低。由于长骨长度可能存在种族和性别差异，种族性别特异性参考值已经被提出，然而其并不能显著提高 21- 三体综合征的检出率。

2. **肢体异常（abnormalities of the extremities）**　肢体异常在常染色体三体综合征胎儿中很常

见。产前超声检查比较容易观察到这些微小改变的超声征象。

胎儿手姿势异常，包括紧握拳及重叠指，是最常见的 18- 三体综合征胎儿超声征象之一，同时也可能是在 18- 三体综合征胎儿中最早出现的超声征象之一，在孕 12～13 周即可发现。Shields 等研究发现，89% 的 18- 三体综合征胎儿在孕 14～22 周的超声检查中出现持续性的手指姿势异常。Watson 等证实，在 18- 三体综合征胎儿的超声检查中，手姿势异常的检出率（43%）仅次于心脏缺陷（62%）。

"摇椅足（rocker-bottom feet）"也是 18- 三体综合征的特征性超声征象，指胎儿足底如同摇椅底部的外观，而不是典型的足底内弓。10%～52% 的 18- 三体综合征胎儿会出现此征象。其他肢体异常包括双手拇指缺如 / 发育不全、并指 / 趾，以及尺骨 / 桡骨偏斜等，也被报道在 18- 三体综合征胎儿中发现。

马蹄足内翻（talipes equinovarus，clubfoot）也与 18- 三体综合征、13- 三体综合征和性染色体异常相关。超声发现足向内旋转并固定在距屈位置，即诊断为马蹄足内翻。当合并其他异常时，20%～40% 的 18- 三体综合征胎儿出现马蹄足内翻。但孤立性马蹄足内翻胎儿的非整倍体发生率仅为 1.7%～3.6%。在低风险人群中发现孤立性马蹄足内翻，目前并不认为是进行侵入性产前诊断的指征。

多指 / 趾（polydactyly）指出现 5 根以上手指或脚趾。轴后性多指 / 趾是指多余的手指或脚趾位于尺骨侧或腓骨侧，其与 13- 三体综合征相关。研究表明，在 13- 三体综合征胎儿中，多指 / 趾畸形发生率为 7%～10%。多余的手指 / 脚趾通常是一团软组织，没有骨化，因此可能很难被超声检查发现。

六、非特异性超声表现与染色体异常及遗传综合征的关系

1. 胎儿生长受限（FGR） FGR 多表现为胎儿超声估测体重或腹围低于相应胎龄第 10 百分位数，与多种胎儿染色体异常及胎儿遗传综合征相关。超过 51% 的 18- 三体综合征胎儿合并 FGR，三倍体胎儿在中孕早期即可出现生长迟缓。除了非整倍体、三倍体和微缺失综合征等染色体异常之外，许多单基因所致的遗传综合征也与 FGR 相关，例如 Russell-Silver 综合征（以严重生长受限和正常头围为特征）和 Seckel 综合征（以生长受限和严重小头畸形为特征）。

2. 羊水过多（polyhydramnios） 单纯性羊水过多，染色体异常的发生率较低。但如果羊水过多伴有胎儿生长受限，会显著增高染色体异常发生的风险，对此应高度怀疑是否合并染色体异常相关的其他结构畸形，检查者应仔细检查胎儿各结构，及时寻找胎儿可能出现的合并结构畸形。

七、其他微小指标

在对 21- 三体综合征新生儿、小儿及成人的研究中，研究人员建议将以下超声征象纳入遗传超声学检查，包括髂骨翼角增大、耳小、通贯掌、大踇趾与第二趾间距增大（草鞋足）等。

髂骨翼角指在髂骨水平的横切面上测量两侧强回声的髂骨翼之间的夹角，两强回声髂骨连线的交点在脊柱（图 12-2-7）。以髂骨翼角度 > 90° 为异常进行研究发现，36.8% 的 21- 三体综合征为阳性，但 12.8% 的染色体正常胎儿亦高于此值。测量髂骨翼角度时，由于测量标准难以确定，测量数据有较大差异，因此目前认为尚不能将此作为遗传超声指标进行常规应用。

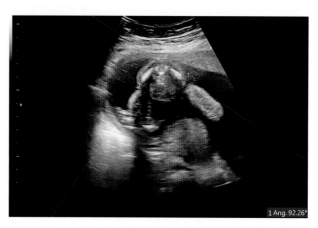

图 12-2-7 21- 三体综合征胎儿中孕期超声显示髂骨翼角度增大

大踇趾与第二趾间距增大在 21- 三体综合征小儿发生率为 45% 以上。但此种征象在染色体正常胎儿中亦常见，因此很难将其作为检查指征应用，其临床意义有待于进一步的研究。

通贯掌是指手掌只有一条横向贯穿手掌的掌纹，在 21- 三体综合征小儿较常见。通贯掌产前超声表现为手掌仅显示一条横穿手掌的低回声线。Jeanty 等认为产前超声可以检出此种征象。但由于受影响因素较多，很难单纯据此诊断 21- 三体综合征。

由于缺乏特异性和可重复性，近年来上述指标没有被广泛应用。

产前超声检查几乎可以在胎儿的每一器官上寻找到染色体异常的某些超声特征或微小变化，这些超声特征的出现，增加了其患染色体异常的危险性。超声在孕期检出这些微小异常可增加胎儿染色体异常的危险性，而不出现这些微小异常时，其危险性明显降低。

上述超声征象只提示了胎儿可能出现染色体异常的一些线索，并不代表出现上述超声特征时，胎儿一定会患染色体异常和遗传性疾病。这些指标的具体临床意义，还需进一步研究与证实，临床应用这些指标时，应小心谨慎。

第三节　胎儿常见染色体异常

一、21-三体综合征

【概述】

21-三体综合征（trisomy 21 syndrome）亦称为唐氏综合征或先天愚型，是人类最为常见的染色体疾病，也是第一个被发现的人类染色体疾病。早在1866年，英国医生 Langdom Down 首次对此病作了临床描述，故称为唐氏综合征。1959年法国科学家 Lejeune 首先发现该病的病因是患者多了一条21号染色体，因此称为21-三体综合征。21-三体综合征是最常见的染色体异常，发生率为1/800～1/600。

【病理与临床】

人类第21号染色体虽然很小，但是已知与21号染色体有关的疾病，除了21-三体综合征外，还有早老性痴呆。随着人类基因组研究计划的深入，对于21号染色体分子水平的研究也逐步深入。目前被认为与21-三体综合征发病的原因及症状形成有关的基因都位于21q22。例如超氧化物歧化酶-1（superoxide dismutase 1，SOD1）基因定位在21q22.1上。研究发现，在21-三体综合征患者中 SOD1蛋白质水平增高，SOD1活性较正常人增加约50%，说明 SOD1活性增强是症状形成原因之一。甘氨酰胺核苷酸合成酶（glycinamide ribonucleotide synthetase，GARS）基因定位于21q22.1，21-三体综合征患者的成纤维细胞显现 GARS 活性水平增高。胱硫醚β合成酶（cystathionine beta-synthase，CBS）是含硫氨基酸代谢中的重要酶。CBS 基因定位于21q22，21-三体综合征患者体内 CBS 增加，发生特殊甲基化机制障碍，促使21-三体综合征发生。定位于21q22上的原癌基因——E26癌基因同源物2

（ETS-2）也与21-三体综合征患者发生白血病风险高有关。因此，定位于21号染色体基因的过度表达是21-三体综合征发病的重要原因。可以展望，随着21号染色体基因图的不断完善，以及从分子水平深入研究21-三体综合征发病机制，在不久的将来，人们会最终掌握诊断和治疗的方法，有效控制这一对人类危害极大的疾病。

21-三体综合征患者具有特殊的面容，颅骨扁平，前后径缩短；眼裂小，眼距宽，两眼内侧角低，外侧角高；鼻梁低平，口唇宽大，经常伸舌，流涎；内眦赘皮明显。男性患者无生育能力，50%为隐睾。21-三体综合征临床特征见表12-3-1。

表 12-3-1　21-三体综合征的主要临床特征

累及部位	临床表现
特殊面容	短头短颈、面部轮廓扁平、小眼裂、眼距增宽、外眦上斜、内眦赘皮、鼻梁低平、张口吐舌、耳郭发育不良、低位耳
中枢神经系统	智力低下、全身肌张力低下、言语含糊、早发痴呆
心脏	先天性心脏病，如房间隔缺损、室间隔缺损、动脉导管未闭等
皮肤	颈背或颈部皮肤松弛、通贯掌
骨骼系统	身材矮小、手指粗短、关节松弛、第5指变短内弯、第一和二趾间距增宽、髂骨翼发育不良、髋臼浅、寰枢椎间关节不稳定
消化系统	十二指肠狭窄/闭锁、肛门闭锁、先天性巨结肠、直肠脱垂
内分泌系统	甲状腺功能低下
血液系统	类白血病反应、急性淋巴细胞白血病、急性巨核细胞白血病、急性髓系白血病
生殖系统	男性不育症

根据21-三体综合征患者的染色体核型类型不同，21-三体综合征有4种核型。

1. **标准型21-三体**　约95%的患者属于此型，患者的核型为47,XX/XY,+21。原因是生殖细胞成熟过程中，21号染色体在减数分裂时发生不分离，形成染色体数目异常的配子如24X/Y精子或24X卵子。当异常精子或卵子与正常卵子或精子受精后，就发生21-三体综合征。标准型21-三体的发生率随着孕妇年龄的增加而增长，尤其是在35岁之后。

2. **易位型21-三体**　约4%的21-三体综合征属于该类核型。易位型21-三体综合征在1960年由

Polani 首次报道，患者具有典型的 21- 三体综合征的临床表现，但增加的 21- 三体并不独立存在，而是易位到一条近端着丝粒染色体（13、14、15、21 和 22 号染色体）上，两者合成一条，因此患者的染色体总数表象上无增加，仍为 46 条，但实际上是比正常多了一条 21 号染色体，称为假二倍体（pseudodiploid）。易位的染色体如果是由亲代传递而来，通常是来自染色体平衡易位携带者的母亲遗传。而平衡易位携带者母亲的染色体核型多见的是 45,XX,−14,−21,+t(14q21q)，即有一条 21 号染色体易位到 14 号染色体上，从表象看染色体总数少了一条，但从基因成分分析仍保持平衡，所以称为平衡易位（balanced translocation）。上述核型也称为罗伯逊易位，罗伯逊易位携带者母亲的表型与正常人相似。但是若这种表型正常的染色体平衡易位携带者与正常人婚配，婚后生育中常有反复流产或死胎发生，其所生子女中约 1/4 正常，1/4 为易位型 21- 三体，1/4 为表型正常的平衡易位携带者，1/4 因缺少一条 21 号染色体而致死。男性平衡易位携带者子女中只有 3%～5% 患病。然而，当父母之一是 21/21 平衡易位携带者时，后果极其严重，所生子女 100% 都是易位型 21- 三体综合征。

3. **嵌合型 21- 三体** 该核型的 21- 三体较为少见。是受精后体细胞有丝分裂染色体不分离的结果，通常由正常核型和 21- 三体核型的细胞株形成。疾病的严重程度取决于异常三体核型细胞系所占的比例，嵌合型患者的临床症状多数不如标准型 21- 三体综合征严重、典型。当 47,+21 细胞系比例低于 9% 时，一般不表现出临床症状。临床所见的嵌合型 21- 三体综合征患者，其染色体核型 47,+21 细胞系比例大多在 25%～60%。

4. **21- 部分三体** 21 号染色体长臂部分三体患者很罕见，父母可能为涉及 21 号染色体的相互易位 / 倒位携带，在减数分裂过程中出现染色体重排。

【超声表现】

50%～77% 的 21- 三体综合征胎儿有结构畸形。21- 三体综合征胎儿常见超声异常包括 NT 增厚、颈部水囊瘤、胎儿颈部皮褶增厚、鼻骨缺失或发育不良、侧脑室扩张（图 12-3-1、图 12-3-2）、心脏畸形、十二指肠闭锁、肠管回声增强等（表 12-3-2）。

1. **心脏畸形** 50% 的 21- 三体综合征患者发生先天性心脏畸形，最常见的畸形为室间隔缺损、房室共道畸形及房间隔缺损。产前超声检查容易检出房室共道畸形，但小的室间隔缺损和房间隔缺损较难以发现。此外，心包积液增加 21- 三体综合征的危险性，有学者报道 26% 的 21- 三体综合征胎儿可只出现心包积液。

2. **腹部畸形** 21- 三体综合征较常见的腹部畸形是十二指肠闭锁。十二指肠闭锁通常在孕 24 周后才能被检出，孕 24 周以前由于十二指肠内液体较少、扩张不明显，十二指肠闭锁难以检出，且此时期羊水过多还表现不明显。脐膨出亦可在 21- 三体综合征胎儿中检出，其在 21- 三体综合征中发生率约为 2%。

3. **颅脑畸形** 21- 三体综合征胎儿颅脑常见的表现为侧脑室扩张、短头畸形、小脑发育不良等。3% 的 21- 三体综合征胎儿中可见轻度侧脑室扩张。

4. **微小指标** 由于 21- 三体综合征出现明显结构畸形的比例较低，如果产前超声仅根据这些畸形来诊断，则会造成漏诊。有鉴于此，许多与 21- 三体综合征相关的超声微小指标被采用，包括 NT 增厚、胎儿颈部皮褶增厚、鼻骨缺失或发育不良、肠管回

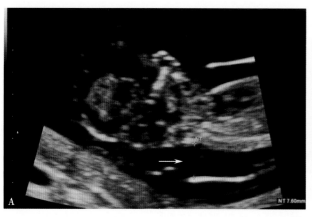
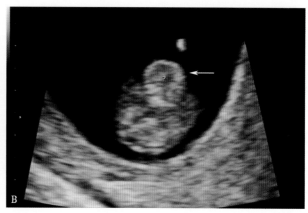

图 12-3-1 21- 三体综合征胎儿早孕期超声图

A. 正中矢状位显示颈项透明层增厚（箭头），全身皮肤水肿，呈"太空衣"水肿征；B. 腹部横切面显示脐膨出（箭头）。NT：颈项透明层。

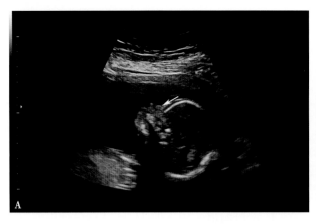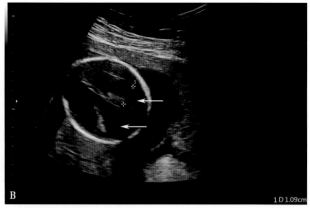

图 12-3-2　21- 三体综合征胎儿中孕期超声图

A. 正中矢状位显示胎儿鼻骨（箭头）显示不清；B. 头部横切面显示轻度侧脑室扩张（箭头）。

表 12-3-2　常见三体综合征相关的超声异常表现

检查部位	21- 三体综合征	18- 三体综合征	13- 三体综合征
头部和中枢神经系统	短头畸形、侧脑室扩张	草莓头、小脑发育不良、脉络丛囊肿、Dandy-Walker 畸形、颅后窝池扩大，部分病例可见脑膜膨出和侧脑室扩张、脊柱裂	小头畸形、前脑无裂畸形、胼胝体发育不良、小脑发育不良
面部	鼻骨缺陷、扁平脸、小耳畸形	小颌畸形、小头、低耳位、小眼畸形	唇腭裂、面中线异常、独眼畸形、小眼畸形、小颌畸形
颈部	淋巴水囊瘤、颈项透明层增厚	淋巴水囊瘤	淋巴水囊瘤
心脏	房室隔缺损、房室共道畸形、法洛四联症	室间隔缺损、动脉导管未闭、主肺动脉瓣异常	房室隔缺损、动脉导管未闭、右位心
消化系统	十二指肠闭锁、肠管回声增强	脐膨出、先天性膈疝、小肠旋转不良	脐膨出、先天性膈疝、肠管回声增强
泌尿生殖系统	肾盂扩张、小阴茎	马蹄肾、肾积水、隐睾	肾脏回声增强、隐睾、尿道下裂、阴囊异常、双角子宫
骨骼	股骨 / 肱骨短、屈曲指、小指中节指骨发育不良、髂骨翼角度增大、大蹬趾与第二趾间距增大、通贯掌	手握拳状畸形、摇椅足、桡骨短小	轴后多指 / 趾、并指 / 趾、指屈曲畸形、桡骨发育不全
其他	非免疫性水肿、单脐动脉	唇裂、腭裂、胎儿生长受限	非免疫性水肿、胎儿生长受限

声增强、迷走右锁骨下动脉、鼻前皮肤厚度、额颌面角、股骨 / 肱骨偏短、第 5 手指中节指骨发育不良与屈曲指、大蹬趾与第二趾间距增大（草鞋足）、肾盂扩张、心内强回声灶、颜面部表现、髂骨翼角增大、耳小和通贯掌等。

【相关异常】

女性患者通常无月经、不孕。男性患者无生育能力，50% 为隐睾。但有文献报道低比例的嵌合型 21- 三体男性患者有生育史。21- 三体综合征患者白血病发生率增高，以急性髓细胞性白血病为主。

【鉴别诊断】

嵌合型 21- 三体患者症状较轻，常表现出不典型的临床症状及超声异常，需与其他染色体病、基因组病进行鉴别诊断（表 12-3-2）。

【预后评估】

目前的治疗仅限于治标，如选用某些促进脑细胞代谢和营养的药物，对患者进行细心照料和适当训练。根据每一患儿的具体情况，进行适当的内外科治疗，如伴有其他严重畸形可考虑手术矫正。50% 的患儿会在 5 岁前死亡。患者的平均寿命只有16 岁，寿命取决于有无严重的先天性心脏病、白血病、消化道畸形及抗感染能力。随着医疗水平的提高，患者的寿命得到明显延长，可达 40 岁或更长。

二、18-三体综合征

【概述】

18-三体综合征（trisomy 18 syndrome）又称 Edwards 综合征，是由于基因组多出一条 18 号染色体所致，活产儿发生率约为 1/6 000，是仅次于 21-三体综合征的第二常见的三体综合征，由 Edwards 在 1960 年首次报道，95% 的 18-三体综合征胚胎自发流产。

【病理与临床】

18-三体综合征的发病机制是生殖细胞减数分裂过程中或合子早期卵裂过程中的染色体不分离导致的。97% 病例的染色体不分离发生在卵细胞减数分裂，约占 70%，与孕妇年龄有密切关系。18-三体综合征核型有 3 种：①标准型，占 80%，核型为 47,XN,+18；②嵌合型，占 10%，核型为 46,XN/47XN,+18；③多重三体，不足 10%，核型如 48,XYY,+18 等。易位型少见。

18-三体综合征临床症状较为复杂，女婴多于男婴（3:1），出生体重低（平均 <2 300g），30% 死于出生后第 1 个月，50% 死于出生后 2 个月，存活 1 年以上者少于 10%，平均寿命 70 天，幸存者生长发育迟缓。主要临床表现见表 12-3-3。

【超声表现】

18-三体综合征常见超声异常包括草莓头、Dandy-Walker 畸形、长眉征、小颌畸形、唇裂、右心室双出口、膈疝、脐膨出（图 12-3-3）、桡骨缺如、紧握拳、重叠指、足内翻、摇椅足等。

【相关异常】

18-三体综合征胎儿通常过期分娩，胎动少，羊水过多或过少，胎儿宫内生长发育迟缓，可观察到胎盘小及单脐动脉。

【鉴别诊断】

标准型 18-三体综合征需要与其他染色体异常疾病相鉴别，如 13-三体综合征、8-三体综合征、9-三体综合征，做染色体核型分析进行鉴别。

【预后评估】

目前尚无标准的治疗方法，主要为对症治疗。患儿预后差，大多生后不久死亡，平均寿命 70 天。可幸运活至儿童期者，常伴有严重智力障碍和身体畸形。正常细胞比例高的嵌合体型患者可存活达 10 岁以上。

表 12-3-3 18-三体综合征的主要临床表现

累及系统	临床表现
神经系统	肌张力亢进、小脑发育不良、多小脑回、胼胝体发育不良、脊柱裂、偶有癫痫发作、严重精神发育迟滞等
面部	70% 为小颌畸形；小眼、眼距宽、上睑下垂、小眼球、白内障、角膜混浊、内眦赘皮；低位耳、耳郭发育不全；腭弓窄、唇裂及/或腭裂
心血管	90% 以上有先天性心脏病，主要为室间隔缺损、动脉导管未闭等
四肢	特殊握拳方式、指甲发育不全、拇指短小、并指/趾、足内翻、摇椅足、足趾大而短等
骨骼	胸骨短、肋骨短、肋骨细小、小骨盆等
泌尿生殖系统	马蹄肾、双囊肾、肾积水；骨盆狭窄；隐睾，阴蒂，阴唇发育不良
其他脏器	食管闭锁伴气管食管瘘、幽门狭窄、脐膨出、脐疝或腹股沟疝等

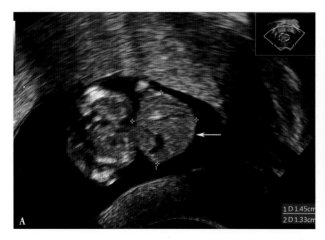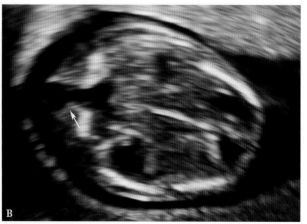

图 12-3-3 18-三体综合征胎儿早孕期超声图
A. 腹部横切面显示脐膨出（箭头），内容物包括肝脏、胃和部分肠管；B. 头部横切面显示脑膜脑膨出（箭头）。

三、13- 三体综合征

【概述】

13- 三体综合征（trisomy 13 syndrome）又称为 Patau 综合征，是由体细胞基因组额外多出一条 13 号染色体引起的，活产新生儿中的发病率为 1/10 000。该病在 1960 年由 Patau 首先报道，主要特征为严重智力低下、特殊面容、手足及生殖器畸形，并可伴有严重的致死性畸形，90% 患儿在 1 岁内死亡。

【病理与临床】

13- 三体综合征发生的机制主要是生殖细胞减数分裂过程中或合子后早期卵裂过程中的染色体不分离。其遗传病理包括：

1. **标准型** 由于生殖细胞减数分裂过程中发生染色体不分离，产生 13 号染色体二体配子。受精发育的胚胎成为 13- 三体，核型为 47,XN,+13（女性时 N 为 X，男性时 N 为 Y）。属卵细胞减数分裂异常的占标准型 13- 三体综合征的 90%，并与孕妇年龄有关。

2. **罗伯逊易位型** 以 13 号和 14 号染色体易位为多见。约 90% 的 13q/13q 罗伯逊易位都是等臂染色体，并且通常为新发。

3. **嵌合型** 约占 6%，由受精卵在早期分裂过程中染色体不分离所致，通常为新发。

相比于 21- 三体综合征和 18- 三体综合征，13- 三体综合征患儿的多发畸形更严重，主要临床表现见表 12-3-4。

表 12-3-4 13- 三体综合征的主要临床表现

累及系统	临床表现
特殊面容	小头畸形，前额低斜，矢状缝宽，囟门宽，耳位低，耳郭畸形，重度耳聋
多发畸形	前脑无裂畸形，小眼畸形或无眼，唇裂和/或腭裂（60%~80%）
神经系统	重度智力障碍，常有重度生长发育迟滞，存活患儿还伴有癫痫样发作，肌张力高低不等
心脏	心脏畸形（80%），如房间隔缺损、室间隔缺损、动脉导管未闭等
皮肤	皮肤缺损（枕部头皮）、通贯掌
骨骼系统	轴后性多指/趾（60%~70%），手指弯曲伴叠压，指甲窄而高凸，后跟足突，马蹄内翻足，肋骨后端细或伴缺失，骨盆发育异常伴髋臼角浅平
泌尿系统	泌尿系统畸形（30%~60%），可见多囊肾、肾盂积水
血液系统	中性粒细胞分叶核比例高
生殖系统	男性患儿隐睾、阴囊畸形，女性患儿双角子宫

【超声表现】

13- 三体综合征胎儿常见超声异常包括前脑无裂畸形、脑积水、无眼、小眼、眼距过小、双侧唇腭裂、房室隔缺损、动脉导管未闭、轴后性多指/趾，以及脐膨出、多囊肾、颈项透明层增厚等。心脏畸形占 90% 以上（图 12-3-4）。

【相关异常】

13- 三体综合征的新生儿出生时往往阿普加（Apgar）评分低下。13- 三体综合征患者发生毛细血管瘤和其他肾畸形也常见报道。

【鉴别诊断】

标准型 13- 三体综合征需要与其他染色体异常疾病相鉴别，如 18- 三体综合征、8- 三体综合征、9- 三体综合征，做染色体核型分析进行鉴别。

嵌合体型症状较轻，常表现出不典型的临床症状。这些症状轻微的 13- 三体综合征需与其他染色体病和/或基因组病进行鉴别诊断，可通过染色体微阵列分析进行鉴别。

【预后评估】

目前无特殊治疗。患儿预后差，约 80% 出生后 1 个月内死亡。平均生存期 130 天，幸存者均有严重智力障碍及其他畸形。嵌合体型患者存活时间较长。

四、特纳综合征

【概述】

特纳综合征（Turner syndrome，Turner 综合征），又称先天性卵巢发育不全、性腺发育不全，是 Turner 于 1938 年最早发现、目前最常见的性染色体异常，占女性新生儿的 1/5 000。99% 的 Turner 综合征都在胚胎期自然流产，约占早孕期自然流产总病例的 15%。

【病理与临床】

Turner 综合征是由于双亲配子形成时在减数分裂过程中 X 染色体的同源染色体或姐妹染色单体不分离，导致其中部分配子缺失一条 X 染色体或 Y 染色体，与正常配子结合后形成核型为 45,X 的合子。70% 的性染色体不分离为父源性。除此之外，约 10% 的性染色体丢失发生在合子后早期卵裂，从而形成嵌合体。

Turner 综合征患者临床表型多样。出生时常有手足水肿，6 岁左右出现身材矮小、性腺发育不良、颈蹼、发际低、盾形胸、乳距宽、前臂外翻、先天性心脏病（如主动脉缩窄）、马蹄肾。如果不治疗，这些

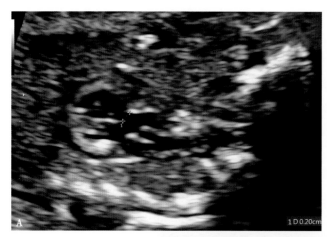
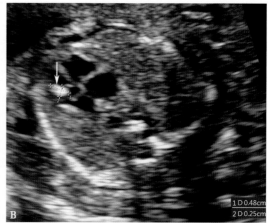
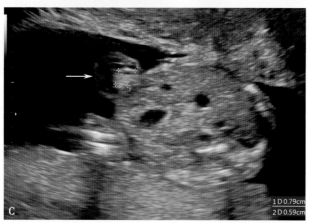

图 12-3-4　13- 三体综合征胎儿中孕期超声图

A. 四腔心切面显示室间隔缺损，膜部缺失 0.2cm；B. 四腔心切面显示左心室内强回声灶（箭头）；C. 腹部横切面显示轻度脐膨出（箭头）。

患者青春期无第二性征发育。通常为原发性闭经、不孕。患者智力一般正常，但空间感觉可能缺乏，社会适应能力较低。患者成年后发生骨折、糖尿病、高血压、脑卒中等风险增高，平均寿命缩短。

卵巢发育不良是 Turner 综合征的特征性表现，早期的卵巢几乎正常，但很快萎缩呈索状；多数青春期患者的卵巢呈无卵泡性结构，丧失正常功能，导致严重低雌激素水平，而促性腺激素水平增高，故大部分患者都有原发性闭经和不孕。表现出自然的青春期发育的患者仅占总病例的 10%～20%；能经历初潮或规律性月经的患者只占 2%～5%，但仅能持续数月或数年，之后发生早期绝经。患者阴毛、外阴和乳腺等第二性征发育不良，严重程度因人而异。

45,X/46,XY 嵌合体型的女性患者有雄性化的可能，表现为外生殖器两性异常，其中包括小阴茎、尿道下腹腔隐睾等。性腺胚细胞瘤发生的风险高达 15%～30%，并随着年龄增长发病风险增加。

【超声表现】

产前超声典型表现是较大的颈部水囊瘤（图

12-3-5），胎儿全身水肿，伴少量至中量胸腔积液及腹水，心脏畸形及肾脏畸形。

颈部水囊瘤瘤体一般较大，可大大超过胎头径线，以颈后部多见，内有多个隔带，囊内除分隔光带外呈无回声区。胎儿全身水肿合并颈部水囊瘤，在超声图像上表现为胎儿全身皮下组织广泛水肿，呈

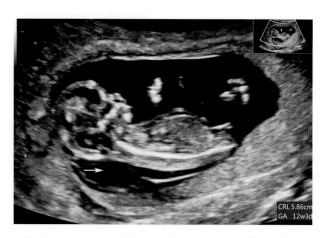

图 12-3-5　Turner 综合征胎儿早孕期正中矢状位超声图

显示颈项透明层增厚和颈部水囊瘤（箭头）。CRL：顶臀长。

低回声带,在颈部明显增厚增大,似在胎儿全身"穿上"了一层厚厚的"太空衣",称为"太空衣"水肿征(space suit hydrops)(图12-3-6)。非嵌合体型(又称致死性)Tuner综合征大都合并胎儿水肿、胸腔积液和腹水。一些嵌合体型(又称非致死性)的Tuner综合征超声影像可无明显异常。

【相关异常】

Turner综合征相关异常包括先天性内脏异常,以心脏畸形和马蹄肾多见。其中心脏畸形以主动脉狭窄、主动脉瓣狭窄和二尖瓣脱垂等为常见。

【鉴别诊断】

Turner综合征需要与其他遗传性疾病相鉴别。

1. XXX综合征　大多数患者发育正常但智力低下,外生殖器与正常女性相同,性腺发育不良,但大多数卵巢内存在正常卵泡。约20%青春期后有不同程度闭经或月经不调,有部分表现为绝经过早。多数有生育能力,并可生育正常核型的后代,少数生育能力低下或无生育能力。

2. Noonan综合征　临床表现类似Turner综合

征,表现为身材矮小、生殖器不发育及各种躯体异常。但可有正常的性发育和受孕,为染色体显性遗传单基因病,染色体检查可以鉴别诊断。

【预后评估】

1. 无特异性治疗,只能对症和支持治疗;要特别注意有目的地向患者解释疾病的特点,解决患者的心理障碍。

2. 激素治疗,主要促进患者生长发育。从9岁起即开始使用生长激素,持续用到骨骺闭合,开始剂量为每周0.375mg/kg,分3次使用,3年后剂量不变,但改为分7次使用,身高可增长5~10cm,最终有希望超过150cm。联合少量雄激素效果更好。12岁以后开始应用雌激素诱导青春期,改善第二性征的发育,促进月经来潮,预防骨质增生,促进生长。雌激素应用数年后至青春期开始雌、孕激素周期性替代治疗,持续用药直至40~50岁。由于生长激素价格昂贵,对于不用生长激素的人,可用雌激素加雄激素替代治疗。对于生长激素抵抗者可用胰岛素样生长因子-1。

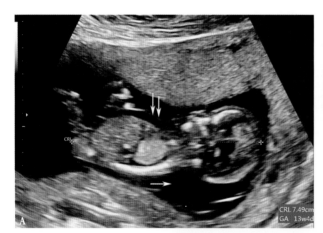
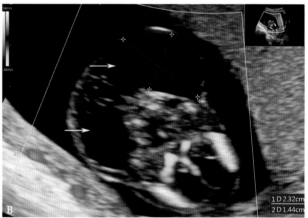
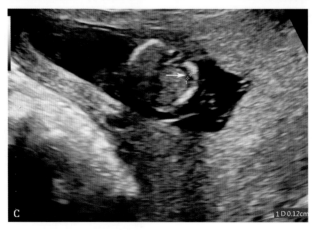

图12-3-6　Turner综合征胎儿孕13⁺⁶周超声图

A. 正中矢状位显示胎儿颈部水囊瘤(单箭头)并全身皮肤水肿,呈"太空衣"水肿征(双箭头);B. 颈部横切面显示胎儿颈部水囊瘤(箭头),较大者为2.3cm×1.4cm;C. 胸部横切面显示胎儿胸腔积液(箭头),最宽处为0.12cm。CRL:顶臀长。

五、三倍体综合征

【概述】

三倍体综合征(triploidysyndrome)指比正常二倍体多了一套单倍体染色体,染色体总数为69。三倍体综合征是产前诊断中最常见的多倍体。99%的三倍体胎儿都不能成活出生,其中大部分在孕10～20周流产,约占早孕期自然流产病例的10%。嵌合体的三倍体可以存活较长时间。

【病理与临床】

三倍体的核型有三种,即69,XXY、69,XXX和69,XYY,比例分别为60%、37%和3%。

三倍体发生机制主要包括双雄受精和双雌受精两种。双雄受精分两种,即由两个单倍体精子同时与一个单倍体卵子受精或由一个二倍体精子与一个单倍体卵子受精。双雌受精是指一个单倍体精子与一个二倍体卵子结合的受精。

卵细胞减数分裂异常是二倍体卵子发生的主要原因。发生在减数分裂Ⅱ期的占67%,减数分裂Ⅰ期占22%;由两个卵子融合而成的二倍体卵子罕见。

三倍体中以两个精子同时受精的双雄受精为最常见,占三倍体综合征总病例的66%。其次是由于精细胞减数分裂过程中发生染色体不分离所形成的二倍体精子与一个正常卵子结合的双雄受精,占24%;由卵细胞减数分裂过程中发生染色体不分离导致的双雌受精而导致的三倍体仅占10%。因此,额外多出的一套单倍体染色体以父源性多见,占总数的66%,其余为母源性。

三倍体的表型与基因组印迹相关。通常,父源性基因的表达影响胎盘的发育,而母源性基因的表达对胚胎的发育最为重要。父源性三倍体(即含额外一套父源性染色体)常表现为中孕期后常见的局部性葡萄样发育的囊状大胎盘;母源性三倍体则以早期自然流产或严重胎儿发育障碍,头大身小,胎盘细小不发育但无葡萄样变等为特点。

能存活的患儿通常表现为严重宫内生长受限、头围及腹围不成比例、腹围极小、颅顶发育不良、后囟大、眼距宽、小眼、鼻梁低、耳位低且畸形、小颌畸形、通贯掌、特征性马蹄内翻足、第三和四指并指畸形、先天性心脏病(包括房室隔缺损)、男性尿道下裂、阴茎过小、隐睾。其他包括肌张力低、脑积水、前脑异常、肾上腺发育不良、肾异常(包括囊性发育不良和肾盂积水)等。

【超声表现】

超声检查在早孕期末、中孕期初可发现非对称性胎儿生长受限、腹围极小。父源性三倍体可见胎盘增厚或极多小水泡样结构,胎儿发育极差,羊水过少。母源性三倍体则见胎盘严重发育不良。嵌合体型胎儿机体发育不对称。

【相关异常】

三倍体综合征相关异常有NT增厚,偶有羊水过多,合并其他畸形可见相应的声像图改变(图12-3-7)。

【鉴别诊断】

1. **胎盘早剥**　胎盘早剥者也表现为胎盘增厚,甚至巨大,失去正常胎盘回声,但病变区多无彩色多普勒血液信号,且孕妇大多有阴道流血、腹痛等临床症状。

2. **胎儿生长受限**　一般的胎儿生长受限发生在晚孕期,大都在孕32周以后,少数在中孕期末期。头围与腹围的比值大于正常,但远比三倍体胎儿小。

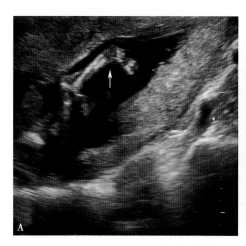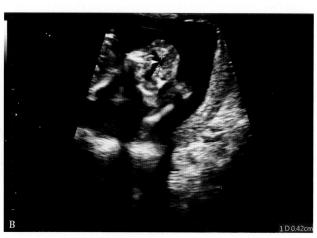

图 12-3-7　69,XXX 综合征胎儿中孕期超声图
A. 胎儿右上肢肢体异常(箭头);B. 面部显示胎儿唇裂(箭头)。

3. 父源性单亲二倍体引起的完全性葡萄胎（complete hydatidiform mole） 该病基因组是由父源性单倍体复制而来的，无母源性基因成分，其核型为 46,XX。表型见缺乏胚胎组织，完全性胎盘葡萄样变，恶变风险高。

【预后评估】

目前无特殊治疗。三倍体综合征流产率为 99%。少数幸存者大多数为嵌合体型，大部分在产后 1 小时内死亡，尤其是双雌受精性三倍体，能存活 1 个月者罕见；双雄受精性三倍体能相对地短期成活。

第四节　其他胎儿遗传综合征

一、中枢神经系统

（一）猫叫综合征

【概述】

猫叫综合征（cri-du-chat syndrome，CdCS）是最常见的染色体缺失综合征之一，因患儿的突出临床特征为高调的猫叫样哭声而得名。此病是由于 5 号染色体短臂末端部分缺失所致，标记为 5p$^-$，因此也称为 5p$^-$ 综合征。活产儿的发病率为 1/50 000～1/20 000；在学习障碍患者中的发病率为 1/350；而在智力低下的夫妇（智商低于 20）所生育的孩子中，发病率约为 1/100。

【病理与临床】

大多数病例是散发的，10%～15% 的猫叫综合征是由父母一方为染色体平衡易位所致。在某种因素或环境作用下，形成含有 5 号染色体短臂部分缺失的配子，与正常的配子结合；或在合子开始卵裂的 G1 期之前，一条 5 号染色体在短臂发生断裂后未能重接所致。缺失的类型有末端缺失、中间缺失、新发易位（denovo translocation）、家族易位、倒位引起的重排等。断裂点可以位于 p13～p15.2 之间。其中 80% 的染色体缺失来源于父亲。

猫叫综合征临床表型与染色体缺失片段的长度相关。许多研究表明，猫叫综合征染色体片段缺失的关键区域位于 5p15.2～5p15.3。关键区域中一些基因的缺失被认为与猫叫综合征的一些临床表现有关。比如 SEMAF 基因产物指引轴突及神经管前体的迁移，被认为与猫叫综合征的某些表型相关。TERT 基因是端粒酶活性的限速成分之一，对维持端粒的长度和细胞的增殖起重要的作用。TERT 基因的缺失也被认为可能是猫叫综合征患者发病的原因之一。位于 5p15.2 的 CTNND2 基因参与细胞凋亡，并在神经管发育的早期表达，CTNND2 的缺失与智力低下有关。

猫叫综合征的临床表现多样，主要特征为智力障碍和生长发育迟缓、小头、哭声小、低出生体重和婴儿期肌张力低下，特殊面容表现为宽眼距、低耳位、小颌畸形和圆脸。另外，斜视、弱视、白内障、先天性心脏病、掌纹异常、指／趾过长、扁平足等也有报道。

【超声表现】

猫叫综合征的产前超声特征包括胎儿脉络丛囊肿、孤立性双侧脑室扩大、先天性心脏畸形、颈部皮肤水肿、胎儿水肿等。猫叫综合征患者的小头畸形发生率高达 98%，小头畸形的严重程度与缺失大小密切相关。中枢神经系统的相关异常发现包括脉络丛囊肿、蛛网膜囊肿、脑积水和小脑异常（如小脑发育不全）。高龄产妇、孕期超声发现小头畸形及小脑发育不良，均被认为是进行该病产前诊断的重要指标。

【相关异常】

猫叫综合征可合并其他异常，但相对少见，如腭裂、并指／趾、肾脏畸形、尿道下裂、隐睾等。

【鉴别诊断】

猫叫综合征患者的单个症状均不典型，如小颌畸形、眼距宽、低耳位等均可在多种染色体异常患者中出现，染色体检查及微阵列芯片检查有助于诊断和鉴别诊断。

【预后评估】

目前，猫叫综合征尚无有效的治疗方法。约90% 的死亡发生在出生后第 1 年尤其是第 1 个月内，死亡原因主要有肺炎、吸入性肺炎、先天性心脏病及呼吸窘迫综合征。新生儿期吮吸和吞咽困难的患儿应早期予以鼻饲，并应对患儿可能出现的插管困难予以足够的重视。各种康复治疗（包括物理治疗、精神治疗和语言训练等）应在家庭的支持下尽早开始。

（二）艾卡迪综合征

【概述】

艾卡迪综合征（Aicardi 综合征）于 1965 年首次被描述，是一种神经退行性病症，其特征为脑萎缩、基底节脑内钙化、慢性脑脊液淋巴细胞增多症，但常见产前感染的血清学检查阴性。它的典型特征是胼胝体无形成、脉络膜视网膜陷窝和婴儿痉挛。目前已有 100 多例报告。

【病理与临床】

该病症被认为是由 X 连锁显性遗传新发突变引起的致命性改变,致病基因尚未确定。

【超声表现】

产前超声表现包括胼胝体无形成、脉络膜视网膜陷窝,脑部 MRI 检查结果异常(胼胝体形成发育异常、脑不对称、脑室周围和皮质内灰质异位、脉络丛囊肿、脉络丛乳头状瘤,脑室增大)和骨骼异常(异常椎骨和缺失肋骨)。

【相关异常】

相关异常包括特征性面部特征,与喂养困难相关畸形、小手、血管畸形、皮肤色素病变和肿瘤发生率增高。偶有伴发唇腭裂。

【鉴别诊断】

需要与胼胝体形成发育异常的其他疾病,包括感染性疾病进行鉴别诊断。

【预后评估】

生存差异很大,平均死亡年龄在 8 岁左右。患者智力残疾严重,整体严重发育迟缓。随着时间推移,各种类型的癫痫发作;并随着疾病发展,变成难治性癫痫,以致通常需要多种抗癫痫药物来控制癫痫发作。腰椎间盘缺损可导致脊柱侧凸,便秘和其他胃肠问题也经常发生。

(三)L1 综合征

【概述】

L1 综合征又称 X 连锁性脑积水伴有中脑导水管狭窄(HSAS)、MASA(智力迟钝、失语、痉挛性截瘫、内收拇指)综合征、SPG1(X 连锁的复杂性遗传性痉挛性截瘫 1 型)和 X 连锁的胼胝体缺如。通常以严重脑积水、拇指内收、痉挛和严重智力障碍为特征。新生儿发病率为 1/30 000。

【病理与临床】

L1 综合征是由 L1CAM 基因突变引起的,为 X 连锁隐性遗传。L1CAM 基因突变是产生临床表型的主导因素,L1CAM 是一种参与跨膜信号转导的黏附表面蛋白,对于神经元的发育和功能至关重要。

临床表现包括伴有或不伴有中脑导水管狭窄的脑积水,以及胼胝体发育不全或缺如、小脑发育不全、小脑干和双侧延髓椎体缺失。

【超声表现】

在产前可以看到脑积水,但孕 20~24 周之前通常不会出现,有时甚至在晚孕期也无法看到。

【相关异常】

在一些 L1 综合征患者中可见到先天性巨结肠症。

【鉴别诊断】

应该排除其他综合征和非综合征性脑积水的原因。

【预后评估】

预后与表型轻重相关。通常需要手术治疗以缓解脑积水,需要定期进行神经系统发育评估和随访。拇指内收一般不需要手术治疗。

(四)梅克尔综合征

【概述】

梅克尔综合征(Meckel syndrome,MKS,Meckel 综合征)是一种致命性纤毛病,其特征为枕部脑膨出,双侧手足轴后性多指/趾,肾囊性发育不良。Meckel 综合征是神经管畸形和多指畸形最常见的综合征之一,其在新生儿的神经管缺陷约占 5%。

【病理与临床】

Meckel 综合征是一种纤毛病,由编码纤毛主要功能蛋白质的基因出现失调所致,具有遗传异质性。最早涉及的基因包括 MKS1 和 MKS3。多指常见于 MKS1 基因突变,MKS3 基因突变罕见。中等严重程度的中枢神经系统异常与 MERS3 基因突变有关。目前确定相关基因共 13 个基因,包括 MKS1 至 10、TMEM231、TMEM237 和 C5orf42。Meckel 综合征为常染色体隐性遗传,具有显著的表型变异性。许多相同的基因也参与了 Joubert 综合征。

临床特征为枕部脑膨出,双侧轴后性多指,肾囊性发育不良(95%~100%)。肾脏最初发育出微囊肿,破坏肾实质并使其扩大 10 倍或 20 倍。枕部脑膨出发生率为 60%~80%。

【超声表现】

Meckel 综合征最早在孕 11~14 周就可以在产前检测出来。产前超声表现包括肾囊性发育不良、神经系统异常(神经管畸形、Dandy-Walker 畸形和脑积水)、55%~75% 的胎儿中存在轴后性多指畸形及羊水过少。超声首发表现通常是羊水过少。羊水过少是由肾功能不全造成的,通常在妊娠中期较早,肾脏替代细胞外扩散作为羊水的主要来源时发生。Meckel 综合征的一些病例有正常的羊水,因此,正常羊水的存在并不排除此病诊断。

【相关异常】

Meckel 综合征也与肝脏的胆管板畸形相关,肝脏组织学检查通常显示胆管板畸形。

【鉴别诊断】

可能出现类似表现的疾病包括 13- 三体综合征

和 18- 三体综合征、Joubert 综合征、Bardet-Biedl 综合征和 Smith-Lemli-Opitz 综合征。染色体核型分析和分子遗传检测有助于明确诊断。

【预后评估】

Meckel 综合征是一种致命性遗传综合征。大多数胎死宫内或出生后数小时或数天死亡，有些可以生存数月。

（五）巨脑畸形 - 多小脑回 - 多指 / 趾畸形 - 脑积水综合征

【概述】

巨脑畸形 - 多小脑回 - 多指 / 趾畸形 - 脑积水综合征（megalencephaly-polymicrogyria-polydactyly-hydrocephalus syndrome，MPPH 综合征）的特征是先天性巨脑畸形、双侧外侧裂多小脑回和轴后多指。患者脑积水的风险增高。发病率未知。

【病理与临床】

MPPH 综合征是由 PIK3R2、AKT3 和 CCND2 基因新生突变造成的。所涉及基因参与 PI3K-Akt 信号转导通路。基因突变激活 PI3K-Akt 信号转导通路，导致细胞增殖和生存失控。

【超声表现】

产前超声诊断基于特征性脑部发现，包括巨脑畸形、侧脑室扩张或脑积水、脑皮质异常（外侧裂多小脑回）。

【相关异常】

部分该病患者存在轴后多指。

【鉴别诊断】

许多特征与巨脑畸形 - 毛细血管畸形（MCAP）综合征相重叠，但 MPPH 综合征缺乏血管畸形、局灶性体细胞过度生长和并指 / 趾畸形；此外，MPPH 综合征的过度生长往往是对称的，而在 MCAP 中可以见到不对称的过度生长；其他鉴别诊断包括半侧巨脑畸形、Proteus 综合征和由 PI3K-Akt 信号转导通路突变引起的其他疾病。

【预后评估】

侧脑室扩张进展可致脑积水，可能出现 Arnold-Chiari 畸形。头围可高达平均值的 10 个标准差。目前有报道恶性肿瘤风险增加（约 3%）。

二、心血管系统

（一）22q11.2 微缺失综合征

【概述】

22q11.2 微缺失综合征（22q11.2 deletion syndrome）是指由人类染色体 22q11.21～22q11.23 区域杂合性缺失或关键基因突变引起的一类临床综合征，是人类最常见的一种微缺失综合征，活产儿中发病率为 1/6 395～1/4 000，但该数据可能是低估的，因为该病表型复杂多变而容易造成漏诊或误诊。

【病理与临床】

大多数病例是由于染色体 22q11.2 区域 3Mb 的基因缺失，通常由精子或卵子发生过程中减数分裂非等位联会引起的。该区域低拷贝数重复导致染色体间异常改变。可通过多重连接探针扩增技术（multiplex ligation-dependent probe amplification，MLPA）或染色体微阵列检测到染色体 22q11.2 微缺失。大约 93% 的缺失是新发的，7% 存在父母一方受累。位于缺失片段中的 TBX1 基因是很多典型特征的原因，包括心脏畸形。完全外显，表型差异显著。

22q11.2 微缺失综合征表型涉及机体多个部分，具有表型异质性。常见临床表现包括先天性心脏病（占 74%，主动脉畸形最常见）、腭畸形（占 69%，包括腭咽发育不全、黏膜下或显性腭裂、腭垂裂）及特殊面容，免疫缺陷和自身免疫病（占 77%）也较多见。其他包括呼吸问题、肾脏异常、低钙血症、血小板减少、喂食困难、胃肠道疾病、听力障碍等。患儿早期存在生长发育迟缓、语言障碍和学习困难，儿童期注意力缺陷多动症和孤独症系谱疾病及长大后精神病的发病风险均上升，如精神分裂症、抑郁、焦虑和双向性精神障碍。

【超声表现】

产前超声主要表现为先天性心脏畸形及腭畸形。先天性心脏畸形主要包括法洛四联症、室间隔缺损、先天性主动脉弓离断 B 型、肺动脉狭窄 / 闭锁、共同动脉干及其他心脏流出道畸形。腭畸形主要以腭裂为主。

【相关异常】

其他异常包括喉气管食管畸形、生长激素缺乏、自身免疫病、癫痫发作、中枢神经系统畸形、骨骼畸形和眼部异常。

【鉴别诊断】

需考虑的其他疾病包括 Alagille 综合征、CHARGE 综合征和 Goldenhar 综合征等。

【预后评估】

预后取决于畸形程度。先天性心脏病是造成死亡的主要原因。发育迟缓和智力缺陷常见。孤独症和精神分裂症常见（分别占 20% 和 25%）。其他精神问题常见（如注意缺陷障碍和焦虑症）。

（二）Alagille 综合征

【概述】

Alagille 综合征的特征是胆道发育不良（表现为新生儿胆汁淤积）、心血管畸形（最常见的是肺动脉狭窄）、椎骨畸形（蝶形椎骨）、特征性面容（前额宽、下颌尖、球状鼻）和眼异常（后胚胎环）。活产儿中发病率为 1/50 000～1/30 000。

【病理与临床】

Alagille 综合征是由 JAG1 基因（89%）或 NOTCH2 基因（1%～2%）突变引起的。即使在同一个家系内，表型差异也较大。遗传方式是常染色体显性遗传。50%～70% 的突变是新发的，30%～50% 是遗传的。

临床特征包括胆管缺乏、胆汁淤积、心脏缺陷（以周围肺动脉狭窄为主）、骨骼畸形、眼部异常和特征性面部特征。

【超声表现】

产前超声可以检测到异常面容、心脏畸形、骨骼异常和生长受限。

【相关异常】

其他伴发的畸形包括肾脏、神经血管和胰腺的畸形。

【鉴别诊断】

其他需要考虑的疾病包括新生儿胆汁淤积症、肝内胆汁淤积障碍（Byler 综合征、Aagenaes 综合征）及肺血管系统异常（染色体异常、Noonan 综合征、Watson 综合征）等其他综合征。

【预后评估】

由于心脏病、肝脏疾病和血管意外，病死率为 10%。血管意外是由于血管畸形，如基底动脉瘤、颈内动脉畸形、大脑中动脉瘤、主动脉瘤或缩窄及颈内动脉畸形。所有胆汁淤积婴儿都应该怀疑该疾病。鉴于涉及多系统，需要多学科干预。

（三）CHARGE 综合征

【概述】

CHARGE 综合征是一种以眼缺损、心脏缺陷、后鼻孔闭锁、精神和生长发育迟缓、生殖器畸形，以及伴或不伴耳聋的耳部异常为特征的综合征。新生儿发病率为 1/10 000～1/8 500。

【病理与临床】

CHARGE 综合征由编码染色质解旋酶 DNA 结合蛋白的 CHD7 基因突变引起。65%～70% 患者存在 CHD7 基因突变。未发现突变并不能排除 CHARGE 综合征。遗传方式为常染色体显性遗传。存在 CHD7 基因突变的患者外显率为 100%。CHD7 基因对于多能迁移神经嵴细胞的形成至关重要，后者分化成不同的组织，包括颅面和心脏结构，并调节参与诱导神经嵴细胞的基因。CHD7 基因突变被认为破坏了该过程，导致 CHARGE 综合征相关特征。

诊断是基于以下几种相关的畸形，包括眼缺损（虹膜、视网膜脉络膜、视盘等缺损），后鼻孔闭锁或狭窄，脑神经功能障碍（嗅觉丧失、面神经麻痹、听力受损、吞咽障碍），外耳异常，低促性腺激素性性腺功能减退，发育迟缓，心血管畸形（包括圆锥动脉异常、房室管缺陷和主动脉弓畸形），生长受限，口面裂和气管食管瘘。颞骨成像所见的特定异常（半规管发育不全）可以辅助诊断。

【超声表现】

产前出现符合 CHARGE 标准的主要畸形时应怀疑该诊断，然而心脏缺陷是很多病例产前检测到的唯一异常。

【相关异常】

有报道称 CHARGE 综合征胎儿可能出现羊水过多。

【鉴别诊断】

其他需要考虑的疾病包括 22q11.2 缺失综合征、VACTERL 综合征、Kabuki 综合征、肾错构瘤综合征（PAX2 突变）、猫眼综合征、Joubert 综合征、腮裂 - 耳 - 肾综合征（branchio-oto-renal syndrome）和维甲酸样胚胎病变。

【预后评估】

两岁前病死率是 20%～25%。因年幼的婴儿不能养成用口呼吸的习惯，后鼻孔闭锁可威胁生命。喂养困难常见。听力和视力丧失频发。动作发育往往明显延迟。预后取决于相关畸形的严重程度。

（四）Holt-Oram 综合征

【概述】

Holt-Oram 综合征（Holt-Oram syndrome，HOS）又称心 - 手综合征（heart-hand syndrome），以先天性心脏病和上肢畸形（特别是腕骨、桡骨或掌骨）为特征。所有患者都存在腕骨畸形。心脏传导异常也很常见。活产儿中发病率约为 1/100 000。

【病理与临床】

大多数患者（约 70%）存在 TBX5 基因突变。TBX5 基因编码 T-box 转录因子，该转录因子在心脏形成和肢体发育中起重要作用。遗传方式为常染色体显性遗传，85% 的患者为新发突变。不同患者的表型差异较大，但一般都存在上肢畸形。

【超声表现】

产前超声可检先天性心脏缺陷（约占75%）、桡骨缺失或发育不良。心脏病变包括房间隔缺损（30%～60%）和室间隔缺损、动脉导管未闭、心内膜垫缺损、左心室发育不良和传导障碍（房室传导阻滞，通常表现为一度传导阻滞，但可以进展至完全性心脏传导阻滞伴或不伴心房颤动）。桡骨发育不良表型不一，从难以诊断的拇指三节指骨到较明显的拇指缺失都可出现。

【相关异常】

其他骨骼畸形可有上臂及肩胛骨发育不良。

【鉴别诊断】

鉴别诊断包括其他与桡骨发育不良有关的疾病，如 Duane-radial ray 综合征、Townes-Brocks 综合征、TAR 综合征、VACTERL 综合征和其他心 - 手综合征。

【预后评估】

预后主要与心脏和骨骼畸形的严重程度有关。心脏传导异常可能是进展性的，应至少每年进行一次心电图检查。

（五）努南综合征

【概述】

努南综合征（Noonan syndrome）也称为伴有正常 XX 染色体的 Turner 综合征，或假 Turner 综合征。努南综合征的特征是身材矮小、特异性面部特征（低位耳、眼距宽、鼻梁凹陷、巨头畸形）和先天性心脏病。其他发现包括宽阔或蹼状颈、胸部形状异常、凝血功能障碍、淋巴发育不良、睾丸未降、脊柱畸形和眼部异常（斜视、弱视、眼球震颤、白内障、眼底改变）。发育迟缓和智力障碍是相关的，但是相关性不一。活产儿中发病率为 1/2 500～1/1 000。

【病理与临床】

努南综合征是由 Ras-MAPK 信号通路相关基因突变所致。努南综合征涉及的基因包括 *PTPN11*（50%）、*SOS1*（10%）、*RAF1*（10%）和 *KRAS*（<2%）。少于 1% 的病例涉及其他基因包括 *NRAS*、*BRAF*、*MAP2K1* 和 *RIT1*。遗传方式是常染色体显性遗传，新发突变常见。30%～75% 的家系发现父母之一受累。外显率很难估计；表达率有差异，许多成年患者只有在受影响更为严重的下一代出生后才被诊断出来。

【超声表现】

早孕期可观察到颈项透明层厚度增加，而染色体正常。在中孕期可能观察到的其他特征包括面部形态异常、先天性心脏病、胸腔积液、肾脏畸形、羊水过多和水肿。50%～80% 的患者可发现先天性心脏病。最常见的心脏缺陷是肺动脉瓣狭窄（20%～50%）和肥厚型心肌病（20%～30%），其他畸形包括室间隔缺损、房间隔缺损、周围肺动脉狭窄、主动脉狭窄和法洛四联症。

【相关异常】

出生体重一般正常，但是出生后特别是在青春期身材矮小尤为明显。

【鉴别诊断】

注意与 Turner 综合征或其他非整倍体鉴别诊断。其他 RAS 病（Ras-MAPK 信号通路突变综合征）可能与产前和婴儿期的类似结果相关，包括心 - 面 - 皮肤综合征和 Costello 综合征。Aarskog 综合征可以表现出相似的面部特征和身材矮小。染色体核型分析和分子遗传学检测有助于诊断。

【预后评估】

未并发严重心脏病的患者通常预期寿命正常。婴儿往往存在喂养困难。听力受损常见。存在不同程度发育延迟。智力一般在正常范围内，但可能存在轻度学习困难。

三、颅骨 / 面部

（一）Apert 综合征

【概述】

Apert 综合征也被称为 I 型尖头并指畸形、Apert-Crouzon 病，其特征是颅缝早闭、中面部和眼眶发育不全，以及双手和双足的并指 / 趾畸形。有以上表现的患者，约 50% 伴有不同程度的智力发育迟缓。活产儿中 Apert 综合征的发病率为 1/100 000。4%～5% 的颅缝早闭病例为此综合征。

【病理与临床】

Apert 综合征为常染色体显性遗传，由 *FGFR2* 基因突变引起，大多数病例都是由散发的新生突变引起的。当怀疑 Apert 综合征时，建议对胎儿和父母进行基因检测（通过绒毛取样或羊膜穿刺术获取胎儿样本）。该病为常染色体显性遗传，具有完全外显性。

临床表现包括双侧冠状缝骨融合、枕骨扁平、前额陡峭及突起、眼眶发育不良伴有眼球突出和眼距过宽，伴有鼻梁凹陷的短鼻、大耳、腭弓高（常有腭裂）及牙齿拥挤，听力下降亦常见，脑积水则罕见。骨骼和软组织出现至少第二至第四指 / 趾的（"连指手套"手和脚）对称性并指 / 趾畸形。10% 的患者存在心血管和泌尿生殖系统异常。

【超声表现】

超声检查特征包括短头畸形和尖头畸形（acro-cephaly）、高前额、枕部平坦、冠状缝早闭、扁平脸及眼距过宽。其他超声检查结果包括胼胝体缺如、轻度脑室增宽、$C_5 \sim C_6$ 水平的颈椎融合。四肢异常，可见骨和软组织的融合，常见第二、三和第四指 / 趾融合。

【相关异常】

有文献报道 Apert 综合征可能出现妊娠早期羊水过多（由胎儿吞咽减少引起）和颈项透明层增厚。

【鉴别诊断】

应与其他与颅缝早闭有关的综合征相鉴别，如 Crouzon 综合征、Pfeiffer 综合征、Carpenter 综合征和 Saethre-Chotzen 综合征。可用分子遗传学研究技术排除这些疾病。并指 / 趾畸形对诊断 Apert 综合征最有帮助。

【预后评估】

大多数突变是新发的，因此再发风险很低。如果父母其中之一患有该疾病，则再发风险为 50%。

（二）Carpenter 综合征

【概述】

Carpenter 综合征也称为Ⅱ型尖头并指畸形，其特征是颅缝早闭与足部轴前性多趾畸形。手部异常包括短指畸形、并指畸形和中指的无发育或发育不全。Carpenter 综合征罕见，全球大概有 70 例病例报道。

【病理与临床】

Carpenter 综合征是由 RAB23 基因突变引起的，为常染色体隐性遗传。RAB23 是 RAB 鸟苷三磷酸酶（GTPase）家族的成员，是 Hedgehog 信号通路转导的负调控因子。Hedgehog 信号通路转导异常可能是导致多种典型临床表现的原因。Carpenter 综合征的其中一种亚型以单侧化缺陷为特征，则认为是由 MEGF8 突变引起的。

在 Carpenter 综合征中，受影响最明显的为颅骨中缝（额间缝和矢状缝），颅骨中缝融合更常见。严重时可导致三叶草颅形成。这点与其他冠状缝受影响最明显的颅缝早闭综合征不同。

【超声表现】

在产前超声检查中，其特征包括淋巴水囊瘤、颅骨形状异常、股骨弯曲、多指 / 趾畸形，以及复杂的心脏缺陷。

【相关异常】

常见肥胖、脐疝、听力受损、隐睾和心脏缺陷。

颅缝早闭导致独特的面部特征。智力障碍的程度各异。

【鉴别诊断】

临床特征与 Greig 头多指 / 趾综合征重合。分子遗传学检测可以明确诊断。

【预后评估】

预后与患者表型相关。即使在同一个家系中，表型也异常多变，预期寿命缩短。

（三）Saethre-Chotzen 综合征

【概述】

Saethre-Chotzen 综合征也被称为Ⅲ型尖头并指畸形，其特征是冠状缝骨质增生（单侧或双侧）、面部不对称、上睑下垂和特征性耳（小耳郭伴明显的耳轮脚）。通常第二和第三指并指。发病率为 1/50 000 ～ 1/25 000。

【病理与临床】

Saethre-Chotzen 综合征是由 TWIST1 突变引起的，也有报道 FGFR2 突变引起。该病为常染色体显性遗传，具有不完全外显率和表型变异。

临床表现包括颅缝早闭（通常为冠状缝）、短头畸形、前额发际线过低、上睑下垂、面部不对称、小耳和肢体异常（第二、三指并指，短指畸形，蹋趾畸形）。

【超声表现】

在产前超声检查中，其特征包括颅骨形状异常和多指 / 趾畸形。

【相关异常】

相关异常包括身材矮小、顶骨发育不全、桡尺骨骨质增生、腭裂、上颌发育不良、眼距过宽、先天性心脏病和椎骨的分节缺陷。

【鉴别诊断】

许多特征与 Muenke 综合征相似，因此，遗传评估还应包括 FGFR2 和 FGFR3 基因的分析。还应该考虑 Pfeiffer 综合征和 Jackson-Weiss 综合征。

【预后评估】

尽管有患者出现轻度至中度智力发育迟缓的报道，多数患者智力往往是正常的。患者会存在传导性和感觉神经性听力损失。

（四）口 - 面 - 指综合征Ⅰ型

【概述】

口 - 面 - 指综合征（oral-facial-digital syndrome，OFDS）Ⅰ型也被称为 Papillon-Léage-Psaume 综合征。特征是存在多个区域的异常。发病率为 1/250 000 ～ 1/50 000。几乎所有受影响的个体都是女性。

【病理与临床】

该综合征是由口-面-指综合征Ⅰ型（oral-facial-digital syndrome type Ⅰ, *OFD1*）基因突变所致，为X连锁显性遗传，女性发病，男性胎儿致死。大约有75%的患者为新发突变。外显率高，表型高度变异。OFD1是原发性纤毛功能障碍所致。

临床表现包括口（舌分裂、舌损伤、腭裂、牙异常）、面部（眼距过宽、鼻翼发育不全、正中裂、小颌畸形）、手指/趾（短指畸形、并指/趾畸形、多指畸形、大脚趾重复）、脑部异常（脑囊肿、小脑不发育、胼胝体缺失）和肾脏异常（多囊肾）。

【超声表现】

产前超声表现包括口腔畸形（上唇正中裂，腭裂）、指/趾畸形（约占65%）、中枢神经系统异常（胼胝体发育不全、蛛网膜囊肿等）、多囊肾。

【相关异常】

口-面-指综合征Ⅰ型患者也可发生胰腺、卵巢、肝脏囊肿。

【鉴别诊断】

鉴别诊断包括口-面-指综合征Ⅱ至Ⅸ型，以及其他囊性肾脏疾病和Meckel-Gurber综合征。

【预后评估】

高达50%的人有智力障碍，但一般是轻度的。可能存在癫痫发作。通常需要手术治疗口腔和面部异常，同时应监测肾脏疾病。

（五）Pfeiffer综合征

【概述】

Pfeiffer综合征也被称为Ⅴ型尖头并指畸形。Pfeiffer综合征的特征是双侧冠状缝早闭、面中部发育不全、并指/趾、先天性拇指增大。发病率为1/100 000。

【病理与临床】

该综合征分为三种临床亚型，具有不同的诊断方法和预后。

Ⅰ型：典型表现为颅缝早闭（导致短头畸形）、宽大的拇指和并指/趾。患者通常具有正常的智力，对生活无明显影响。

Ⅱ型：三叶草颅、眼球突出、拇指宽大、多种内脏异常、肘关节强直、鼻后孔闭锁和中枢神经系统受累（脑积水）。智力障碍常见，这种表型通常会导致早逝。

Ⅲ型：颅缝早闭、不伴有三叶草颅、严重的眼球突出、肘关节强直和多变的内脏异常。受影响的胎儿有严重的神经损害（包括脑积水和扁桃体疝），预

后不良和早期夭折。

Pfeiffer综合征具有遗传异质性，由*FGFR2*或*FGRF1*（Ⅰ型）突变引起。Ⅰ型为常染色体显性遗传，具有完全的外显率和可变的表现度。Ⅱ型和Ⅲ型的大多数突变基因是新发的，并与父亲高龄相关。

【超声表现】

Pfeiffer综合征的超声表型包括颅面部畸形（短头畸形、尖头畸形、冠状缝早闭、眼距过宽、小鼻和低鼻梁）和手足畸形（第二和三指并指及第二、三、四脚趾部分并趾，拇指和脚趾宽大）。

【相关异常】

相关异常包括鼻后孔闭锁、气管软化（tracheomalacia）和支气管软化、三叶草颅、椎体融合、Arnold-Chiari畸形（小脑扁桃体下疝畸形）、脑积水和肛门闭锁。出生后，可出现癫痫和智力障碍。

【鉴别诊断】

应考虑与Saethre-Chotzen综合征和Jackson-Weiss综合征相鉴别。

【预后评估】

预后取决于相关异常的严重程度，特别是中枢神经系统损伤。Ⅰ型通常预后良好。Ⅱ型和Ⅲ型对生活影响严重，会发生早期死亡。

四、骨骼肌肉系统

（一）Adams-Oliver综合征

【概述】

亚当斯-奥利弗综合征（Adams-Oliver syndrome, AOS）的特征是先天性头顶皮肤无发育和肢体末端横向缺陷（肢体缺失、并指畸形、短指畸形、少指畸形）。发病率约为1/225 000。

【病理与临床】

该病的遗传方式多样，包括*ARHGAP31*和*RBPJ*基因的杂合突变（常染色体显性遗传），以及*DOCK6*和*EOGT*的等位基因突变（常染色体隐性遗传）。最近报道，*NOTCH1*中的杂合突变也与AOS有关。涉及的基因编码涉及胚胎发育的蛋白质。有研究者认为是壁细胞功能受累，从而导致可见的异常。

【超声表现】

产前超声检查可发现肢体横向缺损（肢体缺失、并指畸形、短指畸形、少指畸形）。

【相关异常】

相关异常包括血管异常（肺动脉高压、门静脉高压症、大理石样皮肤、静脉扩张、易栓症）和先天性心脏缺陷（右心和左心均有）。

【鉴别诊断】

注意与其他出现肢体横向缺陷的疾病鉴别诊断。

【预后评估】

预后好坏取决于相关异常的情况，程度可以从轻微到严重。肺动脉高压可能会危及生命。

（二）德朗热综合征

【概述】

德朗热综合征（de Lange syndrome），又称 Brachmann-de Lange 综合征。特征为面部畸形（连眉、弓形眉、长睫毛、小而翘的鼻子、小而宽的牙齿、微管病）、生长受限和小头畸形（出生前出现）、多毛症及上肢短缩畸形（指骨异常、少指）。估算发病率为 1/100 000～1/10 000。

【病理与临床】

致病基因包括 *NIPBL*（占 60%）、*SMC1A*（占 5%）及 *SMC3*（＜1%）。*NIPBL* 和 *SMC3* 相关德朗热综合征是常染色显性遗传；*SMC1A* 相关德朗热综合征是 X 染色体连锁遗传。大多数 *NIPBL* 突变是新发的。一般而言，*SMC1A* 和 *SMC3* 突变引起的表型较轻。家系中的表型相对一致，完全外显。

【超声表现】

产前超声可见胎儿生长受限、小头畸形及上肢短缩畸形（指骨异常、少指）。

【相关异常】

其他特征可能包括心脏间隔缺损、腭裂、胃肠功能障碍、听力丧失、近视和隐睾症。也可能存在先天性膈疝（1%）。

【鉴别诊断】

需考虑的其他疾病包括 3q 部分重复、1q31 缺失综合征、Fryns 综合征。

【预后评估】

普遍存在智力障碍。自闭和自残倾向较常见。据报道误吸、窒息、先天性心脏病、肠扭转及术后并发症相关死亡率增高，但总体寿命基本正常。

（三）缺指（趾）- 外胚层发育异常 - 唇腭裂综合征

【概述】

缺指（趾）- 外胚层发育异常 - 唇腭裂综合征（ectrodactyly-ectodermal dysplasia-clefting syndrome，EEC 综合征）的临床特征是外胚层结构异常（皮肤、毛发、牙齿、指甲、汗腺）、唇裂伴或不伴腭裂和肢体畸形（先天性手 / 脚缺指 / 趾或并指 / 趾）。发病率未知，该病罕见。

【病理与临床】

EEC 综合征是 *TP63* 基因突变所致。*TP63* 基因编码的转录因子对肢体和外胚层来源的组织发育至关重要。遗传方式为常染色体显性遗传。家系内及家系间存在显著的表型差异。

【超声表现】

产前超声可检测到手 / 脚的缺指 / 趾或并指 / 趾、唇裂或腭裂。手可有"螯状指"征。超声发现缺趾 / 指，特别是伴随唇裂或腭裂，应评估是否为 EEC 综合征。

【相关异常】

相关异常包括肾畸形。

【鉴别诊断】

注意与由 *TP63* 基因突变引起的其他综合征进行鉴别诊断，特别是睑缘粘连 - 外胚层发育不良 - 唇腭裂综合征（ankyloblepharon-ectodermal dysplasia-clefting syndrome，AEC 综合征）。

【预后评估】

因为存在外胚层发育不良，唇腭裂和手足畸形的矫正手术可能较复杂。矫正手术应在具有进行复杂修复手术经验的中心进行。

（四）Roberts 综合征

【概述】

Roberts 综合征（罗伯茨综合征，Roberts syndrome）又称假反应停综合征（pseudothalidomide syndrome），可表现为胎儿生长受限、小头畸形、唇腭裂、肢体畸形（四肢短肢畸形或无四肢），且通常上肢比下肢更为严重。其他特征包括手畸形（拇指缺如或发育不良、并指、小指内弯），肘部和膝部挛缩，以及面部畸形（小颌、眼距过宽、眼眶过浅导致眼球突出、钩形鼻、耳畸形）。患病率未知，该综合征罕见。

【病理与临床】

Roberts 综合征由 *ESCO2* 基因突变导致。细胞遗传学检查发现着丝粒过早分离可确诊。着丝粒过早分离是联合的细胞遗传学异常，它影响染色质配对，可以解释多种结构异常。*ESCO2* 基因编码的蛋白是维系异染色质区域粘连所必需的。但细胞遗传学阴性结果不能排除该诊断。遗传方式为常染色体隐性遗传，父母亲具有近亲亲缘关系常见。表型差异较大。

【超声表现】

产前超声发现生长受限伴双侧肢体畸形（四肢短肢或无四肢）及面部畸形应考虑该诊断。

【相关异常】

其他相关异常包括先天性心脏病、膈缺损、脾发育不全、脐带囊肿、胃肠道梗阻、肾脏畸形及泌尿生殖器畸形。

【鉴别诊断】

鉴别诊断包括 Bakker-Gerold 综合征、TAR 综合征、四肢切段综合征（tetra-amelia syndrome）和 Holt-Oram 综合征。

【预后评估】

预后取决于相关畸形的严重程度。大多数患者存在明显的智力障碍。死产常见，尽管病情较轻者可存活至成年，但存活超过婴儿期者不多见。

（五）血小板减少无桡骨综合征

【概述】

血小板减少无桡骨综合征（thrombocytopenia and absent radii syndrome，TAR 综合征）又称桡骨发育不全 - 血小板减少综合征。特征为双侧桡骨缺失而双拇指存在，以及血小板减少。血小板减少出现于出生时及出生后几周内，是暂时性的。估计患病率为 1/200 000～1/100 000。

【病理与临床】

TAR 综合征由染色体 1q21.1 区域上至少 200kb 的基因缺失导致，该区域包括至少 12 个已知基因，*RBMA8A* 缺失是产生表型的主要原因。*RBMA8A* 基因编码 RNA 结合蛋白 8A，其缺陷被认为导致组织特异性发育异常。遗传方式为常染色体隐性遗传，大多数患者 *RBMA8A* 基因为复合的杂合病理性变异（一个 *RBM8A* 亚效突变和一个由 1q21.2 缺失引起的无效突变）。25%～50% 的患者为新发基因缺失。

【超声表现】

诊断基于临床特征，特别是双侧桡骨缺失而拇指正常。产前超声最早在早孕期即观察到桡骨缺失。

【相关异常】

其他特征包括骨骼畸形、先天性心脏病及泌尿生殖器畸形。通常拇指大小正常，但是更宽、平，且功能受限。

【鉴别诊断】

鉴别诊断应包括 Holt-Oram 综合征、Roberts 综合征、Duane-radialray 综合征和 Townes-Brocks 综合征。

【预后评估】

尽管血小板减少通常是暂时性的，但仍可导致危及生命的大出血。牛奶过敏常见并可加剧血小板减少。应予骨科干预以最大限度增强肢体功能。

五、泌尿生殖系统——Fraser 综合征

【概述】

Fraser 综合征（Fraser syndrome）也被称为隐眼 - 并指 / 趾畸形综合征（cryptophthalmos-syndactyly syndrome）。特征是隐眼畸形（cryptophthalmos）、皮肤并指 / 趾畸形、呼吸道和泌尿生殖道异常[外生殖器模糊（ambiguous genitalia）和肾脏发育不全]。活产儿中的发病率为 0.043/10 000，死胎中的发病率为 1.1/10 000。

【病理与临床】

遗传原因存在异质性，包括 *FRAS1*、*FREM2* 或 *GRIP1* 基因突变，为常染色体隐性遗传。在胚胎发育过程中，由 *FRAS1* 和 *FREM* 基因编码的蛋白质形成基底膜中表达的复合物，该复合物与上皮 - 间充质的完整性有关。*GRIP1* 基因编码的支架蛋白与 FRAS1/FREM 蛋白复合物相互作用，有助于将复合物集中于细胞的基底层。

诊断依靠主要诊断标准联合次要诊断标准，要求符合三个主要诊断标准，或两个主要诊断标准和两个次要诊断标准，或一个主要诊断标准和三个次要诊断标准。①主要诊断标准：并指 / 趾、隐眼畸形、泌尿道异常、外生殖器模糊、喉部或气管异常及阳性家族史；②次要诊断标准：肛门直肠异常、耳发育不良、颅骨骨化异常、脐部异常和鼻部异常。

【超声表现】

产前超声可能会发现上述大部分异常。

【相关异常】

其他特征包括唇裂或唇腭裂、骨骼异常、心脏畸形和肛门闭锁。

【鉴别诊断】

注意与具有并指 / 趾、肾脏发育不全的其他综合征，包括皮肤发育不全的喉异常综合征、Nager 面骨发育不全综合征和 Pallister-Hall 综合征进行鉴别诊断。

【预后评估】

如果存在喉闭锁或双肾发育不全，则该综合征是致死性的。在罕见的可矫正病例中，如果存在隐眼畸形，即使外科手术治疗，视力仍然非常差。

六、胃肠系统 / 腹壁——巨膀胱 - 小结肠 - 肠蠕动不良综合征

【概述】

巨膀胱 - 小结肠 - 肠蠕动不良综合征（megacystis-microcolon-intestinal hypoperistalsis syndrome，MMIHS）临床特征为出生前尿道膀胱扩张和功能性肠梗阻。MMIHS 罕见。文献中已经报道了 230 多例。

【病理与临床】

很多病例由 ACTG2 杂合性突变引起。可能存在遗传异质性。尽管有报道患者父母患病病情较轻且具有致病性 ACTG2 突变，但大多数病例是新发的。ACTG2 基因编码 γ2 肠肌动蛋白，与细胞的完整性、结构和运动力相关，也与肌动蛋白细胞骨架网相关。ACTG2 的突变导致肠平滑肌功能障碍。

【超声表现】

产前超声检查结果包括巨膀胱、肾盂积水、胃扩张和小肠扩张。也可以见到羊水过多（图 12-4-1）。

【相关异常】

新生儿发现无结构性梗阻的膀胱扩张、小肠扩张、肠蠕动减慢伴结肠口径缩小。肾功能正常。

【鉴别诊断】

应考虑与其他引起胎儿巨膀胱的疾病鉴别诊断，如后尿道瓣膜。

【预后评估】

由于喂养困难和并发症，婴儿期死亡常见。存活者需要广泛的外科手术，包括小肠在内的多个器官移植。多器官移植后的存活率仅为 12%～20%。大多数存活者依赖于全胃肠外营养和导尿。

七、胎儿运动异常——Prader-Willi 综合征

【概述】

普拉德 - 威利综合征（Prader-Willi syndrome，PWS）又称肌张力低下 - 智力障碍 - 性腺发育滞后 - 肥胖综合征，是导致人类肥胖最常见综合征之一，发病率为 1/30 000～1/10 000。

【病理与临床】

通过 DNA 甲基化分析可以检测到父源性 Prader-Willi 关键区（PWCR）内的 15 号染色体（15q11.2-q13）的异常印记，其异常印记基因可能由父源性缺失、母源性 15 号染色体的单亲二倍体或印记基因缺陷引起。

婴儿的特征性表现为严重的肌张力减退和喂养困难。随后儿童期食欲亢进导致病态肥胖。其他特征包括发育迟缓、认知功能障碍、行为问题、性腺功能减退症、身材矮小和特殊面部特征（前额窄、杏仁眼、鼻梁窄、上唇薄、嘴角下垂）。

【超声表现】

超声检查可发现羊水过多、胎动减少、先露异常、特殊颅面部特征、双顶径增大、侧脑室稍增大、胼胝体发育不良、胎心律异常伴非活动期时间延长、伴昼夜变化的心率加快和男性外生殖器发育不良。胎儿大小一般是正常的。

【相关异常】

相关异常包括斜视，头发、眼睛和皮肤色素沉着，髋关节发育不良和脊柱侧凸。

【鉴别诊断】

鉴别诊断包括 Angelman 综合征、脆性 X 染色体综合征、多种肌病和神经病变。

【预后评估】

严重肌张力减退伴有喂养困难的婴儿早期就会出现生长障碍，通常需要肠内营养。此类患儿普遍全身生长发育迟缓。据报道多达 8% 的患儿死亡的原因是窒息。1～2 岁时其食欲改善，儿童早期普遍

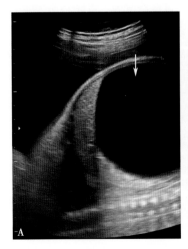
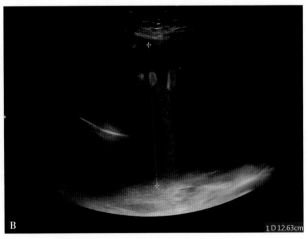

图 12-4-1 巨膀胱 - 小结肠 - 肠蠕动不良综合征胎儿晚孕期超声图
A. 腹部超声图显示胎儿腹腔巨大占位，盆腹腔器官明显受压，考虑为巨膀胱（箭头）；B. 羊水过多。

变得食欲旺盛，8 岁以后食欲旺盛更明显，肥胖成为其常见特征。食欲旺盛与导致饱腹感不足的下丘脑异常有关。肥胖是发病和死亡的主要原因。

八、胎儿生长受限

（一）4p⁻ 综合征

【概述】

4p⁻ 综合征是由 4 号染色体短臂部分缺失导致的遗传性疾病，也被称为沃尔夫 - 赫希霍恩综合征（Wolf-Hirschhorn syndrome，WHS）。该病在活产儿中的发病率为 1/50 000～1/20 000。

【病理与临床】

4p⁻ 综合征的病因是 4 号染色体短臂远端的部分缺失。87% 的患者为新生缺失，13% 患者的缺失来源于亲代的染色体易位。在这些存在家族性染色体易位的患者中，母系遗传的比例更高；而新生缺失的患者中，80% 的异常是父源性的。与 4p⁻ 综合征表型相关的两个关键区域是 WHSCR1 和 WHSCR2，位于 4p16.3。WHSCR1 为 4p16.3 上一个 165kb 的节段。该染色体节段上有 3 个基因，分别为 WHSC1、WHSC2 及 LETM1。其中，LETM1 被认为是 4p⁻ 综合征的一个重要的致病性候选基因。目前认为，4p⁻ 综合征的表型与多个不同基因的剂量不足效应有关。

4p⁻ 综合征患者临床上表现为严重的生长迟缓、智力障碍、小头畸形、特殊面容及心脏畸形。患儿出生时体重低，严重智力及发育障碍，肌张力低，半数有癫痫。头小而长、前额高、婴儿哭时皱纹深、内侧眉毛稀少、眉间宽。鼻梁和鼻头一样宽，呈方形鼻、人中窄而深。眼距宽、眼球突出、斜视、眼睑下垂、内眦赘皮、鱼嘴样口、面部异常似"希腊面具"。颈细长，躯干长。腹股沟疝，男性可有隐睾、睾丸移位、尿道下裂。半数以上病例有心脏畸形，如室间隔缺损、房间隔缺损、动脉导管未闭等。也可有神经系统或肾脏畸形。所有患者均伴有骨龄延迟。一些患者丢失的染色体片段非常小，临床表现不明显，应非常仔细地检测。

【超声表现】

4p⁻ 综合征产前超声检查结果通常是非特异性的，包括胎儿生长受限、心脏畸形、骨骼异常、面部畸形（表现为"希腊头盔"的鼻子外观，眼距过宽）、小头畸形、小颌畸形，中线融合缺损（如唇腭裂或胼胝体发育不全），双侧肾发育不全，心脏间隔缺损和尿道下裂。

【相关异常】

4p⁻ 综合征患者可能会出现中枢神经系统畸形或肾脏畸形。

【鉴别诊断】

注意与其他胎儿生长受限、先天性心脏病等异常相关的遗传综合征进行鉴别诊断。

【预后评估】

目前，医学上还没有根治 4p⁻ 综合征的方法。心脏和其他的畸形需要进行外科手术来矫正。伴有癫痫发作的患者，建议使用脑电图监测并给予抗癫痫药物治疗。

（二）11q 缺失综合征

【概述】

11q 缺失综合征又称雅各布斯综合征（Jacobsen syndrome，JS），是由于第 11 号染色体长臂部分缺失所致。发病率估计为 1/100 000。

【病理与临床】

11q 缺失综合征是由第 11 号染色体长臂部分缺失引起的，缺失大小为 7～20Mb，从 11q23.3 延伸到端粒。该病可能是新生的染色体缺失（占 85%），也可能是由于新生突变或遗传自家族性平衡易位导致的非平衡易位性染色体缺失。11 号染色体长臂 11q23 区域包含 342 个基因，引起 11q 缺失综合征临床表型的最小区域是 11q24.1qter，其包括 174 个基因，其中一些基因与 11q 缺失综合征的临床表型有关，但具体发生机制仍未清楚。

临床表现为产前和出生后的生长受限、特殊面部特征（前额突出、三角头、面部不对称、眼距增宽、上睑下垂、眼睑缺损、睑裂下斜、内眦赘皮、宽鼻梁、短鼻、V 形口、小耳和低位耳）和血小板功能异常 / 血小板减少症；其他常见的畸形包括心脏缺陷、肾脏异常、骨骼系统异常、胃肠道异常、生殖器异常和中枢神经系统异常。

出生后诊断主要基于上述临床特征，并可通过染色体微阵列基因检测来确诊。临床表型越轻，受累儿童早期诊断的可能性就越小。产前容易漏诊，产前能够检测出的往往合并较严重的先天性畸形。产前可以通过抽取羊水或绒毛进行染色体微阵列来确认诊断。

【超声表现】

产前超声表现通常为胎儿生长受限、特殊面部特征及先天性畸形（心脏缺陷、肾脏异常、骨骼系统异常、胃肠道异常、生殖器异常和中枢神经系统异常）。

【相关异常】

11q 缺失综合征患者可能会出现血小板功能异常 / 血小板减少症。

【鉴别诊断】

需要与其他染色体疾病、Turner 综合征、Noonan 综合征和血小板减少症相关的其他疾病进行鉴别诊断。

【预后评估】

预后取决于合并的先天性畸形，合并心脏畸形需要手术治疗；视力、听力、免疫学和激素问题较常见；喂养困难也较常见。大约 20% 患者出生后 2 年内死亡。智力障碍的范围可以从轻到重，与染色体缺失的大小有关。幸存者的预期寿命尚不知。

（三）Russell-Silver 综合征

【概述】

拉塞尔 - 西尔弗综合征（Russell-Silver syndrome，RSS）特征是严重的胎儿生长受限（出生体重低于平均数的 2 个标准差）及出生后生长缺陷；其他特征包括身材矮小、头围正常、小指内弯、特殊面部特征（具有宽前额和窄下巴的三角脸），以及肢体、躯干和 / 或面部不对称。估计发病率为 1/100 000。

【病理与临床】

遗传方式具有遗传异质性，偶发最常见。一部分是由于父源性 11 号染色体 p15.5 区 *IC1* 基因的低甲基化（35%～50%），另一些是由于母源性 7 号染色体单亲二倍体（10%）。目前哪种特定基因改变导致 Russell-Silver 综合征的机制目前尚不明确。

产前诊断困难，因为胎儿生长受限可能是主要的表现特征，一般需要到晚孕期才能确诊。产后低出生体重、出生后生长受限、头围正常、三角脸和不对称性有助于诊断该病。

【超声表现】

产前超声主要表现为严重胎儿生长受限。

【相关异常】

Russell-Silver 综合征可见皮肤色素变化、泌尿生殖系统异常和低血糖症。

【鉴别诊断】

需要鉴别的疾病包括导致宫内发育迟缓和身材矮小的其他疾病，特别是染色体疾病和 DNA 修复障碍性疾病（如 Bloom 综合征）。

【预后评估】

常见发育迟缓和智力障碍，最常见的问题是早期喂养困难、低血糖症和生长发育问题。已有研究证实生长激素疗法能改善生长状况和最终身高。

（四）Seckel 综合征

【概述】

塞克尔综合征（Seckel syndrome）是以严重小头畸形为特征的原发性常染色体隐性小头畸形谱系的一部分，不存在内脏器官畸形。小头畸形从中孕期开始，出生时小于正常的 2 个标准差，出生后增长缓慢。Seckel 综合征的表现是胎儿生长受限和出生后生长缓慢。已报道的 Seckel 综合征少于 50 例。原发性小头畸形的发病率为 1/250 000～1/30 000。

【病理与临床】

Seckel 综合征所涉及的基因包括 *ATR*、*NIN*、*ATRIP*、*RBBP8*、*CEP152*、*CENPJ*、*CEP63* 和 *PHC1*。遗传方式是常染色体隐性遗传。所涉及的基因突变会导致整体生长障碍和脑发育不良，从而引起临床表型。

诊断基于临床特征、正常脑组织结构（脑容量减少）和常染色体隐性遗传病家族史。

【超声表现】

产前超声主要表现为严重小头畸形和胎儿生长受限。

【相关异常】

除了严重的小头畸形外，还包括脑部异常（最常见的是正常脑结构但脑容量减少）、认知障碍、身材矮小和颅缝早闭。

【鉴别诊断】

鉴别诊断包括引起原发性和继发性小头畸形的所有原因，包括中枢神经系统畸形、相关综合征、染色体异常和致畸剂（如酒精）。

【预后评估】

Seckel 综合征患者智力障碍程度一般为中度至重度。据报道个别存活年龄可超过 50 岁。

九、胎儿过度生长

（一）Bannayan-Riley-Ruvalcaba 综合征

【概述】

班纳扬 - 赖利 - 鲁瓦卡巴综合征（Bannayan-Riley-Ruvalcaba syndrome，BRRS）是与 *PTEN* 基因相关的过度生长谱系中最严重的疾病。临床特征包括巨头、脂肪瘤、肠道错构瘤性息肉病和色素性阴茎斑点。生长发育迟缓常见，可能存在毛细血管畸形，并且通常是孤立存在的。发病率未知。

【病理与临床】

该综合征是由 *PTEN* 基因突变导致的，为常染色体显性遗传。肿瘤抑制基因 *PTEN* 突变导致 PTEN

蛋白缺失或降低,无法抑制 Akt1 磷酸化,致使细胞增殖异常。

【超声表现】

产前超声可发现胎儿过度生长。

【相关异常】

其他特征包括出生时巨大儿、近端肌肉肌病、关节过度伸展、脊柱侧凸和漏斗胸。

【鉴别诊断】

鉴别诊断包括其他错构瘤综合征和 PTEN 相关性疾病(如 Cowden 综合征,又称多发性错构瘤综合征)。

【预后评估】

发育迟缓和智力障碍较常见(约 50%)。

(二)Beckwith-Wiedemann 综合征

【概述】

Beckwith-Wiedemann 综合征(Beckwith-Wiedemann syndrome,BWS,贝 - 维综合征)最初是一种生长障碍性疾病,特征是经典的巨大儿、巨舌症和脐膨出三联征。其他还包括内脏肥大、胚胎性肿瘤、新生儿低血糖、耳皱纹或凹陷,以及肾脏畸形。估计发病率为 1/13 700。

【病理与临床】

BWS 由染色体 11p15 的表观遗传和基因组改变引起,包括在印迹中心 2 处的母源染色体甲基化缺失(IC2;占 50%)、染色体 11p15 区域的单亲二倍体(20%)、印迹中心 1 处的母源染色体甲基化(IC1;5%)。*CDKN1C* 的序列分析鉴定显示有该病家族史的病例中 40% 存在突变,而没有家族病史的病例中 5%～10% 存在突变。总体而言,85% 的 BWS 患者没有家族史,而 15% 的病例存在家族史且遗传模式符合常染色体显性遗传。不完全外显,表达率不一。

【超声表现】

产前检查结果包括巨大儿、巨舌症、脐膨出、羊水过多、脐带过长和胎盘肿大。这些特点中有很多在晚孕期才出现。

【相关异常】

可能存在肾脏畸形,包括髓质异常、重复集合系统、囊性变和肾脏肿大。胚胎肿瘤可能在生命早期出现,包括肾母细胞瘤(Wilms tumor)和肝母细胞瘤,以及神经母细胞瘤、肾上腺皮质癌和横纹肌肉瘤。

【鉴别诊断】

鉴别诊断包括其他生长障碍性疾病,如 Simpson-Golabi-Behmel 综合征、Perlman 综合征、Costello 综

合征、Sotos 综合征和变形杆菌综合征,以及糖尿病性胎儿病。

【预后评估】

由于羊水过多和妊娠期高血压疾病,患儿多早产。如果存在严重的巨大儿和肾上腺囊肿,可能需要剖宫产。最初新生儿病死率高达 20%,但随着对疾病认识的加深,预后有所改善。儿童期之后预后通常较好。应监测和治疗新生儿低血糖。巨舌症可导致喂养困难和气道阻塞。应通过血清甲胎蛋白水平和腹部超声检查筛查胚胎性肿瘤直至 8 岁。儿童期肿瘤发生的总体风险为 7.5%。肿瘤的发生可能因儿童 BWS 特定的潜在遗传学因素而异。应修复脐膨出。

(三)Perlman 综合征

【概述】

Perlman 综合征(Perlman syndrome)的特征是产前过度生长、面部畸形(小朝天鼻、小口、深眼窝、低位耳、鼻梁皱褶)、内脏肥大,易发生肾母细胞瘤。

【病理与临床】

Perlman 综合征是由 *DIS3L2* 基因突变造成的,遗传方式是常染色体隐性遗传。*DIS3L2* 基因在调控有丝分裂和细胞增殖中很重要。目前该基因突变导致 Perlman 综合征临床表型的机制还在研究中。

产前常见的表现有羊水过多、巨大胎儿、肾脏增大和胎儿腹水。新生儿表现包括巨大儿、肾脏增大、肝脏增大、肌张力低下、腹膨隆、隐睾症和面部畸形。肾母细胞瘤较常见。

【超声表现】

产前超声表现有羊水过多、巨大胎儿、肾脏增大和胎儿腹水。

【相关异常】

Perlman 综合征患者中常见肾母细胞瘤。

【鉴别诊断】

需要与其他过度生长综合征进行鉴别诊断,例如 Simpson-Golabi-Behmel 综合征和 Beckwith-Wiedemann 综合征。

【预后评估】

Perlman 综合征具有很高的死亡率,可发生死胎和新生儿期死亡,受累者超过 50% 在新生儿期死亡;约 2/3 的幸存者发展为肾母细胞瘤。智力障碍和发育迟缓常见。

(四)Proteus 综合征

【概述】

Proteus 综合征(Proteus syndrome)的特征是身

体组织的进行性、节段性过度生长，最常累及的是骨骼、皮肤、脂肪组织和中枢神经系统。大多数过度生长发生在产后。

【病理与临床】

Proteus 综合征是由 *AKT1* 体细胞嵌合突变（p.Glu17Lys）所致。普遍认为生殖细胞 *AKT1* 基因突变在胚胎早期发育中是致死性的。*AKT1* 基因编码酪氨酸激酶。与 Proteus 综合征相关的特定突变（p.Glu17Lys）导致组成型激酶活化，从而引起相应的临床表现。

Proteus 综合征与其他过度生长综合征不同，因为大多数过度生长发生于出生后，且体态变形呈进行性发展。特征性表现是骨骼系统的畸变（例如腿长度差异可达 20cm，脊柱侧凸大于 90°）。

【超声表现】

少数（<5%）在产前可能发现半侧巨脑畸形。

【相关异常】

其他特征包括脂肪调节异常、血管畸形、大疱性肺变性和其他器官（脾、肝、胸腺、肠）的过度生长。

【鉴别诊断】

鉴别诊断包括 PTEN 错构瘤肿瘤综合征、CLOVES 综合征、偏侧发育过度等疾病。

【预后评估】

总体预后取决于过度生长的位置、程度及并发症。在儿童时期，过度生长进展迅速可导致严重外形损毁。该综合征发生肿瘤的风险增加（最常见的是卵巢囊腺瘤、睾丸肿瘤和脑膜瘤），肺部问题和血栓形成（深静脉血栓和肺栓塞）的风险也增加。

（五）Simpson-Golabi-Behmel 综合征

【概述】

Simpson-Golabi-Behmel 综合征（Simpson-Golabi-Behmel syndrome），又称过度生长综合征（overgrowth syndrome），其特征是产前和产后过度生长，具有特殊面部特征（巨头畸形、面容粗糙、巨口、巨舌、上颚异常）和智力障碍。患者发生胚胎性肿瘤的风险较高（约 10%），包括肾母细胞瘤、肝母细胞瘤、肾上腺神经母细胞瘤、性腺母细胞瘤和肝细胞癌。发病率未知。

【病理与临床】

该综合征是由 *GPC3* 和 *GPC4* 基因突变所致，遗传方式是 X 连锁隐性遗传。*GPC3* 和 *GPC4* 基因编码在细胞生长和分裂中起重要作用的磷酸酯酰基醇聚糖，但是引起该综合征临床特征的确切机制仍然未知。

【超声表现】

产前超声发现巨大儿、特殊面部特征（巨头畸形、面容粗糙、巨口、巨舌、上颚异常）和相关的先天性异常时，应考虑该综合征。先天性异常包括中枢神经系统异常、多乳头、脐疝、膈疝、先天性心脏缺陷、泌尿生殖系统缺陷、胃肠异常、骨骼异常（脊柱侧凸、肋骨异常、椎骨融合及先天性髋关节脱位）和手部异常（大手、轴后多指）。

【相关异常】

据报道在胎儿没有腹壁或脊柱缺陷的情况下，孕妇血清甲胎蛋白水平会升高。

【鉴别诊断】

与其他胎儿过度生长综合征进行鉴别，包括 Beckwith-Wiedemann 综合征、Weaver 综合征和 Perlman 综合征。

【预后评估】

智力障碍的程度可以从轻度到重度。一般建议筛查胚胎性肿瘤。总体预后取决于是否存在其他畸形，高达 50% 的受累男性在新生儿期死亡。

（六）Sotos 综合征

【概述】

Sotos 综合征（Sotos syndrome）的特征是产前和产后过度生长、特殊面部特征和智力障碍。活产儿中发病率是 1/14 000。

【病理与临床】

Sotos 综合征是由 *NSD1* 基因突变引起的，是常染色体显性遗传。超过 95% 是新生突变。*NSD1* 编码通过组蛋白修饰和染色质重塑参与转录调控的组蛋白甲基转移酶。*NSD1* 突变导致 Sotos 综合征临床特征的机制至今未明。

发现骨龄超前、特殊面部特征及过度生长（高于平均值 2 个标准差）时应该考虑 Sotos 综合征。特殊面部特征包括颧部潮红、额部隆起、额颞部位头发稀疏、下睑裂、长窄面（三角相）和下颌突出。这些特征在 1~6 岁时表现最为明显；其他相关特征包括中枢神经系统异常（侧脑室扩张、中线缺陷）、先天性心脏缺陷、肾脏异常、脊柱侧凸、癫痫发作和行为问题。

【超声表现】

产前超声可表现为胎儿过度生长合并特殊面容。

【相关异常】

怀有 Sotos 综合征患儿的孕妇子痫前期发病率约为 15%。

【鉴别诊断】

与其他胎儿过度生长综合征进行鉴别，包括 Beckwith-Wiedemann 综合征、Weaver 综合征、Simpson-Golabi-Behmel 综合征和 Bannayan-Riley-Ruvalcaba 综合征。

【预后评估】

智力障碍的范围可以从轻度到重度。发育迟缓常见，认为是由过度生长、肌张力减退和协调性差引起的。约 3% 的患儿会发生肿瘤，包括血液恶性肿瘤、神经母细胞瘤和骶尾部畸胎瘤。

十、代谢综合征

（一）Neu-Laxova 综合征

【概述】

Neu-Laxova 综合征（Neu-Laxova syndrome，NLS）以胎儿生长受限、小头畸形、特殊面容（眼睑短、眼球突出、嘴唇呈张开状态）、屈曲畸形和皮肤异常（鱼鳞病、角化过度）为特征。该病罕见，发病率未知。

【病理与临床】

Neu-Laxova 综合征是由 L- 丝氨酸生物合成途径中的酶缺乏，包括 *PHGDH*、*PSAT1* 和 *PSPH* 基因突变引起的。遗传方式是常染色体隐性遗传。目前已经报道了几种丝氨酸缺乏症，Neu-Laxova 综合征可能代表该疾病谱中更严重的不良结局。为了补充合成核苷酸所需的单碳库和其他细胞成分，在细胞增殖过程中高丝氨酸水平是必需的。Neu-Laxova 综合征中出现的生长问题和胎儿畸形是丝氨酸缺乏所致。

【超声表现】

产前通过超声可能发现胎儿生长受限、小头畸形、面部畸形、关节挛缩、皮肤水肿和中枢神经系统异常。

【相关异常】

Neu-Laxova 综合征相关异常包括手 / 脚水肿、肢体异常、脑畸形和神经管缺陷。

【鉴别诊断】

鉴别诊断包括其他具有相似临床特征的疾病，尤其是染色体疾病。

【预后评估】

Neu-Laxova 综合征可导致胎儿产前胎死宫内或新生儿期死亡。相关代谢途径的探索会增加未来治疗的可能性。

（二）Smith-Lemli-Opitz 综合征

【概述】

Smith-Lemli-Opitz 综合征（Smith-Lemli-Opitz syndrome，SLO 综合征，史 - 莱 - 奥综合征）是第一个被证实有代谢病因的遗传综合征。它的特点是产前和出生后的生长受限、小头畸形、特殊面部特征（前额窄、上睑下垂、内眦赘皮、短下颌、短鼻、朝天鼻、低位耳）和其他先天性异常；常见的畸形包括腭裂、先天性心脏缺陷、轴后多指 / 趾、第 2～3 脚趾并趾和生殖器异常。存活儿中的发病率为 1/40 000～1/20 000。

【病理与临床】

SLO 综合征是由 *DHCR7* 突变导致 7- 脱氢胆固醇（7-dehydrocholesterol，7-DHC）还原酶缺乏和 7-DHC 血清浓度升高引起的。遗传方式是常染色体隐性遗传。*DHCR7* 突变致使 7-DHC 还原酶缺乏，导致胆固醇生物合成缺陷，胎儿发育过程中胆固醇缺乏会导致 SLO 综合征的临床表型。

在婴儿和成人血浆中检出胆固醇浓度明显降低和血清 7-DHC 异常升高可以诊断为该综合征。产前可以通过生物化学或分子遗传学检测，中孕期羊水或早孕期绒毛中发现 7-DHC 升高是诊断该综合征的可靠指标，正常情况下，在两种标本中都检测不到 7-DHC。该综合征胎儿的母体血液和尿中雌三醇水平均减低，尤其是在妊娠晚期。

【超声表现】

产前超声检查可能发现胎儿生长受限和多发先天性畸形。

【相关异常】

亦有报道该综合征胎儿会出现颈项透明层增厚、颈部水囊瘤和非免疫胎儿水肿。

【鉴别诊断】

需要与包括生长受限和多发先天性畸形的其他疾病进行鉴别，尤其是非整倍体（13- 三体综合征、18- 三体综合征和 12- 三体综合征），还有其他染色体疾病、Dubowitz 综合征、Meckel-Gruber 综合征和 Noonan 综合征。

【预后评估】

预后取决于畸形的严重程度，临床表型较广泛。一般有中度至重度智力障碍，喂养困难和生长障碍较常见。

（三）Zellweger 综合征

【概述】

Zellweger 综合征（Zellweger syndrome，ZS，泽

尔韦格综合征），又称脑肝肾综合征，是过氧化物酶体生物合成障碍引起的三种疾病之一，也是三种表型中最严重的一种，另外两种是新生儿肾上腺脑白质营养不良和婴儿雷夫叙姆病（Refsum disease）。受累婴儿肌张力减退和喂养困难。临床表现有特殊面部特征（面部平坦、大前囟、宽鼻梁）、癫痫和肝囊肿合并肝功能障碍。还发现长骨具有独特的点彩（点状软骨发育不全）。估计发病率为 1/50 000。

【病理与临床】

Zellweger 综合征是由 12 个 *PEX* 基因中的 1 个发生突变引起的，大约 68% 的个体具有 *PEX1* 突变，遗传方式为常染色体隐性遗传。相关的 *PEX* 基因编码过氧化物酶体正常组装所必需的一类蛋白质，过氧化物酶体是许多合成代谢和分解代谢途径的场所，其合成减少被认为是造成 Zellweger 综合征临床表型的原因。生化检测和分子遗传学检测有助于确诊该综合征。

【超声表现】

产前超声可以发现胎儿生长受限、胎动减少和颈项透明层增厚。

【相关异常】

其他超声特征包括头部形态异常、先天性面部畸形、侧脑室扩张、肝大和心脏畸形。

【鉴别诊断】

鉴别诊断包括具有明显肌张力减退症的其他疾病，包括 21- 三体综合征、Prader-Willi 综合征和脊髓性肌萎缩症。

【预后评估】

大多数 Zellweger 综合征婴儿在出生后 1 年内死亡。癫痫发作可能会较难控制。死亡原因有窒息、呼吸系统问题或继发于感染。

本 章 总 结

产前超声检查作为胎儿遗传病和染色体异常的筛查工具，可以发现与之相关的胎儿异常和结构性出生缺陷。胎儿严重先天畸形与胎儿染色体异常高度相关，特别是中枢神经系统异常、颜面部异常、淋巴水囊瘤、先天性膈疝、心脏畸形、消化道异常、泌尿生殖系统异常、非免疫性胎儿水肿和肢体异常等。早中孕期超声微小指标或软指标等征象，亦与胎儿染色体异常相关。检查先天性异常后，尤其存在多个影像学异常时，应考虑潜在的全身异常。

随着分子诊断技术越来越完善和便捷，染色体异常和遗传综合征无论是在产前还是产后都更容易诊断。通过核型分析、染色体微阵列及单基因检测等方式可以对常见染色体异常和遗传综合征进行诊断。

（杨　芳）

参 考 文 献

1. 陆国辉，徐湘民. 临床遗传咨询 [M]. 北京：北京大学医学出版社，2007.

2. 邬玲仟，张学. 医学遗传学 [M]. 2 版. 北京：人民卫生出版社，2016.

3. NORTON ME，SCOUTT LM，FELDSTEIN VA. CALLEN 妇产科超声学 [M]. 6 版. 杨芳，栗河舟，宋文龄，主译. 北京：人民卫生出版社，2019.

4. ANDREA SZABÓ，KÁROLY SZILI，JÁNOS TAMÁS SZABÓ，et al. Nasal bone length: prenasal thickness ratio: a strong 2D ultrasound marker for Down syndrome[J]. Prenatal Diagnosis，2015，34（12）：1139-1145.

5. CZUBA B，CNOTA W，WLOCH A，et al. Frontomaxillary Facial Angle Measurement in Screening for Trisomy 18 at 11 + 0 to 13 + 6 Weeks of Pregnancy：A Double-Centre Study[J]. BioMed Research International，2013（1）：168302.

6. LI L，FU F，LI R，et al. Prenatal diagnosis and pregnancy outcome analysis of thickened nuchal fold in the second trimester[J]. Medicine，2018，97（46）：e13334.

第十三章　胎儿附属物异常

第一节　前置胎盘

【概述】

正常妊娠状态时，胎盘附着于子宫宫体的前壁、后壁、侧壁及宫底部。孕 28 周以后，胎盘部分或全部仍位于子宫下段，胎盘下缘毗邻或覆盖子宫颈内口，位置低于胎先露部者即称为前置胎盘（placenta praevia），诊断标准要以终止妊娠前一个月内最后一次超声检查结果定论，并且须经剖宫产或阴道分娩时进一步证实。

前置胎盘在妊娠中晚期发生率为 0.5%～1.0%，35 岁以上孕妇高发，是妊娠中晚期无痛性流血最常见的原因，如处理不当，会导致母儿严重并发症。妊娠期间，胎盘的位置会随孕周的增长而出现变化。妊娠早期、中期超声检查发现胎盘下缘接近或完全覆盖宫颈内口者，晚孕期或分娩前 90% 以上会移至子宫正常位置。"胎盘迁移假说"解释了这一现象发生的原因：由于整个妊娠期间，子宫下段及峡部延伸的速度超过了子宫上段、中段，造成了"前置胎盘"上升的假象。

前置胎盘的相关高危因素诸多，主要列举如表 13-1-1 所示。

1. 高龄　国内外学者研究表明，≥35 岁孕妇发生前置胎盘的可能性较 <25 岁者高 2～5 倍。子宫血管随着年龄的增长逐渐老化，蜕膜发育不佳、子宫 - 胎盘灌注不足，促使胎盘面积代偿性增大，其跨越宫颈内口的风险相应增高，继而前置胎盘的发生率随之升高。

表 13-1-1　前置胎盘相关的主要致病因素

独立危险因素	相关危险因素
高龄	辅助生殖技术
剖宫产	宫内操作史
人工流产史	子宫内膜病变

2. 剖宫产史　最新流行病学统计，有剖宫产史的孕妇发生前置胎盘的风险是无剖宫产史孕妇的 4.95 倍。回顾性分析表明剖宫产的次数增多，前置胎盘的发生概率会成倍增高，且两者呈正相关。剖宫产 1 次、2 次、3 次风险分别增加为 2.2 倍、4.1 倍、22.4 倍。≥3 次剖宫产的孕妇 80% 发生前置胎盘。

3. 人工流产史　既往有 1 次、≥2 次流产史的孕妇发生前置胎盘的风险是无流产史者的 1.48、3.03 倍。人工流产术后，子宫内膜基底层受损，容易引起感染、粘连，损伤严重者会形成瘢痕，受精卵着床异常的风险会明显增高。

近年来，随着辅助生殖技术迅猛发展，不孕症患者成功受孕的人群不断增多。据统计，与自然妊娠的孕妇相比，借助辅助生殖技术受孕的孕妇前置胎盘的发病率较高。这类孕妇中以高龄、多次流产、宫内操作史及双胎妊娠居多，且辅助生殖技术本身存在导致前置胎盘的一些潜在因素。此外，宫内操作史、子宫内膜病变与损伤、吸烟、摄入可卡因、胎盘面积过大、胎盘发育异常也是引起前置胎盘的相关因素。

【病理与临床】

中华医学会妇产科学分会产科学组发布的 2013 版《前置胎盘的临床诊断与处理指南》中指出，前置胎盘分为完全性前置胎盘（胎盘覆盖整个宫颈内口）、部分性前置胎盘（胎盘覆盖部分宫颈内口，严格意义上只能在宫颈管开放、扩张时诊断）、边缘性前置胎盘（胎盘边缘达宫颈内口）和低置胎盘（胎盘未覆盖宫颈内口，但已延伸至宫颈内口 2cm 以内）4 种类型。

为了使分类简单易行，同时不影响临床处理，2020 版《前置胎盘的诊断与处理指南》推荐将前置胎盘分为两种类型（图 13-1-1）。①前置胎盘：胎盘完全或部分覆盖子宫颈内口。包括既往的完全性和部分性前置胎盘。②低置胎盘：胎盘附着于子宫下段，胎盘边缘距子宫颈内口的距离 <2cm。包括既

往的边缘性前置胎盘和低置胎盘。

剖宫产后,子宫切口处的瘢痕组织纤维化、血管形成不良,造成了该区域血供不足、底蜕膜形成不佳,绒毛组织趋向瘢痕、肌层深部生长,甚至延伸至子宫外获取更多的血供。这种异常的胎盘行为既影响了胎盘"上移"从而发生前置胎盘,又容易合并胎盘植入性疾病。因此,依据疾病的凶险程度,临床又将前置胎盘分为凶险性和非凶险性两种类型。凶险性前置胎盘(pernicious placenta praevia)由国外学者 Chattopadhyay 于 1993 年首次提出,定义为有前次剖宫产史,此次妊娠为前置胎盘。近年更多学者认为,既往剖宫产史,此次妊娠附着于原子宫切口处,或者既往有手术史,造成子宫瘢痕,此次妊娠为前置胎盘且胎盘附着于子宫瘢痕上即为凶险性前置胎盘。完全性前置胎盘侵犯子宫颈管,胎盘大面积穿透性植入,胎盘完全种植于子宫下段致使子宫下段明显扩张,整个子宫呈哑铃状,无论是否有剖宫产史,均纳入"凶险性前置胎盘"的范畴来管理。

前置胎盘临床表现为妊娠晚期无诱因、无痛性阴道出血,出血量逐渐增多,甚至会出现一次性大量出血。分娩时因子宫下段及宫颈肌层的弹性、收缩力不如子宫体部,胎盘一旦发生剥离,血窦开放,子宫将无法有效收缩止血,产时和产后极易出血。如合并胎盘植入,胎盘无法剥离,造成大出血(出血量 >2 000ml,占 81%)、子宫破裂、泌尿系统及直肠等周围组织受累。凶险性前置胎盘的孕妇即使行剖宫产术,术中数分钟之内仍可能会发生失血性休克、感染、弥散性血管内凝血(DIC)、急性脏器衰竭等严重并发症。前置胎盘是目前国内外导致孕产妇死亡的主要原因之一,受到全世界妇产科医师广泛关注。同时,由于前置胎盘主要附着于子宫下段及宫颈,该区域血供较宫体相对较差,加之孕期反复出血、术中大出血,容易造成胎儿生长受限,出生体重低,极易发生早产、新生儿窒息、呼吸窘迫症;合并血管前置者,严重威胁胎儿生命。

【超声表现】

超声作为前置胎盘的首选检查方法,具有简便、无创、安全、可重复等优势。可经腹部、会阴及阴道超声检查,准确定位胎盘位置,动态观察整个孕期胎盘位置的变化,确诊有无前置胎盘。同时,对于胎盘植入、血管前置、胎盘早剥等相关疾病,也具有较高的灵敏度和特异度。

1. 超声检查 途径采用经腹部、经会阴及经阴道三种途径进行超声检查。依据临床和患者条件,合理运用超声检查途径,更利于超声图像的清晰显示,明确诊断前置胎盘并对其分类指导临床,制订最合理的诊疗计划。

经腹部超声检查最为简便易行,孕妇接受度高,亦不受医院等级限制。经腹部超声观察胎盘,其优点是扫查范围广、整体性强,缺点是对于胎盘下缘与宫颈内口局部关系的判断,不如经会阴及阴道超声检查清晰、明确。国外研究表明,经腹部超声诊断前置胎盘中有 25% 与最终临床诊断不符。检查前孕妇适当充盈膀胱(200~300ml),有助于充分、清晰地显示胎盘下缘、宫颈内口、子宫颈管及子宫下段肌层,可适当减少误判。既往有剖宫产史者,还可经膀胱显示子宫下段切口处瘢痕情况,观察胎盘后方、胎盘与子宫下段肌层之间的区域及膀胱壁回声,从而判断有无前置胎盘合并胎盘植入性疾病。

经会阴超声检查可清晰显示宫颈内口、胎盘下缘、子宫下段前壁,减少了因胎先露特别是胎儿颅骨声影的干扰,相比经腹部超声诊断效果更佳。特

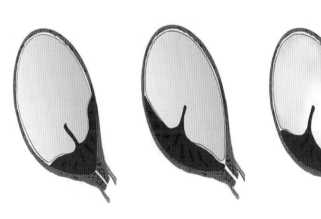

完全性前置胎盘　　　　　边缘性前置胎盘　　　　　低置胎盘

图 13-1-1　前置胎盘的分类

别适合孕期出血量较大及体型肥胖、腹壁脂肪较厚的孕妇，且不需充盈膀胱。检查前应消毒探头或用一次性手套或薄膜套住探头，避免宫颈感染。其缺点是受阴道气体或肠道气体的干扰，进而导致子宫颈、胎盘下缘显示效果欠佳。此外，受会阴表面解剖结构不平整的影响，操作者探头摆动角度、扫查范围相对受限，图像显示的完整性略差。

经阴道超声可以清晰显示胎盘下缘的位置、宫颈管的长度与形态、胎盘下缘与宫颈内口距离、关系，以及覆盖宫颈内口处胎盘的范围和厚度，诊断前置胎盘准确性极高。此外，阴道超声探查角度广，可有效避免因声束平行膀胱后壁或子宫前壁造成的回声衰减失落，清晰地观察子宫下段与膀胱之间的界面、膀胱壁的轮廓，观察是否有胎盘植入性疾病的超声征象。检查前须与孕妇充分沟通，消除紧张情绪；检查时探头应轻置于孕妇阴道口，缓慢送入阴道中段，切勿将探头直接送达抵住宫颈或阴道穹隆。如遇阴道出血必须检查者，检查前应先消毒孕妇外阴，检查时操作者应动作轻柔，切勿挤压宫颈。

2. **超声诊断** 2020版《前置胎盘的诊断与处理指南》推荐使用经阴道超声检查确诊前置胎盘。四个超声观察要点：胎盘附着的位置；胎盘边缘距子宫颈内口或超出宫颈内口的距离；覆盖子宫颈内口胎盘厚度；子宫颈管长度。

依据胎盘与宫颈内口之间的位置关系，前置胎盘分类如下：

（1）前置胎盘：胎盘完全或部分覆盖子宫颈内口。包括既往的完全性和部分性前置胎盘。

1）完全性前置胎盘：表现为胎盘下缘完全覆盖、跨越宫颈内口。①侧壁型胎盘前置：胎盘大部分位于子宫一侧壁（前壁/后壁/左侧壁/右侧壁，胎盘下缘从子宫一侧壁覆盖并跨越宫颈内口，延伸至子宫对侧壁（图13-1-2、图13-1-3）；②中央型胎盘前置：胎盘的中央位于并覆盖整个宫颈内口（图13-1-4）。

2）部分性前置胎盘：表现为胎盘下缘覆盖部分宫颈内口，但未跨越宫颈内口延伸至对侧子宫颈壁。胎先露与子宫壁之间无羊水，胎先露与膀胱后壁间距离或至胎先露与骶骨岬之间的距离加大。（严格意义上只能在宫颈管开放时诊断，而超声检查一般都是在宫颈管未开放时，因此超声一般不诊断部分性前置胎盘。）

（2）低置胎盘：胎盘附着于子宫下段，胎盘边缘距子宫颈内口的距离 <20mm。包括既往的边缘性前置胎盘和低置胎盘。

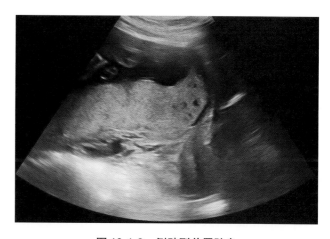

图 13-1-2 侧壁型前置胎盘
经腹部超声检查，后壁胎盘下缘完全覆盖、跨越宫颈内口，并延伸至子宫前壁。

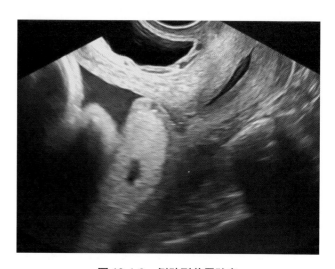

图 13-1-3 侧壁型前置胎盘
经阴道超声检查，后壁胎盘下缘覆盖并跨越宫颈内口。

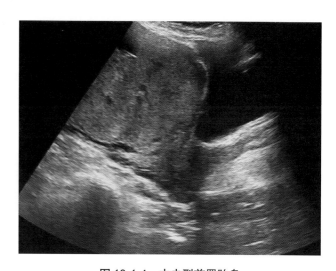

图 13-1-4 中央型前置胎盘
经腹部超声检查，胎盘中央部位于宫颈内口，完全覆盖宫颈内口。

1）边缘性前置胎盘：胎盘附着于子宫下段，胎盘下缘紧邻宫颈内口边缘，但未覆盖宫颈内口（图13-1-5、图13-1-6）。

2）低置胎盘：胎盘附着于子宫下段，胎盘下缘与宫颈内口之间的距离在0～20mm范围以内，且未覆盖宫颈内口（图13-1-7、图13-1-8）。

（3）特殊类型：凶险性前置胎盘是前置胎盘中一种特殊类型，发病凶险、处理棘手、预后差，临床将其单独归类。妊娠早期超声确定孕囊与子宫瘢痕关系，有助于诊断。妊娠中晚期超声表现分为两类：①胎盘主体位于子宫下段前壁瘢痕处，胎盘完全覆盖并跨越宫颈内口（图13-1-9）；②胎盘主体位于子宫前壁中上段，下段向子宫下段瘢痕处延伸至宫颈，部分覆盖宫颈内口或完全覆盖并跨越宫颈内口。胎盘向子宫颈管膨出，胎盘大面积穿透性植入。子宫下段或宫颈膨隆，整个子宫呈"哑铃状"（图13-1-10）。

胎盘穿透性植入的超声征象有多个，可单独出现，也可多个同时存在（详见第十三章第二节）。

值得注意的是，前置胎盘的超声诊断与分类，会随着孕周的变化而不同，因此，最终诊断要以终止妊娠前1个月内最后一次超声检查结果为标准。国外学者统计孕11～14周、20～24周、足月这三个阶段，前置胎盘发生率分别从42.3%、3.9%降至1.9%（图13-1-11）。当胎盘下缘与宫颈内口重叠20mm时，足月前置胎盘的发生率为8%，灵敏度为83.3%，特异度为86.1%。因此超声不应过早诊断前置胎盘。许多学者也建议，妊娠早期超声应除外前置胎盘，而非"不能除外前置胎盘"。

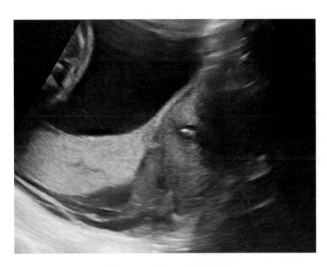

图13-1-5 边缘性前置胎盘

经腹部超声检查，前壁胎盘下缘紧邻宫颈内口处、未跨越宫颈内口。

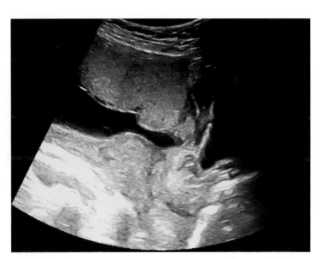

图13-1-7 低置胎盘

经腹部超声检查，前壁胎盘下缘与宫颈内口之间距离5mm、未达宫颈内口。

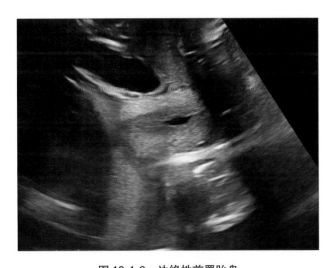

图13-1-6 边缘性前置胎盘

经会阴超声检查，后壁胎盘下缘紧邻宫颈内口处、未跨越宫颈内口。

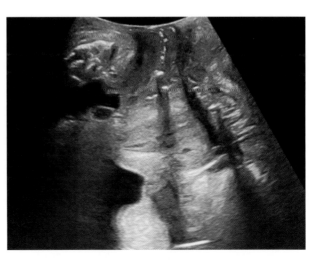

图13-1-8 低置胎盘

经会阴超声检查，后壁胎盘下缘与宫颈内口距离10mm、未达宫颈内口。

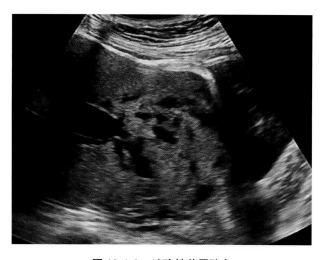 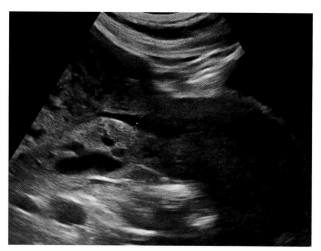

图 13-1-9　凶险性前置胎盘

经腹部超声检查,胎盘主体位于子宫下段前壁瘢痕处,胎盘完全覆盖并跨越宫颈内口。

图 13-1-10　凶险性前置胎盘

经腹部超声检查,子宫下段狭长扩张,胎盘完全覆盖子宫下段,胎盘内部呈"虫蚀样"改变。

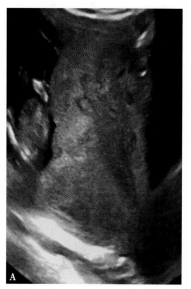 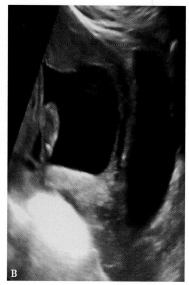

图 13-1-11　前置胎盘迁移

A. 妊娠早期"前置胎盘":孕 13 周胎盘下缘覆盖宫颈内口;B. 妊娠中期"前置胎盘"消失:同一孕妇孕 23 周复查胎盘上移至子宫中上段,下缘远离宫颈内口。

通过产前超声可明确诊断前置胎盘及其分类,有助于指导妇产科制订个体化分娩方式。

中孕期(孕 28 周以前)发现前置胎盘且无症状者,称胎盘前置状态,建议孕 32 周经阴道超声检查随访。孕 32 周仍持续为前置胎盘且无症状者,建议孕 36 周左右经阴道超声复查,以确定最佳的分娩方式和时机。

国外研究表明,当超声发现胎盘下缘完全覆盖宫颈内口时,建议选择剖宫产。而对于前置胎盘无症状者,宫颈长度的超声测量有助于临床处理。孕 34 周前,如出现宫颈管长度 <30mm、胎盘下缘的厚度 >10mm、胎盘边缘出现无回声区,同时合并胎盘

植入的超声征象,则提示出血及早产的风险增高;此外,当宫颈管出现过快缩短,提示早产风险较高。

【相关异常】

1. 胎盘植入　既往有剖宫产史、前置胎盘史、辅助生殖等高危因素,尤其是凶险性前置胎盘者,合并胎盘植入风险极高,造成孕妇严重的并发症。超声检查应注重观察胎盘与剖宫产子宫切口处的位置关系,胎盘是否深入子宫瘢痕处、子宫肌层、宫颈、膀胱、直肠及其周围组织(图 13-1-12)。如发现胎盘植入的超声征象,需初步判定浸润程度,并测量子宫下段肌层的厚度及周围是否有积液、血肿,从而判断有无子宫破裂,这对于进一步改善这类日

益常见的产科并发症的结局至关重要(详见本章第二节)。

剖宫产后,子宫切口处的瘢痕组织纤维化、血管形成不良,造成了该区域血供不足、底蜕膜形成不佳,绒毛组织趋向瘢痕、肌层深部生长,甚至延伸至子宫外获取更多的血供。这种异常的胎盘行为既影响了胎盘"上移"从而发生前置胎盘,又容易合并胎盘植入性疾病。

2. **血管前置** 发病率为 0.1‰~0.8‰,是一种严重的产科并发症,大多是在检查前置胎盘时偶然发现,较易漏诊、误诊。国外学者回顾性研究发现 60% 的血管前置患者,于妊娠中期均发现低置或前置胎盘。前置胎盘合并脐带帆状插入者,如脐带插入口位于胎盘下方的胎膜,扇形分布的脐血管极易走行于宫颈内口上方,造成血管前置;副胎盘、双叶状胎盘合并前置胎盘或多胎妊娠时,胎盘之间的脐血管位于宫颈内口上方,也会形成血管前置(图 13-1-13、图 13-1-14)。超声一旦发现上述情况,均应考虑到合并血管前置的可能。血管前置和前置胎盘类似,晚孕期受胎先露影响,经腹部超声检查难以判断前

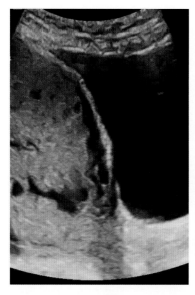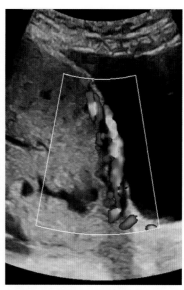

图 13-1-12 前置胎盘合并胎盘植入
胎盘下缘完全覆盖宫颈内口,胎盘内部见多个无回声区,胎盘后间隙消失,子宫-膀胱间隙血流异常增多。

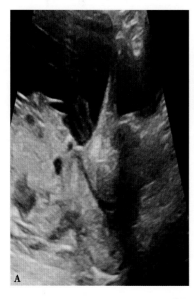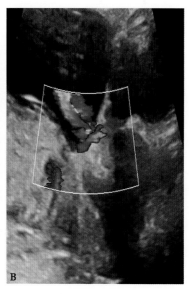

图 13-1-13 前置胎盘合并血管前置
A. 二维超声显示胎盘下缘紧邻宫颈内口,宫颈内口上方见管状无回声沿胎盘下方走行,并向胎盘实质内延伸;B. 同一孕妇彩色多普勒超声显示,宫颈内口上方管状无回声系脐血管,脐带插入口位于宫颈内口上方的胎膜上,呈扇形分布。

置胎盘及脐带插入口位置,或合并副胎盘、双叶状胎盘时,均应行经阴道超声检查,结合彩色多普勒重点观察有无血管走行于宫颈内口上方,血管位置固定与否、是否缺乏华通胶和胎盘保护,同时运用多普勒探测血管内有无胎儿脐动脉血流频谱。分娩前及分娩过程中,胎先露会压迫前置血管,出现胎儿心律失常或宫内窘迫。分娩时胎膜破裂、脐血管立即破裂,直接造成胎儿严重失血,预后不良,死亡率极高,约占75%。前置胎盘是否合并血管前置,产前超声诊断临床意义重大。一旦明确诊断,应连续观察,产程发动前及时实施剖宫产,挽救胎儿生命。

3. **宫颈及子宫下段扩张血管** 胎盘下缘、宫颈内口上方附近出现来自子宫肌层、宫颈的血管,当其扩张时类似于血管前置,但其内血流频谱显示为母体动脉或静脉血流频谱,这是与血管前置鉴别的要点(图13-1-15)。

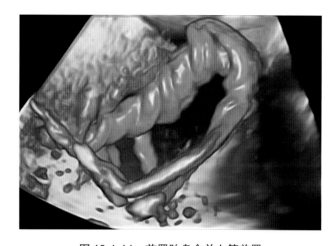

图13-1-14 前置胎盘合并血管前置

三维超声显示,前置胎盘的脐血管沿胎膜走行,横跨于宫颈内口上方。

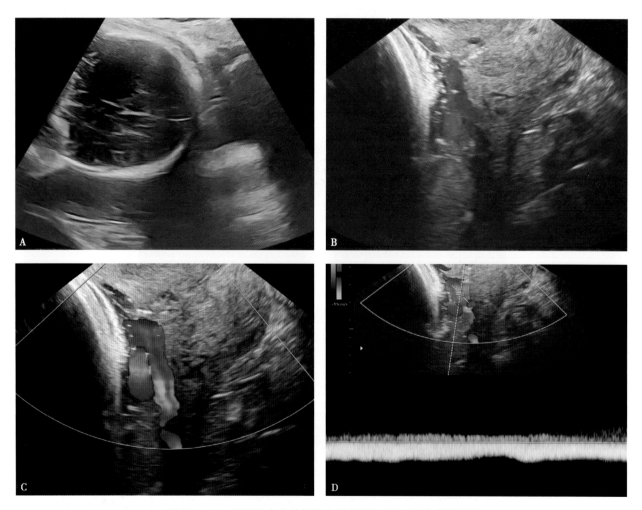

图13-1-15 低置胎盘合并假性血管前置(子宫下段血管扩张)

A. 经腹部超声检查,受胎头影响,胎盘下缘与宫颈内口之间区域无法清晰显示;B. 经阴道超声检查,胎盘下缘与宫颈内口距离约12mm,诊断为低置胎盘;C. 彩色多普勒显示,胎盘下缘与宫颈内口之间可见扩张的血管;D 频谱多普勒显示,扩张的血管血流为母体静脉频谱,与前置血管相区别。

4. **胎盘早剥** 胎盘早剥的剥离部位最好发于胎盘边缘，临床表现与前置胎盘类似，也以阴道流血为特征。但胎盘早剥起病急、进展快，如剥离范围广、出血大，如未及时诊断，会造成母体休克、胎死宫内等严重并发症。对于胎盘显性剥离者，超声难以发现异常，常无法确诊。对于隐性剥离者，胎盘与子宫壁之间出现血肿，血肿的回声会随着时间的推移出现变化。对于有阴道流血症状的前置胎盘者，超声应仔细观察胎盘有无局部增厚，回声是否均匀一致，内部有无血流信号，动态严密观察异常区域的回声是否发生变化，谨防漏诊胎盘早剥。

5. **宫颈管形态变化** 部分凶险性前置胎盘会合并子宫下段粘连、牵拉，宫腔容积减小，随孕周增大，胎儿及羊水占据空间更多，子宫瘢痕破裂的风险将大大增高。超声检查时极易将受粘连、牵拉的子宫下段误认为宫颈。因此，如发现宫颈管过长，应仔细辨认子宫下段与宫颈内口的回声，防止漏诊（图 13-1-16）。

【鉴别诊断】

掌握超声检查方式的适应证，尽量选用中华医学会妇产科学分会产科学组 2020 版《前置胎盘的诊断与处理指南》推荐的检查方法，使用经阴道超声诊断前置胎盘。正确的诊断方法是后续进一步动态评价的前提。

充分认识影响诊断结果的相关因素，运用识别技巧甄别超声诊断的假象和陷阱，对于准确诊断有无前置胎盘和分类尤为重要，可避免出现假阳性和假阴性，有助于指导妇产科医师做出更合理的临床决策及处理，让孕妇和围生儿最大化受益。下面介绍常见的影响诊断的因素。

1. **经腹部超声检查膀胱充盈不足对诊断前置胎盘的影响** 膀胱充盈不足或不充盈，宫颈及胎盘下缘显示不清，无法准确判断两者关系，容易漏诊前置胎盘（图 13-1-17）。过度充盈膀胱，则会导致子宫下段受压，造成胎盘前置的假象（图 13-1-18），应嘱孕妇适度充盈膀胱，方可正确诊断前置胎盘。

2. **经腹部超声检查胎先露遮挡胎盘下缘影响诊断** 经腹部超声检查时，后壁胎盘影响更大。尤其在妊娠晚期及分娩前，后壁胎盘下缘及部分宫颈难以显示，胎先露限制并干扰了两者关系的清晰显示，无法判断有无前置胎盘。可让孕妇适当垫高臀部，采取头低脚高体位，用手向上轻推胎儿头部，胎

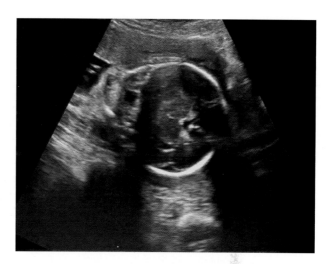

图 13-1-17 前置胎盘的假阴性

经腹部超声检查，膀胱不充盈时，无法显示胎盘下缘与宫颈内口，容易造成假阴性，导致前置胎盘的漏诊。

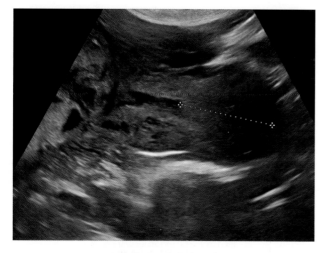

图 13-1-16 凶险性前置胎盘合并子宫下段粘连、牵拉

经腹部超声显示，凶险性前置胎盘合并"宫颈管"过长，"宫颈管"上半部分实为子宫下段，因受粘连、牵拉变长，其下半部分（虚线部分）是真正的宫颈管，应仔细辨认。

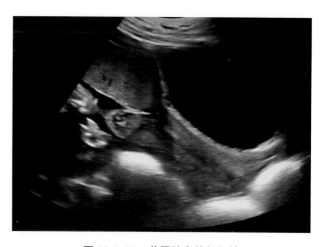

图 13-1-18 前置胎盘的假阳性

经腹部超声检查，膀胱过度充盈时，子宫下段受压拉长，容易将其误认为宫颈管过长，造成"前置胎盘"假象。

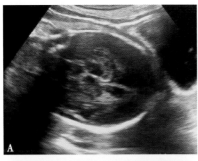
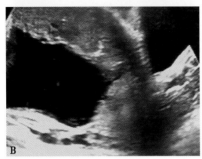
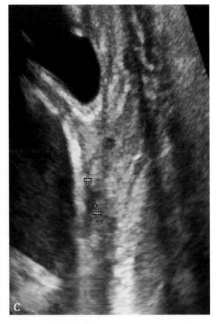

图 13-1-19　胎先露影响前置胎盘的确诊

A. 晚孕期胎先露遮挡胎盘及宫颈内口，经腹部超声检查无法判断有无前置胎盘，容易漏诊；B. 同一孕妇用手向上轻推胎儿头部，经腹部超声显示胎盘下缘接近宫颈内口，诊断为边缘性前置胎盘；C. 同一孕妇经会阴超声检查，不受胎头干扰，胎盘下缘及宫颈内口清晰显示，诊断为边缘性前置胎盘。

盘下缘及宫颈的显示率将显著提高。另外，还可采用经会阴或阴道超声检查，宫颈、胎盘下缘即可清晰显示（图 13-1-19）。

3. 经腹部超声检查探头角度影响前置胎盘诊断　胎盘位于子宫侧壁，胎盘下缘覆盖宫颈内口时应观察切面是否标准。如果探头角度倾斜，获得子宫旁矢状切面，容易造成前置胎盘的假象（图 13-1-20）。应该采用经宫颈内口正中矢状切面以防止假阳性，避免过度诊断。

4. 子宫下段肌壁收缩导致宫颈口上移假象　子宫下段肌壁收缩时，造成肌壁明显增厚，容易将其误认为宫颈管，产生宫颈内口上移的假象。收缩的子宫下段肌层被误认为胎盘回声，也容易造成前置胎盘的假象。等待 20～40 分钟后，等待子宫收缩波结束，再次复查确认有无前置胎盘，可避免假阳性、过度诊断（图 13-1-21）。

5. 子宫下段肌瘤 / 腺肌症与胎盘组织混淆　子宫下段肌壁或黏膜下肌瘤 / 腺肌瘤，容易误认为胎盘组织。一旦肌瘤向宫内隆起，会造成子宫下段前后壁"贴合"，易将子宫下段误认为宫颈管，造成宫颈内口上移的假象。询问既往有无子宫肌瘤 / 子宫腺肌瘤病史十分重要，此外还应进行多切面扫查，仔细鉴别。子宫肌瘤大多呈类圆形，界限清晰，有假包膜、

边缘有半环状血流、内部有条状血流（图 13-1-22）；子宫腺肌症大多边界欠清，内部呈"栅栏样"改变，内部有子宫动脉分支血流频谱（图 13-1-23）。

【预后评估】

前置胎盘无症状者，推荐孕 36～38 周终止妊娠；有反复阴道流血史、合并胎盘植入或其他相关

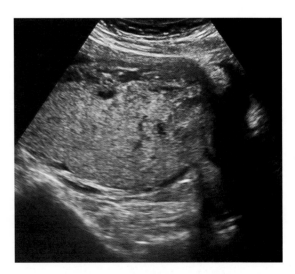

图 13-1-20　前置胎盘的假象

经腹部超声显示，胎盘位于子宫侧壁，因探头角度倾斜获得宫颈旁矢状切面，而未采用宫颈内口正中矢状面，造成完全性前置胎盘的"假阳性"，该孕妇经阴道顺利分娩，胎盘位置正常。

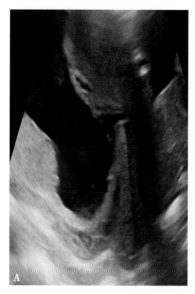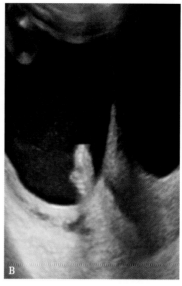

图 13-1-21　前置胎盘的假象与识别

A. 子宫下段前壁收缩增厚，容易将子宫下段前壁肌层误认为胎盘，产生"前置胎盘"假象；B. 同一孕妇等待 30 分钟后，子宫收缩消失，"前置胎盘"消失。

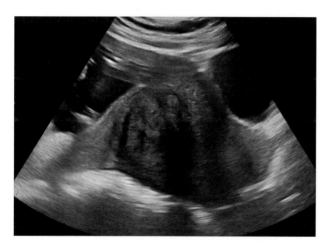

图 13-1-22　子宫肌瘤造成前置胎盘的假象

子宫下段的肌瘤造成宫颈内口上移的假象，误诊为前置胎盘。

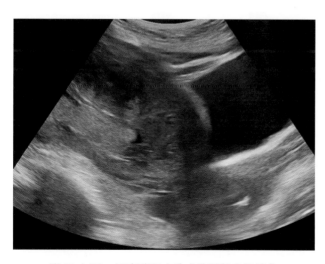

图 13-1-23　子宫腺肌症造成前置胎盘的假象

子宫下段前壁腺肌症造成子宫下段前后壁紧贴，导致前置胎盘的假象。

高危因素的前置胎盘或低置胎盘孕妇，考虑孕 34～37 周终止妊娠；低置胎盘无症状、无头盆不称者，尤其是孕 35 周后经阴道超声测量胎盘边缘距子宫颈内口为 11～20mm 的孕妇可考虑自然分娩。

前置胎盘最常见的分娩方式是剖宫产术，术前应与孕妇、家属充分沟通，对剖宫产术中及再次妊娠风险应充分告知。术中发生出血一般采取子宫收缩药、宫腔填纱、球囊压迫等保守措施；若出血量控制不佳，需行子宫动脉结扎术或介入栓塞；若出血仍无法控制，可出现失血性休克、感染性休克、DIC、急性脏器功能衰竭甚至死亡，需立即行子宫切除，植入严重者甚至需要将膀胱及周围组织切除。

针对既往有剖宫产等前置胎盘高危因素者，孕前应加强宣教工作，孕期制订相关产前超声筛查方案，做到及时明确诊断，围生期进行个体化管理、针对性预防，多学科多学组团队协力合作，将有效降低母儿并发症发生率及死亡率。

（张超学　刘　彧　高传芬）

第二节　植入性胎盘

【概述】

植入性胎盘，又称胎盘植入，是一种胎盘绒毛紧密粘连于底蜕膜或侵犯、穿透子宫肌层的疾病。依据侵犯深度不同分为以下三型（图 13-2-1）：

胎盘粘连（placenta adherence）：胎盘绒毛直接接触子宫肌层表面但未侵入肌层。胎盘常不能自行剥离，徒手剥离胎盘有阻力感，可见胎盘剥离面粗糙、渗血。此型约占 80%。

胎盘植入（placenta increta）：胎盘绒毛侵犯子宫肌层但浆膜层完整。此型常引起胎盘剥离困难、大出血及胎盘滞留等并发症。此型约占 15%。

胎盘穿透（placenta percreta）：胎盘绒毛穿透子宫肌层达浆膜层，甚至穿透浆膜层累及膀胱、直肠等周围脏器。此型可导致子宫穿孔甚至破裂，严重威胁母儿生命。此型约占 5%。

实际上，整个胎盘绒毛粘连和侵袭的程度很少是均匀的，植入范围和深度不同可出现两种或两种以上分型并存的情况。鉴于胎盘植入的复杂情况，国际妇产科联盟（International Federation of Gynaecology and Obstetrics，FIGO）等多个国际组织呼吁使用植入性胎盘谱系（placenta accreta spectrum，PAS）疾病来统一命名整个胎盘植入疾病的范畴，以规范描述术语、提高诊疗效率。

流行病学证据表明，PAS 的增加与剖宫产率的升高直接相关，剖宫产次数为 1～5 次的孕妇发生 PAS 的概率分别为 0.31%、0.57%、2.13%、2.33%、6.74%。

PAS 是产后出血、围生期子宫切除的重要原因，孕产妇病死率达 1%～7%。超声是产前诊断 PAS 的首选检查方法，MRI 是重要的辅助检查方法，二者联合可提高产前影像学诊断准确率。

【病理与临床】

1. 高危因素 胎儿的丛密绒毛膜伸出绒毛干

固定于母体的底蜕膜上，两者共同构成胎盘组织。PAS 的本质是底蜕膜发育不良、胎盘绒毛无健康的"土壤"种植而扎根于子宫肌层形成植入性胎盘。任何影响子宫内膜完整性，导致子宫内膜缺陷的侵入性操作均为 PAS 的高危因素，如剖宫产、刮宫、子宫肌瘤切除术等相关妇产科手术史。FIGO 通过分析既往研究，将 PAS 的病因总结如表 13-2-1 所示。

表 13-2-1 与植入性胎盘谱系（PAS）疾病相关的原发或继发性子宫病变

分类	子宫病变类型
手术瘢痕	剖宫产、手术终止妊娠、刮宫术、子宫肌瘤切除术、子宫内膜切除术、Asherman 综合征
非手术瘢痕	体外受精操作、子宫动脉栓塞术、化疗和放射线、子宫内膜炎、宫内节育器、人工剥除胎盘、既往粘连史
子宫异常	双角子宫、子宫内膜异位症、子宫黏膜下肌瘤、强直性肌营养不良

前置胎盘和剖宫产史是胎盘植入的独立危险因素。由于剖宫产切口处的内膜损伤、底蜕膜形成不良，因此若孕囊着床于切口处或附近，易发生胎盘植入。有学者将上次剖宫产、此次为前置胎盘者定义为凶险性前置胎盘（pernicious placenta praevia），其发生胎盘植入的概率高达 40%～50%。

此外，高龄会导致激素及着床环境变化，既往被认为是 PAS 的危险因素，但现在普遍的观点认为

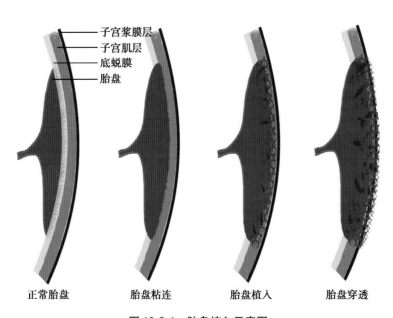

图 13-2-1 胎盘植入示意图
根据受累胎盘小叶数量的不同，即植入面积的大小，胎盘植入还可以分为局灶性、部分性及完全性胎盘植入。

正常胎盘　　胎盘粘连　　胎盘植入　　胎盘穿透

高龄患者本身接受过子宫手术或生育治疗的概率高,易被其他因素混淆。

2. 临床表现

(1)产前:产前临床表现无特异性。若穿透性胎盘植入侵犯膀胱时可有血尿等临床表现。

1)妊娠早期:可因胎盘绒毛侵犯子宫肌层、破坏局部血管而发生停经后阴道出血。选择终止妊娠的患者,人工流产或清宫术后可表现为不规则阴道流血。当滋养细胞及/或绒毛侵蚀面积广泛、局部组织发生出血和坏死时,刮宫易于损伤较大的血管而发生难以控制的大出血。

2)妊娠晚期:PAS 合并前置胎盘时,可出现下腹部持续胀痛伴阴道出血。穿透性胎盘侵犯膀胱时可有肉眼血尿。

腹腔内出血发生于孕 13^{+5} 周至晚孕期,是较罕见的临床表现。人工流产或清宫时在植入部位发生子宫穿孔,可导致腹腔内出血或脏器损伤;或由于胎盘绒毛浸润、穿透子宫浆膜层,导致子宫自发穿透而形成腹腔内出血。

(2)产后:胎盘难以剥离,可出现胎盘残留、继发感染等,若徒手剥离胎盘,可继发大出血、子宫穿孔或破裂等严重并发症。

【超声表现】

1. 早孕期表现 剖宫产切口部妊娠(cesarean scar pregnancy,CSP)与 PAS 关系密切,有学者认为两者是同一疾病的连续过程。中华医学会妇产科学分会定义了不同时期的 CSP:①早孕期受精卵种植于子宫瘢痕处,称为"剖宫产术后子宫瘢痕妊娠"。②中孕期 CSP 诊断为"宫内中孕,剖宫产术后子宫瘢痕妊娠,胎盘植入";如合并有胎盘前置,则诊断为"宫内中孕,剖宫产术后子宫瘢痕妊娠,胎盘植入,胎盘前置状态"。③晚孕期发展为胎盘植入及前置胎盘,即形成"凶险性前置胎盘"。

早孕期 CSP 应做到早诊断、早终止、早清除。对于有剖宫产史的妊娠早期行超声检查时应格外注意妊娠囊与瘢痕的关系,通过经腹部及经阴道超声联合检查观察 CSP 的位置、范围、子宫肌层厚度及血供情况对 CSP 进行分型(表 13-2-2),可指导临床针对不同分型 CSP 采取针对性的治疗方案。

除 CSP 外,早孕期以下超声征象提示早期胎盘绒毛植入:①低位妊娠囊;②妊娠囊附着部位(绒毛膜板)的子宫肌层变薄,胎盘与子宫肌层分界不清;③蜕膜突入子宫肌层;④妊娠囊附着处(绒毛膜板)不均质混合回声,子宫肌层边界欠清,以片状强回声为主的蜂窝状或筛孔状回声;⑤彩色多普勒超声在胚胎着床处的子宫肌壁周边及内部探及丰富血流信号,周边主要为中低速静脉频谱,内部呈低阻力动脉频谱。

2. 中晚孕期表现 包括灰阶超声、彩色及能量多普勒超声、三维超声、子宫超声造影等在内的超声检查技术是 PAS 的首选检查及主要诊断手段,其中灰阶超声联合彩色多普勒超声应用最为广泛。

(1)灰阶超声

1)胎盘面积增大:PAS 的根本原因是蜕膜基底层缺乏使血供不足,胎盘面积增大以弥补血供不足,获得足够的营养。

2)胎盘厚度增加:胎盘厚度一般 <4cm,胎盘植入时厚度增加,可能与胎盘陷窝形成等原因相关。测量时应全面扫查胎盘,垂直于胎盘测量其最大厚径。

3)胎盘后间隙/透亮带破坏或消失:胎盘后间隙出现于孕 12 周后,被认为是胎盘后方迂曲的静脉丛或底蜕膜的扩张血管,灰阶超声上表现为带状无回声。若底蜕膜形成不良,绒毛直接侵袭子宫肌层,可导致该间隙消失。此征象的灵敏度为 83%,特异度为 86%,假阳性率为 21%,可出现于正常的前置胎盘。

表 13-2-2 子宫瘢痕妊娠(CSP)超声分型

特点	I 型	II 型	III 型	III 型(特殊类型:包块型)
妊娠囊着床位置	部分位于瘢痕处,部分或大部分位于宫腔内	部分位于瘢痕处,部分或大部分位于宫腔内	完全位于瘢痕处肌层	位于瘢痕处
妊娠囊形态	拉长变形,下端呈锐角	拉长变形,下端呈锐角	向膀胱方向外凸	囊实性/类实性,凸向膀胱
与膀胱间子宫肌层厚度	>3mm	≤3mm	≤3mm,甚至消失	≤3mm,甚至消失
CDFI:滋养层低阻血流信号	可见	可见	可见	丰富/少/无

注意:CSP 包块型多见于 CSP 药物流产或负压吸引后子宫瘢痕处妊娠物残留并出血所致;考虑到 CSP 的严重后果,如不能明确区分 CSP 分型,则归为更严重的分型。CDFI:彩色多普勒血流成像。

4) 胎盘陷窝 / 胎盘旋涡 / 沸水征 / 奶酪征 / 硬干酪征 / 云雾征：是指胎盘内大而不规则的血池，形成机制不明，可能由于胎盘绒毛破坏子宫肌层内小动脉，使高脉压的小动脉直接开口于胎盘实质内形成胎盘陷窝。超声表现为胎盘内见大而不规则的无回声，内见密集点状回声滚动，且常常伴随胎盘增厚。此征象的灵敏度为 76%，特异度为 69%。胎盘内广泛陷窝较局灶性陷窝的诊断特异度高，且胎盘陷窝的数量与胎盘植入程度呈正相关。欧洲异常侵入性胎盘工作组（European Working group on Abnormally Invasive Placenta，EW-AIP）将胎盘陷窝分为四级（表 13-2-3）。

表 13-2-3 胎盘陷窝分级

分级	胎盘陷窝个数
0	无
1	1～3 个小陷窝
2	4～6 个陷窝，形态不规则，可见较大陷窝
3	>6 个陷窝，形态不规则，可见大陷窝

注意：级别越高，胎盘陷窝越大、形态越不规则，PAS 的可能性越大，同时可增加孕妇输血、DIC、子宫切除、重症监护观察的风险。

5) 子宫肌层变薄：胎盘后方子宫肌层厚度 <1mm。该征象提示胎盘已邻近子宫浆膜层，但因下段肌层变薄可普遍出现于正常晚孕期，故特异度差。当胎盘穿透子宫全层时，子宫肌层消失。

6) 子宫膀胱交界面破坏：在膀胱适度充盈的条件下，可见子宫 - 膀胱交界处的线状强回声变薄、不规整、中断或消失。此征象的灵敏度为 46%，特异度为 98%。

7) 宫颈形态改变：宫颈部分的子宫内膜较薄，绒毛容易侵入该处子宫肌层，表现为宫颈形态失常。

8) 胎盘附着处子宫局部向外突出的包块：子宫下段前壁胎盘局部向外隆起。在胎盘穿透子宫肌层累及膀胱壁的病例中，极少数可见突破膀胱的膀胱壁包块，局部外凸呈结节状。

（2）彩色多普勒超声

1) 子宫和膀胱交界面丰富血流信号：子宫肌层与膀胱后壁之间见大量血流信号。该征象的灵敏度为 67%，特异度为 95%。

2) 胎盘下（胎盘床）的丰富血流信号：胎盘床可见大量密集扩张的血管，方向各异。

3) 桥血管 / 穿支血管 / 桥连血管 / 跨界血管：由子宫肌层向胎盘甚至膀胱等周围脏器侵袭、延伸的血管。目前有学者提出异议，认为该征象实际是新生血管扭曲产生的伪像，而非真正的"穿支血管"。

4) 胎盘陷窝内支流血管：可见源自子宫肌层的高速血流进入胎盘陷窝，入口处湍流血流信号伴高速血流频谱，频谱多普勒显示节律为母体节律。该征象的灵敏度为 68%，联合灰阶超声，特异度达 91%。

（3）能量多普勒超声：能量多普勒对低速血流的探查有明显优势，可提高胎盘植入的异常血管分支的显示率。三维能量多普勒超声（three dimensional power doppler ultrasound，3D-PDU）对显示胎盘内迂曲的吻合血管及子宫与膀胱交界处的异常血管有独特优势，可作为诊断胎盘植入的重要补充。

（4）三维水晶成像：水晶成像技术（crystal VUE technique）在三维容积成像中是一项新的对比增强技术，通过增强对比度，使胎盘组织、子宫肌层、膀胱黏膜等具有不同回声反射性的组织更加容易区分。在无胎盘植入的病例中，子宫 - 膀胱的矢状切面上可清晰显示"双轨征"，在有胎盘植入的病例中，"双轨征"变得不规则或者部分缺失。该技术可能有助于判断胎盘植入的类型以制订更个性化的管理措施。

由此可见，PAS 的超声表现多样，同一超声征象可有多个命名。为规范 PAS 产前超声征象的规范化描述，EW-AIP 进行了标准化命名（表 13-2-4）。

应注意的是，单一征象诊断 PAS 存在假阳性，PAS 的诊断应首先结合病史，通过多个超声征象等综合评价，必要时联合 MRI 进行产前影像学诊断，以提高诊断准确率。

我国学者种轶文等制定了胎盘植入超声评分量表（表 13-2-5），对胎盘植入风险进行量化，评分 ≤5 分、6～9 分、≥10 分分别预测为无植入或者粘连型胎盘、胎盘植入、穿透型胎盘植入。还指出评分越高，出血风险越高，子宫切除可能性越大。该量表量化了胎盘植入的风险，向临床医师提供了更直观的指导意见，对于术前判断胎盘植入类型、预测术中出血风险、指导临床采取针对性措施有重要意义。

3. 产后 PAS 患者可出现产后胎盘滞留，二维超声表现为宫腔内可见偏向一侧宫壁的胎盘样高回声团，内可见血流信号，呈高速低阻型。其后方肌层菲薄、难辨甚至消失，与胎盘样团块无明显分界。因子宫缩复等原因，该征象在产后更易识别，诊断符合率也相应增高。

超声造影（contrast-enhanced ultrasound，CEUS）通过注入注射用六氟化硫微泡等造影剂实时显示

表 13-2-4　植入性胎盘谱系（PAS）疾病超声征象的统一命名（EW-AIP 推荐）

描述	超声表现
二维灰阶超声	
"透明带"消失（loss of the "clear zone"）	胎盘着床部位与子宫肌层间的低回声区（"透明带"）消失或不规则
异常胎盘陷窝（abnormal placental lacunae）	胎盘内大而不规则的陷窝（分为四级）且灰阶超声下可见湍流
膀胱壁中断（bladder wall interruption）	明亮的膀胱壁回声缺失或中断（子宫浆膜层和膀胱腔之间的高回声带/线）
子宫肌层变薄（myometrial thinning）	胎盘后方子宫肌层厚度<1mm 或未探及
胎盘膨出（placental bulge）	由胎盘异常隆起进入毗邻脏器（最常见为膀胱）导致的子宫浆膜层膨出。子宫浆膜层看似完整，但外形已扭曲
胎盘局灶性外生肿块（focal exophytic mass）	胎盘组织突破子宫浆膜层并向外延伸。最常见于充分充盈的膀胱内
彩色多普勒超声	
子宫膀胱间高度血管化（uterovesical hypervascularity）	子宫肌层与膀胱后壁间探及大量血流信号。该征象可能提示该区域有大量、密集、扩张的血管（证实有多方向血流和混叠伪像）
胎盘后高度血管化（subplacentalhypervascularity）	胎盘床探及大量血流信号。该征象可能提示该区域有大量、密集、扩张的血管（证实有多方向血流和混叠伪像）
桥血管（bridging vessels）	血管从胎盘延伸至子宫肌层，并穿过浆膜层进入膀胱或其他脏器。血管方向通常垂直于子宫肌层
胎盘陷窝支流血管（placental lacunae feeder vessels）	由子宫肌层进入胎盘陷窝的高速血流，在入口处引起湍流
三维超声	
胎盘内高度血管化（intraplacental hypervascularity）	胎盘内复杂、不规则排列的血管，表现为扭曲的走行和粗细不一的管径

组织的微循环灌注情况，效果优于常规彩色多普勒超声，能提供更精确的诊断信息。不合并胎盘植入的造影剂滞留增强顺序为子宫弓形动脉、放射状动脉、螺旋小动脉、胎盘组织，合并胎盘植入的造影剂

滞留增强顺序为子宫浆膜层、宫腔内异常回声团及其附着的子宫肌层、正常子宫肌层。具体表现为异常回声团较子宫肌层增强速度快、增强持续时间长，呈快进慢出及高增强模式，增强后胎盘组织边缘不光整，与子宫肌层分界不清，胎盘附着一侧的子宫肌层较对侧变薄。根据增强时相及强度的不同可判断活性组织的体积和形态，未增强部分可能为坏死的胎盘组织或凝血块。

PAS 的三种分型可在超声造影下有不同的表现：①胎盘粘连，宫腔内高增强病灶与周边子宫肌层间界限毛糙；②胎盘植入，胎盘附着处子宫肌层变薄，呈毛刺样改变，表现为高增强；③胎盘穿透，子宫浆膜层连续性中断，表现为增强回声穿透子宫肌层并溢出子宫浆膜层外。

4. 两例典型 PAS

（1）前置胎盘并前壁下段胎盘植入：患者 31 岁，孕 4 产 1，一次剖宫产史，本次孕 30^{+3} 周行系统产前超声检查。

超声见胎盘完全覆盖宫颈内口，胎盘增厚，胎盘后方未见子宫肌层（图 13-2-2），宫颈内口显示不清，胎盘实质内见多个陷窝（图 13-2-3），动态观察，

表 13-2-5　胎盘植入超声评分量表

项目	0分	1分	2分
胎盘位置	正常	边缘或低置（下缘距离宫颈内口<2cm）	完全前置
胎盘厚度/cm	<3	3～5	>5
胎盘后低回声带	连续	局部中断	消失
膀胱线	连续	中断	消失
胎盘陷窝	无	有	融合成片伴"沸水征"
胎盘基底部血流信号	规则	增多、成团	出现"跨界"血管
宫颈血窦	无	有	融合成片伴"沸水征"
宫颈形态	完整	不完整	消失
剖宫产史	无	1次	≥2次

胎盘陷窝内可见密集点状回声翻滚，呈"沸水征"。胎盘后方见迂曲扩张的动静脉回声，该处血流信号丰富（图13-2-4）。

该例患者超声提示：前置胎盘并前壁下段胎盘植入。患者于孕35^{+4}周行剖宫产，术中见胎盘植入

该例患者超声提示：前置胎盘并前壁下段胎盘植入。患者于孕 35⁺⁴ 周行剖宫产，术中见胎盘植入

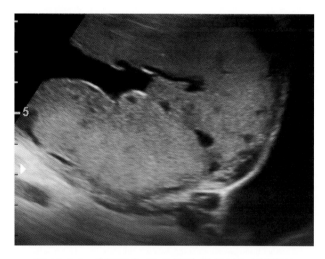

图 13-2-2 前置胎盘，胎盘增厚，胎盘后方未见肌层

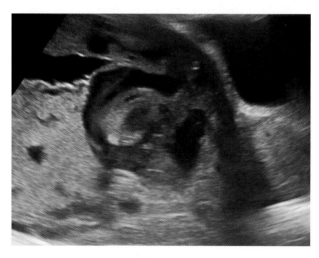

图 13-2-3 异常胎盘陷窝，宫颈内口显示不清

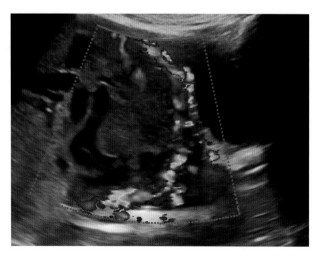

图 13-2-4 胎盘后方异常丰富血流信号

子宫下段前壁深肌层达浆膜面，向下侵入宫颈管内，因宫颈出血汹涌行次全子宫切除术。

（2）凶险性前置胎盘合并胎盘植入及子宫下段粘连：患者 31 岁，孕 3 产 1，一次剖宫产史，本次孕 26^{+1} 周行系统产前超声检查。检查过程中胎儿始终为横位，胎位未变化。

二维超声可见宫腔下段未完全展开，闭合长度约 39mm，宫颈长约 44mm（图 13-2-5）。胎盘呈前置状态，下缘完全越过宫颈内口。胎盘增厚，可见多发胎盘陷窝。局部胎盘后间隙消失（图 13-2-6），胎盘与子宫肌层分界不清，彩色多普勒血流成像（CDFI）可见胎盘后方异常丰富的血流信号（图 13-2-7）。

该例患者超声提示：前置胎盘并植入，子宫下段粘连，宫腔容积小。患者于孕 31 周发生子宫破裂行紧急剖宫产术，术中见前壁及后壁子宫肌层大面积缺失，胎盘穿透达浆膜层，无法剥离，膀胱未受累，行次全子宫切除术。

【鉴别诊断】

1. 早孕期 CSP 应与以下疾病相鉴别。

（1）难免流产：难免流产宫内妊娠囊停留于瘢痕处时也可表现为瘢痕处妊娠囊或混合回声包块，早期超声检查提示的孕囊位置可协助判断。难免流产常伴有腹痛、阴道流血等表现，宫颈内口常呈开放状态。

（2）宫颈妊娠：宫颈管内可见妊娠囊回声，宫颈膨大与宫体呈沙漏形。妇科检查可见宫颈膨大。有无剖宫产史是鉴别 CSP 与宫颈妊娠的重要依据。

（3）妊娠滋养细胞疾病：典型的滋养细胞疾病超声表现为子宫增大，肌层内病灶处充满蜂窝状及不规则无回声区，边界不清，病灶内血流信号丰富。而 CSP 清宫不全或不全流产后妊娠物可继续滞留在瘢痕处生长，超声表现为瘢痕处异常回声，与子宫肌层分界不清，瘢痕处肌层菲薄甚至缺如，CDFI 显示瘢痕处血流信号丰富。此时易被误诊为滋养细胞疾病，但 CSP 常有明确剖宫产史，包块与瘢痕关系密切，且 β-hCG 值常 <100 000U/L。

2. 中晚孕期 PAS 应注意与正常中晚孕期超声征象相鉴别行产科超声检查时应注意询问病史，对于有剖宫产史且合并前置胎盘者应高度警惕胎盘植入。

胎盘后子宫肌层明显变薄、胎盘后"透明带"消失可出现于正常晚孕期，尤其是胎盘后"透明带"消失，是 PAS 假阳性诊断的主要征象。探头压力过重也可手动导致胎盘后"透明带"消失，因此经腹部超

声观察时应避免过度加压。经阴道超声可避免这一误差,且较一般经腹部超声探头频率高,对于观察宫颈管、宫颈内口及胎盘下缘与宫颈内口的关系有独特优势,还可以用于重点评估子宫下段及膀胱壁交界面的情况。多个超声征象联合诊断及适当使用

经阴道超声可提高 PAS 的诊断准确率。

适度充盈的膀胱有利于子宫下段的显示,该处是剖宫产瘢痕的假定部位。超声检查时应适度充盈膀胱(200~300ml),以便于评估胎盘位置与瘢痕假定位置的关系。

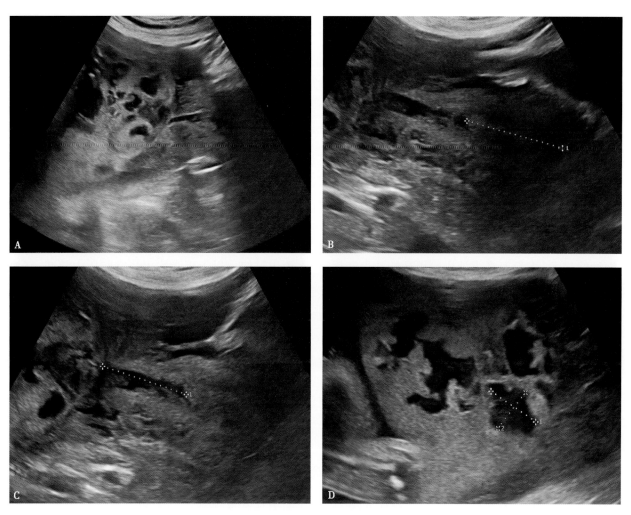

图 13-2-5 宫颈内口及闭合的子宫下段
A. 胎盘前置状态; B. 实际宫颈长度 44mm; C. 子宫下段闭合长度 39mm; D. 胎盘多发不规则陷窝。

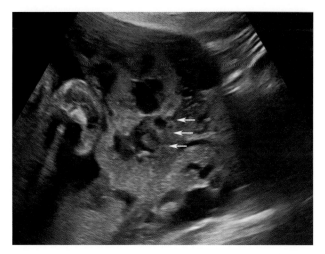

图 13-2-6 局部胎盘后间隙消失,胎盘与子宫肌层分界不清(箭头)

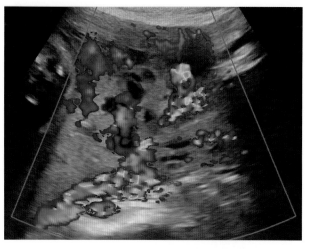

图 13-2-7 胎盘后方异常丰富血流信号

超声经济、无创、便捷，是诊断 PAS 的首选检查方法。但对于胎盘位于后壁或宫底、皮下脂肪较厚、肠气多的患者，超声诊断 PAS 较困难，此时 MRI 更有优势。

【预后评估】

PAS 的治疗方法有非保守性手术治疗及保守治疗。

1. 非保守性手术治疗　包括全子宫切除术和次全子宫切除术。PAS 患者是否行子宫切除术与当地经济发展水平、多学科团队支持等息息相关。有机构推荐 PAS 的最佳分娩时间为孕 34～36 周或孕 36～38 周，且推荐孕 34 周时使用糖皮质激素促进胎肺成熟。对于产前疑诊膀胱受累的 PAS，推荐术前行膀胱镜检查并放置输尿管支架以避免损伤尿路。对于有高出血风险的 PAS 患者，麻醉方式推荐全身麻醉，剖宫产切口的选择应根据胎盘位置及有无子宫切除计划而定。针对出血，术中可采用自体血液回输技术，术后可考虑使用氨甲环酸减少产后出血。

2. 保守治疗　成功的保守治疗可保留女性生育能力。方法主要有：①手工摘除胎盘；②期待疗法，即原位留置胎盘；③保守性手术，仅去除植入部分的胎盘；④"3-P"手术，切除有胎盘植入部分的子宫肌层并重建该缺损。以上 4 种保守治疗方法可在临床单独或联合使用，必要情况下联合子宫动脉栓塞术或髂内动脉球囊阻塞术等介入手术。

建立包括医学影像科、妇产科、泌尿外科、新生儿科、麻醉科、重症监护室、输血科、介入科等多学科团队，实施规范化管理，可有效地降低 PAS 并发症的发生率、减少出血、降低输血率并降低孕产妇病死率。

（张超学　邱文倩　高传芬）

第三节　胎盘早剥

【概述】

孕 20 周以后或分娩期，正常位置的胎盘在胎儿娩出前，部分或全部从子宫壁剥离，称为胎盘早剥（placentalabruption，PA）。胎盘早剥属于妊娠晚期的严重并发症，起病急，发展快，若不及时诊断及处理可能会导致母体的产后出血、羊水栓塞、DIC 等严重并发症。胎盘早剥与宫内生长受限、早产、死产及新生儿死亡的风险增加密切相关。对于症状不典型难以确诊的患者，需通过影像学手段辅助诊断。胎盘早剥在美国、欧洲和东亚国家的发病率为 0.5%～1.0%，国内发病率为 0.15%～2.10%。有综述报道称 40%～60% 的胎盘早剥发生在孕 37 周之前，14% 发生在孕 32 周之前。

【病理与临床】

1. 高危因素　胎盘早剥是一种多因素的破坏性妊娠并发症，目前病因尚未明确，许多研究表明胎盘早剥的发生机制可能与急慢性的胎盘血管功能障碍及炎症因子参与有关。常见的胎盘早剥的病因及危险因素如下：

（1）孕妇血管病变：重度子痫前期、慢性高血压、慢性肾脏疾病或全身性血管病变时，由于底蜕膜螺旋小动脉痉挛或硬化，发生破裂出血，血液在底蜕膜与胎盘之间形成胎盘后血肿，致使胎盘与子宫壁分离，发生胎盘早剥。

（2）宫腔内压力骤减：胎膜早破（妊娠足月前）；多胎妊娠分娩时，第一胎娩出过速；人工破膜后羊水流出过快。以上因素均可使宫腔压力骤减，子宫骤然收缩，胎盘与子宫壁发生剥离。

（3）子宫静脉压突然升高：妊娠晚期若孕妇长时间处于仰卧位，增大的子宫压迫下腔静脉使回心血量减少，会发生仰卧位低血压综合征。若不及时纠正，可使下腔静脉压增高，从而导致孕妇子宫静脉、蜕膜静脉床淤血，静脉压进一步增高，甚至可发生破裂，最终导致胎盘剥离。

（4）机械性因素：腹部外伤、外转胎位术、脐带过短（<30cm）、脐带绕颈、脐带相对过短、分娩过程中胎儿下降牵拉脐带、羊膜腔穿刺时，刺破前壁胎盘附着处血管，胎盘后血肿形成等。

（5）其他高危因素：高龄、经产妇、吸烟、可卡因滥用、代谢异常、血栓形成倾向、子宫肌瘤等，有胎盘早剥病史的孕妇再次发生胎盘早剥的风险比无病史者高 10 倍左右。

2. 病理改变　胎盘早剥的主要病理改变是底蜕膜出血形成血肿，蜕膜血肿扩大，可使胎盘从宫壁附着处分离。

按有无阴道出血分为显性剥离（外出血）、隐性剥离（内出血）、混合性剥离三种类型（图 13-3-1）。显性剥离为底蜕膜出血并经宫颈、阴道流出，又称外出血。隐性剥离为底蜕膜出血但积聚在胎盘与子宫壁之间，无阴道流血。由于宫腔妊娠物的存在，子宫肌层不能有效收缩以压迫破裂的血管，胎盘后出血达到一定程度时，血液冲开胎盘边缘与胎膜而经宫颈、阴道外流，称混合性出血，对母儿威胁较

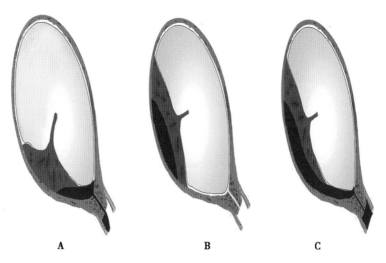

图 13-3-1 胎盘早剥类型示意图
A. 显性剥离；B. 隐性剥离；C. 混合性剥离。

大。如果胎盘隐性剥离，出血急剧增多，可发生子宫胎盘卒中，又称库弗莱尔（Couvelaire）子宫。此时，血液积聚在子宫壁和胎盘之间，此处压力增加导致血液浸入子宫肌层，引起肌纤维分离、断裂、变性、收缩力减弱，可造成产后出血。若血液渗透至浆膜层，子宫表面可出现紫色瘀斑。

按胎盘剥离面积可分为轻型与重型：胎盘剥离面小于 1/3 为轻型，大于等于 1/3 为重型。

3. **临床表现** 胎盘早剥的典型临床表现为腹痛、阴道流血、子宫高张力及压痛，由于胎盘早剥的程度不同，患者往往出现不同的临床表现。尤其轻型胎盘早剥的患者，症状可不典型，可无腹痛或轻微腹痛，一般无阴道流血，子宫较软，大小与妊娠周数相符，胎心率正常，仅在产后检查时发现胎盘母体面有凝血块及压迹。此型为慢性胎盘早剥，产前超声往往难以发现和识别。重型胎盘早剥除一些典型的临床症状外还可能出现胎心监护异常、中重度贫血、宫底异常增高、子宫高张力、子宫触压痛甚至呈板状等异常。胎心监护异常表现包括胎心基线率 >160 次 /min 或 <110 次 /min、胎心基线变异减少或消失、正弦波形及变异减速、晚期减速等，部分重型患者可发生 DIC、休克，甚至死胎。

本病的诊断主要根据病史、临床症状及体征。轻型胎盘早剥临床表现不典型，产前诊断较困难。重型胎盘早剥临床表现较为典型，诊断多无困难，主要与先兆子宫破裂鉴别。前置胎盘多表现为反复无痛性阴道流血，触诊子宫软。先兆子宫破裂发生于分娩期，患者下腹剧痛难忍，子宫强直性收缩，可见病理缩复环。

【超声表现】

通过结合临床表现，超声能够识别典型的胎盘后血肿，而对于部分无明显临床症状的慢性剥离，因出血时间、出血特点及超声检查时机的不确定性，往往不易发现，动态留存胎盘声像图，必要时进行胎盘声像图比对分析，有助于慢性剥离的识别和诊断。超声价格低廉，实时无创，能对可疑病变进行动态观察，在排除阴道流血相关疾病，比如前置胎盘或前置血管等方面具有明显优势，是目前临床用于诊断胎盘早剥的首选辅助检查方法。

1. **二维声像图** 隐性剥离和混合性剥离时，胎盘与子宫壁之间形成等回声、高回声或低回声的血肿，血肿的回声随出血时间的不同而表现不同。对疑诊胎盘早剥的患者行超声检查时，应注意甄别血肿的范围、位置和回声。胎盘早剥所致血肿的部位及类型主要分为以下几种：胎盘边缘绒毛膜下（图 13-3-2），胎盘后（图 13-3-3）和胎盘内（图 13-3-4）。孕 20 周后常见的胎盘剥离部位是胎盘边缘绒毛膜下血肿，回声随出血时间长短有所不同。

隐性剥离时，由于剥离部位血液积聚，可导致剥离区胎盘增厚，在超声声像图上可表现为局部胎盘异常增厚，一般会超过 5cm，并向羊膜腔膨出（图 13-3-5）。如果胎盘剥离出血量不多且自行停止，剥离处的血肿会随时间进展出现回声变化，1 周左右变为低回声，2 周左右为内部夹杂强回声的无回声区。一些不典型胎盘早剥可表现为胎盘与宫壁间的小范围无回声、低回声，胎盘部分增厚或均匀增厚等（图 13-3-6）。有血性羊水时，羊水内可见散在漂浮的细小光点回声。

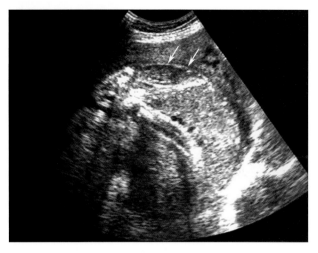

图 13-3-2 胎盘边缘绒毛膜下血肿
血肿位于绒毛膜下,白色箭头所指低回声为血肿。

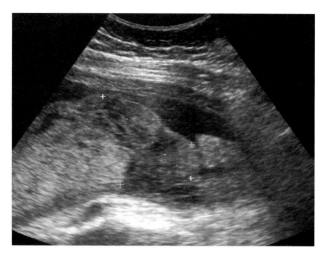

图 13-3-4 胎盘内血肿
血肿位于胎盘内,测量游标所示为血肿。

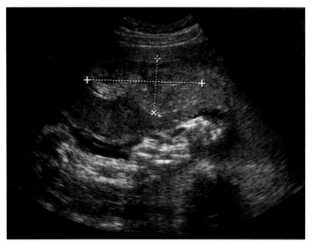

图 13-3-3 胎盘后血肿
血肿位于胎盘后,范围 8.9cm×4.1cm。

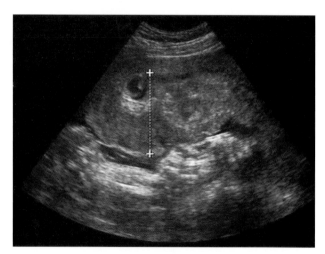

图 13-3-5 胎盘异常增厚
胎盘厚约 6.1cm,内含胎盘早剥后血肿。

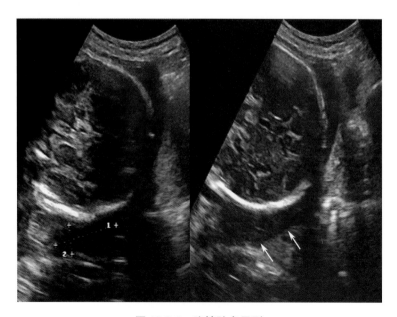

图 13-3-6 隐性胎盘早剥
患者,女,孕 38 周,轻微腹痛,无阴道流血,超声检查见胎盘下方边缘 4.5cm×1.6cm
的低回声(箭头),产后发现胎盘下缘凝血块及压迹,证实为隐性胎盘早剥。

值得注意的是,由于部分显性胎盘早剥的病例无胎盘后血肿形成,因此超声检查可能无明显异常。因此超声声像图是正常的,并不能完全排除胎盘早剥的可能,需要临床结合病史,密切随访。

2. **彩色多普勒** CDFI 显示正常胎盘基底部有血流信号而早剥区域或血肿内无血流信号(图 13-3-7、图 13-3-8),此时胎盘基底部剥离区与未剥离区可有明显分界。即剥离处胎盘实质内血流减少而回声、形态无明显变化,基底部出现血流减少或完全消失。

3. **频谱多普勒** 频谱多普勒在诊断胎盘早剥中的意义和价值还不明确,有待进一步研究。有研究指出当胎盘剥离时,胎盘内动脉(于胎盘小叶间取样)阻力增高。正常孕 32～40 周时,胎盘内动脉的血流参数已趋于稳定,收缩期 - 舒张期比值(S/D)、搏动指数(PI)及阻力指数(RI)平均值约为 2.18、0.67、0.53,而胎盘早剥者 S/D 可达 4.00,RI 可达 0.76。可

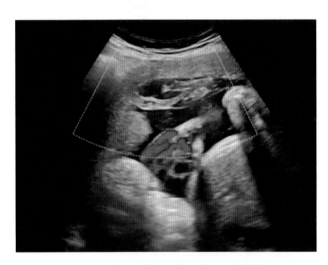

图 13-3-7 胎盘早剥后血肿区域无血流信号显示
血肿位于胎盘边缘。

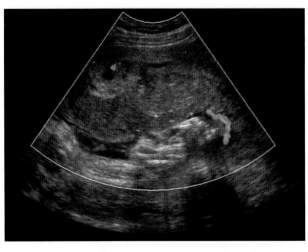

图 13-3-8 胎盘早剥后血肿区域无血流信号显示
血肿较大,位于胎盘边缘和表面。

能是由于胎盘剥离后胎盘干绒毛、干血管数量下降,可引起胎儿 - 胎盘循环阻力增高。

胎儿心率及脐血流对胎盘早剥的诊断也具有提示价值。有研究指出部分早剥者可于脐动脉内探及高阻血流,S/D 可达 6.00,RI 可达 0.90。大面积早剥者可出现胎儿心搏骤停,而脐动脉内可测不到动脉频谱。

但目前对于胎盘早剥与脐动脉血流指数的研究有限,很难得出确切结论。部分胎盘早剥引起胎儿 - 胎盘循环阻力升高,胎盘内动脉及脐动脉血流参数发生相应改变。另一部分胎盘早剥不引起胎儿 - 胎盘循环阻力升高,胎盘内动脉及脐动脉血流参数没有明显变化,需要动态监护。

【鉴别诊断】

胎盘早剥的位置多变、程度不同、血肿回声各异,超声声像图复杂,产前诊断困难。扫查过程中,若发现胎盘周边异常回声,应仔细判断其与绒毛膜、胎盘及子宫肌层的关系,并使用彩色多普勒帮助诊断,同时结合临床及病史进行诊断。但由于胎盘早剥图像的复杂性,超声诊断常会遇到困难。需注意与以下疾病相鉴别:

1. **胎盘内血池或血窦** 血池与血窦位于胎盘实质内,在超声声像图上表现为不规则形无回声,内有云雾状回声,呈沸水状(沸水征)。孕 30 周后,因子宫收缩、子宫下段形成和宫颈扩张、消失等原因可使胎膜被牵拉而导致位于胎盘边缘的血窦破裂出血,部分病例可于胎盘胎儿面附近观察到细弱光电漂浮。此时临床症状与前置胎盘相似,应仔细鉴别。

2. **子宫肌瘤** 尤其需与子宫肌瘤肌壁间型相鉴别。子宫肌瘤一般边缘清晰、形态规则、内部或周边可探及血流信号。

3. **胎盘囊肿** 胎盘囊肿分为羊膜囊肿和绒毛膜下囊肿,位于胎盘的羊膜面或母体面。边缘清楚、圆形,呈无回声,内无血流信号。胎盘囊肿一般不影响胎盘功能,若囊肿过大或位于脐带根部附近,可压迫脐带影响胎儿供血而导致胎儿发育障碍,甚至引起胎儿死亡。

4. **胎盘血管瘤** 胎盘血管瘤发病率较低,可位于胎盘实质内或胎盘胎儿面,呈不均质低回声,与周围胎盘组织分界清晰。大多数于不均质低回声内部可探及网格状或树枝状血流信号,周边亦可探及血流信号。

5. **子宫局部收缩** 子宫局部肌层增厚,呈均匀

的稍高回声,边界不清,略向宫腔或浆膜层凸出且与子宫肌层相连续,CDFI显示其血流与子宫肌层相连续。可依据子宫舒展后图像恢复正常与血肿鉴别。

6. 胎盘后子宫静脉丛扩张 可表现为子宫肌层及浆膜层下静脉淤血,子宫和卵巢静脉迂曲扩张,宫颈和卵巢可水肿增大,易误诊为胎盘早剥所致的胎盘后方积液,CDFI可探及静脉血流信号。

7. 副胎盘 副胎盘内部回声常与主胎盘回声相同,CDFI显示副胎盘与主胎盘间有血管相连。

【预后评估】

胎盘剥离面积是母婴妊娠结局的最佳预测因素,胎盘剥离的面积越大、出血时间越长、胎儿缺氧的程度越严重,胎心监护越容易出现异常。及早对患者进行监测和干预对母婴预后有着重要影响。

超声可对胎盘剥离形成的血肿大小进行评估。不同的学者有不同的计算方法,可根据三个垂直径线(D)的测量值,通过椭球公式 $V = 0.52 \times (D1 \times D2 \times D3)$,或根据 $V = L \times W \times H/2$ 估算出血量。但是血肿的大小并不代表真实的剥离范围,有时超声检出的血肿很大,但产后检查时胎盘剥离面积却很小,因此血肿的大小只能为临床胎盘早剥的分度提供一定的参考。

近年来随着超声诊断技术的发展及仪器分辨率的提高,胎盘早剥的检出率由早期报道的25%上升到了35%~59%。超声医师诊断胎盘早剥的准确率在很大程度上取决于胎盘早剥的程度、临床病史的采集及检查者的经验。由于胎儿躯体的遮挡及远场声衰减的影响,侧壁及后壁胎盘后血肿很难识别。因此在检查过程中,超声医师应充分结合临床症状及体征,多方位仔细扫查并动态观察,必要时复查以帮助诊断。扫查时,探头触及孕妇肌紧张、子宫局部压痛明显的部位时,应特别注意声像图的变化。当二维图像不典型时,应采用彩色多普勒观察胎盘基底部血流情况。如发现无明显诱因的胎儿脐动脉或大脑中动脉血流参数异常需提高警惕,排除胎盘早剥的可能;对临床怀疑胎盘早剥而超声检查无阳性发现时应嘱患者病情变化时及时检查、动态监护,必要时可行MRI辅助诊断,避免延误诊治。

胎盘早剥的治疗原则是早期识别该病,积极处理休克症状、控制DIC、及时终止妊娠、减少并发症的发生。一旦确诊重型胎盘早剥,应选择合理的分娩方式,及时分娩。当产妇病情恶化,不能立即分娩或破膜后产程无进展者均应行剖宫产尽可能挽救母儿生命。对于轻型胎盘早剥患者,若产妇一般情况良好,出血以外出血为主且宫口已扩张,预计短时间内能结束分娩者可考虑经阴道分娩。若产程中发现胎儿窘迫等异常征象,应及时行剖宫产避免严重并发症的发生。

(张超学　解欣欣)

第四节　脐带异常

脐带是连接胎儿与母体的桥梁,一端连于胎儿脐轮,另一端连于胎盘胎儿面。正常脐带内有三根血管:一条脐静脉,两条脐动脉。脐动脉将胎儿代谢的废物运送至胎盘,脐静脉将氧气和营养物质从胎盘运送给胎儿。脐带的结构和功能正常是胎儿正常发育和存活的必要条件之一。

脐带异常通常是由于机械性压力或自身发育异常,使脐带结构和功能发生了异常改变。主要包括脐带血管数目异常、脐带长度异常、脐带插入口位置异常、脐带局部形态异常(如脐带缠绕、脐带打结、脐带螺旋异常)、脐带肿块(脐带囊肿、脐带血肿、脐带畸胎瘤、脐带血管瘤等)等。如果脐带异常得不到及时处理,可能会导致脐带血管腔闭塞及严重的胎儿血液循环障碍。

常在中晚孕期通过超声检查评估脐带解剖,正确判断脐带血管数目及其走行,评估脐带在胎儿腹部和胎盘的插入位置;也可以利用超声多普勒成像技术分析脐动脉血流频谱,评估胎儿-胎盘血流动力学的状态。

一、脐血管数目异常

【概述】

正常脐带内有三根血管:一条脐静脉,两条脐动脉。若脐带内只有一条动脉和一条静脉,称为单脐动脉。单脐动脉是较常见的脐血管发育异常,可见于0.42%~1.1%的妊娠女性。相反,当脐带内脐血管数目超过3条时就称为脐血管数量过多,病例十分罕见。到目前为止,国内未见有关脐血管数量过多的病例报告,国外仅有散在的病例报告,总病例数不足20例,其中又以含有4条脐血管的脐带(即2条脐静脉和2条脐动脉组成)相对较多。这类病例可能在年龄过小的初产妇或高龄产妇中更易发生,而且可能与多种致死性先天性畸形的发生相关。

【病理与临床】

1. 单脐动脉 迄今为止,单脐动脉的发病机制尚未明了,研究认为可能原因如下:①先天性发育不全,即胚胎发育时期就仅有一条脐动脉;②继发性萎缩学说,即一条原先发育正常的脐动脉于中晚孕期发生继发性萎缩或闭锁。目前多数学者更倾向继发性萎缩学说,因为单脐动脉在足月胎盘中较早期胎盘中多见,可能是血栓形成导致最初的一根脐动脉萎缩所致,而非原始发育不全。

2. **脐血管数量增多**　4条脐血管往往由右脐静脉在胚胎发育过程中退化障碍而永久性存在所致。孕5～6周左脐静脉与发育中的肝血窦相互吻合形成静脉导管,从而使胎盘的血流通过静脉导管进入下腔静脉。与此同时,右脐静脉和左脐静脉贲门端(位于肝与静脉窦之间的节段)逐渐退化。始于左脐静脉的吻合过程十分关键,如果其发生障碍则可能导致永久性右脐静脉或罕见的双脐静脉。脐血管数目增多可能与联体双胎畸形的发生有关。

【超声表现】

1. **单脐动脉**　灰阶超声显示在游离段脐带纵切面上,仅见一条脐动脉、一条脐静脉;脐带横断面显示由一条脐动脉和一条脐静脉构成的"吕"字形结构;膀胱横切面上,膀胱两侧仅显示一条脐动脉。

彩色多普勒显示脐带纵切面见一条红色和一条蓝色两根血管并行走行,膀胱横断面仅见一根脐动脉血流信号显示(图13-4-1)。

2. **脐带血管数目增多**　脐带横断面显示多个脐血管断面,频谱多普勒可以明确增多的脐血管为脐动脉还是脐静脉。

【相关异常】

1. 约80%的单脐动脉孤立存在,其余的可能与先天畸形及染色体异常相关。当合并其他畸形时,染色体异常的风险增加。孤立的单脐动脉与胎儿生长受限的关系尚有争议。

2. 脐血管数目过多可能与胎儿多种致死性先天性畸形相关,报道显示易合并心血管系统或消化系统的畸形。

【鉴别诊断】

脐血管数量在脐带不同部位并不一致,这提示

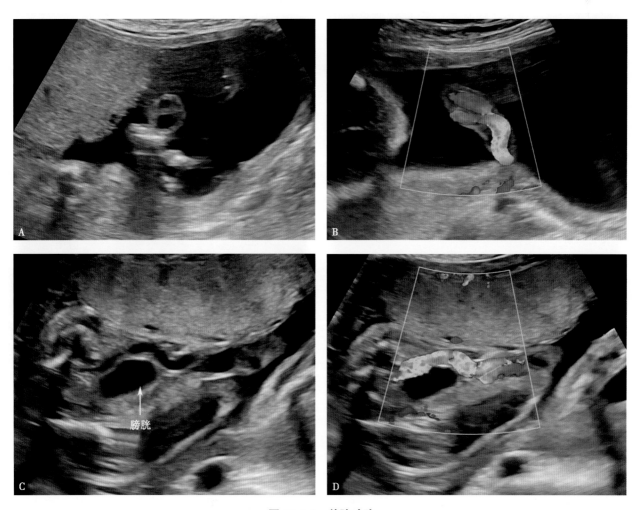

图 13-4-1　单脐动脉

A. 脐带横切面仅显示一条脐动脉和一条脐静脉,构成"吕"字形结构;B. 彩色多普勒显示脐带长轴切面见一条红色、一条蓝色的两根血管并行;C. 膀胱横切面仅显示一根脐动脉;D. 彩色多普勒显示膀胱横切面仅见一根脐动脉血流信号。

脐血管在脐带内可能存在折叠、分叉的情况。因此，超声检查中应仔细观察脐带多个横断面，以判断是否存在脐血管数目异常。另外由于部分胎儿两根脐动脉在近胎盘侧可能会融合成一根脐动脉，因此建议在脐带近胎儿侧观察脐血管数目，且最好在膀胱横切面观察脐动脉数量，若只有一条脐动脉则可确诊为单脐动脉。

【预后评估】

1. 不合并其他异常的单脐动脉预后较好，对于晚孕期首次发现的单脐动脉病例，应高度警惕脐血管栓塞。

2. 脐带血管数目增多的病例罕见，目前该类胎儿临床预后仍有待进一步研究。

二、脐带长度异常

【概述】

正常足月妊娠胎儿脐带长 30～100cm，平均55cm。当脐带长度短于 30cm 时称为脐带过短，发生率为 1%。脐带过短与胎儿生长受限、分娩期并发症相关。脐带过短在临产前常无征象，临产后由于胎先露下降时脐带牵拉过紧，可能导致脐带断裂、脐带破裂、胎盘早剥等危急重症；也可能出现脐血管因过度伸直而变窄及脐动脉收缩，动脉口径变小，使血流受阻，脐血流量减少，引起胎儿缺氧，导致急性胎儿窘迫的发生。因此，脐带越短，不良妊娠结局发生率越高。当脐带长度超过 100cm 时称为脐带过长。迄今为止发现脐带最长可达 300cm。随着脐带长度的增加，脐带绕颈、绕体、扭转及打结的发生率增高，这可能与脐带长度增加使得胎儿活动范围更大有关。

【病理与临床】

1. 关于脐带过短的发生机制，有两种学说。一种认为脐带过短通常继发于胚胎折叠失败，可引起肢体 - 体壁缺陷。另一种为伸展假说，即脐带的长度与羊水量和胎儿的运动呈正相关。当羊水过少、多胎妊娠等引起胎儿宫内运动减少时脐带生长减慢。

2. 根据伸展假说，当羊水量多，胎儿在宫内活动比较频繁时，脐带受到适当的牵拉导致长度增加。如果胎儿有脐带缠绕颈部或者脐带缠绕身体的情况，也会牵扯脐带，造成脐带过长。这种脐带过长更多的是对胎儿和母体的保护，也是一种被动变长且变细的过程。

【超声表现】

产前超声难以准确测量脐带长度，故产前脐带过短、过长难以诊断，但可以根据某些间接征象推测脐带长度异常。

1. **脐带过短** 在羊水中或胎体周围难以找到脐带回声，用彩色多普勒血流显像也仅能追踪到很短的脐带血管。加压抖动探头，多次观察脐带回声稀少（图 13-4-2）。

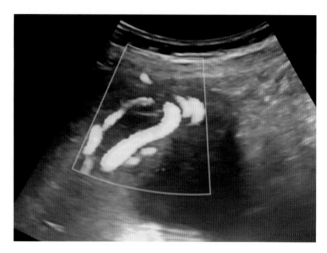

图 13-4-2 脐带过短

孕 24 周超声检查仅能追踪到很短的脐带，自腹壁入口至胎盘插入口长度约 25cm。

2. **脐带过长** 胎儿多部位如颈部、躯干或肢体出现脐带缠绕的表现，或在羊水中漂浮着异常多的脐带回声。这些表现均为主观判断，仅能怀疑脐带过长而不能据此确诊（图 13-4-3）。

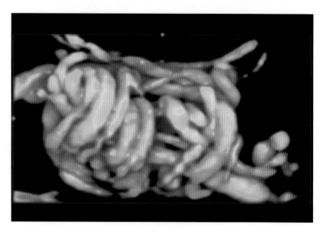

图 13-4-3 脐带过长

三维彩色血流成像显示单绒毛膜单羊膜囊双胎脐带缠绕，考虑脐带过长；出生时验证其中一个胎儿脐带过长，长度约 150cm。

【相关异常】

1. **脐带过短** 常见于羊水过少、胎儿肢体 - 体壁综合征胎儿，相关研究显示合并 21- 三体综合征的胎儿出生时脐带长度（平均 45.1cm）明显短于正常胎儿（平均57.3cm）；研究报道脐带长度每增加10cm，癫痫发生率降低15%，说明脐带过短与胎儿神经系统发育异常有关。

2. 脐带过长　多见于羊水过多胎儿。

【鉴别诊断】

由于产前超声难以准确测量脐带长度，只能通过间接观察羊水中或胎儿周围脐带回声稀少或异常增多，或观察胎儿身体各部位如颈部、肢体及躯干有无多圈脐带缠绕等征象来提供一定参考信息。

【预后评估】

单纯脐带长度异常（过长或者过短）并不直接影响胎儿的结局。

脐带过短容易发生脐带过度牵拉，导致脐血管痉挛、胎盘早剥。脐带过短是引起急性胎儿窘迫的原因之一，应尽可能做到早期发现，早期处理。既要避免过度的手术干预，又要保证母胎安全，降低急性胎儿窘迫的发生率。

脐带过长易发生脐带缠绕、脱垂、打结等，且发生率随着脐带长度的增加而增高；当发生脐带狭窄，脐血流受阻时，则可能引起生长发育迟缓、胎儿窘迫、新生儿窒息甚至死产等。

三、脐带附着异常

【概述】

正常情况下，90%的胎儿脐带插入口位于胎盘胎儿面的正中或旁正中区，若脐带胎盘入口位于距离胎盘边缘2cm以内称为脐带边缘附着（cord marginal insertion），其中当脐带胎盘入口位于胎盘组织的边缘时，称球拍状胎盘，约占7%。若脐带附着于胎盘边缘以外的游离胎膜，脐血管经羊膜与绒毛膜之间进入胎盘，称为脐带帆状附着（cord velamentous insertion），其发生率为0.24%～1.8%。与正常脐血管不同，帆状附着的脐血管表面缺乏华通胶，仅包裹着一层羊膜，得不到胎盘的保护，因此容易受压或破裂。当帆状附着的血管接近或跨过子宫颈内口时，则为帆状胎盘合并血管前置，约占帆状胎盘的1%。

【病理与临床】

脐带附着异常的发病机制尚不清楚。目前有三种理论：①异常的脐带入口初始植入或"极性理论"，该理论假定脐带插入位置在最初着床时由胎儿极相对于子宫内膜表面的方向决定；②向营养性学说，胎盘生长在血液供应充足的部分，在血液供应不足的部位则会萎缩；③绒毛膜血管分支减少理论，该理论认为非中心插入是由于胎盘血管生成异常造成的。

【超声表现】

超声诊断脐带附着异常主要是判断脐带插入口的位置，中孕期为观察脐带插入口异常的最佳时期。超声显示，正常情况下90%的胎儿脐带附着于胎盘胎儿面的正中或旁正中区（图13-4-4）。

1. 脐带边缘性附着　超声声像图上表现为脐带入口位于距离胎盘边缘2cm以内的部位，彩色多普勒显示脐血管深入胎盘实质（图13-4-5）。

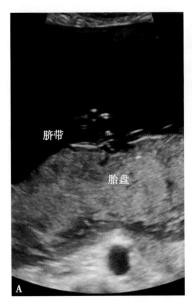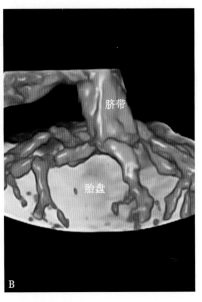

图13-4-4　正常脐带附着位置

A. 二维超声显示脐带附着于胎盘正中；B. 三维彩色血流成像显示脐血管呈树根状从胎盘正中深入胎盘实质内。

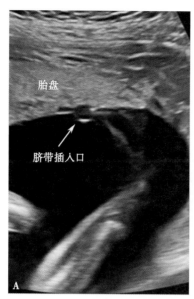
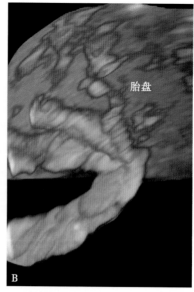

图 13-4-5　脐带边缘性附着

A. 二维超声显示脐带附着于胎盘边缘处；B. 三维彩色血流成像显示脐血管呈树根状从胎盘边缘处深入胎盘内（与 A 为同一胎儿）。

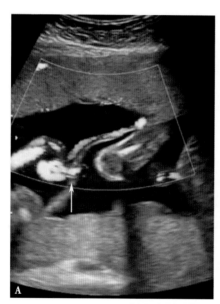
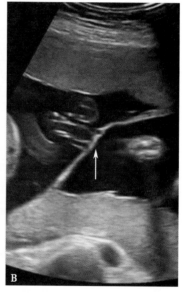

图 13-4-6　帆状胎盘

A：彩色多普勒双胎之一胎儿显示脐带附着在双胎间隔膜上（箭头），并沿着胎膜上行，于子宫前壁进入胎盘；B：二维超声显示脐带附着点位于隔膜上（箭头）。

2. **帆状胎盘**　超声声像图上表现为整个胎盘的胎儿面均未见脐带插入口，仔细追踪脐带走向、扫查胎盘周边的胎膜可发现脐带附着于胎膜上，彩色多普勒显示条索状分布的血流信号在胎膜走行一段后分成数支血管呈扇形进入胎盘实质，呈"红树林"征象（图 13-4-6、图 13-4-7）。

根据帆状胎盘脐带附着的位置，有 4 种超声声像图表现：①脐带附着于胎膜上，CDFI 可见网络状分布的血流信号自脐带附着处向胎盘实质延伸；②可见多处单根脐动脉与单根脐静脉伴行进出胎盘；③脐动脉入胎盘前或脐静脉出胎盘后呈单根独立走行；④脐动脉入胎盘前先发出分支或脐静脉出胎盘后再汇合。

3. **帆状胎盘合并血管前置**　超声声像图上可见脐带附着于胎盘外，并于宫颈内口处见一条带状低回声区，周边没有胎盘组织回声，彩色多普勒显示其内有动静脉血流信号，频谱多普勒显示血流频谱为脐动脉血流频谱（图 13-4-8）。

彩色多普勒超声能够对胎盘血流、血管走行及脐带附着情况进行观察，提高了脐带附着异常的产

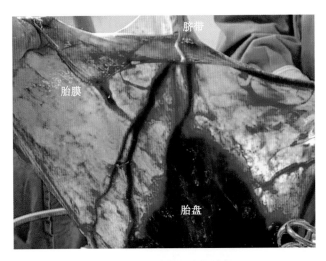

图 13-4-7 帆状胎盘标本图
与图 13-4-6 为同一胎儿。

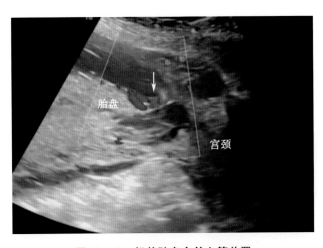

图 13-4-8 帆状胎盘合并血管前置
孕 22 周胎儿脐带插入点位于宫颈内口胎膜处，彩色多普勒显示宫颈内口上方条状血流信号（箭头所示）。

前诊断率，且经阴道超声可直接观察到前置血管的走行情况，对早期诊断有很大帮助。

【相关异常】

脐带边缘性插入比较常见，多数无相关异常征象。帆状胎盘多发生于双胎妊娠、多胎妊娠、试管婴儿、前置胎盘、副胎盘、双叶胎盘。

【鉴别诊断】

超声诊断脐带附着异常主要通过观察脐带胎盘插入口来诊断，脐带边缘性插入之插入口位于胎盘边缘，血管直接进入胎盘内部实质；而帆状胎盘脐带附着于胎膜上，血管在进入胎盘实质之前就已经出现了分支。

脐带插入口异常常见误诊或漏诊的原因如下：

1. 脐带与胎盘表面的血管分支不易分辨。脐带由三支血管缠绕组成，分别为一条脐静脉和两条脐动脉，彩色多普勒显示为红蓝相间的血流信号，

在检查脐带入口位置时为避免彩色溢出影响观察结果，要尽量降低彩色增益，并且于胎儿脐部沿脐带走行方向寻找脐带胎盘入口处，360°全方位扫查，全面观察脐带入口位置。

2. 由于妊娠后期羊水较少或者胎儿肢体的干扰，脐带入口位置不易显示，因此妊娠中期为观察脐带插入口的最佳时期；近年有文献报道，孕 9～11 周经阴道超声确定脐带入口的位置，对早期筛查脐带插入口异常具有重要的临床意义。

【预后评估】

脐带边缘性插入一般不影响孕妇和胎儿的生命，无临床意义。但当脐带附着点在胎盘上缘且同时合并脐带过短时，胎儿活动或进入产程后胎先露下降，可牵拉脐带造成血管断裂、胎盘边缘出血、胎先露下降困难等。若脐带附着点在胎盘下缘近宫颈处，可因胎儿先露部位的压迫，产生胎儿宫内窘迫甚至死亡，故也应密切观察。

帆状胎盘在双胎妊娠中的发生率是单胎妊娠的 8 倍，合并双胎之一宫内胎儿生长受限的风险是正常妊娠的 3 倍。单绒毛膜双胎发生帆状胎盘的风险是双绒毛膜双胎的 2 倍。帆状胎盘可导致妊娠不良结局，合并前置血管时易引起胎儿窘迫，围生儿死亡率高达 58%～73%。

四、脐带缠绕

【概述】

脐带缠绕（umbilical cord entanglement，UCE）是最常见的脐带并发症，是指脐带缠绕在胎儿身体上，如绕颈、绕躯干、绕四肢等。国内外报道脐带缠绕的发生率分别为 13.7%～20%、20%～25%，其中以脐带绕颈最为常见，占 14.7%～33.9%。躯干缠绕、四肢缠绕、多部位缠绕的发生率分别为 4.7%、4.2% 和 6.4%。脐带缠绕以缠绕一至两周居多，占 98.7%，也有部分胎儿缠绕三周以上。脐带长度越长，绕颈周数越多，目前发现最多的脐带绕颈为九周半。脐带缠绕对围生儿的影响主要为胎儿窘迫和新生儿窒息。

【病理与临床】

一般认为，发生脐带缠绕与脐带过长、胎动过频、胎儿过小、羊水过多等原因有关，其中脐带过长被认为是脐带缠绕的基本条件。此外，在双胎妊娠中，由于单绒毛膜单羊膜囊双胎两胎儿间无隔膜阻挡且脐带胎盘插入点较近，因此更容易发生脐带缠绕。

脐带缠绕对胎儿和新生儿的影响与缠绕的周数、部位及松紧程度有关。因脐带的功能是输送血液,当缠绕周数过多、过紧或宫缩时,脐带受到牵拉,可使胎儿血液循环受阻,影响母儿血气交换,最终导致胎儿宫内缺氧、窒息,甚至危及胎儿生命。

【超声表现】

因脐带缠绕的周数不同,声像图表现也不同。脐带缠绕一周可表现为颈部、肢体或躯干皮肤有"U"字形压迹;脐带缠绕两周受压部位表现为"W"字形;脐带缠绕三周及以上时受压部位表现为"锯齿状"或"波浪状"压迹。在压迹前方可见圆形或扁圆形的脐血管横断面,围绕此处旋转探头90°,可显示条带状脐血管长轴切面。彩色多普勒横切面可显示有环绕颈部、肢体或身体的红蓝相间的"花环状"血流信号(图13-4-9)。

【相关异常】

文献报道,脐带缠绕颈部一周大约需要17cm,以此类推,缠绕周数越多,说明缠绕的脐带越长或剩余的脐带越短,造成脐带相对过短的概率增大。羊水过多的胎儿,由于胎儿活动度较大,容易发生脐带缠绕,因此,脐带缠绕最常见的相关异常为脐带过长和羊水过多。

【鉴别诊断】

脐带绕颈、绕肢体、绕躯干要注意与脐带搭颈、肢体、躯干及脐带打结相鉴别。与脐带搭颈、肢体、躯干最有效的鉴别方法是在颈部、肢体或躯干横断面观察是否有完整的一圈、两圈或多圈环状脐血管血流信号围绕,脐带搭颈、肢体、躯干无完整环状脐血管血流信号。脐带打结灰阶超声上观察到局部脐带呈现堆积、缠绕状,或于局部脐带血管横断面观察到周围有一圈环状血管即"绞索"征。三维多普勒血流模式能够立体呈现脐带走行,通过调整观察角度及方向,能够帮助鉴别脐带真结或脐带假结。

【预后评估】

如果胎儿被脐带缠绕一周或两周,脐带缠绕及压迫程度较轻,一般不会发生临床症状,即使是脐

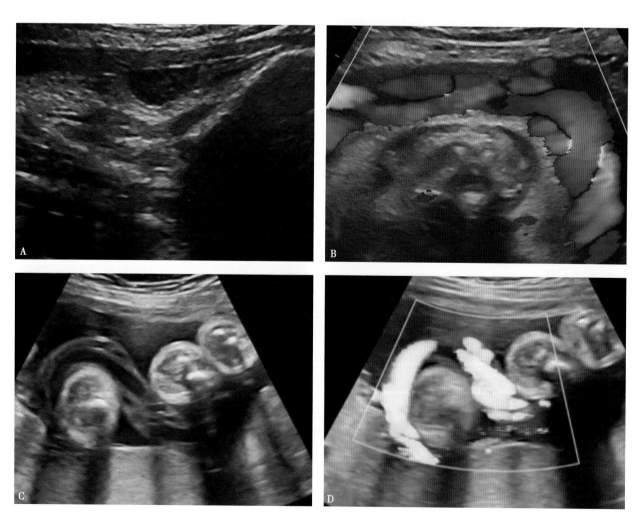

图 13-4-9　脐带缠绕

A、B. 脐带绕颈一周,灰阶超声显示胎儿颈部"U"字形压迹,彩色多普勒显示颈部有环状彩色血流信号;C、D. 灰阶超声显示胎儿左下肢皮肤周围环绕一圈脐血管,彩色多普勒显示胎儿左下肢有"花环状"血流信号。

带绕颈,由于胎头的活动性较小,只要脐带没有被拉紧,通常也不会危害胎儿的健康。当脐带缠绕到足、上肢、下肢、腹部等时,可能由于牵拉及胎儿肢体挤压使脐血管狭窄甚至血流中断,导致胎儿胎死宫内。在产程开始后,脐带缠绕可能会导致部分胎儿发生急性胎儿窘迫。所以临产后应进行全程胎心监护,严密观察产程进展,及时发现胎儿窘迫,尽早干预以降低新生儿窒息的发生率。

五、脐带打结

【概述】

脐带打结(umbilical cord knot,UCK)是指在胎儿发育过程中出现的脐带绕行或交织的生理现象。脐带打结包括脐带真结和脐带假结。脐带假结因脐血管较脐带长,血管卷曲似结,或因脐静脉较脐动脉长形成迂曲似结。一般对胎儿无影响。脐带真结因脐带过长,脐带在宫腔内形成环套,胎儿活动穿越环套所致。脐带真结是脐带异常中较为少见的一类,发生率不到2%,男性胎儿比女性胎儿脐带真结发生率高。

【病理与临床】

脐带假结十分常见,可以在大多数妊娠中看到,通常由过长、卷曲的血管形成,并非成结。脐带假结一般不会对胎儿造成生命危险。

脐带真结多发生在孕12~16周、胎儿较小活动度较大时;因脐带在宫腔内形成环套,胎儿活动穿越环套所致。随着胎儿的增大,脐带真结可能会变紧,也可能因分娩时脐带牵引而变紧。

【超声表现】

1. **脐带假结** 灰阶图像上局部脐带呈坳堆枳、缠绕状,或于局部脐带血管横断面观察到周围有一圈环状血管即"绞索"征,且该脐血管环为开环。三维多普勒血流模式沿脐血管走行追踪可能显示脐带呈螺旋走行,未见打结(图13-4-10)。

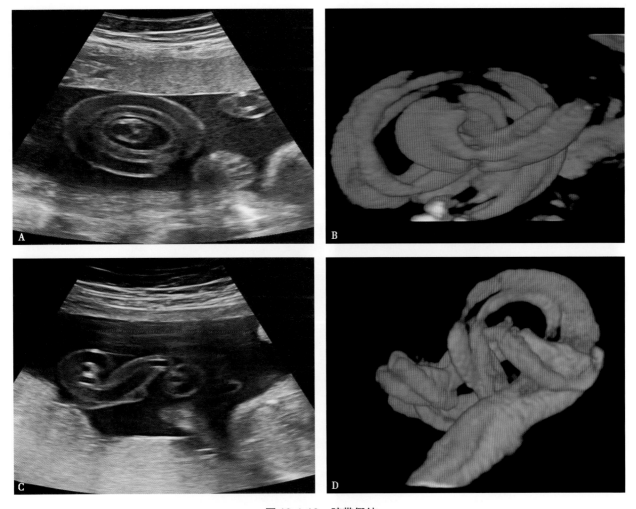

图13-4-10 脐带假结

A. 灰阶超声显示"绞索"征;B. 三维彩色多普勒显示脐带呈螺旋走行,未见打结;C. 灰阶超声显示脐带缠绕堆积;D. 三维彩色多普勒显示脐带呈螺旋走行,未见打结。

2. **脐带真结** 由于缺乏临床特征或特异超声征象,产前诊断脐带真结非常困难。灰阶超声上观察到局部脐带呈现"绞索"征且脐血管环是闭环。三维多普勒血流模式能够立体呈现脐带走行,通过调整观察角度及方向,能够帮助鉴别脐带真结或脐带假结(图 13-4-11)。

【相关异常】

脐带真结很罕见,平均约每 2 000 次分娩中有 1 例(0.05% 的妊娠)出现脐带真结,由羊水过多或脐带过长引起。多见于高龄孕妇、多胎妊娠、脐带过长、羊水过多、贫血和妊娠期糖尿病。

【鉴别诊断】

脐带打结在灰阶超声图像上很难鉴别,近年来开展的三维彩色多普勒超声提高了诊断率(表 13-4-1)。

表 13-4-1 脐带打结超声鉴别诊断

超声	脐带假结	脐带真结
灰阶超声	局部脐带堆积、缠绕或"绞索"征	局部见"绞索"征
三维彩色多普勒	脐带螺旋走行,形成开环	脐带形成闭环,并从中穿过

【预后评估】

脐带假结一般对胎儿不造成危害。脐带真结形成而未拉紧时也不会对胎儿造成危害,但是一旦在胎儿活动或者分娩过程中脐带真结拉紧后导致胎儿血液循环受阻,可致胎儿宫内窘迫,出现脑损伤甚至胎死宫内。多数在分娩后确诊。

六、脐带螺旋结构异常

【概述】

正常脐带略呈螺旋状,两条动脉盘绕一条静脉走行。脐带螺旋异常是常见的脐带形态异常,根据脐带的不同螺旋方向分为左手螺旋和右手螺旋,两者发生率比值约为 5∶1。国内外目前对脐带螺旋异常尚无统一定义,国内通常将脐带螺旋异常描述为脐带螺旋、扭转、螺旋状扭转等。Collins 等从病理学角度提出脐带扭转是由胎动导致的,可在出生后解开,而脐带自身螺旋是脐带本身存在的,出生后不能解开。产前要明确鉴别脐带扭转和自身螺旋非常困难。李胜利等建议将脐带扭转、自身螺旋均归为脐带的"螺旋结构异常"来描述。

【病理与临床】

脐带螺旋结构异常的机制不明,有以下几种观点:①多数学者认为在缺少华通胶的脐血管薄弱处极易发生脐带顺纵轴方向扭转甚至过度扭转,使脐血管的管腔狭窄或者闭塞;②脐带扭转可能与基因异常、单脐动脉、频繁改变胎位有关;③脐带扭转可能与部分胎儿发育异常或胎盘异常有关,如非免疫性胎儿水肿、胎盘功能不全、胎儿生长受限、心律不齐、心力衰竭、羊水过少。

目前,脐带螺旋结构异常对脐血流的影响尚不明确,产前超声评价脐带螺旋结构的指标(如螺旋指数或螺距等)有待进一步研究,产前超声诊断脐带螺旋结构异常对不良妊娠结局的预测缺乏严谨的循证医学证据。

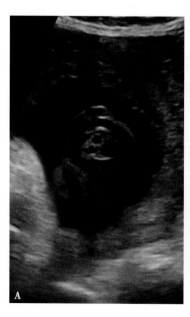
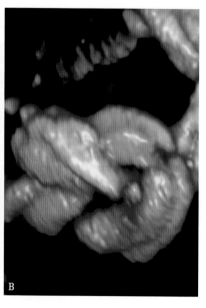

图 13-4-11 脐带真结

A. 灰阶超声显示"绞索"征;B. 三维彩色多普勒显示脐带从环内穿过,显示脐带真结。

【超声表现】

脐带螺旋稀疏表现为灰阶超声上脐带纵切面螺旋减少或缺如；脐带螺旋过密者声像图显示脐带纵切面呈"麻花"状扭结，或横、斜切面似"鼠眼样"和"元宝形"（图13-4-12）。

【相关异常】

与脐带螺旋异常有关的畸形可能包括21-三体、主动脉缩窄等，其他异常包括帆状胎盘、宫内死亡、早产。

【鉴别诊断】

目前，产前要明确鉴别脐带扭转和自身螺旋非常困难。

【预后评估】

脐带螺旋结构异常对脐血流的影响不明确，目前尚无足够严谨的循证医学证据证明产前超声诊断脐带螺旋结构异常与不良妊娠结局有关。部分学者认为脐带螺旋过密可使剖宫产、羊水胎粪污染、低Apgar评分、入新生儿ICU观察或治疗的发生率增高，还可使胎儿先天畸形、胎心率异常、母亲产后出血发生率增加。与脐带正常螺旋组相比，脐带高螺旋状态同时合并脐血流 S/D > 3 时胎儿窘迫发生率增高。但研究亦显示并不是所有脐带高螺旋状态都会导致胎儿窘迫，只有当高螺旋脐带使脐血管管腔部分狭窄或完全闭塞时才会导致胎儿缺血缺氧、胎儿窘迫甚至死亡，因此，在检查发现可疑脐带螺旋异常者，应密切关注脐动脉、大脑中动脉等参数，以综合判断其危害性或风险。

七、脐带肿块

【概述】

脐带肿块是指发生在脐带全程包括胶质、脐带根部羊膜或脐带内血管等部位的囊性或实性包块。脐带肿块发生率极低，包括脐带赘生性及非赘生性肿物，前者主要是指脐带实质性肿块，如畸胎瘤、血管瘤等，后者多见于脐带血肿、脐带假性囊肿、尿囊囊肿、脐静脉瘤样扩张等。脐带肿物中以脐带囊肿

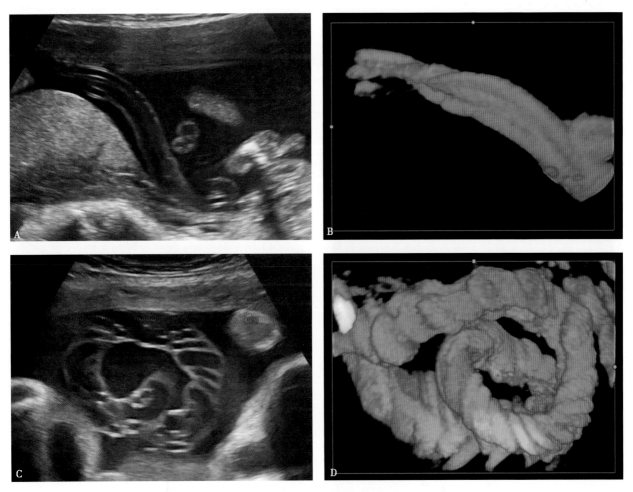

图 13-4-12 脐带螺旋结构异常

A. 脐带长轴切面显示脐血管未见明显螺旋；B. 三维彩色多普勒显示脐血管未见明显螺旋；C. 二维显示脐带螺旋增多；D. 三维彩色多普勒显示脐带超螺旋。

最常见，发病率为2.1%～3.4%，可单发，也可多发。

【病理与临床】

1. 脐带囊肿

（1）发生机制：脐带囊肿可发生于脐带形成后的任何时期，其发生机制尚不完全清楚，可能与脐带螺旋样变化及生理性中肠疝的形成有关。随着孕龄的增加，脐带增长的同时发生螺旋样变化，在此过程中两根脐动脉之间液体积存导致囊肿发生；另一种原因可能是中肠疝入脐带，压力增加使得脐带内出现液体积存。

（2）分型：依据组织来源不同将脐带囊肿分为脐带真性囊肿和脐带假性囊肿。前者多较小，为胚胎原始结构尿囊导管或卵黄囊的残留，囊壁上有一层上皮细胞，多位于脐带胎儿端。真性囊肿常合并胃肠道及泌尿生殖道畸形，特别是脐尿管囊肿常与脐膨出和开放性脐尿管有关。后者多见，大小不等，通常由脐带的华通胶局部水肿或退化所致，囊壁上没有上皮细胞内衬，可位于脐带近胎儿侧，也可位于近胎盘侧。两者仅凭超声难以区分。

（3）临床意义：早孕期脐带囊肿可能为一种正常现象，大部分可以自行消失，部分可能持续整个妊娠期。研究显示脐带囊肿持续整个孕期的胎儿畸形发生率较囊肿早期消失者明显增高。中晚孕期脐带囊肿与胎儿染色体异常有关，有研究显示高达58.3%的脐带囊肿胎儿合并先天性畸形。另外，囊肿位于脐带两端或相对脐带长轴呈偏心分布时，胎儿畸形的风险也明显增高。

2. 脐带其他肿块

（1）脐带血肿：多因脐静脉曲张破裂而使血液渗透到外周形成，多发生于较短的脐带，大部分位于胎儿端。自发性脐带血肿发病率是1/5 500，其高危因素包括宫内感染、脐带扭转、对脐带的牵拉、妊娠期创伤、羊膜腔穿刺中的损伤及胎儿先天缺陷等。

（2）脐带脐静脉瘤样扩张：罕见，其发生率约为0.51%，可发生在脐带任何位置，包括脐静脉胎儿腹内段。目前该病的发生机制不明，多认为由于血管壁平滑肌的缺失，导致管壁薄弱，在局部血流压力增加时，造成管腔局限性扩张甚至呈瘤样改变。当脐静脉内径大于1.4cm时易导致胎儿血液循环障碍，当脐静脉内出现血栓时，80%胎儿可出现宫内死亡。

（3）脐带血管瘤：是一种自华通胶毛细血管发生的原始血管间叶组织的畸形，镜下为毛细血管性或海绵状血管瘤。脐带血管瘤是最常见的脐带肿块，

常位于脐带近胎盘端，可分别与脐静脉、脐动脉或同时与二者相连。通常在中孕期发现，可随孕周增加和胎儿生长逐渐长大，增大的脐带肿物有压迫脐带动静脉的可能。

（4）脐带畸胎瘤：极为罕见，可能是原始生殖细胞沿着原肠背侧肠系膜向后肠迁徙至性腺嵴内时，可能使部分原始生殖细胞迁至尿囊内，继而发生脐带畸胎瘤。

【超声表现】

1. 脐带囊肿 脐带囊肿附着在脐带任何位置（以脐带两端多见），超声表现为脐带上的圆形或梭形无回声或低回声区，边界清楚，壁薄，内部透声良好，可随脐带飘动而移动，外形可因受压而改变。彩色多普勒显示脐动脉管径正常，血流充盈好。脐带表面无回声区内无血流信号，脐带血流信号从囊肿中间或旁边通过（图13-4-13）。

2. 脐带其他肿块

（1）脐带血肿：超声表现为脐带内囊性为主的混合回声包块，边界清楚，内部透声差，可见条片状、团絮状中高回声与无回声相间，动态观察可见形变。彩色多普勒显示混合回声区内未见血流信号，周边见脐血管血流。

（2）脐静脉瘤样扩张：脐带横切面及纵切面显示脐静脉直径明显增大。当脐静脉测值＞9mm或脐静脉肝外段比肝内段宽超过50%时可考虑诊断。频谱多普勒显示管腔内为静脉血流信号，可探及流速增快。

（3）脐带血管瘤：超声表现为脐带局部增粗，见边界清晰的强回声团或呈蜂窝状无回声区。彩色多普勒显示肿块内部可见低速的静脉血流信号。

（4）脐带畸胎瘤：超声表现为无回声、囊实混合回声或实性回声包块，部分内部可见强回声团伴声影。

（5）脐动脉瘤样扩张：超声表现为局部脐动脉明显增宽，呈瘤样无回声区。笔者遇到1例脐动脉瘤样扩张合并多发脐带囊肿及其他软指标和结构异常，染色体核型分析证实为18-三体（图13-4-14）。

【相关异常】

1. 中晚孕期出现的脐带囊肿与胎儿畸形及非整倍体有关，研究显示脐带囊肿病例中高达58.3%胎儿合并单发或多发畸形，以心血管及神经系统畸形较为多见（表13-4-2）。20%以上的脐带囊肿合并胎儿染色体异常，以18-三体异常最为常见，亦可合并13-三体综合征和21-三体综合征。

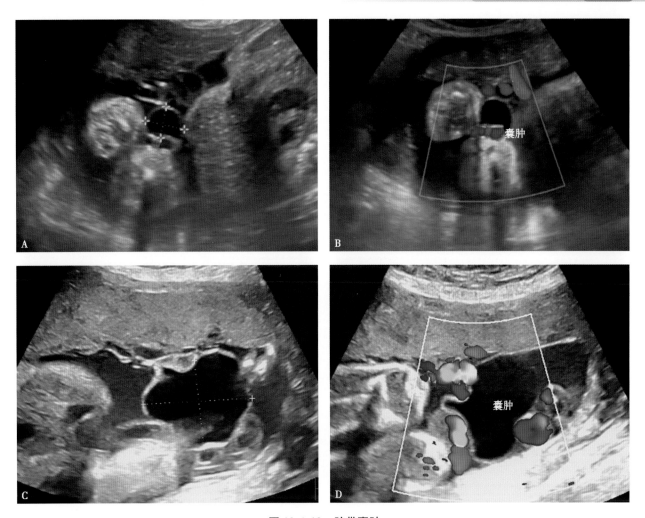

图 13-4-13 脐带囊肿

A. 脐带根部圆形无回声区；B. 彩色多普勒显示其内未见血流信号；C. 脐带近胎盘侧圆形无回声区；D. 彩色多普勒显示其内未见血流信号。

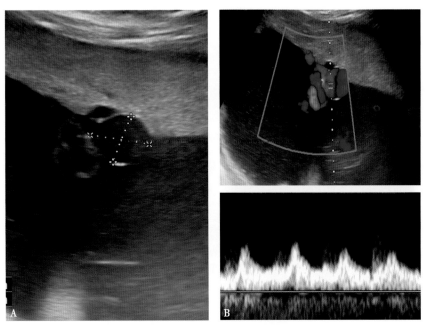

图 13-4-14 脐动脉瘤样扩张

A. 脐带根部圆形无回声区；B. 彩色多普勒显示其探及脐动脉血流信号。

表 13-4-2 胎儿脐带囊肿及合并畸形与异常的超声表现

合并畸形	发生率/%	超声检查表现
消化系统畸形	4.16	肠管扩张
胎儿淋巴水囊瘤	8.33	颈部无回声区
心脏畸形	31.2	左心发育不良综合征和右心室双出口
腹壁畸形	18.7	脐膨出
颜面部畸形	12.5	唇腭裂和小颌畸形

2. 其他类型脐带肿物因发生率低,合并相关异常尚无循证医学证据。

【鉴别诊断】

脐带囊肿要注意与脐带血肿、胎儿脐膨出、脐静脉瘤样扩张及胎盘绒毛膜囊肿鉴别(表 13-4-3)。

【预后评估】

1. 脐带囊肿对胎儿的影响与囊肿大小有关。较小的囊肿一般不影响胎儿生长发育,较大的囊肿可能会压迫脐带血管影响脐血流循环,导致胎儿血供不良甚至胎儿宫内死亡。因此,发现脐带囊肿时应密切观测脐血流,一旦出现胎儿窘迫征象,应及时急诊剖宫产。

2. 脐带血肿可对脐血管造成压迫,轻者可使胎儿缺氧,严重者可致胎儿死亡。

3. 单纯的脐静脉扩张,如不合并其他异常,则妊娠结局良好。

4. 脐带血管瘤若压迫脐静脉,胎儿营养供给量逐渐减少,可出现低体重儿或胎死宫内;若压迫脐动脉,可能出现胎儿代谢废物及过多的体液不能顺利通过脐动脉排出,可能出现胎儿通过增加尿液排出从而维持体液平衡,超声检查时可发现羊水过多的现象。

(张超学 周玮珺)

第五节 羊水过多与过少

一、羊水概念及测量

【概述】

羊水是指羊膜腔内包绕胎儿的液体,是胎儿在宫内生长发育的内环境,与胎儿的生长发育密切相关。羊水量的检测是产科超声检查的重要内容之一。

【病理与临床】

1. 羊水的生成与吸收 妊娠早期的羊水主要来自胎膜,是母体血清经胎膜进入羊膜腔的透析液。中孕期及以后,胎儿的尿液成为羊水的主要来源。孕 11~14 周时,胎儿肾脏开始有排泄功能,膀胱内可见尿液,胎儿血液经肾脏的代谢形成尿液排出至羊膜腔内。随着孕周的增加,胎儿肾脏的排泄功能增强,羊水量逐渐增多。晚孕期胎肺也参与羊水的生成,每日 600~800ml 液体从肺泡分泌至羊膜腔内。生成的羊水通过以下途径吸收:①胎儿吞咽羊水,此途径为羊水吸收的最主要途径。研究表明孕 8~11 周胎儿即有吞咽活动,随着孕龄的增加胎儿的吞咽功能逐渐增强,足月胎儿每日吞咽羊水 500~700ml。吞咽的羊水经消化道吸收进入胎儿血液循环,形成尿液再排至羊膜腔中。②通过胎儿呼吸道、胎肺和角化皮肤吸收羊水,此种方式也可以吸收一部分羊水,但量比较少。③膜内途径吸收羊水,通过胎盘和脐带表面的羊膜上皮吸收羊水,是胎儿和羊膜腔之间羊水的直接交换,可能是通过水通道蛋白进行液体的转化,此途径在羊水吸收中可能起比较重要的作用。④跨膜途径吸收羊水,通过胎膜吸收进入母体进行液体交换。前三种是羊水与胎儿之间的交换,第四种是羊水与母体之间的液体交换。

表 13-4-3 脐带肿物超声鉴别要点

特点	脐带囊肿	脐带血肿	脐膨出	胎盘绒毛膜囊肿	脐静脉瘤样扩张
位置	多位于脐带两端	多位于胎儿端	近胎儿端	胎盘内或与胎盘相连	任何位置,包括脐静脉胎儿腹内段
腹壁	连续	连续	不连续	连续	连续
肿块内容物	液性成分	液性成分或血栓	胎儿脏器	液性成分	血液
灰阶超声	无回声包块,圆形或梭形	囊性为主的混合回声包块	脐根部混合回声包块	无回声	脐带横切面及纵切面显示脐静脉直径明显增大
CDFI	无血流信号	无血流信号	脱出脏器中含有腹腔血管互为相通的血流	无血流信号	无回声区内有血流信号,为脐静脉频谱

CDFI:彩色多普勒血流成像。

此外母儿间的液体交换主要通过胎盘,母体的血容量状态通过胎盘影响了胎儿的血液状态,进而影响了羊水的生成。所以羊水的量随孕龄增长而不断变化,是母体、羊水、胎儿三者间进行双向交换取得动态平衡的结果。羊水的生成和吸收途径中的任何异常,都可以打破这种平衡,从而引起羊水量的异常(图13-5-1)。

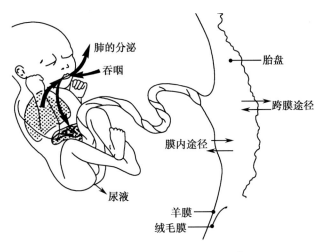

图13-5-1 羊水的生成和吸收示意图

2. 羊水的作用 ①保护胎儿:羊水形成稳定的内环境,避免外环境对胎儿的损伤;给予胎儿自由活动的空间,防止肢体粘连;有利于胎儿体液平衡;促进胎肺的发育;适量的羊水可避免子宫肌壁或胎儿对脐带的压迫;临产宫缩时,羊水可以使宫缩压力均匀分布,避免胎儿局部受压。②保护母体:减少胎动所致的不适感;临产后,前羊水囊扩张子宫颈口及阴道;破膜后羊水冲洗阴道减少感染。

3. 羊水量及评估方法 羊水量随孕周的增长而增多。孕8周时为5～10ml,孕10周时约30ml,孕20周时约400ml,孕38周时约1 000ml,此后羊水量逐渐减少,妊娠足月时羊水量约800ml。国外的一项研究通过染料稀释法或剖宫产时直接测量的方法测量了379例单胎妊娠孕妇的羊水,表明了孕16～41周羊水量的变化趋势(图13-5-2)。

目前尚无准确测量羊水的方法,国外曾有通过羊膜腔穿刺进行染料稀释法或剖宫产时直接测量羊水的方法,但不适合临床应用。超声目前不能对羊水准确定量,但能对羊水量做出较准确的评估。超声对羊水量的评估有两种方法,一种是主观目测法,一种是半定量测量法。半定量测量法有以下几种:①二径线羊水测量,即最大羊水池的水平和垂直径线相乘值,因较烦琐,现已不被广泛使用;②羊膜

腔内羊水的最大垂直深度(deepest vertical pocket, DVP);③羊水指数(amniotic fluid index,AFI)。多数学者主张首先采用目测法,然后再结合测量数据进行判断。目前主要用DVP和AFI两种半定量测量方法。

【超声表现】

1. 测量方法

(1)羊膜腔最大垂直深度(DVP,单位:cm):孕妇仰卧位,探头与身体长轴平行并垂直于地板,寻找宫腔内最大且清晰的羊水池,测量此羊水池的垂直深度。

(2)羊水指数(AFI,单位:cm):以母体脐部为中心,划分出左上、左下、右上、右下四个相等的象限,按照DVP的测量方法,分别测量四个象限内羊水池的最大垂直深度,四个测值之和为羊水指数(图13-5-3)。

2. 测量注意事项 ①测量羊水深度时探头应

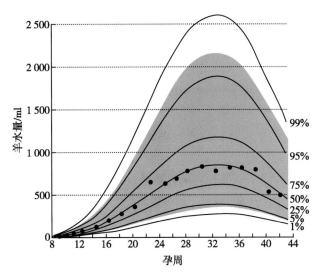

图13-5-2 羊水量与胎龄呈线性相关,点代表每两个孕周的平均值

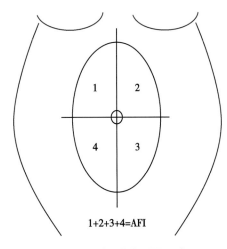

1+2+3+4=AFI

图13-5-3 羊水指数测量示意图

垂直于水平面，而不是垂直于孕妇的腹壁；②测量时应避开胎儿肢体及脐带；③彩色多普勒超声可以显示脐带血流，避免过多测量；④不管用DVP还是AFI测量时，选择的最大羊水池宽度都应≥1cm；⑤选择在胎儿相对固定时测量，胎动频繁时容易造成重复测量或少测量。

3. 羊水正常值 ①目前国内外统一认为DVP的正常值为2～8cm。②目前国内外对AFI正常值的设定标准不统一。有的以孕37周为界，孕37周前正常值为8～24cm，孕37周后正常值为5～20cm。国外大多数报道将5～24cm或5～25cm设定为正常标准。最大上限是24cm或25cm，取决于是选择了第95还是第97百分位数。根据2019年出版的《中国产科超声检查指南》，AFI正常范围为5～25cm。

4. 超声对羊水评估的现状

（1）受羊水量动态变化的影响：以往认为羊水量短期不会发生较大变化，最新认识表明羊水可以随母体生理过程而迅速变化，如大量饮水、活动后及母体位置变化等，由此导致测量值出现暂时性的增多或减少。大多数情况下这种变化所致的羊水量测值差异不会很大，但当羊水量测值接近上、下限时，可能会影响诊断结果。

（2）无法精确定量：二维超声对羊水的评估本身是半定量的。由于胎儿和母体因素，羊水池的体积和形状是动态变化的。不同或相同操作者在不同位置测量，初学者和经验丰富的操作者因为测量技术掌握的标准程度，都会影响最终的测量数值，很难获得对羊水体积的准确评估，特别是在接近正常上、下限时。此外母体脂肪较厚者，受超声伪像的影响，可能会使测量数据减小。

（3）测量方法的选择：超声采取何种方法评估羊水量一直是国内外学者争论的焦点。目测法因为很容易对羊水量进行初步评估，国外部分学者曾主张只采用目测法，不需做进一步测量。但应用DVP和AFI测量可以观察轻度的羊水异常，还能够在连续检查中评估羊水量的变化趋势。AFI测量可以全面评估羊水的分布情况，在病理产科的羊水监护中十分重要。根据《中国产科超声检查指南》，通常孕28周之前采用DVP估测羊水量，28周之后采用AFI。

（4）在进行羊水测量时，为避免胎动引起羊水池再分布，应尽量快速测量，或者四屏幕连续采集，最后测量；可疑过多或过少时，应多次测量取均值；在可疑有脐带的羊水池中可应用彩色多普勒显像避免过度测量。

二、羊水过多

【概述】

羊水过多（polyhydramnios）是羊水量的异常增加，超过2 000ml为羊水过多，发生率是0.2%～2.0%。通常在妊娠中期和晚期进行诊断。

【病理与临床】

羊水过多最常见的病因是胎儿畸形和母体糖尿病。孕中晚期，羊水主要来源于胎儿尿液，羊水的吸收主要依赖于胎儿吞咽，一切引起胎儿尿液生产过多或吞咽功能障碍的畸形均可导致羊水过多。母体糖尿病引起羊水过多的机制尚不清楚，可能是母体的高血糖状态经胎盘循环引起胎儿高血糖而引起的渗透性利尿。另外一些胎盘病变如胎盘巨大血管瘤可增加胎儿循环血量，而导致羊水过多。也有相当一部分羊水过多的病例在产前无法明确病因，称为特发性或自发性羊水过多，分娩后有可能发现潜在的胎儿异常或遗传综合征。羊水过多的程度越重，胎儿异常的风险就越高。根据发生的快慢又分为急性羊水过多和慢性羊水过多，前者是羊水量在数日内急剧增多；后者是羊水量在数周内缓慢增多。

【超声表现】

1. 在超声检查过程中，目测羊膜腔内羊水无回声区异常增多（图13-5-4）。

2. 胎儿活动频繁且幅度较大或胎儿沉于羊膜腔底部。

3. 应用DVP或AFI进行测量。通常将DVP≥8cm或AFI≥25cm作为羊水过多的标准（图13-5-4）。

4. 严重的羊水过多常提示胎儿发育异常，测量DVP或AFI可以初步对羊水过多进行分度，羊水过多的分度标准见表13-5-1。

表13-5-1 羊水过多的分度标准

分度	DVP/cm	AFI/cm
轻度	8～11	25.0～29.9
中度	12～15	30.0～34.9
重度	≥16	≥35

DVP：最大垂直深度；AFI：羊水指数。

【相关异常】

羊水过多容易诊断，但同时要寻找引起羊水过多的原因，特别是中重度羊水过多时，要对以下几个方面做重点评估：

1. 评估胎儿的生长发育状况 测量双顶径（BPD）、头围（HC）、腹围（AC）、股骨长度（FL）生物学测值，

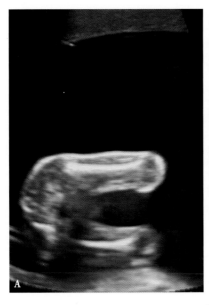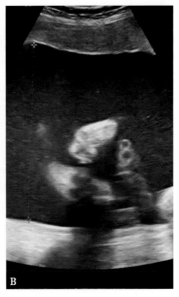

图 13-5-4 羊水过多
A、B 均显示 DVP≥8cm。

观察胎儿生长曲线。宫内生长受限胎儿合并羊水过多时常提示存在染色体异常，比如 13- 三体或 18- 三体等；而巨大儿可能与特发性羊水过多有关。

2. **胎儿系统超声检查** 可以通过超声检查鉴别的相关胎儿结构畸形见表 13-5-2。

表 13-5-2 与羊水过多相关的胎儿结构畸形

累及系统与异常	畸形类型
神经管缺陷	无脑畸形、露脑畸形、脑膨出、脊柱裂、小头畸形
颌面部畸形	无口畸形、唇腭裂、小颌畸形、颈部肿物
消化道畸形	食管闭锁、十二指肠闭锁、环形胰腺、膈疝、腹裂
心血管系统	心脏畸形（Ebstein 畸形、法洛四联症等）、快速型心律失常
泌尿系统	Bartter 综合征（遗传性肾小管疾病）、肾盂输尿管交界处梗阻（反常性羊水过多）
骨骼肌肉系统	关节挛缩、强制性肌萎缩
染色体异常	18- 三体、21- 三体、13- 三体

3. **附属物的检查** 如胎盘大小及有无巨大血管瘤等。

4. **有无先天性感染征象** 通常表现胎儿水肿、肝大、脾大或胎盘大等。

5. **母体疾病** 结构正常胎儿的羊水轻度过多，可能由母体糖尿病、异体免疫和潜在的先天性感染等引起。

6. **发现时间** 发生羊水过多的时间与胎儿畸形有明显的相关性，中孕期羊水过多的胎儿畸形发生率明显高于晚孕期羊水过多者。在早孕期出现的羊水过多，多提示有潜在的病因，除了获得详细的超声检查外，还必须结合遗传学检查等。

【预后评估】

有明确病因的羊水过多胎儿预后与并发的胎儿畸形严重程度密切相关，应根据病因做相应的处理。对于未发现明确因的特发性轻度羊水过多者不需要特殊处理，但新生儿出生后要进行针对性随访。国外文献报道，产前发生特发性羊水过多的胎儿，出生后发现结构或遗传异常的潜在风险从新生儿期的 9% 到 1 岁时的 28% 不等。羊水过多的产前治疗，仅在重度羊水过多的孕妇出现明显不适及呼吸困难等压迫症状时才考虑。

三、羊水过少

【概述】

羊水过少（oligohydramnios）指妊娠期羊水量的异常减少，少于 300ml 为羊水过少。羊水过少的发生率为 0.4%～4%。

【病理与临床】

中孕期以后羊水的主要来源是胎儿的尿液，羊水产生障碍或羊水吸收加快及外漏均可导致羊水过少。引起羊水过少的原因如下：

1. **胎儿结构异常** 这是早中孕期羊水过少最常见的原因，畸形以泌尿系统畸形为主，如双肾不发育或发育不良、双肾多囊肾、输尿管或尿道梗阻、膀胱外翻等。

2. **胎盘功能减退** 这是中晚孕期单纯性羊水

过少较常见的原因。过期妊娠及母体因素等引起的胎盘退行性变导致胎盘功能减退，从而使胎儿发生慢性缺氧、血液重新分配，导致肾血流量降低及胎儿尿液生成减少，最终引起羊水过少及胎儿生长受限。

3. **母体因素**　母体血容量不足或孕妇血浆渗透压增高，使胎儿血容量减少及血浆渗透压增高，从而使尿液生成减少。

4. **胎膜早破及羊膜病变**　若胎膜早破后羊水外漏速度超过羊水生成速度，可导致羊水过少。部分羊水过少可能与羊膜通透性改变有关，炎症、宫内感染造成羊膜通透性增加，从而使羊水减少。

5. **药物因素**　孕妇口服利尿剂、血管紧张素转化酶抑制剂（如卡托普利）、前列腺素合成酶抑制剂（如吲哚美辛）、血管紧张素受体拮抗剂（如氯沙坦）等可以使羊水生成减少。

【超声表现】

1. 超声检查时，目测羊膜腔胎儿周围极少羊水暗区或无明显羊水暗区（图13-5-5）。

2. 胎儿紧贴子宫壁及胎盘，躯干及肢体明显蜷缩，胎动减少或无明显胎动。

3. 应用 DVP 或 AFI 进行测量。DVP≤2cm 或 AFI≤5cm 为羊水过少。

【相关异常】

和羊水过多一样，羊水过少只是一个表象，发现潜在病因是其关键，关系到胎儿的预后及临床处理方式。羊水过少时，胎儿周围无羊水的衬托，较难清晰显示胎儿结构，可采用低频和高频探头相结合的方式，除了系统的胎儿结构检查外，应对以下内容做重点评估：

1. **胎儿泌尿系统的检查**　胎儿双肾的位置、大小、形态、内部回声及双肾血管的显示；双侧肾上腺的位置；输尿管有无扩张；膀胱的有无及形态；会阴部有无结构异常。

2. **进行胎儿生长发育的评估**　观察胎儿各项生物学测值是否小于孕周，有无生长受限。

3. **胎盘功能的评估**　观察胎盘大小、内部回声并进行胎盘血流动力学评估。

4. **相关畸形**　注意有无因羊水过少的机械性压迫所致的胎儿畸形，如 Potter 综合征导致的耳低位、眼距过远、小颌畸形、扁平鼻、内眦赘皮、皮肤皱褶、四肢挛缩、足内翻畸形、短头畸形、肺发育不良等。

【预后评估】

胎儿结构畸形及染色体异常引起的羊水过少一般出现较早，母体、胎盘因素及胎儿生长受限引起的羊水过少一般在中晚孕期出现。一旦发现羊水过少，应筛查胎儿是否存在结构畸形并进行胎儿生长发育评估。此外还应询问孕妇的相关病史并进行体格检查。任何原因导致的长期羊水过少都会增加胎儿肺发育不良的风险。中晚孕期羊水过少还增加胎儿宫内窘迫及新生儿窒息的风险。对临近足月且无严重结构畸形的胎儿，可在短期内超声重复测量羊水量，并进行胎心监护及胎盘功能测定，制订周密的处理方案，择期终止妊娠。

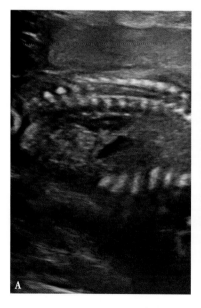
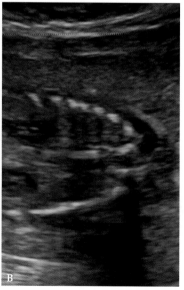

图13-5-5　羊水过少

A（胎儿矢状面）、B（胎儿冠状面）均显示胎儿双肾区未见肾脏回声，双侧肾上腺呈"平卧征"，胎体周围未见明显羊水无回声。

对尚未足月的胎儿可通过孕妇水疗法、羊膜腔灌注及药物治疗等增加羊水量以保证胎儿生长发育的活动空间，防止胎儿、胎盘、脐带被压迫和胎儿窘迫。

四、双胎之羊水过多与过少

【概述】

双胎妊娠分为双绒毛膜双胎和单绒毛膜双胎，前者两个胎儿各自有独立的胎盘供血，羊水过多或过少的病因大致等同于单胎妊娠；后者两个胎儿共用一个胎盘，所以羊水异常的原因还有其特殊性。两者均可表现为羊水量一致，均为过多或者过少；也可表现为羊水量不一致，一胎正常而另一胎过多或者过少，一胎过多而另一胎过少。

【病理与临床】

双胎羊水量一致的情况下，羊水过多或过少多由两胎儿本身、母体因素或胎盘病变引起。羊水量不一致时如一胎羊水量正常，另一胎羊水过多或过少多由此胎儿畸形或附属物异常引起。双胎之一胎儿羊水过多，一胎羊水过少，也称为一胎羊水过少/一胎羊水过多序列征（twin oligohydramnios/polyhydramnios sequence，TOPS），这是我们讨论的重点，发病机制除了上述原因外，还包括双胎输血综合征（twin-twin transfusion syndrome，TTTS）和选择性宫内生长受限（selective intrauterine growth retardation，sIUGR）两种特殊情况。TTTS中供血胎儿血液灌注少出现羊水过少甚至无羊水而贴附于子宫壁上，形成明显的"贴附儿"，同时伴有生长发育迟缓；而受血胎儿血液灌注多而出现羊水过多，胎儿较大。sIUGR中小胎儿脐带入口常在胎盘边缘处，血液灌注较差，胎儿生长发育迟缓，羊水过少，另一胎儿血液灌注相对正常，两胎儿羊水差异没有TTTS大。

【超声表现】

目测两胎儿周围羊水有无异常，并应用DVP测量，有以下几种表现：

1. **均明显增多** 两胎儿周围羊水均明显增多，两胎儿活动幅度大或沉于羊膜腔底部；DVP均≥8cm。

2. **均明显减少** 两胎儿周围羊水均明显减少，两胎儿紧贴在一起，活动明显受限；DVP均≤2cm。

3. **一胎增多/一胎正常** 一胎周围羊水明显增多，DVP≥8cm；另一胎儿周围羊水相对正常，DVP为2～8cm。

4. **一胎减少/一胎正常** 一胎周围羊水明显减少，DVP≤2cm；另一胎儿周围羊水相对正常，DVP为2～8cm。

5. **一胎增多/一胎减少** 羊水明显不一致，一胎周围见大量羊水，DVP≥8cm；一胎周围羊水很少，DVP≤2cm或无明显羊水，胎儿活动明显受限，严重者贴附于一侧宫壁，形成"贴附儿"（图13-5-6）。

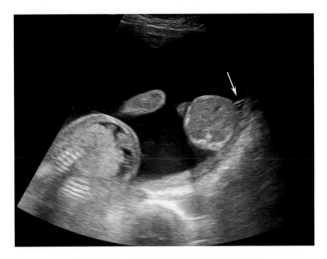

图13-5-6 两胎儿羊水量明显不一致
一胎过多伴胎儿水肿，一胎过少，胎儿贴附于左侧宫壁（箭头）。

【相关异常】

双胎检查本身难度很大，如合并羊水异常，更增加了检查的难度，应仔细对以下内容做详细评估。

1. **确定绒毛膜性** 如单绒毛膜双胎时，两胎之间的隔膜比较纤细，特别是合并羊水过少时，隔膜贴附于胎儿表面常难以显示，要仔细查看。

2. **对两胎儿生长发育的评估** 当两胎儿体重相差20%以上时，应警惕有无TTTS及sIUGR的存在。TTTS Ⅰ期供血儿羊水过少，受血儿羊水过多，两者羊水量有明显差异。sIUGR中小胎儿表现为羊水过少，但另一胎不存在羊水过多。

3. **对两胎儿系统超声筛查检查** 各自有无引起羊水过多或过少的结构畸形，如一胎双肾缺如，该羊膜腔无羊水，胎儿也可以表现为"贴附儿"；如一胎有神经管畸形，该羊膜腔羊水过多，另一胎儿可受压而位置固定，此时要注意鉴别。如两胎儿无明显结构畸形，应重点观察两胎儿膀胱、心脏、脐动脉、大脑中动脉及有无水肿等。TTTS及sIUGR小胎儿都可以表现为膀胱不显示、脐动脉阻力增高或舒张期断流、大脑中动脉阻力减低等血液低灌注及胎儿宫内缺氧表现。但TTTS及sIUGR大胎儿可能表现不同，TTTS中大胎儿可能会表现为高血容量状态如心脏增大、三尖瓣大量反流、心功能异常等，严重者可导致大胎儿水肿甚至胎死宫内；而sIUGR中大胎儿较少出现高血容量状态。

4. 查看两胎儿脐带插入点　当两胎儿体重和羊水存在明显差异时，应仔细观察小胎儿脐带及插入点位置，是否有脐带边缘性插入或帆状插入。对于单绒毛膜双羊膜囊双胎，从 16 周开始，应每两周进行一次超声检查，详细记录两胎儿的脐带胎盘入口及羊水量。若羊水量出现明显变化，应详细结合既往检查帮助明确诊断并根据单绒毛膜双羊膜囊双胎管理指南进行管理。

【预后评估】

双胎妊娠本身属于高危妊娠，如合并羊水过多或过少，风险更高。特别是 TTTS 和 sIUGR 是双胎妊娠中较为严重的并发症，具有较高的产前及围生期死亡率。对于两个羊膜腔羊水量明显不一致时，应警惕 TTTS 和 sIUGR 的发生，如初次不能明确诊断者，应密切随访，观察两胎儿动态变化，尽早明确病因对临床采取相应措施有重要意义。

（张超学　杨金燕）

参 考 文 献

1. JAUNIAUX E, BHIDE A. Prenatal ultrasound diagnosis and outcome of placenta previa accreta after cesarean delivery: a systematic review and meta-analysis [J]. Am J Obstet Gynecol, 2017, 217 (1): 27-36.

2. SALMANIAN B, FOX K A, ARIAN S E, et al. In vitro fertilization as an independent risk factor for placenta accreta spectrum [J]. Am J Obstet Gynecol, 2020, 223 (4): 568, e1-e5.

3. ZHANG L, BI S, DU L, et al. Effect of previous placenta previa on outcome of next pregnancy: a 10-year retrospective cohort study [J]. BMC Pregnancy Childbirth, 2020, 20 (1): 212.

4. BOROOMAND FARD M, KASRAEIAN M, VAFAEI H, et al. Introducing an efficient model for the prediction of placenta accreta spectrum using the MCP regression approach based on sonography indexes: how efficient is sonography in diagnosing accreta? [J]. BMC Pregnancy Childbirth, 2020, 20 (1): 111.

5. PETERSEN S H, BERGH C, GISSLER M, et al. Time trends in placenta-mediated pregnancy complications after assisted reproductive technology in the Nordic countries [J]. Am J Obstet Gynecol, 2020, 223 (2): 226, e1-e19.

6. JAUNIAUX E, CHANTRAINE F, SILVER R M, et al. FIGO consensus guidelines on placenta accreta spectrum disorders: Epidemiology [J]. Int J Gynaecol Obstet, 2018, 140 (3): 265-273.

7. COLLINS S L, ASHCROFT A, BRAUN T, et al. Proposal for standardized ultrasound descriptors of abnormally invasive placenta (AIP) [J]. Ultrasound Obstet Gynecol, 2016, 47 (3): 271-275.

8. PARIENTE G, WIZNITZER A, SERGIENKO R, et al. Placental abruption: critical analysis of risk factors and perinatal outcomes [J]. J Matern Fetal Neonatal Med, 2011, 24 (5): 698-702.

9. ANANTH C V, OYELESE Y, YEO L, et al. Placental abruption in the United States, 1979 through 2001: temporal trends and potential determinants [J]. Am J Obstet Gynecol, 2005, 192 (1): 191-198.

10. HUNG T H, HSIEH C C, HSU J J, et al. Risk factors for placental abruption in an Asian population [J]. Reprod Sci, 2007, 14 (1): 59-65.

11. TIKKANEN M. Placental abruption: epidemiology, risk factors and consequences [J]. Acta Obstet Gynecol Scand, 2011, 90 (2): 140-149.

12. KOVO M, GONEN N, SCHREIBER L, et al. Histologic chorioamnionitis concomitant placental abruption and its effects on pregnancy outcome [J]. Placenta, 2020, 94: 39-43.

13. MORALES-ROSELLO J, KHALIL A, AKHOUNDOVA F, et al. Fetal cerebral and umbilical Doppler in pregnancies complicated by late-onset placental abruption [J]. J Matern Fetal Neonatal Med, 2017, 30 (11): 1320-1324.

14. SHINDE G R, VASWANI B P, PATANGE R P, et al. Diagnostic Performance of Ultrasonography for Detection of Abruption and Its Clinical Correlation and Maternal and Foetal Outcome [J]. J Clin Diagn Res, 2016, 10 (8): QC04-QC07.

15. KURAKAZU M, KURAKAZU M, MURATA M, et al. A partial supernumerary umbilical vein: a case report [J]. J Med Case Rep, 2019, 13 (1): 149.

16. KANON D, BILSBOROUGH C. Patient information system utilizes central dictation system [J]. Hospitals, 1969, 43 (19): 56-59.

17. LINDE L E, RASMUSSEN S, KESSLER J, et al. Extreme umbilical cord lengths, cord knot and entanglement: Risk factors and risk of adverse outcomes, a population-based study [J]. PLoS One, 2018, 13 (3): e0194814.

18. ISMAIL K I, HANNIGAN A, O'DONOGHUE K, et al. Abnormal placental cord insertion and adverse pregnancy outcomes: a systematic review and meta-analysis [J]. Syst Rev, 2017, 6 (1): 242.

19. KUWATA T, SUZUKI H, MATSUBARA S. The 'mangrove sign' for velamentous umbilical cord insertion [J]. Ultrasound Obstet Gynecol, 2012, 40(2): 241-242.

20. LIM K I, BUTT K, NAUD K, et al. Amniotic fluid: technical update on physiology and measurement [J]. J Obstet Gynaecol Can, 2017, 39(1): 52-58.

21. SANDLIN A T, CHAUHAN S P, MAGANN E F. Clinical relevance of sonographically estimated amniotic fluid volume: polyhydramnios [J]. J Ultrasound Med, 2013, 32(5): 851-863.

22. PRI-PAZ S, KHALEK N, FUCHS K M, et al. Maximal amniotic fluid index as a prognostic factor in pregnancies complicated by polyhydramnios [J]. Ultrasound Obstet Gynecol, 2012, 39(6): 648-653.

23. WIEGAND S L, BEAMON C J, CHESCHEIR N C, et al. Idiopathic polyhydramnios: severity and perinatal morbidity [J]. Am J Perinatol, 2016, 33(7): 658-664.

24. ODIBO I N, WHITTEMORE B S, HUGHES D S, et al. Addition of color Doppler sonography for detection of amniotic fluid disturbances and its implications on perinatal outcomes [J]. J Ultrasound Med, 2017, 36(9): 1875-1881.

25. SOCIETY FOR MATERNAL-FETAL MEDICINE. ELECTRONIC ADDRESS P S O, DASHE J S, PRESSMAN E K, et al. SMFM Consult Series #46: Evaluation and management of polyhydramnios [J]. Am J Obstet Gynecol, 2018, 219(4): B2-B8.

26. ABELE H, STARZ S, HOOPMANN M, et al. Idiopathic polyhydramnios and postnatal abnormalities [J]. Fetal Diagn Ther, 2012, 32(4): 251-255.

27. BEALL M H, VAN DEN WIJNGAARD J P, VAN GEMERT M J, et al. Amniotic fluid water dynamics [J]. Placenta, 2007, 28(8/9): 816-823.

28. MODENA A B, FIENI S. Amniotic fluid dynamics [J]. Acta Biomed, 2004, 75 Suppl 1: 11-13.

29. 李胜利. 胎儿畸形产前超声诊断学 [M]. 北京: 人民军医出版社, 2014: 534-536.

30. 李琴, 邓学东, 王中阳, 等. 凶险型前置胎盘合并胎盘植入的产前超声诊断分析 [J/CD]. 中华医学超声杂志(电子版), 2016, 13(3): 218-223.

31. 董晓静, 顾向应, 刘欣燕. 妊娠早期胎盘绒毛植入诊治专家指导意见 [J]. 中国计划生育学杂志, 2020, 28(6): 790-793.

32. 金力, 陈蔚琳, 周应芳. 剖宫产术后子宫瘢痕妊娠诊治专家共识(2016)[J]. 中华妇产科杂志, 2016, 51(8): 568-572.

33. 种轶文, 张爱青, 王妍, 等. 超声评分系统预测胎盘植入凶险程度的价值 [J]. 中华围产医学杂志, 2016, 19(9): 705-709.

34. 谢幸, 苟文丽. 妇产科学 [M]. 8 版. 北京: 人民卫生出版社, 2013.

35. 程蔚蔚, 林穗青. 胎盘早剥并发子宫胎盘卒中的危险因素分析 [J]. 中华妇产科杂志, 2008, 43(8): 593-596.

36. 谭金秀, 彭国庆, 陈其能, 等. 33 例胎盘早剥的 B 超诊断 [J]. 中华围产医学杂志, 2005, 8(1): 19-21.

37. 金晶. 胎盘早剥的超声诊断要点及漏、误诊分析 [J]. 影像研究与医学应用, 2020, 4(8): 111-112.

38. 王敏. CDFI 及血流动力学对胎盘早剥诊断的研究 [J]. 中国超声诊断杂志, 2005, 6(10): 763-765.

39. 范建华, 高艳多, 伍玉晗, 等. 胎盘早剥的产前超声诊断及临床价值 [J]. 华南国防医学杂志, 2020, 34(1): 23-26.

40. 杨慧霞, 贺晶, 马润玫, 等. 胎盘早剥的临床诊断与处理规范(第 1 版)[J]. 中华妇产科杂志, 2012, 47(12): 957-958.

41. 徐冬, 梁琤, 徐静薇, 等. 1212 例胎盘早剥及漏误诊原因分析 [J]. 中华妇产科杂志, 2017, 52(5): 294-300.

42. 王晓波, 陈忠, 邓连桂, 等. 帆状胎盘的彩色多普勒超声征象及其临床意义 [J]. 中国超声医学杂志, 2015, 31(12): 1108-1111.

43. 李伟, 李玉兰. 胎儿脐带真结 2 例 [J]. 中国超声医学杂志, 2018, 34(9): 863.

44. 唐莉, 林颖虹, 朱艺玲, 等. 二维及彩色多普勒超声诊断胎儿脐带扭转的临床分析 [J]. 中国超声医学杂志, 2005, 21(8): 615-618.

45. 李胜利, 廖伊梅, Guoyang Luo 等. 基于循证医学的产前超声检查对脐带螺旋结构的评价及其误区 [J]. 中华妇产科杂志, 2019, 54(2): 126-130.

46. 谢幸, 孔北华, 段涛. 妇产科学 [M]. 9 版. 北京: 人民卫生出版社, 2018: 36-37.

47. 卫炜, 王红, 王建华. 羊水过多与胎儿畸形的超声诊断相关性分析 [J]. 中国优生与遗传杂志, 2015, 23(5): 86-87.

48. 李晓青, 卢彦平. 妊娠中期羊水过少的病因学研究进展 [J]. 中华围产医学杂志, 2018, 21(12): 846-849.

49. 李胜利, 罗国阳. 胎儿畸形产前超声诊断学 [M]. 2 版. 北京: 科学出版社, 2017: 840-846.

第十四章 胎儿肿瘤

胎儿肿瘤少见，文献报道发生率为（1.7～13.5）/100 000 例活产儿，国外数据显示在 0.5% 的死胎和 1.2% 的出生缺陷儿中发现了胎儿肿瘤。近些年随着产前诊断技术和母胎医学的发展，胎儿肿瘤的检出率显著提高，许多病例在孕中、晚期被诊断。胎儿肿瘤虽然少见，但对胎儿和母体健康可能有严重影响，及时发现并诊断，对胎儿、母体及新生儿诊疗非常重要，多学科合作有助于胎儿肿瘤的产前处理、分娩方式选择和产后新生儿期的管理。

第一节 胎儿肿瘤概况

一、胎儿肿瘤发生的原因和机制

胎儿肿瘤发生的具体机制目前尚不十分清楚。一种假说认为，胚胎性肿瘤是细胞分化或增殖调控失常所致的。在某一器官或组织形成过程中，由于某种原因导致细胞增生过多，超过这种器官或组织的正常需要量，使胚胎细胞异常生长、发育成为胚胎性肿瘤。在组织培养及活体中，肿瘤细胞的转化是一个动态复杂的过程，大致可分为初始期、增殖期、进展期。初始期具有潜在恶性肿瘤特性的初始肿瘤细胞持续存在于体内，到增殖期开始无性繁殖，最终在进展期已转化的细胞发展成为肿瘤，部分出现远处转移。还有一种假说是胚胎性肿瘤发生的基因学说，认为胚胎性肿瘤是遗传物质发生两次突变的结果。

二、胎儿肿瘤的分类

目前没有被广泛接受的胎儿肿瘤分类方法，多数学者建议根据肿瘤发生部位来分类，分为颅内肿瘤、颜面部和颈部肿瘤、胸部（包括心脏和纵隔）肿瘤、腹部肿瘤、骶尾部肿瘤、生殖肿瘤、肢体及皮肤肿瘤等。本章将按照肿瘤发生的部位进行分类阐述。

此外，关于胎儿肿瘤分类，不同研究对胎儿肿瘤组织病理学的纳入范围存在分歧。有些学者认为血管瘤、淋巴管瘤应属于先天性异常，不属于胎儿肿瘤；尽管这些类肿瘤样病变不属于真正意义上的肿瘤，但有可能对胎儿引起严重后果，因此将其均归类到胎儿肿瘤范畴进行研究。笔者考虑胎儿脉管性疾病较为常见，而目前现有的胎儿超声文献很少涉及，特将该类病变列入本章第八节阐述。

三、胎儿肿瘤的生物学行为和预后

了解胎儿期不同肿瘤类型及其生物学行为，是临床咨询和产科处理的基础。胎儿肿瘤的预后与肿块的位置和大小、组织学类型和生物学行为、产后手术可切除性及新生儿的出生状况相关。从组织学类型和发生部位来说，畸胎瘤预后最差，血管瘤预后最好；腹部和胸部肿瘤预后相对较好，而颅内、颈部和骶尾部肿瘤患儿存活率相对较低。胎儿肿瘤的组织学特征、生物学行为及预后与儿童和成人有许多不同，有些胎儿肿瘤在组织学上表现为恶性，但在新生儿期及婴儿期可表现为良性，如 1 岁以内的肝母细胞瘤、先天性神经母细胞瘤、先天性纤维瘤及骶尾部畸胎瘤等；有些胎儿肿瘤在组织学上表现为良性，但由于引起血流动力学改变或出生后阻塞胎儿呼吸道等可导致胎儿水肿、窒息甚至死亡。

四、胎儿肿瘤与畸形的关系

胎儿肿瘤的发生与畸形的发生有着共同的机制，两者对损害因子同时或先后发生反应。胎儿是发生畸形还是发生肿瘤，或两者都发生，或都不发生，取决于胚胎或胎儿细胞分化程度、代谢状态、免疫状态及损害因子作用时间的长短。许多生物、理化因子对胚胎及胎儿具有致畸作用，对新生儿有明显致癌作用，如果致畸因子作用于宫内胎儿，出生后具有肿瘤易患倾向。

五、胎儿肿瘤与染色体异常的关系

部分胎儿肿瘤与染色体异常相关，如：50%～60% 的颈部淋巴管水囊瘤胎儿合并特纳综合征、21- 三体综合征等；50% 的 18- 三体综合征胎儿有脉络丛囊肿；多发性心脏横纹肌瘤与结节性硬化症关系密切；双侧视网膜母细胞瘤大多与父母突变的基因遗传有关等。因此，如果发现胎儿肿瘤，进行染色体核型分析是必要的。

六、胎儿肿瘤产前超声诊断

1. 超声诊断难点 由于部分肿瘤超声表现同图异病，或者肿块小且缺乏特征性声像，产前超声难以鉴别肿瘤的组织学类型；少数肿瘤体积过大，周围组织、器官受压变形，肿瘤的确切来源难以确定。

2. 超声诊断要点

（1）肿瘤的内部回声：囊性肿瘤表现为无回声、边界清晰、有包膜、后方回声增强；需与正常含液性器官及非肿瘤性积液相区别（如胆囊、胃泡、膀胱、肠管及脐静脉腹内段；腹膜炎假性囊肿、脐尿管囊肿、肠重复囊肿、子宫阴道积液、出血性囊肿等）。实质性肿瘤可表现为低回声、等回声、高回声或强回声肿块，肿瘤的占位效应有助于诊断；当肿瘤内部出现钙化、液化、水肿、出血等改变时，则会表现出混合性回声相应的超声特征。

（2）肿瘤的彩色多普勒表现：肿瘤内部有血流信号，是与各类出血性病变鉴别的要点，肿瘤滋养血管的显示是鉴别诊断的重要依据。

（3）受累器官超声表现：正常结构部分或完全消失，形态失常，内部回声发生改变，相邻器官受压、移位或发育不良等。受累脏器内部血管分布异常及周边血管移位、内径改变、动静脉分流等，对于边界不清的肿块有时是诊断的线索。

（4）全身继发性表现：几乎 50% 的胎儿肿瘤伴有羊水过多；一些体积较大、实性成分多、血管丰富的肿块，可引起胎儿循环负荷增大、心力衰竭、胎儿水肿甚至死亡。

（5）胎儿肿瘤的检查应重视整个孕期，特别是晚孕期。一次超声检查可能难以明确诊断，无法预测肿瘤的生长速度及恶性程度，需要保持动态随访；对部分肿瘤的定位有局限性，如腹膜后及颅内肿瘤，建议结合磁共振成像（MRI）等多种手段综合判断。

七、其他检查

MRI 是产前诊断胎儿肿瘤的一种有效的辅助诊断方法，能清晰判断肿瘤与周围组织关系，对血液的分解产物很敏感，可更好地判定血肿或肿瘤的范围。对于腹膜后及颅内肿瘤和出血性病变的诊断具有一定的优势。

母体血清甲胎蛋白（AFP）升高可见于未成熟畸胎瘤、肝母细胞瘤、颅内肿瘤、血管瘤、内胚窦瘤。羊水中尿儿茶酚胺及其代谢产物 3- 甲氧基 -4- 羟基扁桃酸的浓度检测有助于胎儿神经母细胞瘤的诊断。

在影像学检查不能确诊时，某些胎儿肿瘤可通过超声或胎儿镜引导下取活组织病理学检查以明确诊断。

八、胎儿肿瘤的治疗

大约 20% 的胎儿肿瘤随孕周增加会自然消退，准确判断肿瘤是否需要干预非常重要。胎儿肿瘤治疗应该遵循医学伦理学原则，其目的是有利于胎儿生长发育，预防和避免严重的不可逆转的并发症。开展治疗的医院不仅需要相应的设备，还需多学科专家团队的支持与合作。

（袁红霞　徐　星）

第二节　胎儿颅内肿瘤

【概述】

胎儿颅内肿瘤是指出生时发现和生后 1 年内诊断的肿瘤。以畸胎瘤最为多见，约占 60%，其次为胶质细胞瘤（包含所有神经上皮源性肿瘤）占 30%，其他来源占 10%，因此，颅内肿瘤可分为畸胎瘤和非畸胎性肿瘤。非畸胎性肿瘤包括神经上皮性肿瘤（如星形细胞瘤、神经胶质混合瘤、胶质母细胞瘤、脉络丛乳头状瘤、成神经管细胞瘤等），间叶组织肿瘤（如颅咽管瘤）和其他不同来源的肿瘤（如胼胝体脂肪瘤和并发心脏横纹肌瘤的结节性硬化症）。检出时间通常在中孕后期或晚孕期，甚至在出生后才能被诊断。胎儿颅内肿瘤与儿童和成人不同，通常位于幕上脑中线处，以松果体、鞍上区域多见，也可发生在第三脑室、侧脑室和第四脑室。

【病理与临床】

胎儿颅内肿瘤罕见，据报道占所有小儿肿瘤的 0.5%～1.9%，在活产儿中发病率为 (1.1～3.4)/100 000，因胎死宫内或新生儿早期死亡，很难准确评估其实际发病率。围生期神经胶质肿瘤主要有星形细胞瘤、髓母细胞瘤和脉络丛乳头状瘤，非神经胶质肿瘤主要为畸胎瘤。死胎中由畸胎瘤导致的病例数最多，占比超过 1/3。

目前对于胎儿期肿瘤的发生和恶变的原因尚不明确，虽然发现有药物、病毒和电离辐射可导致中枢神经系统畸形，但罕见有相关文献报道胎儿肿瘤的发病机制。男女发病率未见明显差异。胎儿颅内肿瘤通常为散发，不合并其他畸形。但下丘脑错构母细胞瘤例外，它是 Pallister-Hall 综合征的典型表现，另外神经纤维瘤病 I 型与结节性硬化症、脉络丛乳头状瘤和 Aicardi 综合征、血管母细胞瘤和希佩尔 - 林道病（von Hippel-Lindau disease）存在明确相关性。染色体微阵列分析发现少数病例相关染色体有微重复或缺失。

【超声表现】

胎儿颅内肿瘤的临床特征和生长位置与儿童和成人完全不同，主要表现为脑积水、巨头畸形及颅内出血、硬膜下血肿、颅骨变形和骨缺陷，约 2/3 发生在小脑幕上，其余在幕下。畸胎瘤、原始神经外胚层肿瘤、松果体母细胞瘤可出现在脑中线、松果体和第三脑室区域。星形细胞瘤位于大脑皮质内，多数与硬脑膜关系密切。

胎儿颅内肿瘤直接超声表现为颅内占位性病变，脑组织结构紊乱，伴有钙化及囊性改变。间接超声表现可有脑中线偏移，脑室系统受压出现脑室扩张、脑积水、巨头畸形，可继发羊水过多、胎儿水肿、心力衰竭等表现。

1. **畸胎瘤（teratoma）**　畸胎瘤是胎儿颅内肿瘤最常见的组织学类型（图 14-2-1），多发生在小脑幕上脑中线附近，松果体区最常见，其次为鞍区，通常生长迅速，体积较大，常缺乏成人畸胎瘤典型超声特征。成熟型畸胎瘤因瘤内含有脂肪、软组织、牙齿、软骨、骨骼和血管等成分不同，超声表现各异，多表现为囊实混合性包块，部分病例伴囊性和 / 或钙化成分；未成熟型畸胎瘤多表现为不规则实性肿物，正常脑结构受损，严重病例甚至侵犯颅骨、口咽部或眼眶向外突出。成熟型和未成熟型畸胎瘤影像学检查难以鉴别。

2. **胶质瘤（glioma）**　也称为神经胶质瘤，发病率位居先天性颅内肿瘤第二位，广义是指所有神经上皮来源的肿瘤，狭义是指源于各类胶质细胞的肿瘤。根据世界卫生组织（WHO）1999 年的分类方案分为星形细胞瘤（图 14-2-2）、少突胶质细胞瘤、神经

胶质混合瘤（图 14-2-3）、室管膜瘤、脉络丛肿瘤等，以星形细胞瘤最多见。星形细胞瘤常见的原发部位是大脑半球，通常体积大，生长迅速，可累及数个脑叶。小的胶质细胞瘤超声表现为等回声或高回声团块；较大的胶质细胞瘤无明显边界，在声像图上与畸胎瘤常难以区分，可能的鉴别点是胶质细胞瘤内可能存在出血，其回声与瘤内出血量的多少和发生时间相关，需要与颅内出血、颅内感染组织坏死液化等鉴别，另外，胶质细胞瘤与硬脑膜容易发生粘连。MRI 对血液的分解产物很敏感，可以结合 MRI 检查进一步明确诊断。

3. **脉络丛乳头状瘤（choroid plexus papilloma）**　又称脉络丛上皮瘤，是来源于脉络丛上皮细胞的良性肿瘤，在先天性颅内肿瘤中位居第三，大多发生在侧脑室，以侧脑室三角区多见，也可见于第四脑室，第三脑室少见，脉络丛乳头状瘤很少发生囊性变和出血坏死，约 10% 可发生癌变。超声表现为病变侧侧脑室扩张，脉络丛见高回声肿物，多数病例边界清，形态规则；肿块内可见血流信号，该特征有助于与侧脑室出血相鉴别。对于脉络丛乳头状瘤和脉络丛乳头状瘤，目前影像学检查方法尚难以区分。

4. **颅咽管瘤（craniopharyngioma）**　颅咽管瘤是一种罕见的先天颅内间叶组织肿瘤，是由颅咽管残余的上皮细胞发展而来的一种胚胎残余组织肿瘤，占所有先天性中枢神经系统肿瘤的 2%～5%，好发于鞍上区域。超声多表现为不均质高回声肿块，与畸胎瘤、星形细胞瘤鉴别困难。虽然在组织学上是良性的，但肿瘤的体积大，可导致脑实质的明显破坏和脑积水。

5. **结节性硬化症（tuberous sclerosis，TSC）**　又称 Bourneville 病，是一种常染色体显性遗传的神经皮肤综合征，TSC1、TSC2 基因突变是其主要原因，来源于外胚层组织的器官发育异常，可出现脑、皮肤、周围神经、肾脏等多器官组织受累。超声表现为室管膜下脑室边缘及大脑皮质表面多个结节状稍高回声病灶（图 14-2-4），使用低频探头检查部分病变与周围脑实质回声相近时容易漏诊，经阴道超声检查或高分辨率经腹部探头检查有助于发现病变。另外，颅内结节有时与颅内出血鉴别困难，若合并有心脏横纹肌瘤，结节性硬化症家族史有助于提示诊断。

6. **脂肪瘤（lipoma）**　先天性颅内脂肪瘤可发生于颅内任何部位，多发生在脑中线附近，最常见的部位是胼胝体区（图 14-2-5），约占 1/2，也可发生在四叠体池、鞍上池，位于胼胝体区的脂肪瘤约 50% 伴

有胼胝体发育不良或缺如；Shinar 等认为也可表现为胼胝体增厚。脂肪瘤成分单一，超声表现为结节状或长条状高回声，边缘较光滑，回声均匀，瘤内可有细微血流信号。当发现胼周脂肪瘤时需考虑是否合并罕见的 Pai 综合征（上唇正中裂、面部皮肤息肉和中枢神经系统脂肪瘤）。当颅脑横断面发现脑中线区高回声病变时，应高度怀疑脂肪瘤，此时，需要通过获取正中矢状切面、超低速血流显像或三维容积成像，观察胼胝体及胼周动脉发育情况，避免漏诊胼胝体发育不良或缺如。

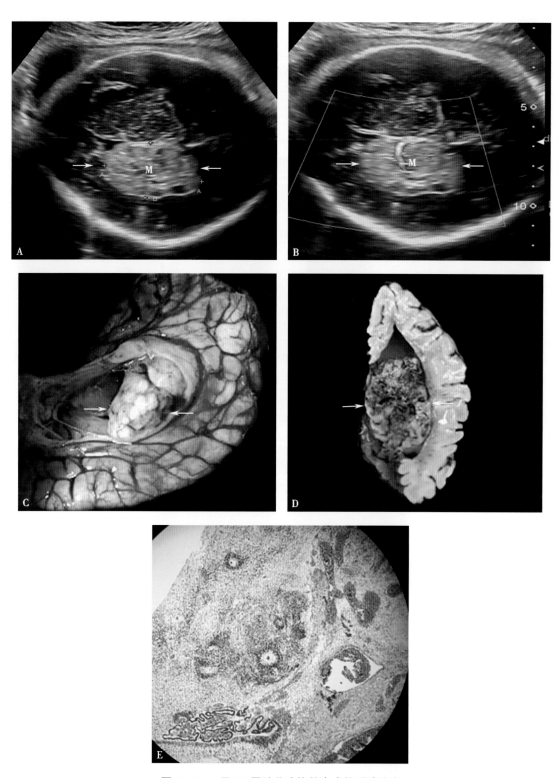

图 14-2-1　孕 37 周胎儿脉络丛未成熟型畸胎瘤

A、B. 胎儿颅脑横切面二维及彩色多普勒显示左侧脉络丛混合性占位病变（M，两箭头示边界），边界欠清，回声杂乱，其内可见线状血流信号，左侧脉络丛仅部分显示；C、D. 病理解剖标本及固定后标本显示侧脑室内占位性病变（箭头）；E. 病理证实为脉络丛未成熟型畸胎瘤。

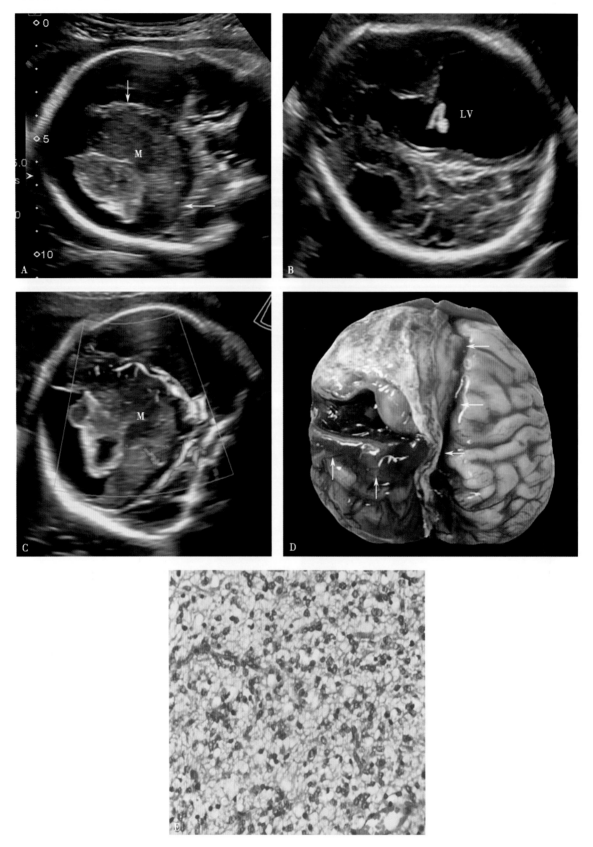

图 14-2-2　孕 33 周胎儿星形细胞瘤

A、B. 胎儿颅脑切面二维显示左侧额、顶叶及部分颞叶内探及混合性占位病变（M，两箭头示边界），形态不规则，与周围脑组织分界不清，内部可见片状液性暗区，脑中线右侧移位，侧脑室（LV）扩张。C. 彩色多普勒显示大脑前动脉及左侧大脑中动脉受压、移位，呈半环形包绕病变区域（M）；其内可见多支条状血流。D. 病理解剖脑俯瞰图显示左侧额、顶及颞叶巨大混合性占位病变，脑中线受压向右侧移位，肿块内部出现出血和坏死，病灶与硬脑膜粘连明显，箭头指示肿瘤边界。E. 病理证实为星形细胞瘤。

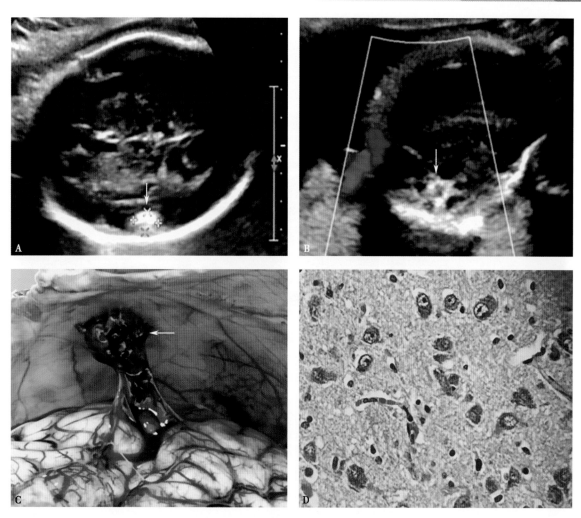

图 14-2-3　孕 29 周胎儿神经胶质混合瘤

A. 胎儿颅脑水平横切面二维显示右侧颞顶部脑外间隙高回声占位病变,边界清楚(箭头和游标);B. 内部未见明显血流信号,占位病变周边可见毛刺状回声(箭头);C. 病理解剖分离颅骨板与脑组织显示右侧颞顶部脑外间隙实质性占位病变(箭头),形态不规则,与硬脑膜粘连,与脑组织表面有多条血管相连;D. 病理证实为神经胶质混合瘤。

【相关异常】

1. 胎儿颅内肿瘤多为孤立性发生,较少与其他畸形同时出现。

2. 发现颅内脂肪瘤时,应注意是否合并胼胝体发育不良。

3. 怀疑颅内结节性硬化症时,应注意是否合并心脏横纹肌瘤。

4. 神经胶质细胞瘤常合并瘤内出血,多数病例与硬脑膜粘连。

【鉴别诊断】

产前超声确切判断颅内肿瘤的来源及组织学类型很难,但普遍预后较差,鉴别并非十分重要。诊断要点在于肿块内部回声、对周围脑组织有无压迫、脑中线有无移位、脑室有无扩张、彩色多普勒检查病变内有无血流信号、颅内占位性病变的可能来源、是否侵犯颅底、是否出现羊水过多等;注意鉴别颅内出血,随访观察肿块的回声变化和生长速度;注意鉴别脂肪瘤和脉络丛乳头状瘤,这两种病变预后相对较好。尽量使用高频探头检查,如果胎位适合,孕妇同意,建议经阴道颅脑超声检查,有时会获得更多的诊断信息。

需要鉴别的疾病主要有:

1. 胎儿颅内实质性肿瘤主要应与颅内出血相鉴别,颅内出血的超声特征随时间变化而变化,最初表现为强回声,之后逐渐减弱,最后呈囊性表现,严重者可与脑室相通形成脑穿通畸形;而肿瘤则进行性增大,内部回声较稳定,多为不均质的实性肿块,如果肿块较大并发瘤内出血时,仅从声像图上与颅内出血很难鉴别,血管性肿瘤可用彩色多普勒加以区分。

2. 胎儿颅内囊性为主的肿瘤应与囊性占位性病变相鉴别，如蛛网膜囊肿、盖伦静脉瘤、脑室周围白质软化、皮样及表皮样囊肿等。通过观察囊性占位性病变内部回声特征、有无血流信号、随时间推移病变声像变化情况多能做出诊断。

【预后评估】

胎儿颅内肿瘤多数预后不良，产前诊断孤立性脂肪瘤、脉络丛乳头状瘤预后较好，分娩可按产科常规处理。胎儿颅内畸胎瘤预后极差，通常导致胎死宫内或新生儿早期死亡，1 岁生存率低于 10%，平

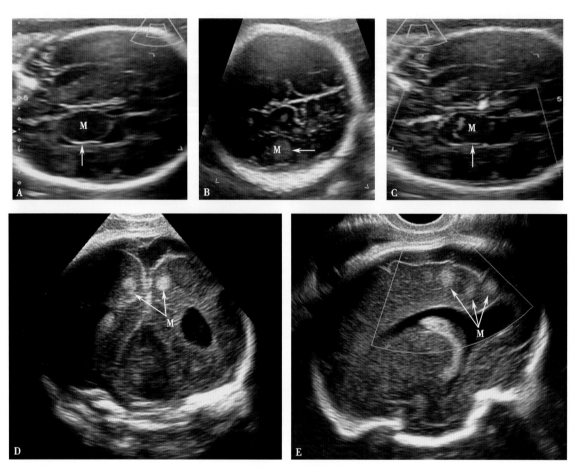

图 14-2-4　孕 29 周胎儿结节性硬化症

A、B. 腹部探头检查胎儿颅脑水平横切面显示室管膜下脑室边缘及大脑实质内低回声、等回声结节（M，箭头指示肿瘤边界），呈类圆形，回声较均匀；C. 显示结节（M，箭头指示肿瘤边界）内线状血流信号；D、E. 同一病例采用腔内探头检查颅脑冠状切面及旁矢状切面显示脑实质多发结节（箭头），呈高回声。该病例同时合并心脏多发横纹肌瘤。

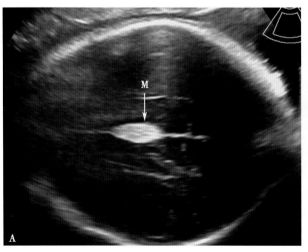
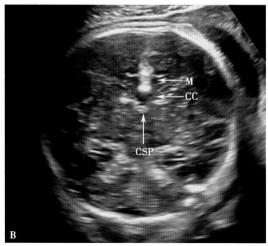

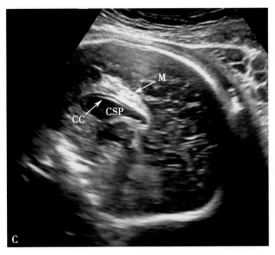
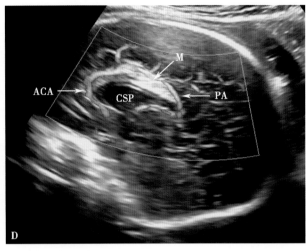

图 14-2-5 孕 34 周胎儿胼周脂肪瘤合并胼胝体发育不良

胎儿颅脑水平冠状切面（图 A、B）及正中矢状切面（图 C）显示胼胝体前上方脑中线区域长条状高回声占位，胼胝体厚度明显小于同孕周胎儿胼胝体厚度。彩色多普勒（图 D）显示胼胝体与胼胝动脉之间高回声占位。磁共振结果提示胼周脂肪瘤并胼胝体发育不良。M：肿瘤病灶；CSP：透明隔腔；CC：胼胝体；PA：胼胝体周围动脉；ACA：大脑前动脉。

均生存期约为 3 周，原始神经外胚层肿瘤平均生存期约为 5 个月。星形细胞瘤为浸润性生长肿瘤，预后不良，据报道存活率低于 10%，切除后复发风险较高。脉络丛乳头状癌不能完全切除且容易复发，通常预后不良。当颅内肿瘤引起脑组织破坏，合并严重脑积水、大头畸形时，要考虑到难产的可能。结节性硬化症目前尚缺乏有效手段治疗，多在儿童期发病，临床特征是慢性皮脂腺瘤、癫痫发作、智力减退、心脏横纹肌瘤等多器官受累表现，患者寿命常不受影响。

（袁红霞 刘军红）

第三节 胎儿面部及颈部肿瘤

本节胎儿面、颈部肿瘤样病变参照 Feygin 等文献分为三类：畸胎瘤和其他不常见的实质性肿瘤；脉管性病变（血管瘤和脉管畸形）；各种来源的罕见颈部囊性病变。

一、畸胎瘤和其他不常见的实质性肿瘤

颈部畸胎瘤依据发生部位主要分为上颌寄生胎、颈部畸胎瘤、面部其他部位畸胎瘤；不常见的实质性肿瘤主要是先天性纤维肉瘤等。

（一）畸胎瘤

【概述】

畸胎瘤（teratoma），发生在胎儿面、颈部罕见，占所有胎儿畸胎瘤的 10%～15%，面颈部畸胎瘤常见的发生部位主要有舌、眼眶周围、鼻部、上颚及口

咽部等。大多数为成熟型良性畸胎瘤，预后较好，少部分患儿在胎儿期或新生儿期死亡。

【病理与临床】

胎儿面、颈部畸胎瘤病因目前尚不明确，通常为孤立性病变，具有良性组织病理学特征，恶性畸胎瘤极为罕见，未见合并染色体异常的相关报道。通常由于肿块压迫胎儿咽部和食管，影响吞咽，从而引起羊水过多，部分病例有先天性气道阻塞风险。Sumiyoshi 等提出血清甲胎蛋白水平增高可能是检出未成熟型畸胎瘤的有效指标。

【超声表现】

胎儿面、颈部畸胎瘤与颅内病变相似，可分为成熟型和未成熟型，超声表现为囊性、实性或囊实混合性肿块。良性成熟型畸胎瘤多呈囊性或囊实混合性，肿瘤内钙化一直被认为是良性成熟型畸胎瘤的一个典型特征性表现；而未成熟型畸胎瘤则以实性肿块多见，瘤内出血和坏死常提示恶性可能。

（1）上颌寄生胎（epignathus）：是一种罕见的、良性的先天性口腔畸胎瘤，占所有先天性肿瘤的 2%，据报道，发病率在女性中更高，男性与女性的比例约为 1:3。发生于蝶骨者多见，其次为上腭、舌、咽、扁桃体等部位，超声表现为肿块充满口腔（图 14-3-1），较大时多向口腔外突出，导致胎儿闭口困难，下唇、下颌显示困难，由于吞咽困难可引起羊水过多和胃泡难以显示；部分病例向颅内生长，可表现为颅内畸胎瘤的特征。本病应与颈部畸胎瘤、脑膨出等鉴别。肿块常在超声检查鼻唇冠状切面时发现，通过正中矢状切面可以较好地显示肿块与鼻、唇及上下

颌的关系,动态观察舌的运动,有助于判别肿块的生长部位。

(2)颈部畸胎瘤(cervical teratoma):通常起源于颈部前方或前外侧,可能累及深层结构,包括眼眶、颅底,甚至还有胸腔。通常肿瘤基底部较宽,位于一侧者可越过中线,肿块较大还可引起颈部过度仰伸,向上延伸到面部,使面部结构受压变形,与其他部位的畸胎瘤相比,颈部恶性畸胎瘤少见,侵袭性较小,但肿瘤较大可压迫气管引起呼吸道阻塞,压迫食管引起胎儿吞咽困难导致羊水过多(约占30%),此时胃泡显示困难。

(3)面部其他部位畸胎瘤:畸胎瘤还可以发生在鼻、眼眶和眼眶周围等部位,声像图可以表现为实性或囊实混合性肿块。任何胎儿面部或颈部前方非均质性肿块都应考虑到畸胎瘤的可能。当发现胎儿颈部肿块时,应仔细检查胎儿的吞咽及气道情况,评估肿块可能造成的潜在危害。面部畸胎瘤总体死亡率高,部分病例手术切除可治愈,但仍存在很多并发症,如面部结构持续变形、发音问题及甲状腺功能减退等。

【相关异常】

上颌寄生胎占所有先天性肿瘤的2%,通常是单发的孤立性畸形,10%的胎儿可能表现出其他中线结构的异常,如腭裂、面部裂等。

【鉴别诊断】

1.面部畸胎瘤主要与鼻胶质瘤、视网膜母细胞瘤、鼻筛骨脑膜脑膨出、蝶骨脑膜脑膨出等鉴别。面部畸胎瘤主要以上颌寄生胎多见,起源于口腔,良性多见,超声表现多以囊性或囊实性为主,瘤内可见钙化;鼻胶质瘤起源于鼻腔内,多表现为非均质性肿块,但与恶性畸胎瘤难以鉴别,肿块较大时起源部位难以判定;脑膜脑膨出可见颅骨连续性中断,

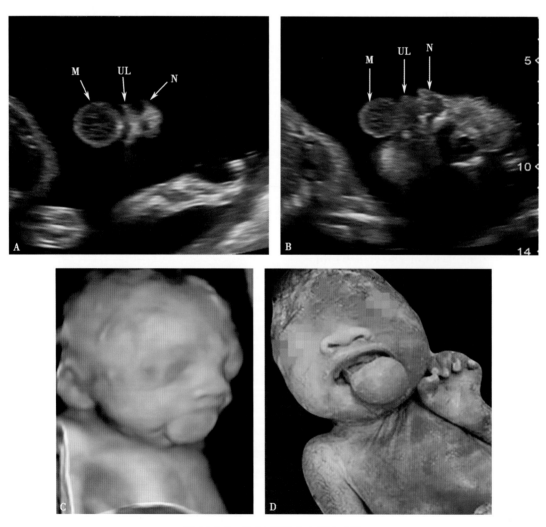

图 14-3-1　孕 26 周胎儿上颌寄生胎

A、B. 胎儿鼻唇冠状切面及颜面部旁矢状切面显示口腔实质性肿块,向外生长,内部回声较均匀;C. 三维表面模式成像立体显示口腔实质性占位病变;D. 引产后正面观显示口腔肿块。病理证实为来源于上颌的未成熟型畸胎瘤。N:鼻;UL:上唇;M:肿块。

肿块与颅内组织相连续，CT 和 MRI 可提供更详细的诊断信息。

2. 颈部畸胎瘤与合并静脉石的静脉畸形、囊性淋巴管瘤、血管瘤、甲状腺肿大、皮样囊肿等鉴别。颈部畸胎瘤多发生于颈前部，良性畸胎瘤典型者可见钙化与合并静脉石的静脉畸形均表现为强回声，因此，肿块内钙化不再被认为是畸胎瘤特有的病理特征。完整地评估病灶边缘有助于区分畸胎瘤和合并静脉石的脉管畸形，一般脉管畸形表现为浸润性，而畸胎瘤倾向于扭曲和取代周围组织。囊性淋巴管瘤呈囊性或多房囊性改变，较少有实质性成分，一般不会导致胎儿颈部过度仰伸。颈部血管瘤多表现为较均匀的实质回声区，内富含血管。甲状腺肿大内部回声均匀，横切面胎儿颈部表现为两侧对称的均质回声区，中央有峡部相连。皮样囊肿多见于颌面及颈部中线区域，表现为囊性包块，囊壁较厚，边界清晰，内为密集点状回声，也可见分层现象及钙化，与良性畸胎瘤容易混淆。

【预后评估】

面、颈部畸胎瘤多为良性，预后取决于肿瘤的大小、部位、面部扭曲、气道阻塞的程度及是否伴有其他畸形。较小的肿块，手术可以完全切除者，预后良好；较大的肿块，对周围组织结构压迫明显，预后较差；若肿瘤在颅内扩展，累及并破坏脑组织，预后更差。

（二）先天性纤维肉瘤

先天性婴儿型纤维肉瘤（congenital infantile fibrosarcoma）是一种间叶细胞肿瘤，婴幼儿罕见，主要发生在四肢软组织，很少出现在头颈部，病变可表现为均匀实性肿块，也可并发瘤内出血和坏死，产前或出生时容易被误诊为血管瘤或淋巴 - 静脉畸形，需要出生后病理检查确诊。

（三）胎儿甲状腺肿

【概述】

胎儿甲状腺肿（fetal goiter）是指胎儿甲状腺的弥漫性肿大，常表现为甲状腺功能减退。虽然胎儿甲状腺肿是一种良性病变，但它对气管和食管形成压迫，造成气道阻塞和吞咽功能障碍，以及出现持续的颈部过伸，导致部分新生儿预后不良。

【病理与临床】

胎儿甲状腺肿可能与母亲的甲状腺疾病有关，但也可能是原发性胎儿甲状腺功能障碍。母亲的甲状腺状况及甲状腺病变所产生的抗体可通过胎盘屏障进入胎儿血液循环导致胎儿甲状腺肿大及功能减退。恰当处理孕妇甲状腺疾病可缓解胎儿甲状腺肿大。胎儿甲状腺功能不全可引起心脏肥大、心律失常、胎儿生长受限及胎儿水肿。

【超声表现】

直接征象：胎儿颈前区中线两侧对称性、均质性、实性低回声区，两者于峡部相连，峡部后方可见气管回声。冠状切面上可见气管表现为一细管状无回声结构，内充满液体，两侧可见回声均匀的肿大甲状腺双侧叶。彩色多普勒检查肿大甲状腺血流信号常较正常胎儿明显增多，当甲状腺功能亢进时，肿大的甲状腺血流弥漫性增多，以周边为主；当甲状腺功能减退时，血流中心分布相对较多。

间接征象：胎儿颈部过度仰伸，不明原因的羊水过多，胎儿心动过缓、胎儿生长受限及胎儿水肿，当胎儿出现以上表现时，应仔细检查胎儿甲状腺。

【鉴别诊断】

胎儿甲状腺肿应与颈部囊性成熟型畸胎瘤、颈部先天性纤维肉瘤等相鉴别。鉴别要点在于甲状腺肿胎儿甲状腺回声相对均匀，两侧对称，位于气管前方，于峡部相连，超声特征明显，依此易与以上两种疾病鉴别。

【预后评估】

胎儿的甲状腺功能可以通过超声引导下脐血穿刺取样进行评估，如果是严重的胎儿甲状腺功能减退，可以羊膜腔内注入左甲状腺素治疗胎儿甲状腺肿。新生儿期及时发现并治疗，效果良好。甲状腺肿大导致胎儿持续性过度仰伸，将增加难产的可能。

二、胎儿血管瘤和脉管畸形

血管瘤、脉管畸形是胎儿期较为常见的肿瘤，可发生于面部、颈部、躯干、四肢等部位，具有相似的病理和超声特征及临床预后，面部及颈部血管瘤及脉管畸形详见本章第八节。

三、罕见颈部囊性病变

胎儿颈部脉管畸形以外的囊性病变少见，虽有可能在产前被检出，但由于起源于不同的胚胎结构，产前超声很难对不同囊肿的解剖位置及组织学类型做出明确诊断。胎儿期颈部囊性病变主要有皮样或表皮样囊肿、喉囊肿、舌囊肿（图 14-3-2）、胸腺囊肿、前肠重复囊肿等。超声通常表现为圆形或者椭圆形，边界清，包膜完整，内部回声依据囊肿内的组织成分不同而表现多样化，可以为无回声，或混合回声，彩色多普勒超声均无血流信号。囊肿与周围

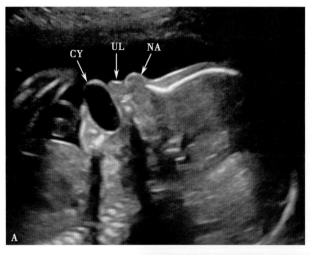

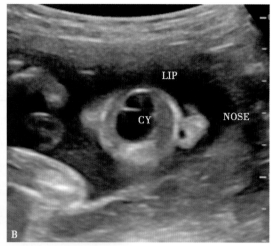

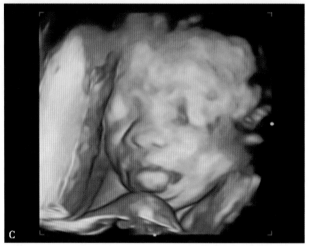

图 14-3-2 孕 23 周胎儿舌囊肿

A、B. 胎儿正中矢状切面及鼻唇冠状切面显示口腔囊肿,边界清,内可见分隔,向外生长,动态观察囊肿与胎舌同步
伸缩运动;C. 三维成像立体显示口腔囊肿。CY:囊肿;UL:上唇;NA:鼻尖;LIP:唇;NOSE:鼻。

组织结构的位置关系,以及吞咽运动、伸舌动作有
助于判断囊肿的病变来源。

(袁红霞 刘军红)

第四节 胎儿胸部肿瘤

一、胎儿肺肿瘤

胎儿肺占位性病变主要是先天性肺发育畸形,
包括先天性肺气道畸形、支气管肺隔离症、支气管
囊肿等,真正的胎儿肺肿瘤(fetal lung tumors)相当
罕见。胸膜肺母细胞瘤(pleuropulmonary blastoma,
PPB)是一种罕见且侵袭性强的肿瘤,为儿童期最常
见的恶性肿瘤,发病年龄多在 5 岁以下,偶尔也会
发生于胎儿或新生儿。胸膜肺母细胞瘤分为三型,
Ⅰ 型为完全囊性,Ⅱ 型为囊实混合性,Ⅲ 型为单纯实
性。须要强调的是产前胸膜肺母细胞瘤 Ⅰ 型(即完

全囊性)与先天性肺气道畸形在影像学表现上没有
明显差异,产前超声难以鉴别。目前认为肿块检出
的时间是一个重要的诊断线索,研究认为早中孕期
肺部没有发现病变,而妊娠中晚期才检出,胸膜肺
母细胞瘤的可能性更大。文献报道大约 20% 产前
诊断的囊性肺部病变,产后证实为胸膜肺母细胞瘤。
目前尚没有文献指出产前超声对胸膜肺母细胞瘤与
其他肺囊性病变的有效鉴别方法。

胎儿肺占位性病变主要是先天性肺气道发育畸
形,包括先天性肺气道畸形、支气管肺隔离症等,详
见第五章。另外,支气管源性囊肿、胸腔胎中胎在
临床工作中偶可遇见。支气管囊肿多为单房囊肿
(图 14-4-1)、内壁光滑,典型者位于气管旁、气管隆
嵴或肺门处,也可位于肺实质内,大部分发生于肺
的内侧 1/3,肺下叶多见。支气管囊肿通常不合并其
他畸形,在婴儿期可能增大,引起呼吸窘迫。胎中
胎是指正常发育的胎儿某一部位存在另一胎儿的部

分胎体但不形成完整器官,胎中胎以含有中轴骨为诊断依据,包括脊柱、长骨、肢芽等(图14-4-2)。

二、胎儿纵隔肿瘤

纵隔肿瘤(mediastinal tumors)罕见,不同肿瘤好发部位有所不同,前纵隔内有胸腺瘤、淋巴瘤、畸胎瘤、淋巴管瘤;中纵隔内有肠源性囊肿;后纵隔内以神经源性肿瘤为主。产前超声可以发现纵隔肿瘤,但是难以分辨出肿瘤的组织学类型。超声表现除纵隔占位性病变外,可能伴有纵隔移位、心脏受压、肺发育不良、胎儿水肿、羊水增多等。

三、胎儿心脏肿瘤

【概述】

心脏肿瘤(cardiac tumor, CT)是一种罕见的疾病,其发生率在0.08%~0.2%。在各种组织学类型中,最常见的类型首先是横纹肌瘤,其次是畸胎瘤、

纤维瘤和血管瘤,宫内罕见黏液瘤。这些组织学类型均是良性肿瘤,原发性心脏恶性肿瘤如横纹肌肉瘤和纤维肉瘤在胎儿期极为罕见。心脏肿瘤大多独立发生,但横纹肌瘤例外,其与结节性硬化症有很高的相关性。心脏肿瘤可累及心内膜、心肌或心外膜,根据肿块的组织学类型、位置和数量不同,表现各异。

【病理与临床】

1. **横纹肌瘤**(rhabdomyoma) 是最常见的胎儿心脏肿瘤,约占胎儿心脏肿瘤的60%。大体外观表现为位于心肌壁内或心腔内的结节,边界清楚,无包膜,呈白色或灰白色。镜下特征呈"蜘蛛"细胞外观,因细胞不能进行有丝分裂而被归类为错构瘤。通常产前表现为良性临床过程,如果在宫内或出生后6个月内无并发症,预后良好,肿块多会逐渐消退。但如果由于肿块压迫导致心脏血流动力学紊乱甚至心力衰竭、心律失常,则预后不良。

2. **心包畸胎瘤**(pericardial teratoma) 在胎

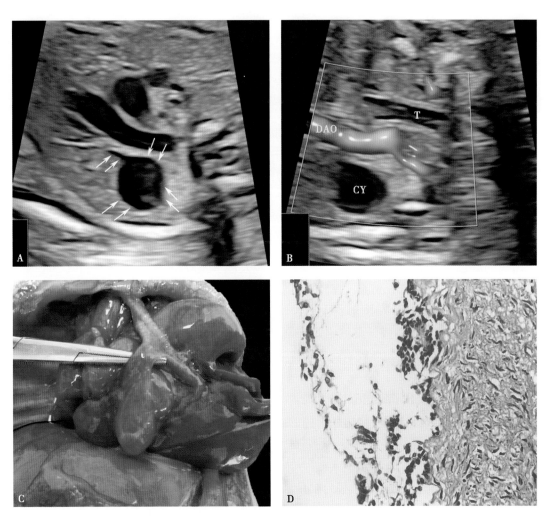

图14-4-1 孕24周胎儿左支气管囊肿

A、B. 胎儿上胸腔横切面和冠状切面显示动脉导管左侧囊性包块(箭头),边界清,与肺内纤细管道相通,内部未见血流信号;C. 标本照片显示囊性包块与左支气管相连;D. 病理证实为支气管囊肿。T: 气管;DAO: 降主动脉;CY: 囊肿。

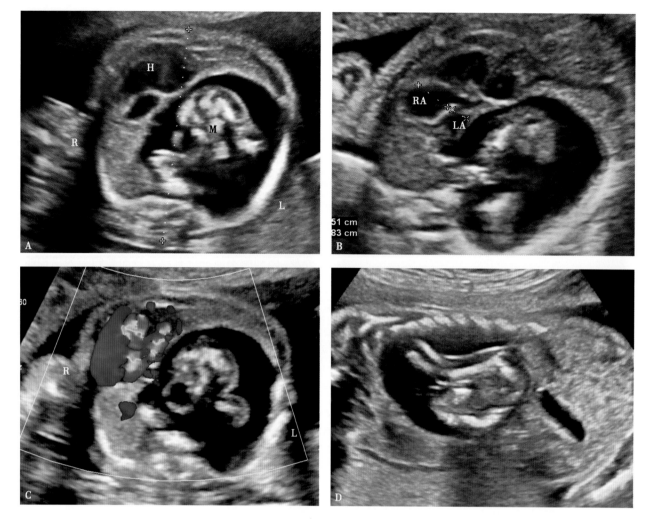

图 14-4-2　孕 24⁺³ 周胎儿左侧胸腔胎中胎

A. 纵隔移位,心脏全部位于右侧胸腔,心胸比例减小,左侧胸腔探及一不规则实性结构,周边可见液暗区环绕;B、C. 显示左心房、左心室受压;D. 左侧胸腔混合回声区内可见部分脊柱及一侧短小的股骨、胫骨、腓骨。R:左侧;L:右侧;H:心脏;M:肿块;RA:右心房;LA:左心房。(该病例由中南大学湘雅医院谌葵芳医师提供)

儿心脏肿瘤中所占的比例不到 20%,大多发生在心包腔,几乎所有的心包畸胎瘤都会引起心包积液。

3. **心脏纤维瘤(cardiac fibroma)** 在胎儿心脏肿瘤中所占的比例约为 12%。呈圆形、无包膜、坚固的白色肿瘤。组织学显示由成纤维细胞、胶原纤维和弹性组织组成的良性病变。一般累及室间隔或左心室的游离壁。

4. **心脏血管瘤(cardiac hemangioma)** 约占所有原发性心脏肿瘤的 2.8%,根据肿瘤内血管腔的内径可分为三种主要类型:海绵状血管瘤、毛细血管瘤、混合型血管瘤。

5. **心脏黏液瘤(cardiac myxoma)** 极为罕见,通常单发且有蒂。大多数起源于心脏房间隔卵圆孔区,左心房较右心房多见。

【超声表现】

1. 横纹肌瘤超声表现为边界清楚、均质高回声的心腔内肿块(图 14-4-3),可累及心肌,通常表现为单发或多发肿块,多位于室间隔或心腔内。

2. 心包畸胎瘤多来源于心包,呈外生性生长,常位于右心前缘,超声表现呈混合回声肿块,伴有多房囊性成分或钙化。几乎所有的心包畸胎瘤都伴有心包腔积液。

3. 心脏纤维瘤常孤立存在,位于室间隔或左心室游离壁,也可累及右心室。超声表现为实质性、均质性肿块,可伴有囊性变和钙化。

4. 典型的心脏血管瘤位于心底部或右心房附近,也可出现在其他部位。超声表现为高回声或混合性回声肿块,仔细观察瘤体内呈微囊状结构,彩色多普勒多可显示其主要供血血管。

5. 心脏黏液瘤超声表现为心腔内或者心壁内肿物,相对于心肌回声稍强,通常带蒂,可随心脏舒缩来回甩动。

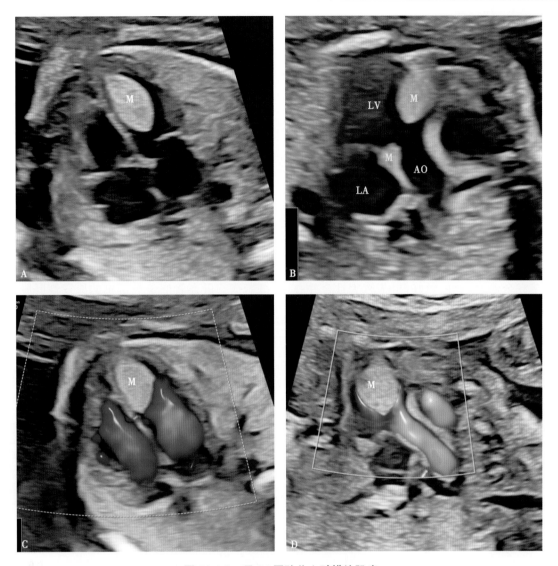

图 14-4-3　孕 24 周胎儿心脏横纹肌瘤
A、B. 胎儿四腔心切面及左心室流出道切面显示心腔内高回声结节；C. 彩色多普勒四腔心切面显示部分
左心室腔血流充盈缺损；D. 左心室流出道切面显示血流沿高回声结节两侧绕行流入左心室流出道，进入
主动脉。LA: 左心房；LV: 左心室；AO: 主动脉；M: 肿块。

6. 当肿块非常小时，超声可仅表现为心壁增厚，容易漏诊。

7. 彩色多普勒可显示肿块内血流，以及肿块阻塞流入道或流出道时血流束变细、流速增高而呈五彩镶嵌的血流信号。当出现静脉导管 a 波反向或脐静脉搏动征时，提示中心静脉压增高，预后不良。

8. 注意观察心脏节律是否异常。

9. 检测胎儿是否出现水肿征象，如腹水、心包积液、胸腔积液、皮肤增厚等。

10. 由于横纹肌瘤与结节性硬化症之间有着高度的相关性，故在发现心脏多发肿瘤后，需要仔细寻找其他部位尤其是颅脑、肾脏是否有结节。

【相关异常】

结节性硬化症(tuberous sclerosis，TSC)是一种常染色体显性遗传多系统疾病，由 *TSC1* 或 *TSC2* 基因突变引发。其特征是在多器官中广泛存在的错构瘤，包括大脑、心脏、皮肤、眼睛、肾脏、肺和肝。几乎均合并多发性心脏肿瘤。75%~80% 的多发心脏横纹肌瘤胎儿伴有 TSC。当超声发现心脏多发肿瘤时，应高度怀疑横纹肌瘤和 TSC。在超声检查中应尽可能寻找 TSC 的其他表现，与 MRI 相比，超声往往难以发现颅内室管膜下结节、脑皮质结节，可以尝试使用高分辨率探头仔细寻找，并注意观察侧脑室壁是否出现不规则等细微改变，同时建议进行 MRI 检查。

【鉴别诊断】

心脏肿瘤超声检查容易发现，但位于右心室心尖部、瓣膜等部位的小肿瘤与调节束、瓣膜增厚等鉴别有一定难度，需要改变声束入射角度多切面仔细检查及后期随访动态观察其生长速度、回声变化及瓣膜启闭情况。

与心室强光点鉴别：表现为心室腔内的强光点，其与乳头肌钙化相关，通常直径小于3mm，需要注意的是，当心脏肿瘤初期非常小时，往往与心室的强回声点难以鉴别。

与心脏血管瘤鉴别：心脏横纹肌瘤较为多见、形态规则、边界清楚，内部表现为均匀强回声；而心脏血管瘤少见、形态欠规则、内部回声不均匀，多可见网状或多发囊性暗区（图14-4-4）。

【预后评估】

胎儿存活率取决于肿瘤的大小、部位、组织学类型，以及对血流动力学及心功能的影响。肿瘤较小者可无临床症状，部分肿瘤出生后甚至自行缩小退化，乃至完全消退，预后较好；肿瘤较大且合并心脏血流动力学紊乱者，可引发心力衰竭或心律失常，预后较差。另外，横纹肌瘤伴有TSC者，80%以上

可出现癫痫发作及脑发育迟缓，这是本病最严重的并发症。

（袁红霞 万红蓓）

第五节 胎儿腹部肿瘤

一、胎儿肝脏肿瘤

【概述】

胎儿肝脏肿瘤（fetal hepatic tumors）在围生期罕见，仅占胎儿和新生儿肿瘤的5%。主要病理学类型有先天性肝血管瘤、肝间叶性错构瘤和肝母细胞瘤。肝血管瘤是最常见的原发性肝肿瘤（约占60%），其次是肝间叶性错构瘤（约占23%）、肝母细胞瘤（约占17%）。

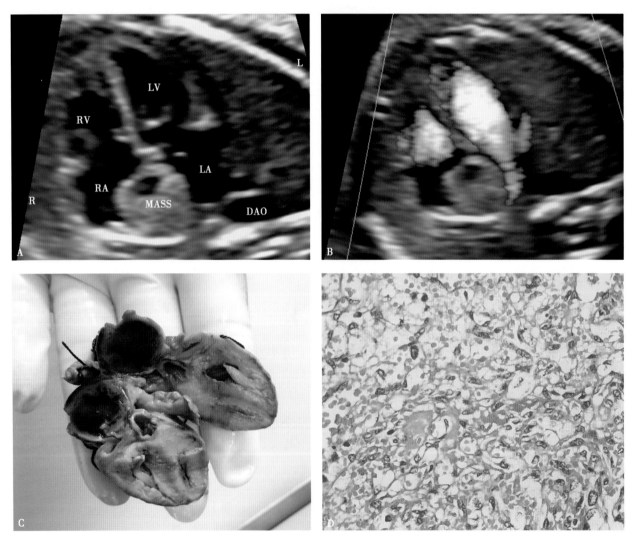

图14-4-4 孕25周胎儿右心房血管瘤

A. 胎儿四腔心切面显示位于右心房内实性为主的混合性占位病变，类圆形，边界清，内部回声欠均匀，夹杂两个小液暗区；B. 彩色多普勒显示右心房、右心室血流充盈明显受限，肿块内部未见明显血流信号；C. 标本照片显示肿块几乎占据整个右心房；D. 病理证实为右心房血管瘤。L：左侧；R：右侧；LA：左心房；RA：右心房；LV：左心室；RV：右心室；DAO：降主动脉；MASS：肿块。

【病理与临床】

1. **先天性肝血管瘤**（congenital hepatic hemangioma） 目前文献术语使用尚不统一，在以往的文献中，最常见的诊断术语是血管内皮瘤。2015年，国际血管异常研究协会将胎儿这一病变命名为先天性肝血管瘤，多发生于内脏或软组织，特别是肝脏，为真性良性血管性肿瘤，病变分为局灶性、多发性和弥漫性。根据其生物学行为分为快速消退型先天性血管瘤（rapidly involuting congenital hemangioma，RICH）及非消退型先天性血管瘤（noninvoluting congenital hemangioma，NICH）。胎儿期最常见的类型为快速消退型先天性血管瘤。先天性肝血管瘤是一种由小血管形成的肝脏良性肿瘤，多数可自行消退，其病理微观特征表现为肿瘤内大小不同的毛细血管小叶被致密的黏液样间质和粗大的畸形血管包围，可伴肿瘤内出血、坏死、纤维化、髓外造血、钙化等。

2. **肝间叶性错构瘤**（mesenchymal hamartoma of the liver，MHL） 是一种非常罕见的良性肿瘤，发病率为0.7/1 000 000，来源于肝汇管区的结缔组织，为肝脏间叶组织的错构瘤样生长，推测其发病原因与原始肝脏间叶发育异常有关。大体为边界清楚的无包膜肿块，由大小不一的囊腔组成，囊内充满黏液或胶样物质，分隔的囊壁含有间充质、胆管及干细胞的纤维基质。

3. **肝母细胞瘤**（hepatoblastoma，HB） 是新生儿和儿童期最常见的肝胚胎性恶性肿瘤。文献报道1岁以内的发病率为1/1 000 000。肝母细胞瘤来源于未分化的胚胎组织，可分为上皮型或上皮/间叶细胞混合型，上皮型又分为胎儿型、胚胎型和小细胞未分化型等亚型。肝母细胞瘤组织学上多为单纯的胎儿型，往往在妊娠晚期才被发现，多发生在肝右叶，典型者为单发，偶见多发。瘤体一般较大，多数为实性肿块，可间杂囊性病变，瘤内可并发出血、坏死、钙化，肿瘤周围肝组织常不受累及。肿瘤在短时间内常迅速增大、发生转移。

【超声表现】

1. 先天性肝血管瘤

（1）局灶性肝血管瘤超声表现为肝内边界清楚的实性肿块（图14-5-1），内部回声不均匀，中央可出现坏死、纤维化及钙化。

（2）彩色多普勒显示肿瘤内血流信号丰富，血管较粗大，通常位于肿块周围，中央血管分布较少，频谱显示为高速动脉频谱和动静脉瘘频谱。

（3）肿块引流静脉、肝静脉和下腔静脉可以扩张，腹腔干以下腹主动脉内径减小提示肿瘤内出现动静脉分流，进而可出现高输出量性心力衰竭、心脏扩大、羊水过多和水肿。

（4）多灶性病变通常见于婴儿，在胎儿期罕见。弥漫性肝血管瘤表现为肝实质回声不均质伴肝大。

2. 肝间叶性错构瘤

（1）超声表现主要为肝内囊性、囊实性或实性肿块，最典型的超声特征为肝内多房囊性肿块，以肝右叶多见（约占65%）。

（2）肿块内可有多发分隔使其呈"瑞士奶酪"样外观，分隔可厚可薄。

（3）彩色多普勒检查肿块内无明显的血流显示，此点可与典型肝血管瘤相鉴别。

需要注意的是，肝内或毗邻腹部的囊性肿块都要考虑到肝母细胞瘤的可能，因为肝母细胞瘤可以是外生性的。

3. 肝母细胞瘤

（1）声像图主要特征为肝内高回声或等回声实性为主的肿块（图14-5-2），直径可达6～10cm，肿块周围多可见假包膜，边界清晰。

（2）当肿块内出现坏死、出血和钙化时，内部回声会发生相应的改变。

（3）肿瘤内的纤维隔可引起肿块内低回声和高回声区相间呈"辐轮"状改变。

（4）彩色多普勒显示肿块内血管分布杂乱。肿瘤可压迫脐静脉、门静脉和下腔静脉，导致胎儿水肿；还可压迫肺部，出生后引起呼吸窘迫。

【相关异常】

胎儿肝间叶性错构瘤的相关异常为胎盘间充质发育不良，表现为胎盘内多发囊肿，也有报道认为与Beckwith-Wiedemann综合征相关。肝母细胞瘤可合并Beckwith-Wiedemann综合征、家族性腺瘤样息肉病等，因此对疑似病例应完善遗传学相关检查。

【鉴别诊断】

肝母细胞瘤常表现为单发、内部回声不均匀的巨大肿块，有时周边见低回声带环绕，部分病例血清甲胎蛋白升高，而肝血管瘤和肝间叶性错构瘤中很少升高，因此具有一定的特异性。肝间叶性错构瘤最典型的超声特征为肝内多房囊性肿块，以肝右叶多见，肿块内无明显的血流显示。肝血管瘤肿块中央血管分布较少，通常位于肿块周围，也可出现动静脉瘘、腹腔干远侧腹主动脉变细等。

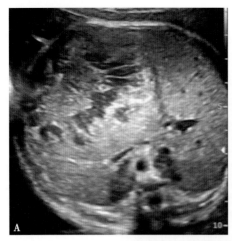
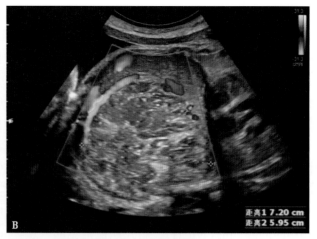
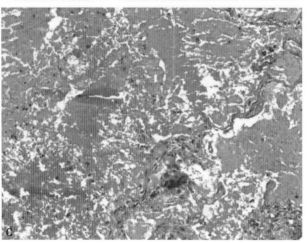

图 14-5-1　孕 34 周先天性肝血管瘤

A. 胎儿腹部横切面显示左肝内实性肿块,边界清楚,未见明显包膜,内部回声不均匀,可见网格状低回声区;B. 彩色多普勒检查显示肿瘤周边环状血流包绕,肿块内部中央血管分布较少;C. 病理证实为肝血管瘤。(该病例由宜春市妇幼保健院汤冬梅医师提供)

当肝脏肿块内部回声相对均匀,与肝实质分界欠清晰时,容易漏诊;但若胎儿腹围增大,尤其是肝脏占据腹腔的比例增大,应该考虑到肝脏肿瘤的可能,需要仔细观察肝内回声是否均匀,血管有无移位、受压、扩张等。

由于胎儿期肝脏肿瘤均可表现为实性、囊性及囊实混合性回声肿块,可有肝脏增大等超声表现,伴有出血、坏死、钙化时,均可出现相应的超声图像特征,缺少特异性,因此,产前超声对于肝脏肿块良恶性判定及病理分型尚存在困难。

胎儿磁共振检查肝母细胞瘤表现为边界清楚的肝内肿块,其 T_1、T_2 值较正常肝组织延长,是对胎儿肝脏肿瘤鉴别诊断的有益补充。

【预后评估】

先天性肝血管瘤通常预后良好,多数可自行消退。但是当病变存在分流量大的动静脉瘘时,病死率高。RICH 型先天性肝血管瘤多在婴儿 14 个月时开始消退,NICH 型先天性肝血管瘤常不会消退,需手术切除。

肝间叶性错构瘤预后与肿瘤大小及对周围器官压迫程度有关,若肿瘤生长速度过快,可导致胎儿宫内死亡。羊水过多、胎儿水肿常提示预后不良。如肿瘤过大时可考虑产前囊液引流,产后肝叶切除术,且宜及早手术并长期随访。

宫内诊断肝母细胞瘤,如继续妊娠,应进行影像学随访,评估胎儿生长发育情况、肿瘤生长速度、对邻近组织结构的影响及是否发生胎儿水肿等。肝母细胞瘤通常较大,可导致难产,且在分娩时有肿瘤出血和破裂的风险,分娩方式应首选剖宫产。出生后新生儿可能伴有腹胀、充血性心力衰竭、弥散性血管内凝血及肿瘤破裂引发出血等一系列并发症。如果肿块较小,发生在容易切除的肝段,不伴有转移,预后较好;否则,预后极差,常在出生后两年内死亡。

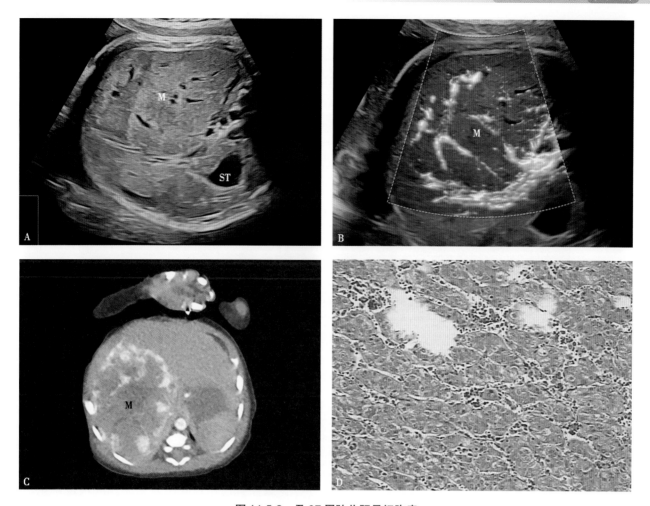

图 14-5-2 孕 37 周胎儿肝母细胞瘤

A. 胎儿腹部横切面显示右肝区边界清楚的巨大实性肿瘤，内部回声不均匀，回声强度接近肝脏回声；B. 高分辨率低速二维立体血流显示肿块内部血流信号丰富，周边血管受压；C. 出生后外院 CT 影像显示右肝内巨大肿块；D. 病理结果证实为肝母细胞瘤（单纯胎儿型）。ST：胃泡；M：肿块。（CT 及病理结果由中南大学湘雅医院谌葵芳医师提供）

二、胎儿肾肿瘤

【概述】

胎儿肾肿瘤（fetal renal tumor）非常罕见，活产儿中发病率约为 1/200 000。先天性中胚层肾瘤（congenital mesoblastic nephroma，CMN）是胎儿期和新生儿期最常见的肾脏肿瘤，为良性肿瘤，男性多于女性。肾母细胞瘤（Wilms 瘤）为婴幼儿最常见的腹部恶性肿瘤，但在宫内非常罕见，发病的平均年龄为 3.6 岁。

【病理与临床】

先天性中胚层肾瘤，又称为间叶性错构瘤，为包膜完整的肾内实质性肿瘤，由片状或螺旋状排列的结缔组织组成，如平滑肌肉瘤或纤维瘤。孕期常有羊水过多。肾母细胞瘤系恶性胚胎性肿瘤，组织学为未分化的肾胚胎组织，由胚芽、间叶、上皮三种

成分构成，预后较好的组织学类型有上皮型、间叶型、胚芽型、混合型、囊肿型。发病高峰年龄为 1～3 岁，新生儿极为罕见。

【超声表现】

先天性中胚层肾瘤的超声图像最典型特征为边界清楚的肾实质性肿块，内部回声较均匀，当肿块较大时，常产生明显的占位效应，受累肾脏轮廓失常，可引起肠管等周围脏器移位（图 14-5-3）。彩色多普勒显示肿瘤内血流丰富，肿瘤周围见环状血流，被称为"环征"（ring sign）。当出现动静脉分流或静脉回流受阻时可发生胎儿水肿。约 70% 的病例出现羊水过多，严重者导致早产。肾母细胞瘤在声像图上与先天性中胚层肾瘤难以鉴别，但由于胎儿期极为罕见，一般不作为首要诊断。

【相关异常】

先天性中胚层肾瘤多数伴有羊水过多，如果出

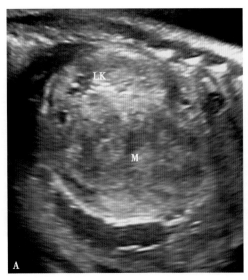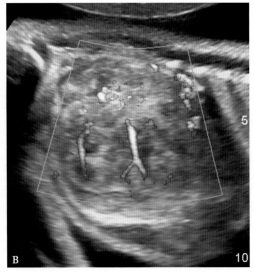

图 14-5-3　孕 35 周胎儿先天性中胚层肾瘤

A. 胎儿左肾增大,可见一实质性非均质肿块向包膜外生长,内部回声不均匀;B. 彩色多普勒显示肿块内分支状血流信号,血供来自肾动脉分支。出生后手术病理证实为先天性中胚层肾瘤。LK:左肾;M:肿块。

现羊水过少,提示肾功能减退可能。约 50% 肾母细胞瘤病例与 Beckwith-Wiedemann 综合征等遗传综合征相关,表现为器官肿大和巨舌等。

【鉴别诊断】

先天性中胚层肾瘤与肾母细胞瘤在影像学上难以鉴别,主要依据发现时间、羊水量等临床表现进行初步鉴别,先天性中胚层肾瘤常伴有羊水过多,发现孕周和羊水量为主要鉴别点。

【预后评估】

先天性中胚层肾瘤通常预后良好,出生后可手术切除。但若生长迅速,可出现严重并发症,治疗上需要切除患侧肾脏,部分病例需要化疗、放疗,预后较差。

三、胎儿肾上腺肿瘤

【概述】

胎儿肾上腺肿瘤常见神经母细胞瘤(neuroblastoma,NB),是胎儿期最常见的先天性恶性肿瘤,发病率为 1/10 000～1/7 000,需与肾上腺区非肿瘤性病变鉴别,如膈下叶外型隔离肺、肾上腺出血等。

【病理与临床】

胎儿神经母细胞瘤属于外周性神经细胞肿瘤,来源于原始神经嵴细胞和交感神经组织,胎儿期 90% 以上的神经母细胞瘤起源于肾上腺,且 2/3 位于右侧,也可以沿着交感神经干起源于颈部、胸腔、腹部和盆腔等部位。

【超声表现】

胎儿神经母细胞瘤产前超声表现差异较大,肿块可为复杂囊性肿块(图 14-5-4)和均匀的实性回声,少数伴有钙化。其中复杂囊性肿块最常见,约占 50%,有自然消退的可能;而实性均匀回声的肿块多不能消退,且继续生长。肿块常位于肾脏上方、膈肌下方;当肿块较大或者转移时,可出现胎儿水肿,转移到肝脏等部位可出现相应的转移性肿瘤声像改变。

在评估肾上腺区肿块时,肾上腺的形态学特征很重要。在妊娠中晚期,正常肾上腺呈三角形,其高度约为肾脏的 1/3。而神经母细胞瘤病例,患侧肾上腺常不显示或只能部分显示。

本病多在晚孕期才被发现,常在出生后新生儿期行病理检查时才能确诊。

【相关异常】

研究表明,神经母细胞瘤与基因异常有关,部分病例在染色体 1p/11p/14q 等处发生片段缺失,另外,大约 25% 的病例出现了 MYCN 基因扩增,主要在 17q 出现片段增加。无论是片段缺失还是增加,都是神经母细胞瘤的预后不利因素。

【鉴别诊断】

神经母细胞瘤需与叶外型隔离肺、肾上腺血肿及先天性肾上腺皮质增生症等进行鉴别。叶外型隔离肺,多表现为均匀回声的实性肿块,彩色多普勒可显示来自降主动脉的滋养血管,且 90% 位于左

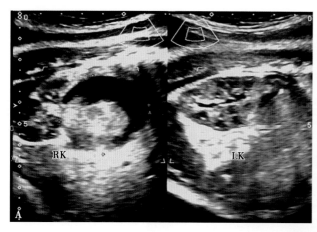
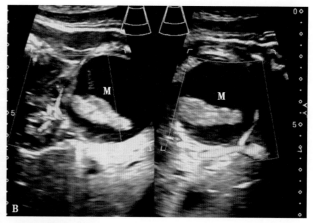
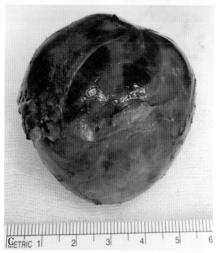

图 14-5-4 孕 35 周胎儿神经母细胞瘤

A. 胎儿腹部旁矢状切面右侧肾上腺未显示，右肾上方可见一复杂囊性肿块压迫右肾上极；B. 彩色多普勒显示肿块周边有血流，内部未见明显血流信号；C. 出生后手术标本照片，病理结果证实为神经母细胞瘤。LK：左肾；RK：右肾；M：肿块。

侧，患侧肾上腺无异常表现，以此与神经母细胞瘤鉴别。肾上腺血肿较少见，多发生在右侧肾上腺，表现为高回声、混合回声和无回声区，彩色多普勒检查其内无血流显示，随时间推移，内部回声逐渐变化。先天性肾上腺皮质增生症是皮质醇产生异常的常染色体隐性遗传病，表现为女性生殖器的男性化（男性患者生殖器正常）及双侧肾上腺增大。超声显示肾上腺失去正常的三角形而呈球状，可出现不对称性增大，需要与肾上腺肿瘤鉴别。先天性肾上腺皮质增生症常伴有阴蒂肥大似阴茎样回声，或阴唇融合，肾上腺增大，往往以皮质更为明显。

【预后评估】

胎儿神经母细胞瘤与小儿神经母细胞瘤不同，尽管是恶性的，但即使发生了转移，总体预后良好。部分肿瘤甚至可以在宫内或出生后不久出现自发消退的情况，罕见转移到肝脏。考虑到胎儿神经母细胞瘤通常为稳定的病程，处理上建议保守治疗，密

切观察肿瘤进展，如果生长迅速或出现转移，提示病情恶化，宜尽早分娩，出生后尽早手术治疗。

四、其他腹部肿瘤

畸胎瘤（teratoma）和胎中胎（fetus-in-fetu）畸胎瘤是一种生殖细胞肿瘤，在组织学上可分为成熟型畸胎瘤和未成熟型畸胎瘤，最常见的部位是骶尾部（70%～80%），其次是头颈部、胸部和腹膜后（图 14-5-5）。瘤体内通常含有软组织、骨骼及脂肪等多种成分，超声表现复杂，多为较大的不规则肿块，通常包含有实性和囊性成分。腹腔胎中胎超声表现类似胸腔胎中胎，请参照本章第四节。

五、胎儿腹腔囊肿

胎儿腹腔囊肿（fetal intra-abdominal cyst）较为常见，大多发生在中晚孕期，发生的部位包括肝、肾、肾上腺、肠管、卵巢、子宫、阴道等。95% 为单

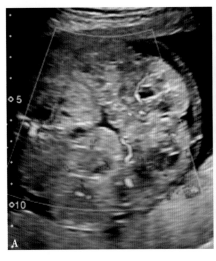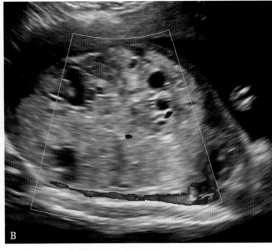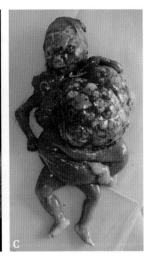

图 14-5-5　孕 21 周胎儿腹腔畸胎瘤

A、B. 胎儿腹腔横切面和正中矢状切面显示腹围明显增大,显示一混合性占位病变占据大部分腹腔,内部回声杂乱,以高回声为主,间杂多个大小不等的液暗区,肝脏及肠管受压移位。彩色多普勒显示病变内血流分布紊乱。C. 引产后显示胎儿腹部巨大占位,病理证实为未成熟型畸胎瘤。

发,60%～80% 囊肿会自行消退,如果持续存在或囊内出现回声,建议密切随访。腹部囊肿产前超声较易发现,但其来源及性质较难判断。超声诊断要点如下:

1. 观察囊肿与空腔脏器(如胎儿胃泡、胆囊、膀胱、肠管、脐静脉腹内段等)位置关系,来源于泌尿道最常见,其次是胃肠道。

2. 观察囊肿内部回声,可借助尿液及肠道液体回声判断囊液性质、有无分隔及囊壁有无增厚。

3. 动态观察囊肿形态有无变化。

注意,位于盆腔的囊肿,应观察其与膀胱、尿道及直肠的位置关系,还需观察肛门"靶环征"是否完整。另外了解胎儿的性别有助于生殖系统囊肿的诊断。

(一)胎儿卵巢囊肿

【概述】

卵巢囊肿(ovarian cyst)是女性胎儿中最常见的腹腔囊肿,发病率约为 1/2 500,大多数在妊娠晚期被检出。

【病理与临床】

目前尚无明确病因,可能是由于宫内暴露于母体和胎盘激素的影响,导致胎儿促性腺激素水平升高,引起胎儿卵泡过度增大形成卵泡囊肿,一般直径小于 40mm,巨大卵巢囊肿向上生长可达腹腔。出生后因母体激素刺激因素去除,大多可自行消退。

【超声表现】

超声表现一般特征为女性胎儿下腹部或盆腔的囊性肿块,大部分为单侧,大小不一,多在晚孕期出现。按照囊肿形态及内部回声分为单纯性囊肿与复杂性囊肿。单纯性囊肿表现为单房、薄壁、透声好,偶见分隔,部分囊肿内壁出现小囊,为"子囊征"(daughter cyst sign)(图 14-5-6),此为卵巢源性囊肿高度特异性的征象(灵敏度为 82%,特异度接近 100%);复杂性囊肿表现为囊壁厚,囊内回声发生改变。当囊肿直径大于 40mm,囊内出现液 - 液水平征及出现点状或碎片状回声时要考虑囊肿扭转的可能。囊肿破裂或扭转时可出现腹水、胎儿贫血等表现。卵巢囊肿最常见的并发症为囊肿出血,与扭转高度相关,出血时间长短不同超声表现各异(图 14-5-7)。

【相关异常】

孕妇合并子痫前期、糖尿病、母胎血型不合、羊水过多等情况时,胎儿发生卵巢囊肿的可能性增大。

【鉴别诊断】

卵巢单纯性囊肿需与肠系膜囊肿、重度肾积水、肠重复畸形囊肿等鉴别,如果胎儿腹腔囊肿与泌尿系统和胃肠道没有相关性,女性胎儿腹部囊肿最常见的原因就是卵巢囊肿,子囊征是卵巢源性囊肿高度特异性的征象。

卵巢扭转出血性囊肿,其内出现分层、碎片状等回声需要与卵巢囊性畸胎瘤鉴别,出血性囊肿彩色多普勒不能检出血流信号,且随着时间推移囊内回声会发生相应的改变;而囊性畸胎瘤还可出现面团征、强回声等特征性改变。

当卵巢囊肿出血呈网状分隔表现时需要与腹

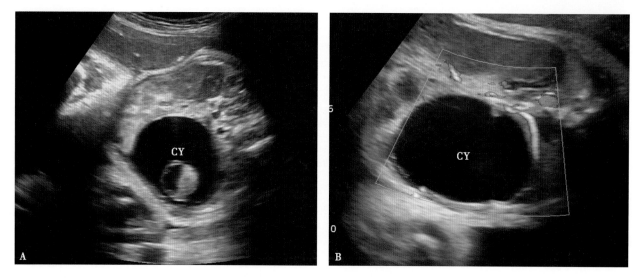

图 14-5-6　孕 32 周胎儿卵巢囊肿

A. 胎儿下腹部横切面显示一巨大的囊性包块，形态规则，囊壁尚光滑，囊内透声好，内壁可见一小囊，呈"子囊征"，部分子囊内可见高回声；B. 彩色多普勒显示囊内无血流信号，囊壁可见半环状血彩。CY：囊肿。

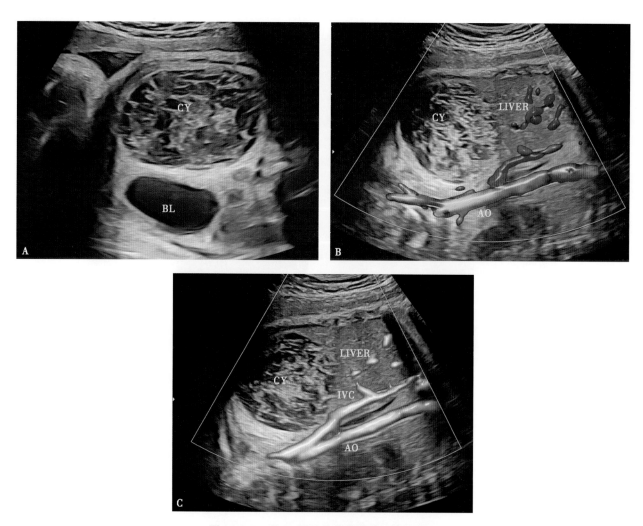

图 14-5-7　孕 35 周胎儿卵巢囊肿扭转并出血

A. 腹部横切面显示腹腔内囊性包块，部分囊壁增厚，囊内透声不佳，可见不均匀网格状高回声，震动探头内容物可见晃动变形；B. 腹部矢状切面彩色多普勒显示囊内及囊壁无血流信号；C. 高分辨率超低速二维立体血流显像囊内及囊壁仍不能探及血流信号。该胎儿半个月前在外院首次检查发现下腹部囊肿，囊内呈无回声。LIVER：肝脏；AO：主动脉；IVC：下腔静脉；BL：膀胱；CY：囊肿。

腔淋巴管瘤等鉴别，其最大特点是在改变孕妇体位及震动探头时囊内容物随探头震动而晃动，且网状回声形态会发生一定程度改变。此外，女性胎儿早期超声发现透声良好的中线旁囊性肿块，直径大于40mm，后期囊内出现点状、碎片状及网状回声，高度提示卵巢囊肿扭转出血可能。

【预后评估】

研究显示一旦母体激素不再影响新生儿，54.6%的囊肿可自发消退。胎儿卵巢囊肿通常选择保守疗法，对于复杂性囊肿，出生后有症状和/或持续时间超过6个月的囊肿，建议手术治疗。对于可能影响阴道分娩的巨大囊肿，可先行穿刺抽吸囊液。由于卵巢囊肿扭转的持续时间是未知的，即使胎儿分娩并立即手术，卵巢功能的丧失也难以改善和恢复，

因此，卵巢囊肿扭转不是紧急分娩的指征。建议产后根据囊肿的大小和声像图特征及临床表现，选择保守或侵入性治疗。

（二）其他腹腔囊性包块

1. 肠系膜囊肿　肠系膜囊肿（mesenteric cyst）又称为肠系膜淋巴管瘤（mesenteric lymphangioma），系肠系膜淋巴组织与中央淋巴系统交通障碍而产生的淋巴组织增生所致，为发生于肠系膜或大网膜的囊性淋巴管瘤的总称，胎儿期少见。超声表现通常为腹部多房囊肿，也可为单房（图14-5-8），囊肿通常薄壁，彩色多普勒显示囊肿内无血流信号。

2. 胎粪性腹膜炎假性囊肿　超声表现为囊壁薄、不规则，也可不均匀增厚，以及肠穿孔、腹膜钙化、肠管扩张、腹水等胎粪性腹膜炎表现。

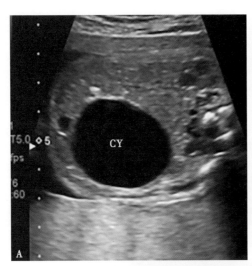
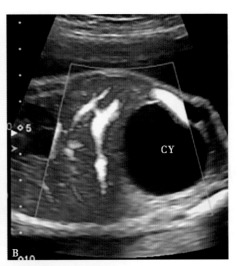
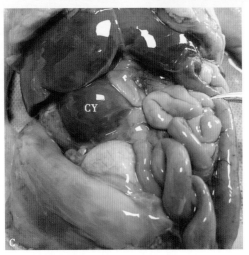

图 14-5-8　孕 25 周胎儿肠系膜囊肿

A. 胎儿右肝下缘与膀胱之间可见囊性包块，形态呈类圆形，囊壁光滑，仔细检查囊性包块与周边脏器未见明显相关；B. 彩色多普勒显示内无彩色血流信号；C. 病理解剖显示囊肿与腹腔其他脏器均无相关，仅与肠系膜相连，病理证实为肠系膜囊肿。CY：囊肿。

3. **胆总管囊肿** 位于右上腹部近中线单房、单纯性囊肿,囊肿与胆管相通是超声诊断的重要依据。

4. **脐尿管囊肿** 位于腹中线处,通过未闭的脐尿管和膀胱相通,与膀胱呈"8"字征,膀胱排空时脐尿管囊肿扩张有助于明确诊断。

5. **肠重复囊肿** 消化道重复畸形发病率为1/4 500,最常累及回肠(约占 61%)。典型肠重复囊肿为单房(图 14-5-9),少见多发囊肿,囊壁较厚;可为球形囊肿(80%)或管状囊肿(20%),球形囊肿通常不与肠管相通,而管状囊肿多与肠管相通。通过高分辨率探头局部放大显像,典型肠重复囊肿可见蠕动,囊壁具有肠道特征,即强回声黏膜层、低回声肌层及强回声浆膜层。肠重复囊肿产前不需治疗。如果没有肠梗阻的迹象,分娩的方式和时间不受影响。产后近 85% 的肠重复囊肿患者可能出现症状,需要手术治疗。

6. **子宫阴道积液** 仅见于女性胎儿,为中盆腔囊性包块,呈梨形,头端向腹部延伸,尾端向阴道延伸,末端为盲端,其内回声为密集细小点状回声(图 14-5-10)。需要与尿路梗阻膀胱增大、低位肠梗阻、泄殖腔畸形等鉴别,笔者认为盆腔矢状切面清楚显示前、中、后盆腔的脏器结构和位置关系及盆腔分隔完整性是明确诊断的关键。

7. **肾上腺出血** 多发生在晚孕期,母亲多有糖尿病或维生素 K 缺乏史,男性多于女性,右侧多见。围生期缺血缺氧、凝血功能障碍或肾静脉血栓等均可能导致肾上腺出血,形成血肿。声像图表现为患侧肾上腺增大,正常肾上腺的 Y 形或 V 形回声消失,肾上腺内显示类圆形包块,边界清晰,内部回声随出血时间的推移而发生变化,彩色多普勒显示包块内无血流信号,可与腹膜后肿瘤相鉴别。

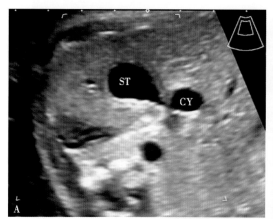
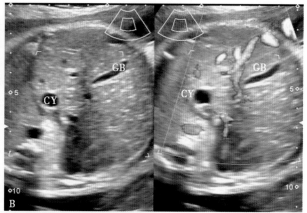
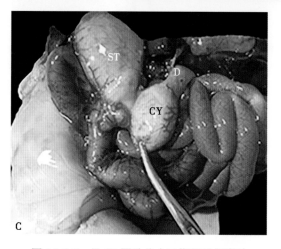

图 14-5-9 孕 32 周胎儿十二指肠重复囊肿

A. 胎儿胃泡右侧探及囊性暗区 9mm×7mm,边界清晰,囊壁较厚,类似肠壁回声,与十二指肠起始部邻近,动态观察未见明显形态改变;B. 彩色多普勒显示囊性暗区内无血流信号;C. 病理解剖证实为肠重复囊肿。ST:胃泡;CY:囊肿;D:十二指肠;GB:胆囊。

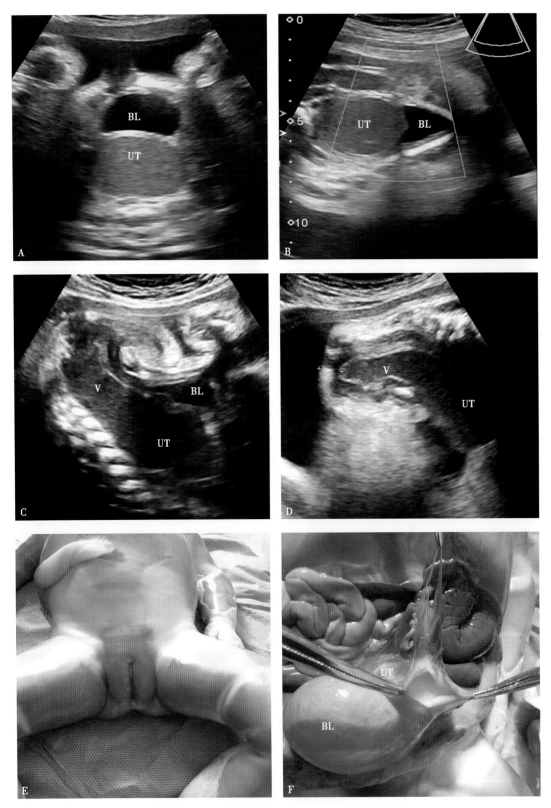

图 14-5-10 孕 32 周胎儿阴道梗阻并子宫阴道积液

A. 腹腔横断面显示膀胱后方的囊性包块内充满密集点状回声；B. 彩色多普勒显示脐动脉从囊性包块和膀胱两侧经过；C. 盆腔旁矢状切面显示囊性包块位于膀胱尿道后方，近端大，远端小；D. 斜旁矢状切面显示囊性包块位于直肠前方，并显示包块远端呈盲端；E. 引产后女性胎儿会阴无包块膨出；F. 病理解剖显示充盈的膀胱后方子宫和阴道内乳白色积液。UT：子宫；V：阴道；BL：膀胱。

（袁红霞 万红蓓）

第六节　胎儿骶尾部畸胎瘤

【概述】

骶尾部畸胎瘤（sacrococcygeal teratoma，SCT）发病率约为 1/20 000，占胎儿肿瘤的 50%，是最常见的先天性肿瘤，其中 80% 为良性，20% 为恶性，男女比例约为 1:4。畸胎瘤胎儿染色体异常的风险非常低。其预后取决于肿瘤的位置、大小及围生期并发症。

【病理与临床】

骶尾部畸胎瘤是一种生殖细胞肿瘤，起源于骶骨或尾骨前表面的 Hensen 结中的多能干细胞系，因此肿瘤组织含有外胚层、中胚层、内胚层来源的各种组织，如皮肤、神经组织、脂肪、黏液、肌肉、软骨、毛发和骨骼等多种成分。

根据肿瘤的部位及肿瘤向腹腔内生长的程度，依据美国儿科学会小儿外科学组的 Altman 分类原则，将骶尾部畸胎瘤分为四种类型（图 14-6-1）：

Ⅰ型：肿瘤主要从骶尾部区域突向体外，骶骨或盆腔内较少受累，此型最为常见。

Ⅱ型：肿瘤不仅明显突向体外，也同时向盆腔内显著生长延伸。

Ⅲ型：肿瘤主要位于盆、腹腔内，小部分向体外突出。

Ⅳ型：肿瘤完全位于盆腔内，不向体外突出。

以实性、血管成分为主的畸胎瘤生长速度快，血管化程度高，肿瘤内形成动静脉分流者可出现高输出量性心力衰竭、胎儿水肿、胎盘肿大、胎儿贫血，部分瘤内出血，死亡率为 30%～50%。大约 15% 的骶尾部畸胎瘤病例可合并其他畸形，如唇腭裂、肢体畸形、肛门闭锁、双阴道、脊柱裂或脊柱畸形等。少数肿瘤由于体积过大、形态异常可能导致梗阻性难产。此外，还可造成母体血清甲胎蛋白升高，因此，如果母体血清甲胎蛋白升高，应该仔细排查包括骶尾部畸胎瘤在内的相关畸形。骶尾部畸胎瘤引起的母体并发症有蛋白尿、高血压、母体镜像综合征等。

【超声表现】

1. 肿瘤位于脊柱骶尾部，多数突出体外，在臀部形成较大肿块。由于成分复杂，超声可表现为囊性、囊实混合性（图 14-6-2）或实性为主的肿块图像，囊性或囊实混合性肿块多为良性肿瘤，实性者多为恶性肿瘤。含有清亮囊液的囊肿，内透声好，此类囊液通常为肿瘤内的脉络丛组织产生；当囊内透声欠佳，夹杂絮状、片状中等回声或高回声时，多为肿

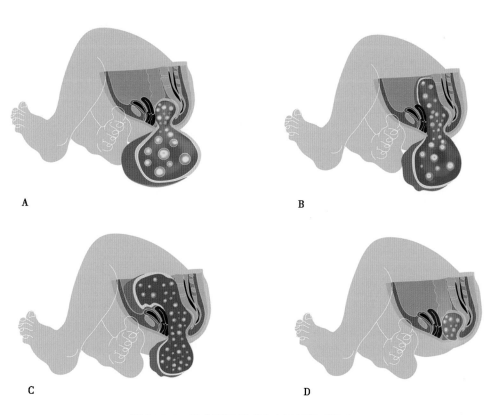

A　　　　　　　　　　　　　　　B

C　　　　　　　　　　　　　　　D

图 14-6-1　胎儿骶尾部畸胎瘤解剖类型模式图

A. Ⅰ型；B. Ⅱ型；C. Ⅲ型；D. Ⅳ型。

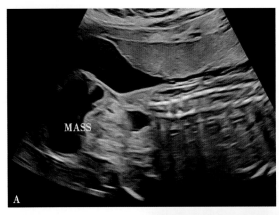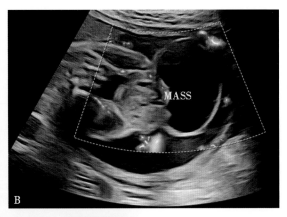

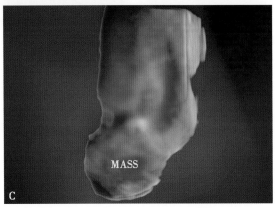

图 14-6-2　孕 24 周胎儿骶尾部畸胎瘤Ⅱ型

A. 胎儿骶尾部探及囊实混合性肿块，向体外同时向盆腔内生长，脊柱连续性未见中断；B. 彩色多普勒肿块实性部分内显示星条状血流信号；C. 三维成像显示肿块较大，向外突出。MASS：肿块。

瘤内出血、坏死、液化所致。混合性或实性肿瘤内可见光状、片状强回声，约 1/3 的病例中，肿块内可有强回声钙化，伴后方声影。

2. 由于骨盆及脊柱声影的影响，位于盆腔内的部分肿瘤有时难以清楚显示，特别是Ⅳ型肿瘤完全位于盆腔内，超声容易漏诊，需要在骶骨前方仔细追踪扫查以明确诊断。

3. 骶尾部畸胎瘤血供来源于骶中动脉、髂动脉的分支。囊性肿块的囊壁上可显示短条状血流；实性肿块中彩色多普勒血流显像可探及丰富的血流信号，伴有动静脉瘘者血流速度明显增快，彩色血流五彩镶嵌，频谱多普勒可表现为典型的高速低阻型血流频谱。

4. 实性、血管化程度高的肿瘤生长迅速，肿瘤内的动静脉分流可造成高输出量性心力衰竭，并出现胎儿水肿、羊水增多等表现。寻找胎儿水肿的证据时，应仔细检查胎儿胸腔、腹腔、心包腔是否有积液及皮下有无水肿，还应评估胎盘是否增厚肿大、羊水是否增多等。

5. 三维超声断层成像有助于评估骶骨和其他骨盆结构受累情况。三维超声与能量多普勒技术相结合，能对肿瘤内血管分布进行立体成像、帮助识别肿瘤血管和胎儿循环之间的关系。

6. 位于盆、腹腔的肿瘤部分可能对内脏造成不同程度的压迫，如压迫泌尿系时可造成膀胱出口梗阻、肾积水，严重时可导致肾脏发育不良，羊水减少；压迫肠道时，出现肠梗阻等表现。

【相关异常】

1. 骶尾部畸胎瘤胎儿中染色体异常的风险较低，13- 三体综合征、18- 三体综合征、染色体易位、染色体缺失偶见报道。

2. 由于肿瘤内血管丰富、胎儿身体远端缺血缺氧，骨骼最远端是最易受影响的部位，因此，指骨异常和面部异常最为常见，另可见并指畸形、多指畸形、肢体 - 体壁综合征、腹裂、小颌畸形、无脑畸形、肢体短缩畸形和唇腭裂等。

3. 骶尾部畸胎瘤可能与其他胎儿异常有关，如直肠闭锁、肛门闭锁、脐膨出、脊柱裂和心脏畸形。也可以累及骶神经，导致神经源性膀胱或下肢瘫痪。

【鉴别诊断】

1. 诊断难点

（1）Ⅳ型骶尾部畸胎瘤肿块位于盆腔，容易漏

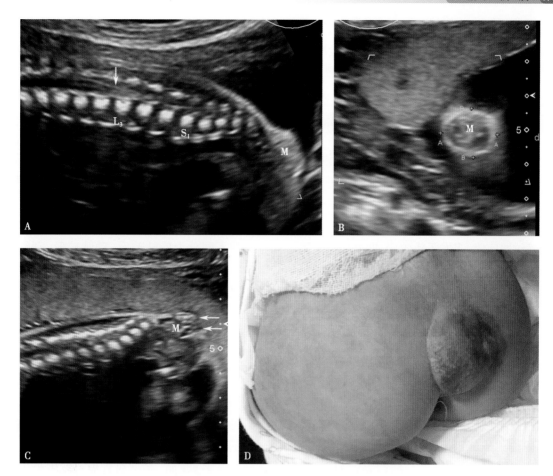

图 14-6-3　孕 24 周胎儿骶尾部畸胎瘤Ⅲ型

A. 胎儿旁矢状切面显示脊髓圆锥位置正常,脊柱连续性未见中断,骶尾部显示一较扁平的实质性肿块(箭头),向外突出,同时小部分向深部生长,内部回声不均匀,与深部软组织分界不清;B. 肿块冠状切面向外突出部分呈类圆形;C. 旁矢状切面显示肿块向腹部延伸(箭头);D. 出生后病理证实为骶尾部畸胎瘤(成熟型)。L$_3$:第三腰椎;S$_1$:第一骶椎;M:肿块。

诊;Ⅲ型骶尾部畸胎瘤骶尾部暴露困难,且肿块小,也不容易发现(图 14-6-3)。

(2)注意观察脊柱是否连续且完整,脊髓圆锥位置是否正常,小脑形态是否改变,小脑延髓池是否存在,肿块内部回声特征,肿瘤内血供情况、有无动静脉分流,有无高心输出量性心力衰竭、胎儿水肿、羊水增多等表现;是否合并其他畸形。

2. 需要首要鉴别的疾病

(1)囊性为主骶尾部畸胎瘤需与开放性脊柱裂脊膜膨出相鉴别,后者可见脊柱连续性中断合并特征性颅内结构异常声像,如"香蕉"小脑、"柠檬头"等。闭合性脊柱裂与囊性畸胎瘤部分病例产前鉴别较为困难,鉴别要点是观察脊柱的完整性和囊性包块是否与椎管相通,脊髓圆锥位置是否下移。

(2)还需要与盆、腹腔内其他肿瘤相鉴别,如:骶骨前区的寄生胎与分化良好的畸胎瘤难以区分;囊性肿块,需与胎粪性囊肿、肠系膜囊肿、卵巢囊肿、阴道积液、囊性神经母细胞瘤等鉴别;对于实性

肿块,需要与内胚窦瘤、骶尾部神经母细胞瘤、血管瘤、脂肪瘤及恶性黑色素瘤等鉴别。

【预后评估】

1. 胎儿预后不良的预测指标　孕 24 周前超声测算肿瘤体积与胎儿体重比(tumor volume to fetal weight ratio,TFR)可作为胎儿预后不良的预测指标,用椭圆体的体积公式计算肿瘤体积,利用 Hadlock 方法估测胎儿体重,TFR = 肿瘤体积(长 cm× 宽 cm× 高 cm×0.52)/ 体重(g)。孕 24 周前 TFR 大于 0.12 提示预后不良。

2. 胎儿骶尾部畸胎瘤的临床干预　目前并没有完全一致的产前干预指征,倾向于对出现胎儿水肿、肿瘤生长迅速、心力衰竭、严重羊水过多者进行干预。若孕周 >30 周,出现上述表现时,则行剖宫产终止妊娠;若无上述表现,则应超声检查密切随访,待足月后分娩;若孕周 <30 周,胎儿出现心功能异常时,可考虑宫内治疗。

骶尾部畸胎瘤新生儿出生后立即手术的长期存

活率为92%～95%。出生后2个月内进行手术治疗预后较好,在2个月后进行手术切除者,恶变风险增高。

(袁红霞　谭筱檀)

第七节　胎儿肢体与皮肤肿瘤

胎儿肢体与皮肤肿瘤主要有血管瘤、囊性淋巴管瘤、横纹肌肉瘤、先天性纤维肉瘤、脂肪瘤、黑色素瘤、血管平滑肌脂肪瘤等。其中良性肿瘤常见,如血管瘤、囊性淋巴管瘤,详见本章第八节。恶性肿瘤罕见,最常见类型为横纹肌肉瘤,多发于头颈部、四肢和生殖道,生存率低,病理类型包括胚胎型、腺泡型、葡萄簇型和未分化型,肿瘤的预后与亚型、肿瘤的位置、大小和发现孕周有关;其次为先天性纤维肉瘤,又称婴儿型纤维肉瘤,新生儿发病率为(1.7～13.5)/100 000,仅约2%在产前发现,男性略多于女性,好发于四肢远端,其次为躯干部、头颈部等,预后较好,很少转移,5年生存率高达84%～93%。与 *NTRK3* 为靶点的多个融合位点相关,可发生2、3、7、8、11、17号染色体异常。横纹肌肉瘤表现为生长较快的类圆形肿块,直径1～20cm,可达30cm以上。超声表现为高回声或低回声实性包块,形态规则或不规则,内可见纤细分隔或小囊,彩色多普勒检查其内可见血流信号。

胎儿肢体与皮肤肿瘤超声诊断难点在于占位效应不明显、周边缺少羊水衬托的小肿块容易漏诊,肿块的病理性质难以判定。诊断要点在于左右两侧对比检查、注意观察肿块内部回声特征、周围软组织受累情况、寻找血供来源,以及其内血管内径和多普勒频谱有无异常。

(袁红霞　黎玲玲)

第八节　胎儿血管瘤和脉管畸形

脉管性疾病是胎儿期和小儿软组织肿块最常见类型,1982年,John B. Mulliken 首次提出了脉管性疾病的生物学新分类,将其分为血管瘤和脉管畸形。血管瘤是以脉管内皮细胞异常增殖为生物学特性的肿瘤,多为良性,部分可自行消退;脉管畸形为先天性脉管结构发育异常,有血管扩张等表现,而内皮细胞无异常,不会自行消退。脉管畸形根据所含血管类型不同分为静脉畸形、动脉畸形、动静脉畸形、微静脉畸形和淋巴管畸形。

国际脉管性疾病研究学会(International Society for the Study of Vascular Anomalies,ISSVA)对脉管性疾病分类见表14-8-1。

一、先天性血管瘤

【概述】

先天性血管瘤(congenital hemangioma)是一种罕见的良性血管源性肿瘤,出生时就存在,以头颈部及四肢多见,面、颈部血管可发生于皮肤、面颊部、舌、颅骨表面的软组织及颈部软组织等。

【病理与临床】

先天性血管瘤是以脉管内皮细胞增生为生物学特性的肿瘤,在胎儿期经历活跃的有丝分裂增殖期,然后稳定,出生时发育完全,出生后不会快速生长。根据其后续发展可分为快速消退型、部分消退型和非消退型,很少发生继发性出血。

【超声表现】

血管瘤常表现为非均质实性肿块或囊实混合性

表 14-8-1　ISSVA 脉管性疾病分类(2018 版)

血管瘤	脉管畸形	
	单纯性	混合性
良性		
婴幼儿血管瘤	毛细血管畸形	毛细血管 - 静脉畸形
先天性血管瘤	淋巴管畸形	毛细血管 - 淋巴管畸形
其他	静脉畸形	淋巴管 - 静脉畸形
局部侵袭性或交界性	动静脉畸形	毛细血管 - 淋巴管 - 静脉畸形
卡波西型血管内皮瘤	动静脉瘘	毛细血管 - 淋巴管 - 动静脉畸形
网状血管内皮瘤		毛细血管 - 淋巴管 - 静脉 - 动静脉畸形
其他		其他
恶性		
血管肉瘤		
上皮样血管内皮瘤		
其他		

肿块，内部回声呈"蜂窝状""筛孔状"（图 14-8-1），其内可见彩色血流信号，当出现动静脉瘘时可探及动静脉瘘频谱。病变范围较大、明显高出皮肤表面的血管瘤，容易被检出；而范围较小、表面平坦、周边没有羊水衬托的血管瘤产前难以发现。

【相关异常】

血管瘤范围广泛者可累及头、颈、面部、四肢、躯干等区域，对邻近的组织器官一般不会造成压迫或破坏，但是也有文献报道面部血管瘤可阻塞气道、压迫或覆盖眼球（可能长期影响视力），侵犯颅骨，可有出血或溃疡。较大的、合并有动静脉瘘的血管瘤易发生高输出量性心力衰竭等并发症。

【鉴别诊断】

1. 与先天性婴儿纤维肉瘤鉴别，影像学表现缺乏特异性，需出生后病理学检查明确诊断。

2. 与罕见血管性肿瘤相鉴别，如血管内皮瘤、卡波西型血管内皮瘤等。影像学表现缺乏特异性，需结合出生后肿瘤临床行为、病理学检查相鉴别。这些肿瘤与先天性血管瘤影像表现具有相似性，但出生后生长迅速且可向周围组织侵犯。卡波西型血管内皮瘤是一种非常罕见的血管肿瘤，可出现在产前或新生儿期，被列为局部侵袭性肿瘤，内含皮下脂肪、瘤内钙化及血管增生，可引起骨破坏，还可导致 Kasabach-Merritt 现象，这种现象是由大量血小板聚集在瘤体内被破坏造成严重的血小板减少，凝血功能障碍所致。对于较大的血管性肿瘤应考虑与该病鉴别。

【预后评估】

快速消退型血管瘤最常见，部分出生后 14 个月左右可完全消退，瘤体较小者可保守治疗；非消退型出生后可继续生长，建议密切随访。以上两种类型，如果瘤体出现动静脉瘘，可能发生高输出量性

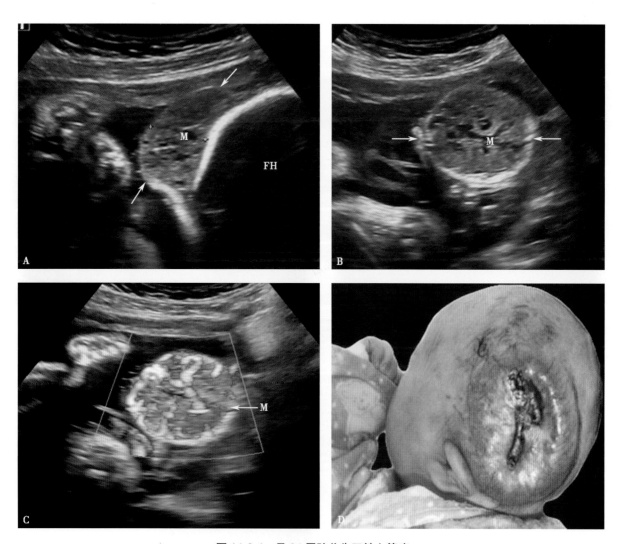

图 14-8-1 孕 24 周胎儿先天性血管瘤

A、B. 胎儿头部皮肤垂直切面及皮肤平行切面显示右侧颞、顶部皮肤低回声肿块，向外生长，内部回声呈"筛孔状"，向体表生长（箭头示肿块边界）；C. 彩色多普勒显示肿块内部及周边血流丰富；D. 出生后显示肿块呈紫蓝色，内部凹陷破溃并结痂。M：肿块；FH：胎头。

心力衰竭,产前及新生儿期密切监测,持续进展应及时手术切除。

二、淋巴管畸形

【概述】

淋巴管畸形(lymphatic malformation,LM)是淋巴管 - 静脉系统发育异常所致的一种先天性畸形,可发生于任何部位,最常见的部位是颈部和腋窝,其次是腹股沟、纵隔、腹膜后,四肢较少见。目前国内外根据部位,将胎儿淋巴管畸形分为颈部水囊瘤(nuchal cystic hygroma,NCH)和淋巴管瘤(lymphangioma)。颈部水囊瘤表现为早孕期(11~13^{+6}周)颈后囊性肿块,与染色体异常高度相关,且多伴有其他结构异常、胎儿水肿等,预后较差;淋巴管瘤由扩张的囊性淋巴管组成,多发生在中孕后期或晚孕期,合并染色体异常风险较低,预后良好。

【病理与临床】

病理学特点:壁薄、形态不规则、大小不等的淋巴管腔内充满淋巴液,周围有大量的成纤维细胞、白细胞、肌细胞和脂肪细胞等。

淋巴管畸形根据淋巴管囊腔的大小分为巨囊型、微囊型和混合型。巨囊型淋巴管畸形由一个或多个体积≥2cm³的囊腔构成;微囊型由多个体积<2cm³的囊腔构成;混合型同时包含巨囊和微囊两种不同大小的囊腔。

颈部水囊瘤是由颈内淋巴囊引流受阻或淋巴管形成异常,颈内淋巴囊和颈内静脉之间的交通异常导致颈内淋巴囊扩张所致;而淋巴管瘤是由淋巴或淋巴 - 静脉系统任何部位的交通异常引起淋巴引流受阻所致,常与静脉畸形共存。

【超声表现】

颈部水囊瘤位于颈部后方,超声表现分为无分隔水囊瘤和有分隔水囊瘤。无分隔水囊瘤表现为单房囊性肿块,体积小,容易漏诊。有分隔水囊瘤表现为多房囊性肿块,通常体积较大,内可见多少不等、厚薄不一的分隔(图14-8-2)。

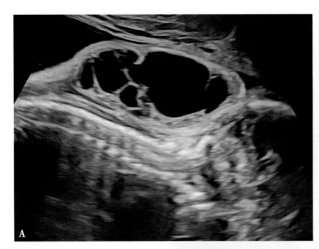
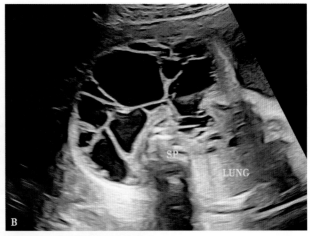
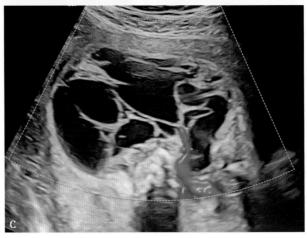

图 14-8-2 孕 23 周胎儿颈部水囊瘤

A. 胎儿头颈部矢状切面可见颈部、背部皮下囊性包块;B. 颈部横切面显示囊性包块环绕胎儿颈部,内可见多条带状回声,部分延伸至上胸腔;C. 彩色多普勒检查囊性包块无回声暗区内未见血流信号。LUNG:肺脏;SP:脊柱。

淋巴管瘤超声表现为薄壁或厚壁的单房或多房囊性肿块，内见粗细不均的分隔带，与周围组织边界尚清。晚孕期检查时需要注意位于远场的胎儿体表，必要时在胎儿体位改变后再次观察（图 14-8-3）。淋巴管瘤彩色多普勒检查显示肿块内无血流信号。

【相关异常】

胎儿颈部水囊瘤常合并有染色体异常、心血管畸形及胎儿水肿。最常见染色体异常为 Turner 综合征（75%），其次为 18- 三体综合征、21- 三体综合征、Noonan 综合征，约有 15% 的胎儿染色体正常。心血管畸形主要为主动脉缩窄（见于 40% 以上的 Turner 综合征胎儿），部分严重病例伴有胎儿水肿。

淋巴管瘤通常不合并染色体异常，部分病例可能与 Klippel-Trenaunay-Weber 综合征、Gorham-Stout 病和全身淋巴异常综合征等相关。淋巴管瘤通常是无症状的，但较大的淋巴管瘤可能伴有周边组织和器官受压，口腔、颈部的淋巴管瘤可能压迫气管、食管，影响吞咽，导致羊水过多和早产。巨大的纵隔淋巴管瘤可能压迫邻近的血管，影响静脉回流，导致全身水肿；也可能压迫心脏或引起纵隔移位，导致心力衰竭和肺发育不良。

【鉴别诊断】

1. 淋巴管畸形位于颈部（包括颈部水囊瘤和淋巴管瘤），主要与胎儿颈部其他囊性病变如皮样和表皮样囊肿、甲状舌管囊肿、鳃裂囊肿和胸腺囊肿等相鉴别。可根据囊性包块的位置、大小、内部回声及分隔情况来区别。淋巴管畸形位置较表浅，多位于皮下，范围大，局部向外突出；甲状舌管囊肿、鳃裂囊肿和胸腺囊肿，三者病灶位置相对固定，位置较深，通过寻找舌骨、胸锁乳突肌、胸腺等相应解剖标志可以明确诊断。

2. 淋巴管瘤位于肢体或躯体皮下软组织，需要与血管瘤和 Klippel-Trenaunay-Weber 综合征等相鉴别。血管瘤与淋巴管瘤内部皆可表现为管状及网状结构，淋巴管瘤以囊性成分为主，分隔相对纤细，内部常无血流信号显示；而血管瘤实性成分占比较

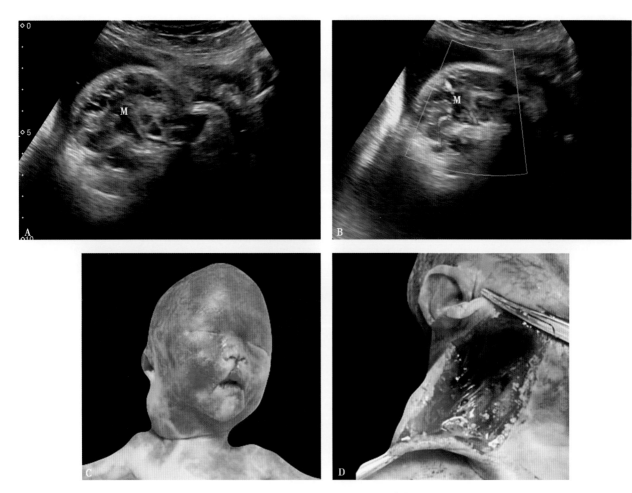

图 14-8-3 孕 25 周胎儿淋巴管瘤

A. 右侧耳下至右侧颈部皮下软组织内可见囊性肿块，其内可见多条网状分隔，边界不规则，局部向外突出；B. 彩色多普勒可见分隔内有点状血流，囊性部分内未见血流信号；C. 引产后标本右侧耳下至颈部肿大，质软；D. 病理解剖可见皮下软组织内囊性肿块，内部有网状分隔及淋巴液。M：肿块。

高,呈筛孔状回声,内部血流信号丰富程度不等。

3. 淋巴管瘤位于腹腔内,应与肠重复畸形、囊性畸胎瘤、卵巢囊肿、重度肾积水、胆总管囊肿等鉴别,其特点是囊壁薄、分隔较多且纤细、沿腹腔潜在腔隙生长,形态不规则。其他腹腔囊性病变各有其相应特征,具体鉴别可参照本章第五节腹腔囊肿。

【预后评估】

胎儿期淋巴管畸形,若未合并其他畸形、染色体核型分析正常者,可出生后手术切除或介入治疗,预后好。大的胎儿淋巴管畸形可能需要产前抽吸囊液或手术分娩,以避免围生期并发症发生。当合并染色体异常和胎儿水肿时,预后较差。

三、脉管畸形相关综合征

【概述】

Klippel-Trenaunay 综合征(Klippel-Trenaunay syndrome,KTS)临床表现主要为深静脉或 / 和浅静脉发育畸形、皮肤毛细血管畸形(皮肤血管痣或葡萄酒色斑)、骨骼和软组织肥大三联征,三种临床特

征有两种存在,即可以诊断 KTS。病变主要发生于四肢,最常见的是单侧下肢。除了 KTS 的三个主要症状外,若同时存在动静脉畸形,被称为 Klippel-Trenaunay-Weber 综合征(Klippel-Trenaunay-Weber syndrome,KTWS)或 Parkes-Weber 综合征(Parkes-Weber syndrome,PWS)。

【病理与临床】

KTS 属于低流量脉管畸形,病因学不明,可能是胚胎期中胚层发育异常影响了不同阶段的血管生成所致。深静脉狭窄或闭塞导致慢性静脉高压,从而引起葡萄酒色斑、静脉曲张和肢体肥大,淋巴管畸形导致淋巴回流障碍、淋巴管扩张和囊性变,引起下肢水肿增粗,还可以引起巨趾、并趾畸形。

PWS 属于高流速脉管畸形并过度生长,有学者认为可以将 PWS 患者作为 KTS 合并动静脉畸形进行治疗。

【超声表现】

KTS 胎儿肢体不对称性肥大,皮下软组织明显增厚,软组织内可见多发大小不等的囊腔(图 14-8-4)。彩色多普勒可见受累肢体深静脉显示不清,浅静脉

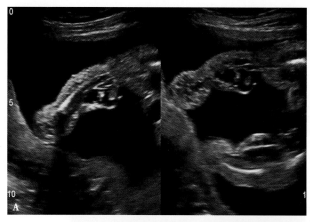
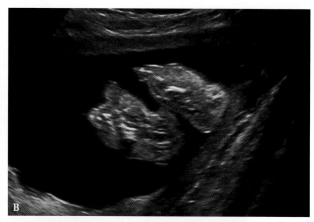
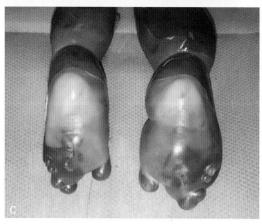
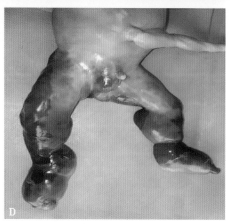

图 14-8-4 孕 24 周胎儿 Klippel-Trenaunay 综合征

A. 胎儿双下肢不对称性肢体肥大,皮下软组织明显增厚,软组织内可见多发囊性暗区;B. 双足水肿增大,足趾大小不等,排列失常;C. 引产后照片显示双下肢明显水肿增粗,右下肢尤甚,皮肤呈紫红色,浅静脉曲张;D. 双足水肿增大,足趾形态异常。

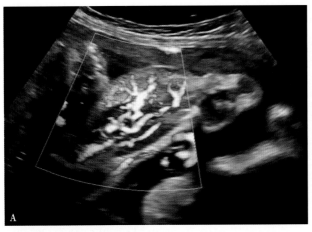
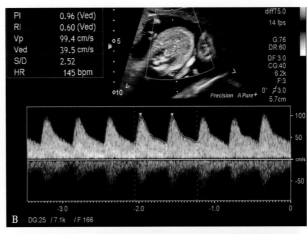
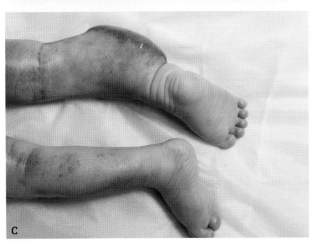
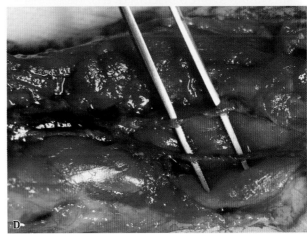

图 14-8-5　孕 22 周胎儿 Parkes-Weber 综合征

A. 胎儿右侧小腿外侧增粗肥厚，范围约 54mm×38mm×20mm，其内见较丰富的血流信号，动静脉走行失常，两者之间可见交通；B. 脉冲多普勒频谱流速增高、阻力减低；C. 引产后照片显示右侧小腿增粗，浅静脉曲张，局部皮肤呈葡萄酒色；D. 病理解剖可见右侧小腿深静脉发育不良，多支深浅静脉交通。（该病例解剖图片由中南大学湘雅二医院徐赣琼医师提供）

曲张增宽。PWS 除了 KTS 的三个主要症状外，同时存在动静脉畸形（图 14-8-5）。

【相关异常】

KTS、PWS 的并发症包括心力衰竭、凝血功能障碍、严重贫血、血栓形成、肺栓塞、血胸和胃肠道及泌尿生殖系统出血、坏疽等，PWS 的并发症表现更明显。

【鉴别诊断】

1. 需要与贫血或心力衰竭引起的胎儿水肿、羊膜带综合征引起的肢体肿大及单纯淋巴水肿等鉴别，发现胎儿不对称性肢体肥大时，需要仔细观察患侧肢体的深静脉有无扩张或狭窄，有无动静脉畸形存在。

2. 当怀疑有 KTS 需要确诊时，也可以应用胎儿镜技术观察胎儿患肢的皮肤表面，看是否有明显的皮肤血管痣或葡萄酒色斑。

3. PWS 因存在动静脉畸形，还需与单纯的先天性血管瘤鉴别，二者鉴别要点在于前者的临床三联征。

【预后评估】

KTS 较轻的病例在产前诊断困难，预后较好；严重的病例，有明显患侧肢体肥大、深静脉发育不良、出现并发症者预后较差。PWS 患儿出生后临床症状更为严重，治疗可以通过血管造影技术明确动静脉瘘的准确位置，术中采用动静脉瘘血管支结扎或术中栓塞封堵畸形血管或瘘口，可以延缓或减轻后期并发症的出现。

（袁红霞　郭又问）

参 考 文 献

1. WOODWARD P J, SOHAEY R, KENNEDY A, et al. From the archives of the AFIP: a comprehensive review of fetal tumors with pathologic correlation [J]. Radiographics, 2005, 25（1）: 215-242.

2. MCPHERSON E, COLD C, JOHNSON P, et al. Neuro-blastoma in a 17-week fetus: a stimulus for investigation of tumors in a series of 2786 stillbirth and late miscarriages [J].

Am J Med Genet A，2015，167A（1）：246-249.

3. SBRAGIA L，PAEK B W，FELDSTEIN V A，et al. Outcome of prenatally diagnosed solid fetal tumors [J]. J Pediatr Surg，2001，36（8）：1244-1247.

4. CHO J Y，LEE Y H. Fetal tumors：prenatal ultrasonographic findings and clinical characteristics [J]. Ultrasonography，2014，33（4）：240-251.

5. KAMIL D，TEPELMANN J，BERG C，et al. Spectrum and outcome of prenatally diagnosed fetal tumors [J]. Ultrasound Obstet Gynecol，2008，31（3）：296-302.

6. MASMEJAN S，BAUD D，RYAN G，et al. Management of fetal tumors [J]. Best Pract Res Clin Obstet Gynaecol，2019，58：107-120.

7. HEEREMA-MCKENNEY A，HARRISON M R，BRATTON B，et al. Congenital teratoma：a clinicopathologic study of 22 fetal and neonatal tumors [J]. Am J Surg Pathol，2005，29（1）：29-38.

8. MILANI H J，ARAUJO JUNIOR E，CAVALHEIRO S，et al. Fetal brain tumors：Prenatal diagnosis by ultrasound and magnetic resonance imaging [J]. World J Radiol，2015，7（1）：17-21.

9. SUGIMOTO M，KURISHIMA C，MASUTANI S，et al. Congenital Brain Tumor within the First 2 Months of Life [J]. Pediatr Neonatol，2015，56（6）：369-375.

10. SHEKDAR K V，SCHWARTZ E S. Brain Tumors in the Neonate [J]. Neuroimaging Clin N Am，2017，27（1）：69-83.

11. SUN L，WU Q，PEI Y，et al. Prenatal diagnosis and genetic discoveries of an intracranial mixed neuronal-glial tumor：A case report and literature review [J]. Medicine（Baltimore），2016，95（45）：e5378.

12. SHINAR S，HAR-TOOV J，LERMAN-SAGIE T，et al. Thick corpus callosum in the second trimester can be transient and is of uncertain significance [J]. Ultrasound Obstet Gynecol，2016，48（4）：452-457.

13. FEYGIN T，KHALEK N，MOLDENHAUER J S. Fetal brain，head，and neck tumors：Prenatal imaging and management [J]. Prenat Diagn，2020，40（10）：1203-1219.

14. SEVERINO M，SCHWARTZ E S，THURNHER M M，et al. Congenital tumors of the central nervous system [J]. Neuroradiology，2010，52（6）：531-548.

15. SHEKDAR K，FEYGIN T. Fetal neuroimaging [J]. Neuroimaging Clin N Am，2011，21（3）：677-703，ix.

16. SUMIYOSHI S，MACHIDA J，YAMAMOTO T，et al. Massive immature teratoma in a neonate [J]. Int J Oral Maxillofac Surg，2010，39（10）：1020-1023.

17. TONNI G，DE FELICE C，CENTINI G，et al. Cervical and oral teratoma in the fetus：a systematic review of etiology，pathology，diagnosis，treatment and prognosis [J]. Arch Gynecol Obstet，2010，282（4）：355-361.

18. KUMAR B，SHARMA S B. Neonatal oral tumors：congenital epulis and epignathus [J]. J Pediatr Surg，2008，43（9）：e9-e11.

19. FUJII S，NAGAISHI J，MUKUDA N，et al. Evaluation of Fetal Thyroid with 3D Gradient Echo T1-weighted MR Imaging [J]. Magn Reson Med Sci，2017，16（3）：203-208.

20. COYLE B，COFFEY R，ARMOUR J A，et al. Pendred syndrome（goitre and sensorineural hearing loss）maps to chromosome 7 in the region containing the nonsyndromic deafness gene DFNB4 [J]. Nat Genet，1996，12（4）：421-423.

21. GUPTA A，SHARMA S，MATHUR S，et al. Cervical congenital infantile fibrosarcoma：a case report [J]. J Med Case Rep，2019，13（1）：41.

22. WACKER-GUSSMANN A，STRASBURGER J F，CUNEO B F，et al. Fetal arrhythmias associated with cardiac rhabdomyomas [J]. Heart Rhythm，2014，11（4）：677-683.

23. EKMEKCI E，OZKAN B O，YILDIZ M S，et al. Prenatal diagnosis of fetal cardiac rhabdomyoma associated with tuberous sclerosis：A case report [J]. Case Rep Womens Health，2018，19：e00070.

24. SCIACCA P，GIACCHI V，MATTIA C，et al. Rhabdomyomas and tuberous sclerosis complex：our experience in 33 cases [J]. BMC Cardiovasc Disord，2014，14：66.

25. ALEGRE M，TORRENTS M，CARRERAS E，et al. Prenatal diagnosis of intrapericardial teratoma [J]. Prenat Diagn，1990，10（3）：199-202.

26. BOSCOLO E，MULLIKEN J B，BISCHOFF J. VEGFR-1 mediates endothelial differentiation and formation of blood vessels in a murine model of infantile hemangioma [J]. Am J Pathol，2011，179（5）：2266-2277.

27. KULUNGOWSKI A M，ALOMARI A I，CHAWLA A，et al. Lessons from a liver hemangioma registry：subtype classification [J]. J Pediatr Surg，2012，47（1）：165-170.

28. AVNI F E，MASSEZ A，CASSART M. Tumours of the fetal body：a review [J]. Pediatr Radiol，2009，39（11）：1147-1157.

29. MAKIN E，DAVENPORT M. Fetal and neonatal liver tumours [J]. Early Hum Dev，2010，86（10）：637-42.

30. O'SULLIVAN M J，SWANSON P E，KNOLL J，et al. Undifferentiated embryonal sarcoma with unusual features

arising within mesenchymal hamartoma of the liver: report of a case and review of the literature [J]. Pediatr Dev Pathol, 2001, 4 (5): 482-489.

31. CATANZARITE V, HILFIKER M, DANESHMAND S, et al. Prenatal diagnosis of fetal hepatoblastoma: case report and review of the literature [J]. J Ultrasound Med, 2008, 27 (7): 1095-1098.

32. HARRIS K, CARREON C K, VOHRA N, et al. Placental mesenchymal dysplasia with hepatic mesenchymal hamartoma: a case report and literature review [J]. Fetal Pediatr Pathol, 2013, 32 (6): 448-453.

33. MARSCIANI A, PERICOLI R, ALAGGIO R, et al. Massive response of severe infantile hepatic hemangioma to propanolol [J]. Pediatr Blood Cancer, 2010, 54 (1): 176.

34. GRABHORN E, RICHTER A, FISCHER L, et al. Neonates with severe infantile hepatic hemangioendothelioma: limitations of liver transplantation [J]. Pediatr Transplant, 2009, 13 (5): 560-564.

35. HUANG L C, HO M, CHANG W C, et al. Prenatal diagnosis of fetal hepatoblastoma with a good neonatal outcome: case report and narrative literature review [J]. Pediatr Hematol Oncol, 2011, 28 (2): 150-154.

36. DO A Y, KIM J S, CHOI S J, et al. Prenatal diagnosis of congenital mesoblastic nephroma [J]. Obstet Gynecol Sci, 2015, 58 (5): 405-408.

37. WANG Z P, LI K, DONG K R, et al. Congenital mesoblastic nephroma: Clinical analysis of eight cases and a review of the literature [J]. Oncol Lett, 2014, 8 (5): 2007-2011.

38. ESMER A C, KALELIOGLU I, KILICASLAN I, et al. Prenatal sonographic diagnosis of multicystic congenital mesoblastic nephroma [J]. J Clin Ultrasound, 2013, 41 Suppl 1: 59-61.

39. PSARRIS A, SINDOS M, DIMOPOULOU A, et al. Prenatal diagnosis of adrenal neuroblastoma - differential diagnosis of suprarenal masses in the third trimester of pregnancy [J]. Ultrasound Int Open, 2019, 5 (3): E93-E95.

40. KHALIL A, COOKE P C, MANTOVANI E, et al. Outcome of first-trimester fetal abdominal cysts: cohort study and review of the literature [J]. Ultrasound Obstet Gynecol, 2014, 43 (4): 413-419.

41. DHOMBRES F, FRISZER S, CASTAING O, et al. Fetal abdominal cysts at the first trimester scan [J]. Gynecol Obstet Fertil, 2015, 43 (7/8): 491-495.

42. BRYANT A E, LAUFER M R. Fetal ovarian cysts: inci-dence, diagnosis and management [J]. J Reprod Med, 2004, 49 (5): 329-337.

43. DIMITRAKI M, KOUTLAKI N, NIKAS I, et al. Fetal ovarian cysts. Our clinical experience over 16 cases and review of the literature [J]. J Matern Fetal Neonatal Med, 2012, 25 (3): 222-225.

44. PIENKOWSKI C, CARTAULT A, CARFAGNA L, et al. [Fetal ovarian cysts: preliminary results of a prospective study of neonatal management] [J]. Arch Pediatr, 2009, 16 (6): 583-584.

45. MACPHERSON R I. Gastrointestinal tract duplications: clinical, pathologic, etiologic, and radiologic considerations [J]. Radiographics, 1993, 13 (5): 1063-1080.

46. GANTWERKER E A, HUGHES A L, SILVERA V M, et al. Management of a large antenatally recognized foregut duplication cyst of the tongue causing respiratory distress at birth [J]. JAMA Otolaryngol Head Neck Surg, 2014, 140 (11): 1065-1069.

47. ATIS A, KAYA B, ACAR D, et al. A huge fetal sacrococcy-geal teratoma with a vascular disruption sequence [J]. Fetal Pediatr Pathol, 2015, 34 (4): 212-215.

48. ARISOY R, ERDOGDU E, KUMRU P, et al. Prenatal diagnosis and outcomes of fetal teratomas [J]. J Clin Ultra-sound, 2016, 44 (2): 118-125.

49. DALAL S S, BERRY T, PIMENTEL V M. Prenatal sacro-coccygeal teratoma diagnosed in a fetus with partial trisomy 13q22 [J]. Case Rep Obstet Gynecol, 2019, 2019: 2892869.

50. PENNY S M. Sacrococcygeal teratoma: a literature review [J]. Radiol Technol, 2012, 84 (1): 11-17.

51. KREKORA M, ZYCH-KREKORA K, BLITEK M, et al. Difficulties in prenatal diagnosis of tumour in the fetal sacrococcygeal area [J]. Ultrasound, 2016, 24 (2): 119-124.

52. AKINKUOTU A C, COLEMAN A, SHUE E, et al. Predic-tors of poor prognosis in prenatally diagnosed sacrococ-cygeal teratoma: A multiinstitutional review [J]. J Pediatr Surg, 2015, 50 (5): 771-774.

53. OKADA T, SASAKI F, CHO K, et al. Management and outcome in prenatally diagnosed sacrococcygeal teratomas [J]. Pediatr Int, 2008, 50 (4): 576-580.

54. GUPTA A, SHARMA S, MATHUR S, et al. Cervical congenital infantile fibrosarcoma: a case report [J]. J Med Case Rep, 2019, 13 (1): 41.

55. TANNENBAUM-DVIR S, GLADE BENDER J L, CHURCH A J, et al. Characterization of a novel fusion gene EML4-

NTRK3 in a case of recurrent congenital fibrosarcoma [J]. Cold Spring Harb Mol Case Stud, 2015, 1 (1): a000471.

56. CALVO-GARCIA M A, KLINE-FATH B M, ADAMS D M, et al. Imaging evaluation of fetal vascular anomalies [J]. Pediatr Radiol, 2015, 45 (8): 1218-1229.

57. KOLBE A B, MERROW A C, ECKEL L J, et al. Congenital hemangioma of the face-Value of fetal MRI with prenatal ultrasound [J]. Radiol Case Rep, 2019, 14 (11): 1443-1446.

58. RYU Y J, CHOI Y H, CHEON J E, et al. Imaging findings of Kaposiform Hemangioendothelioma in children [J]. Eur J Radiol, 2017, 86: 198-205.

59. SCHAFER F, TAPIA M, PINTO C. Rapidly involuting congenital haemangioma [J]. Arch Dis Child Fetal Neonatal Ed, 2014, 99 (5): F422.

60. MOLDENHAUER J S. Ex Utero Intrapartum Therapy [J]. Semin Pediatr Surg, 2013, 22 (1): 44-49.

61. ABDEL RAZEK A A K. Imaging findings of Klippel-Trenaunay syndrome [J]. J Comput Assist Tomogr, 2019, 43 (5): 786-792.

62. SUNG H M, CHUNG H Y, LEE S J, et al. Clinical experience of the Klippel-Trenaunay syndrome [J]. Arch Plast Surg, 2015, 42 (5): 552-558.

63. CAMERA G, MASTROIACOVO P. Birth prevalence of skeletal dysplasias in the Italian Multicentric Monitoring System for Birth Defects [J]. Prog Clin Biol Res, 1982, 104: 441-449.

64. RAHEMTULLAH A, MCGILLIVRAY B, WILSON R D. Suspected skeletal dysplasias: femur length to abdominal circumference ratio can be used in ultrasonographic prediction of fetal outcome [J]. Am J Obstet Gynecol, 1997, 177 (4): 864-869.

65. VICTORIA T, ZHU X, LACHMAN R, et al. What is new in prenatal skeletal dysplasias? [J]. AJR Am J Roentgenol, 2018, 210 (5): 1022-1033.

66. FORLINO A, MARINI J C. Osteogenesis imperfecta [J]. Lancet, 2016, 387 (10028): 1657-1671.

67. MAROM R, RABENHORST B M, MORELLO R. Osteogenesis imperfecta: an update on clinical features and therapies [J]. Eur J Endocrinol, 2020, 183 (4): R95-R106.

68. SILLENCE D O, RIMOIN D L. Classification of osteogenesis imperfect [J]. Lancet, 1978, 1 (8072): 1041-1042.

69. SAWAI H, OKA K, USHIODA M, et al. National survey of prevalence and prognosis of thanatophoric dysplasia in Japan [J]. Pediatr Int, 2019, 61 (8): 748-753.

70. VANEGAS S, SUA L F, LOPEZ-TENORIO J, et al. Achondrogenesis type 1A: clinical, histologic, molecular, and prenatal ultrasound diagnosis [J]. Appl Clin Genet, 2018, 11: 69-73.

71. ORNITZ D M, LEGEAI-MALLET L. Achondroplasia: Development, pathogenesis, and therapy [J]. Dev Dyn, 2017, 246 (4): 291-309.

72. 徐赣琼, 周启昌, 周嘉炜, 等. 胎儿腹腔内隔离肺的产前超声诊断及临床价值 [J]. 中华超声医学杂志, 2017, 26 (2): 132-137.

73. 李胜利, 罗国阳. 胎儿畸形产前超声诊断学 [M]. 2 版. 北京: 科学出版社, 2017: 803-809.

74. 徐娜, 段超, 金眉, 等. 单中心多学科联合诊治儿童横纹肌肉瘤的临床及预后分析 [J]. 中华儿科杂志, 2019, 57 (10): 767-773.

75. 中华医学会整形外科分会血管瘤和脉管畸形学组. 血管瘤和脉管畸形诊断和治疗指南 (2016 版) [J]. 组织工程与重建外科杂志, 2016, 12 (4): 63-97.

76. 郭又问, 袁红霞, 黄道瑞, 等. 胎儿脉管性疾病的超声特征与预后分析 [J]. 中华超声影像学杂志, 2020, 29 (3): 231-235.

77. 唐金玲, 树叶, 陈卫坚, 等. Parkes-Weber 综合征伴假性 Kaposi 肉瘤一例 [J]. 中华皮肤科杂志, 2014, 47 (11): 812-814.

78. 徐赣琼, 周启昌, 周嘉炜, 等. 胎儿腹腔内隔离肺的产前超声诊断及临床价值 [J]. 中华超声医学杂志, 2017, 26 (2): 132-137.

中英文名词对照索引

Z

登录中华临床影像库步骤

公众号登录 >>

扫描二维码
关注"临床影像库"公众号

点击"影像库"菜单
进入中华临床影像库首页

临床影像库
中华临床影像库内容涵盖国内近百家大
型三甲医院临床影像诊断中所能见... ⌄
7位朋友关注

关注公众号

影像库

网站登录 >>

输入网址 medbooks.ipmph.com/yx
进入中华临床影像库首页

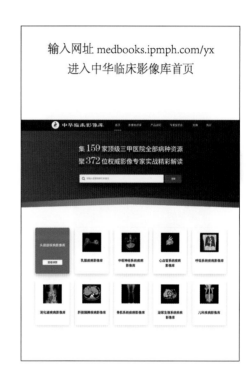

进入中华临床影像库首页

注册或登录

PC 端点击首页"兑换"按钮
移动端在首页菜单中选择"兑换"按钮

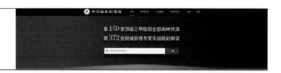

输入兑换码,点击"激活"按钮
开通中华临床影像库的使用权限

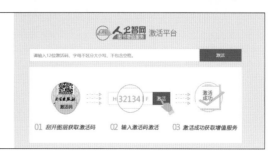

二维码资源获取步骤

① 扫描封底红标二维码，获取图书"使用说明"。

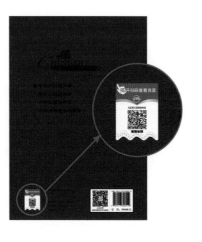

② 揭开红标，扫描绿标激活码，注册/登录人卫账号获取数字资源。

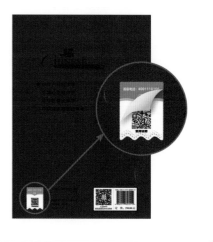

③ 扫描书内二维码或封底绿标激活码随时查看数字资源。

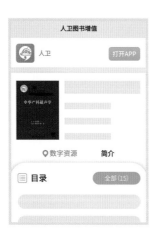

④ 登录 zengzhi.ipmph.com 或下载应用体验更多功能和服务。

扫描下载应用

客户服务热线 400-111-8166